中医五运六气全书

（全2册）

顾问 张登本
主编 吴白 金敬梅

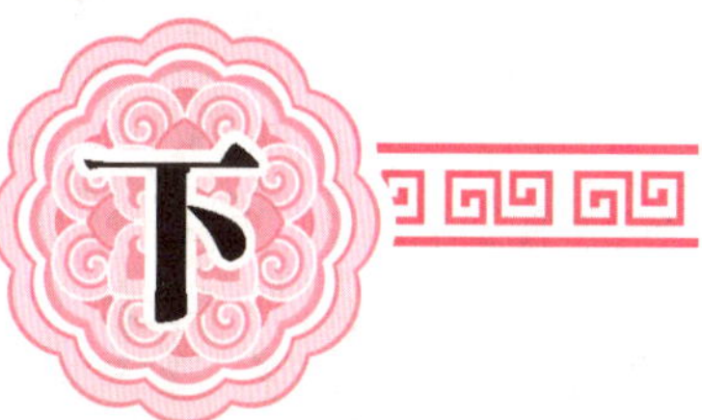

中国出版集团有限公司

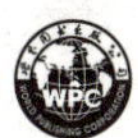
世界图书出版公司
北京 广州 上海 西安

中医五运六气全书

运气占侯补遗

明 楼英 撰

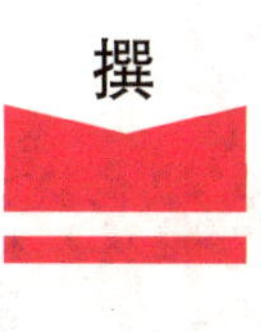

目录

CONTENTS

整理说明

《运气占候补遗》此书名曰占侯，旨在强调五运六气的预测能力。

本次整理出版，是在吴少祯总主编的《医学纲目·运气占侯补遗》的基础上进行的。同时，参考了其他版本，并根据《中医五运六气全书》统一体例作相应调整、选择、校勘、注释。

序

夫五运六气，上古圣人所以参三才而赞化育者也。故位天者天文也，位地者地理也，通乎人气之变化者人事也。然天道有阴阳多少之殊，地理有高下，气至有先后之异，人有寿夭生化之期，则损益盛虚之变也，此其上下参错，而不可以定数求者焉。若夫五六之会，终期之日，刻漏而分数之，亦陈其梗概焉耳。至于气至之先后，胜复之郁发，安可预拟乎！故曰：数之可数者，人中之阴阳也。天地之阴阳，不可以数推，以象见者也。夫象者，占候之所始，道之所生，不可不通也。今夫天垂象，地成形，七曜纬虚，五行丽地。地者所以载生成之形类也，虚者所以列应天之精气也。形精之动犹根本之与枝叶也，故形盛则精盛，形衰则精衰。五星明，大减小，即五运之太过不及可得而占也。今夫地道实，天道虚。实者气之所寓，虚者色之所因也。五气应于下，则五色彰于上，五天之经纬成，而后五气之至，可得而占也。地为人之下，太虚之中，大气举之也。燥以干之，暑以蒸之，风以动之，湿以润之，寒以坚之，火以温之。故风寒在下，燥热在上，湿气在中，火游行其间，寒暑六入，故令虚而化生也。故烟埃云物之态，山川草木之容，皆可得而占焉。至于地理有高下，阴阳有多少。至高之地，阴气常在；至卑之地，阳气常在，则高下异占也。又春气始于东，夏气始于南，秋气始于西，冬气始于北，行有逆顺，至有迟速，则上下左右异占也。是皆形精之必效微而显，信而不爽者欤。是故古之至人，仰以观于天文，俯以察乎地理，中以通乎人事、然后所以定神明之纪而成变化之用也。世之学人，求阴阳于支干配合之间，论胜负于主客加临之位，不效则以为古书不足信也，是岂书之罪也哉！间因雠校楼氏《医学纲目》书，览其后有运气补注一篇，惜其用意甚勤，而尚遗古人占候之法，是以取诸《内经》之旨，列占候十五篇，命曰《运气占候补遗》以续楼氏之后云。

嘉靖乙丑季春日娄东玄沙邵弁伟元识

五运气至之占

帝曰：余闻五运之数于夫子，不合阴阳，其故何也？岐伯曰：是明道也，此天地之阴阳也。夫数之可数者，人中之阴阳也，然所合之数可得者也。夫阴阳者，数之可十，推之可百，数之可千，推之可万。天地阴阳者，不以数推，以象之谓也。丹天之气经于牛女戊分，天之气经于心尾己分，牛女，癸也，戊癸化火。又癸与子同属，戊与午连位，皆火分也。心尾，甲也，甲己化土。又甲与丑连位，巳与未同属，皆土分也。苍天之气经于危室柳鬼，危室壬地，柳鬼丁地，壬与亥同属，丁与巳连位，齐化木也。素天之气经于氐亢昂毕，氐亢乙地，昴毕庚地，乙与卯同属，庚与酉连位，同化金也。玄天之气经于张翼娄胃，张翼丙地，娄胃辛地，丙与辰连位，辛与戌同属，齐化水也。所谓戊己分者，奎壁角轸，则天地之门户也。戊己位木火金水中间，在天地为门户，在四时为长夏，南连午，西连申，故戊己无方位，而经独言戊分己分也。戊火连申，夹未土于中，癸火连寅，夹丑土于中者，盖湿土在中，火游行其间，在天居土前，在地居土后，而土火常相混也。夫候之所始，道之所生，不可不通也。五气之至，各有五色，经于分野，气太过则先天而至，气不及则后天而至，常以寅卯前候之自然可见，此占候之所始，道之所生不可不通也。《五营运大论》

五运太过之占

诸壬岁，木太过，风气流行，脾土受邪，上应岁星。岁星光明，逆守宿属分，有灾也。化气不政，生气独治，云物飞动，草木不宁，甚而摇落，上应太白星。木余土郁，化政不布于万物，故生气独治也。风气动甚，草木不宁，甚而摇落金来复之也。故太白逆守，属星者危也。

诸戊岁，火太过，炎暑流行，金肺受邪，上应荧惑星。收气不行，长气独明，雨水霜寒，上应辰星。火气独行，水气折之，辰星逆凌，乃寒灾于物也。占辰星者常在日之前后三十度，其灾之发当至南方。

诸甲岁，土太过，雨湿流行，肾水受邪，上应镇星。变生得位，谓土旺时月也。藏气伏化，气独治之，泉涌河衍，涸泽生鱼，风雨大至，土崩溃，鳞见于陆，上应岁星。土不务德，木来折之也。

诸庚岁，金太过，燥气流行，肝木受邪，上应太白星。收气峻，生气下，草木敛，苍干凋陨，上应荧惑星。金胜而火复之也。

诸丙岁，水太过，寒气流行，邪害心火，上应辰星。大雨至，埃雾朦郁，上应镇星。水胜土复也。上临太阳，雨冰雪霜不时降，湿气变物，上应荧惑、辰星。辰戌天符之岁，水胜而火绝，荧惑减，辰星明莹，逆守宿分有灾也。《气交变大论》

五运不及之占

诸丁岁，木不及，燥乃大行，生气失应，草木晚荣，肃杀而甚，则刚木辟着，悉萎苍干，上应太白星。金侮木之不胜也。上临阳明，生气失政，草木再荣，化气乃急，上应太白镇星，其主苍早。丁卯、丁酉岁，阳明上临，是谓天刑运也。木气既少，土气无制，故化气生成急速，镇星太白润而明，苍色之物早凋落也。复则炎暑流火，湿性燥，柔脆草木焦槁，下体再生，华实齐化，上应荧惑、太白。火复其金，太白减也。白露早降，收杀气，行寒雨，害物虫，食甘黄，脾土受邪，赤气后化，心气晚治，上胜肺金，白气乃屈，上应荧惑、太白星。荧惑益明，太白芒减。

诸癸岁，火不及，寒乃大行，长政不用，物荣而下，凝惨而甚，则阳气不化，乃折荣美，上应辰星。水盛火衰也。复则埃郁，大雨且至，黑气乃辱，上应镇星、辰星。土复于水也。

诸己岁，土不及，风乃大行，化气不令，草木茂荣，飘扬而甚，秀而不实，上应岁星、镇星。水盛土抑也。复则收政严峻，名草苍凋，苍谷乃损，上应太白、岁星。金复木也。上临厥阴，流水不冰，蛰虫来见，藏气不用，白乃不复，上应岁星。己巳、己亥岁也，厥阴上临火司于地，故流水不冰，蛰虫不藏，岁星如常也。

诸乙岁，金不及，炎暑乃行，生气乃用，长气专胜，庶物以茂，燥烁以行，上应荧惑星。收气乃后，上应太白星。火盛金衰也。复则寒雨暴至，乃零冰雹，霜雪杀物，阴厥且格，阳反上行，上应辰星。水复火也。

诸辛岁，水不及，湿乃大行，长气反用，其化乃速，暑雨数至，上应辰星。土盛水衰也。上临太阴，则大寒数举，蛰虫早藏，地积坚冰，阳光不治，上应镇星。辛丑、辛未岁也，土气专盛，木不得复，故镇星明也。

复则大风暴发，草偃木零，生长不鲜，黄气乃损，其谷不登，上应岁星。木复土也。凡五星之变，应常不应卒，气有卒然而动者，星亦不为之变也。《气交变大论》

复气应时占

木不及，春有鸣条律畅之化，则秋有雾露清凉之政，春有惨凄残贼之胜，则夏有炎暑燔烁之复。

火不及，夏有炳明光显之化，则冬有严肃霜寒之政，夏有惨凄凝之胜，则不时有埃昏大雨之复。

土不及，四维有埃云润泽之化，则春有鸣条鼓拆之政，四维发振拉飘腾之变，则秋有肃杀霖霪之复。

金不及，夏有光显郁蒸之令，则冬有严凝整肃之应，夏有炎烁燔燎之变，则秋有冰雹霜雪之复。

水不及，四维有湍润埃云之化，则不时有和风生发之应，四维发埃昏骤注之变，则不时有飘荡振拉之复。

夫五运之政，犹权衡也，高者抑之，下者举之，化者应之，变者复之，气之常也。故曰：天地之变化，神明为之纪，阴阳之往复，寒暑彰其兆，此之谓也。《气交变大论》

五星应化占

帝曰：夫子之言岁候太过不及，而上应五星，今夫德化政令灾眚变易，非常而有也，卒然而动，其亦为之变乎？岐伯曰：承天而行之，故无妄动，无不应也，卒然而动者，气之交变也，其不应焉。故曰：应常不应卒，此之谓也。帝曰：其应奈何？岐伯曰：各从其气化也。如岁星之化，以风应之；荧惑之化，以热应之之类是也。

帝曰：其行之徐疾逆顺何如？岐伯曰：以道留久，逆守而小，是谓省下。以道谓顺行，留久谓过，应留之日数也。省下，察天下人主之善恶也。以道而去，去而速来，曲而过之，是谓省遗过也。已去复来，逆行而速，委曲经过，是谓遗其过而省察之。久留而环，或离或附，是谓议灾，与其德也。如环之绕，盘旋不去也。火议罪，金议杀，木水土议德也。应近则小，应远则大。近谓犯星犹在，远谓犯星去久，大小谓祸福之应。芒而大倍常之一，其化甚，大常之二，其眚即也。小常之一，其化减，小常之二，是谓临视。省下之过与其德也。德者福之，过者伐之，是以象之见也，高而远则小，下而近则大，故大则喜怒迩，小则祸福远。岁运太过，则运星北越。北越，谓背而行也。运气相得，则各行以道，无克伐之嫌，故守常而各行于中道也。故岁运太过，则畏星失色而兼其母，如木太过则土星色赤也。不及则色兼其所不胜，如木不及则木星色白也。天气制胜已，地气制已胜，天制色，地制形，色兼其所不胜则制胜已之谓也。帝曰：其灾应何如？岐伯曰：亦各从其化也，故时至有盛衰，凌犯有逆顺。五星所至之时，王相为盛，囚死为衰。东行凌犯为顺，灾轻；西行凌犯为逆，灾重也。

留守有多少。留守日多则灾深，留守日少则灾浅。形见有善恶，星喜润，则为见善，星怒躁，忧丧则为见恶。宿属有胜负，征应有吉凶矣。二十八宿十二辰有相克相生之胜负，则吉凶亦异，故五星凌犯遇宿属克制，则灾不成。帝曰：其善恶何谓也？岐伯曰：有喜有怒，有忧有丧，有泽有燥，此象之常也，必谨察之。光色圆明，不盈不缩，怡然莹然，人见之而喜，星之喜也。光色勃然临人，芒彩满溢，人见之畏星之怒也。光色微，乍明乍暗，星之忧也。光色迥然，不彰不莹，不与众同，星之丧也。泽，洪润也。燥，枯燥也。《气交变大论》

五气动乱占

帝曰：夫子之言五气之变，四时之应，可谓悉矣。夫气之动乱，触遇而作，发无常会，卒然灾合，何以期之？岐伯曰：气之动变，固不常在，而德化政令灾变不同其候也。东方生风，风生木，其德敷和，其化生荣，其政舒启，其令风，其变振发，其灾散落。南方生热，热生火，其德彰显，其化蕃茂，其政明曜，其令热，其变销烁，其灾燔。中央生湿，湿生土，其德溽蒸，其化丰备，其政安静，其令湿，其变骤注，其灾霖溃。西方生燥，燥生金，其德清洁，其化紧敛，其政劲切，其令燥，其变肃杀，其灾苍陨。北方生寒，寒生水，其德凄沧，其化清谧，其政凝肃，其令寒，其变烈，其灾冰雪霜雹。是以察其动也，有德有化，有政有令，有变有灾，而物由之，而人应之也。《气交变大论》

五气郁发占

五运之气，郁极乃发，待时而作，太过不及，其发异也。太过者其数成，不及者其数生，土常以生也。土郁之发，岩谷震惊，雷殷气交，埃昏黄黑，化为白气，飘骤高深，击石飞空，洪水乃从，川流漫衍，田牧土驹，化气乃敷，善为时雨，始生始长，始化始成。云奔雨府，雨府，太阴所在也。霞拥朝阳，山泽埃昏，其乃发也，以其四气。云横天山，浮游生灭，佛之先兆也。

金郁之发，天洁地明，风清气切，大凉乃举，草树浮烟，燥气以行，雾数起，杀气来至，草木苍干，金乃有声。山泽焦枯，土凝霜卤，佛乃发也，其气五。夜零白露，林莽声凄，佛之先兆也。

水郁之发，阳气乃辟，阴气暴举，大寒乃至，川泽严凝，寒结为霜雪，甚则黄黑昏翳，流行气交，乃为霜杀，水乃见祥。阳光不治，空积沉阴，白埃昏暝，而乃发也，其气二火前后。太虚深玄，气犹麻散，微见而隐，色黑微黄，佛之先兆也。

木郁之发，太虚埃昏，云物以扰，大风乃至，屋发折木，木有变。太虚苍埃，天山一色，或气浊色黄黑，郁若横云不起，雨而乃发也，其气无常。木发无时。长川草偃，柔叶呈阴，松吟高山，虎啸岩岫，佛之先兆也。

火郁之发，太虚肿翳，大明不彰，炎火行，大暑至，山泽燔燎，林木流津，广厦腾烟，土浮霜卤，止水乃减，蔓草焦黄，风行惑言，湿化乃后。刻终大温，汗濡玄府，其乃发也，其气四。动复则静，阳极反阴，湿令乃化乃成。华发水凝，山川冰雪，焰阳午泽，佛之先兆也。有佛之应而后报也，皆观其极而乃发也，木发无时，水随火也。水发在二火前后，亦犹辰星之随日也。气有多少，发有微甚，微者当其气，甚者兼其下，征其下气而见可知也。《六元正纪大论》五气所兼之化，如水发而雹雪，土发而飘骤，木发而毁折，金发而清明，火发而曛昧，皆兼下之承气也。

地理高下左右占

帝曰：四时之气，至有早晏高下左右，其候何如？岐伯曰：行有逆顺，至有迟速，故太过者化先天，不及者化后天。帝曰：愿闻其行何谓也？岐伯曰：春气西行，夏气北行，秋气东行，冬气南行，故春气始于下，秋气始于上，夏气始于中，冬气始于标。春气始于左，秋气始于右，冬气始于后，夏气始于前，此四时正化之常。故至高之地，冬气常在，至下之地，春气常在。《六元正纪大论》

六气正变占

黄帝问曰：六化之正，六变之纪何如？岐伯对曰：夫六气正纪，有化有变，有胜有复，有用有病。不同其候。夫气之所至也，厥阴所至为和平，少阴所至为暄，太阴所至为埃溽，少阳所至为炎暑，阳明所至为清劲，太阳所至为寒，时化之常也。厥阴所至为风府、为璺启，少阴所至为火府、为舒荣，太阴所至为雨府、为圆盈，少阳所至为热府、为行出，阳明所至为司杀府、为庚苍，太阳所至为寒府、为归藏，司化之常也。厥阴所至为生、为风摇，少阴所至为荣、为形见，太阴所至为化、为云雨，少阳所至为长、为蕃鲜，阳明所至为收、为雾露，太阳所至为藏、为周密，气化之常也。厥阴所至为风生，终为肃；少阴所至为热生，中为寒；太阴所至为湿生，终为注雨；少阳所至为火生，终为蒸溽；阳明所至为燥生，终为凉；太阳所至为寒生，中为温，德化之常也。厥阴所至为毛化，少阴所至为羽化，太阴所至为裸化，少阳所至为羽化，阳明所至为介化，太阳所至为鳞化，德化之常也。厥阴所至为生化，少阴所至为荣化，太阴所至为濡化，少阳所至为茂化，阳明所至为坚化，太阳所至为藏化，布政之常也。厥阴所至为飘怒大凉，少阴所至为大暄寒，太阴所至为雷霆骤注烈风，少阳所至为飘风燔燎霜凝，阳明所至为散落温，太阳所至为寒雪冰雹白埃，气变之常也。厥阴所至为挠动、为迎随，少阴所至为高、明焰、为曛，太阴所至为沉阴、为白埃、为晦暝，少阳所至为光显、为彤云、为曛，阳明所至为烟埃、为霜、为劲切、为凄鸣，太阳所至为刚固、为坚芒、为立令，行之常也。凡此十二变者，报德以德，报化以化，报政以政，报令以令，气高则高，气下则下，气后则后，气前则前，气中则中，气外则外，位之常也。《六元正纪大论》

在泉淫胜占

岁厥阴在泉，风淫所胜，则地气不明，平野昧，草乃早秀。

少阴在泉，热淫所胜，则焰浮川泽，阴处反明。

太阴在泉，湿淫所胜，则埃昏岩谷，黄反见黑。

少阳在泉，火淫所胜，则焰明郊野，寒热更至。

阳明在泉，燥淫所胜，则雾清暝。

太阳在泉，寒淫所胜，则凝肃惨栗。《至真要大论》

司天淫胜占

厥阴司天，风淫所胜，则太虚埃昏，云物以扰，寒生春气，流水不冰。

少阴司天，热淫所胜，怫热至，火行其政，大雨且至。

太阴司天，湿淫所胜，则沉阴且布，雨变枯槁。

少阳司天，火淫所胜，则温气流行，金政不平。

阳明司天，燥淫所胜，则木乃晚荣，草乃晚生，名木敛，生菀于下，草焦上首。

太阳司天，寒淫所胜，则寒气反至，水且冰。《至真要大论》

占六气之胜

厥阴之胜，大风数举，裸虫不滋。

少阴之胜，炎暑至，木乃津，草乃萎。

太阴之胜，雨数至，燥化乃见。

少阳之胜，暴暑消烁，草萎水涸，介虫乃屈。

阳明之胜，大凉肃杀，华英改容，毛虫乃殃。

太阳之胜，凝且至，非时水冰，羽乃后化。《至真要大论》

占六气之复

厥阴之复，偃木飞沙，裸虫不荣。

少阴之复，赤气后化，流水不冰，热气大行，介虫不复。

太阴之复，大雨时行，鳞见于陆。

少阳之复，大热将至，枯燥燔，介虫乃耗。

阳明之复，清气大举，森木苍干，毛虫乃厉。

太阳之复，水凝雨冰，羽虫乃死。《至真要大论》

释亢则害承乃制

经曰：亢则害，承乃制，制则生化，外列盛衰，害则败乱，生化大病。此数句，前人解说极多，能会经旨者殊少。详其文意，当云：亢则害，害则败乱，生化大病；承乃制，制则生化，外列盛衰。只作两下解之为是。

夫天地之间，五类生化，互有所胜，互有所制，地气制己胜，天气制胜己，此以地气之制己胜者言之也。夫六气之用，各归其所不胜而为化，故太阴雨化施于太阳，太阳寒化施于少阴，少阴热化施于阳明，阳明燥化施于厥阴，厥阴风化施于太阴，此地之四方，分为六步以应天外六节气令之治者也。天地之气，互为盈虚，恶所不胜，归所同和，同者盛之，异者衰之，当其位则盛，非其位则衰。地气左迁于中，天气右行于外，内外相因，盛衰相倚，故曰外列盛衰也。若夫亢则伤害，己胜不受胜己者之施化，于是有胜则有复，胜复更作，败乱生化之常。故上胜则天气降而下，下胜则地气迁而上，甚则易位，气交易，则大变生而病作矣。所谓害则败乱，生化大病者是也。此一胜一制，一正一变之异化也。河间云：亢则害承者之母气，于是承者乃起而制之，是知有非位之胜复，而不知制则生化外列盛衰，为当位之正化也。楼氏云：火亢则害，水承乃制之，制生则化。至冬着盛，是以夏之暑生冬之寒化，以冬之寒制夏之暑亢，恐不相反之甚，是知有当位之正化，而不知害则败乱，生化大病，为非位之胜复也。安可即以今日既亢之乖气，复为后日得制之平气耶？殊不知亢制字义甚明，言亢则非平，言制则非亢矣。生化盛衰，乃当位之常，败乱生化，乃非位之变也。二家全不分别，何也？

释病机十九条

天有五行御五位，以生寒暑燥湿风，人有五脏化五气，以生喜怒忧思恐。故五运之气，内应人之五脏。诸风掉眩，皆属于肝；诸寒收引，皆属于肾；诸湿肿满，皆属于脾；诸气郁，皆属于肺；诸痛痒疮，皆属于心是也。诸厥固泄，皆属于下，谓下焦肾肝之疾也。诸痿喘满，皆属于上，谓上焦心肺之疾也。此皆五脏之疾，病机由于内动者也。天之三阴三阳化六气，以生寒暑燥湿风火，内应人之六腑，外引十二经络。诸热瞀，皆属于火，手少阳三焦经也；诸禁鼓栗，如丧神守，皆属于火，手少阴心经也；诸逆冲上，皆属于火，手厥阴心包经也；诸痉项强，皆属于湿，足太阳膀胱经也；诸腹胀大，皆属于热，足太阴脾经也；诸躁狂越，皆属于火，足阳明胃经也；诸暴强直，皆属于风，足厥阴肝经也；诸病有声，鼓之如鼓，皆属于热，手太阴肺经也；诸病胕肿，疼酸惊骇，皆属于火，手阳明大肠经也；诸转反戾，水液混浊，皆属于热，手太阳小肠经也；诸病水液，澄澈清冷，皆属于寒，足少阴肾经也；诸呕吐酸，暴注下迫，皆属于热，足少阳胆经也。此皆十二经络之邪，病机由于外入者也。刘河间以此着书，漫然不分所属，殊不深考，何也？楼氏但纠其治法之偏，而未及乎此，故并为正之云尔。

中医五运六气全书

《内经》运气类注

明 楼英 撰

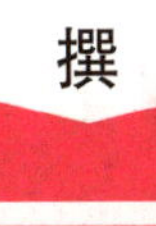

目录

CONTENTS

整理说明

《〈内经〉运气类注》分别对五运六气进行了论述。其中“五运六气总论”对运气七篇分类进行了注解。

本次整理出版，是在吴少祯总主编的《医学纲目·〈内经〉运气类注》的基础上进行的。同时，参考了其他版本，并根据《中医五运六气全书》统一体例作相应调整、选择、校勘、注释。

五运六气总论

黄帝问曰：天有五行御五位，以生寒暑燥湿风，人有五脏化五气，以生喜怒思忧恐。论言五运相袭而皆治之，终期之日，周而复始，予已知之矣。愿闻其与三阴三阳之候奈何合之？鬼臾区再拜稽首对曰：昭乎哉问也。夫五运阴阳者，天地之道也，万物之纲纪，变化之父母，生杀之本始，神明之府也，可不通乎？故物生谓之化，物极谓之变，阴阳不测谓之神，神用无方谓之圣。夫变化之为用也，在天为玄，在人为道，在地为化，化生五味。道生智，玄生神。神在天为风，在地为木，在天为热，在地为火，在天为湿，在地为土，在天为燥，在地为金，在天为寒，在地为水。故在天为气，在地成形，形气相感而化生万物矣。然天地者，万物之上下也。左右者，阴阳之道路也。水火者，阴阳之征兆也。金木者，生成之终始也。气有多少，形有盛衰，上下相召而损益彰矣。帝曰：愿闻五运之主时也，何如？鬼臾区曰：五气营运，各终期日，非独主时也。帝曰：请问其所谓也。鬼臾区曰：臣积考《太始天元册》文曰：太虚寥廓，肇基化元，万物资始，五运终天，布气真灵，总统坤元，九星悬朗，七曜周旋，曰阴曰阳，曰柔曰刚，幽显既位，寒暑弛张，生生化化，品物咸彰，臣斯十世，此之谓也。《天元纪大论》

此一章论五运六气之端，变化盛虚之始也。五运者，地之木火土金水，治政令于内者也。三阴三阳者，天之风热湿燥寒，治政令于外者也。帝问五运相袭而治者，其与三阴三阳外治之候如何合之？鬼臾区答五运阴阳之治，乃天地之道，万物之纲纪，变化之父母，生杀之本始，神明之府也。故其治也，物生谓之化，物极谓之变，阴阳莫测之谓神，神用无方谓之圣，其变化神圣谓之用。在天则为风热湿燥寒，三阴三阳之气，在地则风之气为木，热之气为火，湿之气为土，燥之气为金，寒之气为水，而成五运之形。故在天之形与地相感而万物育，以为物生之化也。然天地者万物之上下，左右者阴阳之道路，此在天三阴三阳之气，右旋于外，以加地也。水火者阴阳之征兆，金木者生成之终始，此在地五运之形，左转于内，以临天也。天上之气有多少，地下之形有盛衰，故天上多少之气，与地下盛衰之形相召而损益彰，以为物极之变也。其气之多与形之盛相召者益，益为变之盛也。气之少与形之衰相召者损，损为变之虚也。盖物生之化者，天地之常气，在五运曰平气，在六气曰常化也。物极之变者，天地之变气，在五运曰太过、不及，在六气曰淫胜、反胜、相胜也。其变之盛者，则五运之太过，六气之淫胜也。其变之虚者，则五运之不及，六气之反胜、相胜也。凡此五运六气，所谓变化盛虚，经后篇千言万语，皆所以反复发明，此四者学人当潜心以究之也。五运气行，各终期日，非独主时者，言木火土金水治政各终一岁之期日，不独治岁内六步之时令也。盖经于前篇，但论五运，不及六气，但论主时，不及治岁，今始于此篇论五运六气相感相召而治，不独五运也。次论五运各治一岁，不独主时也。

帝曰：善。何谓气有多少，形有盛衰？鬼臾区曰：阴阳之气，各有多少，故曰三阴三阳也。形有盛衰，谓五行之气，各有太过不及也。故其始也，有余而往，不足随之，不足而往，有余从之，知迎知随，气可与期，应天为天符，承岁为岁直，三合为治。帝曰：上下相召奈何？鬼臾区曰：寒暑燥湿风火，天之阴阳也，三阴三阳上奉之。木火土金水，地之阴阳也，生长化收藏下应之。天以阳生阴长，地以阳杀阴藏。天有阴阳，地亦有阴阳。木火土金水，地之阴阳也，生长化收藏，故阳中有阴，阴中有阳，所以欲知天地之阴阳者，应天之气，动而不息，故五岁而右迁；应地之气，静而守位，故六期而环会。动静相召，上下相临，阴阳相错，而变由生也。帝曰：上下周纪，其有数乎？鬼臾区曰：天以六为节，地以五为制，周天气者，六期为一备；终地纪者，五岁为一周。君火以明，相火以位，五六相合而七百二十气为一纪，凡三十岁；千四百四十气，凡六十岁，而为一周。不及太过，斯皆见矣。帝曰：夫子之言，上终天气，下毕地纪，可谓悉矣。余愿闻而藏之，上以治民，下以治身，使百姓昭着，上下和亲，德泽下流，子孙无忧，传之后世，无有终时，可得闻乎？鬼臾区曰：至数之机，迫迮以微，其来可见，其往可追，敬之者昌，慢之者亡。无道行私，必得夭殃，谨奉天道，请言真要。帝曰：善言始者，必会于终。善言近者，必知其远，是则至数极而道不惑，所谓明矣。愿夫子推而次之，令有条理，简而不匮，久而不绝，易用难忘，为之纪纲，至数之要，愿尽闻之。鬼臾区曰：昭乎哉问！明乎哉道！如鼓之应桴，响之应声也。臣闻之，甲己之岁，土运统之；乙庚之岁，金运统之；丙辛之岁，水运统之；丁壬之岁，木运统之；戊癸之岁，火运统之。帝曰：其于三阴三阳，合之奈何？鬼臾区曰：子午之岁，上见少阴；丑未之岁，上见太阴；寅申之岁，上见少阳；卯酉之岁，上见阳明；辰戌之岁，上见太阳；巳亥之岁，上见厥阴。少阴所谓标也，厥阴所谓终也。厥阴之上，风气主之；少阴之上，热气主之；太阴之上，湿气主之；少阳之上，相火主之；阳明之上，燥气主之；太阳之上，寒气主之，所谓本也，是谓六元。帝曰：光乎哉道！明乎哉论！请着之玉版，藏之金匮，署曰天元纪。《天元纪大论》

此一章覆论前章气有多少，形有盛衰，上下相召之义也。阴阳之气，各有多少者，夫三阴三阳之气，各分多少。阴多者太阴，次少者少阴，又次者厥阴也。阳多者太阳，次少者阳明，又次者少阳也。形有盛衰，谓五行之治，各有太过不及者，地五运之形，各有盛衰，土有大、少宫，金有大、少商，水有大、少羽，木有大、少角，火有大、少征，而大者太过，少者不及也。上下相召者，天右旋之阴阳，加于地下，地左转之阴阳，临于天上，上下加临而相召，治岁步也。天之阴阳，风热燥湿寒，又增火为六数者，在天之热，分为暑火二气，故三阴三阳各上奉之也。地之阴阳，木火土金水，亦增火为六数者，在地之火，分为君相二形，故生长化收藏各下应之也。其天之阴阳，下加地气，共治岁也，则应天之气，动而不息。盖地之治岁，君火不主运，惟五运循环，故天之六气加之，常五岁右余一气，与地迁移一位而动不息也。地之阴阳，上临天气，共治步也，则应地之气，静而守位。盖地之治步，其木君相土金水无殊，皆各主一步以终期，故其上临天之六气共治也。常六期齐，周复于始，治之步环会而静守位也。故治岁动者与治步静者相召，外旋上者与内运下者相临，则阴阳相错，而损益盛虚之变所由生也。天以六为节，地以五为制者，上下相召之数也。盖天之六气，各治一岁，故六期一备。地之六位，其君火以明，相火以位，故五岁一周。五六相合，凡三十岁为一纪，六十岁为一周，其间相错之阴，或气类同多而益为太过之盛者，或气类异少而损为不及之虚者，斯皆可见其变也。甲己之岁，土运统之；乙庚之岁，金运统之；丙辛之岁，水运统之；丁壬之岁，木运统之；戊癸之岁，火运统之；地五位一周之数也。子午之岁，上见少阴热气；丑未之岁，上见太阴湿气；寅申之岁，上见少阳相火；卯酉之岁，上见阳明燥气；辰戌之岁，上见太阳寒气；巳亥之岁，上见厥阴风气者，天六期一备之数也。天地之数五，而火热居三，可见天地间热多于寒，火倍于水，而人之病化从可推也。

黄帝坐明堂，始正天纲，临观八极，考建五常，请天师而问之曰：论言天地之动静，神明为之纪，阴阳之升降，寒暑彰其兆。余闻五运之数于夫子，夫子之所言，正五气之各主岁耳。首甲定运，余因论之。鬼臾区曰：土主甲己，金主乙庚，水主丙辛，木主丁壬，火主戊癸。子午之上，少阴主之；丑未之上，太阴主之；寅申之上，少阳主之；卯酉之上，阳明主之；辰戌之上，太阳主之；巳亥之上，厥阴主之。不合阴阳，其故何也？岐伯曰：是明道也。此天地之阴阳也。夫推之可数者，人中之阴阳也，然所合，数之可得者也。夫阴阳者，数之可十，推之可百，数之可千，推之可万。天地阴阳者，不以数推，以象之谓也。帝曰：愿闻其所始也。岐伯曰：昭乎哉问也！臣览《天元册》文，丹天之气经于牛女戊分，黅天之气经于心尾己分，苍天之气经于危室柳鬼，素天之气经于氐亢昴毕，玄天之气经于张翼娄胃。所谓戊己分者，奎壁角轸，则天地之门户也。夫候之所始，道之所生，不可不通也。《五运行大论》

此一章覆论前章五运六气所化阴阳之义也。其论五天之象所经星宿为运气之化，皆干与支同属者及连位者齐化也。土主甲己，及丑未之上太阴主之者，黅天之气经于心尾己分之象，而心尾者甲地，己分者中宫，故甲与丑连位，己与未同属，齐化湿土也。金主乙庚，及卯酉之上阳明主之者，素天之气经于亢氐昴毕之象，而氐亢者乙地，昴毕者庚地，故乙与卯同属，庚与酉同属，齐化燥金也。水主丙辛，及辰戌之上太阳主之者，玄天之气经于张翼娄胃之象，而张翼者丙地，娄胃者辛地，故丙与辰连位，辛与戌连位，齐化寒水也。木主丁壬，及巳亥之上厥阴主之者，苍天之气经于危室柳鬼之象，而危室者壬地，柳鬼者丁地，故壬与亥同属，丁与巳同属，齐化风木也。火主戊癸，及子午之上少阴主之、寅申之上少阳主之者，丹天之气经于牛女戊分之象，而牛女者癸地，戊分者中宫，故癸与子同属，戊与午连位，齐化火热也。干之甲乙属木位东，丙丁属火位南，庚辛属金位西，壬癸属水位北，戊己属土位中宫。支之寅卯配甲乙，巳午配丙丁，申酉配庚辛，亥子配壬癸。辰位东南，未位西南，戌位西北，丑位东北，为四维，属戊己。故乙卯同属木，丁巳同属火，己未同属土，庚酉同属金，壬癸亥子同属水也。甲寅位东之首，癸丑位北方尾，而甲丑连位，癸寅连位也。丙位南之首，辰位东之尾，而丙辰连位也。戊己位木火金水中间，在天地为门户，在四时为长夏，南连午，西连申，而戊己午申连位，故戊己无方位，而经独言戊分己分者，表章之也。辛戌皆位酉之尾，而辛戌连位也。独戊火连申夹未土于中，癸火连寅夹丑土于中者，盖湿土在中火游行其间，在天居土前，在地居土后，而土火常相混也，故土旺长夏火热之内。丹溪深悟此理，发明湿热相火为病十居八九，及有湿郁生热，热久生湿之论，良以此也。其五天之象所经星宿分野，独当五运之干位，不及六气之支位者，盖干之与支，即根本之与枝叶，经言干则支在其中矣。故其化皆干与支之同属者，连位齐化者，是根本与枝叶同化者也。或曰近世独以五运之化为出五天之象；六气之化不言五天之象，但将正化对化立说。以土正化于未，对化于丑；金正化于酉，对化于卯；水正化于戌，对化于辰；木正化于亥，对化于巳；君火正化于午，对化于子；相火正化于寅，对化于申。又以未酉戌亥午寅之正化为实，无胜复；丑卯辰巳子申之对化为虚，有胜复。今子所释经文，一以运气之化，皆出五天之气，与彼说异者，何也？曰：经旨皎如日星，好事者凿此正化对化之说也。谨按经文帝悉陈五运之干，六气之支，一并设问，非独问五运不及六气也。岐伯之答，亦以五天之象所经星宿，一并答五运之干六气之支，非独答五运而分出六支不答也。今何为不究经旨，擅将运气分作二义，妄撰正化对化异说，上乱圣经，下惑后学，而作轩岐之罪人也。至于胜复之说，经但以子午寅申辰戌六岁之纪，气化大而先天无胜复，未闻未酉亥气化少者为实无胜复。以丑未卯酉巳亥六岁之纪气化少而后天有胜复，未闻子辰申气化大者为虚有胜复也。

帝曰：善。论言天地者，万物之上下；左右者，阴阳之道路。未知其所谓也？岐伯曰：所谓上下者，岁上下见阴阳之所在也。左右者，诸上见厥阴，左少阴右太阳；见少阴，左太阴右厥阴；见太阴，左少阳右少阴；见少阳，左阳明右太阴；见阳明，左太阳右少阳；见太阳，左厥阴右阳明。所谓面北而命其位，言其见也。帝曰：何谓下？岐伯曰：厥阴在上，则少阳在下，左阳明右太阴；少阴在上，则阳明在下，左太阳右少阳；太阴在上，则太阳在下，左厥阴右阳明；少阳在上，则厥阴在下，左少阴右太阳；阳明在上，则少阴在下，左太阴右厥阴；太阳在上，则太阴在下，左少阳右少阴。所谓面南而命其位，言其见也。上下相遘，寒暑相临，气相得则和，不相得则病。帝曰：气不相得而病者，何也？岐伯曰：以下临上，不当位也。帝曰：动静何如？岐伯曰：上者右行，下者左行，左右周天，余而复会也。帝曰：余闻鬼臾区曰，应地者静，今夫子乃言下者左行，不知其所谓也，愿闻何以生之乎？岐伯曰：天地动静，五行迁复，虽鬼臾区言其上候而已，犹不能遍明。夫变化之用，天垂象，地成形，七曜纬虚，五行丽地。

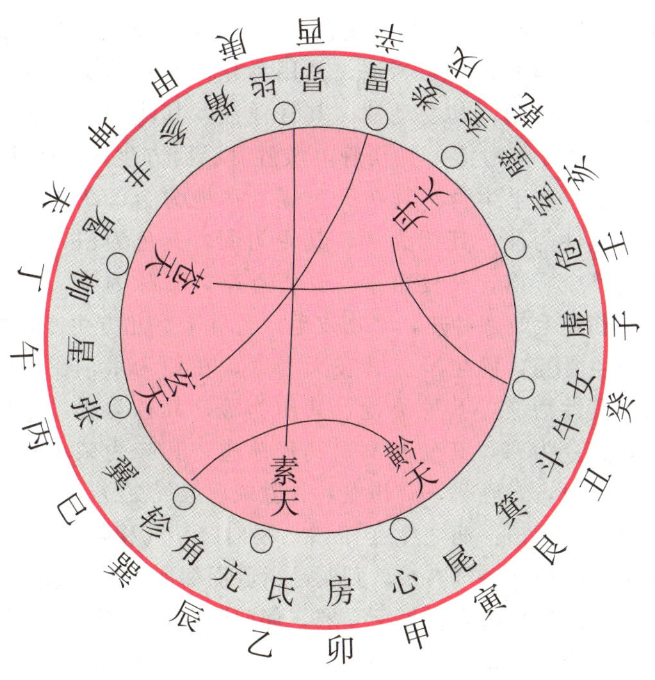

图一

地者，所以载生成之形类也。虚者，所以列应天之精气也。形精之动，犹根本之与枝叶也。仰观其象，虽远可知也。帝曰：地之为下否乎？岐伯曰：地为人之下，太虚之中者也。帝曰：凭乎？岐伯曰：大气举之也。燥以干之，暑以蒸之，风以动之，湿以润之，寒以坚之，火以温之。故风寒在下，燥热在上，湿气在中，火游行其间，寒暑六入，故令虚而化生也。故燥胜则地干，暑胜则地热，风胜则地动，湿胜则地泥，寒胜则地裂，火胜则地固矣。帝曰：天地之气，何以候之？岐伯曰：天地之气，胜复之作，不形于诊也。《脉法》曰：天地之变，无以脉诊，此之谓也。帝曰：间气何如？岐伯曰：随气所在，期于左右。帝曰：期之奈何？岐伯曰：从其气则和，违其气则病，不当其位者病，迭移其位者病，失守其位者危，尺寸反者死，阴阳交者死。先立其年，以知其气，左右应见，然后乃可以言死生之逆顺。帝曰：寒暑燥湿风火，在人合之奈何？其于万物何以生化？岐伯曰：东方生风，风生木，木生酸，酸生肝，肝生筋，筋生心。其在天为玄，在人为道，在地为化，化生五味，道生智，玄生神，化生气。神在天为风，在地为木，在体为筋，在气为柔，在脏为肝。其性为暄，其德为和，其用为动，其色为苍，其化为荣，其虫毛，其政为散，其令宣发，其变摧拉，其眚为陨，其味为酸，其志为怒。怒伤肝，悲胜怒，风伤肝，燥胜风，酸伤筋，辛胜酸。南方生热，热生火，火生苦，苦生心，心生血，血生脾。其在天为热，在地为火，在体为脉，在气为息，在脏为心。其性为暑，其德为显，其用为燥，其色为赤，其化为茂，其虫羽，其政为明，其令郁蒸，其变炎烁，其眚燔焫，其味为苦，其志为喜。喜伤心，恐胜喜，热伤气，寒胜热，苦伤气，咸胜苦。中央生湿，湿生土，土生甘，甘生脾，脾生肉，肉生肺。其在天为湿，在地为土，在体为肉，在气为充，在脏为脾。其性静兼，其德为濡，其用为化，其色为黄，其化为盈，其虫裸，其政为谧，其令云雨，其变动注，其眚淫溃，其味为甘，其志为思。思伤脾，怒胜思，湿伤肉，风胜湿，甘伤脾，酸胜甘。西方生燥，燥生金，金生辛，辛生肺，肺生皮毛，皮毛生肾。其在天为燥，在地为金，在体为皮毛，在气为成，在脏为肺。其性为凉，其德为清，其用为固，其色为白，其化为敛，其虫介，其政为劲，其令雾露，其变肃杀，其眚苍落，其味为辛，其志为忧。忧伤肺，喜胜忧，热伤皮毛，寒胜热，辛伤皮毛，苦胜辛。北方生寒，寒生水，水生咸，咸生肾，肾生骨髓，髓生肝。其在天为寒，在地为水，在体为骨，在气为坚，在脏为肾。其性为凛，其德凄怆，其用为藏，其色为黑，其化为肃，其虫鳞，其政为静，其令为寒，其变凝冽，其眚冰雹，其味为咸，其志为恐，恐伤肾，思胜恐，寒伤血，燥胜寒，咸伤血，甘胜咸。五气更立，各有所先，非其位则邪，当其位则正。帝曰：病之生变何如？岐伯曰：气相得则微，不相得则甚。帝曰：主岁何如？岐伯曰：气有余，则制己所胜而侮所不胜；其不及，则己所不胜侮而乘之，己所胜轻而侮之。侮反受邪，侮而受邪，寡于畏也。《五运行大论》

此一章论天右旋于外，而寒暑六入以举其地，地受天六入以为五行左转，化生人物于天之中也。天地万物之上下，左右阴阳之道路者，天右旋六节之位也。上下，谓在上者司天之位，在下者在泉之位。左右，谓在上之左右者，天左间、右间之位；在下之左右者，泉左间、右间之位也。故天之三阴三阳，于其六位右旋。如巳亥岁上见厥阴，而左间少阴，右间太阳；至子午岁，厥阴右旋下降，则上见少阴，而左间太阴，右间厥阴，常如此逐岁自上旋降于右也。面北命其位，言其见者，谓司天之位在南而面北，命其左右，则西南为左间之位，东南为右间之位，而言其所见之阴阳也。厥阴在上，则少阳在下，而左间阳明，右间太阴；至厥阴右旋下降，而少阴在上，则阳明在下，而左间太阳，右间少阳。常如此随司天旋转也。面南命其位言其见者，谓地之位在北而面南，命其左右，则东北为左间之位，西北为右间之位，而言其所见之阴阳也。自天地万物之上下至此，独论天右旋之气也。上下相遘，寒暑相临，气相得则和，不相得则病者，言天之右旋绕地方位，而其气与地方位气相遘相临，其遘同类，相生之气则和，不同类，相制之气则病也。或气虽同类相得亦病者，惟相火临于君火，为不当位故也。经下编云：君位臣则顺，臣位君则逆，逆则病近害速者是也。动静何如者，帝谓天动能临于地，地静不能临天，而难上下相遘，寒暑相临之语也。岐伯答上者右行，下者左行，则知天常于上自右降东南而旋回以临地，地常于下自左升东北而循显明，木君相土金水之位，循环临天而皆动也。故左右临动，各皆周天，过则复相会也。然天之右行，即历家退度之右行，其实皆如地之左行，而东升西降也。应地者静，帝复难下者左行之言也。岐伯答天地之体，动静虽殊，而其用之变化，在地则五行丽地而载生成之形类运于内，在天则七曜纬虚而列应天之精气运于外，其形类与精气之相随运动，犹根本之与枝叶，同乎一气而不殊，故但仰观七曜之象，周旋虽远，可知其动也。自上下相遘至此，通论天右旋地左转之气也。地之为下否乎者，帝谓天象周旋，皆转于地下。而地居其上，今曰下者左行，则地之左行为下，得非否乎？岐伯答地为人之下，太虚之中者，则上下之义始明矣。盖以其所属言之，则司天在泉之气属天者为上，五行之属地者为下，以其所在言之，则司天者为上，在泉者为下，而地之五行居中。岐伯以所属言之，故曰下者左行；帝以所在言之，故难地之左行非下也。凭，附也。地居太虚之中何所凭附而不坠也。大气举之，谓风寒暑湿燥火六节大气旋转于外，任持其地而干蒸动润坚湿以入其体也。故其入也，风寒在下，而风居东寒居北，燥热在上，而燥居西热居南，湿气在中而居中央，火于未入之前在湿上，已入之后在湿下，而游行上下之间也。自地之为下至此，原地气一皆本乎天也。候，诊候也。言天地之气及胜复之作，统贯六位，难以诊候，唯间气偏治一位。故可随其所在，期之于尺寸左右也。凡期之之法，阳之所在，其脉应，阴之所在，其脉不应。故北政之岁，人气面北而寸北尺南，地左间之气在右寸，右间之气在左寸，天左间之气在左尺，右间之气在右尺。所以少阴在泉，则左间太阴，右间厥阴，而两寸俱不应。厥阴在泉，则左间少阴，而右寸不应。太阴在泉，则右间少阴，而左寸不应。少阴司天，则左间太阴，右间厥阴，而两尺俱不应。厥阴司天，则左间少阴，而左尺不应。太阴司天，则右间少阴，而右尺不应也。南政之岁，人气面南而寸南尺北，天左间之气在右寸，右间之气在左寸，地左间之气在左尺，右间之气在右尺。所以少阴司天，则左间太阴，右间厥阴，而两寸俱不应；厥阴司天，则左间少阴，而右寸不应；太阴司天，则右间少阴，而左寸不应。少阴在泉，则左间太阴，右间厥阴，而两尺俱不应。厥阴在泉，则左间少阴，而左尺不应；太阴在泉，则右间少阴，而右尺不应也。从其气则和者，阴阳各当尺寸本位也。违其气则病者，阴阳或不当其位，或迭移其位，或失守其位，或尺寸反，或阴阳交也。不当其位者，谓阴阳之见，不当尺寸本位也。迭移其位者，谓阴阳迭皆移转一位也。假如南政少阴司天，阴皆在寸，阳皆在尺，迭皆左转者，则阴皆移左而左不应，阳皆移右而右应；迭皆右转者，则阴皆移右而右不应，阳皆移左而左应之类是也。失守其位者，谓本位他位皆失守不见也。如阴失守则尺寸皆无阴，阳失守则尺寸皆无阳，非如迭移而相反相交见于他位也。尺寸反者，假如北政，少阴司天，阳在寸，阴在尺，而阳反见尺，阴反见寸之类是也。阴阳交者，假如北政太阴司天，阳在左，阴在右，而阳反见右，阴反见左之类是也。寒暑燥湿风火，在人合之奈何？其于万物何以生化者，言天外旋转，大气六入地中，生化人物，其在人脏腑形体者如何合之，在万物如何生化也。东方生风者，天六入之风，居东方地体中，为生生之始也，自风而生木、酸、肝、筋、心矣。凡东方性用德化政令之类，皆本乎风，而内合人之肝气者也。故肝居左，象风之生于东，筋为屈伸，象风之动也。南方生热者，天六入之热，居南方地体中，为生长之始也，自热而生火、苦、心、血、脾矣。凡南方性用德化政令之类，皆本乎热，而内合人之心气者也。故心居前，象热之生于南，血为人之神，象火之明曜也。中央生土者，天六入之湿，居中央地体中，为生化之始也，自湿而生土、甘、脾、肉、肺矣。凡中央性用德化政令之类，皆本乎湿，而内合人之脾气者也。故脾居腹，象湿之生于中央，肉充一身，象土之充实大地也。西方生燥者，天六入之燥居西方地体中，为生收之始也，自燥而生金、辛、肺、皮毛、肾矣。凡西方性用德化政令之类，皆本乎燥，而内合人之肺气者也。故肺居右，象燥之生于西，皮毛干于身表，象气之燥也。北方生寒者，天六入之寒，居北方地体中，为生藏之始也，自寒而生水、咸、肾、骨、肝矣。凡北方性用德化政令之类，皆本乎寒，而内合人之肾气者也。故肾居后，象寒之生于北，骨为百骸，象寒之坚也。五气更立，各有所先，其所先非其位则邪，当其位则正者，谓前五方之气，各治一部之令者也。五气更立，治令皆各有所先，其所先者，风之立非春令，热之立非夏令，湿之立非长夏令，燥之立非秋令，寒之立非冬令，是皆非其位之立，为胜复之邪也。风当春令立，热当夏令立，湿当长夏令立，燥当秋令立，寒当冬令立，是皆当其位之立，为本气之正也。气相得则微，不相得则甚者，言非位所立之邪生变之病，其邪与治令之气相得则病微，不相得则病甚也。主气者亦谓前五方之气，各治一岁之政者也，岁气有余，则制所胜而侮所不胜，如岁木治政之气有余，则制土气而湿化减少，侮金气而风化大行也。其不及，则己所不胜侮而乘之，己所胜轻而侮之，如岁木治政之气不及，则金气胜，侮而乘之，燥化乃行，土气轻而侮之，湿气反布也。侮反受邪，侮而受邪，寡于畏者，金侮木不及，从而乘之，则木之子火报复其胜，而侮金反受邪也；侮金受邪，则其不及之木寡于畏，而气复疏伸也。自天地之气何以候至此，原人气一皆本乎天也。

北政人气面北寸脉在北尺脉在南图

乙丙丁戊庚辛壬癸八干，每干六岁，通该四十八岁。

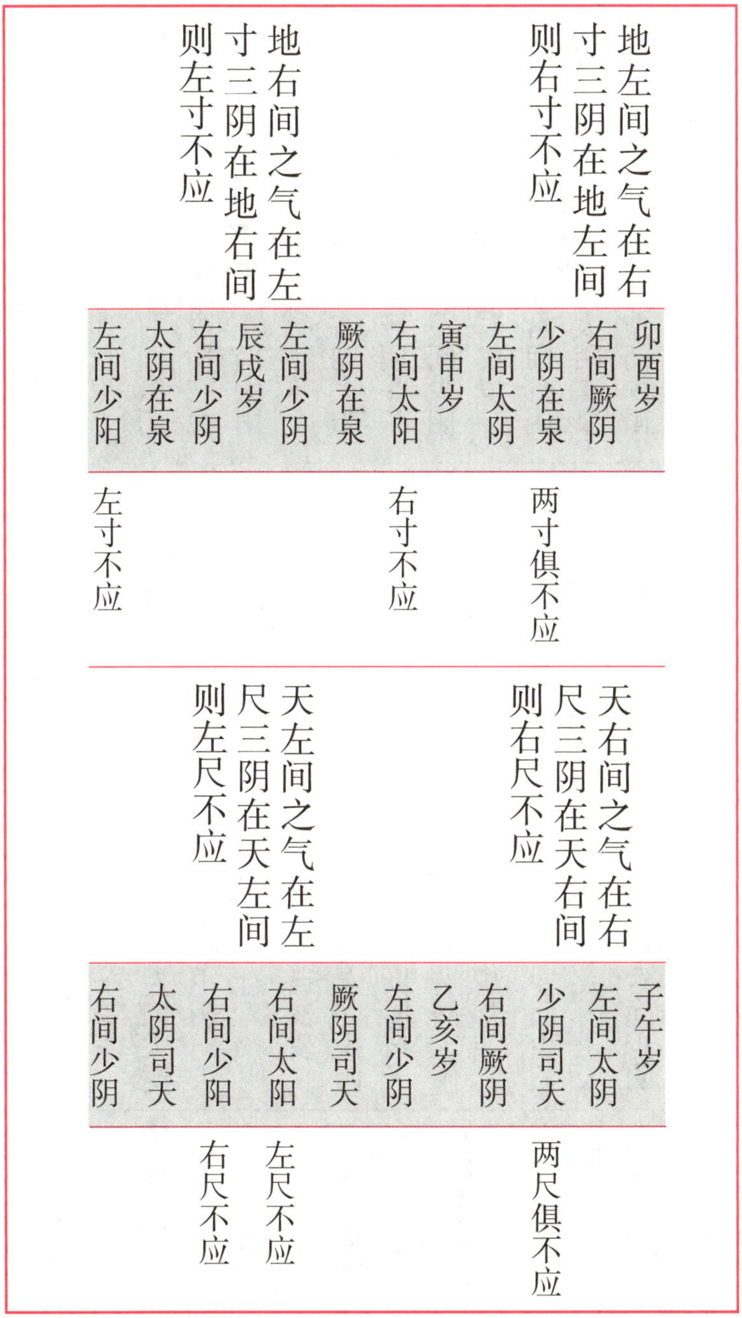

地左间之气在右
寸三阴在地左间
则右寸不应

地右间之气在左
寸三阴在地右间
则左寸不应

卯酉岁
右间厥阴
少阴在泉
左间太阴
寅申岁
右间太阳
厥阴在泉
左间少阴
辰戌岁
右间少阴
太阴在泉
左间少阳

两寸俱不应

右寸不应

左寸不应

天右间之气在右
尺三阴在天右间
则右尺不应

天左间之气在左
尺三阴在天左间
则左尺不应

子午岁
左间太阴
少阴司天
右间厥阴
乙亥岁
左间少阴
厥阴司天
右间太阳
右间少阳
太阴司天
右间少阴

两尺俱不应

左尺不应

右尺不应

图二

北政死脉图

在泉尺寸反者死

在泉阴阳交者死

卯酉岁	右间厥阴	少阴在泉	左间太阴	寅申岁	右间太阳	厥阴在泉	左间少阴	辰戌岁	右间少阴	太阴在泉	左间少阳
	两寸反应		两尺反不应		右寸反应	交	左寸反不应		右寸反不应	交	左寸反应

司天尺寸反者死

司天阴阳交者死

子午岁	左间太阴	少阴司天	右间厥阴	巳亥岁	左间少阴	厥阴司天	右间太阳	丑未岁	左间少阳	太阴司天	右间少阴
	两尺反应		两寸反不应		右尺反不应	交	左尺反应		右寸反应	交	左尺反不应

图三

南政人气面南寸脉在南尺脉在北图

甲己通该十二岁。

天左间之气在右
寸三阴在天左间
则右寸不应

天右间之气在左
寸三阴在天右间
则左寸不应

子午岁
左间太阴
少阴司天
右间厥阴

巳亥岁
左间少阴
厥阴司天
右间太阳

丑未岁
左间少阳
太阴司天
右间少阴

两寸俱不应

右寸不应

左寸不应

地右间之气在右
寸三阴在地右间
则右尺不应

地左间之气在左
尺三阴在地左间
则左尺不应

卯酉岁
右间厥阴
少阴在泉
左间太阴

寅申岁
右间太阳
厥阴在泉
左间少阴

辰戌岁
右间少阴
太阴在泉
左间太阳

两尺俱不应

左尺不应

右尺不应

图四

南政死脉图

司天尺寸反者死　　司天阴阳交者死

子午岁	左间太阴	少阴司天	右间厥阴	巳亥岁	左间少阴	厥阴司天	右间太阳	丑未岁	左间少阳	太阴司天	右间少阴
	两寸反应		两尺反不应		右寸反应	交	左寸反不应		右寸反不应	交	左寸反应

在泉尺寸反者死　　在泉阴阳交者死

卯酉岁	右间厥阴	少阴在泉	左间太阴	寅申岁	右间太阳	厥阴在泉	左间少阴	辰戌岁	右间少阴	太阴在泉	左间少阳
	两尺反应		两寸反不应		右尺反不应	交	左尺反应		右尺反应	交	左尺反不应

图五

黄帝问曰：呜呼远哉，天之道也，如迎浮云，若视深渊。视深渊尚可测，迎浮云莫知其极。夫子数言谨奉天道，余闻而藏之，心私异之，不知其所谓也。愿夫子溢志尽言其事，令终不灭，久而不绝，天之道可得闻乎？岐伯对曰：明乎哉问！天之道也，此因天之序，盛衰之时也。帝曰：愿闻天道六六之节盛衰何也？岐伯曰：上下有位，左右有纪，故少阳之右，阳明治之；阳明之右，太阳治之；太阳之右，厥阴治之；厥阴之右，少阴治之；少阴之右，太阴治之；太阴之右，少阳治之。此所谓气之标，盖南面而待之者也。故曰：因天之序，盛衰之时，移光定时，正立而待之，此之谓也。少阳之上，火气治之，中见厥阴；阳明之上，燥气治之，中见太阴；太阳之上，寒气治之，中见少阴；厥阴之上，风气治之，中见少阳；少阴之上，热气治之，中见太阳；太阴之上，湿气治之，中见阳明。所谓本也，本之下，中之见也，见之下，气之标也。本标不同，气应异象。帝曰：其有至而至，有至而不至，有至而太过，何也？岐伯曰：至而至者和；至而不至，来气不及也；未至而至，来气有余也。帝曰：至而不至，未至而至，何如？岐伯曰：应则顺，否则逆，逆则变生，变生则病。帝曰：善。请言其应。岐伯曰：物，生其应也；气，脉其应也。《六微旨大论》

此一章，论天之阴阳，右周天道之常。所谓上者，右行者也。天道六六之节盛衰者，天之三阴三阳右旋天外，更治岁政，每岁各一盛衰，至六岁周遍，通得盛衰之节六六也。上下有位，左右有纪者，谓每岁阴阳盛衰之位，上下，谓司天、在泉二位也。左右，谓司天之左间、右间及在泉之左间、右间，为四纪也。凡天右旋之阴阳，临司天之位者，其天之政盛，至三之气始布；临在泉之位者，其地之气盛，至终之气始布。而上下二位有二节，阴阳盛衰也。临司天之左间者，其气至四之气盛；右间者，其气至五之气盛。临在泉之左间者，其气至初之气盛；右间者，其气至五之气盛。而左右四纪有四节，阴阳盛衰也。故此六节阴阳，每岁各一盛衰而数得六。寅申岁，少阳旋来司天，治之为初六，少阳之右卯酉岁，阳明旋来司天，治之为六二，阳明之右辰戌岁，太阳旋来司天，治之为六三，太阳之右巳亥岁，厥阴旋来司天，治之为六四，厥阴之右子午岁，少阴旋来司天，治之为六五，少阴之右丑未岁，太阴旋来司天，治之为六六，太阴之右，周而复始于少阳治之，故曰六六之节盛衰也。凡此三阴三阳为治之气，皆所谓六气之标也。南面待之者，明前少阳之右云云，皆南面立而待之，乃右居西而从西旋过东也。少阳之上，火气治之，中见厥阴；阳明之上，燥气治之，中见太阴；太阳之上，寒气治之，中见少阴；厥阴之上，风气治之，中见少阳；少阴之上，热气治之，中见太阳；太阴之上，湿气治之，中见阳明者，其火、燥、风、寒、热、湿，为治之气，皆所谓六气之本也。其中见之气，乃六气之中气也。通前六气之标言之，则本居上，标居下，中气居本标之中。故曰：本之下，中之见也，见之下，气之标也。中气者三阴三阳，各犹夫妇之配合相守，而人之脏腑经脉皆应之也。故少阳本标之中见厥阴，厥阴本标之中见少阳，而互为中气相守，则人之胆、三焦少阳经亦络肝、心包，肝、心包厥阴经亦络胆、三焦而互交也。阳明本标之中见太阴，太阴本标之中见阳明，而互为中气相守，则人之胃、大肠阳明经亦络脾、肺，脾、肺太阴经亦络胃、大肠而互交也。太阳本标之中见少阴，少阴本标之中见太阳，而互为中气相守，则人之膀胱、小肠太阳经亦络肾、心，肾、心少阴经亦络膀胱、小肠而互交也。本标不同，气应异象者，谓太阳、少阴二气也。太阳之上，寒气治之，是标阳本寒不同，其气应则太阳所至为寒生，中为温，而寒温异象也。少阴之上，热气治之，是标阴本热，不同其气应，则少阴所至为热生，中为寒，而热寒异象也。至于脉从病反，如瓜甜蒂苦，葱白叶青，参补芦泻，麻黄发汗根节止汗之类，皆太阳少阴本标不同之气异象也。其有至而至，有至而不至，有至而太过者，言阴阳旋来治岁之候至，而其气化亦应候至者，为至而至者和也。候至而其气化不至者，为至而不至，旋来之气不及也。候未至而气化先至者，为未至而至，旋来之气有余也。故气化应候，至者为顺，未至而至、至而不至者为逆，逆则胜复之变生，变生则病作矣。物生其应气脉其应者，覆说应则顺之义也。经所谓厥阴所至，为风生之类，是物生之应；厥阴之至，其脉弦之类，是气脉之应也。

天道六六之节盛衰图

少阳治寅申岁六节盛衰

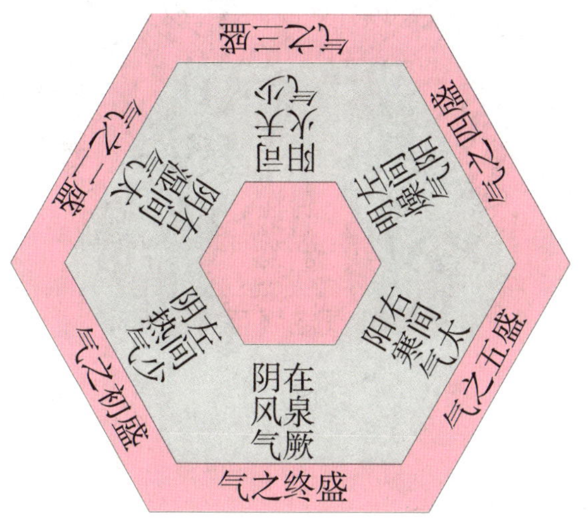

图六

阳明治卯酉岁六节盛衰

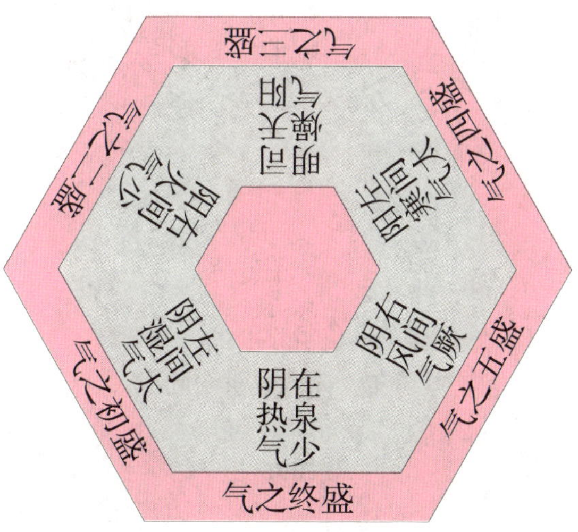

图七

太阳治辰戌岁六节盛衰

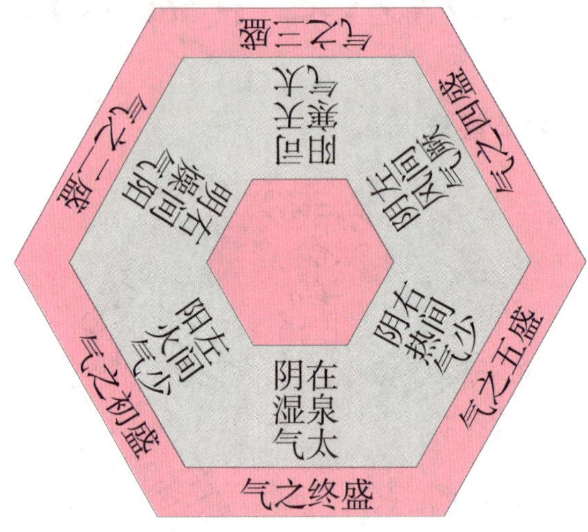

图八

厥阴治巳亥岁六节盛衰

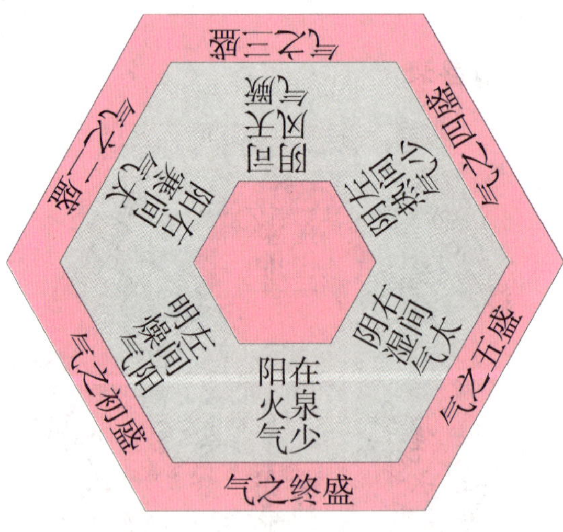

图九

少阴治子午岁六节盛衰

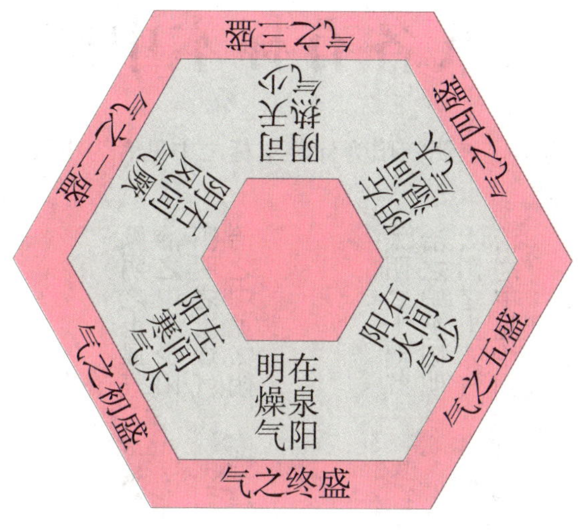

图十

太阴治丑未岁六节盛衰

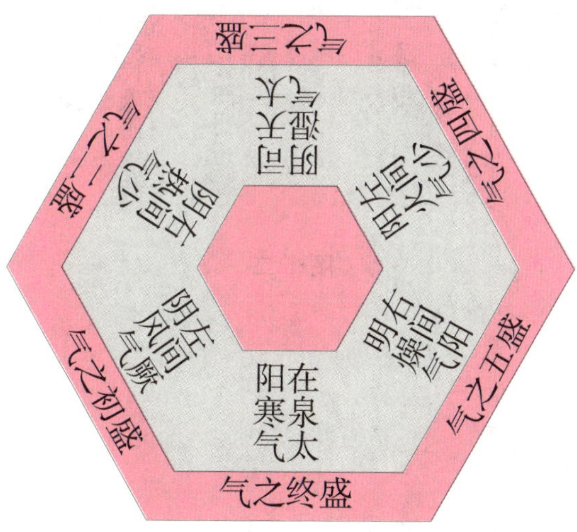

图十一

六气各有标本中图

火燥寒风热湿为本，三阴三阳为标，本标之中见者为中气。

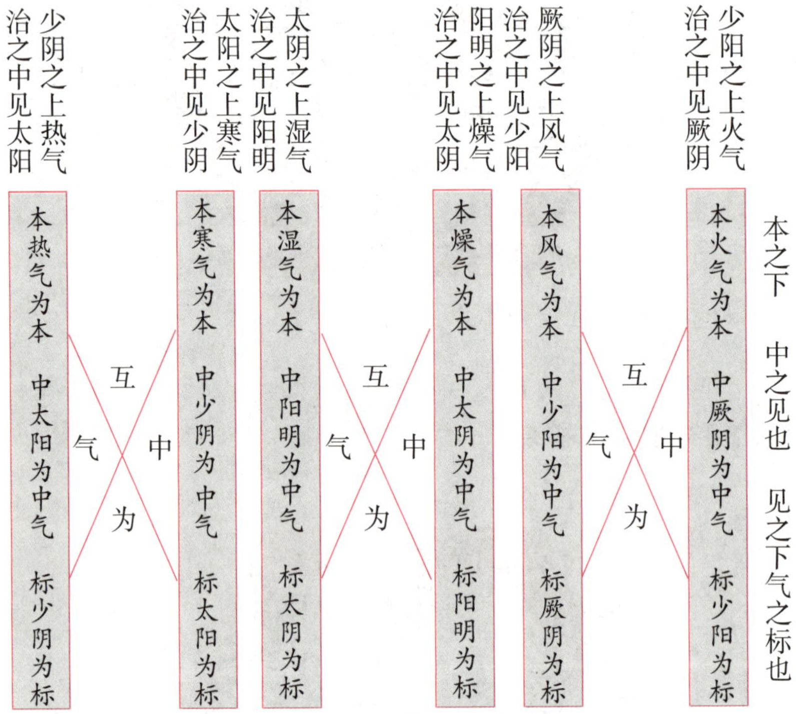

少阳之上火气
治之中见厥阴

厥阴之上风气
治之中见少阳

阳明之上燥气
治之中见太阴

太阴之上湿气
治之中见阳明

太阳之上寒气
治之中见少阴

少阴之上热气
治之中见太阳

本之下　中之见也　见之下气之标也

本火气为本	本风气为本	本燥气为本	本湿气为本	本寒气为本	本热气为本
中厥阴为中气	中少阳为中气	中太阴为中气	中阳明为中气	中少阴为中气	中太阳为中气
标少阳为标	标厥阴为标	标阳明为标	标太阴为标	标太阳为标	标少阴为标

互为中气　互为中气　互为中气

图十二

人脏腑经脉应天六气各有标本图

五脏六腑为本，十二经络为标，本标之间所络者为中气。脏腑之本居里，中气居表里之间，经脉之标为表。

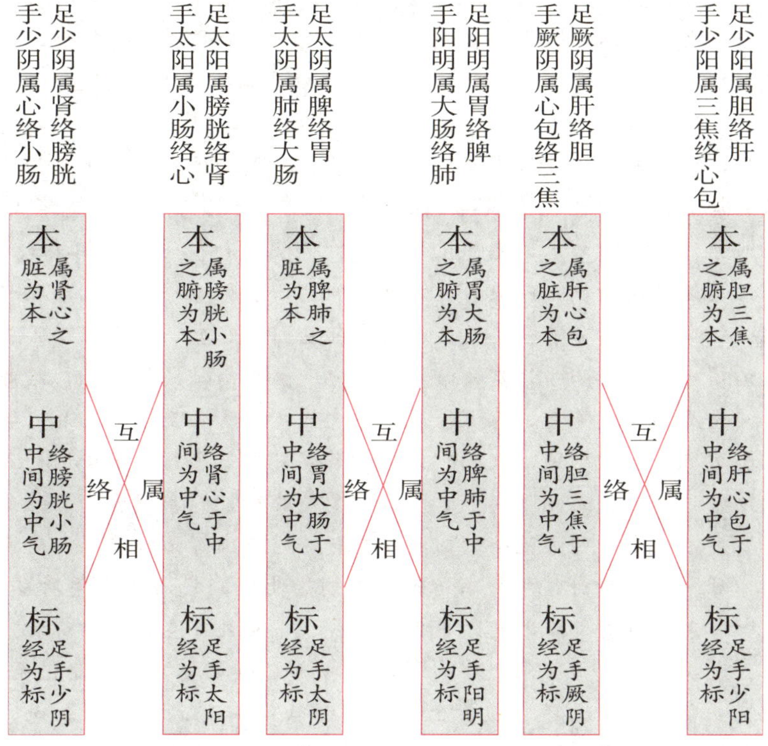

图十三

帝曰：善。愿闻地理之应六节气位何如？岐伯曰：显明之右，君火之位也；君火之右，退行一步，相火治之；复行一步，土气治之；复行一步，金气治之；复行一步，水气治之；复行一步，木气治之；复行一步，君火治之。相火之下，水气承之；水位之下，土气承之；土位之下，风气承之；风位之下，金气承之；金位之下，火气承之；君火之下，阴精承之。帝曰：何也？岐伯曰：亢则害，承乃制，制则生化，外列盛衰，害则败乱，生化大病。帝曰：盛衰何如？岐伯曰：非其位则邪，当其位则正，邪则变甚，正则微。帝曰：何谓当位？岐伯曰：木运临卯，火运临午，土运临四季，金运临酉，水运临子，所谓岁会，气之平也。帝曰：非位何如？岐伯曰：岁不与会也。帝曰：土运之岁，上见太阴；火运之岁，上见少阳、少阴；金运之岁，上见阳明；木运之岁，上见厥阴；水运之岁，上见太阳，奈何？岐伯曰：天之与会也。故《天元册》曰天符。帝曰：天符岁位何如？岐伯曰：太乙天符之会也。帝曰：其贵贱何如？岐伯曰：天符为执法，岁位为行令，太乙天符为贵人。帝曰：邪之中也奈何？岐伯曰：中执法者，其病速而危；中行令者，其病徐而特；中贵人者，其病暴而死。帝曰：位之易也何如？岐伯曰：君位臣则顺，臣位君则逆，逆则其病近，其害速；顺则其病远，其害微，所谓二火也。《六微旨大论》

此一章，论地之阴阳，左运地理之常。所谓下者，左行者也。地理应六节气位者，地之四方，分为六步，更治时令，以应天外六节气位之治也。显明之右，君火之位者，日出显明卯地之右，在方属东南，在时属春分，卯中之后，为君火之位也。君火之右，退行一步，相火治之者，地气至南方相火位行令，治夏至前后三之气，以应司天之政布，其运主戊癸岁，以应司天之政治岁也。复行一步，土气治之者，地气至西南土位行令，治秋分前四之气，以应司天左间之气盛，其运主甲己岁，以应司天之政治岁也。复行一步，金气治之者，地气至西北金位行令，治秋分后五之气，以应在泉右间之气，其运主乙庚岁，以应司天之政治岁也。复行一步，水气治之者，地气至北方水位行令，治冬至前后终之气，以应在泉之气布，其运主丙辛岁，以应司天之政治岁也。复行一步，木气治之者，地气至东北木位行令，治春分前初之气，以应在泉左间之气盛，其运主丁壬岁，以应司天之政治岁也。复行一步，君火治之者，地气至东南君火位行令，治春分后二之气，以应司天右间之气盛，其运周岁，相火代之，不主岁也。凡此六步治令之时，各行本方之气入于中国。故木于东方治令时，春气西行，而中国皆东方温气与泉左间所居之气也。君相于南方治令时，夏气北行，而中国皆南方热气，与天右间所居之气也。金于西方治令时，秋气东行，而中国皆西方凉气与天左间所居之气也。水于北方治令时，冬气南行，而中国皆北方寒气与泉右间所居之气也。六气之下，各有所制之气承之者，盖五行之气，一极则一生，而循环相承，无一息间断也。相火之下，水气承之者，夏相火极，水生承之，从微渐化至冬着也。水位之下，土气承之者，冬水极，土生承之，从微渐化，至长夏着也。土位之下，木气承之者，长夏土极，木生承之，从微渐化，至春着也。水位之下，金气承之者，春木极，金生承之，从微渐化，至秋着也。金位之下，火气承之者，秋金极，火生承之，从微渐化，至夏着也。君火之下，阴精承之者，夏君火极，阴精承之，从微渐化，至冬着也。其意与阴阳家水胎于午、金胎于卯等说大同小异，而皆循环相承以为胎也。亢，过极也。亢则害，承乃制，制则生化，外列盛衰，害则败乱，生化大病者，言六位之气过极，则必害作，承气乃生于下制之，使不过也。故制则从微化着，承者自外列盛，极者自外列衰，而生化循环，害作则败坏扰乱，而生化大病也。盛衰非其位则邪，当其位则正者，覆明上文制则生化，外列盛衰之盛衰也。盖制亢下承生化之盛衰，惟岁气和平，则其所化循序渐进，从微至着，而皆当六位之正。其岁气有太过不及，则其所化无序，或躐等陵节，或乘危往胜，故变或兼化，而为半非其位之邪；变或复胜，而为全非其位之邪也。木运临卯，火运临午，土运临四季，金运临酉，水运临子，所谓岁会气之平者，言此八岁皆岁与五运相会，而气和平，其盛衰皆能循序当六位之正。如余岁不与运会，则气有太过不及，其盛衰皆无序而非其位也。或曰：王氏注文释水承火下者，热甚则润溢象水也；土承水下者，寒甚则冰坚象土也；风承土下者，雨为疾风吹零也；金承风下者，风动气清，万物皆燥也；火承金下者，火煅金流也。林氏校正又引木发而毁折，及厥阴所至为飘怒大凉等语证之。河间又以亢则害承乃制六字之义，著书伸二家之说，其说皆指六位下承之气，为旦夕之暴作。今吾子独谓为四时之循环，必将有说通知之，而证其得失是非乎？曰：经下文制则生化，外列盛衰，盛衰当其位则正，非其位则邪数句，论下承之义亲切详备，足可证其得失是非矣。今经云君火之右，退行一步，相火治之，水气承之；复行一步，土气治之，木气承之；复行一步，金气治之，火气承之；复行一步，水气治之，土气承之；复行一步，木气治之，金气承之；复行一步，君火治之，阴精承之一节，乃下承生化之盛衰，当其位则正者也。盖其盛衰循序不乱，盛者当法之正位，衰者当承之正位，而各当本位之正，故温当春，热当夏，凉当秋，寒当冬，而气候和平，以为生长收藏焉。此则经之本旨，论四时循环当位正化也。王氏注文所释下承之义，又引林氏所引木发毁折，厥阴所至为飘怒大凉之证，乃下承生化之盛衰，非其位则邪者也。盖其盛衰无序而乱，故木发毁折者，暴亢极之木飘，半兼暴承下之金杀同化，而盛衰半非其位，为兼化之邪也。厥阴所至为飘怒大凉者，暴亢极之木飘怒，为暴承下之金凉报复，而盛衰全非其位，为胜复之邪也。故温非春，热非夏，凉非秋，寒非冬，而或和或乖，以为人之百病焉。此则王氏、林氏误用旦夕暴作非位之邪，释经当位之正也。然其非位之兼化胜复，又有太过不及之殊。今河间所伸王氏、林氏之说，以“亢则害承乃制”六字释变气之义，有曰木极似金，金极似火，火极似水，水极似土，土极似木，皆以亢过极则反似胜己之化者；有曰制甚则兼化乃虚象者；有曰治兼化但当泻其亢甚之气为病本，不可反误治其兼化者。诸儒此言，皆谓五气变盛之兼化，若夫不及者，则未之及也。谨按《五常政大论》云：木不及曰委和。委和之纪，其动緛戾拘缓，其味酸辛，其色白苍，其声角商。火不及曰伏明。伏明之纪，其动彰伏变易，其味苦咸，其色玄丹，其声徵羽。土不及曰卑监。卑监之纪，其动疡涌分溃痈肿，其味酸甘，其色苍黄，其声宫角。金不及曰从革。从革之纪，其动铿禁瞀厥，其味苦辛，其色白丹，其声商徵。水不及曰涸流。涸流之纪，其动坚止，其味甘咸，其色黅玄，其声羽宫。委和所谓緛戾拘缓者。緛，王注谓缩短也。盖木之条达不及而极，则金兼化缩短，承于非位以胜之也。戾，肢体曲戾也。拘，筋脉拘强也。木为金之缩短牵引，而曲戾拘强也。缓，筋脉缓纵也。金胜木则土寡于畏，故土兼化缓纵于其空隙，而拘者自拘，缓者自缓也。酸辛、白苍、角商，皆木不及而夭极，金于非位承之兼化也。伏明所谓彰伏变易者：彰，火化彰明也；伏，水化隐伏也；变易，火不及水兼之，而或彰或伏，变易不常也。苦咸、玄丹、徵羽者，皆火不及而夭极，水于非位承之兼化也。卑监所谓疡涌分溃痈肿者：疡，痈肿土化壅塞也；涌，分溃木化启折也。土化壅塞而为疡痈肿，木兼化启折而为腾涌分溃其壅塞也。酸甘、苍黄、宫角者，土不及而夭极，木于非位承之兼化也。从革所谓铿禁瞀厥者：铿，谓金化铿声而为咳也；禁，谓闭气抑喉而禁忍其咳也。盖金肺太过，则欲气伸而喘喝胸凭仰息，金肺不及，则欲气畜而禁忍铿咳也。瞀，昏也；厥，逆也。金化铿禁而不及，则火兼化，昏瞀厥逆之气升于禁忍之处也。苦辛、白丹、商徵者，皆金不及而夭极，火于非位承之兼化也。涸流所谓坚止者：坚，坚干；止，定止也。水少坚干而土兼之定止也。甘咸、黅玄、羽宫者，皆水不及而夭极，土于非位承之兼化也。凡此皆气虚所变之兼化，其治法当补本气之虚，非如气盛兼化之法当泻。今河间例言治兼化，但当泻其亢甚之本气者，可乎？其所兼之化，皆本气不足，所承者得以胜之而然，不治则本气愈衰，承气愈胜，今例言兼化为相似之虚象，不可反治之者，可乎？此则河间误释太过不及所变之兼化皆为太过也。曰：王氏、林氏、河间氏失经旨意，已闻命矣。然六位下承之气，其所以为正化之常者，为兼化胜复之变者，为和者，为乖者之详，犹有可得闻之而一证之以经旨乎？曰：至诚无息者，道体也。阴阳五行，在天地间流行，一极一生，而更互相承，循环无端者，与道为体也。故其相承，以阴阳言，则冬至阴极，阳生承之，夏至阳极，阴生承之也；以五行言之，则五行即阴阳之相承，特有盛稚之分耳，故火盛阳，水盛阴，木稚阳，金稚阴，土负阴抱阳为冲气。其在阴阳相承，则冬至阴极，阳生承之，始于长夏土之冲气极，木稚阳生承之，次于秋金之稚阴极，火盛阳生承之，终于冬水之盛阴极，土冲气生承之也；夏至阳极，阴生承之，始于春木之稚阳极，金稚，阴生承之，次于夏君火之盛阳极，阴精生承之，终于夏相火之盛阳极，阴生承之，而一岁一周也。其在五行自相承，则君火相火之下，阴精水气承之。水位之下，土气承之者，初岁也，土位之下，木气承之者，二岁也。木位之下，金气承之，金位之下，火气承之者，凡三岁，周而复始也。故混而阴阳，分而五行。常如是更互相承，循环无端者，实由相承之体，至诚无息而然。

圣人在川上，所谓逝者如斯夫，不舍昼夜，正谓此至诚无息之体也。然以其相承之体言之，则至诚无息，随极而承，无常变和乖之殊。以其流行之用言之，则极于平气之纪，而当其位承之者，为正化之常，而为和；极于太过不及之纪，而非其位承之者，为兼化胜复之变而为乖也。其常者则循序渐进，以为四时之周流；其变者则或肆威太过，而暴极于非位，或势力不及，而夭极于非位。故所承者皆随其极制于下，而躐等陵节变其本气，以为旦夕之暴化。是故半变者，本气半衰，下承半盛，而为半非位之兼化；全变者，本气全衰，下承全盛，而为全非位之胜复。和而变者，为德化政令，乖而变者，为灾害眚伤也。经所谓发生之纪，其变振拉摧拔之类，乃太过之兼化；木不胜德，则收气复之类，乃太过之胜复。委和之纪，其动緛戾拘缓之类，乃不及之兼化；肃杀炎赫沸腾之类，乃德化政令之胜复。水发而雹雪，木发而毁折之类，乃灾害眚伤之兼化；厥阴所至为飘怒太凉，少阴所至为大暄寒之类，乃灾害眚伤之胜复也。故均是至诚无息之体，但其所极所承者，有常变和乖之不齐，则其应见者，有变化、兼化、胜复及微甚灾祥之各异。王氏、林氏不分变化，释变化为变气，河间不分虚实，释兼化为盛，皆不思之过也。

地理应天六节气位左转图

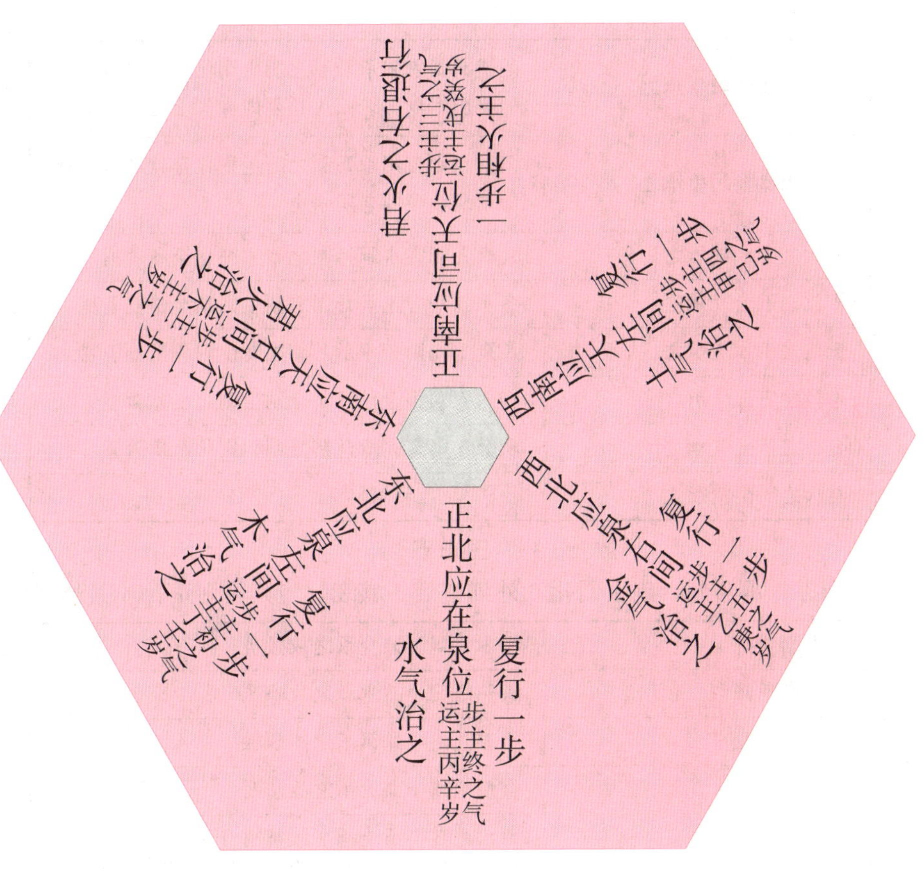

图十四

六位之下各有承气制亢图 当其位则止

冬至阴盛极阳生承之	阴盛亢则害阳承乃制之制生则化至春夏者盛春即稚阳木夏即老阳火长夏即冲气土也
夏至阳盛极阴生承之	阳盛亢则害阴承乃制之制生则化至秋冬著盛秋即稚阴金冬即老阴水也
相火之下水气承之	夏火亢则害水承乃制之制生则化至冬著盛
水位之下土气承之	冬水亢则害土承乃制之制生则化至长夏著盛
土位之下木气承之	长夏土亢则害木承乃制之制生则化至春著盛
木位之下金气承之	春木亢则害金承乃制之制生则化至秋著盛
金位之下火气承之	秋金亢则害火承乃制之制生则化至夏著盛
君火之下阴精承之	

图十五

亢则害，承乃制，制生则化，外列盛衰。盛衰，当其位则正，非其位则邪。

木发而毁折	风木之飘半兼金承之故毁折
火发而曛昧	火热之明半兼木承之故曛昧
土发而飘骤	土湿之雨半兼风承之故飘骤
金发而清明	金燥之清半兼火承之故清明
水发而雹雪	寒水之零半兼土承之故雹雪
厥阴所至为飘怒大凉	风飘之胜全变非位承之金凉复
少阴所至为大暄寒	君火之胜全变非位承之寒雰复
太阴所至为雷霆骤注烈风	骤雨之胜全变非位承之烈风复
少阳所至为飘风燔燎霜凝	相火之胜全变非位承之霜凝
阳明所至为散落温	金凉之胜全变非位承之温热复
太阳所至为寒雪冰雹白埃	寒雰之胜全变非位承之温埃复

图十六

帝曰：善。愿闻其步何如？岐伯曰：所谓步者，六十度而有奇，故二十四步积盈百刻而成日也。帝曰：六气应五行之变何如？岐伯曰：位有终始，气有初中，上下不同，求之亦异也。帝曰：求之奈何？岐伯曰：天气始于甲，地气始于子，子甲相合，命曰岁立。谨候其时，气可与期。帝曰：愿闻其岁，六气始终，早晏何如？岐伯曰：明乎哉问也！甲子之岁，初之气，天数始于水下一刻，终于八十七刻半；二之气，始于八十七刻六分，终于七十五刻；三之气，始于七十六刻，终于六十二刻半；四之气，始于六十二刻六分，终于五十刻；五之气，始于五十一刻，终于三十七刻半；六之气，始于三十七刻六分，终于二十五刻。所谓初六，天之数也。乙丑岁，初之气，天数始于二十六刻，终于一十二刻半；二之气，始于一十二刻六分，终于水下百刻；三之气，始于一刻，终于八十七刻半；四之气，始于八十七刻六分，终于七十五刻；五之气，始于七十六刻，终于六十二刻半；六之气，始于六十二刻六分，终于五十刻。所谓六二，天之数也。丙寅岁，初之气，天数始于五十一刻，终于三十七刻半；二之气，始于三十七刻六分，终于二十五刻；三之气，始于二十六刻，终于一十二刻半；四之气，始于一十二刻六分，终于水下百刻；五之气，始于一刻，终于八十七刻半；六之气，始于八十七刻六分，终于七十五刻。所谓六三，天之数也。丁卯岁，初之气，天数始于七十六刻，终于六十二刻半；二之气，始于六十二刻六分，终于五十刻；三之气，始于五十一刻，终于三十七刻半；四之气，始于三十七刻六分，终于二十五刻；五之气，始于二十六刻，终于一十二刻半；终之气，始于一十二刻六分，终于水下百刻。所谓六四，天之数也。次戊辰岁，初之气，复始于一刻，常如是无已，周而复始。帝曰：愿闻其岁候何如？岐伯曰：悉乎哉问也！日行一周，天气始于一刻，日行再周，天气始于二十六刻，日行三周，天气始于五十一刻，日行四周，天气始于七十六刻，日行五周，天气复始于一刻，所谓一纪也。是故寅午戌岁气会同，卯未亥岁气会同，辰申子岁气会同，巳酉丑岁气会同，终而复始。帝曰：愿闻其用也。岐伯曰：言天者求之本，言地者求之位，言人者求之气交。帝曰：何谓气交？岐伯曰：上下之位，气交之中，人之居也。故曰：天枢之上，天气主之；天枢之下，地气主之；气交之分，人气从之，万物由之，此之谓也。帝曰：何谓初中？岐伯曰：初凡三十度而有奇，中气同法。帝曰：初中何也？岐伯曰：所以分天地也。帝曰：愿卒闻之。岐伯曰：初者地气也，中者天气也。帝曰：其升降何如？岐伯曰：气之升降，天地之更用也。帝曰：愿闻其用何如？岐伯曰：升已而降，降者谓天；降已而升，升者谓地。天气下降，气流于地；地气上升，气腾于天。故高下相召，升降相因，而变作矣。《六微旨大论》

此一章，论天之阴阳与地之阴阳相错而变生，所谓动静相召，上下相临，阴阳相错者也。步者，帝覆问上章地之六步也。六十度有奇者，地之六步绕天一周，凡三百六十五度以为一岁之日数，而每步各得六十度有奇也。故一日为一度，六十日八十七刻半为一步而不盈，日积二十四步，凡四岁则其余奇积盈百刻而成日，于岁终以为一纪也。六气应五行之变者，帝覆取上文天道六六之节及地理应六节气位二章之义，合而问之也。言天六气风、热、湿、火、燥、寒之盛衰，相应地五行木、君火、相火、土、金、水之治令者，同一岁步，而其气错之变，何如求之也。位，即步也。位有终始者，即天六气之盛者，应地五行之治令者，同在一步，而其候有终始也。气有初中者，即每步始终之盛。而治令之气分为前后，前半步为初气，主地气升；后半步为终气，主天气降也。天上地下之气，相错于位之终始，气之初中不同，而求之之法亦异也。天气始于甲，地气始于子者，求位有终始之法也。言天地之气，皆自甲子岁始求之者，谨按其始终之时，则其气候之至，可与之期也。岁六气始终早晏者，盖天地二气之始终，有步候之分，其在步候，则一岁六步，每步天地之气始终各治六十日八十七刻半；其在岁候，则每岁天地之气始终各治三百六十五日二十五刻。今帝先问一岁六步之气，始终之候早晏也。甲子之岁，始于水下一刻，终于八十七刻半者，甲子岁六步，其天之气，少阴司天，而左间太阴，右间厥阴，阳明在泉而左间太阳，右间少阳，皆各于所在之步更盛，而相应地气同治其令。今初之气则在泉，左间太阳，寒气盛，相应地东北木气治令，而同主春分前六十日八十七刻半，始终之候早晏也。二之气始于八十七刻六分，终于七十五刻者，司天右间厥阴风气盛，相应地东南君火治令，而同主春分后六十日八十七刻半，始终之候早晏也。三之气始于七十六刻，终于六十二刻半者，司天少阴热政布，相应地南方相火治令，而同主夏至前后六十日八十七刻半，始终之候早晏也。四之气始于六十二刻六分，终于五十刻者，司天左间湿气盛，相应地西南土气治令，而同主秋分前六十日八十七刻半，始终之候早晏也。五之气始于五十一刻，终于三十七刻半者，在泉右间火气盛，相应地西北金气治令，而同主秋分后六十日八十七刻半，始终之候早晏也。终之气始于三十七刻六分，终于二十五刻者，在泉阳明燥气盛，相应地北方水气治令，而同主冬至前后六十日八十七刻半，始终之候早晏也。天地之气，在甲子岁六步始终之候早晏，余岁同例推之也。岁候者，帝因步候而问及岁候也。盖天地于一岁之政，天气之司天在上者共主一岁，地气之主运者居中配之。凡二气之候同，其始终于一岁也。日行一岁，日行一周天也。气始于一刻者甲子岁，司天少阴热气，在泉阳明燥气，中运大宫土气之候始，同治其岁也。日行二周天，气始于二十六刻者乙丑岁，司天太阴湿气，在泉太阳寒气，中运少商金气之候始，同治其岁也。日行三周天，气始于五十一刻者丙寅岁，司天少阳火气，在泉厥阴风气，中运大羽水气之候始，同治其岁也。日行四周，天气始于七十六刻者丁卯岁，司天阳明燥气，在泉少阴热气，中运少角木气之候始，同治其岁也。此天地之气在初纪四岁始终之候，余纪同例推之也。用者用前岁步始终之候，求天地之气也。言天者，求之本。言地者，求之用。言人者，求之岁交者，言用前岁步始终之候也。言求天气者，则求风、寒、暑、湿、燥、火之本气，其标与中气不必求之也。言求地气者，则求木、火、土、金、水、火之位气，其下承之气不必求之也。言求人气者，则求气交中所应见之气，其不应见者不必求之也。就甲子岁初之气言之，则言求天气者，求司天之热、在泉之燥、泉左间之寒也；言求地气者，求中运之土、本部之木也；言求人气者，则求气交所应见者，或热，或燥，或寒，或土，或木，五者之气为常，非是五者皆胜复之邪变也。气交者，天地二气之交接，以人之身半天枢为界，天枢之上至司天之位，属天气主之；天枢之下至在泉之位，属地气主之；天地二气于天枢交接之界分，属人气之所从，万物之所由，故曰气交也。凡此天地始终之候，亘古不易之体也。初凡三十度有奇，中气同法者，求气有初中之法也。言每步六十日八十七刻半，其前三十日有奇，则为初气，而日属阳，主天枢以下之气皆升；后三十日有奇，则为中气，而月属阴，主天枢以上之气皆降。就甲子岁初之气言之，天枢以下者，谓在泉燥气，泉左间寒气，中运土气，本部木气，皆上升也；天枢以上者，谓司天热气下降也。升已而降，降者流地，降已而升，升者腾天，故高下相召，升降相随，而氤氲错杂，胜侮相乘，由是变常化于气交，而作胜复也。盖天地之气，各皆均平，则于升降之间，各守界分，而应岁步本位始终之常化；其有盈虚多少，则盈而同类多者胜，胜则越出岁步之本位，虚而同类少者侮，侮则为非岁步本位之气，气乘来胜，故常化变而胜复作矣。凡此天地升降之气，随时变化之用也。或曰天之阴阳六节，惟司天在泉二节统盛一岁，余四节独盛一步者，何也？曰：司天在泉二节，正当天地之中，其升降常在中国相持，故统盛一岁。余四节各居四方，其升降不在中国，惟治令一方所居之气，随春令西行，夏令北行，秋令东行，冬令南行，入归中国盛之，故此四节，各随四时之令独盛一步也。若夫胜复作而出位变常者，虽不居治令之方，亦入中国往复也。曰天气以风、暑、湿、火、燥、寒为序，而湿居火前，地气以木、火、土、金、水为序，而土居火后。夫湿土一气，其位不同。何也？曰：在天为气，故天以三阴三阳之气多少为序，在地成形，故地以五行之形相生为序。其以气之多少为序者，从少渐多，则阴之序始厥阴，厥阴者一阴也，次少阴，少阴者二阴也，终太阴，太阴者三阴也；阳之序始少阳，少阳者一阳也，次阳明，阳明者二阳也，终太阳，太阳者三阳也。此则天气以阴阳之多少为序，而湿居火前也。其以形之相生为序者，生生不已，则其气始于木，初之气；木生火，故君火为二之气；相火为三之气；火生土，故土为四之气；土生金，故金为五之气；金生水，故水为终之气，而复生木。此则地气以五行之相生为序，而土居火后也。王太仆以少阳次太阳，陈无择以湿土生相火，可谓不究经旨矣。

天道六气与地理五行相错图

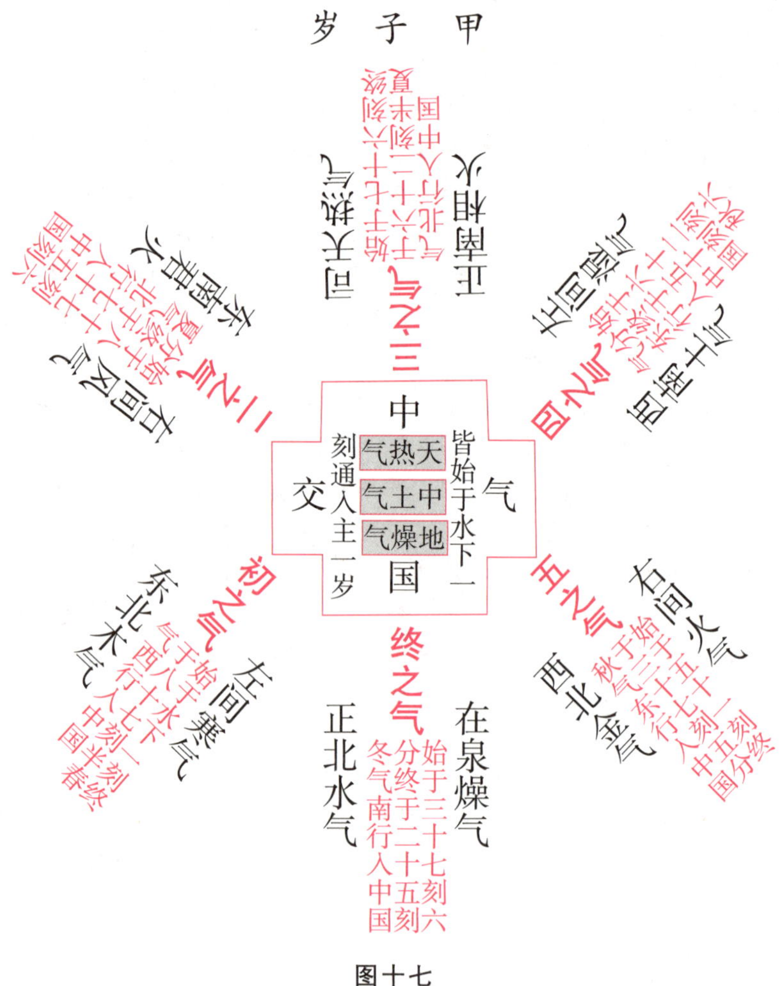

图十七

乙丑岁

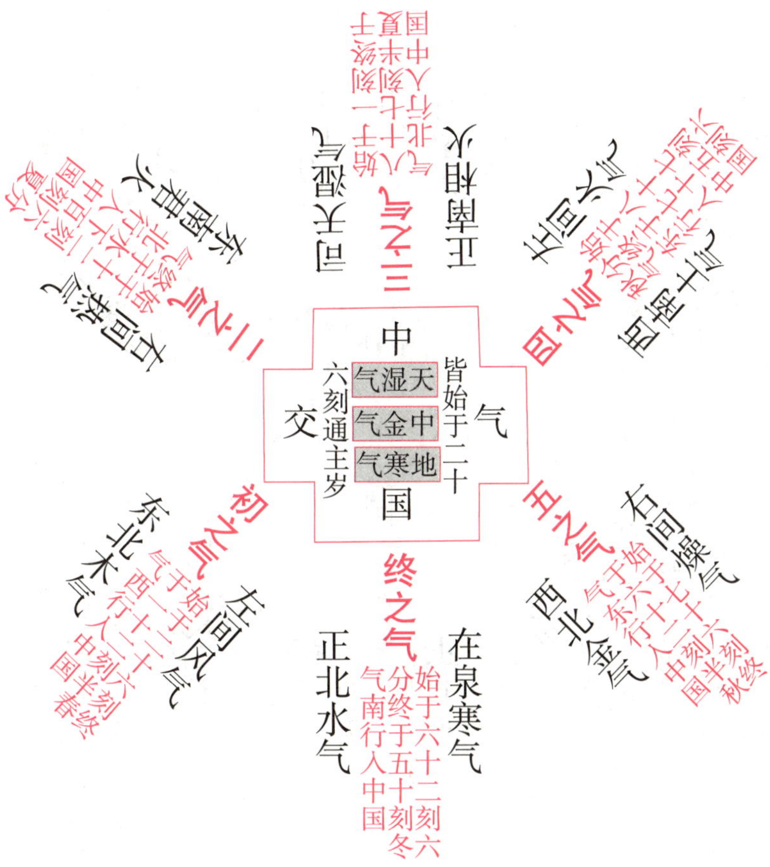

中国气交

天湿气

中金气

地寒气

皆始于二十六刻通主岁

初之气

左间风气

东北木气

始于二十六刻终于十二刻半春气西行入中国

二之气

右间热气

东南君火

始于十二刻六分终于水下百刻夏气北行入中国

三之气

司天湿气

正南相火

始于一刻终于八十七刻半夏气北行入中国

四之气

左间火气

西南土气

始于八十七刻六分终于七十五刻秋气东行入中国

五之气

右间燥气

西北金气

始于七十六刻终于六十二刻半秋气东行入中国

终之气

在泉寒气

正北水气

始于六十二刻六分终于五十刻冬气南行入中国

图十八

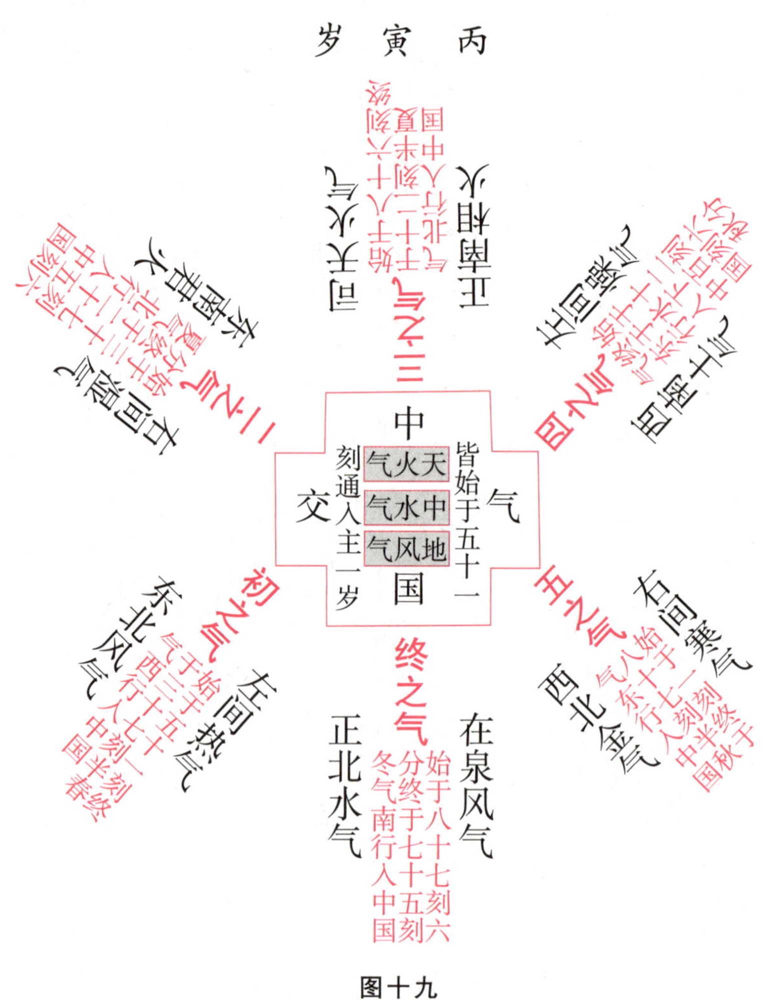

图十九

丁卯岁

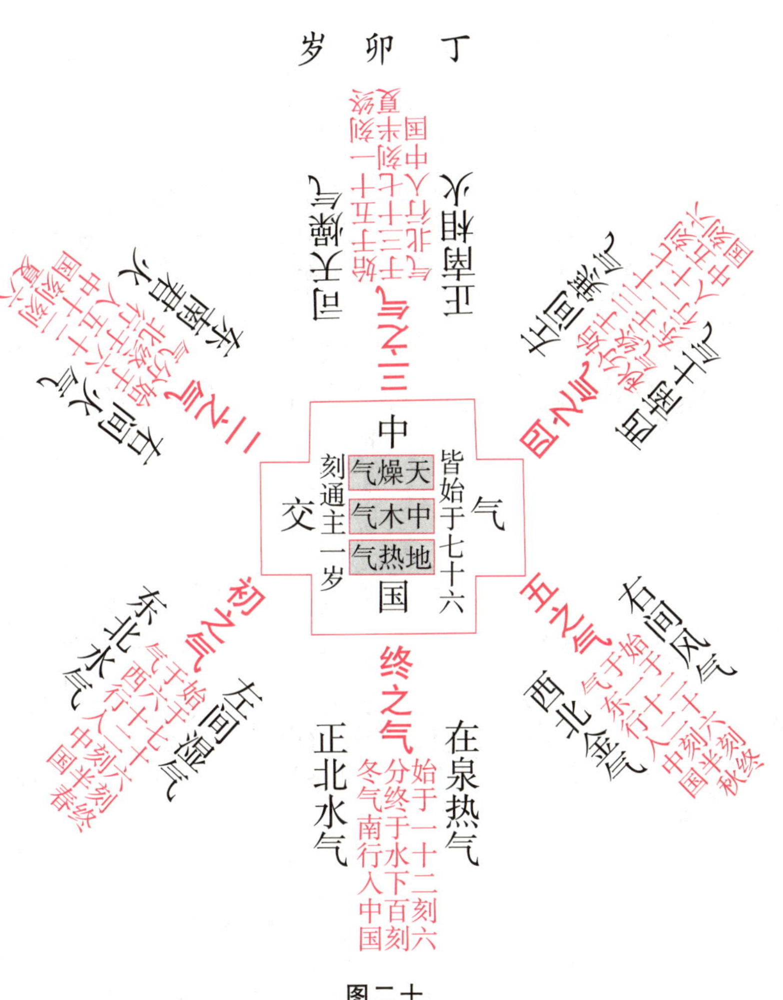

中国
天燥气
中木气
地热气
皆始于七十六刻通主一岁
气交
司天燥气
正南相火
三之气
气始于北三十五刻一中国末夏终
在泉热气
正北水气
终之气
始于一十二刻六分终于水下百刻冬气南行入中国
初之气
左间湿气
东北水气
气始于西六十七刻入中国半春终
二之气
右间火气
东南君火
四之气
右间风气
西北金气
五之气

图二十

戊辰岁

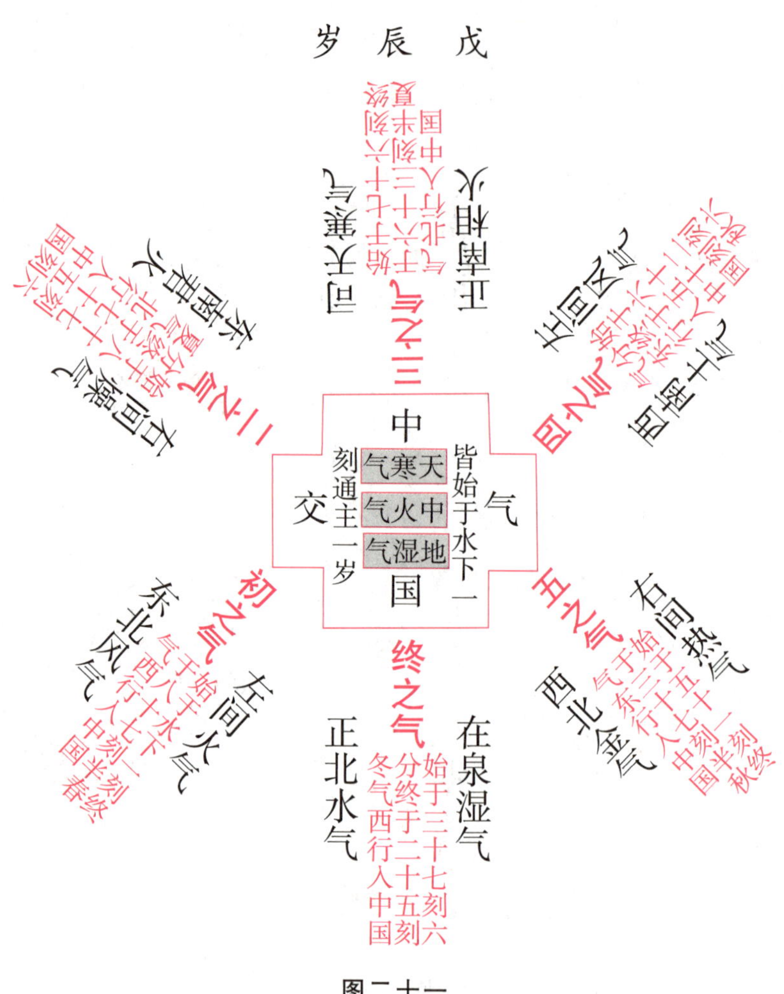
中国
天寒气
中火气
地湿气
气皆始于水下一刻通主一岁
交
三之气
司天寒气
正南相火
初之气
左间火气
东北风气
终之气
在泉湿气
正北水气
始于三十七刻六分终于二十五刻冬气西行入中国
五之气
右间热气
西北金气
四之气
二之气

图二十一

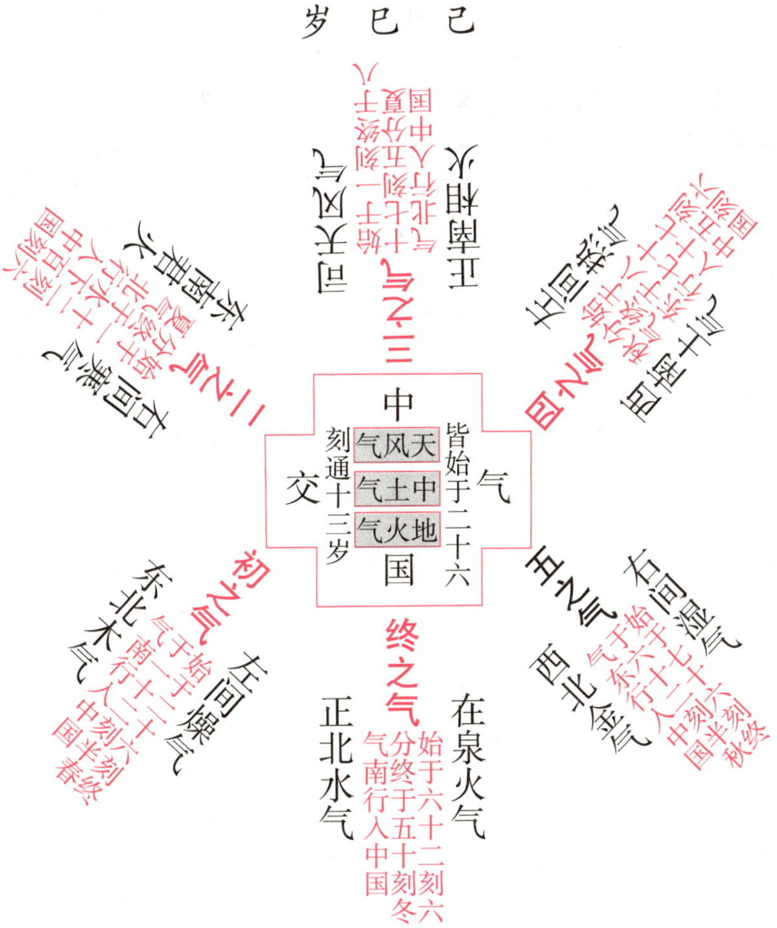

己巳岁

中国

气交

天风气 中土气 地火气

皆始于二十六刻通十三岁

初之气

左间燥气

东北木气

始于二十六刻终于一十二刻半春气南行入中国

二之气

右间寒气

东南君火

始于一十二刻六分终于水下百刻夏气北行入中国

三之气

司天风气

正南相火

始于一刻终于八十七刻五分夏气北行入中国

四之气

左间热气

西南土气

始于八十七刻六分终于七十五刻秋气东行入中国

五之气

右间湿气

西北金气

始于七十六刻终于六十二刻半秋气东行入中国

终之气

在泉火气

正北水气

始于六十二刻六分终于五十刻冬气南行入中国

图二十二

帝曰：善。寒暑相遘，燥热相临，风火相值，其有间乎？岐伯曰：气有胜复，胜复之作，有德有化，有用有变，变则邪气居之。帝曰：何谓邪乎？岐伯曰：夫物之生从于化，物之极由乎变，变化之相搏，成败之所由也。故气有往复，用有迟速，四者之有，而化而变，风之来也。帝曰：迟速往复，风所由生，而化而变，故因盛衰之变耳。成败倚伏游乎中，何也？岐伯曰：成败倚伏生乎动，动而不已，则变作矣。帝曰：有期乎？岐伯曰：不生不化，静之期也。帝曰：不生化乎？岐伯曰：出入废则神机化灭，升降息则气立孤危。故非出入，则无以生长壮老已；非升降，则无以生长化收藏。是以升降出入，无器不有。故器者生化之宇，器散则分之，生化息矣。故无不出入，无不升降。化有大小，期有近远，四者之有，而贵常守，反常则灾害至矣。故曰：无形无患，此之谓也。帝曰：善。有不生不化乎？岐伯曰：悉乎哉问也！与道协议，惟真人也。《六微旨大论》

此一章，论天地阴阳之变。寒暑相遘，燥湿相临，风火相值，其有间乎？帝承上章天地初中升降之义，而问寒湿燥热风火等气，其于升降相遘、相临、相值之交接处，有空隙之间否乎也。岐伯答气有胜复者，言天地相遘、相临、相值者凡五，气有盈虚多少，常于升降之交接处，强弱侵凌，乘势胜复，无空隙之间也。故其胜复之作于升降交接处，有为敷和、彰显、溽蒸、清洁、凄沧之德者，有为生荣、蕃茂、丰备、紧敛、清谧之化者，有为曲直、燔烁、高下、散落、沃衍之用者，有为摧拉、炎燥、淫溃、肃杀、凝冽之变者，唯变则邪气居之，于人为病死也。帝问何谓邪乎，言何故谓变为邪也。岐伯答物之生从于化，物之极由乎变者，言变化二气，阴阳昼夜之相反，而物之生从化、极由变，故变之于化，更相搏物，则化者成之所由而为正气，变者败之所由而为邪气，是故谓变为邪也。气有往复，用有迟速者，言变化之气，皆有往复，其往复之用，皆有迟速也。如经所谓春有鸣条律畅之化，则秋有雾露清凉之政者，是其化气往复之类是也；冬有惨凄残贼之胜，则夏有炎暑燔烁之复者，是变气往复之类，又皆其往复之用迟者也。所谓少阴所至为太暄寒，阳明所至为散落温者，是其往复之用速者也。凡变化必有此往复迟速四者播扇，然后化之正风，变之邪风，始来薄入也。成败倚伏游于中者，即冬伤于寒，春必病温，春伤于风，夏必飧泄，及仲景所谓伏气伏寒之类是也。帝问迟速往复，风所由生，而化而变，故因运气盛衰之变而常然生风者耳，人感其风以为成败者，则倚伏游行于中，不于当时随所感发作者，何也？岐伯答成败倚伏生于动，动而不已则变作者，倚伏之义始明。丹溪所谓伤寒属内伤十居八九之论，深得斯旨也。言成败倚伏游于中者，皆生于人之所动，人动有节而自养，则其气和，而所感者亦化气之和来居，以为成身之生气倚伏游于中焉。人动无节而烦劳，则其气乖，而所感者亦化气之乖来居，以为败身之病根倚伏游于中焉。至于动而不已，烦劳无休，而重感变气以启之，然后旧之倚伏者，始发而变作矣。期者，变作之期也，言变动而不以之动作也。不生不化，静之为期而死矣。故曰：不生不化，静之期也。故动物静，则以口鼻出入之息废，而神机化灭为期；植物静，则以根柯升降之化已，而气之孤危为期也。故动物非息出入则无以生长壮老已，植物非化升降则无以生长化收藏。是以升降出入，无器不有，故动植之器，乃化生之宅宇，气散则出入升降各相离分，而生化息矣。故无不出入，无不升降，化有大小，自蠢动之微，至天地之广；期有近远，自蜉蝣之朝生暮灭，至聃彭之寿年千百。凡此大小远近四者之有，皆贵乎常守，反常则灾害至，而静期促矣。

帝问曰：五运六气之应见，六化之正，六变之纪何如？岐伯对曰：夫六气正纪，有化有变，有胜有复，有用有病，不同其候，帝欲何乎？帝曰：愿尽闻之。岐伯曰：夫气之所至也，厥阴所至为和平，少阴所至为暄，太阴所至为埃溽，少阳所至为炎暑，阳明所至为清劲，太阳所至为寒雰，时化之常也。厥阴所至为风府、为璺启，少阴所至为火府、为舒荣，太阴所至为雨府、为员盈，少阳所至为热府、为行出，阳明所至为司杀府、为庚苍，太阳所至为寒府、为归藏，司化之常也。厥阴所至为生、为风摇，少阴所至为荣、为形见，太阴所至为化、为云雨，少阳所至为长、为蕃鲜，阳明所至为收、为雾露，太阳所至为藏、为周密，气化之常也。厥阴所至为风生，终为肃；少阴所至为热生，中为寒，太阴所至为湿生，终为注雨；少阳所至为火生，终为蒸溽；阳明所至为燥生，终为凉；太阳所至为寒生，中为温，德化之常也。厥阴所至为毛化，少阴所至为羽化，太阴所至为裸化，少阳所至为羽化，阳明所至为介化，太阳所至为鳞化，德化之常也。厥阴所至为生化，少阴所至为荣化，太阴所至为濡化，少阳所至为茂化，阳明所至为坚化，太阳所至为藏化，布政之常也。

厥阴所至为飘怒大凉，少阴所至为大暄寒，太阴所至为雷霆骤注烈风，少阳所至为飘风燔燎霜凝，阳明所至为散落温，太阳所至为寒雪冰雹白埃，气变之常也。厥阴所至为挠动、为迎随，少阴所至为高明焰、为曛，太阴所至为沉阴、为白埃、为晦暝，少阳所至为光显、为彤云、为曛，阳明所至为烟埃、为霜、为劲切、为凄鸣，太阳所至为刚固、为坚芒、为立，令行之常也。

厥阴所至为里急，少阴所至为疡疹身热，太阴所至为积饮痞膈，少阳所至为嚏呕、为疮疡，阳明所至为浮虚，太阳所至为屈伸不利，病之常也。厥阴所至为支痛，少阴所至为惊惑、恶寒、战栗、谵妄，太阴所至为蓄满，少阳所至为惊躁、瞀昧、暴病，阳明所至为鼽、尻、阴、股、膝、髀、腨、胻、足病，太阳所至为腰痛，病之常也。厥阴所至为緛戾，少阴所至为悲妄衄衊、为行劲，太阴所至为中满、霍乱、吐下，少阳所至为喉痹、耳鸣、呕涌，阳明所至为胁痛、皴揭，太阳所至为寝汗痉，病之常也。厥阴所至为胁痛呕泄，少阴所至为语笑，太阴所至为重胕肿，少阳所至为暴注瞤瘛暴死，阳明所至为鼽嚏，太阳所至为流泄禁止，病之常也。

凡此十二变者，报德以德，报化以化，报政以政，报令以令，气高则高，气下则下，气后则后，气前则前，气中则中，气外则外，位之常也。故风胜则动，热胜则肿，燥胜则干，寒胜则浮，湿胜则濡泄，甚则水闭胕肿，随气所在，以言其变耳。

帝曰：愿闻其用也。岐伯曰：夫六气之用，各归不胜而为化，故太阴雨化，施于太阳。太阳寒化，施于少阴。少阴热化，施于阳明。阳明燥化，施于厥阴。厥阴风化，施于太阴。各命其所在以征之也。帝曰：自得其位何如？岐伯曰：自得其位，常化也。帝曰：愿闻所在也。岐伯曰：命其位而方月可知也。

帝曰：六位之气盈虚何如？岐伯曰：太少异也。太者之至徐而常，少者暴而亡。帝曰：天地之气，盈虚何如？岐伯曰：天气不足，地气随之，地气不足，天气从之，运居其中而常先也。恶所不胜，归所同和，随运归从而生其病也。故上胜则天气降而下，下胜则地气迁而上，胜多少而差其分，微者小差，甚者大差，甚则位易，气交易则大变生而病作矣。大要曰：甚纪五分，微纪七分，其差可见，此之谓也。帝曰：善。《六元正纪大论》

此一章，论五运六气应见之候也。六化之正者，常气也。六变之纪者，变气也。有化有变，有胜有复。有用有病之六候者，其化之一候，六化之正应见也。变、胜、复、用、病五候，六变之纪应见也。厥阴所至为和平流泄禁止十二节，论化、变、病三候也，其曰时化、司化、气化、德化之常，及布政令行之常者，论化之候也；其曰气变之常者，论变之候也；其曰病之常者，谕病之候也。“凡此十二变”至“言其变”一节，论胜复之二候也。“六气之用”至“方月”一节，论用之一候也。

时化之常者，六部生气之常化也。司化之常者，司天在泉六位之常化也。气化之常者，五运之常化也。厥阴所至为风生，终为肃，少阴所至为热生，中为寒，太阴所至为湿生，终为注雨，少阳所至为火生，终为蒸溽，阳明所至为燥生，终为凉，太阳所至为寒生，中为温者，其风生、热生、湿生、火生、燥生、寒生六者，本气也；终为肃、终为注雨、终为蒸溽、终为凉四者，标气也；中为寒、中为温二者，中气也。夫本之下，中之见也，见之下，气之标也。故其生物之德，皆始于本气，终于标气，而中气常居标本之中。故言标本，则中气在其中矣。惟少阴、太阳言中而不言终者，盖少阴、太阳，中气与标气同，故言中则标气亦在其中矣。德化之常者，德生植物之常化也，其次德化之常者，德生动物之常化也。凡此十二变者，言前德化政令病变十二节之候，若不当岁步主客正位而至者，则属变气而为胜复也。凡胜复之候，至其胜气，变德则报复以德，变化则报复以化，变政令则报复以政令，而其气之往复不能相移也。所变之气，居高则报复亦高，居下则报复亦下，居后则报复亦后，居前则报复亦前，居中则报复亦中，居外则报复亦外，而其位之高下，亦不能相移也。由是言之，则天下风、寒、暑、湿、燥、火之变常，不能同也。南方清燥而旱，北方雨湿而潦者有之，中原冰雪而寒，左右郁蒸而热者有之。况地理有高下，形势有大小，高者气寒多清燥，下者气热多雨湿，小者小异，大者大异，而错杂于天道不一之变矣。王氏释高下前后中外，俱作人身生病之所，而不及地理之分野，宜乎程子以天下旱潦常不同之义，非运气主岁之说也。风胜则动，热胜则肿，燥胜则干，寒胜则浮，湿胜则濡泄，甚则水闭胕肿，随气所在以言其变者，胜复为病之位也。假若风于高处胜，则人身亦于高处病，头重而掉眩；风于下处胜，则人身亦于下处病，足动而战慄。又如热于高处胜，则人身亦于腰上分野病肿热；热于下处胜，则人亦于腰下分野病肿热，皆随六气胜复之所在高下前后中外，以言其变病之所也。六气之用，各归不胜而为化者，谓各归不胜之方月施化也。方月者，假如厥阴司天之岁，则阳明之位在泉左间，其方月东北，初之气也；太阳之位右间，其方月东南，二之气也；厥阴之位司天，其方月正南，三之气也；少阴之位在天左间，其方月西南，四之气也；太阴之位在泉右间，其方月西北，五之气也；少阳之位在泉，其方月正北，终之气也。故其岁施用太阴雨化，施于东南二之气太阳之位；太阳寒化，施于西南四之气少阴之位；少阴热化，施于东北初之气阳明之位；阳明燥化，施于正南三之气厥阴之位；厥阴风化，施于西北五之气太阴之位，皆各命其所在之化，以征验其所施之化，于岁同法推之也。自得其位，在本位之方月施化也。如厥阴之岁，则太阴自得于西北五之气本位施雨化，太阳自得于东南二之气本位施寒化，少阴自得于西南四之气本位施热化，少阳自得于正北终之气本位施火化，阳明自得于东北初之气本位施燥化，厥阴自得于正南三之气本位施风化，于岁同法推之也。大者之至徐而常者，六气之盈者为病，则其势反徐而微，治法当逆之也。少者之至暴而亡，六气之虚者为病，则其势反暴而甚，治法当从之也。人见其气暴烈，骤用峻剂攻之，则热病未已，寒病复始，殊不知大者之气反微，少者之气反甚也。

帝曰：愿闻阴阳之三也何谓？岐伯曰：气有多少异用也。帝曰：阳明何谓也？岐伯曰：两阳合明也。帝曰：厥阴何也？岐伯曰：两阴交尽也。帝曰：幽明何如？岐伯曰：雨阴交尽故曰幽，两阳合明故曰明，幽明之配，寒暑之异也。帝曰：分至何如？岐伯曰：气至之谓至，气分之谓分，至则气同，分则气异，所谓天地之正纪也。帝曰：夫百病之始生也，皆生于风、寒、暑、湿、燥、火，以之化之变也。经言盛者泻之，虚者补之，余锡以方士，而方士用之，尚未能十全，余欲令要道必行，桴鼓相应，犹拔刺雪污，工巧神圣，可得闻乎？岐伯曰：审察病机，无失气宜，此之谓也。帝曰：愿闻病机何如？岐伯曰：诸风掉眩，皆属于肝。诸寒收引，皆属于肾。诸气膹郁，皆属于肺。诸湿肿满，皆属于脾。诸热瞀瘛，皆属于火。诸痛痒疮，皆属于心。诸厥固泄，皆属于下。诸痿喘呕，皆属于上。诸禁鼓慄，如丧神守，皆属于火。诸痉项强，皆属于湿。诸逆冲上，皆属于火。诸胀腹大，皆属于热。诸躁狂越，皆属于火。诸暴强直，皆属于风。诸病有声，鼓之如鼓，皆属于热。诸病胕肿，疼酸惊骇，皆属于火。诸转反戾，水液浑浊，皆属于热。诸病水液，澄澈清冷，皆属于寒。诸呕吐酸，暴注下迫，皆属于热。故《大要》曰：谨守病机，各司其属，有者求之，无者求之，盛者责之，虚者责之，必先五胜，疏其血气，令其调达，而至和平，此之谓也。《至真要大论》

此一章，论五运六气之为病治法也。病机一十九条实察病之要旨。而“有者求之，无者求之，盛者责之，虚者责之”一十六字，乃答篇首盛者泻之，虚者补之之旨，而总结一十九条之义，又其要旨中之要旨也。河间《原病式》但用病机一十九条立言，而遗此十六字，犹有舟无操舟之工，有兵无将兵之帅，今负僭窃之罪以补之。夫诸风病皆属于肝也，风木盛则肝太过而病化风，如木太过，发生之纪病掉眩之类，俗谓之阳痓急惊等病，治以凉剂是也。燥金盛则肝为邪攻而病亦化风，如阳明司天，燥金下临，病掉振之类，俗谓之阴痓慢惊等病，治以温剂是也。诸火热病，皆属于心也，火热甚则心太过而病化火热，如岁火太过，诸谵妄狂越之类，俗谓之阳躁谵语等病，治以攻剂是也。寒水胜则心为邪攻，而病亦化火热，如岁水太过，病躁悸烦心谵妄之类，俗谓之阴躁郑声等病，治以补剂是也。诸湿病皆属于脾也，湿土甚则脾太过而病化湿，如湿胜则濡泄之类，仲景用五苓等剂去湿是也。风木胜则脾为邪攻而病亦化湿，如岁木太过，病飧泄之类，钱氏用宣风等剂去风是也。诸气膹郁，皆属于肺也，燥金甚则肺太过而病化膹郁，如岁金太过，甚则咳喘之类，东垣谓之寒喘，治以热剂是也。火热胜则肺为邪攻，而病亦化膹郁，如岁火太过，病咳喘之类，东垣谓之热喘，治以寒剂是也。诸寒病皆属于肾也，寒水甚则肾太过，而病化寒，如太阳所至为屈伸不利之类，仲景用乌头汤等剂是也。湿土胜则肾为邪攻，而病亦化寒，如湿气变物，病筋脉不利之类，东垣用复煎、健步等剂是也。其在太过所化之物为盛，盛者真气也；其在受攻所化之病为虚，虚者假气也。故有其病化者，恐其气之假，故有者亦必求之。无其病化者，恐其邪隐于中，如寒胜化火，燥胜化风，及寒伏反躁，热伏反厥之类，故无者亦必求之。其病之化似盛者，恐其盛之未的，故盛者亦必责之。其病之化似虚者，恐其虚之未真，故虚者亦必责之。凡一十九条病机皆用此一十六字为法求之，庶几补泻不差也。今河间捐此一十六字，但以病化有者为盛，无者为虚，而不复求其假者虚者为未备，故引经传以证其得失也。

帝曰：五味阴阳之用何如？岐伯曰：辛甘发散为阳，酸苦涌泄为阴，咸味涌泄为阴，淡味渗泄为阳。六者或收或散，或缓或急，或燥或润，或耎或坚，以所利行之，调气使平。帝曰：非调气而得者，治之奈何？有毒无毒，何先何后？愿闻其道。岐伯曰：有毒无毒，所治为主，适大小为制也。帝曰：请言其制？岐伯曰：君一臣二，制之小也；君一臣三佐五，制之中也；君一臣三佐九，制之大也。寒者热之，热者寒之，微者逆之，甚者从之，坚者削之，客者除之，劳者温之，结者散之，留者攻之，燥者濡之，急者缓之，散者收之，损者益之，逸者行之，惊者平之，上之下之，摩之浴之，薄之劫之，开之发之，适事为故。帝曰：何谓逆从？岐伯曰：逆者正治，从者反治，从少从多，观其事也。帝曰：反治何谓？岐伯曰：热因寒用，寒因热用，塞因塞用，通因通用，必伏其所主，而先其所因，其始则同，其终则异，可使破积，可使溃坚，可使气和，可使必已。《至真要大论》

此一章，论内气不调得病者之治法也。盖内气不调而得病，故所病寒热之邪，但可于其气之微者逆治之。如气甚而逆治之，则正邪格拒，不能胜邪，命将难全，故但当从其寒热之邪于外，伏其所主之剂于中，然后正邪相入，而邪就擒矣。东垣所谓姜附寒饮，承气热服，及仲景于白通汤加尿胆治少阴，丹溪于芩柏汤皆熟炒治色目妇人恶寒之类是也。

帝曰：气调而得者何如？岐伯曰：逆之从之，逆而从之，从而逆之，疏气令调，则其道也。《至真要大论》

此一章，论内气本调，因外邪得病者之治法也。盖内气调而得病，故不分寒热之微甚，或逆治之，或从治之皆可，更不须惧其正邪格拒，正固则邪自退矣。

帝曰：病之中外何如？岐伯曰：从内之外者，调其内；从外之内者，治其外；从内之外而盛于外者，先调其内而后治其外；从外之内而盛于内者，先治其外而后调其内；中外不相及，则治主病。帝曰：善。火热复恶寒发热，有如疟状，或一日发，或间数日发，其故何也？岐伯曰：胜复之气，会遇之时，有多少也。阴气多而阳气少，则其发日远；阳气多而阴气少，则其发日近。此胜复相薄，盛衰之节，疟亦同法。帝曰：论言治寒以热，治热以寒，而方士不能废绳墨而更其道也。有病热者寒之而热，有病寒者热之而寒，二者皆在，新病复起，奈何？岐伯曰：诸寒之而热者取之阴，热之而寒者取之阳，所谓求其属也。帝曰：善。服寒而反热，服热而反寒，其故何也？岐伯曰：治其王气，是以反也。

帝曰：不治王而然者何也？岐伯曰：悉乎哉问也！不治五味属也。夫五味入胃，各归所喜，故酸先入肝，苦先入心，甘先入脾，辛先入肺，咸先入肾，久而增气，物化之常也。气增而久，夭之由也。帝曰：善。方制君臣何谓也？岐伯曰：主病之谓君，佐君之谓臣，应臣之谓使，非上下三品之谓也。帝曰：三品何谓？岐伯曰：所以明善恶之殊贯也。帝曰：善。病之中外何如？岐伯曰：调气之方，必别阴阳，定其中外，各守其乡，内者内治，外者外治，微者调之，其次平之，盛者夺之，汗之下之，寒热温凉，衰之以属，随其攸利，谨道如法，万举万全，气血正平，长有天命。帝曰：善。“不治五味属也”，一本“五味”二字作“王气”二字。《至真要大论》

岐伯曰：寒热燥湿不同其化也。故少阳在泉，寒毒不生，其味辛，其治苦酸，其谷苍丹。阳明在泉，湿毒不生，其味酸，其气温，其治辛苦甘，其谷丹素。太阳在泉，热毒不生，其味苦，其治淡咸，其谷黅秬。厥阴在泉，清毒不生，其味甘，其治酸苦，其谷苍赤，其气专，其味正。少阴在泉，寒毒不生，其味辛，其治辛苦甘，其谷丹白。太阴在泉，燥毒不生，其味酸，其气热，其治甘咸，其谷黅秬。化淳则咸守，气专则辛化而俱治。故曰：补上下者从之，治上下者逆之，以所在寒热盛衰而调之。故曰：上取下取，内取外取，以求其过。能毒者以厚药，不胜毒者以薄药，此之谓也。气反者，病在上，取之下；病在下，取之上；病在中，旁取之。治热以寒，温而行之；治寒以热，凉而行之；治温以清，冷而行之；治清以温，热而行之。故消之削之，吐之下之，补之泻之，久新同法。

帝曰：病在中而不实不坚，且聚且散，奈何？岐伯曰：无积者求其藏，虚则补之，药以祛之，食以随之，行水渍之，和其中外。可使毕已。

帝曰：有毒无毒，服有约乎？岐伯曰：病有久新，方有大小，有毒无毒，固宜常制矣。大毒治病，十去其六；常毒治病，十去其七；小毒治病，十去其八；无毒治病，十去其九，谷肉果菜，食养尽之，无使过之，伤其正也。不尽，行复如法。必先岁气，无伐天和，无盛盛，无虚虚，而遗人夭殃，无致邪，无失正，绝人长命。帝曰：其久病者，有气从不康，病去而瘠，奈何？岐伯曰：昭乎哉圣人之问也！化不可代，时不可违。夫经络以通，血气以从，复其不足，与众齐同，养之和之，静以待时，谨守其气，无使倾移，其形乃彰，生气以长，命曰圣王。故《大要》曰：无代化，无违时，必养必和，待其来复，此之谓也。《五常政大论》

帝曰：气有多少，病有盛衰，治有缓急，方有大小，愿闻其约奈何？岐伯曰：气有高下；病有远近，证有中外，治有轻重，适其至所为故也。《大要》曰：君一臣二，奇之制也；君二臣四，偶之制也；君二臣三，奇之制也；君三臣六，偶之制也。故曰：近者奇之，远者偶之，汗者不以奇，下者不以偶，补上治上制以缓，补下治下制以急，急则气味厚，缓则气味薄，适其至所，此之谓也。病所远而中道气味之者，食而过之，无越其制度也。是故平气之道，近而奇偶，制小其服也。远而奇偶，制大其服也。大则数少，小则数多，多则九之，少则二之，奇之不去则偶之，是谓重方。偶之不去，则反佐以取之，所谓寒热温凉，反从其病也。帝曰：善。病生于本，余知之矣。生于标者，治之奈何？岐伯曰：病反其本，中标之病，治反其本，中标之方。帝问曰：妇人重身，毒之何如？岐伯曰：有故无殒，亦无殒也。帝曰：愿闻其故，何谓也？岐伯曰：大积大聚，其可犯也，衰其太半而止，过者死。《至真要大论》

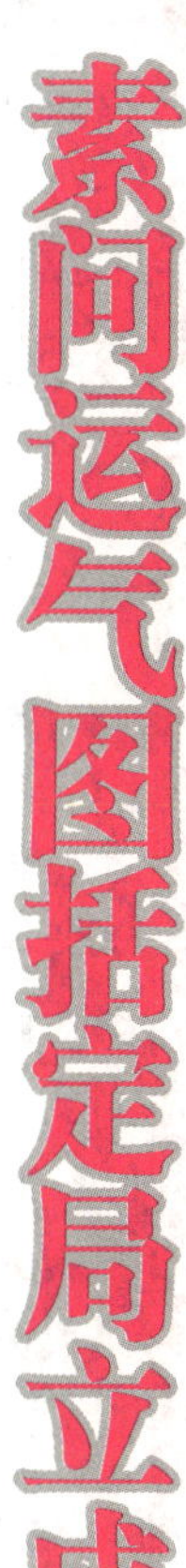

素问运气图括定局立成

明 熊宗立 撰

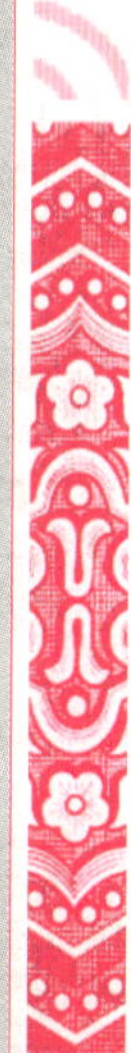

中医五运六气全书

目录

CONTENTS

整理说明

《素问运气图括定局立成》承袭马宗素、程德斋“识证归铃认字号用药”之法，并简化成“五运逐年主气定局”“六气逐年客气定局”等固定的程式，对后世产生一定影响。

本次整理出版，是在齐鲁书社《四库全书存目丛书·子部三八》中“新增素问运气图括定局立成”的基础上进行的。同时，参考了其他版本，并根据《中医五运六气全书》统一体例作相应调整、选择、校勘、注释。

五运逐年主气定局括要

甲年岁气湿化歌

甲阳太过，土运黅天，敦厚之纪，太宫之音。甲为南政，如君之尊，至阴内实，雨湿流行。震惊其变，飘骤溃崩，脾土乘旺，旺则得胜。肾水致虚，虚受邪刑，木为水子，得时复临。反克脾土，水得其平，气平备化，物化充成。

乙年岁气燥化歌

乙阴不及，金运素天，从革之纪，少商之音。乙为北政，北面为臣，于斯岁气，炎热盛行。生气乃用，燥石流金，涸泉焦草，虚在肺边。肺虚受邪，火乃克金，水为金子，得时以临。复能克火，毋得而宁，是为平平，故曰审平。

丙年岁气寒化歌

丙阳太过，水运玄天，流行之纪，太羽之音。为之北政，天地寒凝，于斯岁也，寒气流行。不时雹霰，霜雪雨冰，湿能变物，肾水得胜。水能克火，心火受刑，土为火子，复能克肾。既复母雠，火得而平，反气平气，静顺之名。

丁年岁气风化歌

丁阴不及，木运苍天，委和之纪，少角之音。丁乃北政，燥气乃行，天地悽怆，凝歛肃严。日见矇昧，非雨非晴，凉雨时降，风雪并兴。生气不政，草木晚荣，肝木受邪，肺金来胜。火为木子，复能克金，反气成平，敷化之珍。

戊年岁气热化歌

戊阳太过，火运丹天，赫曦之纪，太徵之音。戊为北政，是亦如臣，阴气内化，火热乃行。火燔灼水，炎烈沸腾，水泉至涸，百物焦煎。心火之盛，得胜无边，肺金虚弱，遂遭其刑。水为金子，复能胜炎，得归平气，是曰升明。

己年岁气湿化歌

己阴不及，土运黅天，卑监之纪，少宫之音。巳为南政，南面如君，风寒大作，雨乃期愆。草木难秀，不实而昏，蛰虫不振，流水不冰。脾土不胜，肝木来凌，土子得时，是曰肺金。能复母雠，肝胜乃平，脾土复振，备化之成。

庚年岁气燥化歌

庚阳太过，金运素天，坚成之纪，太商之音。庚乃北政，北面如臣，庚金之盛，燥气乃行。天气清洁，地气明宁，阳随阴气，肃杀凋凌。肺金得胜，肝木遭刑，待子来救，火能克金。金胜既息，肝木得宁，遂成平气，名曰审平。

辛年岁气寒化歌

辛阴不及，水运玄天，涸流之纪，少羽之音。辛岁北政，湿气乃行，不时风雨，草木茂荣。水泉减少，涸泽鱼生，藏虫早蛰，寒气早行。肾水之虚，脾上得胜，胜者来克，虚者受病。旰为肾子，能救母命，反克于脾，气平静顺。

壬年岁气风化歌

壬阳太过，木运苍天，发生之纪，太角之音。壬岁北政，风气流行，生气淳化，万物荣亨。其变惊震，拉拔摧崩，曰寒曰热，以晴以阴。肝木胜实，脾土虚临，实者来克，虚者被刑。待子来救，是曰肺金，反克肝木，母脾乃定。

癸年岁气热化歌

癸阴不及，伏明之纪，火运丹天，音属少徵。北政同天，寒气大起，火令不行，多阴少日。生物不荣，荣亦不美，阳气不伸，藏虫早蛰。心火受邪，肾水得势，水胜克火，待子救济。脾土得时，肾水可制，名曰升明，遂为平气。

六气逐年客气定局图

子午岁气热化之图

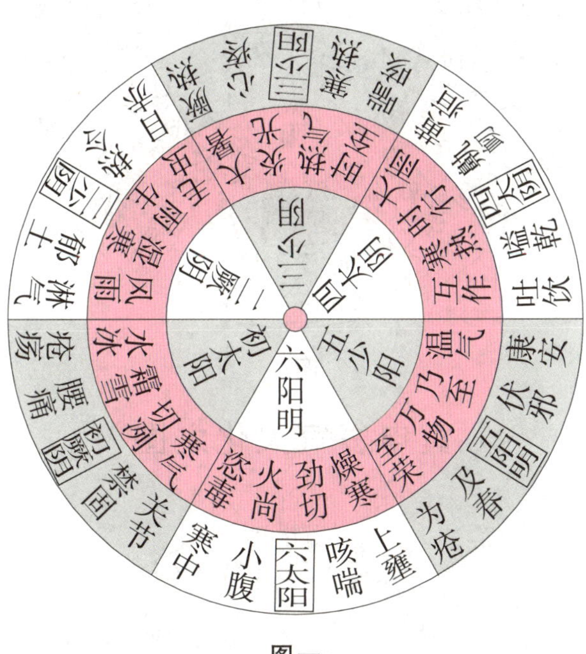

图一

丑未岁气湿化之图

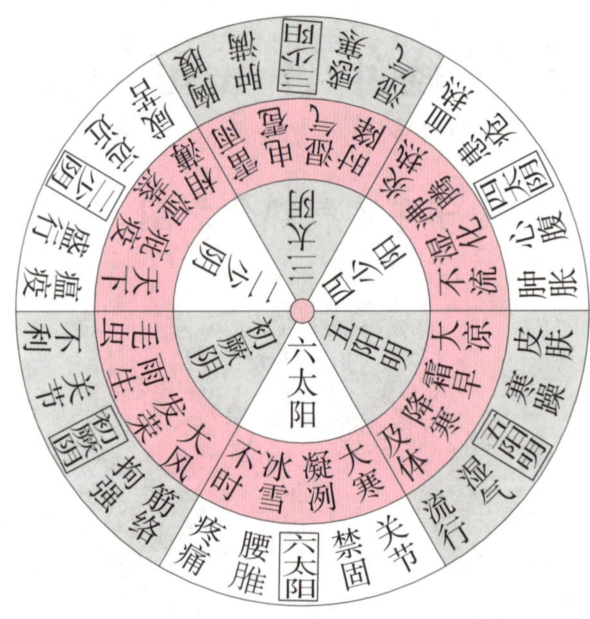

图二

寅申岁气火化之图

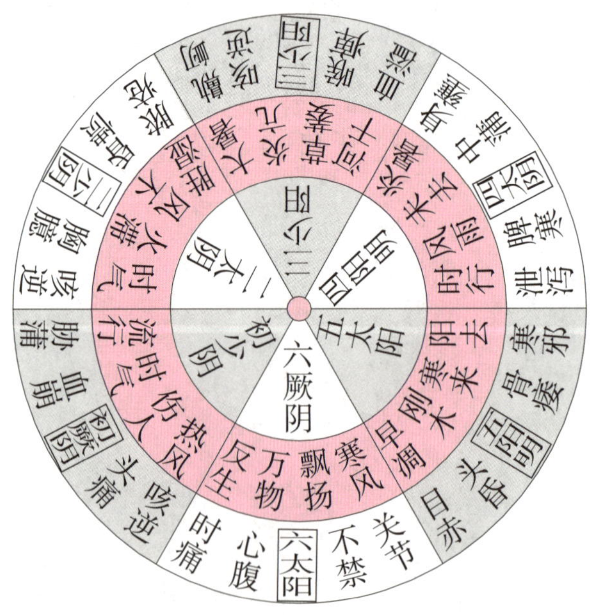

图三

卯酉岁气燥化之图

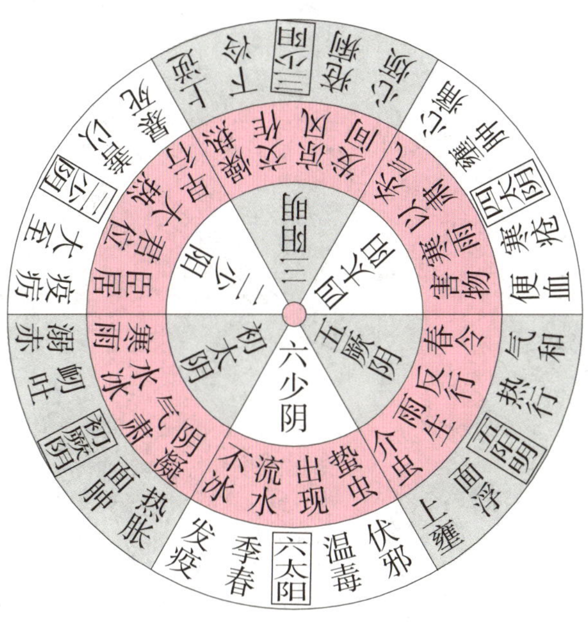

图四

辰戌岁气寒化之图

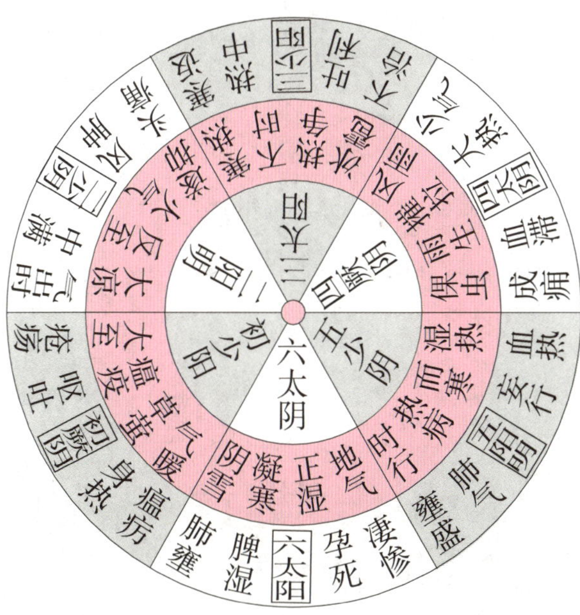

图五

巳亥岁气风化之图

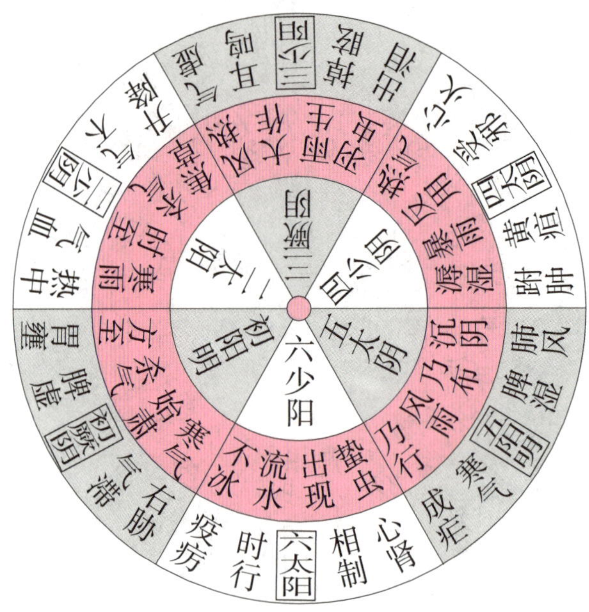

图六

胜复之图

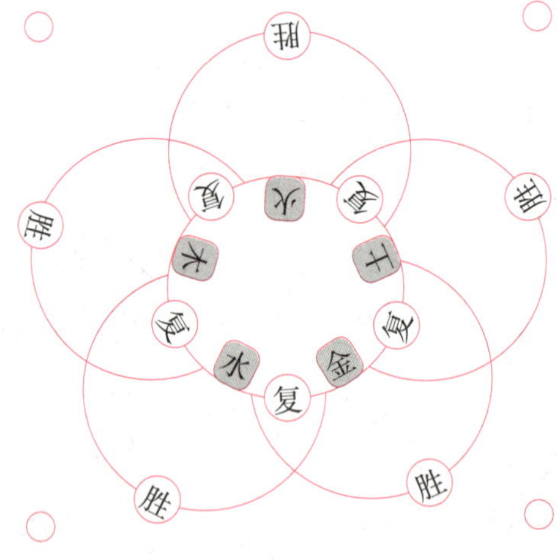

图七

阳年太过主胜客负之图

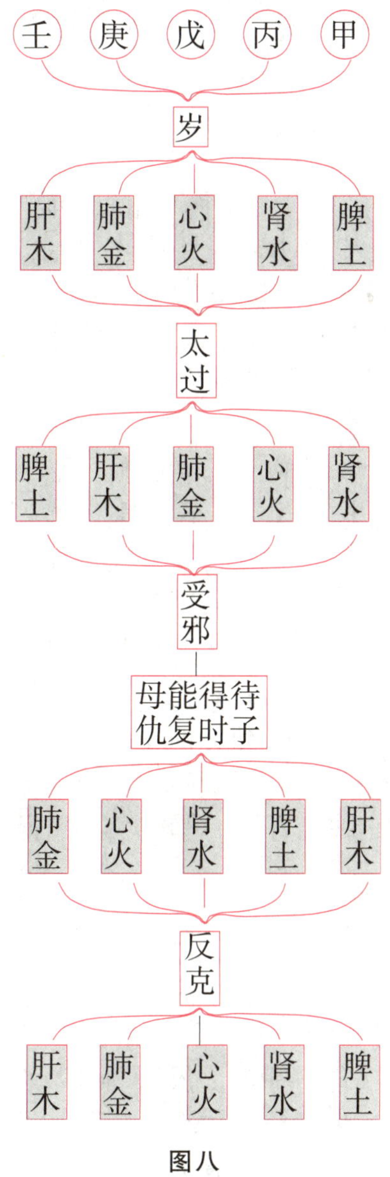

图八

阴年不及主负客胜之图

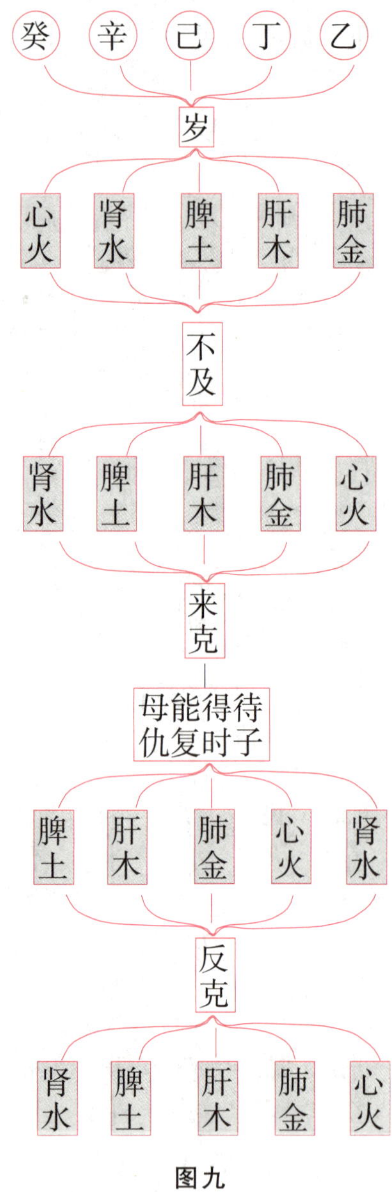

图九

天符岁会例

天　符

谓司天与运同是名天符。

戊子　戊午　己丑　己未　戊寅　戊申　乙卯　乙酉　丙戌　丙辰　丁巳　丁亥

假如戊子日，戊为火运，子为少阴君火司天，运与司天同火，是为天符，此日得病速而危困也，更遇当年太岁，亦是天符，或是岁会，其病尤困。

岁　会

谓运与支同是名岁会。

丙子　戊午　丁卯　乙酉　甲辰　甲戌　己丑　己未

假如丙子日，丙为水运，子为水支，是运与支同水，乃名岁会，年月日时同，如遇此日，得病虽不死，但执持而徐缓，更会年月时合天符岁会，其病尤盛。

太一天符

谓司天与运及辰支同，是名太一天符。

戊午　己丑　己未　乙酉

假如戊午日戊为火运，午是少阴君火司天，又是火支，乃名太一天符，此日得病主死。

同天符同岁会

谓岁运与在泉，合其气化，阳年曰同天符，阴年曰同岁会。

同天符

甲辰　甲戌　庚子　庚午　壬寅　壬申

同岁会

辛丑　辛未　癸卯　癸酉　癸巳　癸亥

假如甲辰岁系阳年，甲为土运，辰气化湿土在泉，故名同天符。又如辛丑岁系阴年，辛为水运，丑气化寒水在泉，故名同岁会。二者当年太岁为紧，若日家取论，与正天符岁会主病略同，但稍轻微耳。经曰：天符为执法，岁会为行令，太一天符为贵人，得病之日，遇见之，则邪之中人执法者其病速而危，行令者其病则徐而持，贵人者其病暴而死，盖以气令中人深矣。

伤寒汗瘥定局立成

得病日干	甲	乙	丙	丁	戊	己	庚	辛	壬	癸
子命病人汗瘥日	乙	乙	乙	乙	乙	乙	丙	丙	乙	乙
	庚	庚	丁	丁	戊	戊	己	己	己	己
丑命病人汗瘥日	乙	丁	乙	丁	乙	乙	乙	丙	丙	甲
	己	辛	庚	壬	丁	己	戊	庚	己	戊
寅命病人汗瘥日	乙	丙	甲	乙	甲	乙	丙	乙	丙	乙
	己	己	戊	己	己	庚	己	丁	己	戊
卯命病人汗瘥日	丙	乙	甲	丙	丁	乙	戊	乙	乙	乙
	辛	戊	己	己	壬	己	壬	庚	庚	丁
辰命病人汗瘥日	乙	丙	丙	甲	丙	乙	乙	甲	丙	甲
	戊	己	庚	丁	辛	己	戊	戊	己	己
巳命病人汗瘥日	丙	戊	甲	乙	丁	丙	戊	甲	乙	丁
	辛	壬	己	庚	壬	辛	壬	己	庚	壬
午命病人汗瘥日	丙	乙	甲	丙	乙	甲	甲	丙	甲	丙
	己	戊	丁	己	己	丁	戊	庚	己	辛
未命病人汗瘥日	丙	戊	乙	乙	丙	丙	甲	甲	丙	丁
	辛	壬	戊	庚	己	辛	丁	己	庚	壬
申命病人汗瘥日	乙	甲	乙	甲	乙	丙	乙	甲	丙	乙
	己	戊	庚	己	丁	己	戊	丁	己	己
酉命病人汗瘥日	甲	甲	丁	丙	丁	丙	乙	乙	丙	丙
	戊	丁	辛	庚	壬	辛	己	戊	庚	己
戌命病人汗瘥日	乙	乙	丙	丙	乙	乙	乙	乙	乙	乙
	戊	戊	己	己	己	己	庚	庚	丁	丁
亥命病人汗瘥日	乙	乙	丙	丙	甲	甲	丁	丁	丁	丁
	己	己	庚	庚	戊	戊	辛	辛	壬	壬

右局立成，不用轮推，假如子命人不拘男女，但是甲日得病则逢乙日庚日瘥，或第七日瘥。又如丑命人巳日病，则乙日巳日当有汗得瘥余仿此。

逐日司天运气汗瘥法定局

得病日辰	病属经证	五运	六气	汗瘥日
甲子	足少阴肾水	土	水	甲己
乙丑	太阴脾土	金	土	丁壬
丙寅	少阳胆木	水	木	甲丁
丁卯	阴明胃土	木	土	丙辛
戊辰	太阳膀胱水	火	水	丙己
己巳	厥阴肝木	土	木	丙辛
庚午	手少阴心火	金	火	乙己
辛未	太阴肺金	水	金	甲戊
壬申	少阳三焦火	木	火	乙戊
癸酉	阳明大肠金	火	金	乙己
甲戌	太阳小肠火	土	火	乙庚
乙亥	厥阴心包火	金	火	乙己
丙子	足少阴肾水	水	水	乙己
丁丑	太阴脾土	木	土	丙辛
戊寅	少阳胆木	火	木	乙戊
己卯	阳明胃土	土	土	戊壬
庚辰	太阳膀胱水	金	水	甲戊
辛巳	厥阴肝木	水	木	甲丁
壬午	手少阴心火	木	火	乙戊
癸未	太阴肺金	火	金	乙己
甲申	少阳三焦火	土	火	乙庚
乙酉	阳明大肠金	金	金	丁辛
丙戌	太阳小肠火	水	火	丙己
丁亥	厥阴心包火	木	火	乙戊
戊子	足少阴肾水	火	水	丙己
己丑	太阴脾土	土	土	戊壬
庚寅	少阳胆木	金	木	丙庚

续表

得病日辰	病属经证	五运	六气	汗瘥日
辛卯	阳明胃土	水	土	甲己
壬辰	太阳膀胱水	木	水	甲丁
癸巳	厥阴肝木	火	木	乙戊
甲午	手少阴心火	土	火	乙庚
乙未	太阴肺金	金	金	丁辛
丙申	少阳三焦火	水	火	丙己
丁酉	阳明大肠金	木	金	丙庚
戊戌	太阳小肠火	火	火	乙丁
己亥	厥阴心包火	土	火	乙庚
庚子	足少阴肾水	金	水	甲戊
辛丑	太阴脾土	水	土	丙辛
壬寅	少阳胆木	木	木	丙己
癸卯	阳明胃土	火	土	乙庚
甲辰	太阳膀胱水	土	水	甲己
乙巳	厥阴肝木	金	木	丙庚
丙午	手少阴心火	水	火	丙己
丁未	太阴肺金	木	金	丙庚
戊申	少阳三焦火	火	火	乙丁
己酉	阳明大肠金	土	金	丁壬
庚戌	太阳小肠火	金	火	乙己
辛亥	厥阴心包火	水	火	丙己
壬子	足少阴肾水	木	水	甲丁
癸丑	太阴脾土	火	土	乙庚
甲寅	少阳胆木	土	木	丙辛
乙卯	阳明胃土	金	土	丁壬
丙辰	太阳膀胱水	水	水	乙己
丁巳	厥阴肝木	木	木	丙己
戊午	手少阴心火	火	火	乙丁
己未	太阴肺金	土	金	丁壬
庚申	少阳三焦火	金	火	乙己
辛酉	阳明大肠金	水	金	甲戊
壬戌	太阳小肠火	木	火	乙戊
癸亥	厥阴心包火	火	火	乙丁

伤寒运气棺墓定局立成

上局　五运伤寒棺墓六十甲子逐日受病吉凶

甲子日命	乙丑日墓	丙寅日尸	丁卯日气
戊辰日命	己巳日墓	庚午日棺	辛未日尸
壬申日气	癸酉日命	甲戌日墓	乙亥日棺
丙子日尸	丁丑日气	戊寅日墓	己卯日棺
庚辰日尸	辛巳日气	壬午日命	癸未日墓
甲申日棺	乙酉日尸	丙戌日气	丁亥日命
戊子日墓	己丑日棺	庚寅日气	辛卯日命
壬辰日墓	癸巳日棺	甲午日尸	乙未日气
丙申日命	丁酉日墓	戊戌日棺	己亥日尸
庚子日气	辛丑日命	壬寅日棺	癸卯日尸
甲辰日气	乙巳日命	丙午日墓	丁未日棺
戊申日尸	己酉日气	庚戌日命	辛亥日墓
壬子日棺	癸丑日尸	甲寅日命	乙卯日墓
丙辰日棺	丁巳日尸	戊午日气	己未日命
庚申日墓	辛酉日棺	壬戌日尸	癸亥日气

下局　六气棺墓逐日司天受病归证人命吉凶

得病日	子	丑	寅	卯	辰	巳	午	未	申	酉	戌	亥
子命病人	命	气	命	气	命	气	命	气	命	气	命	气
丑命病人	棺	尸	棺	尸	棺	尸	棺	尸	棺	尸	棺	尸
寅命病人	气	命	气	命	气	命	气	命	气	命	气	命
卯命病人	墓	棺	墓	棺	墓	棺	墓	棺	墓	棺	墓	棺
辰命病人	气	气	气	气	气	气	气	气	气	气	气	气
巳命病人	尸	墓	尸	墓	尸	墓	尸	墓	尸	墓	尸	墓
午命病人	命	气	命	气	命	气	命	气	命	气	命	气
未命病人	棺	尸	棺	尸	棺	尸	棺	尸	棺	尸	棺	尸
申命病人	气	命	气	命	气	命	气	命	气	命	气	命
酉命病人	墓	棺	墓	棺	墓	棺	墓	棺	墓	棺	墓	棺
戌命病人	气	气	气	气	气	气	气	气	气	气	气	气
亥命病人	尸	墓	尸	墓	尸	墓	尸	墓	尸	墓	尸	墓

右棺墓法，上下局，其法不论男女，但审某日得病，先看上局，本日辰之下，得棺墓尸气命值何字，然后据下局病人本生年命下，横看得病日值何棺墓尸气命字，合上下局，断其吉凶。假如甲子日，子人命，上局得命字，下局亦命字，谓之两命和同吉。又如乙丑日，丑人病，上局得墓字，下局得尸字，谓之尸临墓下，主死。又如壬申日，卯人病，上局得气字，下局得墓字，谓之气墓无刑，不死只病而已，余皆仿此。

棺墓吉凶名例断法

上棺下棺	棺中无气危困	上棺下气	棺中有气吉
上棺下墓	棺临墓上危	上棺下尸	尸临棺下死
上棺下命	棺命相生吉		
上气下气	二气和同吉	上气下棺	气棺相得吉
上气下尸	尸气相刑危	上气下墓	气墓无刑吉
上气下命	气前逢命吉		
上墓下墓	两墓相重危	上墓下棺	墓临棺上死
上墓下尸	尸临墓下死	上墓下气	气墓相得吉
上墓下命	墓命相刑危困		
上尸下命	尸中有命不死	上尸下棺	尸临棺上不死
上尸下气	尸中有气吉	上尸下墓	尸临墓上困
上尸下尸	二尸相得不死		
上命下命	两命和同吉	上命下棺	棺命相生吉
上命下气	命前逢气吉	上命下墓	命墓相刑危
上命下尸	命尸相生不死		

逐日司天得病归证定局

人命	子午	丑未	寅申	卯酉	辰戌	巳亥
子寅辰午申戌 阳日得病归证	太阳 寒水	厥阴 风木	少阴 君火	太阴 湿土	少阳 相火	阳明 燥金
丑卯巳未酉亥 阴日得病归证	少阳 相火	阳明 燥金	太阳 寒水	厥阴 风木	少阴 君火	太阴 湿土

传经定局

男逆女顺，只传足经，不传手经

男病传经	第二日	第三日	第四日	第五日	第六日	第七日
女病传经	第六日	第五日	第四日	第三日	第二日	第七日
少阴君火证	足厥阴木泻苦益辛	足太阳水泻咸补苦	足阳明土泻脾补肾	足少阳木泻苦益辛	足太阴土泻甘补咸	足少阴水泻咸补苦
太阴湿土证	足少阴水泻脾补肾	足厥阴木泻咸补甘	足太阳水泻甘补咸	足阳明土补肾泻苦	足少阴木泻肝补脾	阴太阴土泻辛补咸
少阳相火证	足太阴土泻甘补咸	足少阴水泻肝补苦	足厥阴木泻苦益辛	足太阳木泻肝补苦	足阳明土泻苦益在	足少阳木泻苦益辛
阳明燥金证	足少阳木泻辛补酸	足太阴土泻辛益咸	足少阴水益苦泻酸	足厥阴木补酸泻辛	足太阳水泻酸补苦	足厥明土泻辛补酸
太阳寒水证	足阳明土泻甘补咸	足少阳木泻酸补甘	足太阴土泻脾益肾	足少阴水补心益小肠	足阳阴木泻酸补甘	足太阳水泻酸补苦
厥阴风木证	足太阳水泻酸益甘	足阳明土泻酸益甘	足少阳木泻肝补脾	足太阴土泻酸补甘	足少阴水泻酸补甘	足厥阴木泻肝益脾

客气加临病证补泻定局

主气	初气		二气		三气		四气		五气		终气	
		厥阴		少阴		少阳		太阴		阳明		太阳
子午日	太阳加	脾胃 受邪 泻酸 助甘	厥阴加	火旺 金衰 泻心 补肝	少阴加	君相 二火 泻苦 益辛	太阴加	以上 生下 泻甘 补咸	少阳加	肺金 受邪 泻苦 补辛	阳明加	客来 助主 益苦 泻酸
丑未日	厥阴加	脾胃 受邪 泻酸 补甘	少阴加	火盛 金衰 补肺 泻心	太阴加	土旺 克水 补肾 泻肝	少阳加	火来 生土 泻甘 补咸	阳明加	金盛 木衰 泻肺 补肝	太阳加	水胜 火衰 泻酸 助苦
寅申日	少阴加	子上 父下 益辛 泻苦	太阴加	以上 生下 泻甘 补咸	少阳加	夏旺 火炽 补肺 益大肠	阳明加	以下 生上 泻辛 益咸	太阳加	金生 水旺 制肺 益苦	厥阴加	主助 客胜 泻酸 益甘
卯酉日	太阴加	主旺 客衰 泻咸 补甘	少阳加	肺衰 心盛 制苦 益辛	阳明加	主胜 客衰 泻心 补肺	太阳加	水旺 土衰 泻甘 补酸	厥阴加	以金 制木 泻肺 益肝	少阴加	火衰 心病 泻咸 益苦
辰戌日	少阳加	子父 相逢 泻苦 益辛	阳明加	火盛 金衰 泻苦 益辛	太阳加	以上 克下 泻咸 助苦	厥阴加	木土 相刑 泻咸 益肾	少阴加	心盛 肺衰 泻肺 益肝	太阴加	以上 克下 泻脾 益肾
巳亥日	阳明加	金木 相刑 补酸 泻辛	太阳加	心火 受邪 泻咸 补甘	厥阴加	肺金 受邪 泻苦 益辛	少阴加	子母 相顺 泻脾 补肾	太阴加	土益 上舍 泻肺 益肝	少阳加	心火 受刑 泻咸 补苦

假如子日司天初日太阳加厥阴，第二日厥阴加少阴之类，馀仿此。

伤寒识证归铃认字号用药定局

具法，先看在前逐日司天得病，归证局内。假如甲子生人，甲子日得病，是太阳证却看此局，太阳证子命下，甲子日得震甲，是知属下，太阳震字甲号下，药用大陷胸丸，其余仿此。惟有子生人子日病则属下太阳震字，其余生命人子日病，则属中太阳破字钤法，归证用药详见运气全书。

太阳证

	日干	子日震	寅日死	辰日日	午日贪	申日禄	戌日廉		日午	子日破	寅日死	辰日日	午日贪	申日禄	戌日廉
子命	甲	甲	丙	戊	庚	壬	甲	子命	甲	庚	壬	甲	甲	丙	戊
	丙	丙	戊	庚	壬	甲	丙		丙	壬	甲	丙	丙	戊	庚
	戊	戊	庚	壬	甲	丙	戊		戊	甲	丙	戊	戊	庚	壬
	庚	庚	壬	甲	丙	戊	庚		庚	丙	戊	庚	庚	壬	甲
	壬	壬	甲	丙	戊	庚	壬		壬	戊	庚	壬	壬	甲	丙
	日干	丑日离	卯日坎	巳日月	未日巨	酉日文	亥日武		日干	丑日离	卯日坎	巳日月	未日巨		
寅命	乙	丙	丙	戊	庚	壬	甲	申命	乙	庚	壬	甲	丙	丙	戊
	丁	戊	戊	庚	壬	甲	丙		丁	壬	甲	丙	戊	戊	庚
	己	庚	庚	壬	甲	丙	戊		己	甲	丙	戊	庚	庚	壬
	辛	壬	壬	甲	丙	戊	庚		辛	丙	戊	庚	壬	壬	甲
	癸	甲	甲	丙	戊	庚	壬		癸	戊	庚	壬	甲	甲	丙

阳明证

	日干	丑日水	卯日木	巳日土	未日水	酉日木	亥日土		日干	丑日水	卯日木	巳日土	未日水	酉日木	亥日土
丑命	乙	乙	丁	己	辛	癸	乙	未命	乙	辛	癸	乙	乙	丁	己
	丁	丁	己	辛	癸	乙	丁		丁	癸	乙	丁	丁	己	辛
	己	己	辛	癸	乙	丁	己		己	乙	丁	己	己	辛	癸
	辛	辛	癸	乙	丁	己	辛		辛	丁	己	辛	辛	癸	乙
	癸	癸	乙	丁	己	辛	癸		癸	己	辛	癸	癸	乙	丁
	日干	子日金	寅日霍	辰日火	午日金	申日劳	戌日火		日干	子日金	寅日霍	辰日火	午日金	申日劳	戌日火
巳命	甲	辛	癸	乙	乙	丁	己	亥命	甲	乙	丁	己	辛	癸	乙
	丙	癸	乙	丁	丁	己	辛		丙	丁	己	辛	癸	乙	丁
	戊	乙	丁	己	己	辛	癸		戊	己	辛	癸	乙	丁	己
	庚	丁	己	辛	辛	癸	乙		庚	辛	癸	乙	丁	己	辛
	壬	己	辛	癸	癸	乙	丁		壬	癸	乙	丁	己	辛	癸

少阳证

	日干	子日	寅日	辰日	午日	申日	戌日		日干	丑日	卯日	巳日	未日	酉日	亥日
		纪								纪					
辰命	甲	壬	甲	甲	丙	戊	庚	子命	乙	丙	戊	庚	壬	甲	丙
	丙	甲	丙	丙	戊	庚	壬		丁	戊	庚	壬	甲	丙	戊
	戊	丙	戊	戊	庚	壬	甲		己	庚	壬	甲	丙	戊	庚
	庚	戊	庚	庚	壬	甲	丙		辛	壬	甲	丙	戊	庚	壬
	壬	庚	壬	壬	甲	丙	戊		癸	甲	丙	戊	庚	壬	甲
戌命	甲	丙	戊	庚	壬	甲	甲	午命	乙	壬	甲	丙	丙	戊	庚
	丙	戊	庚	壬	甲	丙	丙		丁	甲	丙	戊	戊	庚	壬
	戊	庚	壬	甲	丙	戊	戊		己	丙	戊	庚	庚	壬	甲
	庚	壬	甲	丙	戊	庚	庚		辛	戊	庚	壬	壬	甲	丙
	壬	甲	丙	戊	庚	壬	壬		癸	庚	壬	甲	甲	丙	戊

太阴证

	日干	戌日	子日	寅日	辰日	午日	申日		日干	丑日	卯日	巳日	未日	酉日	亥日
		母								母					
卯命	甲	癸	乙	乙	丁	己	辛	巳命	乙	癸	乙	乙	丁	己	辛
	丙	乙	丁	丁	己	辛	癸		丁	乙	丁	丁	己	辛	癸
	戊	丁	己	己	辛	癸	乙		己	丁	己	己	辛	癸	乙
	庚	己	辛	辛	癸	乙	丁		辛	己	辛	辛	癸	乙	丁
	壬	辛	癸	癸	乙	丁	己		癸	辛	癸	癸	乙	丁	己
酉命	甲	丁	己	辛	癸	乙	乙	亥命	乙	丁	己	辛	癸	乙	乙
	丙	己	辛	癸	乙	丁	丁		丁	己	辛	癸	乙	丁	丁
	戊	辛	癸	乙	丁	己	己		己	辛	癸	乙	丁	己	己
	庚	癸	乙	丁	己	辛	辛		辛	癸	乙	丁	己	辛	辛
	壬	乙	丁	己	辛	癸	癸		癸	乙	丁	己	辛	癸	癸

少阴证

	日干	戌日	子日	寅日	辰日	午日	申日		日干	丑日	卯日	巳日	未日	酉日	亥日
		天		人		地				天		人		地	
寅命	甲	甲	甲	丙	戊	庚	壬	辰命	乙	甲	丙	丙	戊	庚	壬
	丙	丙	丙	戊	庚	壬	甲		丁	丙	戊	戊	庚	壬	甲
	戊	戊	戊	庚	壬	甲	丙		己	戊	庚	庚	壬	甲	丙
	庚	庚	庚	壬	甲	丙	戊		辛	庚	壬	壬	甲	丙	戊
	壬	壬	壬	甲	丙	戊	庚		癸	壬	甲	甲	丙	戊	庚
申命	甲	戊	庚	壬	甲	甲	丙	戌命	乙	戊	庚	壬	甲	丙	丙
	丙	庚	壬	甲	丙	丙	戊		丁	庚	壬	甲	丙	戊	戊
	戊	壬	甲	丙	戊	戊	庚		己	壬	甲	丙	戊	庚	庚
	庚	甲	丙	戊	庚	庚	壬		辛	甲	丙	戊	庚	壬	壬
	壬	丙	戊	庚	壬	壬	甲		癸	丙	戊	庚	壬	甲	甲

厥阴证

	日干	戌日	子日	寅日	辰日	午日	申日		日干	丑日	卯日	巳日	未日	酉日	亥日
		乾			坤					乾			坤		
丑命	甲	乙	乙	丁	己	辛	癸	卯命	乙	癸	乙	丁	己	辛	癸
	丙	丁	丁	己	辛	癸	乙		丁	乙	丁	己	辛	癸	乙
	戊	己	己	辛	癸	乙	丁		己	丁	己	辛	癸	乙	丁
	庚	辛	辛	癸	乙	丁	己		辛	己	辛	癸	乙	丁	己
	壬	癸	癸	乙	丁	己	辛		癸	辛	癸	乙	丁	己	辛
未命	甲	己	辛	癸	乙	乙	丁	酉命	乙	己	辛	癸	乙	乙	丁
	丙	辛	癸	乙	丁	丁	己		丁	辛	癸	乙	丁	丁	己
	戊	癸	乙	丁	己	己	辛		己	癸	乙	丁	己	己	辛
	庚	乙	丁	己	辛	辛	癸		辛	乙	丁	己	辛	辛	癸
	壬	丁	己	辛	癸	癸	乙		癸	丁	己	辛	癸	癸	乙

运气精微指诀
主病行流法定局

上局主病

男命得病日	甲	乙	丙	丁	戊	己	庚	辛	壬	癸
子命病人	小肠火	脾土	大肠金	肾水	胆木	心火	胃土	肺金	膀胱水	肝木
丑命病人	心火	胃土	肺金	膀胱水	肝木	小肠火	脾土	大肠金	肾水	胆木
寅命病人	小肠火	脾土	大肠金	肾水	胆木	心火	胃土	肺金	膀胱水	肝木
卯命病人	心火	大肠金	肺金	胆木	肝木	胃土	脾土	膀胱水	肾水	小肠火
辰命病人	胃土	心火	膀胱水	肺金	小肠火	肝木	大肠金	脾土	胆木	肾水
巳命病人	肝木	膀胱水	脾土	小肠火	肾水	大肠金	心火	胆木	肺金	胃土
午命病人	大肠金	肝木	胆木	脾土	胃土	肾水	膀胱水	心火	小肠火	肺金
未命病人	肾水	胆木	心火	胃土	肺金	膀胱水	肝木	小肠火	脾土	大肠金
申命病人	膀胱水	肾水	小肠火	心火	大肠金	肺金	胆木	肝木	胃土	脾土
酉命病人	肺金	小肠火	肝木	大肠金	脾土	胆木	肾水	胃土	心火	膀胱水
戌命病人	胆水	肺金	胃土	肝木	膀胱水	脾土	小肠火	肾水	大肠金	心火
亥命病人	脾土	胃土	肾水	膀胱水	心火	小肠火	肺金	大肠金	肝木	胆木

续表

女命得病日	甲	乙	丙	丁	戊	己	庚	辛	壬	癸
子命病人	胃土	脾土	膀胱水	肾水	小肠火	心火	大肠金	肺金	胆木	肝木
丑命病人	心火	胃土	肺金	膀胱水	肝木	小肠火	脾土	大肠金	肾水	胆木
寅命病人	小肠火	脾土	大肠金	肾水	胆木	心火	胃土	肺金	膀胱水	肝木
卯命病人	心火	胃土	肺金	膀胱水	肝木	小肠火	脾土	大肠金	肾水	胆木
辰命病人	小肠火	肺金	大肠金	肝木	胆木	脾土	胃土	肾水	膀胱水	心火
巳命病人	脾土	小肠火	肾水	大肠金	心火	胆木	肺金	胃土	肝木	膀胱水
午命病人	胆木	肾水	胃土	心火	膀胱水	肺金	小肠火	肝木	大肠金	脾土
未命病人	肺金	胆木	肝木	胃土	脾土	膀胱水	肾水	小肠火	心火	大肠金
申命病人	膀胱水	肝木	小肠火	脾土	大肠金	肾水	胆木	心火	胃土	肺金
酉命病人	肾水	膀胱水	心火	小肠火	肺金	大肠金	肝木	胆木	脾土	胃土
戌命病人	大肠金	心火	胆木	肺金	胃土	肝木	膀胱水	脾土	小肠火	肾水
亥命病人	肝木	大肠金	脾土	胆木	肾水	胃土	心火	膀胱水	肺金	小肠火

下局行流

人命		子	丑	寅	卯	辰	巳	午	未	申	酉	戌	亥
子午卯酉四仲日	甲己日	肾水	胆木	肝木	小肠火	心火	小肠火	心火	胃土	脾土	大肠金	肺金	膀胱水
	乙庚日	肝木	小肠火	心火	胃土	脾土	胃土	脾土	大肠金	肺金	膀胱水	肾水	胆木
	丙辛日	心火	胃土	脾土	大肠金	肺金	大肠金	肺金	膀胱水	肾水	胆木	肝木	小肠火
	丁壬日	脾土	大肠金	肺金	膀胱水	肾水	膀胱水	肾水	胆木	肝木	小肠火	心火	胃土
	戊癸日	肺金	膀胱水	肾水	胆木	肝木	胆木	肝木	小肠火	心火	胃土	脾土	大肠金
人命		子	丑	寅	卯	辰	巳	午	未	申	酉	戌	亥
申亥戌未孟季日局 寅巳辰丑四四八同	甲己日	胆木	肝木	小肠火	心火	小肠火	心火	胃土	脾土	大肠金	肺金	膀胱水	肾水
	乙庚日	小肠火	心火	胃土	脾土	胃土	脾土	大肠金	肺金	膀胱水	肾水	胆木	肝木
	丙辛日	胃土	脾土	大肠金	肺金	大肠金	肺金	膀胱水	肾水	胆木	肝木	小肠火	心火
	丁壬日	大肠金	肺金	膀胱水	肾水	膀胱水	肾水	胆木	肝木	小肠火	心火	胃土	脾土
	戊癸日	膀胱水	肾水	胆木	肝木	胆木	肝木	小肠火	心火	胃土	脾土	大肠金	肺金

假如申生男命，辛酉日得病，上局合肝木主病，下局合肾水行流为相生局，谓之母去寻见，肾主虚，水主寒，肝主风木主疼，必四肢逆冷疼痛，病易愈。

又如申生男，戊午日病，上局合大肠主传送金主病，下局心火行流为鬼贼相攻犬肠主传送，金主气湿，心火主实热，克大肠，必主痢疾致死。

又如寅生女，己巳日病，上局心火，下局小肠火，谓主伤寒两感。余仿此，起例详见运气全书。

上局主病证候歌

胆木遇甲日属三焦

甲木在寅足少阳，胆家经络不寻常。耳聋口苦咽干燥，寒热往来虚病当。

肝木遇乙日属心包络

厥阴乙木足肝间，筋急唇青四体瘫。舌卷耳聋囊或缩，不逢识者少安痊。

小肠火

丙火戌中手太阳，受病元来属小肠。小便不通如尿血，日间热作夜清凉。

心火

丁手少阴心火炎，时生惊躁主风缠。不然势热多烦躁，自汗依稀即谵言。

胃土

戊土卯位足阳明，经络元知属胃经。身热目疼难得卧，鼻中干燥自呻吟。

脾土

己土太阴足络干，脾经腹满或咽干。手足自温时腹痛，利而不渴脏家寒。

大肠金

庚金酉上太肠经，经手阳明气上行。下利肠鸣常隐痛，不然喘嗽夜无眠。

肺金

肺居未上属乎辛，经络元来手太阴。咳嗽生痰气多喘，肠鸣鼻塞湿家寻。

膀胱水

壬水辰宫足太阳，细寻经络出膀胱。恶寒发热浑身痛，项强头疼汗主张。

肾水

癸临肾水足少阴，不渴宜温谓脉沉。口燥咽干须急下，膀胱合病死相侵。

三焦火申日得甲属手少阳三焦

遇甲本然从胆木，病因申日向三焦。气血不调脾胃病，腹肠自利或难泪。

心包火亥日得乙属手厥阴心胞络

亥日病生寻得乙，不从肝木向心胞。掌心常热生烦躁，舌上生疮惊惕焦。

下局行流证候歌

肝胆木

胆主惊号肝主风，四肢迟缓肾蒙瞳。不然筋惕生挛癖，怒气冲胸胁肋中。

心小肠火

小肠淋沥舌生疮，心主惊烦渴热狂。外实内虚宜发汗，外虚内实下之良。

脾胃土

胃生呕吐食难停，口臭脾家热不宁。拘急四肢行步涩，更兼肿满渴无津。

肺大肠金

大肠泄利燥咽咙，肺主皮毛咳嗽攻。气喘能兼大便秘，鼻中多水唾稠浓。

肾膀胱水

膀胱得病太阳边，恶热憎寒汗主先。腰痛头疼兼疝厥，泄精虚冷肾家缘。

主病行流发微歌

主病行流说病源，火生热势水生寒。
木主风疼金主气，土因饮食起多端。
相生为顺相克逆，逆则身危顺易安。
相生最喜腑生脏，相克相嫌总一般。
主病行流同经络，因名两感恐伤残。
腑则为虚脏为实，虚乃轻微实病难。
本宫为主又为内，客是行流作外言。
外实内虚宜发汗，外虚内实下虽痊。
水为命号火为气，土墓金尸木是棺。
有命有气终为吉，尸棺见墓入黄泉。
能通运气精微诀，加临前后决平安。

五脏味气补泻例

心			肝			脾			肺			肾		
脏腑	手	少阴 太阳 小肠	脏腑	足	厥阴 少阳	脏腑	足	太阴 阳明 胃	脏腑	手	太阴 阳明 大肠	脏腑	足	少阴 太阳 膀胱
味	咸补 甘泻		味	辛补 酸泻		味	甘补 苦泻		味	酸补 辛泻		味	苦补 酸泻	
气	热补 寒泻		气	温补		气	温凉 热补		气	凉补 温泻		气	寒补 热泻	
欲软食咸			欲散食辛			欲缓食甘			欲收食酸			欲坚食苦		
咸补苦泄			辛补酸泻			甘补苦泄			酸补辛泻			苦补咸泻		
苦缓以酸收			苦急以甘缓			苦湿以苦燥			苦气上以苦泄			以甘收		
心入焦气			肝入臊气			脾入香气			肺入腥气			肾火腐气		
味苦主血			味酸主筋			味甘主肉			味辛主气			味咸主骨		
心病勿食苦			肝病勿食酸			脾病勿食甘			肺病勿食辛			肾病勿食咸		
虚则炒盐补			虚则陈皮生姜补			虚则陈皮生姜补			虚则五味子补			虚则地黄黄柏补		
补肝母以生姜 钱氏安神丸			补肾母以地黄黄柏 钱氏地黄丸			补心母以炒盐 益黄散			补脾母以甘草 阿胶散			补肺母五味子 补肾地黄丸		
实则甘草泻 熏泻心汤			实则与为 泻毒丸			实则黄连 实泻之			实则桑白 皮泻之			肾无实不 可泻故无		
软道赤散			泻子以甘草			泻子桑白皮			泻子以泽泻			泻肾无		

附：

运气全书第六卷伤寒钤法归号歌有云：

寅上须安霍乱名。

又痓湿暍证歌有云：

痓家元是太阳馀，月庚第一不为虚。

阳明四十零四证，水戊湿证一中除。

少阴二十零三证，暍寒亥上此中推。

假如丑日传卯酉二字，为阳明证，水字为号，有四证湿论，馀四证系霍乱。

寅日传卯酉二字为阳明，此日不传阳明为霍乱证。

巳日传得辰戌二字为上，太阳月字为号，只有六证，余四证以痓论不可一例看。

未日传得卯酉二字，为阳明水字号，只有四证，余六证系湿证。

申日传卯酉二字为阳明，申日无阳明，如有阳明证，不可作阳明证看，系劳复证。

亥日传得子午二字，地字为号，只有三证，余七证以暍证看之。

逐日司天运气汗瘥法定局已载在前。

水主汗金，水汗不止，水水汗出，而差火水。火主热，水主寒，寒热交作而大汗解矣。土水本当有汗，被土克之，无汗亦差。

中医五运六气全书

医学穷源集

明 王肯堂 撰

目录

CONTENTS

整理说明

《医学穷源集》共六卷,重视五运六气对病症的影响,提倡“运气之说为审证之捷法,疗病之秘钥”,以气、运分析病情,指导处方用药。

本次整理出版,是在陆拯主编的《王肯堂医学全书·医学穷源集》的基础上进行的。同时,参考了其他版本,并根据《中医五运六气全书》统一体例作相应调整、选择、校勘、注释。

序

粤稽[①]大昊氏[②]尝草治砭，烈山氏[③]磨蜃[④]鞭策，而医学以肇。及轩皇[⑤]作睹，上观天象，下察民情，本《羲经[⑥]》以立极，审《河图》而参元，明廷咨访，石室珍藏，其道大光。秦政之乱，废道灭德，先圣经籍焚毁殆尽，而《内经》岿然独存，不可谓非天之佑斯民，欲永登仁寿而消夭疠也。但古人智识精深，依经准治，无毫厘差谬，后人见地稍卑，遂有望洋莫及之叹。于是仲景先生独开生面，按经立论，著为方剂，以作医林程法，庶几学者即委溯源，从标探本，先圣经旨可以互相发明。原非谓天下古今之疾，必以成方为铁案也。奈后人识力愈陋，用方愈少，并《金匮》一书亦不能会通而条贯之，何论《本经》、《灵素》哉。余恐坠绪之将绝也，因于读书之暇，间习轩岐，觉古人之心思智虑，著有明文，犹堪揣摩，精理明言，固已包举无遗。后之名医如张、王、刘、李诸家，无非从此酝酿而出者。因博览群书，而仍以圣经为会归之极焉。门人嘉善高生，取吾施治之方，叠为成案，予恐深晦之意，难于传示来学，因仍前人遗迹，作为《准绳大全》，以备参阅，故于依经审运之法，反略而不讲。今宅心殷生，见吾用方之权，恒在天地运气，不仅仅于古人成方中讨生活，思欲佑启后学，俾知圣经运气之说，为审证之捷法，疗病之秘钥，因取吾《尺木楼图说》录成二卷，并辛亥以后杂案，选辑四卷，逐章详记，附以释解。是直欲衍上古之薪传，而起万世之沈疴者，非特补《准绳》之未备，亦以订诸家之缺失也。殷生之意良苦，而殷生之功不可没矣。书将成，请序于予。予因溯其源头，名以穷源，更述吾所以食古而不泥于古之意，书于卷首云。

时天启三年岁次癸女六月中浣金坛念西老人王肯堂宇泰书

①粤稽：粤，语助词，相当于“曰”；稽，考查。

②大昊氏：古帝伏羲氏。

③烈山氏：古帝神农氏。

④磨蜃：帝王耕作于籍田。

⑤轩皇：黄帝轩辕氏。

⑥羲经：《易经》，因画卦由伏羲始。

卷　一

图一　太虚图

太虚图论

《太始天元册文》曰：太虚廖廓，肇基化元。太虚者何？太极也。由其本无者言之，曰太虚。由其自无之有者言之，曰太极。盖天地万物，莫不始于静而终于动，有是理而后有是气，有是气而后有是形。形有屈伸消长，而理与气无时或息。太极者，理气之冲漠无朕，包含万有者也。故天地清宁，万物化生，而太极不因是增。天地否塞，万物歇绝，而太极不因是息。自一而万，则万太极也。由万反一，仍一太极也。无乎在，无手不在也。人生而静，阴阳五行与气俱赋。惟能清心宁欲，返朴还淳，则浑然太虚，客感无或干之。否则，阴阳偏陂，形气杂糅，而本始之理几于闭矣。故予首揭其义，以见夫太极之理先天而具，而人事则不能无待于补救也，是即医学之所由肇端也。

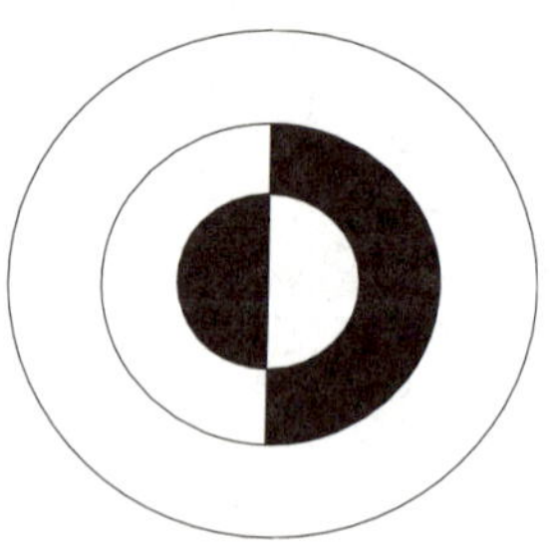

图二　阴阳图象

阴阳图象论

阴阳者何？气化是也。先天之气，浑浑噩噩，杳杳冥冥，无迹可见，无象可寻，而自然之化机，已充满而无亏。惟充满而无亏，斯生发而莫圉。先天者，理与气融；后天者，气与形附。太极剖而阴阳立，天地其最钜者也。阳性刚，阴性柔，划之为两仪，分之为四象。故程子曰：四象者，阴阳刚柔也。天生于动，动之始则阳生，动之极则阳生，故曰阴阳生天。地生于静，静之始则柔生，静之极则刚生，故曰刚柔生地。阴阳刚柔之中，又有太少之分。在天，太阳为日，太阴为月，少阳为星，少阴为辰。在地，太柔为水，太刚为火，少柔为土，少刚为石。仰观俯察，阴阳之能事见矣。由是而四方、五行、八卦、十干、十二支、二十四气、七十二候、三百六十五度、万有一千五百二十策，莫不阴阳刚柔淆列而互用，或无形，或有形，其间屈伸往来，盈虚消息。进退抑扬，动静微显，清浊高下，低昂平陂，雨旸寒燠，昼夜昏旦，老少雌雄，行止语默，凹凸方圆，呼吸出纳，鬼曰归而神曰伸，朝为潮而夕为汐，无非二气之流露也，自可对待者言之。六子肇于乾坤，而一一分峙其位，万物咸资帱载，而高厚各呈其能，一彼一此，无倚无偏。即细如蚤虱，暂如蜉蝣，亦皆辨阴阳于微渺之中。而自其流行者言之，一二二一，运转不穷，奇偶偶奇，嬗代无既。天有人地之星，地有摩天之岭。冬，阴也，而子中一阳生；夏，阳也，而午中一阴生。北方多夜之地，亦曜烛龙；东极易旦之方，终熟羊胛。水本阴，而沸井之焰时生；火本阳，而萧邱之烟不热。阳极阴生，阴极阳生。阳主生而阴主成，阴既屈而阳复兆，其循环不已也如此。是故飞潜动植，禽兽昆虫，或角或牙，或蹄或翼，纵生横生，有足无足，禀赋不同，种类各异，荣落有候，方隅有位。汉宫之荔扶乎，逾汶之貉鲜矣。是皆禀阴阳之气，各得一偏，而不能浑全者也。人本一元之气，参两太之位，二五之精既具，万物之性皆备，头圆象天，足方象地，耳目以应日月，口鼻以应岳渎。天有四时，人有四肢，地有五方，人有五脏。得中和之气者为圣贤，得偏驳之气者为愚昧，此其大较已。而人之血气之应乎阴阳者，则更有说：一阳也，有太阳、阳明、少阳之分，是阳中之阴阳也；一阴也，有太阴、厥阴、少阴之别，是阴中之阴阳也。故背为阳而腹为阴，营为阴而卫为阳。各经分属阴阳，腑阳而脏阴。一脏自为阴阳，虚阴而实阳。阴阳有受于包胞者，有馀与不足殊科。阴阳有限于方隅者，西北与东南异体。而五运六气之感召，或多阳而少阴，或少阳而多阴，或上阳而下阴，或下阳而上阴，背阳反阴，拒阴格阳，变生百端，莫可穷诘。明哲之士，深悉夫盛衰消长之理，胜复承制之机，剂盈酌虚，大其裁成。天有淫邪而不侵，地有偏僻而不痼，人有疵疠而无夭札之患。粗工不知阴阳之大原，往往拘于一偏，胶柱而鼓琴，坐井而观天。故予次列阴阳图象，以为学者资焉。

五行论

天地非阴阳不化生，阴阳非五行不统备。五行者，阴阳之精气，积而成形成象者也。《河图》之序，天一生水，地六成之；地二生火，天七成之；天三生木，地八成之；地四生金，天九成之；天五生土，地十成之。五行始于水者，万物之生，皆由一点真水以为化原。观于胎化卵育之际，可悟其理。土虽后生，而土即地也，地有生成五行之德，则土不为后矣。序次既立，盛衰自分。"六元正纪"云：寒化一，寒化六，灾三宫，灾五宫，其数莫不由之。惟土言五而不言十者，天地之数始于一而终于九，故不言成数也。以五方言之，则东木、南火、西金、北水、中土。以四时言之，则春木、夏火、秋金、冬水，土寄王于四季之月。以十干言之，甲乙本、丙丁火、戊己土、庚辛金、壬癸水。以十二支言之，寅卯木、巳午火、申酉金，亥子水、辰戌丑未土。五之而阴阳分位，十之而阴阳各配。故精浮于上，则为五星；化行于天，则为六气。以至五帝、五神、五德、五典、五谷、五果、五音、五色、五臭、五味，无非应乎五行者。其相生之序，则水生木，木生火，火生土，土生金，金生水。其相克之序，则水克火，火克金，金克木，木克土，土克水。是以天地之造化无穷，阴阳之运行不过也。夫生克之理，人所共知，而生中有克、克中相成之义，未易明也。如水本生木，而水盛木漂，木盛水涸；木本生火，而木盛火遏，火盛木烬；火本生土，而火盛土热，土盛火灭；土本生金，而土盛金埋，金盛土竭；金本生水，而金盛水涩，水盛金溺，相生反以相贼。水性泛滥，土克之而堤防成，水始安澜；火性炎熇，水克之而既济见，火无猖獗；木性卷曲，金克之而栋梁兴，木无樗散；金性顽钝，火克之而钟鼎作，金无沙砾；土性漫衍，木克之而华实盈，土无旷废，相克转以相成。生克循环，机缄日辟，而其中又有互藏并育之妙焉。如金能生水，而水亦产金；水能生木，而木中有水；木能生火，而火中有木；火能生土，而土亦生火；土能生金，而金亦兼土，是母生子，子反哺之义也。他如甘泉具于土中，阴火然于海澨。黄金成于丹砂，汞铅炼于果实，烟焰发于钻燧，一行各呈其材，而五行互彰其用，子母相养，祖孙一气，己所生者生之，己所克者亦生之，克己与生己者亦无不有以生之。顺其则者，五行之性情；变而化者，五行之作用也。人之脏腑应乎五行，偶有偏胜，当复中和。苟不深察其生克相资、交互相养之理，而以水济水，以火胜火，吾恐其毒世而祸民也已！

元会运世论

天地之运行，一气之旋转也。岁月之往来，阴阳之翕辟也。由一气而阴阳，由阴阳而太少。少阳为春，太阳为夏，少阴为秋，太阴为冬，四时具而岁功成矣。天有三百六十五度四分度之一，一昼一夜，行尽一周。日行稍迟，每日少天一度，凡行三百六十五日二十五刻少天一周，复至旧处而与天会，是为一岁。月之行天又迟于日，每日少天十三度十九分度之七，积二十九日九百四十分日之四百九十九，是为五十三刻，与日合朔而为一月。岁有十二会，故为十二月。天之气盈，每日过日一度之外，仍盈十三分有奇，积三百六十日，共得四千九百三十五分。以日法九百四十分为一日除之，合盈五日又二百三十五分，合为刻数，则为二十五刻零。月之朔虚，以每日少天之度积二十九日虚四百四十一分，十二月共虚五千二百九十二分，以日法除之，每岁合虚五日又五百九十二分，为六十三刻零。故一岁日数止得三百五十四日又三十七刻，合气盈朔虚，共得十日零八十八刻，是为一岁气馀之数而闰生焉。以三岁而计，则得三十二日又六十四刻，是一闰而有馀。以五岁而计，则得五十四日又四十刻，是再闰而不足。故以十九年而计，则得二百六日又七十刻。以月法二十九日零五十三刻除之，正得七个月。所以十九年而七闰，则气朔分齐，是为一章。即畸零而岁月正，即岁月而元运定。一岁统十二月，子建一阳卦复，丑建二阳卦临，寅建三阳卦泰，卯建四阳卦大壮，辰建五阳卦夬，巳建六阳卦乾，午建一阳卦姤，未建二阴卦遁，申建三阴卦否，酉建四阴卦观，戌建五阴卦剥，亥建六阴卦坤。阳虽始于子，然潜伏于重渊之下，必历丑转寅而后，发生之功茂焉。是故寅卯辰为春，春者蠢也，生万物者也。巳午未为夏，夏者大也，长万物者也。申酉戌为秋，秋者愀也，收万物者也。亥子丑为冬，冬者终也，藏万物者也。当仲夏之时，阴气已兆，必至申，始克布其令，迨乎戌女而后，虫坏户，雷收声，水泉涸，泽腹坚，天地闭塞而不通焉。邵于观此，默识夫造化代谢之机，阴阳屈伸之理，亘古如兹，钜细一致，而悟元会运世之道焉。一岁统十二月，一月统三十日，以十二乘三十，得三百六十日；一日统十二辰，一辰统三十分，复以十二乘三十，得三百六十分。是一岁之数十二月，三百六十日，四千三百二十辰，十二万九千六百分。以岁定元，故一元统十二会，会比月也；一会统三十运，运比日也；一运统十二世，世比辰也；一世统三十年，年比分也。故一元之数十二会，三百六十运，四千三百二十世，十二万九千六百年。第开物于月寅、星巳之七十六，闭物於月戌、星戊之三百一十五。唐尧为日甲、月巳、星癸、辰申，当一元之半。邵子何由知之？善乎西山蔡氏曰：以今日天地之运，日月五星之行，推而上之，因以得之也。夫气盈于三百六十六，朔虚于三百五十四，经世之数概以三百六十，是必有闰会焉。第未知当今之元与否，而盈虚消息之理在其间矣二元氏明善曰：禹即位后八年，得甲子，初人午会。前至元元年甲子，初人午会第十一运。从天开甲子，至泰定甲子，得六万八千八百二十一年。迄于我朝，以一元计之，殆过半矣，而犹未离乎中也。第上古之事，书传莫考，所可知者，民病重腿，则教之舞；民病阴遏，则教之瑟；民病猛兽害，则教之巢；民病卉服寒，则教之衣；民病生食腥，则教之火：民病器用虚，则教之陶；民病木处颠，则教之屋；民病鲜食竭，则教之耕。上古圣人兴一事，即所以仁民；创一物，即所以寿世。故民得于于徐徐，各尽天年，而五夭札短折之患。运会日降，性情日凿，至轩岐之世，其去循蜚禅通远矣。于是坐明堂而咨访，藏石室以贻留，作为《内经》以利万世。然吾以《路史》考之，计黄帝之先尧，大约不过百世，与尧同为巳会。其时天地之运纯阳，斯民之数鼎盛，放经之所载，或有未备。后世化原日薄，而天地六淫之气侵之者愈益酷。古无痘症也，历汉唐而盛行于中国；古无梅毒也，至本朝而濡染于南州。其他溢于经外者数条。夫世愈积而愈多，病日降而日变。古之所有，或为今之所无；今之所无，或为后之所有。即如张、王、刘、李诸家，以身所经历之证，经历之方，著书立说，传诸后世，非不确切不磨，乃至今不尽吻合者，盖同会而不同运也。古之北极正当天中，今以管窥之，差而出于管外矣；古之南极入地三十六度，而今则见于南海中矣。天度如此，人事可知。盖世运日移，而人之血气阴阳有莫知其所以异而异者也。圣人言百世可知，不外乎因与损益。不因，不成世道；不损益，不合时宜。医理何独不然。自尧迄今，仅十一运，而殊异若此，安能干百运后，犹规规如一辙哉。窃意午运以后，阳消阴息，而疾病之丛生有按籍而莫名其证者。运日下则当挽运，阳日剥则当回阳。治世与治病，无二致也。

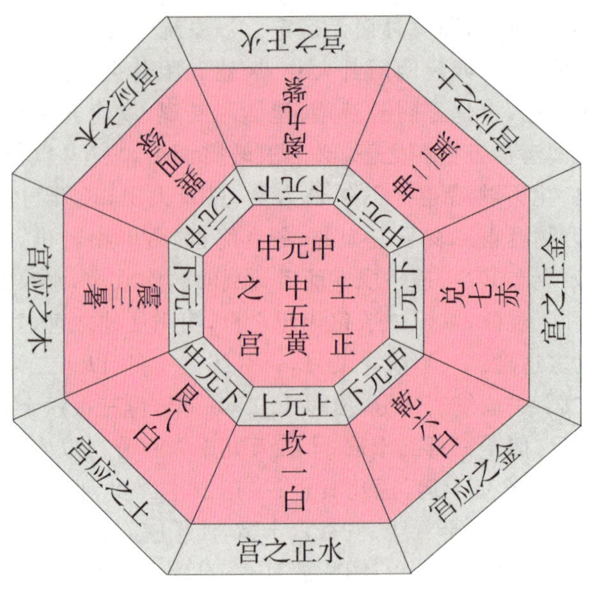

图三　洛书三元九宫图

三元运气论

天地定位，寒暑递嬗，大为一元，统十二万九千六百年。乾坤一启闭，小为三元，共一百八十年，年运一周回。“六节藏象论”曰：其生五，其气三，三而成天，三而成地，三而成人，三而三之，合则为九。故以《洛书》九宫分为三元，每元各主三宫。上元甲子六十年，坎卦统运，水气最旺。二坤、三震，各主运二十年，为统运之分司。中元甲子巽四统运，木气最旺，次五黄，次六白。下元甲子七赤统运，金气最旺，次八白，次九紫。此三元之所以肇也，至流年主气，则上元始坎一，次从九紫、八白逆数六十，而终于五黄。中元、下元亦然。总之流年之宫合于统运者为旺气，为统运所生者为生气，生统运者为失气，为统运所克者为死气，克统运者为煞气，元运流年之大旨如是。盖时有代谢，气有盈虚，元运之分上中下者，盛衰之机也。间尝考之往古，验之当今之务，而觉六十年天道一小变，人之血气与天同度。天以无心而生物，人以无心而合天。得天之气厚，则禀赋敦朴，营卫强固，体格充实，元气足则人能耐毒，邪退而元气自复，故医者多主急下以存津液之说。得天之气薄，则禀赋怯弱，营卫耗泄，体格虚损，元气薄则人不能耐毒，病未退而真气已亏，故医者多主正气旺而邪气自退之说。至于上元之时，或间有禀赋独薄，下元之时，或间有禀赋独厚者，此为间气所钟，又当别论。盖天地自然之化机，与时相流通，无上中下截然之界划，而有上中下隐然之端倪。欲区之而不能，欲混之而不可。以上元之治，施之中、下，非尽不侔也，而所伤者多，此之谓太过。以下元之治，施之上、中，非尽无当也，而所误者众，此之谓不及。是故必先立其元，而后明其气。古人著论立方，后人动加訾议，而不知当其元何尝不善也。即如一白坎水司令之时，寒水气盛，土不能垣，自以东垣温补之论为至当。如九紫分司之运，火气燔灼，又当以丹溪诸病属火之说为正宗。所谓中无定体，随时而应者也。予自辛亥以来，薄游淮海，适属中元之下，当以六白乾金为元运，故外邪之见于阳明经者最重，而世医之重用寒峻攻伐阳明者，亦每每见效。而统运究系四绿中宫，又属五黄，故方中用达木之味，以及疏土之药，如香砂者最多。因六白属乾金，故用清理大肠之药，如木耳、枳壳、槐花之类。槐花性寒，宜于北方高燥之地，淮海卑湿，则土茯苓为宜耳。知乎此，则仰观于前，俯察于后，皆可指掌而得矣。元泰定元年，为午会十一运初上元甲子；我朝洪武十七年，为中元甲子；正统九年，为下元甲子；弘治十七年，为次上元甲子；世宗四十三年，为次中元甲子。由是以推，凡六十年一周，其间气禀之清浊，风俗之淳漓，物产之丰啬，莫不潜移默换于无何有之乡。学者细心研求，当必有识其盛衰之原者。或者谓异元同运，则后之上元，应比前之上元，中、下亦然。此其说似是而实非也。江河日下，未闻尾闾之水复上瞿塘；度数日差，未闻浑仪之步仍从宜夜。盖岁月如流，其不改者，甲子之周环；其不同者，气机之日新。如若所云，是百八十年后仍复其初也。戴同父云：问年不是今年气，恰与何年运气同？是犹未识天道变易之理也夫！

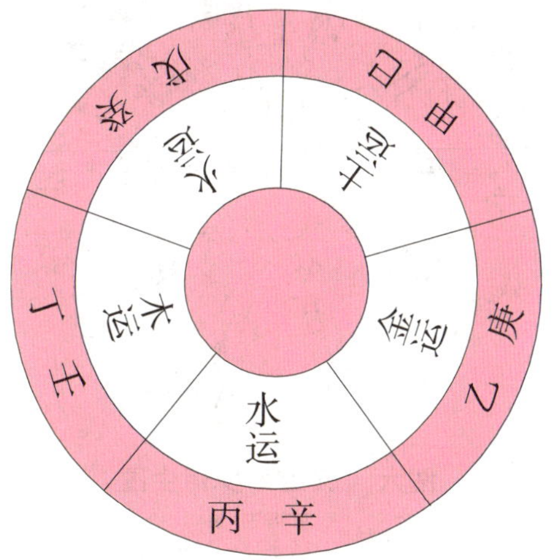

图四　五运图

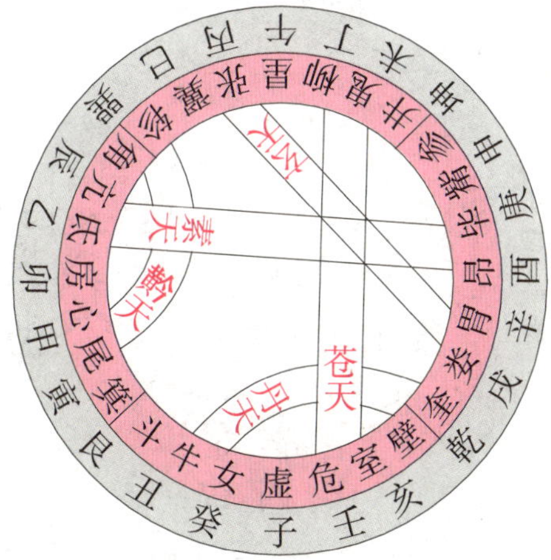

图五　五天五运图

五天五运说

“五运行大论”曰：土主甲己，金主乙庚，水主丙辛，木主丁壬，火主戊癸。盖上古占之始，丹天之气经于牛女、戊分。丹属火，牛、女，癸之次，戊为天门，当奎、壁之次，故火主戊癸。天之气，经于心尾、己分，黅属土，心、尾，甲之次，己为地户，当角、轸之次，故土主甲己。苍天之气，经于危、室、柳、鬼，苍属木，危、室，壬之次，柳、鬼，丁之次，故木主丁壬。素天之气，经于亢、氐、昴、毕，素属金，亢、氐、、乙之次，昴、毕，庚之次，故金主乙庚。玄天之气经于张、冀、娄、胃，玄属水，张、翼，丙之次，娄、胃，辛之次，故水主丙辛。说见“太始天元册文”。盖天地自然之运，候之所始，道之所生，不可不通也。

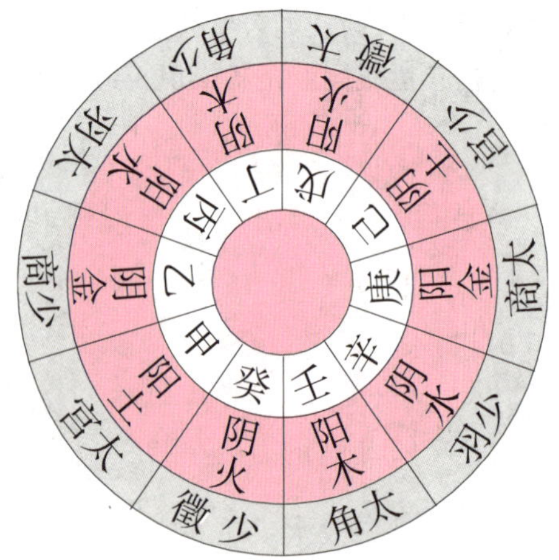

图六　五运太少相生图

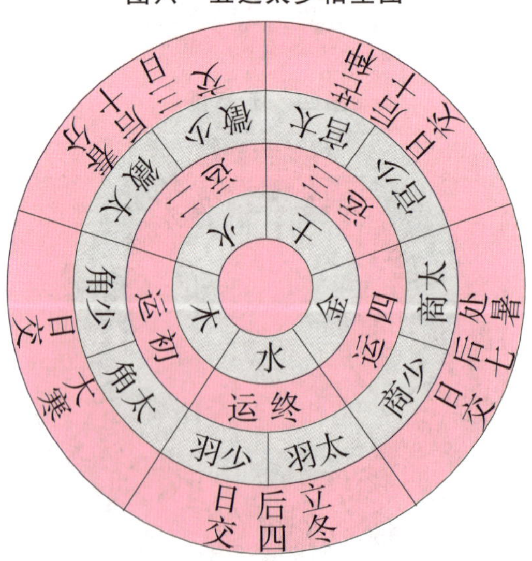

图七　五运主运图

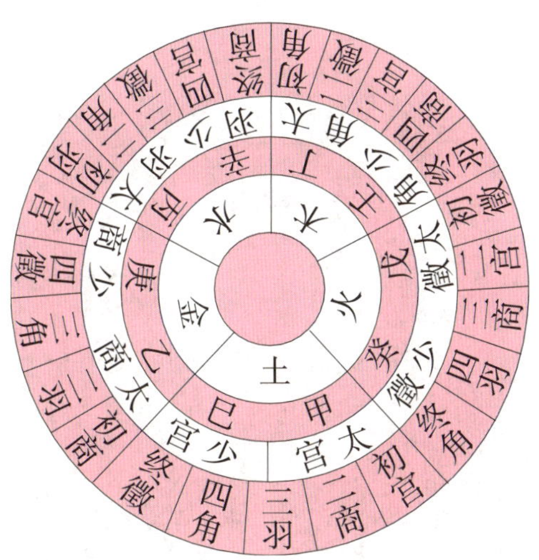

图八　五运客运图

三图总说

五运之序，循环无端，一阴一阳，互为其根。甲以阳土生乙之少商，乙以阴金生丙之太羽，循是以往，周而复始。运气有三，莫不由之。一曰中运，十年一周，如甲为太宫，乙为少商是也。二日主运，一岁分为五步，始于大寒日，甲、乙、丙、辛、癸五岁，起太角，终太羽，丁、戊、己、庚、壬五岁，起少角，终少羽，每步得七十三日零五刻是也。三日客运，亦一年五步，起本年中运为一步，太少相生，五步而止，不必起于角而终于羽也。土曰宫，金曰商，水曰羽，木曰角，火曰徵，五行之声音也。五行各有阴阳，十干所以分太少也。第主客之运，经未明言，然以理推之，天地有主客之六气，则当有主客之五运。考之“天元玉册”亦有客运行于主运之上，故敢附图于下。

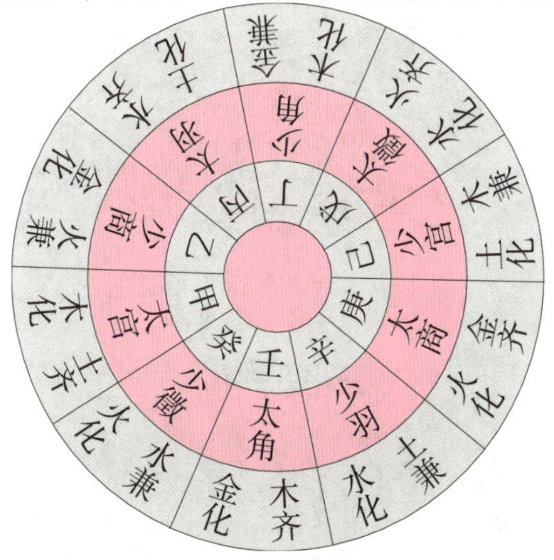

图九　五运太少齐化兼化图

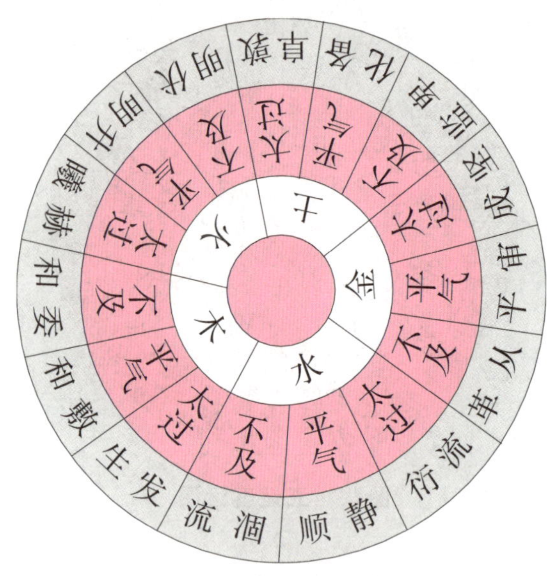

图十　运分三纪之图

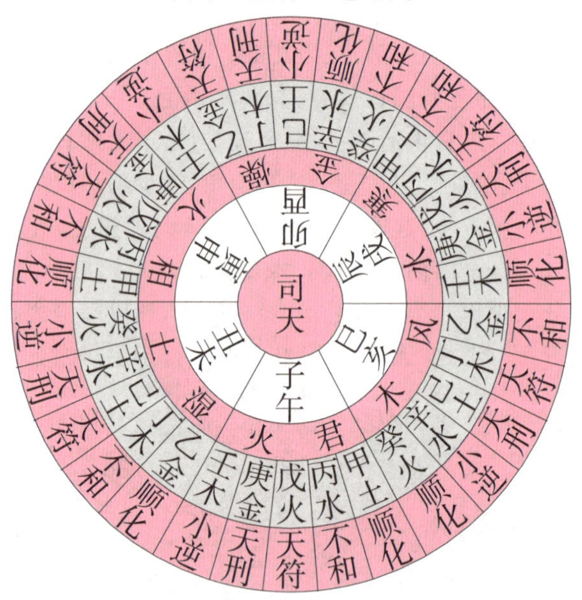

图十一　六十年运气相临图

三图总说

十干五运，阴阳各半。阳曰太过，阴曰不及。太过则气旺，反齐胜己者之化。不及则气衰，胜己者来兼其化。上应五星之象，下应百物之成，而灾殄之厚薄由是著矣。其或太过有制，不及得助，即为平气。经所以有三气之纪也。然六十年运气相临，又有天符、天刑、顺化、不和、小逆之别，则非三气之所得该矣，附陈于下：太过，五太之年，甲、丙、戊、庚、壬也，反齐胜己之化。如甲土太宫，反齐木化；壬木太角，反齐金化；庚金太商，反齐火化；戊火太徵，反齐水化；丙水太羽，反齐土化是也。凡三十年。

不及，五少之年，乙、丁、己、辛、癸也，胜己者来兼其化。如己土少宫，木来兼化；丁木少角，金来兼化；乙金少商，火来兼化；癸火少徵，水来兼化；辛水少羽，土来兼化是也。凡三十年。

平气，如运太过，而得司天之制。若庚子、庚午、庚寅、庚申，金运太过，司天之火气抑之，则得审平之化，为金之平气；戊辰、戊戌，火运太过，司天之水气抑之，则得升明之化，为火之平气。运不及，而得司天之助。若己丑、己未，土运不及，司天助之而得备化之纪，为土之乎气；乙卯、乙酉，金运不及，司天助之，而得审平之纪，为金之平气；丁巳、丁亥，木运不及，司天助之，而得敷和之纪，为木之平气；又若己巳、己亥，土运不及，本来兼化，又得木司天助之，故兼敷和之化，为木之平气；乙巳、乙亥，金运不及，则木得自专，又值木司天得令，则木齐金化，而兼敷和之纪，为木之平气；辛丑、辛未，水运不及，土来兼化，又得土司天助之，故兼备化之纪，为土之平气：丁丑、丁未，木运不及，则土得自专，又值土司天得令，则木齐土化，而兼备化之纪，为土之平气；丁卯、丁酉，木运不及，金来兼化，又得金司天助之，故得审平之纪，为金之平气；癸卯、癸酉，火运不及，则金无所畏，又值金司天得令，则金齐火化，而行审平之纪，为金之平气。合而言之，太过而得平气者六年，不及而得平气者十八年，则太过者二十四年，不及者十二年，平气者二十四年。又如新运初交之月日时，与运相合者，亦得乎气，如甲子年初交之月日时得己，乙丑年得庚是也。然究而言之，太过之中，六甲年，子午寅申顺化，辰戌不和；六庚年，子午寅申天刑，辰戌小逆；六丙年，子午寅申不和，辰戌天符；六壬年，子午寅申小逆，辰戌顺化；六戊年，子午寅申天符，辰戌天刑。除天刑六年强而有制，应入平气外，天符六年，强而得助也；顺化六年，强而得生也；小逆六年，强而泄气也；不和六年，强而制人也。不及之中，六己年，丑未天符，卯酉小逆，巳亥天刑；六乙年，丑未顺化，卯酉天符，巳亥不和；六辛年，丑未天刑，卯酉顺化，巳亥小逆；六丁年，丑未不和，卯酉天刑，巳亥天符；六癸年，丑未小逆，卯酉不和，巳亥顺化。除天符六年，弱而得助，应入平气外，天刑六年，从胜己者之平气，弱而不能自主也；不和六年，从胜己者之平气，弱而不能制人也；小逆六年，弱而泄气也；顺化六年，弱而得生也。是太过、不及之中，又有盛衰厚薄之分焉。"五运行大论"曰：气相得则微，不相得则甚。所胜则微，所不胜则甚。非其时则微，当其时则甚，又非可执一以求矣。按司天与五运六十年临遇，变化不测如是，则在泉及左右间气，当亦有然。经未明言，无敢赘述，是在智者因时而推测也。

又按阳年齐化，阴年兼化，皆不专用本宫之化，而用胜己者之化。然阳强阴弱，固自有别。齐化者，负气孤行，敌来乘之，承制之义也。兼化者，孱弱失位，敌夺其政，胜复之端也。

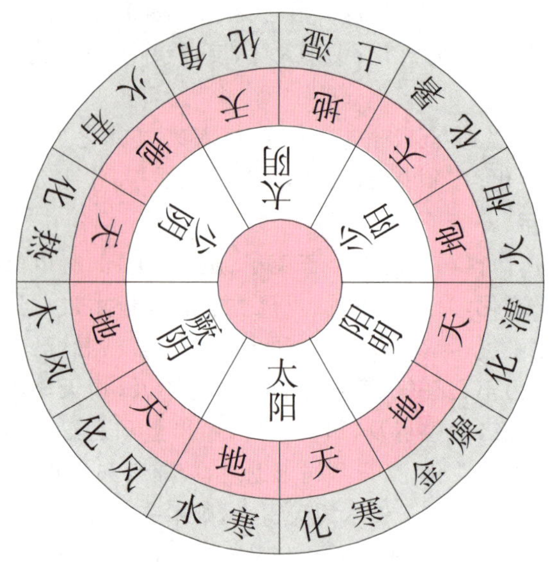

图十二　天地六气之图

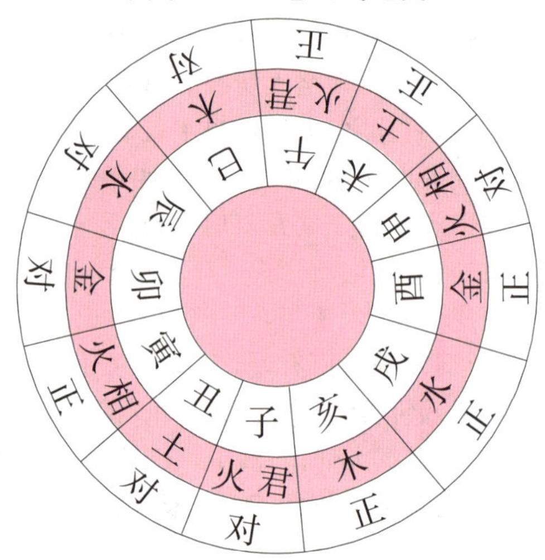

图十三　六气正化对化图

上二图解

“阴阳应象大论”曰：阴阳者，天地之道也。“天元纪大论”曰：阴阳不测之谓神。神在天为风，在地为木；在天为热，在地为火；在天为湿，在地为土；在天为燥，在地为金；在天为寒，在地为水。天地者，万物之上下也；左右者，阴阳之道路也；水火者，阴阳之征兆也；金木者，生成之终始也。气有多少，形有盛衰，上下相召，而损益彰矣。又曰：寒暑燥湿风火，天之阴阳也；木火土金水火，地之阴阳也。五行各一，而火分为二者，君火以明，相火以位也。盖凡物之生，莫不本于真阳，使火气不充，而生机或息矣。君火者，悬象照耀，光被幽隐，垂裳而治，不徒以一职效功也，如肾、脾、肝、肺，皆系于心。相火者，佐君宰化，而分其任者也。风、火、湿、相火、燥、寒六气为主，三阴三阳为标也。至如亥子属水，而亥年风木主之，子年君火主之。如木，本阳也，而反属厥阴；金，本阴也，而反属阳明者，经所谓天地之阴阳，不可以数推以象之谓也。至正化、对化，说详《玄珠密语》。然惟子午卯酉四年意义明显，兹姑附图以备学者参焉。

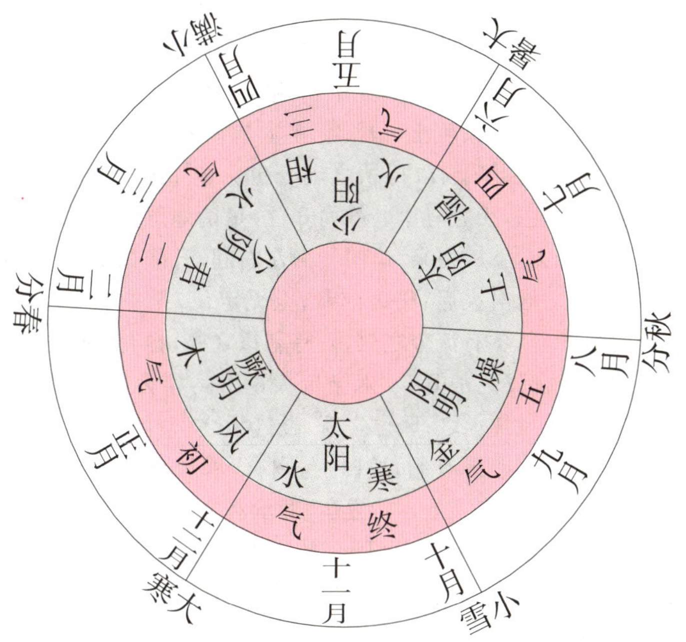

图十四　逐年主气图

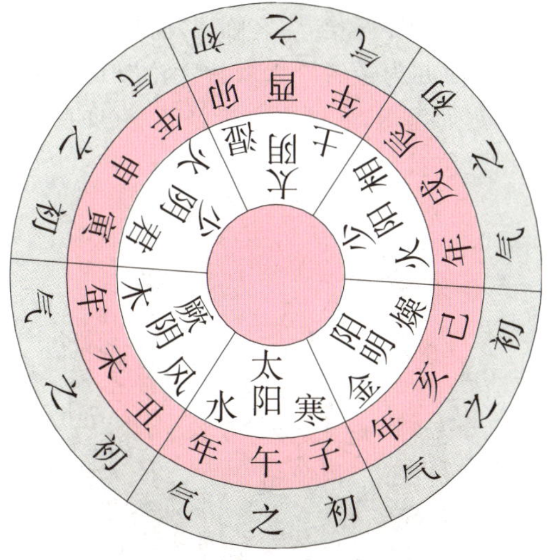

图十五　逐年客气图

上二图说

造化流行，节候递嬗，四时代谢，六气推移。每岁之气无论主客，皆始于大寒日交初气，至春分日交二气，小满日交三气，大暑日交四气，秋分日交五气，小雪日交终气。每气主六十日八十七刻半，六气共得三百六十五日二十五刻，以成一岁。主气以五行相生为序，风木，春气也，主春分前六十日。木生火，时至卯中，阳光日丽，暄气渐行，故君火主春分后六十日。然君火以明，光耀虽遍，而化行未盛。相火继之，承君而布其令，主夏至前后各三十日。火生土，故湿土主大暑后六十日，应长夏之气也。长夏之土生金，故燥金主秋分后六十日，行秋之肃令也。金生水，故寒水为终气，岁气至此，寒化大行也。六气迭主，无分尊卑。静而守位，是谓地气。客气者，天气也。天道无常，动而不息，上曰司天，下曰在泉，馀四气为左右间，升降往来，六期环会焉。主气土，居二火之后；客气土，居君火后、相火前者，土无定位，无乎不在，又以三阴三阳之序不容紊也。至客气所至，冬有流金之热，夏有霜雹之寒，春有毁拆之灾，秋有木华之变，非时相加，总因六气郁发之故耳。“六微旨大论”曰：相火之下，水气承之；水位之下，土气承之；土位之下，风气承之；风位之下，金气承之；金位之下，火气承之；君火之下，阴精承之，言六气之客，盛极有制，故曰：亢则害，承乃制。虽客主之气有胜无复，而寒暑温凉，历一气则一变，则天地自然之运，即承制之义欤。每岁客气，天之轫气始于地之左间，二气为天之右间，三气为司天主气，四气为天之左间，五气为地之右间，终气为在泉主气。分而言之，六气各主六十日；统而言之，司天主上半年，在泉主下半年。天之左右间，面北而定其位也。地之左右间，面南面定其位也。子午之岁，上见少阴；卯酉之岁，上见阳明，正化、对化之义也。上者右行而降，下者左行而升，每年退一步，左右顺行，六岁周天。故丑未之岁上见太阴，寅申之岁上见少阳，辰戌之岁上见太阳，巳亥之岁上见厥阴也。上下遘会，主客临遇，而顺逆见矣。相生相比者为顺，相克相害者为逆。其有相比而亦为逆者，“六微旨大沦”曰：君位臣则顺，臣位君则逆。逆则病近而害速，顺则病远而害微，所谓二火者是也。（卯酉岁，天之右间少阳，客气临于少阴主气之位，是谓臣位君。）

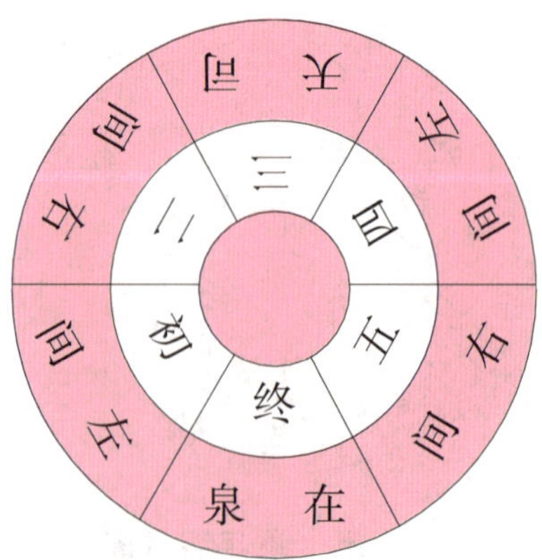

图十六　阳年客气顺行图

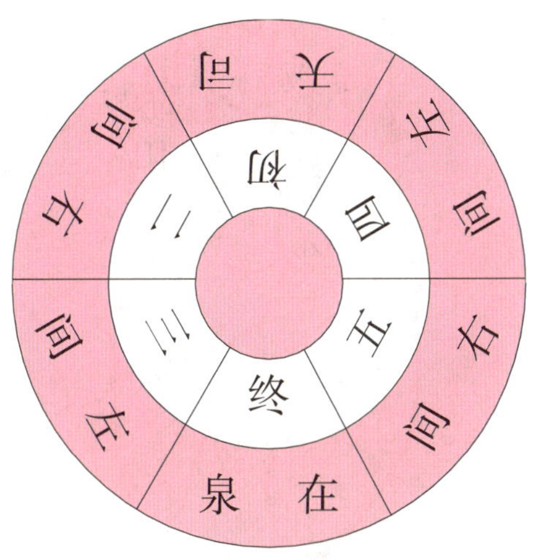

图十七　阴年客气逆行图

图　解

经曰：夫阴阳者，数之可十，推之可百；数之可千，推之可万。盖言天地之阴阳变动不居，不可以常理测也。五太、五少，分属阴阳，各主岁运；三阴、三阳，值年司气，分配六期，是固然矣。然予历观五运之纪，司天客气，间见舛错。及考之仙灵秘笈，而得阴年司天逆行三步之义焉。其说以甲已丁壬戊癸为阳，阳年顺行，即前“阳年图”也。乙庚丙辛为阴，阴年逆行，即后“阴年图”也。盖太始之初，素天之气下临乙庚，玄天之气下临丙辛。索天，西方之色也。玄天，北方之色也。西北为阴，故乙庚丙辛为阴也。至于丁壬戊癸为阳，而甲己亦云阳者，土居中央，又君象也，故不为阴也。夫阳主动，阴主静，今阳年顺行，阴年逆行者，何也？此运气相临，阴阳交遘之化机也。经曰：先立其年，以明其义。乙庚丙辛，阴年也，司天三步，阳位也，阳遇阴则变，阴遇阳则从。阴年司天逆行者，阳就阴也。在泉之气为地气，地道卑而顺承，故不变也。至阳年阴位而亦不变者，其气专一，来无所慕，去无所恋也。每周甲逆行之岁，凡二十四年。初气交司天，即阳年之三气；二气交天之右间，与阳年同；三气交地之左间，即阳年之初气也。大寒后六十日，即行司天之令，而地之左间不应，至三气而始布其化。澄观默验，其间天地之寒喧，人世之灾疠，物产之征应，皆有异于阳年者。故敢推广经旨，一例附入。后世明哲之士，有能加以削正者，是予之大愿也。

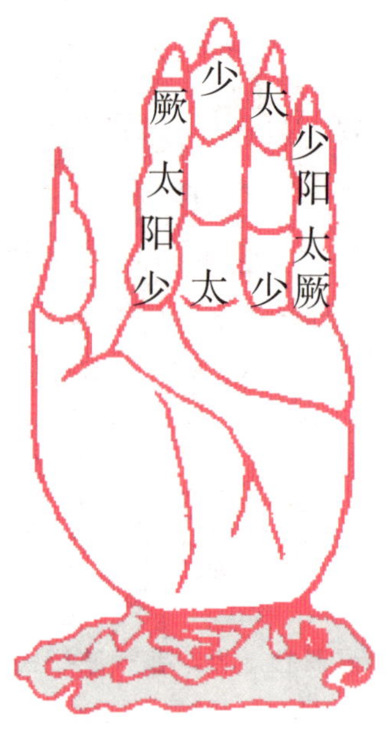

图十八　司天在泉指掌图

其法以巳亥为始，即起厥阴司天。故以巳亥位起“厥”字，子午位为“少”字，丑未位为“太”字，顺数到底，皆其年分之司天也。其馀五气，循次可推矣。推六气法；凡司天前二位，即初气。前一位，即二气。本位司天，为三气。后一位，为四气。后二位，为五气。后三位，为终气。即在泉也。掌中一乾六气，瞭然在握。

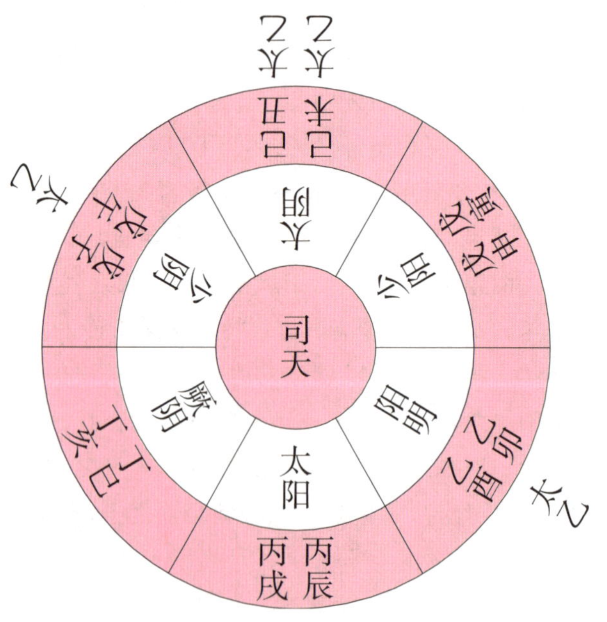

图十九　天符之图

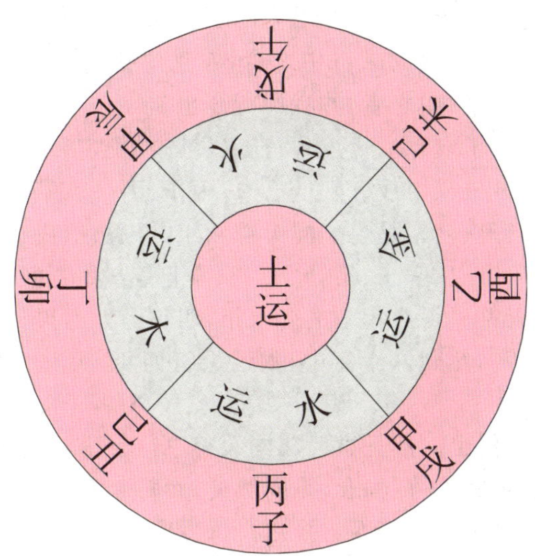

图二十　岁会之图

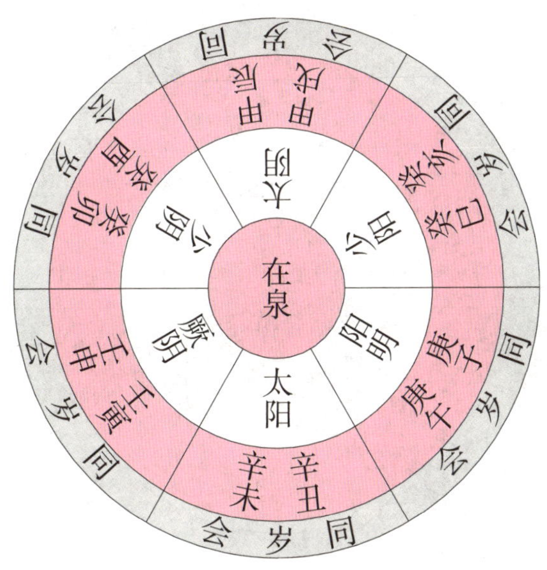

图二十一　同天符同岁会图

图　解

经曰：土运之岁，上见太阴；火运之岁，上见少阳；少阴金运之岁，上见阳明；木运之岁，上见厥阴；水运之岁，上见太阳，司天与中运相合，故曰天符。木运临卯，火运临午，土运临四季，金运临酉，水运临子，此中运与岁支同气，故曰岁会。既为天符，又为岁会，是为太乙天符。经曰：天符为执法，岁会为行令，太乙天符为贵人。中执法者其病速而危，中行令者其病徐而持，中贵人者其病暴而死。盖太乙、天符，三气会合，是谓过亢，亢则害甚。天符次之，岁不与会也。岁会为轻。经曰：气之平也，非其位则邪，当其位则正。邪则变甚，正则微，此之谓也。同天符者，以五太之年，下加在泉之气，其气旺；故同天符中之者，亦犹中执法也。同岁会者，以五少之年，下加在泉之气，其气平；中之者，亦犹中行令也。

天符十二年，丁巳、丁亥、戊子、戊午、己丑、己未、戊寅、戊申、乙卯、乙酉、丙辰、丙戌是也。岁会八年，甲辰、甲戌、己丑、己未、丙子、丙午、丁卯、乙酉是也。太乙天符四年，戊午、乙酉、己丑、己未是也。同天符六年，甲辰、甲戌、庚子、庚午、壬寅、壬申是也。同岁会六年，辛丑、辛未、癸酉、癸卯、癸巳、癸女是也。然天符十二年中，有太乙天符四年，是天符只得八年。岁会八年，四年为太乙天符，又有甲辰、甲戌同天符，是岁会只得二年。然则六十年中，太乙天符四年，天符八年，岁会二年，同天符六年，同岁会六年，共二十六年。其外如壬寅、庚申、癸巳、辛亥，运与支合，而不为岁会者，不当四正之位也。然壬寅已属同天符，癸巳已属同岁会，庚申、辛亥二年亦应得平气也。夫值年之天符、岁会，是固然矣，而每年左右间气一与运相符，则其气必旺，非徐问气可比，是从天符而类推之。每岁中运与月建相会，其气必纯，非徐月建可比，是从岁会而类推之也。澄机观变之士，息心验之，当必有得于其际矣。

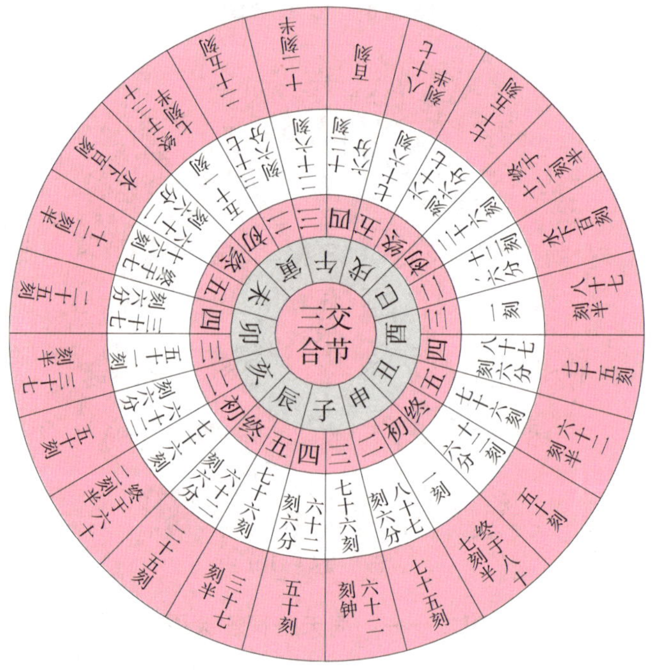

图二十二　六十年岁气交节三合图

“六微旨大论”曰：天气始于甲，地气始于子，子甲相合，命曰岁立。谨候其时，气可与期。甲子之岁，天数始水下一刻，终于八十七刻半，谓客气。地之左间，始大寒日寅初初刻，终于六十日后子时初四刻。盖六十分为一刻，每时有八刻零二十分，三时共成二十五刻，十二时共成百刻也。所谓三合者，甲子初气始于一刻，以至终之气终于二十五刻，是每岁六气共得三百六十五日二十五刻也。乙丑岁始于二十六刻，终于五十刻。丙寅岁始于五十一刻，终于七十五刻。了卯岁始于七十六刻，终于百刻。四周为一纪，周而复始。辰年、申年与甲子同，巳年、酉年与乙丑同，牛年、戊年与丙寅同，未年、亥年与丁卯同。故申子辰、巳酉丑、寅午戌、亥卯未，岁气皆同，所以渭之为三合也。逐年加节，时刻不爽，而天地之气往往不应。经曰：至而至者，和。至而不至，来气不及也。未至而至，来气有馀也。谨而察之，灾变可测，民病可调矣。

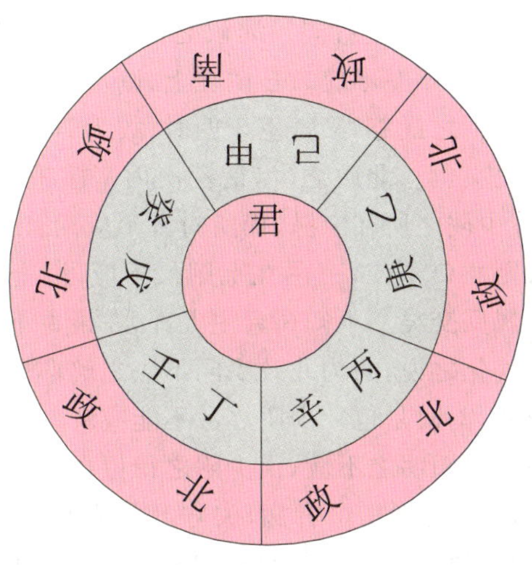

图二十三　南北政图

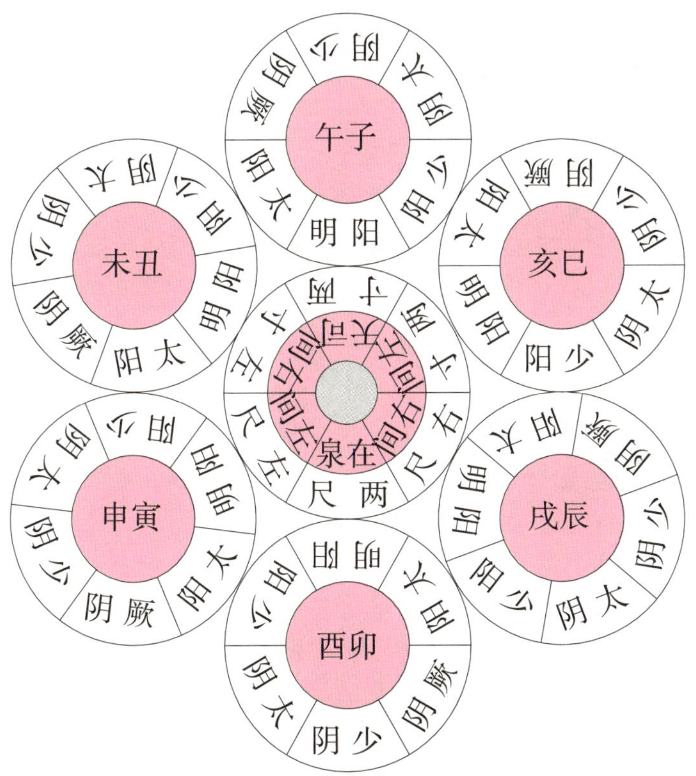

图二十四　南北政脉不应图

南政年少阴所在不应，北政年阳明所在不应

上二图解

经曰：南政之岁，少阴司天，则寸口不应。厥阴司天，则右不应。太阴司天，则左不应。三阴在泉，则尺不应。左右同。北政之岁，少阴在泉，则寸口不应。厥阴在泉，则右不应。太阴在泉，则左不应。三阴在上，则尺不应。南政之岁，谓甲己之岁。甲己属土，为五行十干之最尊，又寄王于四时，故为君象。君既得政，则少阴君火不复应脉，天无二日之义也。北政之岁，谓乙庚丙辛丁壬戊癸北面受政，是谓臣道，臣得君而后行令，故少阴之所在应脉，而所对者不应焉，臣不敌君之义也。诸注以北政之岁，少阴在泉则寸口不应，三阴在上则尺不应，谓上下尺寸颠倒互应。若然，则北政之岁六气皆属反交矣。不知司天主上部，在泉主下部，左右主中部，确不可易，安可以君火不司气化之说，曲为北政少阴不应之解耶！总之经之所谓不应者有二：少阴之位本不应者，南政是也。少阴之敌不能应者，北政是也。北政不应，皆属阳明。而不言阳明者，以阳明之不应，由少阴之得位也。岐伯曰：从其气则和，违其气则病。不当其位者病，迭移其位者病，失守其位者危，尺寸反者死，阴阳交者死。子午卯酉之年不应在两尺两寸，不应而反应，该应而不应，是谓尺寸反。寅申巳亥辰戌丑未之年不应在左右。左阳则右阴，右阳则左阴，不应而反应，该应而不应，是谓阴阳交。然必阴阳俱交，始为交也；尺寸俱反，始为反也。若偶差一步，或屡易一位，一位或然，只为病象而已，不得即谓为阴阳交、尺寸反也。学者审焉！

卷　二

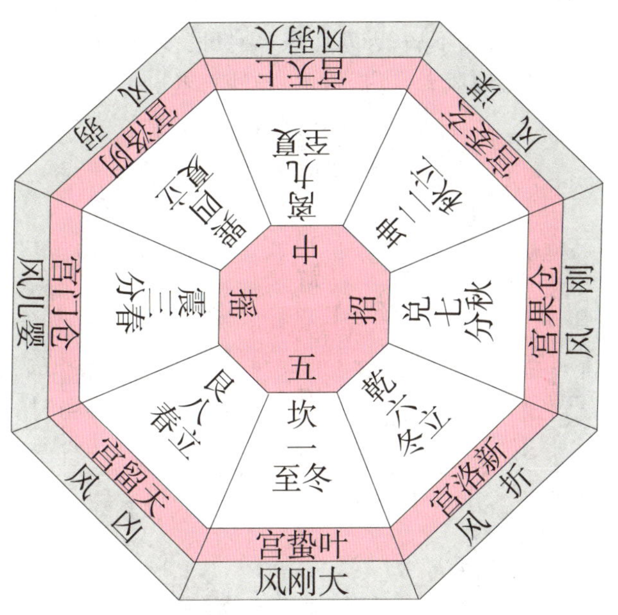

图二十五　九宫八风图

太乙移宫说

经曰：太乙常以冬至之日，居叶蛰之宫四十六日，明日居天留四十六日，明日居仓门四十六日，明日居阴洛四十五日，明日居天宫四十六日，明日居玄委四十六日，明日居仓果四十六日，明日居新洛四十五日，明日复居叶蛰之宫曰冬至。太一，天神之最贵者，即北极也。北极不动而运周天，故太一游宫，终而复始也。乾巽二宫各少一日者，乾巽为天地之门户，又天地不足之方也。合之共得三百六十有六日，以尽一岁之数。其曰九宫者，土旺四维，每季末十八日，太一居于中宫也。太一移日，天必应之以风雨，其日风雨调和，则岁美民安少病。先之则多雨，后之则多旱。冬至贼风自南来，夜至则民卧而弗犯，昼至则万民懈惰，而中于虚风。至立春日，贼风自西来，又皆中之，而温疫生矣。此万民所以同病也。冬至有变占在君，春分占在相，中宫占在吏，秋分占在将，夏至占在百姓。所谓变者，大风拔木扬沙之谓。风从其所居之宫来，为实风，主生长万物；从其冲后来，为虚风，伤人者也。盖月建所在为实，月建所冲为虚。其伤人也应乎藏气。故大弱风舍于心，谋风舍于脾，刚风舍于肺，折风舍于小肠，大刚风舍于肾，凶风舍于大肠，婴儿风舍于肝，弱风舍于胃，皆谓虚风也。故圣人避风如避矢石焉。其非八正虚风，而贼风邪气，亦能病人。来不以时，亦无定位，因人肤腠之开闭而中之。至平居非关贼风而亦病者，三虚之故也。凡五少岁运不及，并司天失守之年，是谓乘年之衰。每月望后，则血虚气去，肉减肤纵，是谓逢月之空，主客相犯，时令失正，是谓失时之和。然必精气不充，调摄失宜，乃致病焉。非是，亦不病也。岁候之法，重在元日：风从南方来曰旱乡；从西方来曰白骨将，国有殃，人多死亡；风从东方来，国有大灾，微则否；风从东南方行，春有死亡；天温不风，籴贱民不病；天寒而风，籴贵民多病；惟北风为最甚，以日之早晏，定四时之死亡。诸所谓风者，皆折树木、扬沙石者也。

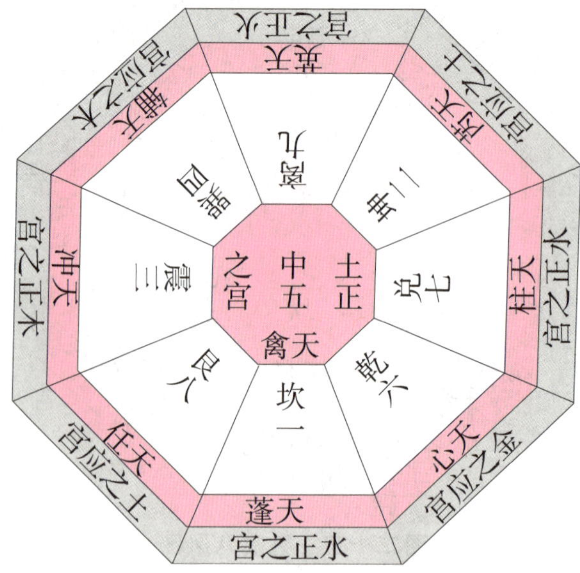

图二十六　九宫九星图

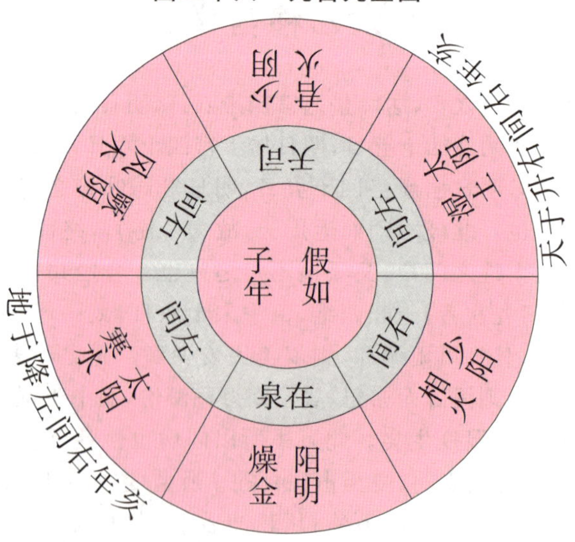

图二十七　天地左右升降图

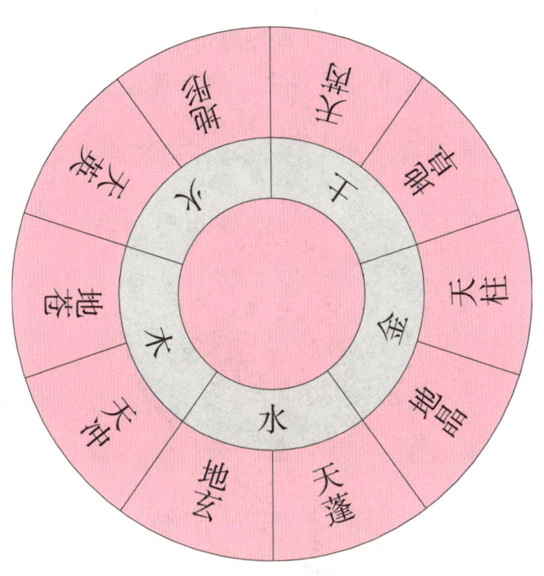

图二十八　天地五星图

左右升降不前司天不迁正不退位解

旧岁在泉之右间，必升为新岁司天之左间。辰戌岁木欲升，而金窒抑之，则木郁而不前，病在肝。巳亥岁君火当升，丑未岁相火当升，而水窒抑之，则火郁而不前，病在心与包络。子午岁土欲升，而木抑之，病在脾。寅申岁金欲升，而火抑之，病在肺。卯酉岁水欲升，而土抑之，病在肾。及病之未发，即所在之经刺以舒之，药饵调之，须用其法。旧岁司天之右间，必降为新岁在泉之左间。丑未岁木欲降，而金窒抑之则木郁，当克金以扶木，治在手太阴、手阳明。寅申岁君火当降，辰戌岁相火当降，而水窒之则火郁，当克水以救火，治在足少阴、足太阳。卯酉岁土欲降，而木窒之则土郁，当克木以扶土，治在足厥阴、足少阳。巳亥岁金欲降，而火窒之则金郁，当克火以存金，治在心包络、手少阳。子午岁水欲降，而土抑之则水郁，当克土以扶水，治在足太阴、足阳明。折其所胜，以舒本经之郁。升之不前，亦非一端，或天星窒之，或中运胜之，或阴年气衰，司天未得迁正，即左间未得升天。降之不下，亦非一端，或地星窒之，或中运胜之，或去岁司天之气有馀不退，即右间不得降地。更有升降俱不前者，前则胜己者布其化，后则郁极而发，已复大肆其威，即气交之变，各各不同，灾有微甚也。(汤批：按《内经》云：气交多主司天在泉之交，而未及在泉复交司天之交。以愚观之，左不升天，其变应主三气、四气之交；右不降地，其变应主终气、初气之交。以升天者在四气，降地者在初气故也。)非特左右间有升降不前也，司天亦有不迁正、不退位之患，辰戌年太阳司天，至大寒，交巳亥年厥阴司天，乃太阳不退位而复布，即厥阴不得迁正。至于午年，厥阴复布，则少阴不迁正。丑未年，少阴复布，则太阴不迁正。寅申年，太阴复布，则少阳不迁正。卯酉年，少阳复布，则阳明不迁正。辰戌年，阳明复布，则太阳不迁正。不迁正者，本年司天之气有郁，其过不尽在旧司天也，当泻新司天之郁以通之。不退位者，旧司天之气有馀，其过不尽在新司天也，当折旧司天之气有馀以退之。二法不同，各有精义。若在泉迁正，、退位之化，即地产物应可验而得之。然天尊地卑，在泉之气总不若司天权重，故经未悉言也。

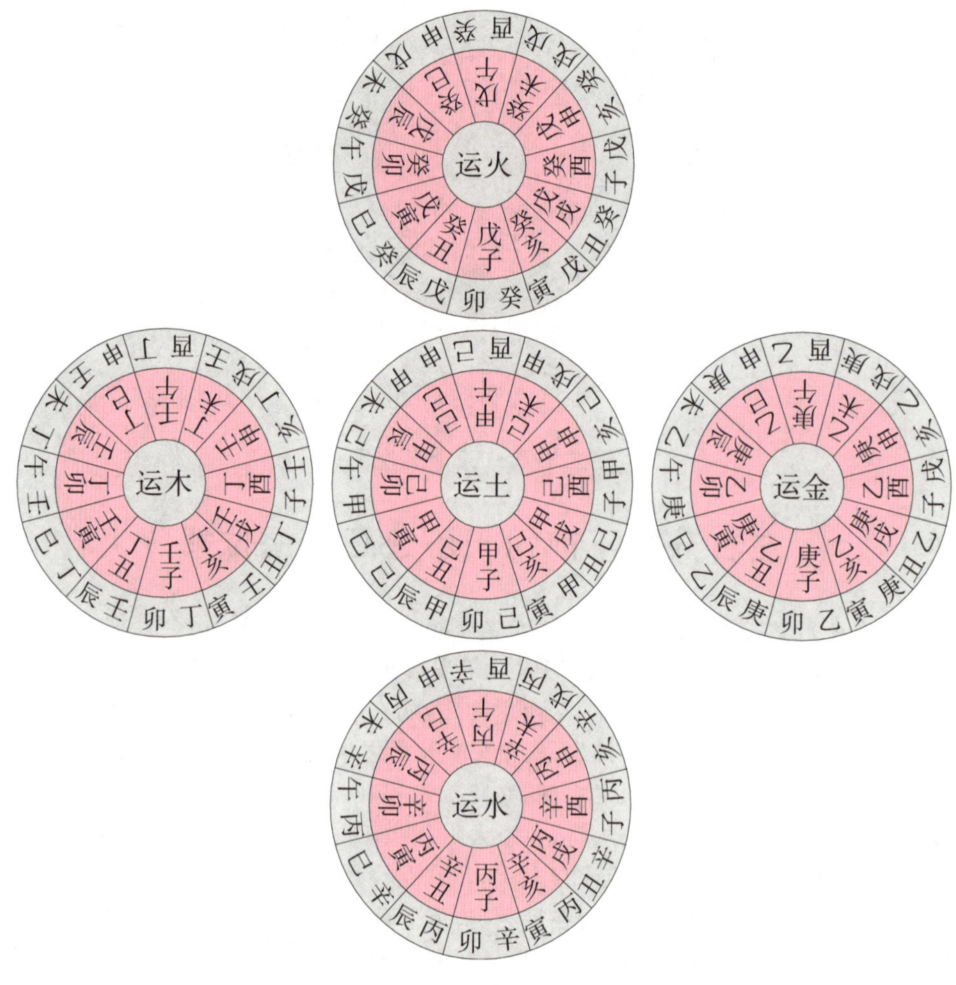

图二十九　五运失守三年化疫图

五运失守之说，即前不退位、不迁正之义也。不退位、不迁正，病即见于本年者，其患浅，调之即已，故五运不为失守。若刚柔孤立，岁运气衰，郁极而发，三年化为疫疠。积之久，则中之者深。岁序再易，邪化大行，粗工不知，呼寒呼热。究之本年运气，又复不侔，遂谓运气之说未足凭信。不知病已受于三年前也。假如甲子阳年，土运太过，子午则少阴司天，阳明在泉，阳明属卯酉，甲与己合，则己卯为甲子在泉之化。如上年癸亥司天之气有馀者，年虽交得甲子，厥阴犹尚治天，甲未得位，地巳迁正，阳明己卯在泉，以癸亥之司天，临甲子之在泉，则上癸下己，不相奉和。癸己相会，土运大虚，反受木胜，即非太过。土运既窒，黄钟不应，木既胜而金来复，而本年司天少阴之气忽至，则木反助火而金微，木邪过甚，而甲己之土皆失守矣，后三年化成土疫。晚至丁卯，早至丙寅。大小善恶，推其司天在泉之气，与太一所居之宫。土疫将至，恐伤水藏，当先补肾，次泄脾气。又如甲至子合，司天已交，而下地己卯未得迁正，旧岁癸亥在泉之戊寅少阳不退位，甲戊不合，即土运非过，木乃乘虚而胜之，即有金复，三年之后，亦化土疠，治与土疫同。假如丙寅阳年，水运太过，寅申则少阳司天，厥阴在泉，厥阴属巳亥，丙与辛合，则辛巳为丙寅在泉之化，如旧岁乙丑司天之气有馀者，年虽交得丙寅，太阴尚犹治天，丙未得位，地已迁正，厥阴辛巳在泉。以乙丑之司天，临丙寅之在泉，上乙下辛，地不奉天，乙辛相会，水运大虚，反受土胜，即非太过。太簇之管，太羽不应，上胜而雨化，木复即风，后三年化成水疫。晚至己巳，蚤至戊辰。甚则速，微则徐。水疫将至，恐伤火藏，当先补心，次泄肾气。又如丙至寅合，司天已交，下地辛巳未得迁正，上年在泉之庚辰太阳不退位，丙庚不合，即水运小虚，或有胜复，三年化为水疠，治如水疫。假如庚辰阳年，在泉为乙未，旧岁己卯天数有馀，阳明犹尚治天，地已迁正，乙未太阴司地，天己卯而地乙未，乙己相会，金运大虚，反受火胜，即非太阳。姑洗之管，太商不应，火胜水复，三年化为金疫，速徐同前。金疫将至，恐伤木藏，当先补肝，次泄肺气。又如庚至辰应，司天已交，下地乙未未得迁正，上年在泉之甲午不退，庚甲不合，金运小虚，有小胜或无复，后三年化为金疠，治如金疫。假如壬午年，在泉为丁酉，旧岁辛巳天数有馀，厥阴犹尚治天，地已迁正，丁酉阳明司地，天辛巳而地丁酉，辛丁相会，木运太虚，反受金胜，即非太过。蕤宾之管。太角不应，金胜火复，三年化为木疫。木疫将至，恐伤土藏，当先补脾，次泄肝气。又如壬至午应，司天已交，下地丁酉未得迁正，上年在泉之丙申不退，壬丙不合，木运小虚，有小胜小复，后三年化为木疠，状如木疫，治法同。假如戊申年，在泉为癸亥，旧岁丁未天数有馀，太阴犹尚治天，地已迁正，癸亥厥阴在泉，天丁未而地癸亥，丁癸相会，火运大虚，反受水胜。夷则之管，上徵不应，三年化为火疫。火疫将至，恐伤金藏，当先补肺，次泄火气。又如戊至申应，治天交司，下地癸亥未得迁正，上年在泉之壬戌太阳不退，戊壬不合，火运小虚，有小胜或无复，后三年化为火疠，治如火疫。盖上干为刚，下干为柔，上干失位，柔地独主，其气不正，故有邪犯。下干失守，天运孤立，柔不附刚，亦足致戾也。夫阳年为太过，太过者气盛。经曰：气有馀，则制己所胜而侮所不胜。其不及，则己所不胜，侮而乘之；己所胜，轻而侮之。太过之与不及，若是其悬殊也！一经上下失守，反为大虚，敌得乘之，郁为疫疠。五太如此，五少可知。阳年若此，阴年可知。虽气有微甚，差有浅深，或太过而反虚，或不及而得位，各随其年之气候，而静而验之：刚柔失位，则律吕异音；刚柔将合，则音律先同。明哲之士，固可豫决于先几也。

附：疫由人事论

《内经》所载五疫之发，皆由五干刚柔失守。然天时、人事，恒相附丽，如影随形，如响随声。不得谓天失其度，致生灾疚，而与人事无涉也。历观往古，政治修和，则民无夭札；燮理乖方，则疮痍时起。天有显道，应如桴鼓。即如岁歉谷踊，民用乏食，赈恤不时，流离转徙，以糠秕比为饼饵，以草木为糗粱，肢体疲弱，藏气虚耗，六气偶舛，疾病繁兴，或狂徒不惩，弄弋潢池，蹂躏我禾稼，虔刘我妇子，百姓嗟怨，呼天莫诉，五内抑郁，精气先伤。时令失正，邪慝内干，或戍亭鄣，或筑城堡，或浚河渠，或修堤防，动大众，兴大役，司事者失御下之道，寒暑足以侵其体，饥渴足以贼其脏，劳苦足以疲其筋骨，而且思虑伤脾，恐惧伤肾，忿怒伤肝，忧思伤心，于邑伤肺。当是时也，运气之相值，或有偏衰偏盛之处，皆足致灾，有不待三年者。盖疫也者，郁也。五行郁则求伸，五脏郁则求舒。其郁既甚，其发必暴，郁则伤己，发则伤己之所胜。重伤其脏，而疫斯盛矣。是知刚柔失守，三年来复，为天运之戾气；而血气耗越，召殃招尤，为人事之失调也。不稔刚柔之义，则五行迷瞢，治疗无方；不识人事之说，则妄测天运，施治寡效。昔金末造，元兵南下，汴都戒严解围之后，京师大疫，东垣先生制普济消毒饮，全活甚众。是真得天时人事之全者。至《内经》所载避疫之法及方，系后人傅会增附，未足据用。愚谓避疫之法，无过塞精固气，寡欲清心，为渡世之津梁，御灾之秘钥。盖人定胜天，而五行之戾气，罔敢干焉。若疫将发而思豫却之方，当求诸运气及人事所以化疫之由，而折其胜气，资其化气，乃克有济。如执一术以求吻合，吾恐操刀而学割，伤人必多也。

运气总论

在昔洪荒肇启，历度未彰，天以无心而成化，人以顺受而得正。沿至轩皇，风气渐开，疾疢间作，乃警乃咨，延访廷臣，惟岐伯、雷公、鬼臾区诸贤圣不惮烦赜，缕述条陈，而五运六气之说以明。如“六节脏象”“天元纪”“五运行”“六微旨”“六元正纪”“气交变”“至真要”“五常政”诸论，连篇累幅，旨深词奥，其间正变盛衰之义，不下千百条。愚者昧焉，废而不讲，而拘墟之流，执其一端，不能会通，用多窒凝。是皆未达运气之大旨，而徒事枝节之末务者也。经曰：得其要者，一言而终；不知其要，流散无穷。然则欲穷运气之说，当求至简至要之方矣。经曰：有馀而往，不足随之；不足而往，有馀从之。言气运之迭为消长也。未至而至，此谓太过，则薄其所不胜，而乘其所胜，命曰气淫。至而不至，此谓不及，则所胜妄行，而所生受病，所不胜薄之，命曰气迫。太过、不及之外，复有平气之纪，盖太过有制，不及得助也。然太过之岁，其气专一，即非有制，而施其正化，不必致疾。惟亢则害，斯承乃制耳。不及之岁，胜己者来兼化，其气较弱，又且驳杂不纯，其生变也较太过之岁为多。和则为化为政，气之常也；不和则为胜为复，气之变也。胜甚则复甚，胜微则复微。岁运太过，则运星北越，畏星失色而兼其母气相得，则各行以道。不及，则包兼其所不胜。太者之至，徐而常；少者之至，暴而亡。“六元正纪大论”曰：天气不足，地气随之；地气不足，天气从之。运居其中而常先也。恶所不胜，归所和同。随运归从而生其病也。故上胜则天气降而下，下胜则地气迁而上。胜多少而差其分，微者小差，甚者大差，甚则位易气交易，则大变生而病作矣。大要曰：甚纪五分，微纪七分，其差可见，此之渭也。数之始起于上而终于下，岁半之前，天气主之；岁半之后，地气主之；上下交互，气交主之。谓司天主上半年，在泉主下半年，中运主三气、四气之交也。夫六气之用，各归不胜而为化。故太阴雨化，施于太阳；太阳寒化，施于少阴；少阴热化，施于阳明；阳明燥化，施于厥阴；厥阴风化，施于太阴。各命所在之方月征之：风温春化同，热曛夏化同，燥清烟露秋化同，云雨昏埃长夏化同，寒气霜雪冰冬化同。胜与复同。其岁有不病而脏气不应不用者，天气制之，气有所从也。火司天而金从木眚，木司天而土从水眚，水司天而火从金眚，金司天而木从土眚，土司天而水从火眚，亦惟岁气弱而天气强为然。否则，不必尔矣。主胜逆，客胜从，高者抑之，下者举之，有馀者折之，不足者补之，佐以所利，和以所宜，必安其主客，适其寒温，同者逆之，异者从之，六气之胜，则所胜者伤，脏气应焉，复亦如之。胜复之作，动不当位，或后时而至，衰盛异也。寒暑温凉，盛衰之用，其在四维，差凡三十度也。胜气未尽，复而再胜；复气未尽，胜而再复，必相当而后已。五郁之见，皆有先兆：土郁之发，云横天山，蜉蝣生灭，其气四；金郁之发，山泽焦枯，土凝霜卤，其气五；水郁之发，太虚深玄，气犹麻散，微见而隐，色黑微黄；本郁之发，长川草偃，柔叶呈阴，松吟高山，虎啸岩岫；火郁之发，华发水凝，山川冰雪，焰阳午泽。其气四。木发无时，水随火也。然此亦惟五运之郁如是。若兼齐二化，及六气之胜复，则不能拘定。盖胜气多属前三气，复气多属后三气。或亦有待主客之气而发者，所谓当其时则甚也。胜为本年天度之灾变，其机难测。复则可操券而待矣。主客之气，虽胜无复，时过则已，谓六步之转换也。运气相临，不期而至，验之之法，无过天星、脉应、物产、气候数者。水曰辰星，火曰荧惑，木曰岁星，金曰太白，土曰镇星，气盛则明，衰则暗。厥阴之至其脉弦，少阴之至其脉钩，太阴之至其脉沉，少阳之至大而浮，阳明之至短而涩，太阳之至大而长。至而至者，和；至而不至，来气不及；未至而至，来气有馀也。木应肝，其主目.其谷麻，其果李，其实核，其虫毛，其畜鸡，其色苍，其味酸，其应角。火应心，其主舌，其谷麦，其果杏，其实络，其虫羽，其畜羊，其色赤，其味苦，其音徵。土应脾，其主口，其谷稷，其果枣，其实肉，其虫倮，其畜牛，其色黄，其味甘，其音宫。金应肺，其主鼻，其谷稻，其果桃，其实壳，其虫介，其畜马，其色白，其味辛，其音商。水应肾，其主二阴，其谷豆，其果栗，其实濡，其虫鳞，其畜彘，其色黑，其味咸，其音羽。木应春，其气端，其用曲直，其化生荣，其政发散，其候温和，其令风。火应夏，其气高，其用燔灼，其化蕃茂，其政明曜，其候炎暑，其令热。土应长夏，其气平，其用高下，其化丰满，其政安静，其候溽蒸，其令湿。金应秋，其气洁，其用散落，其化坚敛，其政劲肃，其候清切，其令燥。水应冬，其气明，其用沃衍，其化凝坚，其政流演，其候凝肃，其令寒。气平则各应其所属，盛则兼其所胜，衰则兼所不胜焉。六气之化，配乎五运，故少阴不司岁运之气化，亦以君火为万化之本，尊无不统，不屑屑于纪岁也。然六步之中，未尝不分司其事。第热之与火，微分浅深。少阴所至，为喧，为舒荣，为形见，为热生，为飞羽。少阳所至，为炎暑，为行出，为蕃鲜，为火生，为薄翼。君位臣则顺，臣位君则逆。君火以明，相火以位，为稍异焉耳。即此以观，生克制化之理，盈馀消息之几，可微会而得。若求其病之迹象与证之繁琐，当更考《本经》原文，而潜心探索之，尺幅之中未能遍及也。

附：化数生成说

经曰：太过者，其数成；不及者，其数生。故五太之年，化必成数；五少之年，化必生数也。惟戊寅、戊申二太徵年用生数。土言生数，不言成数者，土即地也，有地即有土矣，不待十数而始成也。司天在泉仿此。辰戌之纪，司天之化用成数，惟二庚年用生效，在泉皆用生数，土故也。卯酉之纪，司天之化用成数，惟二乙年用生数，在泉乙癸四年用生数，丁己辛六年用成数。寅申之纪，司天之化用生数，惟二庚年用成数，在泉戊庚丙用生数，壬甲用成数。丑未之纪，司天之化皆用生数，土故也，在泉用生数，二乙年用成数。子午之纪，生成简化，壬甲丙六年属生数，戊庚四年属成数，司天在泉同。巳亥之纪，亦生成间化，丁己辛六年上生而下成，癸乙四年上成而下生。经所云寒化六、寒化一者，以五行生成之数言之。化属生数者，其气未盛，其用未宏，故其化微。化属成数者，其气已壮，其用大光，故其化甚。然其间应成而反生，应生而反成，变化错综，莫可端倪。求之六气盛衰之迹，多有未合。盖天地之阴阳，有非可按部推测者矣。

流年灾宫说九宫见前图

经于五少之年，必著灾宫，己年灾五宫，乙年灾七宫，丁年灾三宫，辛年灾一宫，癸年灾九宫。谓本年气弱，则所胜者灾之。惟二、四、六、八四隅宫，经不言灾。然以理揆之，五正有灾，四应何独不然。窃意太过之年，经不言灾，而亢则有害，岂无方位？即五少之例推之，五太必灾其所胜之宫，或灾其应宫。无应宫，则灾正宫。如木太过，则灾二宫、五宫、八宫。火太过，则灾六宫、七宫。土太过，则灾一宫。金太过，则灾三宫、四宫。水太过，则灾九宫。制则灾其本宫。不及之年，胜则灾其本宫，复则灾其胜己之宫，或正宫，或应宫。九宫有灾，始与大造无私之意相符。经不言者，举一可以隅反也。第灾宫之说，往往不验。盖时际升平，环宇遍蒸和煦，而运遭百六，幽遐共患艰虞，元运有盛衰，又非灾宫之说所得拘矣。至如应灾每宫，而反灾他宫者，此或三年被郁而发于今年，或本年六气偏胜，各有方月推验之法，不在此例。

方月图说

经之言运气，详矣。即其说而推之，往往不验。盖天下之大，不下万馀里。或南旱而北水，或西热而东寒。气候不齐，灾祥各别。同在六合之中，五运司岁，宁有彼此之殊；六步纪功，应无参差之验。而不侔若此，遂谓运气之说不足凭信，是皆未达方月之旨而寻其究竟也。经曰：六气之用，各归不胜而为化，各命其所在以征之。以主气言，厥阴初气居东北，二气少阴居东南，三气少阳居正南，四气太阴居西南，五气阳明居西北，六气太阳居正北，方月之有常者如是。假如子午年少阴司天，则太阳在东北为初气，厥阴在东南为二气，少阴在正南为司天，太阴在西南为四气，少阳在西北为五气，阳明在正北为在泉，客气之方月如是。若归所不胜而为化，则客气之太阳寒化，当施于正南少阴、西北少阳之位，或施于主气少阴、少阳之位，候之当在初气六十日内。下五气仿此。至天灾流行，有非可一端求者。有司天之灾，有在泉之灾，有间气之灾，有中运之灾，有三年郁发之灾。所灾之方，或六气所属，或五运所主，或十二辰所指。月亦如之，各归所不胜而为化，此其大较也。然经之所著，乃五行生克之理，阴阳胜复之义。言理而不言数，数有不应而理无或息。气变，

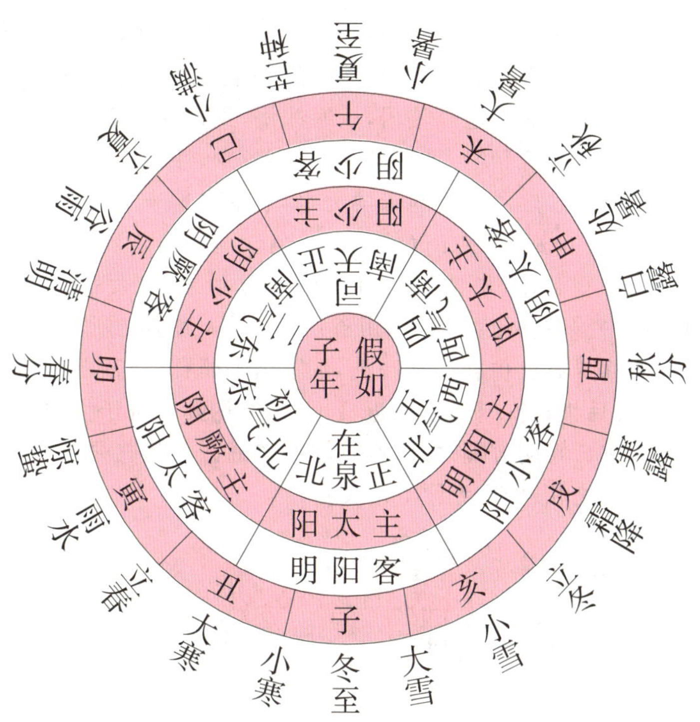

图三十　六气方月图

则无方不可灾，无时不可灾。气平，则应灾之方不必灾，应灾之月不必灾。学者当于临时验五行之盛衰，六气之强弱，病证之形势，脉法之应否。上观天星，俯察物产，按其方，定其月，即理以征数，庶乎得之。如拘执经文，按年豫决，是犹刻舟求剑，守株待兔之智也。

附：山川方隅气候不同论

经曰：天不足西北，左寒而右凉；地不满东南，右热而左温。高者气寒，下者气热。崇高则阴气治之，污下则阳气治之。阳胜者先天，阴胜者后天。此地理之常，生化之道也。王氏以中原之地剖为三分，以南北言，其一者自汉蜀扛至南海，二者自汉江至平遥县，三者自平遥北山至蕃界北海。南方太热，中分寒热兼半，北分大寒。南北分外，寒热尤极，大热之分其寒微，大寒之分其热微。以东西言之，其一者自汧源县西至沙州，二者自开封县西至沂源，三者自开封县东至沧海也。东分大温，中分温凉兼半，西分大凉。大温之分，其寒五分之二；大凉之分，其热五分之二；温凉分外，温凉尤极，变为大喧大寒也。以气候验之，自开封至沂源，气候正与历候同。自开封东行校之，每一百里，秋气至晚一日，春气至早一日。自汧源西行校之，每四十里，春气发晚一日，秋气至早一日。南行、北行，莫不皆然。愚谓气候道里之说，未必尽准，而崇卑高下地里之偏胜，天气亦因而异其化，则有确不可易者。以中宫之寒，见于坎宫则为不及，见于离宫则为太过。中宫之热，见于坎宫则为太过，见于离宫则为不及。温凉如之，四隅从同。故每宫之地，分为小九宫，其寒热温凉之辨，义亦相通。即一郡一县，高下悬殊，何独不然。要而言之，西北多山，东南多水。

西北多燥，东南多湿。高山多雪，平川多雨。高山多寒，平川多热。五行偏治，六气淫胜，有由来矣。他如东方鱼盐之域，滨海傍水，民食鱼而嗜咸。西方沙石之域，水土刚强，民陵居而多风。北方地高陵居，风寒冰冽，民乐野处而乳食。南方地下水土弱，雾露之所聚，民嗜酸而食。方域既殊，赋禀各别，性情囿于嗜好，血气安于习俗，而疾病之中人因之。然西北之地未尝无水，东南之地未尝无山。南方多热，不无水土偏寒之方。北方多寒，不无气候偏温之邑。况一山之巅，面南则热，面北则寒。一水之涯，阳方则温，阴方则凉。小而验诸数十里之近，大而征诸万馀里之遥，其象不同，其义则一。关津之所樊界，山谷之所阻隔，封疆之所剖划，道里之所毗连，皆所以分畛域而异风土也。世之医士，足不出乎州郡，而欲以身历之境著书立说，播之天下，传之后世，以一概百，以近概远，吾未见其有济于世也。故不稔运气之说，则临事无定识。不明方隅之理，则拘墟而鲜通。学运气之学者，惟即方隅之不同，以求其与运气之相合，庶无谬举也夫！

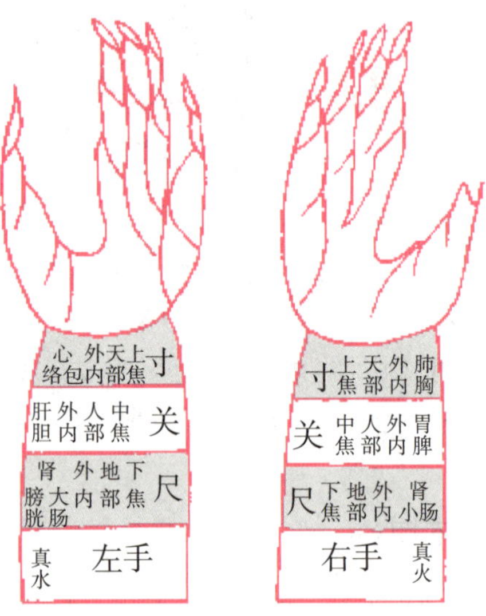

图三十一

脉法部位

手太阳小肠，足太阳膀胱，手少阳三焦，足少阳胆经，手阳明大肠，足旧明胃经。

手太阴肺经，足太阴脾经，手少阴心经，足少阴肾经，手厥阴心包络，足厥阴肝经。

左尺以侯水，右尺以候火。大肠从金，膀胱从水，亦候于左尺。小肠属火，亦候于右尺也。

五脏合五行，属阴

肾（癸水），心（丁火），肝（乙木），肺（辛金），脾（己土），心包络（亦作丁）。

六腑属阳

胃（戊），胆（甲），大肠（庚），小肠（丙），膀胱（壬），三焦（亦作丙）

十二经配天干歌

甲胆乙肝丙小肠，丁心戊胃己脾乡。庚属大肠辛属肺，壬属膀胱癸肾藏，三焦阳腑须归丙，包络从阴丁火旁。

脉　说

《难经》曰：三部者，寸、关、尺也。九候者，三部之浮、中、沉也。盖肺朝百脉，十二经虽不尽走手，而无不现于气口之动脉，后世因之以为诊家捷法。寸为阳，为上部。左寸，心部也，其候在心与心包络。右寸，肺部也，其候在肺与胸中，主头项以至心胸之分。关为阴阳之中，为中部。左关，肝部也，其候在肝胆。右关，脾部也，其候在脾胃，主脐腹、胠胁之分。尺为阴，为下部。左尺，肾部也，其候在肾与膀胱、大肠。右尺，三焦部也，其候在肾与三焦、命门、小肠，主腰、足、胫、股之分。三部中各有三候，三而三之，是为九候。浮土皮肤，候表及腑。中主肌肉，以候胃气。沉主筋骨，候里及脏。

经曰：察九候，独小者病，独大者病，独疾者病，独迟者病，独热者病，独寒者病，独陷下者病，此七诊之义也。厥阴之至，其脉弦；少阴之至，其脉钩；太阴之至，其脉沉；少阳之至，大而浮；阳明之至，短而涩；太阳之至，大而长，此六气之脉也。春脉如弦，夏脉如钩，秋脉如浮，冬脉如石，此四时之脉也。平人之常气禀于胃，无胃者逆，逆者死。胃者，长夏之脉，微软而和。故弦钩毛石，必得胃气，始为平脉。但弦、但钩、但毛、但石，即真脏脉见。而不弦、不钩、不毛、不石，亦为谷气不至也。“脉要”曰：春不沉，夏不弦，秋不数，冬不涩，是谓四塞，谓失所生之气也。沉、弦、数、涩甚，曰病，是又进一解矣。

《脉经》论脉止二十四种，《脉诀》亦然。其中长、短、数、散四种，或弃或取。余谓脉无定数，惟即其脉而象之，而名以立焉。占病之法，又在诊者之活变而善悟，不可执一端而遽定其表、里、寒、热、虚、实也。如浮脉，举之有馀，按之不足，其病在表。然浮而有力为洪，无力为芤，迟大为虚，柔细为濡，概言表可乎？沉脉，重手按至筋骨乃得，其病在里。然有力为实，无力为虚，亦有寒邪外感，脉见沉紧者，可概言里乎？迟脉一息三至，去来极慢，决为寒吴。然亦有浮迟、沉迟、兼滑、兼细之别，可一例施乎？数脉一息六至，俗以为热矣。然迟冷、数热之说，《内经》未言。凡寒邪外感，必暴见数紧；阳虚阴虚，或见细数无力，或见数而弦滑；惟洪滑有力者为真热，可妄言热乎？至于来盛去衰为洪，阳实阴虚、气实血虚之象也。浮沉皆得大而长、微弦为实，洪滑有力为诸实热等证。沉弦有力为诸痛滞等证也。前却流利，如珠应指，为滑，多为痰壅之象，过甚则为邪热。细而迟，短且散，如轻刀刮竹，如雨沾沙，为涩，为气血俱虚之候。按之不移，如张弓弦为弦，为肝邪也。浮大而软，按之中空，两边实，为芤，为失血也。来往有力，坚抟抗指，为紧，乃阴邪搏激之候。小驶于迟，一息四至，应指和缓，往来甚匀，为缓，为温疟初退之象。轻诊则见，重按如欲绝者，微也；往来如丝，而常有者，细也，皆阴阳俱虚也。弦而兼芤，如按鼓皮，革也；似沉似伏，实大微弦，牢也。革浮牢沉，革虚牢实。革为失血，牢为里实也。极软而浮细，为濡；极软而沉细，为弱。濡为血虚，为伤湿；弱为气虚，为阳陷。又如过于本位，为长，土有馀之病；不及本位，为短，主不及之病。迟大而软，按之无力，为虚；涣漫不收，无统纪，无拘束，为散。虚为血虚，散为气血败散也，重按著骨，指下载动者，为伏，主腹痛，及伤寒将汗之候。数见于关，如豆大而无头尾，厥厥动摇者，为动，主阴阳相薄，为痛为惊之象。去来数，时一止复来，为促，主阳盛之病。去来缓，时一止复来，为结，主阴盛之病。至于代脉之义，又非一端。有脉本平匀，而忽强忽弱者，乃形体之代，非谓止也，有胃气者生，无胃气者死。又若脾主四季，而随时更代者，乃气候之代，亦非止也。惟“根结篇”曰：五十动而不一代者，五藏皆受气；四十动一代者，一藏无气；三十动一代者，二藏无气；二十动一代者，三藏无气；十动一代者，四藏无气；不满十动一代者，五藏无气，予之短期。此至数之代也。其间似是而非，动多模糊，惟在以意逆之，取其相似者参酌，而定以主名，而后得脉之真是。否则，拘墟寡当，鲜不败乃事矣。

二十七脉之说，似可该脉之情态矣，以言乎诊家之大法，尚为未尽。盖脉之数有限，而病之情无穷。一脉不止一病，而一病或兼数脉。后世方书家，因病以方方，而附会脉诀以合之。其实证与脉违，贻误匪浅。夫脉之理微，未易凭信，故古人言脉，必曰脉色。或为色泽，或为色夭，青、黄、赤、白、黑主五脏之病，而《内经》必视其尺之色。脉急者，尺之皮肤亦急；脉缓者，尺之皮肤亦缓；大、小、滑、涩，亦莫不然。《灵枢·论疾诊尺篇》论之尤详，所当参考。望其色矣，复闻其声。声洪亮者，为阳，为热，为有馀；声微弱者，为阴，为寒，为不足。而宫、商、角、徵、羽五音，配乎五脏，即其音所偏，而知其脏之所害。此又一法也。他若内因、外因、不内外因，或起于数载之前，或起于数日之内，或寒，或热，或饱闷，或善饥，或某时疼痛，或某肢不利，惟凭问以明也。然三者之杂取，终必于切而决焉。是分之，则切为四诊之一；而合之，则切为四诊之大成也，可轻言脉哉！后世言脉家，有以春、夏、秋、冬四时之脉为四诊者，有以形体、至数、举按、去来为四诊者，有以四方风土高寒卑湿为四诊者。以余观之，皆当采用。而鄙义更有四诊之说问之同志：一日会神，二曰审时，三曰宗理，四日参究。盖脉以神气为主，得神者昌，失神者亡。同一脉证，而有神、无神之后效，判然霄壤。况脉之体状，迟与缓相似，沉与实相似，芤与革相似，弱与虚相似。若此者，比比皆然，其间辨别，惟在一点神气。诊者以己之神，会脉之神；以脉之神，定脉之名，而后病证有确见也。脉各有时，六十首王之说，谓冬至后六十日少阳王，又六十日阳明王，又六十日太阳王，又六十日太阴王，又六十日少阴王，又六十日厥阴王也。又如主运、客运起于大寒，每运各司七十二日，主气、客气亦起于大寒，每气各司六十日，或为南政，或为北政，值何时会，应得何脉，岁气天和，在所当审。又有神与形色相谬，而与天和、王时又不能相印合者，只得决之以一定之理。盖斯病不应有斯脉，斯脉不应见斯时，会神审时，大费周章。然脉有百端，而理惟一致，或舍证从脉，或舍脉从时，惟求理足，不尚牵合。经曰：天地之变，无以脉诊。此之谓也。其有理解难明者，则当博稽诸说，参互考订，以曲尽病之情态。《素问》、《灵枢》、扁鹊、仲景外，如王叔和《脉经》、戴同父《脉诀刊误》，及近时李濒湖脉学，张叔承《六要诊法》，皆所当切究，而撮其精也。备此四法，则庶乎无操刀学割之讥矣。

上古诊疾之法，人迎、寸口分候阴、阳。人迎足阳明胃脉，在喉之两旁，非后世之误为左为人迎者也。经曰：人迎一盛，病在足少阳；一盛而躁，病在手少阳。人迎二盛，病在足太阳；二盛而躁，病在手太阳。人迎三盛，病在足阳明；三盛而躁，病在手阳明。人迎四盛，名曰溢阳，溢阳为外格。脉口一盛，病在足厥阴；一盛而躁，病在手心主。脉口二盛，病在足少阴；二盛而躁，病在手少阴；脉口三盛，病在足太阴；三盛而躁，病在手太阴。脉口四盛，名曰溢阴，溢阴为内关。人迎、寸口俱盛四倍以上，命曰关格，关格者，与之短期。故泻表补里，泻里补表。（如肝与胆，胃与脾之类。）阳病则二泻一补，阴病则二补一泻。其法简而易明。又轩岐脉法，三部而各三候之。上部天，两额之动脉，额厌之分，足少阳之所行。上部地，两颊之动脉，地仓、大迎之分，足阳明之所行。上部人，耳前之动脉，和髎之分，手少阳之所行。中部天，手太阴也，在经渠之次。中部地，手阳明也，在合谷之次。中部人，手少阴也，在神门之次。下部天，足厥阴也，五里之分，女子取大冲。下部地，足少阴也，太溪之分。下部人，足太阴也，箕门之分。大都手之三阴，从脏走手；手之三阳，从手走头；足之三阳，从头走足；足之三阴，从足走腹。故人迎以候阳，寸口以候阴。三部之天、地、人以候一身之气。分而候之，脉之真体乃得。后世并十二经脉皆决于寸口，法则捷而指愈晦矣。世有奇杰之士，取则先民，即委而穷源，吾所深望也夫！

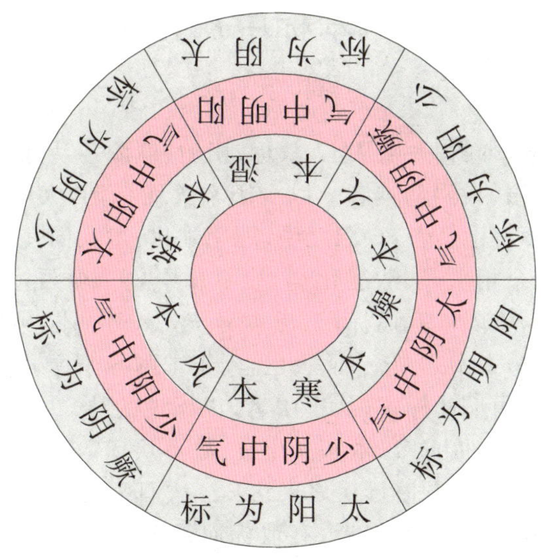

图三十二　六气本标中图

风、寒、热、湿、火、燥为本，三阴、三阳为标，相为表里者为中气，义出“六微旨”。

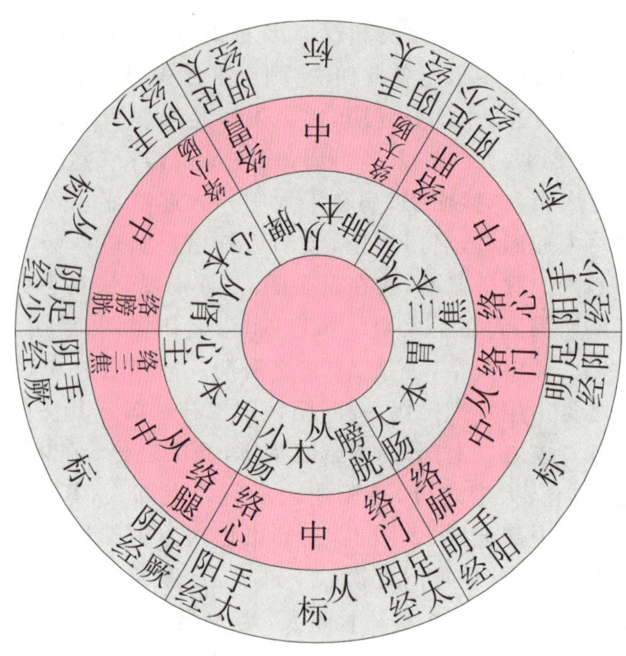

图三十三　本标中气从化图

脏腑为本，居里；十二经为标，居表。表里相络为中气。前图言天气，此图言人身也。

六气本标中从化解

附治病标本说

少阳、太阴从本，少阴、太阳从本、从标，阳明、厥阴不从标本，从中气也。"至真要大论"云，夫少阳、太阴从本者。以少阳本火而标阳，太阴本湿而标阴，标本同气，故当从本。不言中气者，少阳之中，蹶阴木也，木火同气，木从火化矣；太阴之中，阳明燥也，土金相生，燥从湿化矣，故不从中也。少阴、太阳从本、从标者，以少阴本热而标阴，太阳本寒而标阳，标本异气，故或从本，或从标。不言中者，少阴之中，太阳水也，太阳之中，少阴火也，同于本则异于标，同于标则异于本，故不从也。至阳明、厥阴不从标本，从乎中者，以阳明之中，太阴湿上也，亦燥从湿化矣；厥阴之中，少阳火也，亦以木从火化矣，故不从标本而从中气也。归六气于火湿，总万象于阴阳，是诚顺时诊疾之大法矣。夫百病之起，有生于本者，有生于标者，有生于中气者，有取本而得者，有取标而得者，有取中气而得者，有取标本而得者，有逆取而得者，有从取而得者，而总以治本为急务。惟中满及大小便不利，则不论标本而先治之。外此未闻焉。是故病发而有馀，先治其本，固其脏气之虚者，客病虽强，不能伤其真元，诚为至当不易之法。惟病发而不足，则先治其标，亦以客邪易退，脏气可徐徐而复，故先标而后本也。谨察间甚，以意调之，间者并行，甚者独行，遵经施治，自无谬误。世之医者，动曰急则治其标，胡弗取《灵》、《素》而详观之也。

十二经气血多少歌

阳明多血兼多气，太阳厥阴少气行，二少太阴单少血，六经气血本天成。

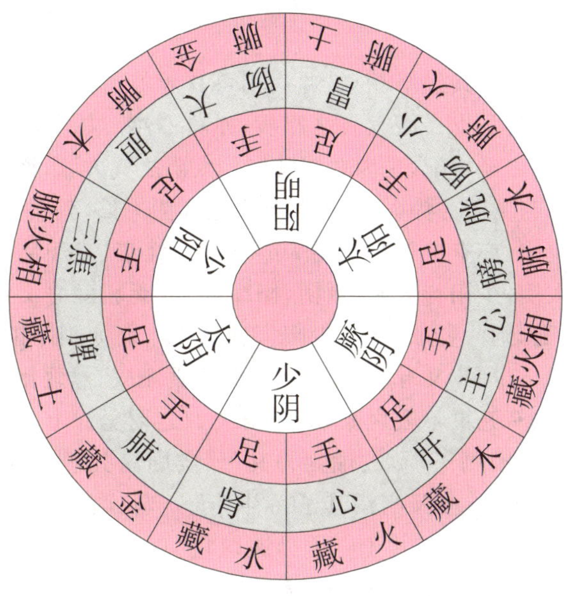

图三十四　十二经脏腑图

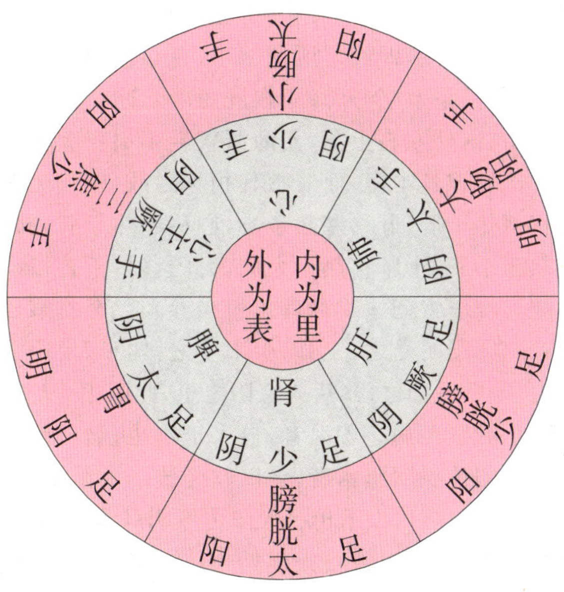

图三十五　十二经脏腑表里图

六气十二经相病说

附传经说

十二经相为表里，以其经络相通，此病则可移于彼，彼病亦可移于此。如肺络大肠，大肠亦络肺之类是也。而六气之相病，亦莫不然。如太阳与太阴为夫妇，太阳之气方张，而太阴之经不配，是为夫制其妇。太阴之气方张，而太阳之经不配，是为妇凌其夫。阳明与厥阴亦为夫妇，少阳与少阴亦为夫妇，其义亦然。即太阳与厥阴、少阴，阳明与少阴，亦有夫妇之义焉。或气盛而经衰，或经盛而气衰，因相犯而为病。惟阳明与太阴，少阳与太阴、厥阴，阳少阴老，无相配之义焉。其有少阴、厥阴气至，而太阴不配，则为妾加于妻；少阳、阳明气至，而太阳不配，则为弟忤其兄，亦见为病。惟少阳与少阴，又有君臣之别，君强臣弱则安，君弱臣强则危，故相火气盛而君火经弱，往往有兀臬不安之象，又非第夫妇之谓矣。十二经配乎五行，相顺而生，母肥则子壮，母瘦则子弱，故虚则补其母，实则泻其子。然亦有子实而母弱者，母为子而泄气太过也，则又当泻其子而补其母。母实而子弱者，母气壅而不能哺其子也，则又当泄其母而养其子。子母递嬗，生克互用，或母育子腹，或子食母气，精义无穷，具详五行论内。至有病经相近，则有移病之说，如肺为诸脏华盖，有系通于心肝；心居肺管之下，膈膜之上，有系通于肾、肝、脾；脾与胃同膜，而附其上之左；胃之下口，即小肠上口；小肠下口，即大肠上口；小肠下口为水分穴，稍偏为膀胱，上际当大肠之前，有下口无上口，水液别回肠，随气泌渗而人；肾系通于心，而上连于髓海；心包络一名手心主，即经之所谓膻中，在心横膜之上，有细筋膜如丝，而与心肺相连；肝居膈下，其系上络心肺；胆在肝短叶之间；三焦为人身三元之气，总领五脏六腑、营卫经络、内外左右上下，而灌溉宣导于周身者也。故病浅则病其本官，甚则移于他官。医者识其本病，而兼悉其相移之故，则病无遁情矣。至经所谓肾移寒热于脾，脾移寒热于肝，肝移寒热于心，心移寒热于肺，肺移寒热于肾，胞移热于膀胱，膀胱移热于小肠，小肠移热于大肠，大肠移热于胃，胃移热于胆，胆移热于脑，皆由气厥之故，具载《素问·气厥篇》，所当参考。至伤寒传经之说，经谓：伤寒一日，巨阳受之；二日，阳明受之；三日，少阳受之；四日，太阴受之；五日，少阴受之；六日，厥阴受之。先自三阳之表，后入三阴之里，此阴阳先后之常序也。然观东垣曰：太阳者，巨阳也，膀胱经病。若渴者，自入于本也，名曰传本。太阳传阳明胃土者，名曰巡经传。太阳传少阳胆木者，名曰越经传。太阳传少阴肾水者，名曰表里传。太阳传太阴脾土者，名曰误下传。太阳传厥阴肝木者，名曰巡经得度传。又陶节庵曰：风寒之初中人也无常，或自太阳始，日传一经，或有间经而传者，或有传至二三经止者，或有终始只在一经者，或有越经而传者，或有初入太阳便入少阴而成阴证者，或有直中阴经而成寒证者。又有两经、三经齐病不传者，为合病；一经先病，未尽又过一经之传者，为并病。所以有太阳阳明合病，有太阳少阳合病，有少阳阳明合病，有三阳合病。三阳若与三阴合病，即是两感，所以三阴无合并例也。经言其常，二子言其变，学者通观而详察之。或宜汗，或宜泄，或宜补阴以发表，或宜扶正以驱邪。虚实既辨，经脉无舛，证虽百变，理惟一致耳。不知乎此，而疑寒疑热，疑阴疑阳，吾恐其动辄贻疚也。

经络相交

十二经络，始于手太阴，其支者交于手阳明，手阳明之支者交于足阳明，足阳明之支者交于足太阴，足太阴之支者交于手少阴，手少阴无支者，直自本经交于手太阳，手太阳之支者交于足太阳，足太阳之支者交于足少阴，足少阴之支者交于手厥阴，手厥阴之支者交于手少阳，手少阳之支者交于足少阳，足少阳之支者交于足厥阴，足厥阴之支者行督任二脉，下注肺中，而复交于手太阴也。

奇经八脉略

人身有经脉、络脉。直行曰经，经凡十二。经之络于别经者为络，络凡十六。盖十二经各有一络，而足太阴络曰公孙，复有脾之大络曰大包，足阳明络曰丰隆，复有胃之大络曰虚里，并任络尾翳，督络长强，为十六络。络之巨者曰大络，次日别络，小曰孙络，皆正经之支流，而维络于周身者也。正经之外，复有奇经。正经之脉隆盛，则溢于奇经。犹夫沟渠水盛，溢而为湖泽，不拘制于正经，无表里配合，故谓之奇。凡八脉，阴维、阳维、阴跻、阳脐、冲、任、督、带也。阳维、阴维者，维络于身，溢蓄不能环流灌溉诸经者也。阳维起于诸阳之会，由外踝而上行卫分，与手足三阳相维，而足太阳、少阳则始终相联附者。寒热之证，惟二经有之，故阳维为病，亦苦寒热。阴维起于诸阴之交，由内踝而上行营分，交于三阴而与任脉同归，其病多属心痛，盖少阴、厥阴、任脉之气上冲而然。暴痛无热，久痛无寒，按之少止者为虚，不可按者为实。阴跰者，足少阴之别脉，阳跰者，足太阳之别脉，皆出于足外踝，上属于目内眦。阳骿在肌肉之上，阳脉所行，通贯六腑，主持诸表。阴跻在肌肉之下，阴脉所行，通贯五脏，主持诸里。阴跻为病，阴急则阴厥、胫直，五络不通。阳跷为病，阳急则狂走、目不昧。阴病则热，阳病则寒。《素问·缪刺篇》曰：邪客于足阳之骄脉，令人目痛，从内眦始。《灵枢经》曰；目中赤痛从内眦始，取之阴骄。又曰：阴骄、阳趼，阴阳相交，阳人阴，阴出阳，交于目镞眦。故卫气留于阴，不得行于阳，则阴盛而阴跰满，阳气虚则目闭。卫气留于阳，不得入于阴，则阳盛而阳跻蹈，阴气虚则目不瞑也。治当补其不足，泻其有馀，以通其道而去其邪而已，冲为经脉之海，又曰血海。其脉与任脉皆起于少腹之内胞中，其浮而外者上行络于唇口。足少阴肾脉与冲脉合而盛大，故曰太冲。《难经》曰：冲脉为病，逆气而里急。当随寒热虚实治之，不可妄行汗下也。任为阴脉之海，任卫之别络曰尾翳，下鸠尾，散于腹。实则腹皮痛，虚则痒搔。《素问》曰：任脉为病，男子内结七疝，女子带下瘕聚。督乃阳脉之海，其脉起于肾下胞中。其别者，自长强走任脉。任督二脉，一源二歧，一行于腹，一行于脊。人身之有任督，犹天地之有子午也。《素问》曰：督脉实则脊强反折，虚则头重。带脉起于季胁，围身一周，如束带然。带之为病，腹满溶溶，如坐水中，妇人小腹痛，里急后重，瘛疭，月事不调，赤白带下。冲、任、督三脉，同起而异行，一源而三歧，皆络于带脉。因诸经上下往来，或有凝涩，卫气下陷，滞于带脉之分，蕴酿而成病，赤白以时下，或由诸经湿热，或由下元虚冷，子宫湿淫，或由思慕无穷，发为白淫者。执赤热白寒之说，则贻误千秋矣。

按：阴维脉发于足少阴筑宾穴，会足太阴、厥阴、少阴、阳明于腑舍，又会足太阴于大横、腹哀，又会足厥阴于期门，与任脉会于天突、廉泉。阳维脉发于足太阳金门穴，会足少阳于阳交，又会足少阳于居髎，上会手阳明、手足太阳于臂臑，与手少阳会于臑会、天髎，会手足少阳、足阳明于肩井，会手太阳、阳跃于臑俞，会手足少阳于风池，与手足少阳、阳明五脉会于阳白。阴跻者，足少阴之别脉，上行属目内眦，与手足太阳、足阳明、阳跃五脉会于睛明而上行。阳脐者，足太阳之别脉，会手太阳、阳维于臑俞，会手阳明于巨骨，会手阳明、少阳于肩髃，会手足阳明、任脉于地仓，同足阳明上而行巨髎，复会任脉于承泣，至目内眦，与手足太阳、足阳明、阴跃五脉会于睛明穴。冲与任同起少腹，其浮外者起于足阳明穴之气冲，会足少阴于气穴。任由少腹之内、会阴之分上行，同足厥阴、太阴、少阴并行腹里，循关元，会足少阳、冲脉于阴交，会足太阴于下脘，会手太阳、少阳、足阳明于中脘，上喉咙，会阴维于天突、廉泉，上颐，循承浆，与手足阳明、督脉会。督脉会少阴于股内廉，与手足三阳会合，上哑门，会阳维，入系舌本，至风府，会足太阳、阳维，同入脑中，至神庭，为足太阳、督脉之会，与任脉、足阳明交会而终。带脉起于足厥阴之章门穴，同足少阳带脉穴，又与足少阳会于五枢。奇经会于正经若干条，奇经会于奇经若干条。故正经之病，或流于奇经。奇经之病，亦通于正经。冲之病，或合于任。任之病，或兼乎督。学者当察脉审证，不可执一也。

奇经诊法

岐伯曰：前部横于寸口丸丸者，任脉也，动苦少腹痛，逆气抢心胸，拘急不得俯仰。三部俱浮，直上直下者，督脉也，动苦腰脊强痛，不得俯仰，大人癫，小儿痫。三部俱牢，直上直下者，冲脉也，动苦胸中有寒疝。前部左右弹者，阳矫也，动苦腰脊痛，癫痫僵仆羊鸣，偏枯，㾦痹，身体强。中部左右弹者，带脉也，动苦少腹痛引命门，女子月事不来，绝继复下，令人无子，男子少腹拘急，或失精也。后部左右弹者，阴矫也，动苦癫痫，寒热，皮肤强痹，少腹里急，腰胯相连痛，男子阴疝，女子满不下。从少阴斜至太阳者，阴跻也，动苦颠仆羊鸣，手足相引，甚者失音不能言，肌肉痹痒。从少阳斜至厥阴者，阴维也，动苦癫痫僵仆羊鸣，失音，肌肉痹痒，汗出恶风。

按：气口一脉，分为九道，正经奇经，皆取诊焉，乃岐伯秘授黄帝之诀也。正经有三部九侯之法，而奇经无传，故节录于此，以为诊家一助云。

药　说

一自炎帝尝药辨性，以前民用区以三品，共三百六十种，而疾若得所疗焉。自是以降，品类日繁，注述日富，如弘景、苏恭、陈藏器及近时李濒湖诸家，搜罗入帙者不下万数。然品类愈繁，而考核愈难精一物也。而以为温者数家，以为凉者数家，以为甘者数家，以为酸者又数家，各执一说不相下。后世学者目迷五色，何所适从？余谓审药之法，凡列《神农经》者，遵经无疑。其在各家本草中，义惟一致者，自当从同。惟立论不一，而无可据者.则先会其立名之意。一物一名，有取其形者，有取其臭者，有取其味者，有取其性者，有取其义者，皆宜参互而考订之。其有名义莫解，而无从印证者，则当辨其色与臭味。五色、五臭、五味，皆应乎五行，五行应乎五脏六腑。凡物莫逃乎五行，五行各有其性，而为阴为阳判然两途。既得其五行之性，而复识其阴阳之所属，则甘酸辛苦咸升降寒热之分，皎然在目。又考其生之所自，孰得正气而生，孰得间气而生，孰得驳杂之气而生。而性之所近，或喜燥，或喜湿，或喜寒，或喜热，兼此数者，庶无大谬。至如诸书所传之品，其考察非不精到，而揆之今日，往往不合者，则时为之也。天地之气，应乎物产，天度日差而西，地气日动而南，以乾坤之清宁，尚有变易，而况于物乎。物之变者无他，纯者日薄，驳者日蛾也。《本经》所载轻身延年神仙者，无虑数十种，今试服之，其效未必如此之神，而毒药之伤人，沾吻而立殒，至今未艾。即此以观，而用药之道可知。况乎一物不产于一方，而一方即具有一性。优者无多，而劣者充肆。本草注其优之所长，而铺户则以劣者射利。粗工不稔药品，第据方书而用之，是犹纸上谈兵，而不识风云蛇鸟为何状者矣。夫牛溲、马勃，未尝不与参、芪同功，顾用之何如耳。地道不同，性情略似，优者可治重病，劣者用凋轻疾。辨之之法，在按籍而核其形似气味，乃为得之。他如山陬海澨之地，人户僻处，市侩往往以毫不相近之膊物，希觅蝇头，病家值此，视钩吻为黄精，啜之而不疑，其害可胜言哉。故立方之时，当审方隅之风气淳漓，市肆之采买远近。择便而用之，其贻误于斯民者，或稍从末减云尔！

对证发药之语，人人解道，第不知其所谓证者何证，而所谓药者何药也。夫药之寒热补泻之辨易明，而经络上下之用难晰。以太阳之品施之少阳之经，以少阳之品施之阳明之经，虽同一发表之味，而本经之邪不退，他经之表已虚，是为攻伐无过。推之十二经，莫不皆然。即药对经用，似可无憾，而药有升降清浊之不同，宜升而反降，宜清而反浊，亦为药不中病。是故知证而不知药，是犹知射而不知的也。或曰：古人遇一证，必立一方，证既审矣，按籍而用方，何误之有？呜呼！此庸医之所藉口，而世人隐受其毒而不知者也。古人去今几何时矣，其立方之时，三元运气之盛衰，果与今适合耶？五运太少之强弱，六气左右之分司，果与此日不殊耶？古人所生之地，果与吾今日施治之方隅不异？古人所用之药，果与吾今日所用之药之地道不错耶？且阳脏阴脏，各有偏胜，五行衰旺，体有分属，《内经》所以有二十五人之别，若二十五人同患一证，即同用一方，其尽合耶？亦不尽合耶？子舆氏曰：能与人以规矩，不能使人巧。古人立方，不过与人以规矩而已，非谓为铁版注脚也。上古圣人井田封建，法制尽善，后人神明其意而用之，最为上理。若规规焉反今从古，鲜有不致决裂者。宁独用药而可执方乎？且药之为物，生生不穷，古人所用之晶，有至今日而莫觅其种者矣。今日所出之品，有古人所莫识为何物者矣。如必执方，是神农、仲景而后无药也，有是理乎！况十步之内，必有香草，皆可储为药笼中物。

而土产新鲜之品，功用较胜，胡弗与市肆者参用欤？近世庸工用药之谬，尤有大可怪者。古人注本草，或曰为外科之要药，或曰为女科之要药，原其本旨，无非便后学之采取，非截然分男、妇、内、外、大、小之科，谓不可通用也。今则分门别类，界划井然，痘疹疮疡诸家，所用之味不逾数十种，若为外此，非所应用者。而方家亦因之而不敢搀入，间见一通用者，必群然目笑之。亦乌知用药者用其性也，非因其科也。如若所云，是归、芎无与于男子，而乳、没无当于内证也。古人有知，恐亦嗤后人之愚，而悔其立说之赘矣。

药法摘录

经云：阴味出下窍，阳气出上窍。味厚者为阴，薄为阴之阳。气厚者为阳，薄为阳之阴。味厚则泄，薄则通，气薄则发泄，厚则发热。气味辛甘发散为阳，酸苦涌泄为阴。夫五味八胃，各归所喜攻，酸先入肝，苦先人心，甘先入脾，辛先人肺，咸光人肾。久而增气，物化之常也。气增而久，夭之由也。补上治上制以缓，补下治下制以急，急则气味厚，缓则气味薄，欲令脾实，气无滞，饱无久坐，食无太酸。肝苦急，急食甘以缓之。心苦缓，急食酸以收之。脾苦湿，急食苦以燥之。肺苦气上逆，急食苦以泄之。肾苦燥，急食辛以润之，开腠理。致滓液，通气也。肝欲散，急食辛以散之，用辛补之，酸泻之。心欲软，急食咸以软之，用咸补之，甘泻之。脾欲缓，急食甘以缓之，用苦泻之，甘补之。肺欲收，急食酸以收之，用酸补之，辛泻之。肾欲坚，急食苦以坚之，用苦补之，咸泻之。辛走气，气平无多食辛。咸走血，血病无多食咸。苦走骨，骨病无多食苦。甘走肉，肉病无多食甘。酸走筋，筋病无多食酸。是谓五禁。厥阴在泉，为酸化。少阴在泉，为苦化。太阴在泉，为甘化。少阳在泉，为苦化。阳明在泉，为辛化。太阳在泉，为咸化。木位之主，其泻以酸，其补以辛。火位之主，其泻以甘，其补以咸。土位之主，其泻以苦，其补以甘。金位之主，其泻以辛，其补以酸。水位之主，其泻以咸，其补以苦。厥阴之客，以辛补之，以酸泻之，以甘缓之。少阴之客，以咸补之，以甘泻之，以酸收之。太阴之客，以甘补之，以苦泻之，以甘缓之。少阳之客，以咸补之，以甘泻之，以咸软之。阳明之客，以酸补之，以辛泻之，以苦泄之。太阳之客，以苦补之，以咸泻之，以苦坚之，以辛润之。阴之所生，本在五味。阴之五宫，伤在五味。是故味过于酸，肝气以津，脾气乃绝。味过于咸，大骨气劳，短肌心气抑。味过于甘，心气喘满，色黑，肾气不衡。味过于苦，脾气不濡，胃气乃厚。味过于辛，筋脉沮弛，精神乃央。酸伤筋，辛胜酸。苦伤气，咸胜苦。甘伤脾，酸胜甘。辛伤皮毛，苦胜辛。咸伤血，甘胜咸。肥者令人内热，甘者令人中满。

卷　三

木运年

壬子

少阴司天，中运太角，阳明在泉，木齐金化，两尺不应。

初气大寒交主厥阴，客太阳，二气春分交主少阴，客厥阴，三气小满交主少阳，客少阴，四气大暑交主太阴，客太阴，五气秋分交主阳明，客少阳，终气小雪交主太阳，客阳明。

初运大寒交主少角，客太角，二运春分后十三日交主太徵，客少徵，三运芒种后十日交主少宫，客太宫，四运处暑后七日交主太商，客少商，终运立冬后四日交主少羽，客太羽。

郑姓，廿七，感冒风邪，燥热无汗。脉象浮数无力，两尺沉细注：两尺不应岁气也。

〔案〕此肺感风而脾虚热也，里虚表实，故毒郁于内矣。

茯苓二钱　麦冬二钱　大生地三钱　广木香一钱　秦艽二钱　前胡一钱　柴胡二钱　甘草钱半

〔释〕此壬子年立秋后五日方也。去岁在泉之右间，升为今岁司天之左间，应属太阴间气主事，奈为天冲所窒，郁而不前，故中宫虚而致疾。肺为风袭，邪凑于虚而手足太阴俱病，固非传经之说所得拘也。内郁则生热，宜用甘寒以治内热。表实则阳陷，宜用辛散苦泄以祛表邪。生地本太阴中土之味，经云：作汤，治寒热积聚。佐以木香者，非特恐生地之沉滞，亦以舒足太阴之郁，使之升而至天也。秦艽、柴胡，世俗但传为肝胆之药，抑知艽者，交也，察天地阴阳交感之气，能使阴交于阳，阳交于阴也。柴胡，一名地薰，是禀太阴坤土之气，而外达于太阳也。仲祖于伤寒中风不从表解，太阳之气逆于中土，不能枢转外出，则用小柴胡汤达太阳之气于肌表，何尝有引邪入少阳之疑哉。然谓其必不可用于肝胆，则又非也。

周姓，卅四，蛔积多年，因患吐泻而发。脉乍有乍无，大小无定。

〔案〕金临月建，前属太阴，象似观卦。而五气少阳欲出不能，非但木屈于土，抑亦阳遏于阴矣。法当因而越之也。

胆星一钱　黄芩一钱　胡黄连六分　广木香二钱　车前子一钱　朴硝一钱

归身三钱　泽泻一钱　干葛一钱

醋一两，蜜一两，煎后和入。

〔释〕此秋分前六日方也。病本在于太阴，而少阳五气将至，由运届少商，甲木萌芽被屈，不能出土。又木齐金化之年，月建酉金，金木交争，遏而生热，积蛔蠢动，故有此象。黄芩、胡黄连、胆星清少阳者也，醋引木气而安蛔者也，余皆疏土去湿之味，加以生蜜甘凉润滑，以和其争，清者升而浊者降矣。服前方，呕吐无遗，再服亦然，病势更增。

〔案〕此时中土实蠢蠢然，掌旗鼓者必不得不学孟施舍。

儿茶一钱　乌梅七个　降香一两　归身三钱　泽泻二钱　神曲二钱　阿魏二钱　白豆蔻二钱　贝母二钱　雷丸一钱　车前子二钱　首乌三钱　五灵脂一钱　米醋一勺

汤批：此方与前方意义略同。前方苦寒而性峻，虫不耐毒，故作吐。此方则和而缓炙。

〔释〕儿茶生于木而藏于土，掘土而出，破竹而见，有雷出地奋之义，此少阳之出于中土者也。乌梅、雷丸，调少阳甲木之气。梅先百木而华，雷为一阳之震。降香、阿魏、神曲疏太阴之湿土，车前、白蔻、贝母、泽泻清太阴之湿金，当归、五灵以宣通血分之滞，血气和而虫平矣。如必日乌梅、雷丸专为杀虫而用，犹皮相也。

六日后换方。

〔案〕力战相持，终非了局，此时当背城借一矣。

石榴皮三钱　雷丸二钱　云苓三钱　白术三钱　五灵脂二钱　萸肉二钱　蕲艾四钱　轻粉五分

〔释〕榴开五月，其色红艳，应丁火也；皮汁色黑，可染须发，离中有真水也；味多酸涩，性属木也。丁火合于壬水，辅以雷丸、山萸，俾从木化以舒少阳之气。此因时之宜也。土弱则木无所附，故用术、苓去湿以扶土。阳虚则阴湿蚀木，故用艾叶益阳而退阴。此因人之体也。灵脂调血而理木，轻粉因木以化金。此因病之机也。凡此皆治本而兼治标之用者也。于文，皿虫为蛊。《易》云：山风蛊，艮为山，巽为风，土上而木下，木郁土中，斯蛊生焉。治之者，必使土气运行，而木气条达，则蛊可除矣。夫岂拘拘于化蛊诸方讨生活哉。

前方服过一剂，腹痛更甚。病者任医不疑，呼人重按，索药甚急，一昼夜连进四帖，泻出白沫及死蛔无数，最后有老蛔长尺余者出，痛乃止。仍进一剂，神气惫极。

云苓二钱　白芍二钱　鳖甲三钱　广木香二钱　新会皮二钱　百部一钱　豨莶草二钱　粟壳一钱　使君子三十个　陈米一勺

〔释〕此病后调理之剂也。滋木和土，人所易晓，惟百部，人第知其杀虫，而不知天运行至秋分，主客俱属少商，斯不可不兼理辛金矣。粳米、粟壳，亦借金气以收脱之意。盖斯时少阳五气交足，木齐金化之年。木强金弱，理应兼补金气，况又因病者之脉象体气所宜而为之者乎。

又换方。

大生地三钱　白术三钱　新会皮一钱　麦芽二钱　使君子十个　赤芍一钱

归身一钱　黑料豆四钱　川椒一钱　杏仁七粒　黄柏一钱　白茯苓三钱　白芍二钱　鳖甲三钱　粟壳一钱

服二帖后，去使君子、粟壳，服至愈为度。

〔释〕此方大意同前，不过因脉象而小变耳。

又换方。

〔案〕诊之，但觉气血未调耳。

大生地三钱，酒蒸　厚朴一钱，酒炒　夏枯草一钱　桑皮三钱　柿蒂一钱　东壁败螺三钱，醋炒　木通二钱　木香二钱　归身三钱　赤芍二钱　川椒一钱　云苓二钱

〔释〕此寒露日方也。地气少阳主事已久，特恐木火之气过于上升。《易》云：升而不已，必困。故借天运少商之气以降之，此用桑皮、木通、柿蒂之意也。螺壳利湿除痰，本与蚌蛤同气，入壁土中干久转白，是阴金出于阳土之中，得气坚厚，加醋炒之，用以敛金而坚土。盖恐木森火炎，而克土烁金也。少商辛金属阴，少阳甲木属阳，故用夏枯草以阳和阴。虫为阴类，故用川椒助阳燥土以除阴也。余皆调和血气之常药，不难解矣。

曹氏，廿五，产后久泻，腹痛。脉迟细，两尺虚躁

〔案〕此郁寒在内，而下元之气不旺也。

川郁金一钱　归身二钱　枸杞子二钱　肉果一钱，面煨　黑芝麻二钱　鹿角胶二钱　南天烛一钱

〔释〕此寒露后四日方也。木齐金化之年，又值少阳间气主事，耗泄母气，故肾脏之真阴真阳皆虚，宜用枸杞、芝麻、鹿胶、南烛以培之。郁金靖少商之气，金靖而后能生水。当归苦温散寒，通行血气。佐以肉果，治病标也。南烛，气味酸涩，结实于霜雪之中，其色红润，叶似冬青，性类枸杞，服食家制为青精饭，强筋益气。盖察坎中之真阳，而兼甲木胎养之意者也。近世人不知用，故特表之。朱雪山记。

服煎剂七八帖，病体脉象俱平，因请丸方。

茯苓二两　萸肉二两　山豆根二两　破故纸一两　肉苁蓉一两　蛤粉一两　升麻三钱

蜜丸，每服三钱。

〔释〕此霜降前二日方也。本岁阳明在泉，通主下半年，故丸方多主之。茯苓、蛤粉平金气也，苁蓉、故纸助土气也，豆根降手阳明之气，升麻升足阳明之气，山萸滋木而温中，用木火以配金土也。

宋姓，卅二，感风嗽痰，日久不愈。脉沉细无力，惟右寸浮洪注：两尺应沉，惟左寸两关嫌其不及

北沙参一钱　桑寄生二钱　薤白一钱　荆芥一钱　桔梗一钱　桑白皮二钱　白蔻仁一钱　飞面一钱

黄虀水一杯入煎，服三次愈。

〔释〕此大寒前四日方也。在泉之气主事未退，兼之运属太羽，故用沙参、寄生取金水相生之义。小麦虽为心谷，而飞面色白体轻，却兼金气，有金出红炉之象，故

用以助火气而除燥金之寒嗽。馀则阳明金土之常味也。

丁巳

厥阴司天，中运少角，少阳在泉，金兼木化，左尺不应，天符。

初气大寒交主厥阴，客阳明，二气春分交主少阴，客太阳，三气小满交主少阳，客厥阴，四气大暑交主太阴，客少阴，五气秋分交主阳明，客太阴，终气小雪交主太阳，客少阳。

初运大寒交主少角，客少角，二运春分后十三日交主太徵，客太徵，三运芒种后十日交主少宫，客少宫，四运处暑后七日交主太商，客太商，终运立冬后四日交主少羽，客少羽。

周姓，卅二，咳嗽喘急，多汗。脉虚散微数

〔案〕阴分虚弱，土不能生金，故金水不能相生为用耳。先须理肺以舒气。

郁金二钱　沙参二钱　生白芍一钱　甘草节一钱　藕节三钱　云苓二钱　金樱子钱半　金铃子钱半　松节二钱　麦冬二钱　桑白皮二钱　半夏曲二钱

〔释〕此丁巳年惊蛰前六日方也。天运角木，厥阴司天，客气虽属阳明，而木强则土惫，金弱则水乏生化之源。方内郁金、半夏、桑皮、云苓为金土正药，而沙参、金樱、麦冬皆兼金水相生之意，白芍、甘草节和土以生金也，川楝、松节借天运之少角以疏土气，藕节生于水底，而禀五行之气，用以入阴分而通调金木水土也。李云图曰：斯岁木气不及，金来兼化，厥阴风木司天，不及得助，斯谓天符，反弱为强，故制方如此。

又换方。

〔案〕此时宜使金水相涵耳。

金樱子一钱　金橘叶一钱　橘红一钱　麦冬一钱　马料豆三钱　马兜铃一钱　远志一钱　当归钱半　牡蛎粉钱半　黑芝麻一钱　茯神一钱　丹皮钱半　黑豆皮一钱　白芍一钱，土炒　香附一钱

藕节、桑枝为引，分早晚服，十余剂后去金樱、橘叶、芝麻，加荷蒂三钱、白蔹一钱、地丁一钱，又服十余剂。

〔释〕此清明前三日方也。运交太徵，气换太阳，此刚柔相摩，水火相射之时也。第主气少阴君火，太阳之标热，亦应丙丁，男子阴常不足，惟有重用壮水之味，以为火之牡焉已矣。然非清金不足以生水，况病标在肺，清金尤为切要。原案相涵字，大有意义。盖水非金不生，金非水不明。古人方诸取水，洗金用盐，具有至理。辛金生壬水，壬水既足，自能上合丁火，以成木化，故方内又有调停丁火之味也。既用料豆，复用豆皮者，料豆滋肾，豆皮则兼入肝脾而清虚热。若用料豆炒香杵碎，亦能醒脾胃而滋土气矣。用药当以意会，读书贵乎隅反。

又换丸方。

杜仲一两，盐水、壁土同炒　女贞子一两，酒炒　黑豆皮一两五钱　青盐五钱　泽泻一两　菟丝子一两，土炒　黄柏一两，盐水炒　金狗脊五钱　马兜铃两半　浮海石八钱　薤白一两　鸡内金六钱　石菖蒲一两　茯神黄连水浸一两，东壁土

炒一两

汤批：此时木气最强，方内惟用金水之味以配之，而不用克木之品者，以丸方服经累月，司天执法将近弩末，制之太过，恐生他患也。后邱姓芒种前一方同此。

〔释〕此夏至前五日方也。是年丁巳，为天符执法之岁，中运属木，上见厥阴，节过芒种，正值司天主令，木气泄水太甚，水亏之人，际此必增其剧。方于滋木之中，寓壮水之意，此杜仲、女贞、豆皮、青盐之妙也。于培土去湿之中，寓清金生水之意，此菟丝、泽泻、黄柏、狗脊之妙也。况病标在肺，月建丁火，又逢天符风木煽之，休囚之金何能当此，故用兜铃、海石、鸡内金、薤白等味，导之以伏藏之路。菖蒲察寒水之气，上合君火，开窍利痰，以治咳嗽上气。茯神生于松根，其治在神，神者君火之所主，色白属金，故治肺气咳逆。二者皆藏金气于丁火之中，而免其销铄者也。用药之妙，几难思议。管窥蠡测，未知当否，聊倡其说，以俟能者。

又换方。

〔案〕用前丸方去青盐、浮海石，加洋肉果八钱，用面和桂末包煨。其实当用肉桂，以今无好者，勉用肉果，以壮下焦之阳。杜仲用酒炒四两，以壮下焦之阴。黄柏用淡盐水炒八钱，余照原方。再服一料，霜桑叶煎汤送下。

〔释〕此寒露后六日方也。下半岁乃少阳在泉之气所主，青盐、浮石皆出于海，恐咸味补水太甚，反致阴火潜燃，故去之也。其日宜用肉桂者，桂为水中之木火，能启水中之生阳，上交于肺，肺肾交而上气咳逆可治。代以肉果，仍借其辛温之气、收涩之性，以敛火气。盖月建戌土，五气太阴戌为火库，欲使相火藏于湿土之下，有釜底添薪之益，无膏火自煎之患耳。杜仲加至四两者，以其色黑、味辛、多丝，察金水之气化，改用酒炒，则能强筋骨，除阴湿，阳金之燥气下行，斯太阴之湿土不滞，盖借天运之太商，以平地气之太阴也。黄柏减而不去者，取其制相火而除湿热，非补水也。大凡真水不足之人，邪水易泛，改正此丸，一以备少阳之火，一以防太阴之湿云。

又换方，病势少退，复生足疮。

〔案〕此脾经流荡之热郁，用散药治之可也。

抱木茯神五两　郁金五两　陈皮四两　丹参四两　知母二两　枸杞子二两

上为末，每晨食前服四钱，淡盐汤入姜汁三匙调下。

〔释〕此小寒后三日方也。运当少羽之终气，在少阳之末，势足相当。第阴虚土弱之人，土不垣水，故木火挟水以外泄，所以湿热流荡而下注也。茯神、郁金、丹参降君火以扶土气。经曰：诸疮痛痒，皆属心火。君火靖，斯相火不妄动。知母、枸杞借少羽之水运以平相火。陈皮通行气分，外达皮肤，用为治外之引耳。此方直服至戊年立春后。戊运太徵，初气太阳，司天少阴，火强水弱。方内丹参、知母、枸杞诸品，未雨绸缪，尤为周致，学者宜潜玩焉。

邱姓，卅四，嘈杂反胃二三年，医药无效。脉象数牢

〔案〕此土有湿热，而阳木之气不和也。

金铃子二钱　朴硝一钱　泽泻钱半　泽兰叶二钱　旱莲草一钱　苡仁钱半　粉丹皮二钱　青皮一钱

〔释〕此惊蛰前一日方也。土湿热郁，又值天符木运、月建寅木忤之，故此时尤甚。方用楝子之苦寒，从甲木以降阳火。朴硝禀寒水之气，从胸膈而入戊土，以逐积聚。戊土为六腑之总领，甲木为六腑之将主也。泽泻启水阴之气，上滋中土而清降湿热，故名曰泽泻，言泽于上而泻于下也。泽兰舒土泄热，和血清水。苡仁调胃而除湿。青皮达胃络而破结。旱莲、丹皮滋壬水而平丁火。丁壬合而木化成，奚不和之有。

服前方，大便中出结块，如弹子大者前后数十枚，病势稍减。

白术一两，土炒、酒炒各半　香附八钱　茯神一两，土炒　柿蒂五钱　石菖蒲八钱，酒炒　冬葵子一两　木通一两　砂仁一两，醋炒　白花百合二两，生捣　女贞子一两，酒炒　杜仲一两，醋炒

上共为细末，每服三钱半，白滚汤调下。

〔释〕此芒种前一日方也。节近芒种，天运尚属太徵，十日后方交少宫，而司天行令已久，天符木气克土而泄水。方内调木火之气，以生中土。更用扶金壮水之意者，恐金气休囚[1]，不能生水，则壬水不能合于丁火也。其药味有用酒炒，用醋炒，用土炒，用生捣者，精意所存，学者当以意会，不烦缕述也。

尉子，三岁，痰热惊厥，医以除痰清热之药屡服无效。脉象濡结，面色浮黄

〔案〕此症当降火以坚脾。盖脾滞则真火不行，而湿注生痰也。

苍术二钱　黑豆皮钱半，土炒　白芷二钱　白蔻仁一钱　白蔹二钱　桑白皮一钱，酒炒　砂仁一钱　薏苡仁一钱　红花钱半，酒炒　甘菊根一钱

〔释〕此惊蛰后四日方也。月建卯木，天运少角，兼之木值天符，木强火煽，阳明客气孤弱无依。方中借金气以平风木，木平而火自安矣。案云降火坚脾者，火气归下，则脾阴不滞而脾阳充实，真火行而阴翳消，湿痰自无猖獗之势。复用酒炒红花者，金品重叠，则木必盘郁而避克，以此舒之，所谓发其病而药之也。

前方煎服一剂，忽然目瞪肢厥，气息短促，良久方苏。伊父委命任医，再服二剂，稍觉痰降气平，略有生机，服至六剂换方

山萸肉钱半　茯神钱半　青木香一钱　赤茯苓一钱　青黛八分　苏叶一钱　车前子八分　黑山栀一钱　泽泻一钱　白蔹六分　肥玉竹一钱　金石斛一钱　当归八分　甘菊根八分　芦根八分

〔释〕此春分日方也。阳明之疾未清，太阳之气将至，故方以平木为主，却兼疏阳明之气，而清太阳之邪。其用手少阴之药者，太阳属壬水，滋降丁火以合壬水，自然木化成而青龙驯服矣。

前方服过八次，病势已平，起居如常，但目睛时定，神智欠灵。

〔案〕此乃湿痰堕于包络中焦，而君火失令也。

青黛五钱　木香五钱　降香末五钱　冬葵子八钱　木通三钱　黄柏三钱，酒炒　大厚朴五钱，酒炒　车前子四钱　皮硝三钱　钩藤三钱　麦门冬三钱　白茯苓一两　木贼四钱　白芷一两　白蔻仁三钱　粉丹皮一钱　贝母五钱　蜜丸如小

[1] 休囚：生者为“休”，克者为“囚”。如金以土为“休”，以火为“囚”。

赤豆大，每服二钱灯心汤下。

汤批：按五行论曰：火盛木烬，木盛火遏。此症即木盛火遏之象也。方内疏木而不壮火者，木疏则火自得位矣。泻水克土，无非此意，须细会之。

〔释〕此夏至前五日方也。天符执法之候，厥阴气盛，客运少宫失守其职，土湿生痰，随木上涌。方内用青黛、钩藤、木贼调木，而以疏理中土、开通水道为主者，土为木之妻，水为木之母，一以穷其源，一以达其萎也。且土气疏，则戊土之合癸无难，而君火自然得位。水气通，则丁火之合壬不窒，而风木无从太肆矣。

徐女，周岁，由外感而致壮热，腹痛喜按月馀，顶心凸起，病势危笃，医药无效。脉滞涩，面色青赤

〔案〕此玉海之症，其源深矣。盖首为阳冠，脑为髓海，阳蒸于上而气不下降，脉滞气凝，故有此象。但人稚源深，施治宜审。此时且用缓筋达脉，降气滋营之法治之，却又不宜浓厚之味也。

生山栀一钱　紫苏一钱　川芎一钱，酒炒　广木香一钱　粉丹皮一钱　独活一钱　茯神钱半，醋炒　降香末一钱　香附八分　大白芍一钱　骨碎补一钱　半夏一钱　黄连六分　黄柏六分　升麻四分　鲜鳢鱼脑一钱

一剂分三次服。

〔释〕此芒种后五日方也。天符执法之候，月建逢丁，木火上炎，升于上而困于下，非常法所能治也，故用缓木之品，多兼太阳壬水之意。水滋则火不上炎，丁火下降，合于壬水，则木化成矣。气为阳，降气即以降火。营为阴，滋营即以滋水。兼用中土之味者，壬属坎，丁属离，交姤必藉黄婆也。半夏生于午月，感一阴而禀金土之气，能制风木，并除痰湿。升麻、鳢脑，取其引药至于髓海之分，非升阳也，学者须善会之。

殷子，周岁，咳嗽喘急，痰涎壅盛。脉浮滑

〔案〕此由肺气不得舒达之故耳。

赤茯苓一钱　桑白皮二钱　桂枝八分　茶叶一钱　甘菊花钱半　砂仁一钱，酒炒　黄芩五分　麦门冬一钱　桑枝一钱

〔释〕此寒露后七日方也。丁系金兼木化之年，上半岁天符在木，金气不能兼化。至月临酉戌，天运太商，加以太阴客气生扶比合，金气焉有不盛者哉。肺为辛金而属太阴，依运得气，清净之域翻致盛满而郁，故方用舒达清解之味也。桂枝启水中之生阳，上交于肺，且禀太阳之气以配太阴，取肺肾相交、阴阳和洽之意。砂仁导气以归肾，酒制则行于至高之分，引其气以归于下，使金气有所归宿，自无上浮之患矣。

洪氏，四二，产后月余，神倦咽干，肢体浮肿，饮食减少，时或作咳。脉寸虚散，关微迟，尺沉细无力

〔案〕此系肺经气弱，治之宜以土壮其上，其母气固；水壮其下，则子气强。此为相生相养之道也。

肉果一两五钱，面包煨，面同药炒研和入　砂仁一两，制炒同上　归尾两半　麦冬五两，酒炒　川郁金二两　苏梗一两　杜仲两五钱，盐水炒　桑寄生二两　益母草四两，酒浸三日夜　蜜丸，淡盐汤下，每服四钱。

〔释〕此霜降后五日方也。运在太商，气在太阴，金气当旺而不旺，由脾气虚寒，不足以生之，肾气虚弱，复有以耗之也。脾虚，宜借在泉之相火以温之。肾虚，宜疏太商之金气以滋之。曰土壮其上、水壮其下者，土为金之母，水为金之子，母肥则子壮，子肥则母安。母为上而子为下，仰事俯育之义也。且真火藏于水中，气即火也，真阳之所化也。火旺则土实，水滋则金不泄，所谓相生相养者以此。气不足则血亦滞，故用归尾调血中之气，使心肾交而气血各有所归耳。

此方与前方气运相同，而用药相反，观此可以悟症脉之虚实寒热，宜辨晰于微茫。类记于此，以见揣时格理之贵于圆通也。殷月峰记。

花妪，五十，筋络拘挛，周身疼痛，不时举发。脉紧细而弦，左尺沉注：左尺不应岁气也

〔案〕此脾经之风气所致也。

净钩藤二两　香附两五钱，姜汁炒　苏叶一两　苏梗一两　摩萝藤两半　宣木瓜一两　半夏一两　木香五钱　杜仲一两，酒炒　桑白皮三两　丝瓜瓤一条，炙存性，研细末，和入药

野菊根煎汁，和蜜为丸，每服四钱麦冬钩藤汤送下。

汤批：风之为病，无所不至。而少阳于腑，又属三焦。方内用金水之藤蔓以治之，非徒制脾风，实以防少阳。盖三焦主周身之营卫脉络，恐丙火盛而风愈煽也。

〔释〕此小雪前二日方也。五气太阴之末，少阳在泉之令将至，丸方自宜主之。乃全方但借木气以疏土，兼调肺胃之金以防木火之铄。复清少羽之水，以养木而荣筋。若不甚留心相火者，以君相二脉未见火象，不可攻伐无过。且清金滋木，亦以防之于未然，自然天清地肃，风定波平，龙雷蛰伏矣。况天符退位之后，金气得令已久，惟嫌秋金之克木，不虑阳木之克土。故只疏土清金因以滋木，此直截了当之法也。至于用藤蔓以行筋络，具相生相养之理，治标而实治本。其用金水之味，入土脏而制风，治本而实治标也已。

按：丁巳年木运不及，司天助之，故得平气，而得成敷和之纪，与诸天符之岁不同。前各方平木之强，多用扶金之味，而不重克木者此也。《内经》丁巳年风化之岁，三气中运，同属阴木，吾师用方，真能与经旨相发明者与！殷月峰记。

壬戌

太阳司天，中运太角，太阴在泉，木齐金化，左寸不应。

初气大寒交主厥阴，客少阳，二气春分交主少阴，客阳明，三气小满交主少阳，客太阳，四气大暑交主太阳，客厥阴，五气秋分交主阳明，客少阴，终气小雪交主太阳，客太阴。

初运大寒交主少角，客太角，二运春分后十三日交主太徵，客少徵，三运芒种后十日交主少宫，客太宫，四运处暑后七日交主太商，客少商，终运立冬后四日交主少羽，客太羽。

陆女，十九，手足瘛疭，忽然狂叫，腹痛卒倒，不省人事。脉象结促

〔案〕此郁毒也。

乌药四钱　鬼箭羽三钱　郁金三钱　净银花钱半　砂仁二钱　粉甘草二钱　甘遂六分　大贝母二钱

引用马粪金汁。或不能猝辨，即用多年圊砖亦可。或参用人中黄、地丁、木瓜、怪柳、蜂房、莲房。多煎多服为妙。

〔释〕此春分后十日方也。木齐金化之年，木气本强，但以太阳寒水在上，其年又春行冬令，木气郁而未舒，节过春分，天气骤和，主客之角运倏旺，而间气乃属阳明，故强木忤金，交战于胃阳之分，此病象之所以暴也。方用辛散扶金之法，参以顺气平木之味，兼用秽浊之物以解郁毒，相反之味以攻固结。因时制宜之妙，蔑以加矣。

前方一日夜灌过七八碗，病势稍减，次日换方

淡巴菰二钱　大贝母三钱　芸香二钱　皮硝三钱　紫花地丁二钱　葛根二钱　薤白三钱　大戟八分　白苏子二钱　陈佛手一钱　雌黄一钱　雄黄一钱　刘寄奴二钱　凿头木二钱

紧服三剂。

〔释〕用辛凉解毒之品，以助金而平木，意与前方相同。但秽浊之味减而疏泄之味加者，秽浊之味易致败胃，须用芳香解之，胃气方能起发。盖秽浊属阴，虽有解毒之利，而亦有沉滞之害。芳香属阳，虽有动火之弊，而实有疏通之益。此君子、小人之分也。譬如兵家之使诈使贪，乃敌炽之时偶一用之，平时究以忠廉为主。

邵氏，卅五，寒热久伸，头重身重，项肿气闭。脉象数软

〔案〕此与前症势异而理同，时令之气所感也。如恐更有传染者，用大贯众及大块明矾青布包，入水缸内浸之，以供一家饮食之用可也。

贯众二钱　芸香一钱　车前子二钱　青木香二钱　皮硝二钱　薤白二钱　山茨菇[①]三钱　粉甘草一钱　干姜一钱　砂仁钱半　枳壳一钱　青蒿三钱　泽泻钱半

〔释〕此清明前四日方也。其理与前方相似，但毒轻而解毒之味亦轻。干姜味辛入胃，能扶土以生金。木齐金化之年。克土太过易见土郁。故藉此以宣之。土受木克，不能胜湿，故泽泻、车前以治其标也。

时邻近有患此症者，即以兹方加减用之，无不立愈。半月以后，气候移而此方无捷效矣。

商子，六岁，素有腹痛之疾，忽然寒热往来，痢下白沫，腹痛更甚。脉沉濡，左寸尤甚

〔案〕此时太阳将至，而阳明之气亦聚而上升。但阳明燥气。须得太阴之气以濡之，而后水谷之气方能四达。今太阴与太阳两持其偏，故阳明少传布之力耳。盖太阳之气不达，故郁而为皮毛之热。太阴之气互盘，故郁而为少腹之结。其理本易见也。但痧疹欲出而不能，恐有下陷之患。

---

①山茨菇：本书之“山茨菇”，为兰科杜娟兰和独蒜兰的假球茎。具有清热解毒，化痰散结之功。非指马兜铃科细辛属植物土细辛的全草（山茨菇）。

苍术　厚朴　陈皮　大腹皮　砂仁　枳壳　香附　皮硝　车前子　蒌仁　薤白　紫苏　海桐皮　生姜　葱白

〔释〕此立夏后二日方也。天运少徵，气值阳明，十馀日后方交太阳司天之令。而此证感气独早，亦客运之少徵有以引之耳。金水子母同气，故阳明之燥气愈升，计惟有濡以太阴之湿土。奈湿土又被强木所克，其气盘锢而不能上达，故太阳、太阴两郁而成夫妇反目之象。阳明子水而母土，职司调剂，今水土各峙，而阳明又为木火所炎，此症之所以重也。本方疏通太阴，清理阳明，使毒气有路外达。复用车前、大腹者，太阴恶湿，且太阳之气本于水府，外行通体之皮毛也。

前方服过三剂，痧疹略见。痢亦稍稀。

〔案〕此时太阴之气稍利，毒亦渐出，但又要周旋阳明，送出太阳关耳。

紫花地丁二钱　川芎二钱　紫苏钱半　黄芩钱半　白茯苓二钱　人中黄三钱　升麻钱二　蒌仁钱二　白头翁一钱

柽柳、侧柏叶为引，随服二三剂。

〔释〕川芎禀阳明之金气而能平木，故用之较重。白头翁色白属金，能破积行淤而治腹痛，故用以为使。余皆疏散解毒之品耳。

前方服一剂后，热退痢止，遂未再服。数日后，复寒热间作，其家延请殷月峰诊视，用养血健脾滋肺之药调理廿馀日，疟虽渐轻，尚未全愈，因复请诊。

〔案〕此症原系太阳伏毒，大约以前方药力尚欠，太阳度内馀滞未清耳。太阳本属寒水，其地属纯阴之分，生生提出，其脏必虚，故疟难猝已。且因寒水凝结，壅聚生痰故也，方用分理阴阳，微兼清补可也。

白芍四钱　升麻七分上二味用壁土拌匀，微洒水，同入阴阳瓦上慢火焙干　白术二钱，土炒　左纹秦艽一钱　泽泻二钱　贝母二钱　枸杞子钱半，酒炒　合欢皮三钱　砂仁钱半，土炒　郁金一钱　钩藤二钱，蜜水炒

阴阳水煎，引用荷茎六钱。服四剂后，白术、砂仁各加一钱再服三剂。

此系土药为君。因太阳失度，故用土以制水耳。自记。

〔释〕此芒种前一日方也。太阳气已交足，故乘此天运太宫将至之候，急于扶土。土气既固，自足为水之垣，而有岸阔潮平之乐矣。古云：虽有智慧，不如乘势。其斯之谓与！后此子疟疾旋愈，而腹痛永除，谁谓草木之药无济于病哉！

苏妪，五十，四肢及身肿胀，医以金匮肾气丸治之，月馀不效。脉沉涩，独右寸紧数

〔案〕此疾正应太阳。何时令之气见之过迟，而医之又过迟乎！今阳脏之气郁结，故渎道闭滞而淤，仍亦太阳之火标郁其水本耳。

白苏子钱二，土炒　茵陈三钱　露蜂房一钱，炙　桔梗三钱　莲房二钱，土拌炒　独活二钱　僵蚕二钱，土炒　夏枯草钱半　紫花地丁钱半　干姜七分

此症似不必用干姜，然阳郁于外，必亏于内，故用以扶阳补土，如外科之内托耳。自记。

汤批：按《内经》气之迟速，差凡三十度，在天则有有馀、不足之分，在人则有脏气通、塞之别。此症系太阳为阳明燥气所逼，郁而不达，故病象如此。观方内重用

疏金土之味可见。

〔释〕此夏至前一日方也。金匮肾气丸，医家持为肿胀主方，不知肿胀一门，其类十数，而运气之失度不与焉，通套古方，安能恰合乎！盖太阳、太阴失配已久，太阴之气滞于中，故太阳之径隧壅闭，不能通行皮毛。且木齐金化之年，木强而金土弱，太阴湿金之气不能助太阳以布散。欲宣太阳之令，须疏太阴之气，务使手太阴与足太阳相配合，而后金水相涵，太阳之本寒标阳不致两撅也。解得此理，乃知此方清金平木、利气散毒之妙已！

前方服过五六剂，饮食稍进，神色似转，众医不解此方之理，因请复诊。

〔案〕此症起局，原系时令实症，但遏抑少阴过甚，致水火不能相交，而寒水遂以泛滥，岂非人事之件错乎。

猬皮二钱　山茨菇三钱　鬼箭羽二钱　朴硝一钱　面神曲四钱　川芎一钱　天花粉二钱　枳壳一钱　砂仁壳一钱　甘草三钱

〔释〕此小暑前五日方也。气交之分，中运主之。中运木强太甚，土惫金弱，水不能依垣为固，又不能藉母为养，此太阳所以失度而滥也。方用金水之味，仍兼锋刃之形者，助金气也。然太阳之水必藉少阴之火，而后成向明之治。前此医者，攻伐无过，致少阴下陷，不能自立，而为水配火衰，而土愈郁，故太阴之气阻滞于中。今太阴之气少顺，自宜兼及少阴矣。大约太阳之疾，非疏理太阴、调和少阴不为功。脏腑阴阳之配合，有正有变，俱寓至理，观此可以类推。

宋姓，卅二，疟疾，燥热无汗，象似牡疟。脉濡数

〔案〕湿气在上，而燥气在下，如雾如渎之源不清，且阴不归阳而君火不下济，则上克也。

茯苓三钱　茯神三钱　苍耳子三钱　夏枯草三钱　枯矾六分　泽泻三钱　砂仁壳二钱　马兜铃二钱　木通一钱　郁金一钱　瓜蒌仁二钱　粉甘草八分　猪苓二钱　紫背浮萍四钱

〔释〕此小暑后四日方也。溽暑之时，月建原系湿土，兼以天运之太宫、客气之太阳临之，此水湿之气所以盛也。第太阳之标热甚，则太阴之金受其克制，是以不能生水，而三焦乏润泽之资矣。且液出于心，而太阳属水，心与小肠相表里，少阴之气下合于太阳，亦能成既济之功。今为标热所引，翻致上炎，故其象如此。方内用紫背浮萍较重者，上散太阳之邪，且使水气下行归于渎道也。其余扶金渗湿之味，人所易晓，惟苍耳以去湿之性，而寓平木之意，取其形之多刺。夏枯以纯阳之体，而兼清热之用，取其性之属金也。凡此皆因气交之分，中运木气最强，不可不防也。

后三日换方。

〔案〕暑湿大减，惟有滞血使行，方无后虑。

知母二钱　黄柏三钱，盐水炒　天花粉三钱　泽泻三钱　云苓四钱　大白芍二钱　银花二钱　人中黄一钱　紫花地丁二钱　甘草一钱　茅根钱半　芦根三钱

〔释〕太阳失度，少阴火动，肺金受克，胃阳水谷之腑为湿热所滞，故上膈有血热血结之形。方借寒水之气，以清解湿热之毒，微兼凉血散血之意。所谓善用兵者，无赫赫之功也。其后泻出滞血数块，竟无大患。

凡人感受六淫之邪，致血热妄动，或上逆，或下泄者，泛常有之。俗医不考诸天时、人事，审其脏腑、阴阳，而概用沉寒滞重之味，如犀角、芦荟、黄连、胆草等物，旦旦伐之，致成不起，可悲也夫！

徐氏，廿五，妊娠恶阻，饮食不进，精神疲倦。脉象浮滑，濡数无力

〔案〕宜平木以滋土气。且时令适乘之，尤恐更郁而不达耳。

黑山栀二钱　黑豆皮三钱　黄芩二钱　白术三钱　桑白皮二钱　椿白皮二钱　甘菊二钱　甘草二钱　紫荆皮二钱　大蓟根一钱　黑料豆四钱，炒焦　丹皮三钱

复用黑豆炒焦者，兼滋土气也。

〔释〕此小暑后八日方也。气交之分，中运主事，司天太阳之标热，复挟心火而上浮，于是火不能生土，而太阴气弱，不能与太阳相配矣。方用降火生土之法，兼助金气以平中运之强木，使太阴之气乘天运月建之时，而蹶然兴起，然后坤道成而广生之运无穷也。师云时令乘之，尤恐更郁者，盖恐四气之厥阴将至，复助中运而克土也。

程女，十七，经闭腹痛，饮食减少，半载有馀。脉寸口浮濡，关尺俱涩

〔案〕此疾原起于太阳，太阳与太阴，则身中乾坤也，以其老而不用，故不受污浊，而身中统摄手足六经之脉，全在于此。是以地气上腾，而阴位上；天气下降，而阳位乎下。无阻则泰，有碍则否，其道固然。此症始于太阳之闭寒，而太阴之纳藏不顺矣。且用调和上下之法。

五灵脂三钱　马兜铃二钱　神曲三钱　青蒿三钱　泽泻三钱　红曲三钱　夜明砂二钱　原蚕砂三钱　乌贼骨二钱　甘菊一钱　地榆钱半　女贞子二钱，酒炒　发垢五分　丝绵灰一钱

服八剂。

〔释〕此小暑后五日方也。疾起太阳、太阴，宜乘此运太宫、司天太阳之气以调之，俾之上升下济。经所谓升降出入，无气不有，即此义也。他症当木齐金化之年，又值风木将交，自当预防木气，此则生气全在厥阴。盖水滞则不能生木，木弱则不能疏土，太阳太阴之否隔，其权恒在于木。预培木气，使其易出于土，则水非死水，土非滞土，而木亦无拂郁之□①。兼用二曲为使者，火能生土，引坤气以上行。用兜铃、泽泻者，导乾气以下济，且能生水以养木也。发垢、丝灰，取其味浊脂多，故借其气以益脂而行浊。方内脂、砂等物皆兼此意，所谓以意用药者也。非格致功深，曷克臻此。

又换方。

〔案〕金气渐生之时，其属之人，金者精也，又经也，考《素问》可知：凡有其疾者，金之气大约受制于火，而屈制于木。且肺主一身卷舒之气，以阴而不能下济于阳，则阳位缺阴，而阴精何由布乎。其理可参也。

白花百合四钱　紫花地丁二钱　白茯苓四钱，猪乳拌蒸　北沙参三钱　瓜血

①□：原文缺字。

竭五分　丹参三钱　贝母三钱　枳壳二钱　红花八分

甜瓜蒂、荷蒂为引，服八剂。

〔释〕此立秋前三日方也。此时厥阴交足，不患木气之郁矣。而主气太阴之候，秋金伏于土中未出，故以预培金气为主。兼用养血活血者，血即水也，培金所以生水也。引用瓜蒂、荷蒂者，水物乃金之子，蒂则其华盖也，肺为五脏之华盖，用以引经，恰合耳。

服前方，经气已通，饮食未复。

〔案〕此厥阴舒而无力，太阴郁而少制也。

广郁金二钱　砂仁钱半　黑豆皮二钱　红曲三钱，酒炒　地骨皮三钱　益智二钱，面煨　山栀钱半，炒黑　五灵脂二钱　夜明砂二钱　合欢皮　椿皮　姜皮各一钱

服八剂。

汤批：经云：主胜客则从。此症恰当主胜客弱之时，自宜以克主为事。然经闭之疾，究非外邪实证可比，重用伐土之味，恐致木根动摇。方内惟用引木之法，而无峻削太阴之品，真能用经而不泥于经者。

〔释〕此处暑前一日方也。客气厥阴，加于主气太阴之上，秋木本弱，不能制主，主气遂强而无制矣。太阴主金土二脏，土为金母。方以益智、砂仁生扶土气，却以合欢、椿皮助木以疏之，则土不硗而生物，金气可从之而出，即用壮水之品以生水，亦不虑其致土之泥泞也。偶因调摄失宜，小腹复觉膨胀。

〔案〕此系金亏而土无所泄，故盘郁于下焦耳。

金石斛二钱　马兜铃二钱　郁金二钱半　砂仁三钱，酒炒　苏梗二钱　五灵脂三钱　泽兰二钱　天花粉二钱　枳壳二钱　川芎三钱，酒炒　桔梗三钱

引用荷叶连茎一大个，服如上。

〔释〕此秋分前三日方也。客气方交少阴君火，前有厥阴之风木相之，火气烁金过甚，此金之所以弱也。方用舒金降气之味，人所易知，惟泽兰清少阴之火，砂仁酒炒以收少阴之浮火，归缩于丹田，川芎禀金气而平木，制之以酒，俾行于至高之分，引其气以流布于周身，咸以扶金而泄土，非粗工所能窥其阃奥矣。

又换方。

〔案〕此时仍宜泄土以生金也。

泽兰三钱　白茯苓三钱　陈皮二钱　老松节二钱　藕节三钱　甘菊花一钱　郁金二钱半　天花粉二钱　砂仁二钱，土炒　枳壳二钱　乳香四钱，绢包入煎　女贞子三钱，酒炒　皮硝八分　苏子钱二　地榆二钱

椿皮、竹茹为引，服六剂。

〔释〕此寒露前六日方也。时当少阳客气之中，火盛而土强，金愈受郁矣。方用泽兰、藕节、砂仁降少阴也，甘菊、郁金、花粉清少商也。余俱疏泄土气之味耳。

又换方。

〔案〕此本土塞金燥之疾，今土气半舒矣。须待土气全舒，而后金气乃有藏身之处，且有出身之原也。

泽泻二钱　大麦冬三钱　紫苏叶钱半　蒌仁二钱　松香钱半　乳香钱半　女贞子三钱　地骨皮二钱　广藿香一钱　红曲三钱，酒炒　香附三钱，酒炒　大白芍钱半　赤芍钱半　丝瓜藤三钱　摩萝藤三钱

服如上。

〔释〕此立冬后二日方也。半岁以后，地气主之。今岁太阴在泉，土脏有病者，每滞而难舒。此时少阴将衰，而主客运逮交太羽，月建亦属亥水，金气生泄过甚，母为子瘠，只得以扶金为主，而以疏土为辅焉。十月号为小春，乃木气长生之地，女贞、摩萝滋养金水，而复兼木气萌芽之意。此所谓眼光四射，心细如发也。

又换方。

川芎二钱　归身三钱　黑芝麻五钱　柏子仁二钱　楂肉四钱　苍术二钱，制　女贞子三钱　地骨皮三钱　青黛二钱　乳香四钱，绢包　旱莲草二钱　椿根皮一钱　秦艽二钱　白芍二钱

梅、杏蕊为引，服十余剂。

〔释〕此小雪后五日方也。在泉之气得令，而主气之太阳受其制，经所谓客胜主者是也。方内重用楂肉、乳香、秦艽之类以泄土气，更重用芝麻及女贞、旱莲之类以壮水气，极得因时制宜之妙。至用梅、杏蕊以引木气，亦犹前方女贞、摩萝之意云。

又换方。

〔案〕此时可用从治之法，预扶木气。恐春令屈曲，而生气不旺也。盖此时阳气萌芽，木气蓄而未动。天地之大德曰生，木者东方之生气也。木为五行之长，犹仁为众善之元耳。俗医治妇女病，亦每从木上生情，未尝非管窥之一得也。

青木香一两　木香一两，面包煨　青蒿两五钱　松节八钱　桃脂五钱　桑树汁八钱　柳眼五钱　梅枝皮五钱　海螵蛸五钱　泽兰一两　马兜铃一两　桔梗一两　郁金一两　女贞子二两

上共为末，每服六钱开水调下。

汤批：按此症起于太阳，而病之分野恰在太阴。首一方，通调上下以治其源，以下重扶手太阴而微疏足太阴。盖肺朝百脉，能滋津液而灌注于三焦。肺气不舒，则脾经血滞，不能下达矣。世医治经闭之法，惟知活血破血，而不知扶金泄土，往往通而复塞，渐成痒擦。盖未稔病症、节气、因时制宜之妙也。

〔释〕此小寒后三日方也。天地运气如前，但月建改属丑土，土气更加滞重。木齐金化之年，正治原应扶金克木，今中运退令已久，复恐土重金埋，故反借木气以疏之。且来年癸亥厥阴为司天之令，故预透其气以疏土而提金，亦以防在泉之不退位、司天之不迁正也。其旨微矣。

邓姓，卅二，前有寒热咽痛之疾。勿药自已，神气未复。延至立秋后，微觉头运发热，亦不甚经意。数日后，偶因他出，突然神昏气喘、泻血吐血、饮食不进。延医调治，进以清暑小剂数帖，病势愈急。脉象弦结

〔案〕此疾起于阳明客令之时，今乃郁久传于厥阴也。

羚羊角八分，镑片　人中黄三钱　阿魏二钱　藿香二钱　鬼箭羽二钱　煨木香三钱　枳壳三钱，麸炒　茯苓三钱　苍术二钱半，姜汁炒　陈萝卜莱四钱　生姜

汁钱半

〔释〕此处暑前五日方也。月建申金，申金属阳明，故阳明之疾乘时而发。兼之客气为厥阴用事。厥阴者，两阴交尽也；阳明者，两阳合明也。以两阳合明之盛，而值两阴交尽之令，阴经且为阳气所盘踞矣。治法惟有开散阳明申金之郁，疏泄太宫湿土之滞，清理厥阴风木之邪而矣。

后二日换方。

〔案〕厥阴虽觉微舒，而阳明盘踞如故，仍宜顺胃而疏肝，使上焦不壅而归于下焦也。

薤白三钱　大贝母三钱　大戟六分，酒微炒　桔梗二钱　皮硝钱二　枯矾八分　马兜铃钱二　粉丹皮三钱　白茯苓钱半　黄柏二钱，盐水炒　青盐八分　神曲四钱　生姜汁三钱　竹沥五匙

〔释〕用手足阳明之味，宜矣！而并及辛金者，以木齐金化之年，当秋金之月而行风木之令，强宾夺主，使清肃之令不能下济，故治之者不得不清降辛金，助克乙木也。盖金清而后能生水，故兼用咸寒之味，以咸能软坚，阳明盘踞之邪，非此不足以泄之。且咸为水味，水行于地中，而源于天汉，所谓水天一气也。此症金气挠阻，水气无根，《易》所谓天与水违行者。故必使天气下降，水气上滋，而后水天之气乃克保守于清净之区，庶几天水之讼，转而为水天之需耳。

后二日换方。

〔案〕此时上气稍顺，而与下焦尚未能贯彻也。当思用清下之法。

鲜首乌三钱　制首乌三钱　大青二钱　川芎三钱　皂角刺钱二　红曲二钱　苍术二钱，姜汁炒　郁金三钱　青蒿二钱　滑石二钱　砂仁三钱，麸炒　紫花地丁二钱　薤白二钱　露蜂房烧焦，八分，用茶叶水少洗，薰干入煎　甘草一钱　大田螺三个，去靥入冰片、枯矾少许，取水和药内服　小蚌一个，入麝八厘，取水　益母草一钱　虎耳草一钱　车前草一钱

〔释〕此方泻热清湿、攻坚破结，从金制木之理显然易见。而用药之灵变，开人无限法门。

后二日换方。

〔案〕此症系阳明郁火所致，其邪冒入最下之地，故成水火不相济之象。其实舍解释发舒之法，无他道也。

莪术二钱　荆三棱钱二　白茯苓四钱　大青二钱　土茯苓二钱　柏子仁四钱　泽泻二钱　红曲三钱，酒炒　蒌仁三钱　丹皮三钱　炒山栀钱半　大贝母二钱　甘草一钱　花粉钱半　蚯蚓泥三钱

〔释〕此方多清手足厥阴之味，而攻坚破积较前为甚。盖前方所攻，尚在半表半里之间，而此方所攻，却在厥阴深处，要总不外清金制木之意而已。

又换方。

〔案〕胃金之郁半舒，而少阴少阳之气不交，故仍见沉霾耳。

黄连一钱　胡黄连八分　车前子三钱　黄芩二钱　黄柏三钱，盐水炒　龟板三钱，醋炙　紫苏枝钱半　枣仁三钱　青皮钱半　茯苓二钱　元参三钱　鲜地骨

皮三钱　鲜生地三钱　通草四分

当归、川芎少许，入水捣汁，待药熟，滤入和服，用以奉心化血也。

〔释〕此处暑后五日方也。二日之后，天运当换少商，故方内参用清理辛金之味。但既用芩、连，而复重用归、芎者，盖君火由木而生，相火寄于肝胆之间，厥阴之气不顺，则二火不交，郁而成燥金之势。且少阴少阳者，实太阴太阳之用；先天之乾坤，后天之坎离也。火气不能伏藏于下，水气不能灌溉于上，尚未成既济之象耳。后用丹、元二参，及香燥醒脾之味成功。

李子，十四，据病家言，从八月初旬起，似三日疟，不甚应期，作时亦不甚重。因未医治，九月底忽觉手足厥冷，肢倦神疲，终日昏睡，不思饮食，不能转侧，亦不呻吟。诘之，不自知其病。医以开散之味治之，愈加沉重。脉象沉涩而结

〔案〕此肝脾郁极之症，前医治之门路却是。究竟脾郁未开，只可尽力维持耳。

淡豆豉二钱　神曲三钱　广藿香二钱　青皮钱半　桔梗二钱　大贝母三钱　莲房三个　海螵蛸一钱　赤芍二钱　白茯苓二钱　茯神二钱　大厚朴八分　皮硝八分

生萝卜汁四钱，生姜汁五匙，上二味和服。

〔释〕此立冬后二日方也。月建亥水，运在少商之末，气属少阴君火之时，而病却起于前，此厥阴风木之令所感，又系湿土在泉之气，五行庞杂，莫可主持。方用豆豉、皮硝以解太阳寒水之邪，应月建也。桔梗、贝母清少商辛金之郁，因天运也。神曲、茯神、赤芍解少阴君火之郁，乘时令也。海螵、青皮、莲房清手足厥阴之邪，顾来脉也。厚朴、藿香疏散太阴湿土之滞，治感受之原也。此所谓与物推移者也。

后三日换方。

〔案〕脾郁终未解得，只肝郁少舒耳。且再用解毒散结之法。

羚羊角尖五分，磨　黄柏二钱　姜黄一钱　赤芍二钱　乌药钱半　人中黄三钱　皮硝一钱　海浮石一钱　川郁金二钱　木通八分　当归身二钱　泽泻二钱　枳壳二钱

服一剂后，换用四逆汤加滋阴之味，服二剂再看。

〔释〕此时运交太羽，则金运全退，而水运为主矣。但在泉之气方来正盛，客气之君火为湿土所遏，而不能下济，水气亦微弱而未能上滋，则犹未济之时也。中运木气已退，而木强金弱之年，究以扶金泄土为要。惟太羽为初交之运，并入月建之亥水，元英冱寒，恐致沉阴穷固之患，故间入四逆汤二剂，俾水中生阳，火气起于釜底，而太阴之凝滞已开，病势庶有转机乎。

后二日换方。

〔案〕脾经沉郁所以不能遽开者，以湿土生痰之故。痰壅于内，则君火无所用其生生之力而壅滞也。

天南星一钱　天花粉三钱　鳖甲二钱　皮硝二钱　香附钱半，姜汁炒　黑芝麻一钱　大青一钱　黄柏一钱　竹茹二钱　元参二钱

青盐八分引用姜汁五匙、竹沥三匙，生和入服。

〔释〕木气未舒之时，则用庚以化乙，扶金即所以舒木。木气将舒之候，则用甲

以化己，滋木亦所以疏土。然土气之壅滞生痰，又由火气之不能下降，水气之不能上滋也。方用益水扶木、软坚化痰之味，其所以利导之者至矣！

后二日换方。

〔案〕卫气凝结，盘踞膜原，不得透下耳。

天南星钱半　当归身三钱　大戟六分　红花七分　生熟首乌各钱五　楂肉三钱　皮硝钱五　韭子二钱，炒　桃仁钱二分，去皮尖炒　竹沥五匙　半夏二钱　制枳壳一钱，麸炒　川芎八分　黑豆皮二钱　陈仓米六钱

二剂以后，殷生可代诊之。如脉起，可去大戟，加入开胃生土之味，成功有望矣。

〔释〕前方滋木以备克土之用，今则直用木味以克土矣。盖此症之标，惟肝脾二脏之郁。前此所以不能用木以泄土者，以木气未顺，金气太弱，冒昧用之，不能疏土，而反致忤金，无根之金，惧有中绝之虞，故先用清金平木之法。待木气稍舒，而金气渐起，而后可借木气以导中宫之滞耳。然至此而犹不忘保金之意，此真能骊珠独探者也。后学可从此暗渡金针矣。

小雪日拟方呈政，殷宅心遵教用药数剂，脉起病减，奈胃气一时难复，因复录方请正，师命加用川芎、楂肉，三剂而痊。全方附录于下：

焦楂肉三钱　川芎二钱　益智仁二钱，面煨　甘松钱二，面煨　广木香钱二，面煨　青木香二钱　青蒿钱二　贝母二钱　枳壳二钱　陈佛手六分

引用鲜橙皮二钱、陈稻根五钱。

〔释〕病情已近弩末，故宅心敢遵教一试铅刀。而明白浅近，无甚妙义，不必强为注释也。

按中元四绿统运，壬戌流年九紫，于统运为生气，故斯年木火气盛，郁而成疾。木忤土，火烁金，故阳明太阴见证居多。吾师用方，无非舒其郁滞，折其胜气，而补剂绝少，亦以斯年元运有余故也。至久病虚损等症，不在此例，读者慎无执焉。

卷　四

火运年

癸丑

太阴司天，中运少徵，太阳在泉，水兼火化，右尺不应。

初气大寒交主厥阴，客厥阴，二气春分交主少阴，客少阴，三气小满交主少阳，客太阴，四气大暑交主太阴，客少阳，五气秋分交主阳明，客阳明，终气小雪交主太阳，客太阳。

初运大寒交主太角，客少徵，二运春分后十三日交主少徵，客太宫，三运芒种后十日交主太宫，客少商，四运处暑后七日交主少商，客太羽，终运立冬后四日交主太羽，客少角。

邓翁，六二，腹痛烦渴，泻痢不止，医以胃苓汤治之，不效。脉两关及左尺数濡，右尺沉伏注：右尺不应，天和也

〔案〕此腠理不调耳。

红曲二钱　无名异[1]一钱　花粉二钱　茯苓块三钱　香附一钱　莱菔子一钱　小生地二钱

〔释〕此癸丑年清明后六日方也。天运太宫，月建辰土，客气属少阴君火主事，而本年乃火运不及，水来兼化之年，故少阴火弱，不能生太宫之土，以致阳明辰土不能散布津液，而腠理不能调适耳。明乎此理，则此方之妙，不烦言而解矣。用胃苓汤不效者何也？太宫辰土，乃阳明转输之腑，胃苓专于去湿，而不能助布津液。且中焦取汁奉心化血，而后少阴乃得行其令；胃苓专走气分，何能兼顾少阴乎。此等毫厘千里之别，学者不可不详审也。

无名异属阳明戊土，性能和血补血，又味甘兼入脾，故能止痛行伤，续绝生肌。胃主宗筋，脾主肌肉也。祝道山附注。

陈翁，七一，多年便血，春来又添左胁疼痛之疾。脉芤数无力

〔案〕此肝经湿热所致。

陈皮三钱，一半土炒，一半醋炒　陈皮炭二钱　茯苓二钱　肉苁蓉一钱　山药二钱　黄柏一钱　生白芍一钱　大贝母一钱　白石英一钱

---

[1] 无名异：甘、咸、平。咸能入血，甘能补血，故具和血补血，止痛生肌之功意义。

服四剂后，仍用三制陈皮、茯苓，外加苍术、苡仁、北沙参、白扁豆各二钱，多服自愈。

〔释〕此癸丑年小满前三日方也。天运太宫，月建巳火，客气在少阴之末，三日后即交太阴司天之令，故用药皆以太阴为主。盖手太阴为气之主，足太阴为气之母也。且气即火也，血即水也，本年系火运不及，水来兼化之年，故惟患气不足以摄血，而不虑水不足以制火也。病系肝经湿热，而用药不甚着意肝经者，火衰水旺之年，惟忧水气泛滥，土多涂泥，而水气之托根不固。故此方之调土去湿，即所以治肝。若第云苍术、茯苓、陈皮是用戊以化癸也，犹浅之乎论医者也。

罗氏，廿五，每至经期，头运身热，两膝上下起紫晕如斑，服药不效。脉细软而数

〔案〕此湿热也。

青盐一钱　防风二钱　紫地丁二钱　荆芥一钱　银花一钱　红花一钱　地骨皮钱半　苏梗一钱　淡竹叶二十片　石斛一钱　青蒿一钱

〔释〕此癸丑年夏至前八日方也。月建丁火，天运在太宫、少商之交，气行太阴司天之令。病本由于湿热，而病标乃血虚生风之象。方用荆、防，从太阴以去湿也；用青盐、地骨、苏梗、银花，从少商以治风虚也；用红花、紫花，从丁火以清血热也；用石斛、青蒿、竹叶，清肌肤之虚热也。脉象细微，而师不用补剂者，因前医补之不当，脉象未起，故但用调木胜湿清热之法。盖调木即所以生火，胜湿即所以固土，清热即所以保金也。如此等不补而补之法，集中甚多，惜乎不能执俗医之据而告之也。

曹氏，廿五，久痢休息。脉寸浮、关缓、尺沉

谷芽三钱　谷精草二钱　寒食面二钱　鳖甲二钱　蛤粉钱半　生地炭二钱　山萸肉二钱　升麻六分

汤批：久痢休息之疾，每多强木侮土之患。此证因太阴司天，上气得令，水兼火化，水多木漂，故不补土而反扶木。其不壮火者，火当月建故也。

〔释〕此癸丑年夏至后六日方也。月建丁火，气行太阴司天之令。以症而论，似宜扶火以生土。以脉而论，似宜壮水以固阴。奈因水兼火化之年，又值金气休因之候，故碍于火而不便壮水，但用益金而水自有根。碍于金而不便扶火，但用扶木而火自乘时而出矣。

殷子，三岁，咳嗽喘急，痰壅壮热，医以大剂麻杏石甘汤治之，喘嗽不减，痰热更甚

〔案〕此肝脾二经之郁火也。

归尾二钱　沙参二钱　连翘一钱　石菖蒲一钱　川芎一钱　陈皮一钱　麦冬钱半　紫苏子一钱　红花六分

一剂分二次服。

汤批：云肝脾二经郁火，肝经之郁，由阳明之间气也；脾经之郁，由本年之火弱也。故导火以生土，清金以舒木。用法不同，悉合时宜。

〔释〕此癸丑年寒露日方也。天运太羽，月建戌土，气行阳明燥金之令。病在水土二脏，而用药多从金火者，因水兼火化之年，复加太羽之运，弱火受制而不能生土，是以土气湿郁而邪火生焉。方用归尾、红花、菖蒲、连翘开郁导火，而土郁解矣，此以生扶为治者也。壬水得气，而生木过蕃，木气荟蔚，而郁热蒸焉。方用沙参、麦冬、苏子、陈皮清金理气，而木郁除矣，此以克制为治者也。医家之因病制方，犹文家之因题立格。此如两扇分轻重之题，用唐职方二比侧串之体。吾师其以鸣凤之笔，变而为犹龙之技乎。

前方一剂后，喘咳大减，只痰热未清。

霜桑叶二钱，蜜炒　甘菊二钱　桔梗一钱　防风八分　青皮六分　天南星五分　甘草节一钱　薤白钱半　天冬一钱　灯心三十寸　鲜银花头七个

〔释〕此方清金化痰，如白公之诗，老妪都解也。

戊午

少阴司天，中运太徵，阳明在泉，火齐水化，两尺不应，太乙天符。

初气大寒交主厥阴，客太阴，二气春分交主少阴，客厥阴，三气小满交主少阳，客少阴，四气大暑交主太阴，客太阴，五气秋分交主阳明，客少阳，终气小雪交主太阳，客阳明。

初运大寒交主少角，客太徵，二运春分后十三日交主太徵，客少宫，三运芒种后十日交主少宫，客太商，四运处暑后七日交主太商，客少羽，五运立冬后四日交主少羽，客太角。

花妪，五十，久年身痛，师于丁巳冬订一丸方，服毕觉举发稍稀，发时痛亦稍减，更请换方。脉细软，两尺沉

〔案〕肝脾为行气之帅，气未舒，故脉仍挛也。

松节三两　甘草节三两　藕节三两　砂仁三两，酒炒　净钩藤三两　连翘一两　猪苓二两　黄柏三两，盐水炒　干桂皮一两　甘菊根五两　茶叶一两　丹皮两半　木瓜两半

蜜丸，银花冲汤下，每晚服三钱五分。

〔释〕此戊午年春分前二日方也。太乙天符之岁，火齐水化之年，少阴司天，支干皆火，经所谓太乙贵人，三合为治者也。此时又值太徵之运，太徵属丙火，与客气之太阳相合，而丸方究以司天为主者，司天主岁，间气纪步也。方内借月建卯木之气，以清散少阴，而复保金抑木，以预防贵人之患于未然。真可谓良工心苦矣。

冯氏，四十，头目昏痛，鼻多浊涕，时或痰嗽，胸胁不舒，腰疼白浊，饮食减少。医以神术散及逍遥散治之不效，改用节庵再造散，反增喘咳。脉微细如丝，两尺伏

〔案〕此症系相火不守，上烁真金也。此时只宜开肺郁，而壮水以制火耳。门人问曰：此人脉象微细，而师云火盛，何也？师曰：尔不知尺寸三部，皆手太阴之动脉乎？肺为诸脏之华盖，故藉以诊之耳。今三部皆微，正火烁真金之象。然亦必须合岁气天和之理而详审之，方无舛错。古所谓按脉切理者，原非仅浮沉迟数之大略已也。

川郁金三钱　白芷钱半　白薇一钱　薤白二钱　葛根一钱　赤芍药一钱　杜仲二钱，盐微炒　紫苏八分　白苏子六分　黑豆皮二钱

引用白果六枚，去心入煎，服六剂。

〔释〕此戊午年谷雨后七日方也。太乙天符之岁，火齐水化之年，水气原弱，况值二气厥阴之令，煽火而忤金，金不能生木，水亦不能涵金，而子母俱瘠矣。方用解散庚金，清润辛金之法，并乘月建天运之土气以生之，则金气从革，而水气有根，且可借其势以制风木，而不致有郁滞生火之患矣。

姚氏，廿四，小产后，心虚怔忡，发热头运，食减神疲，夜不能寐，医以养心汤及归脾汤治之，反见舌燥唇焦、痰嗽气急之象。脉细数

〔案〕此系脾经不能摄血，而卫气无所归也。其法当先以养阴为主。服五六剂后，乃用补阳之剂。女子阳藏于内，阴包乎外，阴不固则阳泄而神疲。服此方六剂后，虚象必减，仍用归脾汤可也。

鲜生地钱半　鲜首乌二钱半　白芍钱半　云苓钱半　鲜石斛三钱　炒山栀钱二　木通钱半　知母钱半　砂仁钱半　陈香橼五分

〔释〕此戊午年谷雨后八日方也。天符气运，说见前章。盖少宫属脾，辰土属胃，火齐水化之年，二土皆为爔而津液渴竭。师用滋液降火之法，即本古方四生丸之意而变化用之者也。然亦适值前医补益乖方之后，间入用之，损有馀即以补不足，因利乘便，取效甚捷。若非有温补之剂屡服于前，吾师决不轻用寒凉于小产血崩之后也。然亦据此不足之症言之耳。若兼客病火邪，又当别论。

按：归脾、养心二汤，内有枣仁、远志诸味，尚有敛火归元、养血宁心之意。心即火也，血即水也，火敛自然水生，心宁自然火熄，与此症理原不悖谬，但此年天符属火，客气又逢风木，风助火威，势甚猖獗，一味温补，何能有济？若非吾师之醍醐甘露，急救于涸辙之中，吾不知此症作何底止矣！李云图识。

罗氏，卅一，经期无定，淋浊不止，少腹痛，气逆呕哕，咽痛头运，嗽有咸痰。脉寸虚大，关实而滞，尺濡弱两尺应伏，今见濡弱，湿胜而阴亏也

〔案〕血气凝结，经络有亏，治法亦不过调气以养血海之脉耳。

血余炭三两　红花炭一两　龟板二两，醋炙　黄柏二两，盐水炒　鲜地黄三两　桑白皮二两　麦冬两半　吴萸八钱，姜制　桑螵蛸二两　山羊血一两五钱　山茨菇一两　紫苏梗一两　益母膏四两

蜜丸，每服四钱。

〔释〕此戊午年小满后九日方也。月建巳火，节过小满，正当少阴司天之气，丸方原宜主之。而天运之少宫未逞，待芒种十日后，方交太商之运，故方内预用保金益水、滋阴调血之味。其馀总以降火敛火为用者，恐太乙天符之岁，火不归根，上烁真金也。至于月建属丙火，司天属丁火，此正砾石流金之候，若不预为防闲，恐至五月丁火当令，贵人乘权，阴血亏损之人难于支持耳。

吴氏，卅五，口苦呕逆，心疼胁胀，腰膝牵痛，不能转侧，医以逍遥散、复脉汤及舒肝养血之药年馀不效。脉寸虚大，关弦细，左右尺皆虚

〔案〕此少阳之症。少阳与肾经为表里，此体而彼用。肾阴中有阳，胆阳中有阴，水能生木，木能生火，故曰相火寄于肝胆之间。其色青，阳木也。人但知木病而不分阴阳，故困顿至此，亦几希矣。今惟用滋水以舒胆经之郁可也。

山萸肉三钱　肉苁蓉二钱　元参三钱　丹参三钱　黑料豆钱半　菟丝子二钱　知母钱半　黄芪一钱　杜仲二钱　木香钱半　木通钱半　干姜二片

汤批：少阴司天，而病反在少阳者，阳不配阴也，故方用扶少阳、抑少阴之品，抑少阴之火而复滋少阴之水者，少阴水能生阳木也。

〔释〕此戊午年芒种后二日方也。天运少宫，月建午火，节至芒种。久属少阴司天之令而病属少阳，故以阳木之味为君，少阴之味为臣，少阴与少阳本相配也。至于少宫属阴土，乃阳木所赖以滋长者也，补之疏之宜矣。复用苦泄之味以清其火者，何也？土为火之子，天符火盛之年，少阴嫌其太实，实则泻其子也。况丙丁同旺于午，泻已土即所以泻丁火也。而又必兼用补土之味者，以此症本非实症，且欲藉以降君火而摄相火也。此等真机，世医罕识。

郑氏，廿二，瘕结，少腹绕脐切痛，白带时下，月候不调。脉两关紧细而实，两寸长滑而小，右尺涩而微，左尺数而革

〔案〕此任脉不行之疾也。

云母石二两　阳起石二两　杜仲一两　龟板三两　菟丝子一两　大腹皮二两　木香一两　黄柏两半　女贞子二两　益母膏二两　知母二两　丹皮三两　泽泻两半　桔梗二两　萱草根四两，煎汁

和蜜为丸，每服三钱半，随意下。

汤批：少阳主气之时，恰值少阴司天之令。以主客言，则为客胜主；以君臣言，则为君位臣。方用扶阳配阴之法。若不甚配乎者以其理木顺耳。

〔释〕此戊午年芒种后三日方也。此章气运与前章同，而用药迥不相侔者，前症属阳火之郁，故用降火滋阳以解其郁，此症属阴火之滞，似宜滋阴益血以行其滞。然而有难焉者，右尺之真火不旺，则滞者不得而通。奈天符火盛之年，阳火一起，恐阴火挟其势而为灾，此丹皮、龟板、菟丝所以监阳起石、云母而用之也。左尺之真火不旺，则阴血不能滋长，少阴之君火无制。奈少宫之湿土未退，而太商之燥金将行，湿热不清，恐土郁而金气不滋，土郁则火不下济而上炎，金不滋则火反食气而内灼，此泽泻、黄柏、腹皮所以辅杜仲、知母、女贞而用之也。至于萱草、益母调经滋血，不过用为治标之药耳，本方枢要反不在此。

范氏，廿六，妊娠受湿，肢体俱肿，头运恶寒，呕逆身重。脉浮部滑，中部郁濡

〔案〕此乃肝经不得流畅所致也，当先用末药调之。

青木香五钱　青皮钱半　当归二钱半　苏子一两　白芷一两　秦皮一两　秦艽一两

共为粗末，分三次煎服。

〔释〕此戊午年芒种后七日方也。月建丁火，司天又属丁火，火旺则木母之泄气太甚，故肝经不能行湿而成痰。火旺恐天运之太商将至而不前，而胃失传宣之令也。且木必得金气以剪刈之，而后乃发荣而滋长。《诗》所谓修之平之，攘之剔之者，非其理之较著者耶！

服前方，湿退肿消，病者不复加意，夏至候，阴雨连旬，偶因坐卧湿地，前症复作，更觉腹痛气胀，舌青面赤，医知为死胎当下，用加味芎归汤不效。

〔案〕此由脾经受湿而血滞也。盖脾统血者也，血不归阴则胎失所养，非朝夕之故矣。调之无益，当用标本兼治之法，以治脾之药为主，而以去恶之药为用。幸系藜藿之人，元气不弱，可无害也。

桂心一钱　瞿麦二钱　龟板三钱　肥牛膝三钱　归身三钱　红花一钱　木香一钱　制首乌钱半　白术钱半　厚朴一钱　朴硝一钱

煎服一剂，越二时，死胎即下，接用金匮肾气汤合八珍汤，重加丹、元二参，及酒炒麦冬、粳米，五剂而起。

〔释〕此小暑前五日方也。天运太商，月建将交未土，况有天符之火生之，此戊己二土得令之时，故就其势而用之，使血气易于流畅，而死胎乘势而下矣。火齐水化之年，即此等症亦须顾此大旨，方无后患。桂心用以趋下，朴硝正可监之。龟板、首乌滋阴保水。天运地气，委曲周详，此所以指到春回也。邵玉符记。

黄姓，二十，因夜行感风露而病，病二三日，忽大饥馁，食饮数倍于常，后即狂躁谵语，耳聋目暗，大小便闭，寻衣摸床，撮空理线，面色赤黄。脉形促代

〔案〕此岁令月令相兼，而成太阴火湿之疾。其症谓之癃闭，抑所谓闭者开之，宜早用大汗之法，可以变轻。夫汗而曰大汗，兼吐也。今脉息促急，正大闭之候，奈予适有京口之行，今且酌用二剂后，可令吾徒顾生药田治之。

广郁金四钱，酒炒　香薷三钱　香附三钱　赤芍一钱　鬼箭羽钱半　猪苓钱半　葛根钱半　砂仁二钱　绿豆粉钱半　皮硝钱半　蒌仁三钱

日服一剂，夜服一剂。

〔释〕此戊午年大暑后八日方也。八方虚风，夜感最甚，固不必尽在太乙游宫之日也。人犯一虚，皆易致之。汗之不早，而岁令、月令相挟，而成胶固之疾矣。此刻客运太商，月建未土，客气属太阴湿土主事，火齐水化之年，阴土因火而湿热粘滞，阳金遇火而镕铸坚实，故有癃闭之象。所谓初起可用吐法者，太商属庚金阳明之所主也，阳明之戊土既开，斯太阳之己土不至于大闭。今既耽延而失事机，只得清散阳明，且为开导太阴之先声耳。太乙游宫说，见二卷。

后一日换方。

〔案〕药田子曰：此疾盘踞坚城不下，将如药田之非穰苴何！只得仿先生之法而用之。但病势沉重，外托难清，将来恐不免于入里耳。

郁金四钱　苍术三钱　厚朴钱半　天南星钱半　朴硝一钱　木香一钱　降香末一钱　半夏钱半　红花八分　生姜钱半　竹沥钱二　露蜂房一钱，茶清洗，炙存性

照上服二剂。

〔释〕方仍前意，只清金燥土之味较前觉力锐耳。

按：露蜂房色灰白而味甘平，乃阳明金土之药，本胡蜂之津液结成，又受雾露清凉之气，所以主治惊痫瘛疭、寒热邪气，又薄膜空虚，有似人之膈膜，故能治皮里膜外之邪，为上焦清热祛风之妙品。世医以其有毒而弃之，独不思《周礼》聚毒以供医事者，何谓也哉？又不闻仲祖鳖甲煎圆已用之乎？江成忠志。

服前方，狂躁稍减。

〔案〕药田子曰：病有渐退之机，只脾经之气未舒，故犹滞而未下达。

郁金三钱　砂仁钱半　广藿香三钱　木香钱半　夏枯草钱半　木通一钱　枳实二钱　桔梗钱半　香附子二钱　熟军钱半　猪苓钱半　泽泻钱半　芦根三钱

照上服三剂。

〔释〕此方利气去湿，人所易晓，惟夏枯草近时专用为肝经药，不知《本经》谓气味辛寒，察金水之气，而内消坚积，上清火热，又能使水气上行环转，故与泽泻、木通同用，使水气上行，以清其火而利其湿也。

后二日换方。服前方，觉胸肋微响，而积滞究未下行。

〔案〕药田子曰：热入胃经，而三焦之火不能下济，湿滞过盛也。

生山栀二钱　元胡粉钱半　野荸荠粉二钱　枳壳钱半　藿香二钱　天花粉三钱　天冬三钱　芸香二钱　降香末钱半　山萸肉钱半　熟军钱半　柏子仁二钱　大青叶三钱　水菖蒲根钱半，淡盐水炒　芦根二钱

照上服二剂。

〔释〕火盛水衰之岁，天地否塞之人未有不为后天之未济者。盖火冒于上，非降之所能下，故用萸肉从少阳之木火以引之，用甲木以化己土也。又恐屡用寒峻，有碍生生之气，故用柏实之甘平以除风湿，而兼芳香醒脾之意，备病愈之后，土气易复。用芸香亦是此意，兼有活血解毒之功也。水菖蒲利湿开郁，功用颇捷，但嫌走泄过甚，故用微咸以制之，但令散结而不致伤气。此皆师传心法，因体师心而不敢秘耳。

服前方，积滞连下，谵语间作，遍身搔痒，舌燥唇裂，目黄脊痛。脉洪长。

〔案〕药田子曰：得易溃之城，而无可守之资，如宋赵葵之入汴京然，贼虽逸而主不能守，招徕之功亦不易也。且大贼虽逸，而小腆不靖，亦须剿除也。

生首乌四钱　熟首乌二钱　茯苓二钱　黄芩二钱　鲜生地三钱　枳实钱半　阿魏钱半　石菖蒲钱半　寒食面三钱　木通钱半　生山栀钱半　木贼一钱　白茅根二钱　大青叶二钱　紫背浮萍三钱　明雄一钱

服三剂，日一服。

〔释〕太阴之湿热，非得太阳之水气以滋之，则里热无所泄；非行太阳之正气以照之，则表湿无由清，夫妇之义也。但太阳之气，必藉肾经真水以养之，而后黄赤二道运行乃归乎常度，此浮萍、木贼所以随首乌、生地而用之也。且木贼性能制木，与大青、黄芩俱兼平治少阳之意。盖火盛水衰之年，相火易动，前之养其势以化己土之郁者，权也；今之平其气以安戊土之位者，经也。经、权得，而用药之能事过半矣，馀俱清理阳明之品而已。

利后觉渴欲饮水，勉进焦米汤半盏，尚未贪食。

〔案〕药田子曰：病愈矣。

天门冬三钱　黄芩二钱　黄柏二钱　黄连五分　麦门冬三钱　朱砂六分，研　阿魏一钱　白芍钱半　青木香钱半　当归钱半　川芎一钱　苍术三钱　陈香橼八分　稻根五钱　陈萝卜缨二钱

〔释〕此立秋日方也。月建改属申金，合于天运之太商，故药用清阳明之燥火者

为多。阳明之火一清，而金水之气日益滋长。斯泰交之象见，而既济之功成矣。

张氏，廿五，感时令之气，举家患痢。此症因霍乱后多服阴阳水而成，其势尤重。脉浮部数，中部滞，两尺沉

〔案〕万物不畏阳火而畏阴火，如雷火遇雨而炽，今岁之谓矣。况秋金喜润而恶燥，遇阴火则暗为销烁，其治大抵以润燥降阴为主。但天有节气，当知随时变换。人有体气，当知相势转移。如此症，则兼脾经湿满矣。

赤芍钱半　牡丹皮二钱　泽泻三钱　苏叶钱半　红花一钱　猪苓二钱　厚朴钱半　广木香钱半　青蒿一钱　砂仁八分　瓦松三钱，焙干

〔释〕此戊午年白露前四日方也。经云：天气不足，地气随之；地气不足，天气从之。本年天符火盛，虽运交少羽，气在太阴之末，而火气暗煽，真所谓阴火潜燃也。阴火烁金，甚于阳火，中之者，较常愈剧。况因饮水过甚，脾受湿邪，金燥于上，土湿于下，最为棘手。计惟有重用泽泻、瓦松，使少羽之水气上行，以润阳明之燥，而散阳明之血也。

又换方。

陈皮二钱　半夏钱半　夏枯草钱半　净银花三钱　葛根三钱　白茯苓三钱　砂仁二钱，土炒　淡竹叶二钱　白术钱半　泽泻二钱　当归尾三钱　木香钱半　木通一钱　柴胡八分　青竹皮钱半

〔释〕此白露后四日方也。月建改属酉金，而客气值太阴、少阳交代之时，于《易》，雷出地奋，豫之象也。亦即律书林钟生太簇之义。方用疏理太阴之味，即寓清散少阳之意。盖少阳属木火，恐火运太过之年，至此而复有销烁酉金之患也。

周姓，四十，因患时痢，而下血不止。脉迟细而缓

〔案〕脾土失守，下克肾藏，肾不交心也。

茯神四钱　朱砂六分，研　龙眼肉二钱　远志肉三钱　白术二钱，土炒　黄芪一钱　生杜仲三钱　北五味二钱　白芍二钱，醋炒　川文蛤三钱　紫地丁钱半，酒炒　归身二钱　红花炭一钱　木瓜炭八分　京墨七大匙，磨汁　乱发一小团

服六剂。

〔释〕此戊午年寒露后八日方也。癸水之运，适值戊土之月，戊癸相合，理应化火以生土，乃君火之气稍弱，而客气少阳相火反挟其势以上夺君权，于是火上炎而土下陷，水为土遏，而手足少阴之气不交矣。为今之计，惟有敛少羽之气，而助君主之威。坎离既交，而中宫得所安宅。不重治相火，而相火自不敢肆。君明则臣良，不诚然哉！

后六日换方。

前方去五味子、杜仲，加公丁香一钱，炮姜二钱，茯苓钱半，郁金一钱，服五剂再看。

〔释〕靖戊土之气于上，培己土之气于下也。

又六日换方。

〔案〕气尚不能御血。

北五味三钱，炒　当归三钱　黄芪二钱　白术二钱，土炒　茯神三钱　远志二

钱　连翘心五分　竹叶心八分　砂仁六分，炒　川芎八分　甘草六分　秦艽一钱　金狗脊钱二　黑豆皮一钱　百草霜一钱，绢包煎　藕节二钱

〔释〕心为血主，脾为气母，心火不下降，则血不归脾，而脾无所养。血不归脾，则为相火所挟而妄行。脾无所养，则气不能摄血而任其下注矣。方内重用补心，亦微兼清火之意。故君主清宁，而相臣不得而挟之。更扶己土以制少羽之水，则脾不受湿而摄血，更觉有力。至其重用北五味，以助收摄之势者，非徒敛少阴之血而不使下泄，亦以摄少阳之气而不致上凌也。此所以有立起沉疴之效欤！

喜子，十二，平日常起红疹，此时更觉身热头运，衄血吐血。脉细数而紧

〔案〕此包络之相火上凌肺金也。相火藏于命门，而寄用于脾胃二经。肺为华盖，又心之舍也。天下有臣乱而君宁者乎？

元参三钱　丹参三钱　桑寄生二钱　黑料豆三钱　黑芝麻四钱　紫苏叶钱半　苏木一钱　桔梗钱半　牡丹皮二钱　知母一钱　甘草八分　白归身三钱　防风一钱　茜草根钱半　灯心一分　童便一盏

同煎服五剂。

〔释〕此戊午年大寒前一日方也。本年阳明在泉，因天符火甚，金气失政。又届来岁太阴司天，厥阴初气之令；月建丑土，天之初运；复值少宫己年，为土运不及，而司天助之，亦得平气。此时土气乘运乘月，真金墓于丑土之中，而手厥阴之相火乘时而灼肺，庚辛同源，此病发之所以较重于平日也。方借冬令水旺之气，以制相火而涵金。复借初气之风木，以疏土而出金。金气清宁，而君主得位，斯权臣屏迹，不至有挟血妄动之虞矣。

癸亥

厥阴司天，中运少徵，少阳在泉，水兼火化，左尺不应，岁会。

初气大寒交主厥阴，客阳明，二气春分交主少阴，客太阳，三气小满交主少阳，客厥阴，四气大暑交主太阴，客少阴，五气秋分交主阳明，客太阴，终气小雪交主太阳，客少阳。

初运大寒交主太角，客少徵，二运春分后十三日交主少徵，客太宫，三运芒种后十日交主太宫，客少商，四运处暑后七日交主少商，客太羽，终运立冬后四日交主太羽，客少角。

吉女，十七，经闭年馀，饮食减少，小腹痛引腰脊，周身脉络不利。脉右寸微数，馀俱沉细

〔案〕癸水起于督脉，督脉阳气不得固抱，而孙络俱受瘀结。主疲而辅亦壅耳。

黑豆皮二钱　乳香三钱，包煎　老松节钱半　砂仁二钱，土炒　面神曲三钱　天花粉二钱　青蒿二钱　葛根钱二　整木瓜一钱　白术二钱，土炒　陈皮一钱　桑白皮二钱　菟丝子二钱，土炒　升麻六分　海桐皮二钱

松子、莲肉焙黄，各二钱为引，服九剂。

〔释〕此癸亥年立春前七日方也。病非起于一朝，原于此时节气无干，而用药之道必推气运者，病因气运而默为传导，经所谓必先岁气，无伐天和也。壬戌、癸亥，

在纳音俱属大海水，水脏不足者，运行多失其度。盖督脉者，人身之赤道也。督脉起于海底，能运水之精气上行腰脊，因以滋养百脉。今督脉失转枢之令，阳气不能上行，则阳脉不固。而癸水又为月建之丑土所阻，不能上滋阳明，此所以宗筋不润，孙络亦因之而结矣。况本年水兼火化，又有真阳下陷，阴湿侵脾之患。方用活血去湿，调气助阳之味为主，佐以阳明升举之药，又借司天之木气，以疏丑土之郁而去其湿，欲其清阳上行，初气阳明乃得传布水谷之精华以润宗筋也。然孙络之癥结，究有木郁之形，故用海桐从阳明之金象，通行十二经血分之凝滞，以燥湿而去结。真所谓体用兼到，而理法一贯也哉！

服前方，经络少舒，身痛大减。但饮食未增，月事不行如故。

〔案〕女子腹阳而背阴，此时督脉阴分与阳任不交，又值水旺之时，水，火之牡也，火弱不能配水，则受制于水耳，亦深症也。然却以清土之浊气，养水之清气为主。

酒炒白芍钱半　醋炒白芍钱半　生枳壳钱半　麸炒枳壳钱半　酒炒红曲钱半　土炒红曲钱半　谷芽钱半　麦芽钱半　香附钱半，醋炒　全当归三钱，酒浸土炒　木通八分　菟丝子一钱，土炒　郁金二钱　川楝子二钱　僵蚕二钱　原蚕砂二钱　桑皮二钱　白蔻仁八分

服八剂。用白者，性阳而能去秽也。自记。

〔释〕此立春后十日方也。水兼火化之年，阴盛阳衰，故凡癸水之浊阴有馀，而壬水之清阳不足者，己土每易于泥泞，而戊土亦因之而难于散布。方因客气以清阳明，因月建以舒甲木。而复因司天之气而理乙木者，疏己土之气，即以泄癸水之浊清也。盖任脉行身之前，所经多厥阴、太阴之分故也。方内重用红曲、当归、菟丝、白蔻，皆兼扶助少徵之气，使火旺而后不为水屈耳。

服前方，饮食渐进，滞血下行。但觉阴虚微热，作渴喜冷。

〔案〕将来可用官方治之，只此时要治气而调温凉之宜。不然，又恐举之如燎原也。然今之潮热，亦不过金木相争之馀焰，象如钻隧耳。

枳壳三钱，麸炒　香附二钱半，醋炒　神曲三钱　天花粉三钱　青木香钱半　元参三钱　丹参三钱　原蚕砂三钱　桑白皮二钱　海螵蛸一钱　甘草一钱　知母一钱　地骨皮二钱　桔梗一钱

用新麦根、陈麦秆为引引木气之上升者也，自注。

服十剂，热渴已除，月峰子接用加味香附丸，少加艾叶、椒红、海桐皮调之愈。

〔释〕此惊蛰后七日方也。月建乙木，并入司天之气用事，而初气之阳明，究未退令，是以金木交争。久病逢之，恒多变象。盖阳金多燥，阴木易熇，经云：二火合并，谓之阳明。将来七日之后，即交太阳二气，恐太阳之寒水无根，而标热并入火脏，将难于措手。方内重用丹、元二参，及花粉、知母，以清阳明之燥火，待阳明退令、太阳乘权之后，则事机顺手。故但用官方调之，自有破竹之势。

按：此方用知母、元参，乃一时权宜之法。因有扶火之剂屡服于前，而脉息稍有右关数大之形，将来又欲滋肾扶阳，以启寒水于下，故当此交会之间，偶一用之，以为送旧迎新之法。所谓动静翕辟，互相倚伏也。不然，水兼火化之年，阳虚火弱之

症，可轻用寒凉耶！江成忠记。

郑氏，卅四，腰疼腹痛，寒战不食，精神散漫，似寐非寐。脉象沉细无力，尺尤甚

〔案〕论纳甲，则去、今二年一气，其症居阴分水脏者为多。顾于岁属水，而于时属阳明，于司天则又属厥阴，厥阴遇风则动而多躁，遇火则郁而多阻，阳精入海中而云雾掩之，计都为之蚀也。偶一言及，学者可以类推，此症系水木二脏之疾。

牡蛎粉三钱　煨益智三钱　杜仲三钱　苏木二钱　金石斛二钱　青蒿二钱　青木香钱半　当归四钱　白芍三钱，醋炒　赤芍钱半　郁金钱半　升麻八分

服五剂后，用归脾汤治之愈。

〔释〕此癸亥年雨水前五日方也，火运不及，水来兼化之年，初气阳明陷而未起，因海水之寒气过盛，而司天之风木湿郁不达。于《易》，风行水上，其象为涣也。幸而月建寅木，天运少徵，犹可借其气以升举阳明。阳精出海，而日月光华，罗计无从与之争道。方用收摄之品，以治阴之涣；用升举之味，以防阳之陷。真能拨云雾而见青天也，其效宜哉！

附录及门人问癸亥清明节时令治法。

〔案〕此刻以五行衰旺而论，至季春而木气渐老，火气稍旺。但君火为司天之气所掩，不能与太阳相配偶，而太阳之功用不能上济，此时令之郁于阴者然也。大约宜养少阳而兼散厥阴，使太阳能合于君火耳。药物如生地、紫苏梗叶、姜皮、杏仁、桑蕊、桃脂、山栀、桔梗、神曲、马兜铃、榆赤皮、樗白皮、秦皮、藕节、橘叶之类，皆可择用。而桃杏尤用事者，佐其施用之权耳。

〔释〕水兼火化之年，离宫过弱，不能合于客气太阳而正向明之位。亦因司天气旺，木盛火遏，而中运不得令也。药用宣达太阳、滋益少阴之味，使之相济，却借春令之木气以克土而生火，则少阴得气，而太阳之标热宣通，不致为岁运之水气所遏，且不为月令之土气所阻矣。

连姓，十八，少腹时疼，医以温中逐寒导气药治之不效

〔案〕其症系脾寒之疾。脾主少腹之里，而司流布精液之气，精气为寒所抑，往往有此。其致此者，总由受寒后未曾服药以条达之耳。今用煎剂治之，十服可渐愈。

神曲四钱　黄柏一钱，酒炒　苍耳子钱半　广郁金二钱　干姜八分　甘松八分　当归尾二钱半　原蚕砂二钱　丹参二钱　云母片五分　莲房二钱　藕节二钱

用黄柏者，其味入少腹下焦，其性滋润，故用为从治之引也。所谓寒因寒用者也。自记。

〔释〕此癸亥年小满后一日方也。脾寒之疾，似以理脾为安，然厥阴司天，巳火临月，运临太宫，不能兼顾。即药克对证，效于何有？此方以戊土乘令，则用神曲、郁金以理之。丙火当月，则用黄柏、云母以清之。气行厥阴，则用莲房、蚕砂、苍耳以制之。又以水兼火化之年，务以滋养心火为要，则用归尾、丹参、藕节以助之。左顾右盼，变化因心。至于干姜、甘松，不过用为脾经治标之使耳。夫岂沾沾于理中汤讨生活哉！

又换方。

〔案〕少腹乃脾之分也，凡有积寒在少腹者，恒难猝已。土性缓，且善藏故也。今虽小愈，宜仍用丸料调之。

石菖蒲两半，土炒　归尾三两　丹皮一两　黑芝麻二两　兔明砂两半　莲房两半，煨　砂仁一两　干姜一两　甘松一两　红花八钱　海螵蛸六钱　甘草节一两

用桑汁及垠姜汁和蜜为丸，每服四钱，甘草节煎汤下。

汤批：本年水兼火化水盛，考司天气旺，其不能生火者，火运不及故也。

〔释〕此芒种后十日方也。少腹积寒之症，水兼火化之年，幸值月建丁火，自当借以为扶助火脏之用，此重用菖蒲、归尾之意也。但气行厥阴司天之令，不可不兼清包络，此用丹皮、莲房之意也。天运换交少商，不可不兼理辛金，此用兔砂、桑汁之意也。足厥阴属乙木，与手厥阴属丁火，气同而脏异，不可不滋而养之，此用红花、黑芝麻、海螵蛸之意也。脾土虽不乘时，乃司天之妻而月建之子也，故用标药数味为使，干姜、甘松、砂仁是也。

按：兔砂，方书只用明目退翳，及劳瘵杀虫之用，以其气味辛平，禀秋金光明肃清之气故也。本草又载明月丹一节，盖兔曰明视，月之精光亦曰兔魄，则是在天为太阴之精，而于人为手太阴藏魄之处所用也。诸书未言其理，故附记于此，以备参考。江成忠记。

薛女，十二，平时小便不禁，两足小指忽然肿痛，渐觉臭烂，十馀日后脱落一节，渐次至无名指及中指，皆肿痛脱落一节，而小指二节又脱落，肿至足胕，势犹未止。请医诊视，俱云不治。脉极沉微

〔案〕此症感厥阴之气而克土，湿土又因阳明之燥气而湿反下注。盖釜气不上蒸，则流于釜底，而薪为之蕴热也。流注久则浸润为害矣。且筋为木支，骨为水支，肉为土垣，三者俱伤而后有此。依经施治，惟宜补水脏而用壮阳之味。极阴之地不得日光，则草木无生气矣。书此大意，以后可令吾徒顾生及从游李生兼治之。

石硫黄二钱，甘草水煮二次　益智仁二钱　胡桃肉拌研，炒　鹿角胶三钱　于术三钱　骨碎补钱半　破故纸钱二　川芎一钱　升麻八分　芙蓉叶三钱　木香钱半，面煨　飞龙骨六分　乳香三钱　枯矾六分

此症要用牛黄、鹿茸方好，以难得真者，权且服此，只难猝效耳。

〔释〕此癸亥年春分前五日方也。厥阴司天之岁，水兼火化之年，月建卯木，乙癸之气过旺，司天先期用事，故有风木克土之症。厥阴不从标本，从乎中气，少阳火气素弱之人，从化不能，而木亦败矣。且阳明初气用事已久，土脏衰弱，湿为燥逼，以致湿气下注，更感初运少徵之气蕴而为热，如积薪然，蕴热已久，朽腐随之，总由日光不照之故。所以全方俱重壮阳，而惟用芙蓉叶之凉血止痛、散热消肿为使也。

三日后换方。

〔案〕药田子曰：大凡足三阴之脉，俱络踝而包指。指既难包，未知踝能络否！今仍用壮阳以摄阴之法。

参三七二钱　於术三钱，炒　桂心钱半　血馀炭三钱　黄芪二钱　当归四钱，

酒炒　川楝子二钱，炒　补骨脂钱半　牛膝二钱　续断二钱半　风子肉钱半　芙蓉叶钱半　枳实钱二　人中白二钱　人中黄二钱　泽泻钱半　女贞子二钱　熟地三钱　制附子八分　苏木八分

引用鼠妇八个，白花商陆根钱半，仍服四剂。

〔释〕此春分前二日方也。此与前方理法相同，但用阴湿有毒之味为引，欲其以类相从，而至于极阴之地也。此时二气之太阳将交，初气之阳明尚留，因其留而推之，枳实不为猛也。因其来而迎之，泽泻、商陆不为泄也。盖寒水将至，正可借其气以清热，但虑其过盛而助虐耳。方内用药二十馀味，攻补兼施，阴阳歧出，而条分缕晰，脉络贯通，非才大心细者不能办此。

又换方。

〔案〕云图李子曰：此时当兼用以土制水之法。

肉果一钱，面煨　砂仁二钱，面煨　丹参四钱　白扁豆五钱，炒焦，杵　黑豆五钱，炒，杵　秦皮二钱　土茯苓四钱　风子肉二钱　牛膝三钱　熟地四钱，炒，杵　元胡索钱半　制附子一钱　合欢皮钱半　火麻根钱二　白马溺一大盅

〔释〕此春分后一日方也。二气太阳已交，寒水之气复加于下，非重用土味以制之不可，故此方大局皆主此意。又重用丹参者，借少徵之运以生土也。前此非无芪、术，而不能专主克水者，以太阳未交故也。

又换方。

〔案〕药田子曰：风木司天之岁，寒水主令之时，其象为涣。大约由阴屈于下，而不能上腾。此又群龙无首之义。对参易数也，履霜坚冰，其所由来者渐矣。

龙骨二钱　龙齿三钱　五倍子一钱　五味子三钱，面煨　牡蛎粉三钱　川楝子二钱　党参四钱　泽泻二钱　赤苓二钱　红花八分　肥牛膝二钱　黄芪四钱　黄精钱二　益智仁三钱，胡桃肉对拌蒸　夜合子一钱　大栗子四枚，用猪肾一个，同煮一炷香

分三剂。

夜合子乃肾经温敛之味，疝气方多用之。自记。

汤批：厥阴为东方青龙，龙喜水而恶寒，架水气盛，故有盘蛰不安之象。方内两用龙品，皆所以安厥阴也。其用温补脾气、敛水暖肾之品者，土气实则水不溢，肾气暖则寒自解矣。

〔释〕此春分后六日方也。用太阳寒水之味固宜，而复多取少阴之味者，所以配太阳而滋其源也。此后七日当交太宫，故重用参、芪、黄精，以迎接金土之气。更叠用固涩之品，使水气不致外散，将来可垒土以防之也。

又换方。

〔案〕云图子曰：今堤岸有基矣。却用治标之物，随手拈来。

猪蹄筋八钱　猪脊髓一条　豆腐锅巴一两　猪胰一块　火麻根五钱　瓦楞子五钱　瓦松一两　骨碎补二钱　见肿消三钱　狗脊二钱　熟地五钱　菟丝子三钱　肉苁蓉一钱　益母膏二钱

〔释〕此清明前四日方也。运交太宫，气属太阳，月建将近辰土。虽曰治标，大

抵不离水土二脏者近是。

按：瓦松入金土之分而去湿毒，且有去瘀生新之用；瓦楞子除坚结而消恶血；火麻根治折伤而散滞血。此方着力全在此等处，不然与平补之剂何异哉。王灵山志。

又换方。

〔释〕药田子曰：前方用法甚好，今用其意，少加和血之味耳。

金狗脊二钱　猪蹄尖一对　牛膝三钱　川椒钱半　川楝子三钱　风子肉三钱　洋参钱二　当归四钱　制首乌四钱　白蒺藜二钱　熟地四钱　砂仁钱半，土炒　小茴香钱半　香草二钱　芙蓉叶三钱　龙骨五钱　血馀炭二钱

〔释〕此清明后四日方也。

月建换交辰土，合于天运之太宫，故方内多兼燥土之味，乘运之旺，以补人之不足也。馀用少阴之味，以配客气之太阳者。欲其水火不相射，乃和解之要法，师长之心传也。

按：刺蒺藜色灰白而多刺，乃阳明金土之药，按《本经》主治之文可见。近世以为肾、肺、肝三经药者，误矣！别有沙苑蒺藜，形似羊肾，则兼滋益肾脏之用耳。又香草一名省头草，芳香开胃，醒脾和血，乃古之泽兰。今肆中所谓泽兰者，不知何物，全无香气，医者习用不察，殊觉可笑。王灵山记。

又换方。

〔案〕云图子曰：诊之，觉督脉稍贯，此时正好滋养。但肾气未复，而木气泄精过甚，宜用壮肝肾二经之法。

雄乌骨鸡一只，骨薰杵，肉另炙，杵碎　川乌七钱二分　川楝子一两八钱　刘寄奴二两　蟹壳六十个　藕节二两五钱　蚌壳二两，磨去粗皮　云母粉二两四钱　红花五钱　当归二两　金狗脊二两　乳香三两六钱　鹿角胶一两二钱　火麻根六两　瓦松六两　桃胶一两二钱

上药一料，分六次煎服。

〔释〕此谷雨前五日方也。金土有基，则水木之气易惫，右实则左虚也，故方以壮水生木为主。取血肉有情之物者，味厚而力足也。鸡属巽，乌骨属坎，一物而兼水木之精。功用最盛。佐以川乌温养脏腑，而附骨之风寒湿痹可除矣。其馀如寄奴、蟹壳之续筋而散血，皆治标之味，而兼应月建之气与司天之令者也。

又换方。

〔案〕药田子曰：徐生平医此脱骨之症，迄少成功。大抵其人自虑不起，而忧惧悲愤之心煎熬增剧耳。此子幸喜年幼，未雕其天，但流濡其地耳。予意欲用胎羊骨最好，但难于猝办，今且半用敛摄之味治之。

象皮五钱　猬皮五钱　黄明胶三钱　驴皮胶四钱　乌梅肉四钱　白槿皮五钱，连根　牛膝三钱　黄芪四钱，蜜炒　文蛤三钱　北五味三钱　原熟地五钱　归身四钱　土茯苓三钱　刘寄奴三钱

蝉脱、蛇脱为引。

汤批：证本湿因燥逼，今仍用阳明敛摄之品者，前则脾气过陷，燥逼则下注，今则脾气稍复，燥敛则湿退也。若谓藉其气以制风水，则误矣。

〔释〕此谷雨后一日方也。辰土者,良土也,阳明之金土也。前方用蟹壳,而此方用象皮、猬皮,皆有戟刺之形,阳明之象也。阳明主周身之大络,阳明之气疏通而下行,阴湿自消除,而流注之患无矣。其馀多收摄长养之味大阵收场。有此巨观,开后人无限法门。

又换方。

〔案〕药田子曰:此症观成可望矣。语云:病加于小愈。戒之哉!

熟地五钱　益智仁三钱,煨　白附子一钱,炒　甘松三钱　狗脊二钱　象皮二钱　乌梅肉三钱　制首乌二钱　桑螵蛸三钱　黑豆皮二钱　龙骨二钱　炮甲二分　臭桐根二钱　猪蹄甲一对

〔释〕此立夏前五日方也。用固敛温补之法,以壮水而坚肾。必用炮甲、蹄甲为引,方无浮泛之弊。

又换方。

〔案〕药田子曰:凡一切大症成功,总须调养百日。盖十十者,地数之终,而天道小变之期也。至于用药。不过乘时以盗天地之机耳。

种术[①]三两　桑螵蛸四两　黄芪四两,蜜炒　菟丝子三两,土炒　补骨脂二两　骨碎补二两　狗脊二两,酒炒　当归二两,土炒　五倍子两半　砂仁二两,炒　甘草三两,炙　陈香橼一两　黄鱼鳔十两,煎浓柠胶

上为丸,加童便十杯、原醋十杯和入,早晚服,每服四五钱。

〔释〕此立夏后五日方也。运气同前,而月建改属巳火。方内桑螵蛸、补骨脂、黄鱼鳔滋太阳之气,更加童便以引之,所以应月令之丙火也。盖太阳本寒而标热,足太阳属水,手太阳属火也。

又换方。

〔案〕顾生为予言:本三阴败坏之症,筋断脉绝,故费手至今。今加意调之,并可不致残废。宜乘此火令以续三阴之败气,且微参外治之药。不然,恐日久更发也。

金狗脊三钱　良姜一钱　毕澄茄钱二　乳香三钱　焦楂肉二钱　没药二钱　续断三钱　种白术三钱,土炒　洋参一钱,酒炒　砂仁壳一钱　炙甘草二钱　白芍钱半,酒炒　肥牛膝三钱　菟丝子一钱　象皮六钱　秦艽钱半　牡蛎粉六钱

服十剂,可以住药。即十倍为丸,与前丸间服亦可。

〔释〕此小满后一日方也。太宫之运未退,而厥阴司天之气又至,当此水兼火化之年,得不虑木湿而腐、土湿而泥乎?非乘此丙火之月建温养火气,将何以燥土之湿,而令水气得所长养哉。

按:前方用药颇重,因其病在极下之地耳。惟此轻重相间,调理善后之方,固不专于治下也。王灵山记。

周女,八岁,遍身黑斑,头运身软,神情昏惑。脉沉细无力

〔案〕黑斑之症,本不可治,比红紫者十倍。此子盖脾弱久矣,故水不归垣,上乘金位而克火也。急须服药以泄其外。

---

①种术:种白术。

汤批：前薛女案湿为燥逼而下注，此云水不归垣，上乘金位，俱系先生创论，而实有至理存焉，读者宜细会之。

黑羊血二钱　延胡索三钱　归尾三钱　花粉二钱　蒲公英二钱　升麻六分　皮硝八分　臭桐皮三钱　赤柽皮[1]二钱　雄黄钱半　紫地丁三钱　荷叶一大个　大贝母钱半　甘草节钱半　大青叶一钱

〔释〕此癸亥年大暑前四日方也。气交之分，中运主之，本年中运不及，胜气在水，更值厥阴司天谢事，客运之少商克之，木弱不能生火而疏土，而素患脾弱之人为水所乘，而转输不灵，而斑疹起矣。脾与胃相为表里，故方中以疏里脾胃之味为君，以条畅厥阴之味为臣，以清散少商辛金之味为使。而其大要，总归于扶火而抑水。盖羊为火畜，而血为心主，用黑色者，从其类也。佐以归尾、雄黄，助丁火以解癸水之毒耳。

后二日换方。

〔案〕此时当兼泄其内毒矣。

黑羊血钱半　红花八分　归尾三钱　紫地丁三钱　海桐皮钱半　鬼箭羽钱二　滑石二钱　石膏一钱　元明粉钱二　人中黄二钱　丹皮二钱　赤芍一钱　夏枯草钱半　五谷虫一钱　大青叶二钱　青荷叶一个

〔释〕此方大意，与前方相似，但加入金体之味，以清理阳明耳。

后二日换方。

〔案〕内毒未消，须更泄之。

瓜蒌仁三钱　陈莱菔二钱　猪苓二钱　当归二钱　炒芝麻二钱　淡豆豉钱半　槐花二钱　红曲二钱　阿魏钱半　紫花地丁二钱　地榆一钱　枳壳一钱　甘草一钱　新靛花三钱　青稻叶三钱

〔释〕节届大暑，地气改属少阴君火，少阳在泉之气与中运为同岁会，似乎较前节为顺，但胜气在水，则复气在土。且邪水上越之人，无有不亏真水者。故平土之中，即兼滋水之意也。

后二日换方。

〔案〕清理阳明之毒，却宜兼用滋阴之味。

乌犀角八分，磨　郁金钱二　红曲二钱，土炒　熟军三钱　葛根粉二钱　丹皮二钱　泽泻二钱　生首乌二钱　熟首乌二钱　香薷二钱　藕节三钱　竹茹钱半　丝瓜藤叶共三钱

〔释〕馀毒濡滞于阳明之分而方兼泻太阴者，阳明从乎中气，燥从湿化之义也。但症本由阴虚而起，又值复气太盛，脉气反虚，而重泄其阴，恐致变生他症，故用滋阴之味以坚之，而用犀角、藕节以散结清热，又恰好兼顾少阴也。

后二日换方。

〔案〕此时则以理阴为主矣。

制首乌三钱　鳖甲三钱　茯苓钱半　女贞子三钱　归身四钱，酒炒　白芍钱

---

[1] 赤柽皮：柽(chēng)，落叶灌木，老枝为红色，亦称“三春柳”“红柳”。有调畅厥阴的功效。

半，炒　川芎钱二　黑豆皮钱半　生姜钱半　干姜八分　红花一钱　藕节二钱　贝母一钱　茯苓钱半，乳蒸

〔释〕土为少阴之子，木为少阴之母，自宜以理阴为主令。阳明之气未复，则少阴之水失其化源，少阴之火失所哺育。恐胃阳未舒，而经脉乏滋长之乐耳。故此方兼养金土之气，并滋水气也。

后三日换方。

〔案〕此时荣清而卫不归脾也。调理后段，所系不浅。

煨木香钱二　砂仁钱半，面煨　白扁豆三钱，炒　楂肉三钱　嫩黄芪二钱　焦白术三钱　泽泻二钱　丹皮二钱　甘草八分　车前子二钱　赤芍一钱　红花六分　龟板二钱，煅研

荷茎、陈佛手为引。

〔释〕症本由脾弱而起，故收场仍从月建为归根之路。至于用红花、龟板注重少阴，固为时令所当然，而实为补母之常法也。

按：此症治法，难在前三节泄外泄内，层次井然，却无强期速效之意，而动中肯綮，自然迎刃而解，神乎技矣！江成忠记。

袁女，十六，从春分节起，觉有寒积腹痛之疾，大暑后更兼牝疟。脉寸口洪大，馀沉涩

〔案〕其经属肝木，木气因感太阳寒水之气而本根先结。幸此时太阳之标尚达，其结者太阳之本也。若不早治，恐成痰饮，更难治疗矣。

乌药钱半　煨砂仁二钱　煨木香一钱　橘核一钱　橘皮二钱　伏干姜七分　苍术二钱　白芥子二钱，炒　海桐皮一钱　香附一钱，炒　夜合子二钱　橘叶为引。

〔释〕此癸亥年大暑后十日方也。此时虽属地气少阴主事，而病却起于客气太阳之时，木为水淹，火绝化源，而土气愈寒，在泉少阳之气为寒水所隔，不能上合少阴，故见症如此。太阳本寒而标阳，中见少阴，今少阴之脉未病，则中气与标不隔，尚为易治。病本由于太阳，而用木香、干姜。却属足太阴，借月建之未土以制之也。芥子、橘皮又属手太阴，借天运之少商以养之也。凡此皆欲以太阴配太阳也。

又换方。

〔案〕药田子曰：凡病原在下焦者，其症沉涩，以太阳阳明为表里耳。宜用温散之剂，微带清痰之法。

神曲三钱　红花八分　白蔻仁五分　石菖蒲一钱，酒炒　乌药二钱　蒲公英钱半　缩砂仁一钱，连壳　青皮钱二　青木香一钱　白蒺藜一钱　瓦松一钱　竹茹八分　威灵仙一钱　乌贼骨八分

〔释〕此立秋后十日方也。太阳在外，阳明在内，固为表里；阳明在中，太阳在下，亦为表里。又值月建改属申金，故宜换用阳明之味。但少阴究系主令之经，故用神曲、红花引其气以下交于少阳。少阳为在泉之主，故用青皮、灵仙、青木香，借其气以上交于少阴。阴阳交，而君相二火可以相须为用，太阳亦为阳土所制化，不得主持于中矣。少用乌贼。以为下焦引经之用，则又精密之至也。

鲁女，十五，疟疾月馀，服疟疾门诸方不愈。脉沉细而滑

〔案〕药田子曰：膜原有风痰，而阳明之转输失度，此格阴之症，宜开导其气。

黄连六分　干姜八分　白茯苓二钱　白茯神二钱　天南星二钱　秦艽钱半　寒食面三钱　泽泻二钱　丹皮一钱，炒　枳壳二钱　淡豆豉钱半　麦芽三钱　薤白一钱　天花粉一钱　滑石二钱　淡竹叶钱半

〔释〕此癸亥年处暑前二日方也。在泉与间气，本为一体，奈为月建之申金及天运之少商所阻，又时值阴霾，金气壅滞而生痰，以致少阴不能下济，而少阳不能上达。方内不用青皮、黄芩，而用麦芽、秦艽，所以养少阳之气也。

后半月换方。

〔案〕云图子曰：湿盛阳虚之象，用顾翁之法，而小变其味可矣。

威灵仙二钱　寒食面二钱　肉果一钱，煨　杏仁钱半　海桐皮钱半　木香一钱　木瓜钱半　桔梗一钱　海螵蛸八分　泽泻一钱　秦艽钱半　甘遂六分　石菖蒲一钱　水菖蒲一钱

〔释〕节近白露，天运换交太羽，少阳未达，而水气复增势于下。此时非燥土不足以制水，非抑阴不足以助阳。

疟后肢体浮肿。

〔案〕药田子曰：土不制水，太阳之邪水妄行，而真水之源转涸。痰壅气滞，血不归垣也。

干姜钱二，炒　红曲一钱　桑寄生一钱　肉苁蓉一钱，煨　韭菜子一钱，炒　菟丝子钱半，炒　当归二钱　焦术二钱　白芍二钱，酒炒　半夏二钱，姜汁炒　原蚕砂二钱，炒　地骨皮二钱　鲜藕节二个　鲜合欢皮二钱　鲜橙树皮二钱　鲜橘树皮二钱

合欢能走孙络，橘皮能快气，橙皮则行气而微凉也。自记。

〔释〕月建酉金，天运太羽，金寒水冷，相比而成寒水之邪，以致少阴少阳之火气不能相合。总由火运不及，水气太胜，土气来复，泄精过甚，少阳之火不能生之，少阳之木不能疏之也。故以扶木生火之味为本，而以扶土制水之味为佐。其不重用制水者，恐伤真水也。且此症之肿，本由阳虚痰壅而生湿，前方抑阴以助阳，此方壮阳以祛阴。用药之妙，言之难尽，读书者其善会之。

刘氏，三十三，猝然心腹绞痛，用万应丹及阴阳水不效，势愈危急。脉伏

〔案〕药田子曰：阳明燥金，郁热之气逼之，不得转输也。

急用：地浆水一碗，大戟末一钱，麝香二厘和入先服；

再用：淡豆豉一钱　牛膝一钱　桂枝八分　炒茯苓二钱　生茯苓二钱　黄连六分　川芎钱二　甜葶苈七分　陈皮钱半　桔梗一钱　当归尾三钱　青木香一钱

蚯蚓泥搅水煎服，二剂。

〔释〕此癸亥年处署后五日方也。月建申金，天运在少商、太羽之交。申金属阳明，水谷之海也。少商属肺金，诸脏之华盖也。乃客气之君火与天运将交之壬水，两相激射，交战于胃阳之分而成此症。方以调停水火为本，而以和畅庚辛为标。此所以有起死回生之效也。

后一日换方。

〔案〕药田子曰：此时须开导郁结，不可峻下，恐成结胸也。

藿香梗二钱　郁金钱二　瓜蒌仁三钱　红曲二钱，酒炒　蜣螂一枚，去足，炒　猪苓二钱　人中黄钱半　麦芽钱半，炒　茯苓钱半　鬼箭羽钱半　木通一钱　条黄芩二钱　香薷二钱，酒炒　葛根一钱

生姜汁半杯和入。

〔释〕此方开导阳明之味较多，而云不可峻下者，盖邪在阳明之表者未清也。医之鲁莽欲速者，观此当知所警矣。

后一日换方。

〔案〕药田子曰：此却可用消散矣。若云大下，犹未离中焦之分也。

广藿香三钱　乌药钱半　青皮一钱　瓜蒌仁三钱　泽泻三钱　丹皮二钱　薤白二钱　茯苓皮三钱　红曲二钱，酒炒　天花粉二钱　甘草八分　青木香一钱　阿魏一钱　大青二钱　竹茹二钱　皮硝钱二，一剂后加四分

〔释〕此时天运全属太羽，而少商之运退尽，故方内但以庚金为主，而不复兼顾辛金也。观此可以悟医律之细。

后四日换方。

〔案〕云图子曰：此时觉阳明渐解，但内热未退。宜用五苓散加减治之。

白茯苓三钱　赤茯苓二钱　官桂钱三　茵陈钱半　焦白术二钱　当归三钱　莱菔子三钱　木香钱二　大黄二钱，酒焙　枳壳二钱，炒　白苏子钱二　黑芝麻五钱　韭菜汁五匙

〔释〕此白露前五日方也。阳明之表渐解，而后兼用利湿降气润滑之味下之，表无下陷之虞，里无留滞之患矣。后用此方加炒山栀子二钱半、条黄芩二钱，官桂减半，又服数剂痊。

苏姓，廿八。疟久不愈。脉左弦滑，右关迟软

〔案〕药田子曰：此阴分有亏，脾经亦多滞气，而阳明转输无权也。服药四五帖，疟愈之后，仍宜服调荣之剂，方无后患。

草果钱半，面煨　鳖甲二钱，醋炒　白当归三钱　天南星八分　白芍二钱　枯矾八分　女贞子钱半，炒　桑白皮二钱　龟板二钱半，醋煅　白芷八分，炒　泽泻三钱　原蚕砂二钱　车前子二钱，酒焙　黑铅一块

用黑铅者，取其镇肾，不使上助肝力也。自记。

〔释〕此癸亥年春分前一日方也。客气当少阴之末，而太阴已交，未至而至，来气有馀也。又值脾湿生痰之症，少阴气弱，不能主之，而土气愈滞。方用养火之味为主，所以补少阴之不及也。少阴之火，必得少阴之水以相济。然水气愈滋，反足以助木而浸土，故方内既用利湿之味以祛邪水，而复用黑铅以镇压真水也。

石姓，卅五，先天本弱，因读书攻苦，人事拂意，春间偶患咽痛之疾，不甚经意，入夏渐觉腰胁肩脊俱痛，日晡潮热，头运身疲，并咯血数口。脉细濡

〔案〕此少阴久泄其精，而力不足以生湿土，故燥金受烁也。

柏子仁二钱　枣仁二钱　甘草一钱　紫苏梗钱二　茯神钱半　莲房二钱　萝

卜缨钱半，陈　黑豆皮钱半　黑芝麻钱半　郁金钱半　麦芽二钱，炒　棕榈灰八分　瓜蒌皮钱二

橄榄核、灯心为引，服八剂。

〔释〕此癸亥年小暑前二日方也。五运之中，惟少阴不司气化。盖君火以明，相火以位，天君泰然而百体从令也。君火不戢之人，适当火运不及之岁，又值午火未土之交，病焉得不剧。方用扶火生土为本，而却兼用阳明之味者，以此疾感于本年之初气也。至天运之少商，只用郁金、苏梗以静之。客气之风木，亦只用麦芽、橄榄以清之可耳。

又换方。

〔案〕真水不济真火，而无根之火因不足以燥湿上，而以类相从，则燥土受其病矣。此时可服煎剂五六帖。先治其标，后当用丸以壮其水也。

苍术二钱，泔浸　厚朴钱半，姜汁炒　缩砂蜜一钱，连壳　紫地丁二钱　甘菊八分　红花六分　麦门冬三钱，酒炒　黑豆皮二钱　黄连五分　吴萸水炒　姜皮一钱　桑皮钱二　水红花钱二　鲜蒲公英钱二　红黄鸡冠花钱半

〔释〕此癸亥年立秋后十日方也。客气少阴主事，而方用平胃之味为主者，因病起于阳明，月建又值申金也，少阴君火为主治之本。况兼客气相乘，自宜疏其源而节其流。少商又为生水之母，故用辛凉以降之、导之使生水。盖真水不足，非一时所能滋养，当此金令之时，适有天机可盗，明眼人岂肯放过。

又换方。

〔案〕此疾因阴分有亏，遇太阳阳明之气不相配偶，故转关而上焦之气分多郁。上焦如雾之气既阻，斯下焦如渎之水无以济其原耳。此时须开导阳明，使之传送有度，丸待再诊可也。

丹参二钱，酒炒　柏子仁二钱　干姜八分　砂仁壳一钱　白茯苓二钱　川芎二钱　赤芍钱半　莱菔子钱二，炒　蒲公英二钱　甘草八分　郁金一钱　麦门冬二钱，酒炒　甘菊八分　苏梗八分　桑汁一钱，生和

〔释〕此处暑后五日方也。少阴亏，则不能与二气太阳相配。太阴亏，则不能与初气阳明相遇。故疾留滞至今。方以滋养少阴、扶助太阴为本，而以开导阳明为用，若于太阳不甚经意者。阳明之传送有度，有以清水之化源，而太阳自无泛溢、枯竭之患矣。至于疏土以通金水相生之路，则又审乎少商、太羽接换之运而为之者也。

又换方。

〔案〕此时可权用煎方数帖，丸成即止可也。

钩藤三钱，蜜炒　松节钱半　川楝子钱半　香附米钱半，炒　川芎二钱　整木瓜一钱　细生地二钱　元参一钱　泽泻一钱　乳香二钱，包煎　炙甘草二钱　忍冬藤二钱　瓦松一钱，炙　丸兰三钱

又丸方。

水獭骨四两　熟地三两　女贞子三两　木通一两　地肤子二两，酒炒　杜仲一两，酒炒　又杜仲一两，盐炒　红花八钱　贝母一两　车前子一两，炒　旱莲草

二两　花生二两，净肉　海桐皮一两　丝瓜瓤一枚，烧存性，研　益智胡桃肉对杵蒸晒，共四两

甘草水和蜜，炼为丸，每服五钱，甘菊汤下。后可用野菊汤下。

獭，水畜也，水中生阳之味，或熬膏、或酒炙，俱可。如獭骨一时未得，可先用乌骨公鸡水中闷杀，取其骨，和鳖甲末熏干，只可配为半料，终不若獭之阳兽阴居耳。

〔释〕此白露前三日方也。月建客气如前，惟天运专属太羽为少异。前方以疏肝去湿为主，丸方却以壮水为主，而复以去湿为佐者，少阳在泉，又值同岁会之年，中运之火转弱为强，非壮水不足以制火。而太羽之水，又为阳明戊土所深恶，故惟扶正去邪，并行不悖之法为宜。然水之制火，制其飞越耳，至于真阳一点，乃太极之根，生生之本，却又不可不培养、收藏于命门之内也。妙哉！胡桃之和益智也，以扶助木火之体，而寓固敛收藏之用，此所以水滋于上，火潜于下，转瞬而成既济之功也。

前丸半料服，换用獭骨，尚未制就，停药数日，潮热之疾又作。

〔案〕药田子曰：火上浮而不能生土，宜滋降之。可用半表半里之剂。

细生地二钱　女贞子二钱　珍珠五分　莲心六分　黄芩八分　丹皮钱半　白茯神二钱　五味子钱半　枣仁二钱，炒　白芍二钱，醋炒　黑芝麻五钱　茜草钱半　钩藤二钱，蜜炒　藕汁一小杯　地骨皮三钱　鲜莲房一个

〔释〕此秋分后四日方也。月建酉金，天运太羽，客气初交太阴。太阴以火为母，火气上腾。斯太阴失所养，而酉金受其烁，此潮热之所以作也。方以养火敛火为主，而以清火为用。清之于上，而养之敛之于下，凡以导之生土尔。至于保酉金、益壬水，兼顾无遗，尤见才愈大者心愈细。

又换方。

〔案〕药田子曰：此时将近全阴。却须用药补得根株好，则苗自肥也。

益母膏三钱　黄明胶二钱　阿胶三钱　猬皮二钱　原蚕砂二钱　海浮石钱二　茯苓六钱　黄柏二钱，酒炒　生甘草一钱　炙草一钱　生白术钱半　砂仁八分，煨　泽泻二钱　丹皮钱半　柏树脂一钱　地骨皮二钱，鲜　橘叶六片

〔释〕此立冬后一日方也。月建亥水，天运值太羽、少角之交，客气仍在太阴之末，水归冬旺，而客气属土。用调补药以水土二脏为主，人所易知，但少阳相火在泉，而少角之木气早来相引，恐致木火上浮之患，故豫用黄柏、阿胶、柏脂以静之，蚕砂以平之，猬皮、海石以制之，所以防微而杜渐者，密矣！

又换方。

〔案〕药田子曰：此疾究因水脏有欠，故当此阴极阳长之时，而水道未得上济，郁盘不畅，无所发舒。今一阳生已，二候飞灰已至中管，阳欲动而未遂其萌，宜用升阳清轻之品。

柴胡六分，醋炒　半夏钱半，姜汁炒　麻黄四分，蜜炙　煨木香一钱　生木香五分　升麻六分，酒炒　通草五分　地骨皮一钱　白术四钱，酒土各半炒　茯苓二钱　知母钱二，酒浸炒　橘红二钱，炒　黄柏钱二，酒浸炒　黑芝麻二钱

〔释〕此小寒前三日方也。水气虽旺于冬，而当子丑之交，土气闭塞，水气亦伏

藏于极下，天运之少角，复助在泉之少阳以相煽，而水中真阳几不复遂其发舒之力矣。方用柴胡、半夏以清少阳，人所易晓，至于用麻黄、升麻以达其表，知母、黄柏以杀其威，木香、白术以养其源。通草、橘红以泄其气，凡此皆所以助水土之力，而引真阳也。圣智巧力，不可思议，非天资高而学力到者，未许轻易效颦也。

陈氏，廿一，难产三日，交骨不开，奄奄一息，服催胎药不效

〔案〕药田子曰：血气大亏，胞络受伤，而肾经之启闭不司也。

山羊血六钱　马兜铃四钱　郁金三钱　桔梗二钱　龟板三个，醋炙黄　当归一两　川芎五钱　肉桂心二钱　原麝一分　瞿麦三钱　蛤蚧一钱

用猪脊髓、羊腰子煎汁代水，浓煎频服可也。

〔释〕此癸亥年小雪后六日方也。运当少角，气属少阳在泉主事，天地运气皆属木火，月建虽在亥水，而当收藏之际，难于流布，故在地之水不能上通于天，而在天之气亦不能下交于水。木火焰盛，水天气阻，涸可立待。水愈涸则木愈燥，故重用羊血以滋木气，而以郁金、兜铃降天气以下交于水，以桂心启水气以上交于天。天汉为水之真源，水气通而舟无陆行之患矣。复加蛤蚧以助肾力，此药之所以为灵也。馀则常用之味，方书论之详矣。

前药服后，逾时即娩，但觉寒热、腹痛不止。

〔案〕云图子曰：阴络久伤之症，此时却要滋养带脉，亦官治法也。前方敛阴之中，加以壮阳小味，所谓先天一点也。吾亦仿而用之。

瓜血竭六分　桃仁一钱　泽兰叶八分　龟板四钱，酒炙　黑料豆五钱，酒炒　菟丝子二钱，酒炒　杜仲三钱，酒炒　青蒿八分　枳壳钱半，土炒　归身三钱，土炒　肉苁蓉八分，包煨

〔释〕此既娩三日后方也。李子云：仿而用之者，肉苁蓉是也。

唐姓，卅八，因大暑后远行，久劳心力，归后渐觉发热昏惑，神倦不食，日益危剧。脉细濡而数

〔案〕云图子曰：真阴不守，而虚火上冒也。

冬青子三钱　龟板三钱，醋煅　黑豆皮三钱　陈皮二钱　法半夏二钱　砂仁钱二　苏木二钱　白茯苓三钱　甘草八分　桔梗钱半　地骨皮三钱　合欢皮三钱　归尾二钱　郁金钱半，酒炒

此时肺金不和，太阴之气不得下泄也。太阴虽在上，而分野却属少腹。此方服三剂，倘太阴少泄，可加用前三味，再服二剂。

〔释〕此癸亥年立冬前五日方也。真阴漏越之人，当太阴主气之时，水火不济，不能生土，病根已伏。今值太阴间气主事，故土日益郁。其所以不用夺法者，母气虚也。太阴之土既郁，则太阴之金无根，邪盛正虚，几难措手。计惟有先顾本根，略兼疏土之意，以为将来攻战之基耳。

后五日换方。

〔案〕云图子曰：脉变浮滑，此痰起而气上壅也。盖太阴之湿邪结滞已久，郁极生痰，吾早已见及，故先用补阴为主，微兼开导之味，使至阴之地庶几有馀明耳。今虽阴气渐达，而脾土湿热交争，心经火原不化也。

枣仁二钱　茯神二钱半　天南星一钱　黑芝麻四钱　贝母一钱　元参二钱　原蚕砂一钱　石菖蒲一钱　金钗一支，同煎　麦冬二钱　天冬二钱，二味另煎和入

〔释〕此方益土之源，兼治痰热。又用蚕砂、金钗以防木气者，恐天运将交少角，引动在泉之相火也。二冬用另煎者，借时令之水气，以通天一地六生成之源耳。盖此时月建换交亥水，与天运之太羽相合，迎其机以导之，使得流通充满，将来清之利之，乃无渴竭之虞也。

服前方一帖，痰壅气塞断续一线。

〔案〕顾子曰：邪入阴分，其势急矣。药虽难入，且徐徐润之，待有转机，再为易之。

鬼箭羽二钱　茯苓四钱　泽泻二钱　旋覆花八分　石菖蒲一钱　木香一钱　煨肉果三分　川芎钱二　朱砂二分　柏子仁二钱　丹参二钱　威灵仙钱二

金汁半杯和入。

〔释〕此症若出他后，必致忙乱，妄投劫剂，终归无益。看此方标本饬然，好整以暇。惟其知之明，是以处之当，然不足为浅见者道也。

后一日换方。

〔案〕顾子曰：脾经湿热不能散布，幸有滋阴之剂在前。虽上焦为火所烁，犹不至于枯竭耳。

白苏子二钱　旋覆花一钱　猪苓二钱　莲房一钱　川贝母三钱　赭石一钱，煅　竹沥、竹茹为引。

〔释〕除痰利湿，兼用旋覆代赭。虽系治标，然非有治本之剂在前，何能投之立应乎。

后一日换方。

〔释〕雪山朱子曰：心经之虚火烁肺，此时上焦之火尚未注于肝脾二经也，宜仍用前意。

连翘心钱半　莲心三分　柏子仁二钱　槐花一钱　贝母二钱　瓜蒌仁四钱　紫大戟六分　琥珀八分　泽泻二钱　猪苓二钱　人中白二钱　车前子钱二

用雪水一杯入煎，又半杯和服。紧服二剂后，去人中白，加茯苓四钱、赤茯苓二钱、桔梗八分、元参钱二，再服二剂。

〔释〕此方以清降心火为本，而以除痰去湿为用。步伍既定，攻守由己。盖至此而已有必胜之形矣。

后一日换方。

〔案〕云图子曰：心神不守，其病本剧，心之于人大矣哉！幸海底日光尚有一线透耳。其症下虚而上实，虚则不足以制火，实则不足以滋水，故成否象。今却稍有头绪矣。

黄连五分　黄柏一钱　炮山甲六分　天南星钱半　甘遂四分、微浸去水　元参三钱　丹皮二钱　女贞子三钱，酒炒　泽泻二钱　茯苓三钱　车前子钱半　广藿香钱二　松节三钱

侧柏叶为引，雪水小半杯，萝卜汁小半杯，俱和入。二大剂，分四次服。

〔释〕此立冬后四日方也。天运换交少角，故用炮甲、丹皮以应厥阴。其馀大意同前。但攻痰之味较重，亦因本根渐固，可免投鼠忌器之患也。又戌土之月建虽过，而胃为脾之门户，太阴之痰上逆，不得不兼用胃药以平之。至于行水而兼壮水，则借月建之亥水以为用耳。

二日后换方。

〔案〕云图子曰：此时上焦已经清散，但肝脾尚有滞机。盖三阴传遍之症也。今却可静以养之，且清金气也。

滑石三钱　茯苓三钱　黑豆皮三钱　黑芝麻四钱　青皮钱半　蒲公英二钱　泽泻二钱　牡丹皮二钱　知母二钱　莱菔子三钱，炒　佛果金四张

野菊花煎汤代水，红丝绵及竹茹为引。

〔释〕曰三阴者，病本起于少阴。今直地气之太阴，又适交天运之少角也。少角属乙木厥阴之所应也。曰且清金气者，金为木之官，为土之子，而又为水之母也。

二日后换方。

〔案〕云图子曰：饮食入脾，湿热又动，自然之理也。

大青四钱　霜桑叶三钱　代赭石三钱　枯矾一钱　炒山栀二钱　白茯苓三钱　黄连五分　苍术二钱　厚朴二钱　整木瓜钱二，不切　黑铅四钱，整块　青蒿虫十五条

〔释〕此方兼用镇法。盖湿热之动，非独脾火使然，乃乙木之根株不实，易于浮动而生火。况少阳为在泉之气，又同岁会，遇天运之少角煽动其机，遂有山木自焚之势。计惟有镇静之而已。不独黑铅、赭石为然，即大青、黄连、蒿虫，皆此意也。兼用平胃者，治形症之标疾也。

三日后换方。

〔案〕云图子曰：邪之所凑，其里必虚，宜补泻兼施也。

黑芝麻八钱　细生地四钱　生熟首乌各二钱　家赤豆钱半　瓜蒌霜二钱　丹参钱二　茯苓三钱　柏子霜二钱　石菖蒲二钱　滑石二钱　丹皮二钱　细铜丝三钱

烧红醋淬，杵碎此名铜花，用镇木气也。自记。

〔释〕大局收场，仍归初次用方之意。所谓百变而不离其宗也。

宋姓，卅一，三日疟。脉象关弦涩，尺虚大

〔案〕顾子曰：水气欠涵濡之妙，冬不藏阳之疾也。

白芍钱半　黄柏钱半，酒炒　知母钱半，酒炒　黑豆皮二钱　枳壳二钱　缩砂仁八分，面煨　木香八分，面煨　当归二钱　川芎八分　秦艽一钱　姜皮五分　藕汁八匙

〔释〕此癸亥年冬至前五日方也。客运少角，在泉少阳，运气属于木火。总由月建之子水不旺，不能制火而滋木，故木火浮燥，以致阳气不能伏藏于下。下寒上热，阴阳相争，此疟之所以间发也。开手用方，且为调和血气，分理阴阳，却兼滋水和木之意，以治其本。

又换方。

〔案〕顾子曰：此时可略加制阴之品，使内有所摄耳。

秦艽钱半　郁金钱二　白茯苓二钱　制首乌三钱　元参二钱　丹参二钱　白归身二钱　大腹皮二钱　升麻六分，炒　桔梗一钱　陈皮白八分　霜桑叶钱二　木通八分　熟军钱半　通草四分　竹叶十片

〔释〕此冬至后四日方也。火年火运，谓同岁会，更兼木气侮土之令，而火有不烁金者乎。故前方香砂以理土，此则用郁金、通草、桑叶以清辛金，复用熟军以条庚金之阴浊，仍兼升麻、桔梗、橙白以开提胃中清阳之气，用庚辛以制甲乙之义也。又肺为心之华盖，心火因相火而煽动，则肺金恐有切近之灾，故用丹参、木通以降之。云使内有所摄者，金气司清肃之令，金气盛，则木自摄藏也。

又换方。

〔案〕云图子曰：血分有滞。而邪之所凑，其里必虚，且血，阴类也。血滞故阴气不受摄于阳耳。

麻黄七分，去节，蜜炒　桂枝一钱　黄芩二钱半　桃仁十五粒，去皮尖，炙　甘草三钱　当归二钱　独活一钱　白茯苓二钱，酒炒　桔梗钱二　威灵仙二钱　鳖甲二钱，酒炙　生姜三大片

〔释〕此小寒前六日方也。经云：气之早晏，差凡三十度。大寒日交来年初气，距今只二十一度。故次年甲子初气太阳，为月建子水所引动，而先时早至；未至而至，来气有馀，是不可不迎其机而急散之也。又乙为阴木，甲为阳木，乙木主血，甲木主气，血分有滞，而气分不足以运之，所以间隔而成疟。治法合前方观之，先土而后木，先气而后血。细针密缕，层次井然，非钞胥家所能望其项背。

又换方。

〔案〕云图子曰：此时尚觉血燥而金不能润之也，但以滋养血分为主。方用桃仁、黄芩、甘草仍照前外，加：

煨木香一钱　川山甲七分，姜汁炮　茯神二钱　枣仁钱二，炒　郁金钱二，酒炒　瓜蒌霜钱二　青皮一钱　半夏二钱，姜汁炒　泽泻二钱　凿头木一钱

〔释〕此小寒前一日方也。月建将交丑土，土气不畅，宜急疏之。但己土以君火为母，且少阴与太阳相表里，太阳之气方至，而少阴不配，故用茯神、枣仁以养心气。心藏血而脾统血，疏土养心，皆所以养血也。

又换方。

〔案〕顾子曰：荣气不充于卫府，总由脾经血滞而然。今仍用理脾暖土之剂以摄之可也。况连日阴气颇重，更宜以阳味摄之。

煨肉果钱二　煨木香钱二　杜仲三钱　丹参二钱，酒炒　当归二钱　桔梗二钱　独活钱半　大腹子一钱，酒浸炒　陈皮二钱　苍术钱半　厚朴一钱，姜汁炒　粉甘草六分　红花七分　煨姜一大片

〔释〕此小寒后六日方也。火气安于釜底，自能助脾胃之运用，而无燥烈之患，故用从治之法以摄之。然亦因乎在泉少阳之气先时而退，来年太阳之气先时而至，又值天时之阴雨，故立方如此。后人能从此悟通变之法，则灵机所触，妙应无穷矣。

又换方。

〔案〕顾子曰：经滞于阴，则近于寒，非真寒也。然阴霾之气，必得太阳以消之。而太阳起于极阴之地，故海水极深之处，而日出焉。此时太阳主令，自当以培水为要。

肉果钱半，面煨　木香一钱，面煨　制附子一钱　白干姜八分　煨砂仁一钱　橘红钱半　半夏三钱　当归身四钱，酒炒　老松节二钱　紫苏八分　桔梗八分　海桐皮二钱　麦冬三钱，酒炒　桃胶钱二　梅蕊十粒　东壁败螺一钱

〔释〕此大寒前三日方也。天运将交太宫，地气将交太阳，太宫属戊土，而太阳属壬水，故方以水土二脏主治，而戊土、壬水尤致意焉。太阳本系寒水，水中之真阳不起，则阴霾愈甚，故方以培补真阳为主。或谓麦冬、半夏、壁螺，知为戊土之品，松节、海桐，与太阳何干？不知纳音甲子为海中之金，松与海桐禀寒水之气，复具坚刚戟刺之象，非所谓海中之金耶？而宁非太阳之药耶？至更用梅、桃以引木气，则又因初气厥阴土气萌芽已动，不可不于寒水之中预为提挈也。

吴姓，卅二，两目肿痛，日久失明。脉紧数

〔案〕顾子曰：肝风久郁，而未发泄其毒，有未易言痊者，此刻只宜清肝风。而风极则火盛，却又宜清散其火。

沙蒺藜钱半　刺蒺藜钱二　木贼一钱　皮硝钱半　石决明二钱　草决明一钱　黄连五分　苏子三钱，炒　夜明砂三钱　霜桑叶二钱　黑芝麻三钱

苍耳根、甘菊根为引。

外治用皮硝、木贼，少加云母，煎汤频洗，可以去翳。

〔释〕此癸亥年小寒前六日方也。天运少角，在泉少阳主事。目为肝窍，当木火气盛之时。而山木有自焚之患，理之常也。方用金水之气以清之，亦法之常也。盖木火之疾，恰当木火之时，故用法如此。谓目疾之症，不论脉色节气，俱可准此，则又非耳！

后五日换方。

〔案〕顾子曰：此时孤阳无主，水气太泛，孤阳亦随之荡然矣。

辛夷　细辛　细生地　山羊血　当归　红花　净银花　白甘菊　通草　广藿香　乌药　木香

〔释〕月建交丑，自宜加入芳香之味以舒己土，而使为子水之垣。盖土气舒则木得所托，水气垣则目得所养。又目虽属木，而珠属金，瞳属水，乃阳光之发现也。水中之真阳不足，则木气无光。金气之光明不透，则云翳障之。此用方之大意也。扫去眼科熟套，而按时立法，变而不失其常，学者宜熟玩焉。

又换方。

〔案〕顾子曰：肝经郁火，总由水道之流浊耳。一时不能猝清，然乘此太阳渐起之时，光明尚可借用。

皮硝三钱　苏枝一钱　人中白二钱半，酒煅　木通一钱　人中黄钱半　泽泻一钱　黄连七分，酒炒　白蒺藜二钱　川芎钱半　桔梗八分　原蚕砂二钱　兔明砂三钱　地榆一钱　甘菊二钱

〔释〕此大寒前二日方也。天运将交太宫，客气亦换次年太阳之气，故方以朴硝

为君，苏枝、泽泻为臣，以清太阳之气。川芎味辛气香，合于太宫金土，而能上行头目，以搜游风。馀仍清木之味，以症本起于木令也。

后七日换方。

〔案〕顾子曰：虽系火燥而伤釜上之水，究之木气殊郁甚矣。用散以治之，取走上焦也。

当归两半　白蒺藜二两　海浮石一两　海藻一两　海螵蛸八钱　川芎八钱　红花五钱　白茯苓二两　黑豆皮一两　丹参三两　紫地丁一两　青盐五钱　人中黄八钱　知母一两　黄柏一两　兔明砂三两　柴胡八钱　通草钱半　原蚕砂二两　豭鼠粪一两　桔梗八钱　独活八钱

共为末，每服六钱。

海石三味，取其得海中寒水之气也。三砂泛治，亦清水中之郁火耳。用鼠矢，亦清木气而滋水也。自记。

〔释〕先生自注第言三者为太阳之味，愚意朴硝、青盐亦是此意。盖海中金气，兼合来年纳音也。又丹参乃手少阴之味，固宜用为太阳之配。愚意次年甲子系少阴司天，病起于少阳，恐君相之火以类相感，故预防之耳。

卷　五

土运年

甲寅

少阳司天，中运太宫，厥阴在泉，土齐木化，左尺不应。

初气大寒交主厥阴，客少阴，二气春分交主少阴，客太阴，三气小满交主少阳，客少阳，四气大暑交主太阴，客阳明，五气秋分交主阳明，客太阳，终气小雪交主太阳，客厥阴。

初运太寒交主太角，客太宫，二运春分后十三日交主少徵，客少商，三运芒种后十日交主太宫，客太羽，四运处暑后七日交主少商，客少角，终运立冬后四日交主太羽，客太徵。

李子，三岁，痰喘痉厥，久治不效，势已垂危。脉伏

〔案〕观其神色，系风邪郁滞牢固，邪炽正虚之候也。

紫苏二钱　广木香五分　泽泻一钱　干姜一钱　郁金一钱　淡豆豉一钱　姜汁三匙

〔释〕此甲寅年谷雨前五日方也。土齐木化之年，又逢水归土库之月，加以太阴湿土主事，太阴之土不顺承，而太阳之水欠健运，风邪无从得解，此邪之所以炽，正之所以虚也。幸有天运之少商，犹可借其金气以泄土而生水，故用为此方之关键。其用胃药者，应辰月也。

后三日换方。

〔案〕雪山朱子曰：内证稍平，但湿热犹未清也。

陈佛手五分　干葛一钱　泽泻一钱　白茯苓二钱　大麦冬一钱　神曲一钱　砂仁五分　生姜皮四分　藕节二钱

〔释〕二方皆有兼理阳明之意。盖阳明属戊土，乃月建之主气，况与少商之金相配偶，而又与太阴之土为表里，故亦为此证之枢纽。藕生水土之中，性能和心气而散血，用其节以行血分之结滞，以脾胃俱兼统血气也。又火为土母，藕节、神曲皆有火能生土之意，火以燥之，金以泄之，而湿热有不平者乎！

程氏，三十四，妊娠便血。脉浮缓

〔案〕当用助胃摄元、清肺壮水之剂。

通草四两　北五味一两　白芷一两　大麦冬二两　金樱子一两　神曲二两

杜仲二两　大砂仁五钱　姜皮一钱

醋和姜汁泛丸，每服三钱。

〔释〕此甲寅年芒种后四日方也。土齐木化之年，木气必弱，况少阳司天，又逢月建之巳火，火胜则泄木之气太甚，以弱木而生强火，火炎木燥，庚辛之金均受其烁。丸方借天运之少商、太羽以为金水相涵之本。盖巳火者，太阳之丙火也。太阳合肺气而行周身之皮毛，所谓丙辛化水者是也，故方用通草为君。太阳之标热合于心火，故兼用神曲为佐。其馀则固摄金水之味为多，既壮水以涵金，复清金以固水，皆所以防相火而摄胃经之血也。

尤氏，三十五，妊娠患热病，医以白虎等汤治之，忽然发厥，脉数濡

〔案〕莲峰李子曰：郁热上壅包络，而肺经受铄已甚也。

贝母二钱　香薷一钱　香附米钱半　广木香一钱　木通二钱　灯心一钱　夏枯草二钱　车前子钱半　麦冬钱半　竹叶十片

〔释〕此甲寅年大暑日方也。月建未土，天运太羽，客气新换阳明。病起于少阳主令之时，相火铄金已甚，故以保肺清金为主。阳明与月建之未土相为表里，正可借为生金之用。至于天运之太羽，则前医之白虎诸方已足滋之，无庸再复矣。

后三日换方。

净银花四钱　薤白三钱　车前子二钱　黄柏二钱　甘草节一钱　半夏一钱　远志肉一钱　桑皮二钱　白荷花一支

〔释〕方仍前意，但阳明之味较重于太阴者，阳明之气交足也。荷花根出湿土，华于未月，已足为月建之引。而更有巧焉者，得水中之阳精，合天运之太羽，而色白属金，却又能保肺而清火，不但如远志、黄柏而已。

后四日换方。

青皮一钱　大麦冬五钱　薤白三钱　鳖甲三钱　黄芩二钱　菖蒲根二钱　知母二钱　荷茎五钱　犀角磨水三匙

〔释〕令虽久属阳明，而病究起于少阳，故仍参用少阳之味，以补前医所未及。至于用菖蒲、荷茎，兼顾月建之湿土，及天运之壬水，尤为细致无遗。

又换方。

〔案〕此厥阴余热也，清之可矣。

白芍二钱，醋炒　细生地二钱，醋炒　白茯苓二钱　北五味一钱　炒山栀二钱　知母二钱　青皮八分　竹根一钱　灯心三十寸

〔释〕此白露前三日方也。月建申金，天运少角，客气仍属阳明主事，前令之少阳移热于厥阴已久，今因天运之少角感之而动也。然究系衰木馀焰，亦不必重味克制，只宜用清火之味，引以甘酸以和之、缓之而已矣。

吴姓，廿六，风邪外感日久，医汗之不解，反致胸膈不宽，腹中便硬，遍身筋骨拘挛，医又用承气法下之，不效。脉数濡

〔案〕湿热固结三焦，以致营气格绝而枯闷也。难矣哉！

大豆黄卷四钱　竹茹三钱　通草五钱　泽泻二钱　净银花三钱　瓜蒌仁二钱　车前三钱　枳实一钱

〔释〕此甲寅年白露前六日方也。月建申金，天运初交少角，客气阳明主事。此时客气与月建相合，治法当以阳明为主固已，而少角为乙木，实管周身之筋脉，又前运之太羽失于滋养，则水气不能滋木，不得不急用补干之法，使太羽之水气流通无滞，而后乙木可条达，庚金可传布也。黑豆本属水，又经水浸而生芽，勾萌甲坼，得水木相生之意，仲景薯蓣丸用之治虚劳风气，理可推矣。

后三日换方。

〔案〕木气少舒，金气尚多壅滞。

藿香三钱　白芥子二钱　猪苓二钱　川郁金一钱　葛根二钱　阿魏二钱　青皮一钱　枳实二钱　半夏二钱

〔释〕纯以开散阳明为主，只青皮兼有舒木之意。但月建将近酉金，亦须兼理，急用芥子以清辛金之痰，治法实为周密。

后四日换方。

赤茯苓二钱　白茯苓二钱　木通四钱　木香一钱　瓜蒌皮二钱　宣木瓜二钱　神曲二钱　阿魏二钱　黑芝麻一钱　净银花一钱

〔释〕此白露后一日方也。酉金为湿金，故白露亦称湿令。况证本由于湿热，自当以利湿为主。而降痰导滞、清理阳明，又为此时切要。但木通、木瓜，兼理少角耳。

木通藤蔓中空，形本乙木也。徐霁山记。

后三日换方。

〔案〕邪气盘踞，阴分过虚，急脉缓收可也。

鲜首乌五钱　赤苓三钱　柏子仁三钱　枳实二钱半　藿香二钱　楂肉二钱　稻根二两

煎汤代水，加姜汁三匙。

〔释〕重用首乌、稻根滋金水二脏，因辛当月建，癸能化戊也。而柏仁、楂肉，又有火土相生之意。盖久病枯闷之证，不能专用克伐故耳。

后四日换方。

〔案〕气渐平复，但痰热未清耳。

玄明粉一钱　牛膝一钱　白苏子一钱　木香一钱　莱菔子二钱，炒　厚朴一钱　生山栀二钱　红花六分　赤石脂钱半

〔释〕用金水之味以荡涤中土之痰热，又恐清降太过，致成虚怯，复用重镇收摄之味以监之。佐以红花，兼解血分之郁滞。阳明固兼统血气，而少角实为藏血之脏，此用红花、石脂之义也。

曹氏，廿五，从五月起，嗽痰，呕酸，饮食减少，泻利血水。脉浮弦

〔案〕此肝木侮脾，又兼胆经火郁也。

代赭石一钱　熊胆一钱　桑白皮二钱　萸肉二钱　海螵蛸三钱　郁金三钱　樗根皮二钱　香附一钱　杜仲二钱　焦白术二钱　芦根二钱　纹银二两

〔释〕此甲寅年秋分前一日方也。月建酉金，天运少角，客气将交太阳，土齐木化之年，土胜则克水亦甚，水弱之人，遇火令而致病，迁延日久，少阳之火未得清理，又加少角之风木感之，是以金土均受其克。方用镇静肝胆、益金扶土，人所易知。

而太阳之水，实为制火之源，重用海螵，佐以杜仲，用法之妙，不可方物。

后四日换方。

前方去樗皮、海螵、芦根，加木瓜一钱，麦冬三钱，金石斛二钱，北五味一钱，南星八分，鲜生地钱半。

〔释〕虽曰胆经有郁火，而胆经非真有余也。以水弱不足以相生相养耳。故前方有萸肉之酸，以助木火而固其气，今复加五味以固水而敛木也。客气虽换太阳，而前令之阳明尚未清理，故前用芦根以清大肠，此用麦冬、南星以清胃腑。至于壮水以滋太阳，舒木以理少角，尤其易晓者耳。

后五日换方。

代赭石二钱　熊胆一钱　天南星一钱　陈皮二钱　山萸肉二钱　杜仲二钱　广木香一钱　木瓜二钱　山茨菇二钱　蛤粉二钱　牡丹皮二钱　黄柏二钱，醋炒　北五味一钱　白芍二钱，醋炒

服七剂。

〔释〕清酉金、壮阳水、敛木气，大致与前方相似。

又换方。

〔案〕外象虽平，而腹痛下血未已，仍因土虚木浮之故。

白苏子三钱　木瓜三钱　赤石脂钱半　半夏二钱　自然铜二钱　焦术二钱　嫩黄芪二钱　杜仲二钱　桑白皮三钱

服十剂。

〔释〕此霜降前五日方也。天运少角，客气太阳主事。太阳之气上合辛金，金气不降，水无从生，此重用苏子、桑皮、杜仲之意也。然木气犹浮，非石以压之，金以镇之，虽用木瓜不效。若徒视为散血止痢之用，犹浅之乎论医者矣。

又换方。

〔案〕木气渐和，克制之中当寓生扶之意，不须另起炉灶也。

香附米二钱，土炒　广木香一钱，土炒　建神曲二钱　桑螵蛸二钱　海螵蛸二钱　自然铜二钱　炉甘石一钱　天南星一钱　桑白皮二钱　赤茯苓二钱　白石英一钱　丝瓜瓤二钱，炙存性

服十剂。

〔释〕此霜降后六日方也。用法同前，甘石从戊土以燥湿而平木，石英降金气以生壬水，桑螵固壬水以生乙木，海螵从太阳以和少角。一则以水弱之年，当乘太阳以滋水脏，一则以木衰之月，当用水气以养木根也。大凡治病至后半场，即宜瞻前顾后，使元气易复为要。

按：本年土齐木化，应见土气滞重等证，然中元甲子，木为统运，甲寅流年，八白主事，于统运为死气，故反觉木强土弱，即非土运太过诸岁比。吾师前后各证，俱无峻克中土之味，是真能审元运而立方者。沾沾于五运太过不及之说，犹为不善用经者也。

鲁姓，四九，自夏季患三日疟，医用表散、寒凉、攻下诸方，食减体羸。脉洪大而涩

〔案〕营卫不流，气滞中下二焦，膈膜不透也。前用峨剂致伤中土，今且缓为清

理，不能骤用攻击矣。

木香一钱　车前子钱半　木通三钱　桑寄生二钱　楂肉二钱　大麦冬三钱　苍术二钱　生地炭一钱　砂仁一钱　炒山栀一钱　红曲钱半　陈仓米一撮　竹沥三匙　鲜芦根钱半

〔释〕此甲寅年霜降前一日方也。天运少角，客气太阳主事。病恰起于阳明主令之时，今月建又临戊土，故以阳明为主治之经。而少角之木与太阳之水，不能不兼理也。方用木通为君，戊土、乙木、壬水固已包举无遗。更加臣佐之味，或推或挽，以开阳明之郁，则湿痰不攻自破矣，何必争奇于一战哉！

后五日换方。

〔案〕云涛司马子曰：金气不清，不能生水，而水中之真阳不旺也。

桑白皮二钱　石菖蒲一钱　木香一钱　陈皮一钱　肉苁蓉一钱　沙蒺藜钱半　茯苓二钱　藕节钱半　白蔻仁一钱

姜汁四匙和服。

〔释〕苁蓉、蒺藜，水中生阳，太阳之本体也。太阳之用，外合辛金，更佐以茯苓、蔻仁，而太阳之体用悉备。太阳之标热合于心经，故复用石菖蒲、藕节以为使。然必取桑皮为君者何也？桑为箕星之精，木情而金性，色兼黄白，行于阳明胃腑，又能燥湿行水，乃戊土、乙木、壬水兼管之味也。盖太阳之日光不透，总由阳明主气，正值土旺用事耳。

后五日换方。

〔案〕霁山徐子曰：湿痰壅滞，宜清降之。

陈皮一钱　赤茯苓二钱　桑皮二钱　威灵仙一钱　黄柏三钱　大砂仁二钱　薤白二钱　泽兰叶一钱　天冬二钱　鳖甲二钱　木通一钱　降香末一钱

〔释〕营卫不流，本因痰涎阻滞。而痰涎实由湿热而生。土齐木化之年，阳明主胜之疾，太阳寒水一时难起，热何由清而痰何由祛乎！在地为土，在天为湿，土克水，湿胜寒，是不可因水弱之年而不重去湿也。盖正水宜滋，邪水宜却，去邪即所以扶正，原自并行不悖耳。

前三方服后，饮食渐进，精神渐起，但疟犹未已。

〔案〕胃火尚未全清，盖阴分久亏，而土气不能施养摄之功也。

生熟首乌各二钱　抱木茯神二钱　天花粉二钱　醋炙鳖甲二钱　土炒红曲钱半　连心麦冬二钱　干葛一钱　白扁豆二钱　橘红一钱　半夏一钱

〔释〕此立冬后五日方也。月建亥水，天运少徵，客气仍属太阳。此时主客气运俱在水火二脏，然阳明却为致病之由。胃火未清，则水火俱不能归其部，故欲乘此阳水、阳火之令，以强肾而平胃，以肾为胃之关也。

后五日换方。

〔案〕郁痰未清，阴分久伤，须兼顾之。

赤白茯苓各二钱　生熟首乌各二钱　黄连六分　醋炙鳖甲二钱　生山栀二钱　西洋佛兰参一钱　橘红二钱　半夏二钱　常山二钱　当归身二钱　水菖蒲根三寸

〔释〕运气如前，故仍以扶正滋阴为主，而以清火、利湿、却痰为用。但客气将近厥阴在泉之令，故早用黄连、鳖甲以迎而治之。兵法所谓半渡而击之者也。

后五日换方。

黄连一钱　干姜八分　蔓菁子钱半　块茯苓三钱　杏仁一钱　半夏二钱　茶石斛二钱　西党参二钱半　楂肉一钱　麦冬三钱　熟首乌二钱　鳖甲三钱，醋煅

〔释〕此小雪日方也。厥阴之令新交，仍用黄连、鳖甲，宜矣！复用干姜、楂肉，何也？以水木之令久行，今地气又交厥阴，诚恐土气受伤，致生他变，故借太徵之火气，以为釜底之薪。况利湿行痰为治已久，贼寇既久，急需安抚，此间不容发之会也。

以上三方俱不离阳明之味者，以太徵属戊，实胃中之阳火也。殷月峰记。

己未

太阴司天，中运少宫，太阳在泉，木兼土化，左寸不应，太乙天符。

初气大寒交主厥阴，客厥阴，二气春分交主少阴，客少阴，三气小满交主少阳，客太阴，四气大暑交主太阴，客少阳，五气秋分交主阳明，客阳明，终气小雪交主太阳，客太阳。

初运大寒交主少角，客少宫，二运春分后十三日交主太徵，客太商，三运芒种后十日交主少宫，客少羽，四运处暑后七日交主太商，客太角，终运立冬后四日交主少羽，客少徵。

于姓，十六，咳嗽吐血，劳热气急，多汗。脉洪实

〔案〕心包络之火，下起于太阳，而上煽于阳明，当以治络为主，亦须旁及二经。

浮小麦五钱　苏梗节五钱　黄芩三钱　麦冬钱半　地骨皮二钱　女贞子二钱　茯神二钱　香附钱半　远志肉二钱　净枣仁三钱　木香二钱　青皮一钱　红花炭一钱　甘草一钱

〔释〕此己未年清明前三日方也。月建卯木，天运太商，客气属少阴君火，卯木本属厥阴，因君火主令，故移热于手厥阴，又少阴之火合于太阳之标热，而天运之太商又属阳明之燥土，燥、火、热三者合并，煽于包络之分，此火之所以盛也。其用苏梗、木香者何也？太乙天符之岁，又逢火令，土气滞重已极，若不早为平治，恐气至司天之候壅极而溃，不可救药矣。

前方服后，气平汗止，血亦渐少，但虚热未清。

〔案〕此心火证也。心为清虚之腑，宜用清虚之味。

净枣仁四钱，炒研　泽兰叶二钱　赤芍钱半　红花一钱　桑寄生钱半　陈佛手六分　青蒿二钱　赤豆二钱　紫苏叶二钱　牡丹皮二钱　当归三钱　防风二钱　绿豆粉四钱　侧柏叶钱半　竹叶心钱半　飞面二钱

服八剂。

〔释〕此谷雨前二日方也。运气如前，但月建改属辰土，厥阴卯木退令，故专以少阴为主。盖包络附于丁而非其正位也。用桑寄生、绿豆粉者，兼平太商也。用青蒿、竹叶，以少阳配少阴也。至用泽兰、佛手、防风，亦预防太乙天符之意尔。

冬季复发。

〔案〕肾水不足以制心火，故当旺之时而反弱，反客为主之象。理当治少阴而兼舒太阴之滞。

柿蒂霜三钱　黑芝麻三钱　血竭八分　木香一钱　黑豆皮二钱　冬青子三钱　神曲二钱　白芍二钱，醋培　侧柏叶一钱　霜桑叶二钱　紫苏钱半，酒焙　归尾二钱　紫花地丁一钱　醋炙龟板二钱

服六剂。

〔释〕此大雪后六日方也。太乙天符之岁，土气反弱为强，况兼少徵之运，燥土而熯水，故虽值太阳在泉主事，而水气终不能敌也。此时虽用滋水制火之味，其如土气塞滞而水气不能上行何！计惟有用木味以化土，用金味以泄土，沟浍既成，水道庶可流通耳。

娄氏，三十，乳疾医治不效。脉浮洪有力

〔案〕此疾初起之时，只解毒发汗足矣。今定须用舒肝发郁之剂，庶不致内溃耳。

银花四钱　甘菊二钱　人中黄三钱　天花粉二钱　没药二钱　乳香二钱　鹿角尖一钱，煅焦　羚角尖钱半，醋炒　角针一钱　黄柏一钱　大麦冬钱半　大贝母三钱　麦芽三钱　川芎二钱　独活钱半

陈酒半杯为引。

服三剂后，若有微汗，铢两可以少减。

〔释〕此己未年清明前三日方也。月建卯木，天运太商，客气少阴主事。方用卯木及太商之味，宜矣。其不用少阴而反用太阳者，何也？或谓此证本属表邪，且地步亦在阳分；或谓太阳之标热合于少阴，治太阳而少阴自在其中。愚意是固然矣，而更有进焉者，己未天符之岁，土强水弱，计都蔽塞太阳之光，故疏通水道为己未年治病通例，不以节气拘也。

又换方。

〔案〕前只肝经之郁，今则宜兼胃经矣。仍用疏散法可也。

紫苏梗四钱　皮硝三钱　红花炭二钱　苏木四钱　粉丹皮二钱　连翘二钱　大贝母四钱　橘核三钱，炒杵　紫厚朴三钱，米泔水浸炒　莲房四钱，酒焙　人中黄四钱

服三剂后，加青皮二钱，青木香钱半，朴硝一钱，再服三剂。

〔释〕此清明后十日方也。天运地气如前，但月建改属辰土，与天运之少商相比。故方内用胃药较重，亦以乳房为阳明之分野也。然君主之味仍在太阳，益见土运贵人之岁，当以疏通太阳、配合太阴为要。至于客气少阴，前因重在散表，故未理及，今表邪稍解，自宜急用丹皮、连翘以平丁火也。

陈氏，廿七，血崩，腰疼虚热，怔忡不眠，神疲食少，服养荣汤及归脾汤十馀剂不效。脉虚浮而芤

〔案〕脾气为生化之主，布胃经而行遍身之血脉者也。因火炎，故脾燥，其实亦由水不能制火之故。盖冲任之根蒂不摄也，当用丸调之。

白茯苓六两，用黄柏煎汁，浸三日夜，取出晒干研末　五花龙骨四两　阿胶三两，蛎粉炒成珠　白芍三两　黄芩三两　枳壳二两　种白术三两，土炒　益母膏四两　神曲二两　卷柏二两　白归身四两，酒炒　桑寄生三两　李根白皮三两　炙甘草四两

用猪腰子二三对煎汁滤过，和蜜炼丸，每服五钱，淡盐汤下。

〔释〕此己未年立夏前四日方也。月建将交巳火，天运太商，客气少阴，而丸料服时较久，自当以司天为主，况土运天符之岁，土滞水衰，人同此理。而此证因水不制火，是以冲任不固，以致血崩。血崩之后，水气愈弱，火气愈浮，并土气之根亦不固矣。方用黄柏、制茯苓以滋太商之燥火。佐以固水之味，以安将来之巳火。至土气虽弱，究系天符所在，易于起复，故用甘温以补之，仍用苦泄以疏之，并用甲木以化己土，使得安其顺承之性，乃不至有意外之虞。至于少阴之火，方内壮水之味原可制伏，而心气不足之人，又当培养，故重用归身、龙骨，第使上下相交，水火相济，不致妄行飞越而已。

邹姓，卅三，久患房劳，咳嗽阴虚，腰脊疼痛，气急多汗。脉浮洪有力

〔案〕阳明、少阴二火相烁，故肺俞不清也。

大麦冬六钱，连心　连翘心一钱　桔梗二钱　苡仁三钱　竹叶心钱半　沙苑蒺藜二钱　黑豆皮三钱　黑芝麻二钱，去油　女贞子三钱　苦楝子一钱　胡桃肉钱半　浮小麦一撮

〔释〕此己未清明后十日方也。客气少阴主事，月建与天运俱在阳明。阳明者，二火合并之区也；又有少阴之君火同恶相济，此肺金之所以受灼也。方用壮水之味，以制火而涵金，人所易晓，惟用少阳之味，以配少阴而和其气，兼寓用甲化己之意，以防太乙贵人之祸，则有神妙不测之机在焉，读者详之。

又换方。

〔案〕当丁火主令之时，而乙木不足以生之，由壬水不能生乙木也。壬水泛，故庚金亏；庚金亏，则愈不能生壬水，而壬水反欺之。其理如环也。学此者最宜留心于子母颠倒、主客凌驾之处。

知母四钱，土炒　丹参三钱　茺蔚子三钱　菟丝子二钱　麦冬五钱，土拌熏　黑料豆六钱，炒　茯神四钱　白芍二钱　金石斛三钱　炙草二钱　扁豆二钱半，土炒　女贞子四钱　灯心三十寸

一剂，分早晚服，服八剂。

〔释〕此小暑前五日方也。月建午火，天运少羽，客气正当太阴之令，丁火为土母，壬水为土妻，而庚又为土子，皆贵人一家眷属也。调和贵人最难，既不敢克，又不可补，惟有略用谷类炒香以悦之，兼养其眷属以安之，庶几不冒犯贵人，而水火可潜归其度耳。然少羽属癸水，实贵人之所恶也，故用戊土以化之，使归并于丁火，为生土之用，则不患其凌驾矣。金生水者也，乃水上泛而金反沉，此之谓子母颠倒。火土为此证之病，而反居主位，水为此证之药，而反居客位。居主位者不宜直折，居客位者不便援引，此之谓主客凌驾。此时欲求调和于主客之间者，舍庚金无从也。

又换方。

〔案〕肺火正盛之时，肾火亦随之而起，心火不下交，肝火不上养，当仍用前方加：

麦冬如前制，共六钱　制首乌三钱，土炒　白及二钱，酒蒸三次　丹皮一钱　金狗脊三钱　白扁豆如前炒，共五钱　枸杞子三钱　灯心用五分

再服八剂。

〔释〕此小暑后五日方也。月建换交未土，并入太阴贵人为一气。太阴固应湿土，而手太阴湿金之气亦感之而起，故兼理之。其法不外导金以生水而已。

又换方。

〔案〕云涛司马子曰：先生尝与馥等论此证矣：如孤军将溃，四面楚歌，计惟有静以镇之，或可转客为主。今幸中央一军尚未骚动，其西北两军哗嚣少敢，亦此六十日内安抚之力耳，未足恃也。愚于先生之大法不敢移易，今准而用之。

汤批：此证五脏皆虚，惟土脏得太乙天符之助，故中宫稍觉安静耳。

贝母二钱，酒焙　制首乌四钱　龟板四钱，用醋洗薰　红花一钱　薤白二钱　金石斛钱半　黑山栀钱半　茯神三钱　芡实四钱　女贞子三钱　枯荷蒂四个　白术二钱，土炒　桔梗二钱　黑料豆四钱，盐水洗，炒　丝瓜花蒂二钱　灯心三分　旱莲草根一钱

〔释〕此大暑前五日方也。论时当以火土二脏为主治，而论证则以金水二脏为切要。今云西北两军少戢，则金水稍有根基矣，借湿土之气以生金而壮水，亦自然之理也。

后五日换方。

〔案〕宜去浮荡之火，而存真实之火，亦大法也。小子识之。

胡桃肉捣拌　益智仁同炒，各四钱　炙甘草三钱　枸杞子三钱，土炒　女贞子三钱　黄芩二钱　茯苓二钱　冬葵子二钱，炒杵　益母草二钱，酒炒　苡仁钱半　钩藤三钱，蜜炙　黑豆皮二钱　覆盆子一钱，糯米汁炒　黄柏二钱，盐水焙　鸡内金四个，四为全数也，自记。

服六剂。

〔释〕客气换交少阳，若在他手，第见其形证脉象，而不能参透气运之理，则必纯用清凉以戕其生火者，皆必由丁火以发其机。况酉金属肺，又为心舍，故方内多用滋降心火之味为主，而以平木火、清燥火之味为用。大凡肺肾虚燥之证，最难调治，况此证实由房劳过度而起。肾水干枯，虚阳上越，非我师之识力过人，其能阅半载而起沉疴乎？至用方之理法，旁见侧出，圆通周密，有不能刻舟求剑者。读者合前后而熟玩之，苟有会心，轩岐经旨，庶不绝于人间耳。

朱姓，卅四，腹胀气喘，发热咽痛。脉浮紧

〔案〕此湿金之浮火因湿土之气蒸之而起也。

白芷一钱　防风一钱半　夏曲二钱　山豆根一钱　红曲二钱，土炒　神曲二钱　青蒿珠钱半　白茯苓一钱　郁金钱半　枳实钱半　炙甘草一钱　浮小麦一钱　薤白钱半

〔释〕此己未年寒露前四日方也。湿土天符之岁，本应上半年司天之气，今因酉金月建应手太阴，故谓之湿金之令。天运更逢太角，甲木相火上蒸，客气之阳明亦因而生火。甲木与己土为夫妇，阳明又与脾土相表里，此湿土之气所以起也。湿土上蒸，而肺金壅滞，此胀与喘之所由来也。方用手足阳明之药，兼清手足太阴之气，而复以半夏、青蒿疏理太角，有不应手立愈者乎。

陆姓，四二，从秋季起，腰疼筋痛，胸膈不宽，医误用寒峻药，致中气下陷，津液枯竭，脉细如丝，奄奄待毙。殷月峰用补中益气法，倍当归，加杜仲、柏子仁、首乌、五味子，十馀剂，脉气稍起，饮食少进，但腰疼筋庸，日久不除

〔案〕土衰金郁之疾，而此时莫要于补阳明之土。何也？胃与大肠相吐纳，而亦与肺金相贯注也。况阳土顺则阴土顺，阴金亦顺矣。

汤批：天符岁会已属强弩之末。盛于上者，必虚于下。故下平岁间有土衰之疾。学者宜潜玩焉。

白扁豆四两，土炒　苡仁三两，炒　鸡内金一两，炒香　苏梗两半　肉苁蓉两半　苍术二两　广木香两半　麦冬二两，炒　麻仁二两

共为细末，沸水冲服。

〔释〕此己未年大雪后六日方也。月建子水，天运少徵，客气太阳主事，而病却起于阳明主令之时。病在阳明，日久不瘥，以致胃气亏弱，不能输转，而旁及于金土二脏，故此方惟以助运阳明为主。其于水火二脏从略者，非惟前方屡用当归、杜仲、首乌、柏仁、五味，亦以防运气之过盛，或致铄金而泞土也。

金运年

乙卯

阳明司天，中运少商，少阴在泉，火兼金化，两寸不应，天符。

初气大寒交主厥阴，客太阴，二气春分交主少阴，客少阳，三气小满交主少阳，客阳明，四气大暑交主太阴，客太阳，五气秋分交主阳明，客厥阴，终气小雪交主太阳，客少阴。

初运大寒交主太角，客少商，二运春分后十三日交主少徵，客太羽，三运芒种后十日交主太宫，客少角，四运处暑后七日交主少商，客太徵，终运立冬后四日交主太羽，客少宫。

葛妻，廿六，头晕，胁痛，饮食减少，月候不调。脉弦细

〔案〕木强金弱，当以扶金为要。

泽泻二钱　冬瓜子二钱　牡丹皮一钱　红花一钱　杜仲一钱　当归身一钱　葛根一钱　薏苡仁二钱　萱花一钱　马齿苋钱半

服十剂。

〔释〕此乙卯年雨水前五日方也。月建寅木，天运少商，乙年客气逆行三度。

汤批：乙庚内辛之岁，天气逆行一度。

初气当属阳明，火兼金化之年，火气胜而金气弱，不宜扶益寅木，致助相火而夺君权也。少商属辛金，阳明属庚金，但云扶金，而庚辛俱在其中矣。或问：此方多用阳明，及用苦温以助心，吾知之矣。其右寸正应少商，岁在北政，本当不应，今见弦细，肺受铄也，何未见养肺之味乎？曰：泽泻色白，味甘，《易》云：兑为泽。兑者，阴金也。经云：能行水上，言能行在下之水，使之上交于肺，而复泻之使下也。又云：益气面生光，非金水相生之义乎？与冬瓜子同用，以金水制木火也，非少商而何？

又换方。

〔案〕此时却以调阴为要。

白芍　云苓各二钱，俱用青荷叶包蒸　黄芩二钱　木香五分　贝母一钱　丹皮一钱，醋炒　益智仁一钱　金樱子钱半　当归身一钱，酒炒　女贞子钱半，黄连水炒

服十二剂。

〔释〕此夏至后十日方也。天运少角，客气逆行，属太阴主事。火兼金化之年，月建又逢午火，火盛土焦，法莫善于导火以生土。至于平少角以杀火势，固金气以防火焰，其法尤密。

严妇，廿七，休息血痢，日久不愈。脉寸关数濡

〔案〕甲属阳而乙属阴，下宜固而上宜清。

茯苓皮三两，土炒　萸肉一两　洋肉果五钱，面煨　黄芩二两　秦皮二两　白蒺藜一两　当归尾二两，酒炒　粟壳一两　天花粉一两　地榆二两　木香八钱　青蒿珠一两　血余炭五钱　胆星五钱　共为细末，滚水冲服。

〔释〕此乙卯年春分后六日方也。月建卯木，客气少阳主事。火兼金化之年，木火乘时之令，用花粉、蒺藜以助金色是已。其不壮水以制火，而反用茯苓皮以泄之者，恐雷龙之火得水而愈炽也。复用肉果收相火于釜底，而导以生土。火既生土，则不复克金，相安其位，则权归于君矣。

吴姓，三十，咳嗽旧疾举发。脉虚数注：两寸不沉，火铄金也。

〔案〕莲峰李子曰：固属阴虚之疾，然此时却以清降为宜。

麦冬三钱　木通二钱　马兜铃钱半　北沙参一钱　天冬钱半　郁金四钱　山萸肉二钱　降香末二钱　黄柏一钱

服五剂后，加桑皮二钱、黑芝麻二钱、红花八分，再服四剂。

〔释〕此乙卯年小满后九日方也。月建巳火，天运太羽，客气逆行，太阴主事。巳火者，太阳丙火也。太羽者，太阳寒水也。合于太阴之湿金，丙辛所以化也。然而湿土究不容略，故用降香以舒之，用萸肉以配之。甲己合而土化成矣。

戈姓，廿九，腰痛，头痛，恶寒发热，胸膈不宽。脉浮紧，两寸不应注：岁气也。

〔案〕此时令之气感于皮毛也。

淡豆豉三钱　川郁金钱半　防风一钱　羌活一钱　独活一钱　泽泻二钱　金银花钱半　建神曲三钱　苍术一钱　枳壳一钱

〔释〕此乙卯年小暑后三日方也。月建未土，天运少角，客气逆行，太阴主事。方用太阳以配太阴，因邪气初感，从皮毛而入也。用防风而益以二活，风能胜湿，香

能舒脾也。且少角属风木，借木气以疏土，却合形证之宜。非若世医不问运气，不讲配合，而概用之者也。

后二日换方。

〔案〕灵山王子曰：天气郁蒸，土气不舒，感于湿热者多矣。用前方去苍术、独活，加赤苓一钱、黄柏一钱，再服二剂。

〔释〕此初起之证，不甚犯手，似与集中不类，载此以备一格，欲人知浅近之中，却有深意也。

罗姓，三十，发热头疼，饱闷不食，医治十馀日不退。脉涩濡

〔案〕此由积热生湿，中焦不舒之故耳。当先用和胃法。

汤批：乙为金运，卯年阳明司天，于经为天符，金气不应过弱，但此年逆行三度，司天不当其位，不得与他年天符同。按集中本年方药，皆寓抑火扶金之意可见。学者于阴年逆行，当互观而参考之，不可拘定太过、不及、天符、岁会之说也。

川芎钱半　葛根一钱　广木香一钱　紫苏梗一钱　赤芍一钱　猪苓钱半　寒食面三钱　陈仓米一勺　泽泻钱半　藿香一钱

〔释〕此乙卯年小暑后五日方也。斯时月建、客气俱在湿土，湿土过滞，而燥土不得施其输转之力。故药以利湿和阳为主，其不用少角之味者，因前医屡用风燥故也。

后五日换方。

〔案〕胃阳少舒，但湿热未除耳。

皮硝一钱　鹤虱钱半　石菖蒲钱半　车前子钱半　砂仁钱半　神曲钱半　夏枯草一钱　制半夏一钱　连翘二钱　黄芩二钱　炒山栀钱半　广木香一钱　木通钱半

汤批：戈、罗二证同感太阴之气，戈方用木胜湿，罗方和阳泄阴，亦以前证系初感在表，后证因循入里也。

〔释〕五日之后方交太阳，而来气有馀，往往未至而至，故首用咸寒之味，以助金水而清湿热。且火兼金化之年，又值气交之分，自当以扶金降火为主。然心气不清，太阳之标热将挟以铄金，故预用菖蒲、连翘以散其郁。方甚平淡，而意理精深，读者详之。

王翁，五三，素患阳虚，偶染间日疟疾，热重寒轻，气急不寐

生地二钱　黄芩三钱　当归尾三钱　牡丹皮一钱，土炒　黄柏二钱　白芍二钱

〔释〕此乙卯年立秋前二日方也。月建当未申之交，天运少角，客气太阳主事。肺金本弱之人，火兼金化之岁，风助火威之运，溽暑火炎之月，欲借太阳之气而滋降之，又恐误用寒凉，以致阳气愈陷；若误用发散风燥之味，反或煽动木火，其祸可胜言哉！方用滋阴降火以除标热，而太阳之本寒，妙在用本地风光之法，即用归尾助心以散之，从标治本。神化之技，不可方物。

余子，十五，痰喘气结。脉微细

〔案〕雪山朱子曰：金水少相涵之妙也。

薤白三钱　青皮一钱　大麦冬钱半　白苏子一钱　桔梗一钱　瓜蒌仁二钱　炒栀一钱　车前子二钱　黄芩钱半　降香一钱　寒食面三钱　葱白三茎

〔释〕此乙卯年立秋后六日方也。火兼金化之年，又值申金尚未出伏，金受火刑已久，更有天运之少角助火之威，而太阳之寒水不能上通于肺，只见其标热而已，方惟有滋助庚金以降火气，开散辛金以通水气，更用青皮以平少角，使不得助火之威。盖金清水平，则肺气自畅，清肃令行，火降而痰消矣。

徐氏，十九，四肢无力，头昏咽痛，饮食不纳。脉细数无力

〔案〕此血虚脾倦之象。

当归尾三钱　川芎一钱　黑山栀二钱　苍耳子一钱　肉苁蓉一钱　白芷一钱　北沙参钱半　牛子一钱　山萸肉一钱　防风四分　芙蓉叶六片　橘叶六片

〔释〕此乙卯年霜降前一日方也。天运太徵，客气厥阴主事。火强金弱之年，又逢客气之风木煽之，故火不安于釜底而上越，此脾之所以失养，而血之所以不旺也。方用芎、归以助血，而以黑栀、蓉叶清血分之燥火，白芷、苍耳从庚金以制木，沙参、牛子、橘叶保辛金而清浮火，却用苁蓉、萸肉从火气而敛之于釜底，少用防风引之，导以生土，而杀其刑金之势，此即术家贪生忘克之义也。吾师于百家之说，无不该通，小子解释方意，其犹为蠡测也夫！

按：芙蓉叶禀秋金之气，而性体柔滑，故能凉血润燥，却不似生地之沉寒，有妨脾土，因世俗不入煎方，故特表之。徐霁山记。

殷妻，卅，血崩昏晕。脉乱无纪

〔案〕此湿郁日久而生热，热入血室，无统之故也。今只治其标耳。

延胡索二钱　玄参二钱　血馀炭三钱　归尾三钱　生地炭四钱　白芍三钱　加醋三钱，同煎。

〔释〕此乙卯年大暑后七日方也。月建未土，天运少角，客气太阳主事。方用心、肝、脾三经之药以治血分。未土及少角已到，何独不理太阳耶？盖以太阳之标热合于心经，心经之药原因太阳而设。况玄参味咸色黑，实为癸水之主药，而壬水可以类相从。其不直折太阳者，清散与渗利，皆不便用于血崩之候也。

前方服后，血下差少，神亦稍清。

〔案〕湿热犹未清也。

莪术一钱　白术一钱　细生地三钱　红花炭钱半　苍术一钱　赤苓一钱　炒山栀一钱　天花粉一钱　贝母一钱　黄芩二钱　旱莲草二钱

〔释〕此立秋前二日方也。月建将近申金，原宜预理阳明，况火强金弱之年，又值火炎金伏之月，非运土消积、利水调肝，何能使金气澄净，跃然而出于治哉！

后四日换方。

浮小麦一钱　黑山栀钱半　青黛一钱　黄柏一钱，酒炒　海螵蛸一钱　荆芥穗一钱　瞿麦一钱　贝母一钱　土槿皮一钱　红花一钱，炒炭　云苓一钱　芝麻荄一钱，炒炭

〔释〕前方利水之味，不过兼走膀胱，此则专以寒水为主者，血分三经稍平，故可治其本也。馀则金土为辅，而旁及于少角者耳。

后四日换方。

〔案〕脉象稍平，可兼用摄阴之品，以清其流。

大麦冬二钱　川贝母钱半　白芍一钱　黄连八分　菟丝子二钱　桑白皮钱半　黄芩三钱　杜仲二钱　芡实壳钱半　白蚕茧一钱　郁金一钱　胭脂一钱，烧存性　红柬纸一尺，烧

服七剂后用八珍汤去人参、甘草，加黑豆、首乌、黄连，再服十剂。

〔释〕此方不出前意，但药物生动，故取效较捷。治病有先标后本，先本后标者，又有前后治本、中间治标，前后治标、中间治本者。如此证，先治标，继治本，未复标本兼治。总之，胸有灵枢，故所向如意。拘泥于小家方书，动云急则治其标，吾恐其尚未识本之所在也。

俞妻，卅五，痰火旧疾举发。脉沉数

〔案〕灵山王子曰：土为水之垣而已，非甲不化。当以清木疏土为主。

五倍子一两　龙胆草一两，酒炒　青皮一两　白芍一两，醋炒　川楝子一两，酒炒　石菖蒲一两　槐花一两　砂仁一两　白茯苓一两　广木香一两　姜皮一两　胆星六钱　天南星四钱

蜜丸，每服四钱，随意下。

〔释〕此乙卯年大寒前六日方也。丸方久服，自宜以来岁丙辰之运气为主。丙辰系太阳寒水司天，逆行三度、初气即交，而天运又起于太羽，水气过重，则木气漂泊无依，况水齐土化之年，水气盛而土气衰，将来寅建之甲木何所倚著乎？计惟有藉残腊之丑土，以立其基，兼舒甲木之气。根株既安，则水气翻为养木之原矣。

从来治病，贵明乎一定之理。至于药味之配合，惟在即其理而会意。即如此证，病情脉象了如指掌，果能审乎气化之衰旺，即别立一方，何尝不效。然非平日有格致之功者，终不能头头是道也。

庚申

少阳司天，中运太商，厥阴在泉，金齐火化，右寸不应。

初气大寒交主厥阴，客少阴，二气秋分交主少阴，客太阴，三气小满交主少阳，客少阳，四气大暑交主太阴，客阳明，五气秋分交主阳明，客太阳，终气小雪交主太阳，客厥阴。

初运大寒交主少角、客太商，二运春分后十三日交主太徵，客少羽，三运芒种后十日交主少宫，客太角，四运处暑后七日交主太商，客少徵，终运立冬后四日交主少羽，客太宫。

蒋姓，十七，伤力吐血，时时举发，发则气急心疼。脉数大而虚

〔案〕阴火铄极，法当培阴以长阳，此常治法也。若暂治，则宜培土以伸木，木旺而土返其宅矣。

当归身三钱，土炒　败龟板六钱，土煅　白芍三钱，醋炒　青蒿二钱　砂仁钱半　茯苓三钱，黄连水浸，炒　佛手八分　连翘二钱　山羊血一钱　钩藤钩钱半　炒栀二钱　朱砂五分　远志肉三钱

竹叶心为引，服七剂。

〔释〕此庚申年立春后三日方也。月建寅木，天运太商，客气逆行三度，初气属少阳主事，但金齐火化之年，金气强而木火弱，制木太甚，则木不能生火，火弱则心气不足，而土失所养。且真火少力之人，反多虚火上炎之势。盖庚金实阳明之燥火，寅木属少阳之甲胆也，木火之根不固，而标火愈觉浮荡。标火宁，则土自培而木自伸矣。

又换方。

〔案〕此时宜降气以行脉也。

川芎八分　红花五分　白僵蚕二钱　降香末一钱　沉香六分　归身二钱　细生地三钱　紫苏梗二钱　泽泻二钱　泽兰二钱　金银花二钱　桔梗二钱

服八剂。

〔释〕此雨水前一日方也。阳明之燥火上逆，而少阴气弱之人每为所挟而生焰。经所谓气有馀则侮所不胜之义也。火上浮而己土失养，即不能与甲相配。故土滞而脉亦俱滞。气即火也，燥金之所化也。脉即血也，心火之所主也。气不降则金盛而木受其制，木受制则不能生心血，而脉终不濡。原文"以"字宜玩。盖降之于下，使为釜底之薪，则土得其养，自能蒸气化血以行于百脉，此即甲己从化之意也。

王女，八岁，胸腹疼痛，服药不效

〔案〕今岁少阳司天，支干皆属阳明，必多胃满中癃，目赤耳聋，或大肠燥结伤阴等证。然亦须参之以各节所运之气，与人事致病之因。如此证，却由去冬之愆阳伏阴，以致少阳不得迁正而遂其生发之气也，可用和解法。

附子八分，黄连水炒　焦楂肉二钱　神曲二钱　木通一钱　广木香一钱　宣木瓜一钱　乌药一钱　桔梗钱半　车前子一钱　茵陈一钱　白芍二钱

服三剂。

〔释〕此庚申年立春后二日方也。去年己未为太乙天符，太阴司天之气有馀而不退位，加以前冬太阳在泉之令，阳气愆伏，故今岁少阳不得迁正。木火之气既微，而中运强金亦为湿土所束，而不能施其转输之力。依经施治，当折旧司天之馀以退之。故方以助阳为主，而以疏土去湿为辅。盖寒湿去则强金自运。阳气胜而弱火亦起矣。此成功所以易如反掌也。

瞿姓，廿七，从客冬起，偶因心思郁结，咳痰常带血珠，面部天庭冷如冰铁，不知痛痒，兼之耳聋。脉浮无神

〔案〕阳水不舒，不能生火，而无根之火失所统摄也。

桑白皮二钱　海螵蛸二钱　白芍二钱　白术二钱　白茯苓二钱　远志肉三钱　砂仁二钱，土炒　香附二钱，醋炙　辛夷仁钱半，去皮毛　朱砂三分

侧柏叶为引。服五剂。

〔释〕此庚申年雨水日方也。病起于客冬太阳主令之时，本寒之气未足于下，标热之气浮泛于上，是以阳木失养，而本年金齐火化，真火微弱。故方用桑皮、辛夷之类以平金，而用香砂、远志以扶火。盖金气平则甲木条畅，火气盛则脾土滋长，甲与己合同而化矣。

又换方。

〔案〕心经阳体而阴用，肾经阴体而阳用。阳主施而阴主摄，此证乃阴侮阳而阳乘阴之象。

抱木茯神六两　莲肉四两，连心　白芍三两　连翘二两，连心　五加皮二两　黑芝麻三两　木通一两　桔梗两半　中生地二两，熏脆　紫苏梗二两　川芎二两　秦艽两半

用灯心三钱、浮小麦三合，煎汤和蜜为丸，如绿豆大，每服五钱，灯心汤下。

〔释〕此清明前四日方也。病从郁思而起，本年又属心弱之年。此时气属太阴，而火母不足以相养；运当少羽，而心妻不足以相配。将来月建辰土，实为心肾之关键，而又为手足太阴之门户。故丸用心、肾、脾、胃四脏之药配合成方，升降补泻确合机宜，所以用力少而成功多也。

金女，四岁，痘疮发热，毒闭不出

〔案〕阳明之火罩住肺经，而不得舒畅也。

青皮二钱　青蒿一钱　青木香一钱　当归尾三钱　红花八分　枳实一钱　瓜蒌壳一个　桑白皮二钱　青黛八分　砂仁八分　楂肉二钱

引用竹沥三匙，服一剂后加熟军钱半。

〔释〕此庚申年春分日方也。月建卯木，天运太商，客气初交太阴。金强火弱之年，木气多郁，是以不能疏土，而太商亦患其顽梗，太阴亦嫌其濡滞也。且痘证当兼以纳音为用，庚申为石榴之木，秋金重叠，惟榴结实而不损，是为金中之木月。当仲春榴木初萌，宜借卯气以引之，故方以达木为主，而以清金疏土为用。至于用苦温以助心，则兼乎中运，纳音而为之者也。

汤批：大凡痘证，俱感元运而发。此时系六白乾金分司，故阳明之证居多。后世痘疹家或主凉泻，或主攻毒，或主温补，或主燥脾。然骊珠未探，总为纷纷鳞甲也。

后一日换方。

〔案〕琴溪沈子曰：此时胃经之湿滞稍轻，只心经之火未透也，宜用清心之味以佐治之。

丹皮二钱　连翘二钱，连心　当归尾三钱　甘菊花钱半　楂肉二钱　枳实钱二　荆芥穗一钱　金银花一钱　青皮钱二　苏木一钱　广木香一钱　条黄芩二钱　木耳五钱　熟军三钱　芦笋尖二钱　茅针肉一钱　紫花地丁一钱

当门子一分

当门子系通脉舒气之味，此出乎前人范围之外，而以意用之者也。熟军宜相势而用，如一服后得大便二次，即宜去之，馀照原方再服一剂。

〔释〕此方以心经为主，苦温固所以助心，清凉亦所以安心也。盖君火不足之年，阳明之燥火反有上忤心君之势，故兼用辛凉以平金。至于达木疏土，犹仍前方之意云耳。

后一日换方。

〔案〕琴溪子曰：腠理犹有未透处。大凡此证有一点未透，终要清理，免致后患。

故前方破格用麝，亦因乎天地之气运而为之也。

丹参二钱　赤芍钱半　槐花钱半　紫花地丁二钱　青皮三钱　枳壳二钱　川芎一钱　抱木茯神二钱　神曲二钱　薄荷三钱　泽兰叶一钱　金银花三钱　蝉衣钱半　竹沥三匙　当门子一分

用白丝绵二大块、灯心三分、桃蕊二钱、杏蕊二钱，煎汤代水。用桃杏蕊者，取其得春气之先耳。服一剂后头面必清，后加升麻三分，再服一剂，可勿药矣。

〔释〕方仍清金达木之意，但用药之轻松灵变，学者宜熟玩之。盖凡痘疹之用药，总以清轻为贵也。

此等闭证，若在俗医之手，必致妄断朝期，谬用寒峻，贼其真元，终归不治。纵有一二先天充实、侥幸不死者，亦必焦头烂额矣。不遇卢扁，难尽天年。此心乎保赤者，所以瞠目而三叹也。

郁子，三岁，痘疮不透，壮热无汗

〔案〕此证属于肝经，肝主脉终，兹因脉络有滞，故未透泄耳。

苏木二钱　砂仁钱二　红花三分　栝蒌仁壳共二钱　黄芩钱半　楂肉二钱　人中黄二钱　马兜铃一钱　银花二钱　神曲三钱　赤茯苓二钱　木通八分　甘草二钱　灯心一分　丝瓜瓤一钱

〔释〕此庚申年清明前四日方也。月建之卯木不舒，天运之太商多阻，是以客气之太阴不得和畅耳。盖卯木与酉金相待对，而戊土与己土相表里。方用达木泄金，疏理手足太阴之法。盖金不泄则木受其制，土不和则木根不畅也。同是金齐火化之年，而此方不重扶火者，以证属肝经，木为火母，木达而火自生也。

后二日换方。

〔案〕琴溪子曰：肝经滞气稍清，而心经之火借肝为用。又少阴主血，血有未调，亦难起发。此时却要略用凉味，以分泄木火气。

胡黄连八分，酒焙　黄芩二钱，酒焙　薄荷二钱半　郁金心钱二，酒炒　丹参二钱，土炒　玄参二钱　知母钱半　羚羊角尖二分，磨　木通钱半　净钩藤三钱　炙甘草二钱半　桑花二钱　茅针花八分　怪柳三钱　香蒿苗二钱

服三剂止药。

〔释〕天运将交少羽，故早用知母、玄参，以迎其气而益其源。且月建亦近辰土，辰为水库，水气向衰之候，相火失所养，将浮泛而上干心君之位。故方用土炒丹参以助心，而用酒炒芩、连以平相火干君之势。其余清金达木疏土之味，皆常法也。但其随证用药，清松熨贴，不似世俗之重浊肤浅，泥于通套方药，以攻伐无过耳。

范氏，卅一，痘后目眦肿烂，年久不愈，此时举发更甚

〔案〕琴溪子曰：此肝经部位，而脾经寄体焉。宜用散药频频服之。

鱼胆一枚，不拘何鱼　皮硝钱半　蚕砂二钱　桑寄生二钱　白芷一钱　白蒺藜二钱　椿白皮二钱　幽兰花三支　猪胆汁三匙

内服外洗俱可。

〔释〕此庚申年春分后三日方也。月建卯木，天运太商，客气太阴主事，疾在肝脾，而月建与客气适与相值，此举发之所以甚也。但强金之岁，木气必弱，自不得不

重用泄金之品；乃月在卯木，而方内两用胆汁，何也？太阴己土，非甲木不足以和之，且寒苦而润，能滋养甲木而清其热。甲木既安，庚金自不得而犯之矣。

幽兰花，各家本草与泽兰相泥，未曾录出。然《本经》上品列有兰草，稽之《骚经》，曰春兰，曰山兰，曰石兰，皆此类也。其性甘平，清肺开胃，消痰利水，解郁调经。《内经》所谓治之以兰，除陈气者是也。愚意气香舒脾，色碧入肝，乃调和肝脾二经之品。其种盛于闽越，性应温和而清补。根、叶皆可入药，功专解郁而无燥烈泄气之患，兼有温暖子宫之益。故于妇科为宜，亦可为虚弱失血等证舒气化痰之用，故附记之。

殷女，九岁，两项各生痰核一串，年余未痊

〔案〕从来左脏之脉循右，右脏之脉循脉循左。所谓参互其数，相抱合也。此盖脾经之火，借少阳木用而寄象于少阴之垣也。治法宜清脾火以制其源，消胆火以杀其威。但须轻清之味，方得到此。又要开散滞气之药佐之。

夏枯草二钱　厚朴钱半　青皮二钱　苍耳子钱半　郁李仁一钱，酒焙　钩藤三钱，蜜炙　红花八分　蔓荆子一钱　川郁金钱半　皮硝一钱　升麻八分　青橙皮一钱　青蒿一钱　橘叶二十片　川芎一钱

服十剂。

〔释〕此庚申年夏至后九日方也。月建丁火，天运太角，客气逆行，应属少阴主事。痰核起于旧年，己未土运天符之岁，首夏太阴司天之时，甚于今岁少阳司天、太阴主令之月。此时主、客运气却在少阳、少阴之分。以四象而论，少阴、少阳实乾、坤之大用也。以五行而论，少阳属木土之官也，少阴属火土之母也。今脾经之火，借少阳木用而愈甚，少阴反为所凌而不能施其哺子之用。是甲己以火相从，而不同于有情之合矣。故方以清木疏土为治本之法，又借中运之强金克制阳木。以为治标之法，却兼苦温助心之味，以扶少阴之弱火。而所用又皆体轻性散之味，此理法兼到之作也。

又换方。

皮硝六分　红花七分　石菖蒲一钱，酒焙　当归身三钱　柴胡一钱，酒炒　贝母钱半　净钩藤二钱　金银藤一钱　桔梗二钱　桑枝一钱

服八剂。

〔释〕此小暑后六日方也。金齐火化之年，月建换交未土，君火泄气已甚，不得不重加助心之味以救时弊。而少阳之木气久不条达，况值未土之月，金气有根而木气入墓，除却泄金舒木，别无他法。

又换方。

〔案〕脾经犹有滞湿，肺中却有新热。

青荷叶一两　青木香一钱　菱叶三钱　青黛二钱　橘皮白二钱　马齿苋钱半　芦根六钱　灯心一分　益母草花一钱　木通一钱　薄荷钱二　葛蔓钱二

服五剂。

〔释〕此大暑后三日方也。月建未土，客运太角，客气换交阳明，故少阳之相火、阳明之燥火与未土之湿热相蒸，而移热于肺。以肺为诸脏之华盖，而辛与庚相为表

里也。然此方究以阳明为重，因中运与客气相比，自不得不杀其威而清其源。而未土太角，实为病本所在，夫是以百变而不离其宗也。

后六日换方。

〔案〕阴阳之气尚未得动荡流转也。

橘白皮二钱　椿白皮钱半　樗白皮钱半　川芎一钱　桑白皮钱半　连翘壳一钱　茯苓皮钱半　红花八分　土槿皮钱半　砂仁壳一钱　贝母钱二　服八又剂。

〔释〕此时源头久清，只形证未除，故类用白皮以行皮里膜外之痰。而其中清金和木、疏土调火之意，一毫不紊，其诸《诗》所云：不失其驰，舍矢如破者欤！

宋子，七岁，间日疟疾，纯热无寒，发时腹痛气急无汗，医用凉散剂治之不效。脉弦数无力

〔案〕胃经燥热，不能生水养金之故也。当以润燥清金为主。

麦门冬五钱　金樱子钱二　郁李仁钱二　柏子霜二钱　黑料豆四钱，醋炒　川楝子二钱　黑豆皮一钱　炙甘草钱半　鲜旱莲草二钱　川芎二钱　砂仁二钱，土炒　鲜枸杞头二钱

〔释〕此庚申年处暑后八日方也。月建申金，天运少徵，客气阳明主事。金齐火化之年，又值申金阳明主客同到之令，庚金强极则甲木过弱，而虚火上冒，此燥热之所以愈甚也。方用清降庚金、生扶甲木为主，兼用滋益少徵之味，以辅岁气之不及，即以制中运之太过也。

又换方。

〔案〕莲峰李子曰：肺管周身之气，卫气不调，故营气不能湛汪也。仍用和解，参以调营卫之法。

金铃子钱半　川郁金钱半　薤白钱半　皮硝七分　柏子仁钱二　紫苏梗八分　藕节二钱　桔梗二钱　川黄连五分　制附子八分　归身四钱　赤豆八分　空小麦一撮

〔释〕此白露日方也。月建新换酉金，金强火弱之年，客运之少徵不旺，甲木又为阳明之燥金所挟，并居火舍，则辛金被烁，愈不能生水以养木矣。此时若纯用正治，既碍于衰木之无根，又掣于君火之弱。方用归身、柏子以助君火之源，却用黄连、赤豆以清其热，以金铃泄甲木之热，却用附子以益其源，而引之归于下元。至于清酉金而导以生水，散庚金而开其郁结，乃时令之不得不然者也。

后六日换方。

〔案〕胃经之热，实由太阴之湿滞而来。盖生人之水谷纳于胃，而输于脾，脾经蒸气于上，则肺受之以流输于万有八千之小窍。故土与金每有互相为用之理。今金土俱郁，故泄气于阳明之卫也。今仍宜清金舒土耳。

大麦冬三钱　天门冬二钱　桔梗钱半　独活一钱　川郁金二钱　化橘红一钱　木通八分　香薷钱半　中生地三钱，土炒　广木香二钱　贝母钱半　皮硝钱半　紫苏叶八分　苍术二钱，米泔浸　当归四钱　甘草五分　荷叶连茎一大个

阴阳水煎，服四剂。

〔释〕此酉金属于手太阴，实与太阳之气相合，此金水相涵之义也。今燥火过

盛，土不生金，则水谷之气不能散于周身。胃为水谷之海，与脾相表里，脾湿而胃燥，肺何从得所受施乎。方用疏土生金、清金生土之法，以通周身之卫气。却用扶益少徵之味，以助心而调营，亦以阳明之金气过甚，于所不胜者反狎而侮之也。

后四日换方。

〔案〕病势虽平，而脉犹滑数，当仍用前意而小变之。

当归三钱　大麦冬四钱　贝母二钱　牡丹皮二钱　郁金钱半　黑豆皮二钱　南星六分　甘草节一钱　神曲三钱　大砂仁八分，酒炒　青皮一钱

引用荷茎五钱，服四剂。愈后仍须清肺，以助营之流通。

〔释〕阳明阻滞，燥火生痰，总由心血不足，营气不能流通之故。究厥由来，终不外乎中运之金强火弱而已。方用助心泄胃，以损有馀而补不足。灵枢在握，自能左右逢源，攸往咸宜矣。

林姓，卅三，因事恚怒，耳暴聋，医以四七汤及越鞠丸治之不效。脉微数

〔案〕任督二脉，循腰、上发际而回环转侧于两旁，以终一身也。人但知气有顿挫，而未知血不荣则气亦不得酝酿而流通也。

大熟地八两　山萸肉三两　条芩二两　郁金四两　左纹秦艽三两，酒炒　木瓜二两　连翘三两，连心　茯神二两　益智仁三两，面煨　银杏肉八钱，酒炒　枸杞四两　甘草一两

蜜丸，每服六钱，灯心汤下。银杏，行二脉之要药也。自记。

汤批：客气太阳主事，太阳标热合于心，故用连翘以清之。太阳本寒合于肾，故用熟地以温之。从节气也。心主血，故用茯神以养之。肝藏血，故用萸肉以滋之。脾统血，故用肉果以舒之。遵证脉也。节气与证脉合而成方，斯真得轩岐之秘钥者。

〔释〕此庚申年秋分后一日方也。月建酉金，天运少徵，客气太阳主事，而厥阴风木实司在泉之气。任督二脉俱发源于水脏之部，且与冲脉同源，冲为血海，则任督岂不兼行营气乎。方以滋水为主，而以达木为辅。盖用客气而兼在泉之气也。至于用郁金以清酉金，用茯神、连翘以应少徵，尤见细密无遗。

范子，二岁，久泻脾陷发搐，脉弦数

〔案〕肝经火煽，金受其制，所谓反不令也。盖金为木官，今木反克金，则五行颠倒之候也。

青蒿三钱　肉果钱二，面煨　金樱壳二钱　山茨菇二钱　山药四钱　粟壳二钱　谷精草二钱半　白僵蚕二钱　黄连五分　升麻一钱　砂仁皮二钱，炒　鸡内金二钱　石榴皮二钱

全料分煎频服。

〔释〕此庚申年霜降后三日方也。经云：亢则害，承乃制。盖太过之亢制，犹不及之胜复也。本年金气太过，下半年应属承制之候，故火气感于风木，在泉之气以上浮而烁金。又值客气太阳之本寒在下，火不能降于釜底，此所以手足太阴之气俱衰，而戊土亦无所施其运用矣。金本强也，乃因木而反弱，是不得执五行分旺四时之说。盖生克之理，盛衰无常。衰而可补，盛而可泻，即为顺证。析理既明，自有拨

乱反正之法在焉。宇宙在握，造化生心，在吾师固无难焉耳。

陈妻，廿五，产后血崩，头晕目昏。脉右虚大，左微沉

〔案〕阴虚血热之证。又血统于脾，此脾经转输失度耳。

当归四钱　川芎一钱　黑豆皮二钱　忍冬花钱半　砂仁钱二，土炒　红花八分　青木香钱半　制首乌二钱　龟板四钱，醋炙　甘草钱半　大麦冬二钱　蛀小麦钱二

服八剂。

汤批：运气同前。前方从金制木，此方滋阴养火。以前证属木恃强，此证属土不职也。亢害承制，天地自然之机，而形体有强弱，脏腑有阴阳，又非可一概论矣。

〔释〕此庚申年霜降后十日方也。月建戌土，天运少徵，客气太阳主事，戌土与己土相表里，太阳与太阴相配合，却因金齐火化之年，少徵之火不能生土，所以脾弱而不能统摄耳。

华氏，卅五，崩淋病后，阴虚发热，头运鼻衄，饮食不进。脉浮数

〔案〕当此水令正旺之时，而木气太郁，柳眼梅梢何由而茁乎。但此证究以舒畅为主而长阴以生阳耳。盖阴不长，则阳不生。两仪乘除，极之乃发。

土槿皮三钱　沙参三钱　元参二钱　延胡索四钱　地骨皮三钱　青皮一钱　青蒿四钱　白苏子一钱，酒炒　赤石脂钱半，杵　茵陈二钱　升麻八分　诃子肉一钱　东丹一钱　苏木钱半

服六剂。

〔释〕此庚申年大寒前四日方也。土王用事之候，客气亦近来岁之太阴。本年在泉之气退位太早，水为土掩，木郁土中，阴土滞而阴水弱，则来年之寅木无根。此全方之所以以疏土壮水为主也。夫滋降肺气以为生水之用，人皆知之，至于滋养水气以为生水之需，并用木味以预舒寅木之气，则更有深意存焉。盖本年为金强之岁，木气受克已久，来岁又为水弱之年，木之母气不盛，不预为养焉，其何能崛然兴起乎。

邹姓，十六，咳嗽吐血，时觉虚热，饮食减少，医治不效。脉寸沉关滞

注：两寸不应，来年岁气也。

〔案〕此总是木德不藏，土根未固耳。

制首乌三钱　鳖甲三钱　藕节六钱　红花炭一钱　枳壳钱半　抱木茯神三钱　芸香一钱　甘松一钱　广木香钱半　降香末一钱　赤芍钱半　花粉钱二　柏脂一钱　桃脂一钱

服八剂。

多用香味者，荣得香而开散耳。自记。

〔释〕此庚申年大寒后六日方也。以疏理月建之丑土为主，而以预培来岁之寅木为用。其用首乌者，滋木之源也。用茯神者，益土之源也。诸香属气而入脾，脾统血，血非气不行，故荣得香而散。凡此以酉年初气太阴交足耳。

卷　六

水运年

辛亥

厥阴司天，中运少羽，少阳在泉，土兼水化，左尺不应。

初气大寒交主厥阴，客阳明，二气春分交主少阴，客太阳，三气小满交主少阳，客厥阴，四气大暑交主太阴，客少阴，五气春分交主阳明，客太阴终气小雪交主太阳，客少阳。

初运大寒交主太角，客少羽，二运春分后十三日交主少徵，客太角，三运芒种后十日交主太宫，客少徵，四运处暑后七日交主少商，客太宫，终运立冬后四日交主太羽，客少商。

邓翁，六二，胸膈饱闷，嗳气不食。脉浮数而革

〔案〕此胃土不顺之故。

云苓六钱　大熟地四钱　生白术二钱　竹茹三钱　神曲四钱　天花粉二钱　粉丹皮一钱　甘草一钱

〔释〕此辛亥年小满前二日方也。辛年客气逆行三度，节近小满，已交阳明。方用云苓、神曲、花粉固已，但土兼水化之年，水气本弱，不能制火，而气反上逆，方用熟地之阴降以治其本，用丹皮之辛寒以治其标。本年二黑流年，于统运之四绿为死气，故土木相持而不相合，此用竹茹、白术、甘草之意也。

凌氏，四十，胸腹绞痛欲绝，自言食穄屑饼过多，渴极饮水数碗，遂致此病。脉左寸钩，右关濡涩，两尺俱伏

〔案〕运气之火与主令之金土相克而不相生，故有忤缴不安之象。宜和解而开散之，然亦须兼滑润清理之意。

丹皮四钱　生楂肉五钱　香薷三钱　香附米三钱　白薇一钱　红曲一钱　竹茹五钱　竹沥一钱

阴阳水煎服二剂。

〔释〕此处暑后二日方也。月建申金，主气太阴、客气少阴主事。火为土母，因为客感饮食之气所郁，郁火上冒，不能为釜底之用、故有未济之象。以卦义论之，即先天之否也。方用丹皮清散少阴炎上之火，而使之下济。山楂味酸，色赤，借木味以疏土，即用火性以生土也。白薇味苦而咸，苦者火而咸者水也，土兼水化之年，水气本弱，故用以启水天之精气，生升于火位而调剂之，兼以达阳明申金之气，而清散风邪也。竹沥取其寒滑，阴阳水取其和也。馀皆清理胃阳之品，人所易晓。

前药煎熟，已身僵口噤，心觉微温，勉用银簪撬口，缓缓灌之，至中夜将尽一剂，身动噤开。因再服一剂，狂惑不知人事如故。

肉苁蓉二钱　白芍五钱　丹皮五钱　鲜首乌二钱　楂肉四钱　枸杞子二钱　天门冬二钱　茯苓二钱　白鹅翎一钱　飞蛾一钱，去头翅　胆星四分　山栀一钱　青皮一钱　海蛤粉二钱　淡竹叶一钱　竹沥二钱　竹茹钱半

服八剂。

〔释〕少阴为客气，申金为月建，太阴为主气。故以芍药、丹皮、楂肉为首重。苁蓉感马精而生，马为火畜，精为水阴，故禀少阴水火之气。枸杞冬熟而色红，是禀少阴之水气，而又兼君火之化者也。天冬禀寒水之气而上通于天，水气通天则天气下降。首乌苦涩，能养手少阴之血，而又能敛足少阴之精者也。凡此四味，皆因土兼水化之年，而用以滋水者也。飞蛾由湿热腐化而生，故用为火土相生之意，白鹅翎禀秋金清肃之气，能辟除狂惑，发扬胃气，而清浮游上越之邪也。茯苓、蛤粉去湿除逆，故用之以应庚金之气。胆星、山栀、二竹、青皮治病标之痰热，兼清少阳之相火，亦防其君、相同恶相济耳。

某氏，二五，妊娠头晕，恶寒呕逆，虚火上冲，不能饮食。脉寸数，关濡，尺细促

〔案〕此水化未成之故。

天门冬三两　麦门冬三钱，去心　归尾三钱　归身二钱　广木香六分　大白芍一钱，酒炒　甘草八分　枳壳一钱　竹茹一钱

服五次。

〔释〕此辛亥年立夏后二日方也。经云：六气之用，各归不胜而为化。故太阴雨化施于太阳。本年水运不及，土来兼化，时值太阳间气，故太阴乘之。况客运太角甲木之火，更挟太阳之标热上烁辛金，是乌得不用金水之气以制之乎。方用天冬至三两之多，岂非卓识。佐以麦冬固已，而复臣以当归者，盖当归苦温，禀少阴水火之气，与太阳为有情之合，《易》所谓老夫得其女妻者也。用木香、白芍、甘草、枳壳疏理太阴，使不得阻太阳升降之道。更加竹茹以清太角，则相火下降，而既济之功成矣。

□[1]姓，十九，颈生痰核。脉浮滑而濡，左尺伏左尺不应岁气也

朴硝一钱　皮硝一钱　极细飞面一钱　冰片四分　甘草一钱　木通一钱　丹参一钱

用甘草水浸全料一昼夜。服五剂愈。

〔释〕此立夏后七日方也。客气太阳主事。太阳之气本于水府，外行通体之皮毛，从胸膈而入于中土。今值土兼水化之年，法宜助水而泄土，二硝苦寒而咸，禀太

①□：原文缺字。

阳寒水之气而消除结固留癖者也。冰片香窜，外走皮毛，能散辛金之郁。木通藤蔓空通，其性自上而下，自外而内，故为此疾佐使之味。飞面、丹参清降手少阴之浮火，因太阳之标热上合心经也。既用甘草入药，复用甘草水浸全料者，取其归于中土，使太阳与太阴相合耳。

丙辰

太阳司天，中运太羽，太阴在泉，水齐土化，左寸不应，天符。

初气大寒交主厥阴，客少阳，二气春分交主少阴，客阳明，三气小满交主少阳，客太阳，四气大暑交主太阴，客厥阴，五气秋分交主阳明，客少阴，终气小雪交主太阳，客太阴。

初运大寒交主太角，客太羽，二运春分后十三日交主少徵，客少角，三运芒种后十日交主太宫，客太徵，四运处暑后七日交主少商，客少宫，终运立冬后四日交主太羽，客太商。

周姓，三一，久患嗽喘，多汗。脉浮数而促

〔释〕此金水相搏而不能涵也，补泻兼行可已。

旱莲草五两　益母草四两　黄柏二两　桑枝二两　白花百合一两　木香一两　桂枝六钱　黄芩一两　粉丹皮一两　枸杞子二两　枳壳两半　桔梗二两　白蒺藜二两　川芎一两

蜜丸，每服四钱。

汤批：证系金水相搏，而方用木香、枳壳者，水盛则土滞也。脾受水谷之气而上布于肺，脾滞则肺无所承受而金郁矣。土气既舒，则生金垣水，不失其职，实为此证之枢纽，明眼人详之。

〔释〕此丙辰年惊蛰前二日方也。丙年天气逆行三度，初气即属太阳，是症久患喘咳，阴虚火浮，又感太阳标热之气而增重，故重用旱莲益太阳之水、以制浮火。但水齐土化之年，土弱不能胜湿，故用益母、黄柏从水以清湿土。盖水在地中，河海皆为所振，凡治太阳之疾，必须兼理太阴也。太阳之气起于海底，故用桑枝、桂枝启水中之生阳，上交于肺。木香味辛臭香，禀手足太阴之化，而散布太阳之气于天地四方者也。枸杞禀水气而益阳，枳壳利气除痰，而有疏通中土之用，中道既通，则金水相生，运行无阻矣。馀如丹皮、黄芩、蒺藜、百合诸味，无非清降标热，达土平木之意。桔梗、川芎禀金土之气化、而通解血气之郁者也。盖丙辰为天符执法之岁，太阳所在，惟宜和解。此方生克兼施，制化并用，其幽深元妙之理，须微会焉。

孔翁，五三，三阴疟，疾从前岁九月起，游衍逾岁。脉左寸伏，右寸浮滑，右关迟滞注：左寸不应岁气也

〔案〕水相荡而成沫，烟将尽而结灰，物理触处可通。此症盖游症也。然痰火犹逼而未解，用疏理不用攻伐，用化解不用武断也。

青蒿一钱　青木香一钱　青皮一钱　白蒺藜一钱　白茯苓一钱　白蔻仁一钱　天冬一钱　朴硝一钱　鳖甲一钱　黄芩一钱　车前子一钱　白苏子六分　白花

百合二钱　鸡内金二钱　肉果一钱

服十剂。

〔释〕此丙辰年谷雨后三日方也。病起于卯年厥阴间气之候，延至辰年阳明客气之时。方内三青及鳖甲、黄芩以解厥阴之郁，用三白及鸡内金以疏阳明金土之滞，此皆治本之味也。天冬、朴硝、车前用癸化戊，以利湿而清热。苏子、百合因庚及辛，以润燥而降痰，此皆治标之味也。然水齐土化之年，土气终弱，故加肉果以益釜底之薪，则土气旺而金气平，木气达而水气利，三阴之郁，一时通解矣。

曹氏，廿六，便血屡年不愈。脉右寸数、左寸沉，两关无力

〔案〕当用调脾滋血之味，服十馀剂可愈。

山萸肉二钱，旱莲汁炒　当归二钱，土炒　白芍一钱　桑枝二钱，蜜炙　血余炭二钱　五倍子一钱　茯苓二钱，酒炒　青皮一钱　白术一钱　泽泻一钱　女贞子三钱　地骨皮三钱

汤批：概云调脾滋血，而方以萸肉为君者，以少阳木火之气将至，故先机而迎之也。大凡积弱之疾，非借天地之气，虽补难起。解得此秘，则运气乃为我用矣。至方内滋血之外，或敛、或降、或清，而绝无激动火气者，则亦未尝不防少阳也，观其以旱莲汁炒萸肉之意可见。

〔释〕此小满前五日方也。客气逆行，小满应交少阳，不预防其焰而反借其气，以为长养之地，亦以屡年泄血之疾，木火素弱故也。而月建属丙，与年令之强水相比，自以利湿扶土，用太阴以制太阳为宜。方用旱莲、制山萸，佐以女贞，取水木相生之意。水既生木。自无浸土之患矣。用地骨皮、桑枝、泽泻清金降水，以除太阳之标热。用术、苓、归、芍以己化甲，青皮以甲合己。五倍、血馀以少阴和少阳，而兼以止血。此标本兼用法也。

某氏，三十，妊娠气虚，饮食减少。脉寸迟濡，关尺细涩

〔案〕此疾惟宜养血、散血、凉血耳。

归尾五两，酒煮一炷香　川芎六钱　神曲一两　桑皮一两　山羊血一两　血余炭一两　血竭一两　蕤仁一两　破故纸六钱　青木香五钱

用水四升，煮二升，分十停，食前温服。

〔释〕此夏至前三日方也。水齐土化之年，月建丁火为强水所制，则血虚而滞。方用酒煮当归为君，佐以血馀、神曲，借少阳之气以助丁火也。而少阳木气实为生火之源，故用川芎以宣之，蕤仁以滋之，破故纸以摄之。青木香以达之，则薪添釜底，而成火风、火雷之象矣。更加山羊血、血竭调和血分，以凉血而散血，用桑皮以泻强水而清辛金，则心舍宁静而精神长，饮食进矣。此所以胎前产后均无灾害也。

某姓，三十，病后湿热不清，精神疲倦，胯间时生结核。脉寸部浮缓，关尺俱濡

〔案〕此气血不摄之故，宜滋息之。

金樱壳　肉苁蓉土炒　茯神　归身　血竭　金沸草　紫花地丁以上各一钱　海藻二钱　生地一钱　白鲜皮钱二　益母草钱半　川贝母二钱

服十剂。

〔释〕此霜降后四日方也。月建戌土，客气少阴主事。时当火土之令，应旺不旺，以本年水齐土化故也。方用金樱、苁蓉、生地滋足少阴之气，使真水内固，不随邪水以上浮，洵为治湿之长策。用茯神、归身益手少阴之气，使君火内充而湿邪外散，土有所养而生息无穷，此治湿之正轨也。更加金沸、贝母以清降之，地丁、益母以解散之，海藻、白鲜、血竭软坚散结、和血去湿，取为治标之用，则源流俱清，无复留滞矣。

张氏，廿四，半身麻木，右偏手足不能动作。脉两寸虚浮。左关缓，右关涩

〔案〕此脾胃燥湿，两持其偏之故。

通草　木通　大麦冬　冬葵子　生地　香附　神曲　山茨菇　马兜铃　当归尾　半枝莲以上各五钱

上药同入瓷瓶内，井水煮一炷香，再加酒浸，开水和服。

〔释〕此丙辰年霜降后五日方也。月建戌土，天运少宫，正脾胃二土用事之时。乃水齐土化之年，己土浸而为泥，斯戊土失其滋养而过燥矣。幸有客气之少阴可以用为救药，故借手少阴之丁火以除湿，借足少阴之癸水以润燥。然究系水强土弱之年，自当以抑水疏土为先务，此用药之大旨也。兼用辛金之味，金为水母，金清而后水行，且与中运之丙相合而化也。

前药服毕，手足运动，但精神倦怠，白浊时下。

〔案〕此时金水二脏清浊尚未能摄也。

白花百合三钱　蜜炙霜桑叶二钱　牡蛎粉一钱　菟丝子三钱　白飞面一钱　通草二钱　杜仲二钱　川芎一钱，醋炒　蛤粉一钱　五味子一钱　五倍子一钱　茯神二钱　苍术一钱

服十剂。

〔释〕此冬至前三日方也。冬至子之半，前为阴子，后为阳子。阴子之母为庚金，阳子之母为辛金，宜兼顾为是。此时系在泉之太阴主事，而脉色却应脾肺二经，是为土不生金、金不生水之象。方用菟丝、茯神、飞面益水生土，以资其化源。而用百合、桑叶、五味、五倍、牡蛎、海蛤并醋炒川芎以清金而摄水。加用苍术、杜仲，益太商之力。阴阳俱到，太少不遗。复用通草清金去湿，以抑水而扶土，以应年令。于是水归其壑，土返其宅，而天气下交于地，水气上通于天矣。

岑氏，卅八，冷嗽痰饮，气急不眠。脉虚滑，左寸沉，右寸数注：左寸不应岁气也。

〔案〕此痰系寒积而成。今气运适在戊己之分，故举发较重也。

肉苁蓉钱半　山茨菇三钱　砂仁一钱　红曲一钱　白花百合三钱　玉竹二钱　郁金钱半　茯苓二钱　石菖蒲二钱　降香末一钱　北沙参一钱　木瓜钱半　金石斛钱半　车前子钱半　胆星五分

服五剂。

〔释〕此丙辰年小寒日方也。月建丑土，客气系太阴在泉主事，戊己二土阴阳出入，本自相为表里，故用药之意亦觉显明易晓也。

辛酉

阳明司天，中运少羽，少阴在泉，土兼水化，两寸不应。

初气大寒交主厥阴，客太阴，二气春分交主少阴，客少阳，三气小满交主少阳，客阳明，四气大暑交主太阴，客太阳，五气秋分交主阳明，客厥阴，终气小雪交主太阳，客少阴。

初运大寒交主太角，客少羽，二运春分后十三日交主少徵，客太角，三运芒种后十日交主太宫，客少徵，四运处暑后七日交主少商，客太宫，终运立冬后四日交主太羽，客少商。

宋姓，三一，庚申冬季，忽患腹痛泄泻之疾，渐觉咳嗽多痰，延至二月，咳嗽不止，项强而肿，发热恶寒，头运身重。脉沉细无力，独右寸虚数

〔案〕此感太阴之气而成。阴湿既重，阳气虽升而阴火飞越。盖清阳不升，故浊阴不降。但症形重大，药须紧服，早服二剂可也。

铁落四钱　煤灰二钱　金铃子二钱　马齿苋三钱　净银花二钱　沙参二钱　茶叶二钱　葛蔓根三钱　鲜茵陈蒿三钱　贝母三钱　鬼箭羽二钱　红花二钱

用白银小锭入药煎，竹沥三匙和。服二剂。

〔释〕此辛酉年春分前二日方也。土兼水化之年，支干总属阴金，且立春前雨泽久濡，阳土不旺，燥金无所施其力，故太阴反以强宾而夺主。然究因客气逆行，阳明司令，未致猖獗。令春分将近，少阳相火挟湿上升，故有寒热项肿之象。方用铁落、白银以镇木火之上炎为主，煤灰以除飞越之湿，金铃、鲜蒿以解少阳之郁。而阳明究系司天统令，故用马齿苋、葛梗以舒之，银花、沙参、茶叶清辛金以保肺气，卫矛①、贝母散结解郁以除辛金之湿满，佐以红花、竹沥破疼消肿、清痰利咽，为外症之引也。

后一日，项肿倍增。至中夜，咽内壅塞，气息阻隔，茶水难进。

〔案〕湿火上炎，木气拘挛，只是用古针法刺次指、中指去爪甲一韭叶许，其救急最捷。否则，权用吹药开路，再用金汁、金银露、浮小麦、鲜生地汁冲服，以治其标。吹药用：

大戟一钱　猪牙皂一钱　刺蒺藜一钱　原麝二分　没药二钱　皮硝一钱　见肿消二钱，焙干　海金沙一钱　辰砂三分　山茨菇一钱二分

如无见肿消，则当以野荸荠粉四钱代之，同为细末，频吹可也。

汤批：《至真要大论》曰：太阴之胜，喉痹项强。《缪刺篇》曰：邪客于手少阳之络，令人喉痹，刺手中指次指。邪客于足少阴之络，令人嗌痛，不可纳食，刺足下中央之脉。此证由阴湿而起，本太阴也，近春分而见感少阳也。少阳与少阴为君臣，亦为夫妇，故兼及少阴。合而言之，太阴本也，少阳标也，少阳标中标也。然君主不宁，而百体解散，急则治其标，此之谓夫！

①卫矛："鬼箭羽"之别名。

〔释〕外治之药不过开郁解毒、散结除湿耳。其内服治标之药，金汁、银花露为解毒清凉之通剂，浮小麦、生地本少阴之味，而用以治相火之灼金者，盖心与肺本相联属，而足少阴之所生病，舌干咽肿。相火既动，君火随之，且少阳初动，难于直折，只得借少阴以和之耳。

又换方。

〔案〕毒气虽稍散，而真阳日光尚未透漏，总为阴火所遏耳。方宜养阴以归元，散阳以泄气。

生鳖甲三钱　秦艽二钱　香附一钱，炒　制首乌二钱　人中白二钱，杵　黑豆皮钱半　独活钱半　防风八分　黑芝麻二钱，去油　红花一钱　白芷二钱　天花粉二钱　当归三钱　马兜铃一钱　肉果八分，面煨　百草霜一钱　梁上尘二钱　佛果金二版

服二剂。

汤批：大凡阴火之病，须补阴水以静之，故方内叠用滋阴之品。又肉果入太阴之分，能收火入里，而敛飞腾之焰。此二法实为立基固本之要诀。譬之用兵须争上流，形胜既得，迎刃而解矣。

〔释〕此春分后一日方也。令值少阳相火，而用鳖甲、秦艽、香附滋木气而疏木郁，首乌、豆皮、芝麻滋木以养木者，木气不达，则火不归根，而逸出故也。又用煨肉果、百草霜以摄阴中之阳，薪安釜底，自不随邪火而上越矣。飞金、花粉、兜铃镇金气而清其浮热。当归、红花以少阴而和少阳，人中白、梁上尘一浮一沉，用以扫除上下之邪火。白芷、独活、防风则散阳以解湿郁之留滞耳。盖当土兼水化之年，太阴气胜，太阳之气不能灌溉于周身。譬如日光为云翳所掩，光辉黯淡，何能照耀于周天哉！医者须为拨云雾，见青天，使辛金能与丙火相合，然后水化成而生机转也。

服前方，脉象稍起，但觉心神恍惚，时若惊恐。

〔案〕此阴不归原，而阳失其度也。今可清肺散结矣。

归尾三钱　郁金一钱　金陀僧二钱，童便煅杵　朴硝二钱　白芷二钱　香附钱二，酒炒　辛夷仁钱二，去净皮毛　南星八分　砂仁壳一钱　甘菊二钱　银花二钱　车前子钱二，酒熏　陈皮一钱　白僵蚕一钱　甘草一钱　野菊根三钱　竹青屑五分

三剂，仍早晚两服。

汤批：案云清肺，而方内参用阳明之品者，以太阴与阳明相为表里也。

〔释〕少阳乘少阴之位，相火夺君火之权，故以归尾、郁金靖少阴之气，使少阳不得而乱之也；加童便、煅陀僧以镇金气，朴硝之咸寒以清三焦之邪热；白芷、香附、砂仁壳、辛夷仁香燥辛散，以除上焦之湿郁；南星、陈皮清中土之痰湿，甘菊、野菊、银花、车前保肺清金，不使为相火所烁；僵蚕、竹青散相火逆结之痰，兼治咽肿。可谓内外俱彻者矣。然合观大意，总不外合丙辛以化水，以救年令之不及，用少阴和少

阳，以平客气之太过，用金气克卯木，以防月建之助炎而□□□[①]。

又换方。

〔案〕春木发早，湿火过炎。炎上之火本无定也，只宜以清金壮水为主耳。注：谓去岁冬燠雨濡，春令早行也。

抱木茯神三钱 明琥珀一钱，灯心研细 连翘三钱，淡盐水焙干 杜仲三钱，盐水炒 黑芝麻钱半 戎盐钱半 赤豆一钱 白药子钱半 黄药子一钱 胆矾一钱 珍珠八分 山茨菇三钱 天花粉三钱 朴硝三钱 砂仁一钱 川芎一钱 甘草八分 莲房一个

引用水菖蒲根，取自然汁四匙，生和服。加白马溺一大杯和入。盖马为乾金，溺则取其趋下之性。如无白马，可取大蚌一枚，少加盐矾入内，取生水和用。服三剂。

〔释〕此春分后五日方也。茯神、莲房、琥珀、连翘清手少阴之热，杜仲、戎盐滋少羽癸水之气，且软坚也。此皆所以为少阳之配者也；山茨菇、药子、菖蒲汁，以除痰而去湿，消肿而散淤；胆矾乃少阳本经之引，以之涌吐风痰、发散相火而解咽肿；珍珠、马溺、车前清金水之脏，花粉、朴硝兼除腑热，砂仁、川芎以散血气之郁滞。究其大意，仍不外前方之旨云尔。

又换方。

〔案〕前方尚少半剂之力，须用前方再服半剂，后换用内外双解之法。

元参三钱 苦参二钱 牙硝二钱 黑料豆三钱，酒浸炒 山茨菇二钱 天花粉二钱 赤苓一钱 熟军二钱 皮硝一钱 乌贼骨一钱 银花二钱 山豆根二钱 茯神二钱 木通八分 泽泻八分 甘楝根皮一钱 衣鱼四分 蛇脱三分

服二剂。

〔释〕此为内外双解之剂，夫人而知之也，然必重用黑豆、元参以保少羽之气者，因水弱之年，恐为少阳所泄而难济耳。

又换方。

〔案〕有湿火上蒸，意欲外托而兼内治，故前用蛇脱等药以两枝其兵，所谓间道而出者也，犹有外不尽托而内不尽治之处。今却用刚柔并济法滋润其阴，方好还原。今之二枝异于前之二枝也。

龟板三钱，酒炙 地骨皮三钱，鲜者 桑皮二钱 菟丝子二钱，酒炒 贝母三钱 青黛三钱 山茨菇二钱 白苏子二钱 冬青子三钱 钩藤三钱，蜜炒 冬葵子三钱，杵 皮硝二钱 败酱四钱 刘寄奴二钱 马鞭草一钱，如无，以虾蟆草代之 甘草一钱

服二剂。

〔释〕前半多降火养阴之品，后半则兼解毒去湿，及外托散结之药矣。

又换方。

①□□□：原文缺字。

〔案〕此时内毒渐清，剩外毒未除耳，当用淮阴四面吹散楚军之法。然亦须连络彭军以为犄角。何则？前盖开壁令其逸出，今则收烬欲自完缮耳。宜再服前方二次，后用截然二支军，一支埋伏，一支战也。

早服用：

炙龟板四钱　白芍二钱　首乌三钱　枸杞子三钱，炒　川芎二钱　当归身三钱　黄芩二钱　葛根粉二钱　贝母四钱　元参二钱

〔释〕此为埋伏之军，所以备不虞也。

晚服用：

土茯苓五钱　白茯苓四钱　川芎八分　海藻二钱　贝母二钱　皮硝二钱　刘寄奴三钱　镑犀角八分　硼砂钱半　琥珀八分，研细　苦菜根十个　金银箔廿张　陈小麦秆卅茎

以上二方俱用甘菊、银花煎汤代水。

〔释〕此为出战之卒，所以摧强敌也。

前方服至二日，项间脓溃肿消，诸症悉退，但觉体虚。

〔案〕此症原系伤寒实证，然当权其先后施治之法，不可率尔驱除，务要收火入内，散邪出外。治之无其法，一内伏即不可解矣。故欲其聚于一处，如秦将之坑卒者然。此其中惟权为难耳。今已顺流而下，大事就矣，以下无大难处，所谓一将守之有馀者也。

象皮四钱　猬皮四钱　金狗脊三钱　大白芍五钱　白茯苓三钱，土炒　丹参三钱　当归身二钱，土炒　龟板五钱　橘核三钱　制首乌三钱

引用银花藤、摩萝藤、茶钱连茎一个、小麦秆三十茎，日服一剂，服五帖。

〔释〕此春分后十三日方也。木火气盛，金水气衰，故方以扶金滋水为主。用二皮凉血生肌，兼扶司天之金气也。橘核，日华以治膀胱气痛、腰下冷气，是禀太阳之气而散寒湿结核者也。茯苓属辛，橘核属丙。此丙辛合化之理也。馀俱滋阴之品，而少阴为尤多。盖少阴君主既强，则少阳相臣自不能不退听耳。

月峰问辛酉二月时令治法。

〔案〕师曰：去冬阳气早泄，故阴舍不固，而木气拳拘耳。子知前方用铁落、生银之意乎？以其早动，则静镇之。去冬雨泽连濡，亦见阳水虚涵、阴金浮泛之象，宜早用铁落、铜青、石燕等药，所谓以金从金之意。外加木香、辛夷、青蒿、紫苏、葛根、枳壳、款冬、忍冬、韭子、金石斛，或加细辛、肉果，盖助阳而收肺气之汗漫者耳。或用马齿苋、虎耳草、车前草、虾蟆草一二物为引，从湿以治湿也。外加土炒茯苓、川楝子、甘草节用为佐使，随症加减可也。至如细辛、石燕、铜青、肉果，皆非常用之药，须随症斟酌之。

袁氏，四十，腹中痞结，经脉不通，头目眩晕，上膈有痰，咽干心热，胁下时痛，阴虚潮热。脉沉涩，右寸虚浮

〔案〕此由阴阳相舛错，而脉理失其滋息也。法宜守阴以助其下生之气，升阳以助其上升之势，乃成地天之泰耳。此调燮之在微渺者也。

炙黄芪二钱　钩藤钱半　桑白皮二钱　泽泻二钱　红花二钱　桑椹膏六钱　益母膏二钱　茯神二钱　紫花地丁一钱　女贞子四钱，酒炒一半，土炒一半　神曲二钱，土炒　厚朴二钱，姜汁炒　甘草一钱　枳壳一钱　制首乌三钱　苡仁三钱　木通一钱

上药服八九帖，加姜汁钱半，土炒种术二钱，再服四帖。加煨肉果一钱、石菖蒲一钱、木耳一钱、山茨菇一钱，又服三四帖可愈，愈后期年并可生子。

〔释〕此辛酉年夏至前六日方也。客气逆行三步，正值太阴主事。用黄芪、桑皮及益母膏，皆手足太阴药也。既用心经之味以生之，肝经之味以疏之，而又用肾经之味以滋之者，欲使水土有相叵之势，金水有相滋之用也。况水运不及，土来兼化，非清金何能生水，非滋木何能疏土哉？凡此百孔千疮之症，皆不宜拘定陈法，顾此失彼。看此方补泻兼施，温凉互用，学者须熟读《金匮》及《准绳》诸篇，庶可窥其一二也。

徐氏，廿五，是年春，因丧子悲恚，遂致经脉不行，呕哕眩运，腰疼胁胀，饮食日少，形徒骨立。脉郁涩而濡，两寸沉

香薷二钱　香附钱半，酒炙　石菖蒲钱半　法半夏一钱　枳壳一钱　青皮八分　黑芝麻钱半　云母粉八分　秦艽一钱，酒微炒　女贞子钱半，米饮炒　川芎钱半

服八剂。

〔释〕此辛酉年夏至后三日方也。天运少徵，客气逆行，太阴主事，故以菖蒲、川芎开心经之郁，馀皆滋水克土，以疏太阴而扶中运之不及者耳。

云母者，云之母也，其性益气而升阳。盖云本由地中之湿气而生，故云母为土中升散湿气之味，列于《本经》上品。为服食养生之药，方书亦有云母丸及服食诸法，后人不能格物穷理，故入方甚少。附注于此，以备参考。王灵山记。

又换方。

〔案〕此有肝经郁火，而此时宜先利其气，亦本古人五苓、五香之意，而活用之耳。

土香蒿三钱　老松节一钱　茯神三钱　苏梗二钱　白茯苓三钱　赤茯苓钱半　枳壳钱半　赤芍二钱　木瓜钱二　泽泻二钱　归身六钱，酒炒

服十剂。

〔释〕此大暑后四日方也。天运少徵，客气换交太阳。太阳为寒水之府，故用松节、茯苓、泽泻去湿邪以清水府。苏梗，其叶朝挺暮垂，禀太阳晦明之气，天气下降，其用为下气杀谷，故以为利气之向导。脾为气母，又为血之统领，故用归、芍以调之，太阴与太阳本相配也。青蒿得先春之令最早，理属少阳，《易》曰：震一索而得男，故谓之长男，盖太阳、太阴之所生也。考律书黄钟生林钟，林钟生太簇之义可知矣。大凡肝经有郁，则心气不旺，故重用酒炒当归以助少阴之气，而复用少阳之木味以配之，则生生不息之机由是启矣。合观二方，俱不外疏土去湿之意者，以土兼水化之年令宜然也。

服前二方，经脉稍通，饮食渐进，但形体未复，精神欠爽。

〔案〕水旺之时，木气自润，但恐水不归垣，转致泛涨耳。

茯苓块三两　茯神三两　猪苓三两　土茯苓一两　赤苓一两　桑白皮三两　黄柏三两，盐水炒　砂仁二两　泽泻二两　海桐皮二两　苏木二两，炙　甘草四两　甘菊花一两，加左金丸一两，杵碎和入

上药研末，蜜丸，橘皮汤下。

〔释〕此立冬后四日方也。中运虽嫌水弱，而主气阳明，月建当亥，子母相生，可以转弱为强，故不忧水之不足，而第忧土之兼水而转伤于湿也。方用五苓为主，重用炙草为土分之向导。却用黄柏、左金，聊为在泉之少阴去其逆，所以专其生土之用也。然此症究以调经为主，使无海桐、苏木为疏土行水之具，不特筑版无资，堤防难就，亦且不归血分而宽泛无著矣。至于桑皮、甘菊，则又因烁金之客气而旁及者也。

孔姓，卅四，耳暴聋

〔案〕此盖窍于肾而系于肝者也。宗气不能随卫气以转输，故有此疾。虽非要紧关头，却由水脏卑下之地，速济为难耳。可用丸治之。

巨胜子二两　马兜铃一两　金狗脊一两　乳香一两　骨碎补二两　云母粉两二　橘红一两　砂仁二两　秦艽二两，酒炒　菟丝子两半　枸杞子两半

用青荷梗蒂十两煎汤，和蜜炼为丸，更加雷丸七钱，盖取其得雷鸣发动之气而生者也。平时服藕最妙，盖水之精而通窍于上者也。

〔释〕此辛酉年大暑后四日方也。土兼水化之年，客气太阳为土所阻，此所以天地否塞而关窍不通也。方用云母、雷丸所以升地气，兜铃、枸杞以降天气。而又用秦艽之纹理旋转，以为阴阳出入之枢机。盖天气左旋而右转，地气右旋而左转，左右者，阴阳之道路。秦艽禀天地运行之气，更用酒炒以引入心经。复佐以菟丝、荷蒂，借少徵之运以通心窍，使水火济而地天泰耳。至于用滋肾之味以助水运之不及，则理之易晓者矣。

邹姓，十七，咳嗽、吐血、发热不已。脉象虚大

〔案〕从来脾经易收而易泄。以位居中央，为上天下泽之所交气耳。此症宜摄土而滋水。盖水弱则易于浮荡，水荡则土垣难固，土垣溃则水更易涸矣，此理可推也。

黄芩二钱　丹皮二钱　地骨皮二钱　枸杞子二钱　青木香二钱　白薇二钱　白及一钱　侧柏叶一钱　红曲二钱，土炒　甘草节八分　老松节一钱　当归三钱　炒栀八分　木瓜八分　摩萝藤三钱　青荷茎五钱

阴阳水煎，服六剂。

〔释〕此辛酉年芒种后十二日方也。客气逆行，应属太阴主事，而阳明实为司天之气，故用黄芩、地骨、归身、白及以理手足太阴，而又用白薇、红曲以理阳明也。然土兼水化之年，水气本弱，故用松节、枸杞、摩萝以滋水而疏土，又用荷茎、柏叶、丹皮、炒栀清少徵之热者，因月建也。至用木瓜、木香、草节、亦以疏理湿土，使不得阻

金水相生之路耳。

吉姓，十九，素患咳嗽吐血，忽染重疟。脉寸口洪大，关软，尺弱注：岁气以两寸不应为常，兹见洪大，火上越故也

〔案〕此阴土有亏，故浮游其气而不与营相调耳。《易》所谓二女同居，其志不同行者也。宜用以阳求阴之法。注：《易》睽卦彖词云：火动而上，泽动而下也。盖离为中女，兑为少女，故曰二女也。言此症火气浮越，金气下陷，而两寸反见洪大，有睽孤之象也。

肉豆蔻钱六分，半生半面煨　生姜三钱，半生半煨　苍术二钱，半生半米泔炒　甘草一钱　厚朴钱二分，半姜汁炒，半生　缩砂仁钱二分，半土炒，半生　广木香钱半，半面煨，半生　陈佛手一钱　陈莱菔子钱二分，炒　降香末一钱　橘红二钱　苏梗一钱　土蒿叶八分

服四剂。

汤批：脾经多气而多血，脾土有亏，则气不归血，气浮而血陷，阴阳相舛矣。方用理脾之味，半熟半生，一以求诸阳，一以求诸阴也。用药之妙，不可方物。

〔释〕此辛酉年霜降前一日方也。阳土与阴土相流行，亦相对待，一盛则一衰。今月建戌土，天运太宫，阳土盛而阴土愈衰矣。脾为气母，气即火也；脾统血，血即水也。今土气既虚，故火动而上，泽动而下，睽象见焉。又值客气风木煽动，阴火上越，湿热熏蒸，濡滞莫解。故用理中之意，使火气归源于釜底，则土气有根而运行有力，此用药之大义也。盖阳位乎天，阴位乎地，阳性升，阴性沉，安阳于阴位，而后阴气得所依附而滋长，此之谓以阳求阴。总以土亏之疾不宜直用克伐，惟有扶阳燥土，以培其根耳。

疟愈半月，虚热复发，吐血。

〔案〕此亢阳外越，真阴失守，故心气一炽而金水不下济也。此时仍可降阳而伏阴耳。

伏龙肝三钱　倒挂尘一钱　降香二钱　松脂二钱　槐实钱二　马兜铃钱二　地榆钱二　胡桃肉二钱　益智仁钱半　归身一钱　干首乌二钱　甘草三钱，炙　黄柏三钱，盐水炒　肥牛膝一钱

可服十数剂。

〔释〕此小雪日方也。少阴君火在泉，而用药从足少阴为多者，以病由真阴失守，故用从治之法，引火归原，以熄少阴之焰也。盖土兼水化之年，水弱则真阳无所依恋，故治之者，必欲以剥之上九，降而为复之初九，乃克顺孟冬收藏之令。更加清降辛金之味者，肺为心舍，且防阴火之上越也。然非水上火下，终不能成既济之象，故复用黄柏、地榆、槐实以治其标，方得如针芥之投耳。

洪氏，卅三，卒然昏倒，四支厥逆，良久始有气息。脉细数，尺更微

〔案〕夏病于血者，冬必病心气，以节宣相失之故耳。况此时一阳起于重阴之下，阳为气母，母郁则子亦郁耳。但此时不可峻补，恐涩滞其从出之路也，此时只可用升阳守阴之法。

阳者，命门之真火也，真火郁则心火不守，而土气亦郁矣。升阳者，扶助命门之阳气；守阴者，降伏少阴之君火也。祝道山注。

肉豆蔻八分，面包煨　辛夷心一钱，去外皮毛　延胡索二钱，醋微炒　白归身四钱　川芎钱半　龟板五钱，杵　广木香钱半　砂仁一钱　制首乌四钱　炒山栀一钱　香附一钱，醋炒　朱砂三分　黄连四分　大白芍钱半，土炒　粉甘草八分

服四剂，加黄芪四钱再服四剂。

汤批：不识运气之理，必疑此症为中风矣。勘破一阳不升之故，以扶阳而滋养少阴，以安在泉之气，看来似不对症，而恰丝丝入扣，非粗工所能问津。

〔释〕此辛酉年冬至后九日方也。在泉之少阴主事，故用龟板、辰砂、当归、黄连、炒栀靖君火而益心气。然而冬至节后，一阳初生，此月令阴阳之卦气也，阳气伏于土中，故用肉果、砂仁、木香以助一阳之气。真阳从水中而生，故用黑豆、首乌以滋水中之阳。病本由于血分，而病标见于气分，故用延胡、香附、川芎、归、芍以理血中之气。又肺为主气之官，气逆之症，安能舍此，但当补泻两难之际，惟宜清轻之味以平之，故只用辛夷仁钱许以为开散耳。辛者阴金也，夷者平也，律有夷，则卦有明，夷先圣命名，具有至理，详《本经》下气之文可悟，何得专指为胃土之药耶。

水运年（续编）

丙寅

少阳司天，中运太羽，厥阴在泉，水齐土化，右寸不应。

初气大寒交主厥阴，客少阴，二气春分交主少阴，客太阴，三气小满交主少阳，客少阳，四气大暑交主太阴，客阳明，五气秋分交主阳明，客太阳，终气小雪交主太阳，客厥阴。

初运大寒交主太角，客太羽，二运春分后十三日交主少徵，客少角，三运芒种后十日交主太宫，客太徵，四运处暑后七日交主少商，客少宫，终运立冬后四日交主太羽，客太商。

宋妻，四十，头运腰疼，足筋牵掣，麻木无力，月事短少，不孕。脉两关虚数无力

〔案〕莲峰李子曰：此肝肾血分虚燥生风之象，宜缓调之。

马齿苋两半　肥牛膝一两　松脂一两，酒煮　鳖甲二两，醋炙　女贞子三两　五加皮二两　秦艽两半　当归二两　钩藤四两，猪油浸炙　独活两半，制同上　猪蹄筋二两，酒炙　石斛三两

熟地、苡仁、玉竹浓煎为丸，每服五钱。

〔释〕此丙寅年惊蛰日方也。肝肾二脏久虚，又因水齐土化之年，故壬水强而癸水无气，乙木失滋养之源，客气复逆行，少阳甲木盛而乙木感阳热而生风。故方用胜湿之味，以制太过之水；用敛抑之味，以平少阳之焰；用滋阴扶木之味，以滋乙木之源，而祛其虚风也。

又换方。

〔案〕莲峰子曰：木燥水亏之疾，而此时尤以滋水为要。

鲜旱莲草四钱　大麦冬二钱　用辰砂二分，同杵　丹皮二钱　冬葵子一钱　冬青子二钱　郁金钱半　云苓钱半　肥牛膝一钱　杜仲二钱，盐水炒　木瓜一钱，不见铁

〔释〕此小满后二日方也。本年中运虽属强水，而水亏之人真水不能依附而起，而邪水反因之而盛。木必得真水而后润，今值少阳主气之月，客运复属少角，客气又逆行于少阴之分，木火之气过盛，木愈燥，觉水愈亏耳。方用清降金水之意，祛湿邪即以扶真水，所以养木而兼以平木也。

又换方。

肥玉竹三两　泽泻二两，盐水炒　花粉一两　柴胡八钱，醋炒　石决明二两　天冬三两，盐水洗，炒　郁金两半　丹皮两半，炙　鳖甲三两　杜仲四两，盐水焙干　水红根一两

制首乌、黑芝麻煎汤泛丸。

〔释〕此处暑后七日方也。主气太阴，客气属阳明燥金主事。庚金为乙木之官，木病之人，当水盛之年，又值湿土之会，土湿则木无所附，更兼燥金之气克之，木安能支乎。方用清理阳明之味，以平金燥，又用土中去湿之味，以制中运，然癸火实为乙木之源，又不可以不养，故补与泻并行不悖焉。

又换方。

〔案〕莲峰子曰：疾将愈矣，惟在调养得宜而已。

女贞子三两　川续断二两　独活一两，酒炒　苏木一两，醋炒　龙眼肉一两　甘菊花三两　归身一两　钩藤三两，炙　甘草两半　肥牛膝一两，酒炒　白芍二两，醋焙　柴胡八钱，醋焙

嫩桑枝、金银藤煎汤泛丸。

〔释〕此小雪日方也。主气太阳，客气厥阴主事，水亏木燥之人，正可借天地之气以为滋养之源矣。方只用独活以理太阳，而太阳之标热合于心经，水盛之年，心火每虞其不足，故用酒炒独活，即佐以龙眼、当归以助心气，馀则滋养阴木之品耳。

妊娠三月，腹胀恶阻，气息不舒，饮食减少。

〔案〕莲峰子曰：此宜理气，不须补气也。

陈香橼六分，炒　白蔻仁六分　当归钱二　白芍钱二　砂仁壳一钱　五加皮钱二　黄芩一钱，酒焙　血竭五分，酒炒　百草霜八分　法半夏一钱　防风八分，土炒　紫苏八分　陈皮一钱

〔释〕此大寒后二日方也。节过大寒，当属次年太阴初气主事。脾为气母，气之不舒，土不垣水也，故方中多用燥湿醒脾之味。曰不须补气者，次年丁卯系金兼木化之岁，补气则金强而木愈弱，木愈弱则愈不能疏土矣。

吴女，十六，疟疾间发，头重体倦，身热无寒，不能余食。脉虚大而濡

〔案〕灵山王子曰：此少阴之火不能生土，以致输转不灵，而少阳起而夺之也。

面神曲三钱　夏枯草二钱　白芍一钱　甘草钱半　天南星八分　陈枳壳一钱　黄柏钱半，盐水炒　阿魏一钱　大麦冬三钱，朱砂同杵　青蒿二钱　稻叶三钱　荷叶三钱

〔释〕此丙寅年芒种后一日方也。客气逆行少阴，而主气复属少阳。火气既盛，宜乎能生土矣，奈水齐土化之年，一遇阳火熏蒸，遂成湿热。况少阳并入司天之气，而间气之少阴不足以胜之，此少阴所以不能施其生化之用，以致湿土滞不灵也。方用神曲为君，加以麦冬、朱砂以助离火中虚之气，佐以清理少阳、降火除湿之品，更兼夏枯、白芍以和之，阿魏、枳壳以通之，度几甲己合而土化可成焉。

又换方。

茶石斛三钱　砂仁钱二，土炒　苍术钱半　黄柏一钱五分　夏枯草二钱　椿肉钱半　丹参钱半　牡丹皮一钱　侧柏叶一钱　藿香钱半　南星六分　白茯苓一钱　百草霜一钱　香附一钱　天冬二钱　面神曲三钱　木香一钱　稻叶三钱

〔释〕前方用青蒿、荷叶，借甲木之气以化土而克水，此方用石斛为君，佐以天冬、黄柏、丹皮、柏叶，借金水之气以平木火。或借主气治中运，或借中运治主气，无非因时之妙用而已。

后二日换方。

桑白皮二钱　香附二钱，酒炒　郁金钱半，酒炒　山楂肉二钱　青木香钱半　云母一钱　薤白三钱　香薷钱半，酒炒　益母草二钱　厚朴八分　芸香钱二　淡竹叶一钱　没药八分　鲜蔓菁子二钱

〔释〕土化既成，则水气平而致湿之源清。少阳既顺，则相火解而蒸热之焰熄。而下流壅滞尚未全通，斯不得不责之输转之官矣，故此方多主戊土以为治标之法。

汪子，四岁，时疫发斑，昏晕，多汗，数日不解

〔案〕莲峰李子曰：中运水气过强，遂有上凌丁火之势，此时丁火主月，未免相持不下而相争不已。汗为心液，汗多而昏者，心气不胜也。此等移步换形之证，又不可拘定成局。亦或有郁久发暴，子复母之雠变，治之者须临时详察，善为转换，方无胶柱之失。今只解其相争之势，使丁火差堪自主耳。

石菖蒲一钱　柴胡八分　青皮七分　大青根二钱　蔓菁子钱二　丹皮一钱　桔梗一钱　人中黄钱二　百草霜一钱　通草五分　竹沥五匙　东丹一钱

灯心、竹叶为引。

〔释〕此丙寅年夏至后三日方也。客气逆行少阴，又兼月建并合，似乎丁火不致少力。奈中运水气过强，与丁火两不相下，故见证如此。方用东丹以镇压水气，更加通草以清利之，则水气平而纷争可解矣。然主气之少阳，又为病标之所在，亦不可以不理也，故用柴胡、大青、蔓菁、青皮以清降之而已。

桂子，半岁，素患胎热，大肠秘结，头热烦躁

〔案〕道山祝子曰：燥土司月，合于太阳之标热，故旧有胎热者，感之而将动也。然当将动之时，却不宜过用遏抑，只用古猪肤汤之意，清润脏腑，以防未然耳。

猪肤薄皮三钱　芦根三钱　血余炭二钱　天冬二钱　黑白芝麻各二钱　木芙

蓉叶一钱　香椿树叶一钱

〔释〕此丙寅年霜降前五日方也。中运水盛之年，客气太阳之令，患热病者，宜得平气，奈主气之阳明并入月建之戌土，又兼天气过于干旱，故胎火感之而欲动也。方用滋润大肠宜矣，又兼用血馀、芙蓉叶者，太阳之标热合于心经也。

包女，十八，初起似疟，胸膈胀满，寒热往来，呕逆不食。十余日后纯热无汗，干哕，热厥，昏不知人，医用柴胡汤、龙胆泻肝汤、黄连橘皮竹茹汤及一切寒凉峻下之药俱不效。脉数大离经

〔案〕道山祝子曰：此证邪气炽盛，而真阴不足以御之。盖阳明之燥火灼于肝肺二经，肝气燥则火势愈炽，肺气燥则津液枯竭矣。此时非急滋津液，不能救标热之剧也。

牛蒡子二钱　朱砂一钱　防已钱二　金沸草一钱　白僵蚕一钱　广三七五分　新会皮一钱　飞面八分　金银藤三钱　百草霜一钱　大青叶二钱　橘叶一钱

甘菊蕊叶二两捣汁和服。

〔释〕此丙寅年霜降日方也。病起于客气之太阳，奈医不知时，未能清解，致太阳之标热合于主气之阳明，遂成燥热，燥热不已，蔓延肝肺，以致津液枯竭，此时急救津液，只得随其势而利导之耳。然太阳实为致病之由，故仍用锅墨以治太阳之寒，用防已治太阳之水。又用朱砂、飞面者，太阳之标热合于心经也。用僵蚕、三七者，厥阴风木通主在泉之气，而此疾复多厥阴之见证也。

又换方。

〔案〕台山何子曰：今乃邪气未清之故，当以清散太阳之里热为要。

旱莲草三钱　赤茯苓钱二　通草六分　郁金三钱　蘘荷根钱二　薏苡根一钱　桔梗二钱　砂仁一钱　地骨皮二钱　贝母二钱　陈皮一钱　楂肉一钱五分　白芍一钱

〔释〕此霜降后十日方也。用旱莲、赤苓、通草、蘘荷以清小肠、膀胱之热固已，更兼以清理肺胃之味者，病机在于燥金，燥金顺而后湿金乃得复生水之度也。

周姓，廿二，从春间患湿癣，遍身瘙痒，初秋患疟，医用散剂数帖未效，改用补剂，变为呕逆恶心，痰结胸膈，不思饮食。脉象迟濡

〔案〕灵山王子曰：此由中运水强，前令司天之气未达，故木气郁于土中，而戊己二土不相和而相忤也。

麦芽三钱　桃仁钱半，去皮　石菖蒲钱半　五加皮二钱　香附三钱　花椒一钱　砂仁钱半　紫花地丁钱半　防风钱半　木香钱半，面煨　白芥子二钱

〔释〕此秋分后八日方也。客气太阳主事，寒水之气与中运相比，故在泉之阴木飘泊无依，木浸于水而不能疏土，此己土之所以湿也。司天之少阳未达，阳木郁于戊土之中，又逢阳明主所之时，此戊土之所以燥也。湿郁成痰，又为燥火所煎，沉痼坚结，实难开解，方内利气行痰，人所共晓，惟用辛散以行水，用酸温以达木，非明于运气者不能。

又换方。

砂仁二钱　吴茱萸六分，泡　石菖蒲钱二　附子一钱，制　葛根钱半　破故纸八分，盐水炒　韭子八分　香附二钱　胡桃肉二钱，杵　马勃一钱　鹤虱八分

〔释〕此寒露前一日方也。水土之病，木为枢纽，故用韭子、故纸以扶阳木，用吴萸、胡桃以温阴木。然究其致病之由，其过在水而不在土。盖水齐土化之年，土之湿实由水之泛，使专用扶木克土之法，恐土愈弱而愈不能垣水，故用扶木益火之法，以生土而疏土，而更清理阳明，借其输转之力，以升清而降浊，中权扼要，最为得力，后则迎刃而解矣。

又换方。

香草二钱　转轮木一钱　白僵蚕钱半　砂仁钱半　椒红八分，炒　代赭石钱半　白茯苓二钱　石斛三钱　厚朴一钱，姜汁炒　石菖蒲钱半

〔释〕此寒露后六日方也。前二方俱以扶木益火为主，以利气行痰为辅。而此方直以醒脾为主者，盖客气属于太阳，扶土制水，所以抑中运之太过也。然扶土之中，未尝不兼达木之意，如僵蚕、赭石者是也。

又换方。

郁金一钱　韭菜汁一钱　僵蚕钱半　山茨菇钱二　橘皮钱二　茜草根八分　红曲钱二　白蔻仁一钱　鹤虱八分　当归钱二　藿香一钱　芸香一钱

〔释〕此霜降前七日方也。阳明为月建之主气，而又为病标之所在，故于病源将澈之时，重理阳明，使转输复其故度，则胃口开而饮食可进矣。合观四方，先本后标，不急急于近功小效，乃能开痼癖而起沉疴。可知临大证如临大敌，必先自整齐步伍，弥缝周密，而后不为敌所乘也。

茅姓，廿五，从童时伤力吐血，医治未得全愈，每逢举发则干咳，腰疼筋骨疼，面赤身热。脉象虚大

〔案〕台山何子曰：此阳衰而真水不能生木也。

肉苁蓉一钱　黑豆皮二钱　甘草一钱　钩藤二钱　女贞子三钱　水红子一钱　红曲钱半，炒黑　当归一钱　黑山栀一钱　韭菜根一钱

〔释〕此丙寅年大雪日方也。中运水强之岁，又值寒水主令之月，宜乎水弱者可以无恙。岂知水为阴邪，非真阳充实者不足以御之，真阳不充，则水气愈寒，而乏煦妪滋生之趣矣。方用滋水培阳之味，使厥阴在泉之气得所滋养，而木自畅茂也。

又换方。

桔梗三钱　丹皮钱半　白僵蚕一钱　甜杏仁二钱半　丹参钱半　鳖甲三钱，酒炙　焦楂肉二钱　石决明钱半　东丹一钱　青黛八分　小蓟根钱二　忍冬藤二钱

〔释〕此冬至前五日方也。此则厥阴风木之味为多。前方用肉苁蓉，此方用焦楂，同一潜阳之意也。大凡外象虚热之症，总要引火归源，上抑之而下摄之，则用力少而成功多矣。吾师诸徒用药之法，何尝不从古方中脱化而出，但适乎时宜，称乎病势，周密圆到，为足贵耳。

赵姓，廿七，素有项强之疾，偶感风寒则恶寒、项肿，屡治不痊

〔案〕药田顾子曰：此风痰滞于上膈之膜也。痰不除，疾何能愈乎。

厚朴一两　石菖蒲五钱　桔梗一两　化橘红一两　丹参一两　山茨菇六钱　皮硝五钱　明雄黄五钱　贝母一两　广藿香一两　当归一两　白僵蚕一两　竹茹三两

煎汤加生姜汁一杯，泛丸。

〔释〕此丙寅年小寒日方也。本年水齐土化，固宜助土以克水，而厥阴在泉之气尚未退令，故方于利气散结之中，仍用明雄、僵蚕以清风木。盖丸为久服之剂，数日后即近大寒，又有次年主气之厥阴与客气之太阴相承而至也。

刘妇，卅七，胸腹疼痛则吐泻不止，气闷欲绝。脉象沉结

〔案〕云图李子曰：此乃金土不清之疾，只以和解为宜。

花粉二钱　陈佛手八分　陈笋衣一钱　楂肉钱半　丹参钱半　山茨菇八分　黑山栀钱半　茯神钱半　东丹一钱　陈仓米一钱　伏龙肝一块　甘草八分　陈莱菔菜二钱半

〔释〕此丙寅年冬至后一日方也。是年客运终于太商，太商属阳金，故有金土不清之疾。方用清理金土固已，而扶助火土以制中运之强水，镇靖风木以平客气之厥阴，固亦未尝或疏焉。

又换方。

〔案〕夕山张子曰：气交之分，水气转动，故每为君火之患。盖火不下降，则不能生土而反上逆耳。

寒食面二钱　丹参二钱　东丹一钱　鸡内金一钱　五加皮一钱　茯神二钱　郁金一钱　云母粉一钱　忍冬藤二钱，酒炒　甘松一钱

〔释〕此小寒前四日方也。气交之说，经有二义：在运气为三气、四气之交，在人身为天枢之交。证本脾胃之疾，故原案气交之分，亦主脾胃而言之也。安气交之位，而降君火以生土，用方之大意尽矣。

又换方。

〔案〕云图子曰：火不生土，土不胜湿之疾，非真实证也。然有难于补泻偏重者，宜且用煎剂，相势而治之。即有症瘕，亦俟另日定丸可也。

藿香二钱　当归钱二　荔枝核一钱　化橘红一钱　橘核一钱　枳壳一钱　石菖蒲一钱　白蒺藜一钱　木通一钱　降香一钱　梁上尘一钱　百草霜一钱　南星八分　陈仓米一钱

〔释〕此小寒后六日方也。节近大寒，将交次年主气之厥阴，客气之太阴，而本年之中运犹未退令，故仍以扶火生土为主。至方中参入荔枝、橘核，何尝不兼治症瘕哉。

又换方。

〔案〕云图子曰：今再用扶土开郁之剂，待将痊而作丸可也。

广藿香钱半　白云苓钱半　独活一钱　芸香八分　扁豆皮一钱，炒　明雄黄

八分　当归钱半　红曲钱半　荔枝核钱半　诸葛菜钱二　川椒六分　猬皮钱半，炙焦　栗子一枚，烧存性

〔释〕此大寒后一日方也。方仍前意，但初气之太阴既交，则醒脾之味较多耳。

又换方。

莪术四钱，猪膜包煨　苍术八钱　於白术八钱　首乌一两　三棱三钱，面煨存性　黄精八钱，炙焦　夜明砂六钱　芸香八钱　焦楂肉一两　陈皮一两　天目笋一两　砂仁一两　郁金五钱

紫菜煎汤泛丸。

〔释〕此大寒后五日方也。此时丙年中运已退，而次年客运少角、主气厥阴、客气太阴俱已交到，故用药多土木二脏之味。盖次年丁卯，系金兼木化，虽主气天运暂相扶持，究难免于木弱之病，故以培养木气为主。首乌所以滋木之母，苍术所以达木之气，楂肉所以益木之力也。用紫菜作汤泛丸者，不但咸能软坚，抑亦水能生木之意也。至三棱、莪术以去瘀而破瘤，白术、黄精以补气而行血，犹其浅而见者耳。

按：丙年水齐土化，而下元甲子七赤统运，流年五黄生统运为失气，故土脏之病最多，以前各方扶火培土确有至理，学者当合运气、元运而通观之也。

中医五运六气全书

运气易览

明　汪石山　撰

目录 CONTENTS

整理说明

《运气易览》共三卷，对运气原理及应用作了系统全面的论述，在运气专论中有一定的地位，尤其对运气脉象的论述最为精辟，对研究运气学说有重要的参考价值。

本次整理出版，是在高尔鑫主编的《汪石山医学全书·运气易览》的基础上进行的。同时，参考了其他版本，并根据《中医五运六气全书》统一体例作相应调整、选择、校勘、注释。

序

运气者，以十干合而为木、火、土、金、水之五运，以十二支对而为风、寒、暑、湿、燥、火之六气。十干合者，如甲己二年合为土运，乙庚二年合为金运，丙辛二年合为水运，丁壬二年合为木运，戊癸二年合为火运是也。十二支对者，如子与午对，二年俱为君火之气；丑与未对，二年俱为湿土之气；寅与申对，二年俱为相火之气；卯与酉对，二年俱为燥金之气；辰与戌对，二年俱为寒水之气；巳与亥对，二年俱为风木之气是也。运与气相交媾，干与支相临遇。运五气六不相偶合，盖君火居尊，故不立运，而运只有五。戊癸火运乃相火之位。经曰：君火以名，相火以位是也。故六气不加于君火。是以运则五年一周，气则六期[①]环会，六十年间运有太过，有不及，有平运，又有大运、主运、客运。假如甲年阳土为太过，阴年己土为不及，司天与运同气为平，太过遇司天克之，或不及遇年支与之相合，名曰岁会。值月干与之相符，或交初气，日干、时干与之相合，名曰干德符，皆得谓之平运。物生脉应，无相先后焉。大运者，乃当年年干通主一年之运也。主运者，每年皆以木运从大寒日始，以次相生，至水而终。每运各主七十三日，年年如是者。客运，假如甲年即以土起，运亦从大寒日始，以次相生而终，亦每运各主七十三日，逐年更替者。今医所用大运而已，主运、客运不过论其理宜有是耳。其六气有司天，有在泉，有正化，有对化，亦有主气，有客气。假如当年年支是子，子午皆少阴君火司天，子为对化，午为正化。对司化令之虚，正司化令之实，其余支辰例皆效此。此又以子、午、卯、酉为一律，子午二岁君火司天，则必卯酉燥金在泉。若卯酉二岁燥金司天，则必子午君火在泉。其他寅申巳亥为一律，辰戌丑未为一律，司天、在泉例皆同也。主气者，每年皆以木气从大寒日始，以次相生，至水气而终。每气各主六十日有奇，千载不易。客气以当年年支从第三支起运，假如子年，子后第三支是戌，戌属水，就以水气从大寒日始，为初之气，即在泉左间也。木为二之气，即司天右间也。火为三之气，即司天火气也。土为四之气，即司天左间也。金为五之气，即在泉燥金也。水为终之气，即在泉右间也。每气也各主六十日有奇，一年一易，故曰客气。以客加主，客胜主则从，主胜客则逆。又曰司天通主上半年，在泉通主下半年，此客气之大者，加于主气之上也。司天居上，在泉居下，运居其中。或司天克运生运，谓之以上临下为顺，顺分生克之殊。或运克司天生司天，谓之以下临上为逆，逆有大小之异。其中有司天与运同者，名曰天符，如丁巳丁亥之类。年支与运合者，名曰岁会，乙卯丙子之类。在泉与运同者，名曰同天符，庚子庚午之类。运与在泉合者，名曰同岁会，辛丑辛未之类。司天与运及年支三位相符者，名曰太乙天符戊午、乙酉、巳未、己丑之类是也。盖午为火气司天，戊为火运，而午支又属火，故号太乙，尊称之号也。五者之

①期（jī 墓）：一周年。《尚书・尧典》："期，三百六旬有六日。"

中，天符为执法，中执法者，其病速而危；岁会为行令，中行令者，其病徐而持；太乙天符为贵人，中贵人者，其病暴而死。圣人详著于经，盖将使人知有所谨，而勿为其所□[①]也。纵使或为所中，亦知其病之因。不至于乱投□□□[②]惠天下后世，何其切哉！虽然运气一书，古人启其端，□□□[③]机之士，岂可徒泥其法，而不求其法外之遗耶？如曰冬有非时之温，夏有非时之寒，春有非时之燥，秋有非时之热，此四时不正之气，亦能病人也。如曰春气西行，秋气东行，夏气北行，冬气南行。卑下之地，春气常存；高阜之境，冬气常在。天不足西北而多风，地不满东南而多湿。又况百里之内，晴雨不同；千里之邦，寒暖各异，此方土之候，各有不齐，所生之病，多随土著，乌可皆以运气相比例哉？务须随机达变，因时识宜，庶得古人未发之旨，而能尽其不言之妙也。奈何程德斋、马宗素等妄谓某生人于某日，病于某经，用某药，某日当汗瘥，某日当危殆，悖乱经旨，愚惑医流，莫此为甚。后人因视为经繁文，置之而弗用者有也。又有读其书，玩其理，茫然无入首处，遂乃弃去而莫之省者有也。是以世医罕有能解其意者焉。予今蒐[④]辑纂为此编，名曰《运气易览》，论以明其理，图以揭其要，歌括以便于记诵，其于初学未必无补于万一，然予老年心志昏瞀，未免书不尽言，言不尽意，改而正之，尚有望于后之君子云。

嘉靖七年岁次戊子祁门朴墅汪机省之序

①□：原文缺字。
②□□□：原文缺字。
③□□□：原文缺字。
④蒐：同“搜”。

卷　一

学五运六气纲领

或问五运六气，《内经》讲论诸方所略，其理奥妙，未易造入，原发明焉，丹溪朱先生曰：学医之初，宜须先识病机，知变化，论人形而处治。若便攻于运气，恐流于马宗素之徒，而云某生人某日，病于某经，用某药治之之类也。

又问人之五藏六府，外应天地，司气、司运、八风动静之变，人气应焉，岂不切当？苟不知此，为医未造其理，何以调之。曰：杨太受尝曰，五运六气须每日候之，记其风雨晦明，而有应时作病者，有伏气后时而病者，有故病冲而动者，体认纯熟，久久自然造其至极。

《运气提纲》曰：丁元吉氏撰提纲之作一本《内经》及刘温舒《论奥》，语约而事义多者，复注其下，正注不足则旁注，易见者，但旁注，旨深者，列为图，名目用墨沫之。

经论阴之所在脉不应，兼三阴而言，非独指少阴。王太仆于太阴、厥阴下注以少阴，近其位致然，反遗本气，左右不以位取，人所向义亦牵合，故启马宗素诸书皆随君火所在言之，此丹溪所谓失经意之类，今不从。

《伤寒论》所载不应脉及交反脉图悉误，程德斋精华歃亦然，今并考正之。

运气说

五运六气之说，不见于儒者之六经，而见于医家之《素问》。夫《素问》乃先秦古书，虽未必皆黄帝岐伯之言，然秦火已前，春秋战国之际，有如和缓秦越人辈，虽甚精于医，其察天地五行之用，未能若是精密也。则其言虽不尽出于黄帝岐伯，其旨亦必有所从受矣。且夫寒、湿、暑、燥、风、火者，天之阴阳，三阴三阳上奉之；木、火、土、金、水者，地之阴阳，生长化收藏下应之。而五运行于其间，则五行之化气也。天数终于五，六居之；地数终六，七居之，戊己土也，化气必以五六，故甲己化土而居于其首；土生金，故乙庚次之；金生水，故丙辛次之；水生木，故丁壬次之；木生火，故戊癸次之，此化气之序也。地之三阴三阳，亦五行耳，而火独有二，五行之妙理也。盖木旺于东，火旺于南，金旺于西，水旺于北，而土旺于四维。戊附于戌而在乾，己附于辰而在巽，而未之对冲在丑，故辰戌丑未寄旺之位也。未在西南，其卦为坤，其时为长夏，以其处四时之中，《吕氏月令》为之中央。假如太角木壬之化为启，拆而变为摧拉。太徵火戊之化为暄，燠而变为炎烈。正化之为变者然也。少角木丁木气不足，清胜而热复；少徵癸火火气不足，寒胜而雨复，邪化之为复者然也。寒甚而为阳焰，是为火郁；热甚而为凄清，是为金郁，抑而不伸者然也。水郁而发则为冰雹，土郁而发则为飘骤。郁而怒起者然也。风淫所甚则克太阴，热淫所胜则克阳明，凌其所胜者然也。相火之下，水气承之，湿土之下，风气承之，极则有反者然也。然摧拉之变不应，普天悉皆大风。炎烈之变不应，薄海悉皆燔灼。清气之胜不应，宇宙无不明洁。雨气之复不应，山泽无不蒸溽。郁也、发也、淫也、承也，其理皆然。凡此者，其应非有候，其至非有期，是以可知而不可必也。其应非有候，则有不时而应者矣。其至非有时，则有卒然而至者矣。是故千里之远，其变相似者有之。百里之近，其变不同者亦有之。即其时当其处，随其变而占焉，则吉凶可知，况《素问》所以论天地之气化者，将以观其变而救民之疾也。夫大而天地，小而人之一身，五行之气皆在焉。天地之气，有常无变，则人亦和平而无灾。天地之气，变而失常，则疾疠之所从出也。是故木气胜，则肝以实病，脾以虚病。火气胜，则心以实病，肺以虚病。此医者所能致察，儒者不得其详也。至于官天地、理阴阳、顺五行，使冬无愆阳，夏无伏阴，秋无苦雨，春无凄风，和平之气，行于两间，国无水旱之灾，民无妖孽之疾，此儒者所当致察，医宗未必能知也。《素问》亦略言之矣。五行之精，是为五纬，与运气相应，有岁星、有畏星，以此察其行之逆顺，而占其吉凶，然必曰德者福之，过者罪之，则是运气之和平，而为休祥，有德者召之也。运气之乖戾，而为疾清，有过者致之也。虽然其说略而未详，吾儒之经则详矣。《洪范》《九畴》，始于五行，终于皇极，终于五福、六极。圣人建极于上，以顺五行之用，是以天下之民，有五福而无六极，有五福皆可以康谧矣，无六极皆免于疾病矣，此其道，固有行乎运气之外者，是谓大顺。成周之时尝见之，由庚之诗作而阴阳得由其道，华黍之诗作而四时不失其和，由仪之诗作而万物各得其宜，此建皇极顺五行，使民有五福，而无六极之验矣。是故《素问》方伎之书，《洪范》则圣人经世之大法也。知有《素问》不知有《洪范》，方伎之流也。知有《洪范》不知有《素问》，儒者何病焉。

论四时气候

六气终始早晏，五运太少盈虚，原之以至理，考之以至数，而垂万古无有差忒也。经曰：五日一候应之，应五行也。故三候成一气，即十五日也。三气成一节，节谓立春、春分、立夏、夏至、立秋、秋分、立冬、冬至，此八节也。四分、二十四气而分主四时，一岁成矣。春秋言分者，以六气言之，则二月半初气终而交二之气，八月半四气尽而交五之气。若以四时之气言之，则阴阳寒暄之气，到此可分之时也。昼夜分五十刻，亦阴阳之中分也。故经曰：分则气异是也。冬夏言至者，以六气言之，则五月半司天之气至其所在，十一月半在泉之气至其所在。以四时之令言，则阴阳之气至此极至之时也。夏至日长不过六十刻，阳至此而极，冬至日短不过四十刻，阴至此而极，皆天候之未变。故经曰：至则气同是也。天自西而东转，其日月五星循天从东而西转。故《白虎通》曰：天左旋，日月五星右行。又曰：日为阳，月为阴，行有分纪，周有道理，日则昼夜行天之一度，一度有百刻，即一日。月则昼夜行天之十三度有奇者，谓复行一度之中，作十九分分之得七。一度有百刻，作十九分分之得七，每一分该五刻强，五七三十五刻强，是月昼夜行天十三度零十度五刻强。大率月行疾速，终以二十七日，月行一周天，是将十三度及十九分分之七数，总之则二十九日，计行天三百八十七度有奇，计月皆疾之数，比日行迟之数，则二十九日。日方天行二十九度，月已先行一周天三百六十五度，外又行天二十二度，反少七度而不及日也。阴阳家说，谓日月之行，自有前后迟速不等，固无常准，则有大小月尽之异也。本三百六十五日四分度之一，即二十五刻。是日行三百六十五日零二十五刻，当为一岁矣。当为一岁。自除岁外之余，则有三百六十日，又除小月所少之日六日，只有三百五十四日而成一岁，通少十一日二十五刻，乃盈闰为十二月之制，则有立首之气，气乃三候之至，月半示斗建之方，乃十二辰之方也。闰月之纪，则无立气，建方皆他气。但依历以八节见之，推其所余，乃成闰，天度毕矣。故经曰：立端于始，表正于中，推余于终，而天度毕矣者，此之谓也。观天之杳冥，岂复有度乎？乃日月行一日之处，指二十八宿为证而记之；曰度。故经曰：星辰者，所以制日月之行也。制，谓制度也。天亦无候，以风、雨、霜、露、草木之类，应期可验而测之，曰候。言一候之日，亦五运之气相生而值之，即五日也。如环无端，周而复始。《书》曰：期三百六旬有六日，以闰月定四时成岁，即其义也。医工之流，不可不知。经曰：不知年之所加，气之盛衰，虚实之所起，不可以为工矣。

五行生死顺逆图歌

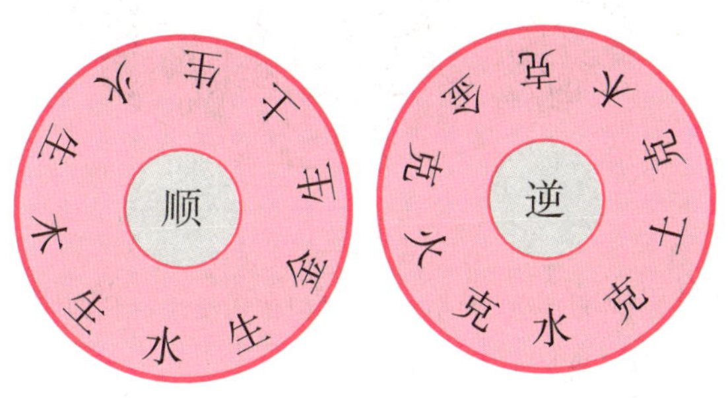

图一

歌曰：木火土金水五行，周而复始互相生，水火金木土五贼，周而复始互相克。

干支五行所属图歌

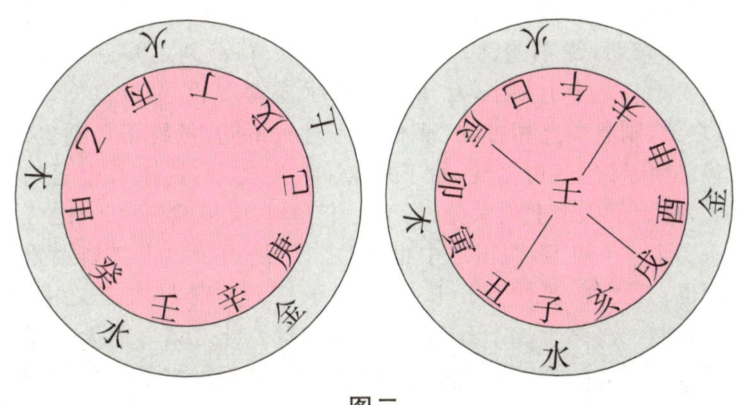

图二

歌曰：甲乙寅卯木东藏，丙丁巳午火南交，庚辛申酉金西属，壬癸子亥水北乡，戊己辰戌丑未土，寄旺四季位中央。

二十四气之图歌

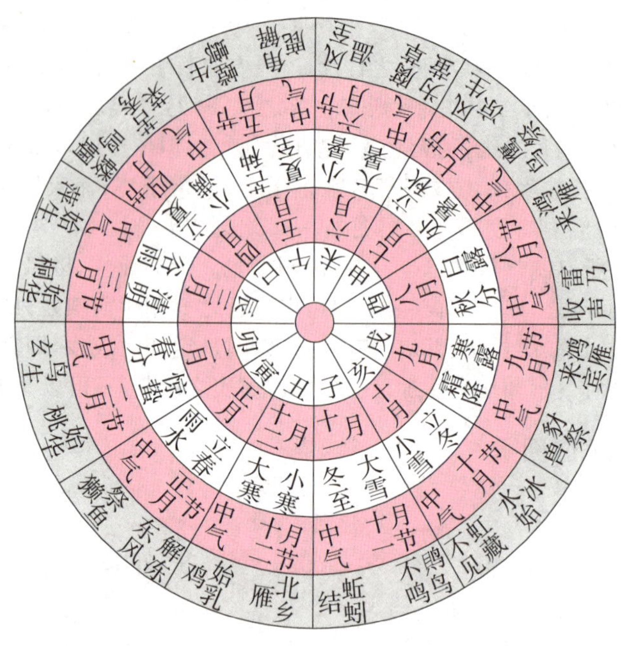

图三

五日谓之候，三候成一气，大小月、闰月但依历交之。凡四时寒暑温凉盛于季月，然差正位三十日有奇也。

歌曰：立春雨水惊蛰节，春分清明谷雨时，立夏小满芒种候，夏至小暑大暑期，立秋处暑白露日，秋分寒露霜降随，立冬小雪及大雪，冬至小寒大寒推。

论六十年交气日刻

夫日一昼一夜十二时，当均分于一日，故上智设铜壶，贮水漏下浮箭，箭分百刻以度之。虽日月晦明，终不能逃。是以一日之中，有百刻之候也。夫六气通主一岁，则一气主六十日八十七刻半，乃知交气之时，有早晏也，故此立图以明之也。冬夏日有长短之异，则昼夜互相推移，而日出入时刻不同，然终于百刻也。其气交之刻，则不能移。甲子之岁，初之气，始于漏水下一刻寅初，终于八十七刻半，子正之中也；二之气，复始于八十七刻六分，终于七十五刻，戌正四刻也；三之气，复始于七十六刻，终于二十六[①]刻半，酉正之中也；四之气，复始于六十二刻六分，终于五十刻，未正四刻也；五之气，复始于五十一刻，终于三十七刻半，午正之中也；六之气，复始于三十七刻六分，终于二十五刻，辰正四刻也。此之谓一周天之岁度，余刻交人乙丑岁之初矣。如此而转，至戊辰年初之气，复始于漏水下一刻，则四岁而一小周也。故申子辰气会同者此也。巳酉丑初之气，俱起于二十六刻；寅午戌初之气，

①二十六：据上下文理相推，当为六十二。

俱起于五十一刻；亥卯未初之气，俱起于七十六刻。气皆起于同刻，故谓之三合者，义由此也，以十五小周为一大周，则六十年矣。

六十年交气日刻图歌

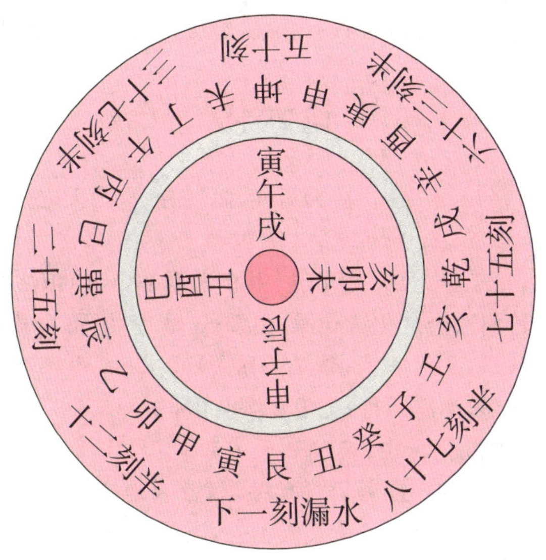

图四

歌曰：欲知交气早晏时，漏下一刻甲子初，六十日终期八十七刻半，二气续此而起欤，尽日七十五刻是，三气从兹又继诸，六十二刻半之外，四气始，五十刻后五气居，毕于三十七刻半，六气承之廿五除。自是转至戊辰首，复与漏下一刻如，申子辰初相会合，巳酉丑初同刻尽，寅午戌初气不异，亥卯未初当共储，四岁一小周义三合，六甲交遍良弗虚。十五小周为一大周。

六十年交气日刻

图自寅顺观至子，为甲子岁初气，子至戌为二气，自亥至酉为三气，酉至未为四气，自申至午为五气，午至辰为六气，自已至卯，起乙丑岁初气，余岁继此推之，则气起同刻，三岁相合，义自见矣。然昼夜百刻，当分算于十二时，每一时八刻令三分。

愚按：六气，每气主六十日八十七刻半，例申子辰年，初之气始于大寒寅初刻，至春分日子正之中是初之气，才满六十日八十七刻半也。二之气即始于是日子时八十七刻六分，至小满日戌正四刻是二之气，才满六十日八十七刻半也。三气之后并效此按图推之。所谓八十七刻半者，十二时共有百刻，甲子年大寒日寅初刻交初之气，至二月半子时五刻，才满六十日八十七刻半，乃值子时之五刻也。百刻而除八十七刻半，剩下十二刻半，算入二之气内，仍该找七十五刻，凑作八十七刻半。自前子时六刻，交二之气数起，至七十五刻，乃值戌时四刻也。百刻而除七十五刻，剩下二十五，算入三之气内，仍该找六十二刻半，凑作八十七刻半也。自前戌时五刻。交三之气数起，至六十二刻半，乃值酉时五刻也。百刻而除六十二刻半，剩下三十七刻，算入四之气内，仍该找五十刻，凑作八十七刻半也。自前酉时六刻，交四之气数起，至五十刻，乃值未之四刻也。百刻而除五十刻，剩下五十刻，算入五之气内，仍该找三十七刻半，凑作八十七刻半。自前未之五刻，交五之气数起，至三十七刻半，乃值午之五刻也。百刻而除三十七刻，剩下六十二刻半，算入六之气内，仍该找二十五刻，凑作八十七刻半也。自前午之六刻，交六之气数起，至二十五刻，乃值辰之四刻也。百刻而除二十五，剩下七十五刻，算入乙丑岁之初气内也。

论六化

夫五行在地成形，金木水火土，在天为气，而气有六，乃天之元气。然后三阴三阳上奉之。少阴君火、太阴湿土、厥阴风木、少阳相火、太阳寒水、阳明燥金，谓之六气。皆有一化，木之化风，主于春；君火之化热，主春末夏初，行暄淑之令，应君之德；相火之化暑，主于夏，炎暑乃行；金之化清与燥，主于秋，清凉乃行；白露清气也，金为庚辛，辛为丙妇，带火之气故燥，久雨霖霪，西风而晴，燥之兆也，西风而雨，燥湿争也，而乃自晴。水之化寒，主于冬，严凛乃行；土之化湿与雨，主于长夏六月，土主于火，长在夏中，既成而主土润，溽暑湿化行也；经曰地气上为云，天气下为雨，雨出地气，云出天气，则主雨之化见矣。凡春温、夏暑、秋凉、冬寒，皆天地之正气，六气司化之令，其客行于主运，则自有逆顺淫胜之异，由是气候不一，岂可一定而论之？夫阴阳四时气候，则始于仲月，而盛于季月，故经曰：差三十度而有奇。又言气令盛衰之用，其在四维，四维者，辰戌丑未四季月也。盖春气始于二月，盛温于三月；夏气始于五月，盛暑于六月；秋气始于八月，盛凉于九月；冬气始于十一月，盛寒于十二月，则气差明矣。然五月夏至，阴气生而反大热，十一月冬至，阳气生而反大寒者，盖气自下生，推而上之也。故阴生则阳上而愈热，阳生则阴上而愈寒。夏井清凉，冬井温和，则可验矣。

六化图歌

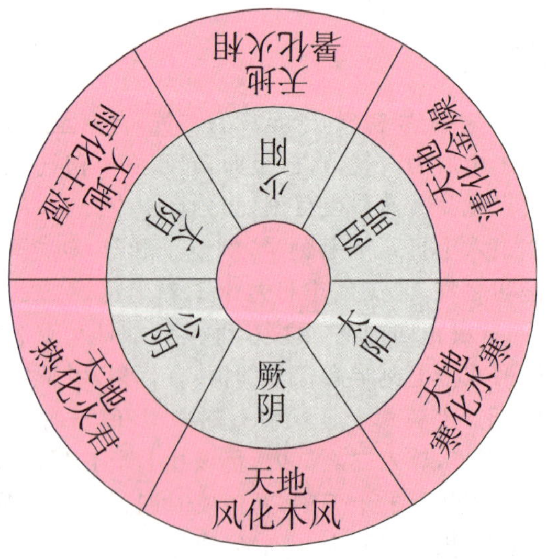

图五

歌曰：君热金清燥，水寒木化风，相行炎暑令，土湿雨同功。

论交六气时日

经曰：显明日也之右，卯位君火之位；君火之右，辰位退行一步，六十日八十七刻半相火治主也之；复行一步，土气治之；复行一步，金气治之；复行一步，水气治之；复行一步，木气治之；乃六气之主位也。自十二月中气大寒日，交木之初气；次之二月中气春分日，交君火之二气，即前君火之位，次至四月小满日，交相火之三气，即前君火之右，退行一步，相火治之谓也。次至六月中气大暑日，交土之四气；次至八月中气秋分日，交金之五气；次至十月中气小雪日，交水之六气。每气各六十日八十七刻半，总之三百六十五日二十五刻，共周一岁也。若若字作除，理似顺也。岁外之余，余者于三百六十五日，除去五日作余，及小月之日，小月有六日亦除之，则不及也。除前余日五日，又除小月六日，共除十一日，止有三百五十四日，不及三百六十五日也。但推之历日，依节令交气，常为每岁燥、湿、寒、暑、风、火之主气，乃六气之常纪，此谓地之阴阳，静而守位者也。气应之不同者，又有司天、在泉、左右四间之客气。假如子午二年，少阴君火司天，则必卯酉阳明燥金在泉，子之右间，厥阴亥木，子之左间，太阴丑土，卯之右间，少阳寅相火，卯之左间，太阳辰水。经曰：左右者阴阳之道路，此之谓也。客气亦有寒、暑、燥、湿、风、火之化，乃行岁中之天命，轮居主气之上，主气则当只奉客之天命，动而不息者也。大而言之，司天通主上半年，在泉通主下半年。分而言之，每气各主六十日有奇，奇者八十七刻半。客胜主则从，主胜客则逆，二者有胜而无复，每年以司天前第三位为在泉，第四位为初之气。假如子为少阴君火司天，子前第三位卯为阳明燥金在泉，第四位辰为初之气。辰与戌对，同属太阳寒水。主大寒后至春分六十日有奇。辰即卯之左间也。次巳为二之气，巳与亥对，同属厥阴木。主春分后至小满六十日有奇。巳即午之右间也。次午为三之气，午与子对，同属少阴火。主小满后至大暑六十日有奇，即司天气也。次未为四之气，未与丑对，同属太阴土。主大暑后至秋分六十日有奇。未即午之左间也。次酉为五之气，酉与卯对，同属少阳相火。主秋分后至小雪六十日有奇。申即酉之右间也。次酉为终之气，酉与卯对，同属阳明燥金。主小雪后至大寒六十日有奇。即在泉气也。按六气司天者，主岁位在南，故面北而言左右。在泉者，位在北，故面南而言。如丑未岁土司天，面北而言左右，丑之左间相火寅，右间君火子，辰戌水在泉，面南而言左右，辰之左间厥阴巳木，右间阳明卯金。故曰左厥阴，右阳明也。是岁客之初气厥阴亥木，二气少阴子火，三气即司天丑土，四气少阳相火寅，五气阳明卯金，终气即在泉辰水，此司天，在泉、四间客气。四间客气加于主气者，余皆依此。草庐吴先生微曰：天地阴阳之运，往过来续，木火土金水，始终终始如环，斯循六气相生之序也。岁气起于子中，尽于子中。故曰：冬至子之半，天心无改移。子午之岁始冬至燥金，然后禅于寒水，以至相火日，各六十者五，而小雪以后，其日三十，复终于燥金。丑未之岁始冬至，寒水三十日，然后禅于风木，以至燥金日，各六十者五，而小雪以后，其日三十，复终于寒水。寅申以下皆然。如是六十年至千万年，气序相生而无间。非小寒之末无所于授，大寒之初无所于承，隔越一气不相接续，而截自大寒为次年初气之首也。此造化之妙，《内经》秘而未发，启玄子阙而未言，近代杨子建昉推而得之。兹说与经不合，然极有理，谨于此俾学者知之。

五运六气枢要之图

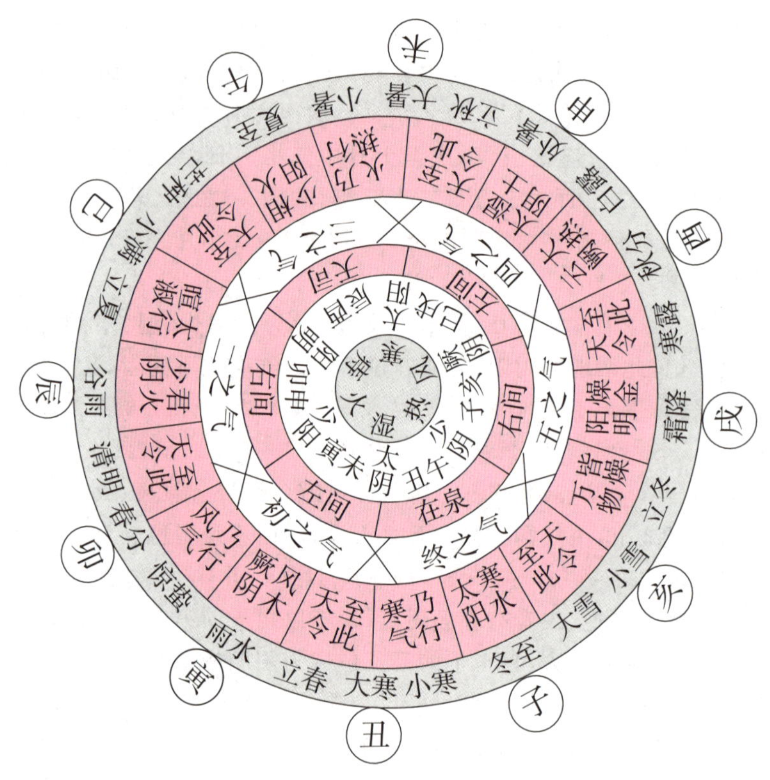

图六

起司天在泉并客气歌

子午少阴地，太阴丑未墟，寅申少阳属，阳明卯酉欤，辰戌太阳配，厥阴巳亥居其中主司天一位。依此顺数诸，进三司地位，进四客之初。如遇子午岁，少阴乃司天。除本位数，至第三阳明为在泉，第四太阳即客初气。次厥阴，复次少阴，自大寒后主上半年，次太阴，次少阳，终阳明。自大暑后主下半年，每气六十日八十七刻半，布于主气之上，余同主客之图。

论标本

三阴三阳，天之六气，标也；金木水火土，地之五行，本也。生长化收藏。太阴湿土，少阳相火为标本同。至于少阴君火，太阳寒水，则阴阳寒热互相不同，何也？盖君火司于子午，午者，一阴始生之位，火本热而其气当阴生之初，故君火属少阴也，水居北方子，子者，一阳始生之位，水本寒而其气当阳生之初，故寒水属太阳也，此水火之标本，所以异者，此也。土者乃西南维未之位，应于长夏之日，未乃午之次，为阴矣，故土曰太阴。相火司于寅，寅乃丑之次，为阳矣，故相火曰少阳。木者，位居东方震，在人主肝，虽阳，处膈下，居阴之位，故属厥阴也。金者西方兑，在人主肺，虽阴，藏居膈上，处阳之位，故属阳明也。

经曰：少阳太阴从本治，少阴太阳从标治，阳明厥阴不从标本，从乎中治，阳明之中太阴也，太阴阳明为表里而相合，厥阴之中少阳也，厥阴少阳为表里而相合。

六气标本之图歌

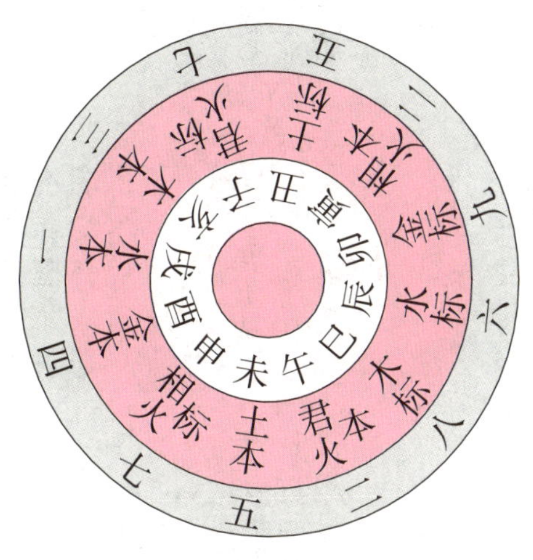

图七

六气之本：少阴午、太阴未、少阳寅、阳明酉、太阳戌，厥阴亥。

歌曰：子君丑土卯金标，辰水犹偕巳木调，申相亦原兹数内，余稽正化本然条。

论生成数

圣人立法以推步，盖不能逃其数，观其立数之因，亦皆出于自然。一曰水，二曰火，三曰木，四曰金，五曰土者，以水北方子位，子者阳生之初，一阳数也，故水曰一。火南方午位，午者阴生之初，二阴数也，故火曰二。木居东方。东，阳也。三者，奇之数，亦阳也，故木曰三。金居西方。西，阴也。四者偶之数，亦阴也，故金曰四。土应西南长夏，五者，奇之数，亦阳也，故土曰五。由是论之，则数以阴阳而配者也。然水生于一，天地未分，万物未成之初，莫不先见于水，以今验之，则草木子实，未就入虫胎，卵胚胎皆水也。岂不以水为一？及其水之聚，而形质莫不备，阴阳之气在中而后成。故物之小而味苦者，火之兆也。物熟则甘土之味也。甘极则反淡，淡本也。然人禀父母阴阳生成之化，故先生二肾，左肾属水，右肾属火，则火因水而后见，故火次二。盖草木子实，大小虽异，其中皆有两，以相合者，与人肾同，亦阴阳之兆。是以万物非阴阳合体，则不能生化也。既阴阳合体，然后有春生而秋成，故木次三，金次四。盖水有所属，火有所藏，木有所发，金有所别，莫不皆因土而后成。

故金、木、水、火、土之成数，皆兼土数五也。水六火七木八金九，土常以五之生数不可至十者，土不待十以成，是生成之数，皆五以合之，则万物岂能逃其数哉？三阴三阳正化者，从本生数；对化者，从标成数。五运之纪，则太过者，其数成；不及者，其数生。各取其数之生成多少，以占正令气化胜复之交作，盖明诸用也。

五行生成数图歌

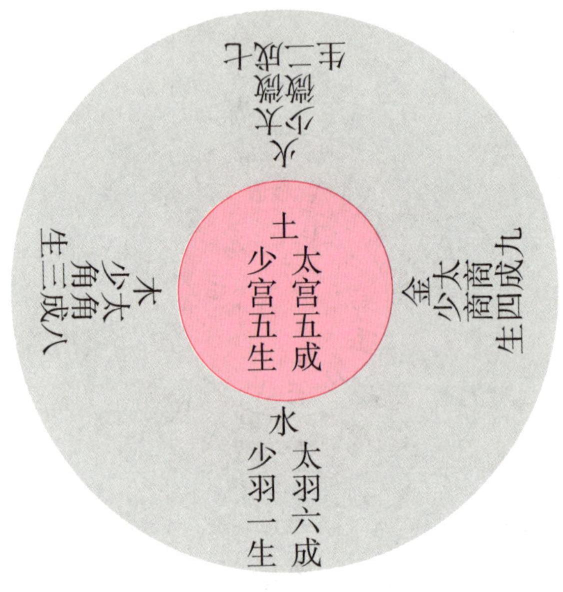

图八

歌曰：生一六水兮生二七火，生三八从来木为佐，生四九金乡土生五穷，缘无成数十难坐。五运不及生，可推逢太过，成必随六气，用验正化成，参对化无疑。

论五天五运之气

天分五气，地列五行，五气分流，散于其上，经于列宿，下合方隅，则命之以为五运。丹天①之气，经于牛女奎壁②四宿之上，下临戊癸之位，立为火运。黅天之气，经于心尾角轸四宿之上，下临甲己之位，立为土运。素天之气，经于亢氐昴毕四宿之上，下临乙庚之位，立为金运。玄天之气，经于张翼娄胃四宿之上，下临丙辛之位，立为水运。苍天之气，经于危室柳鬼四宿之上，下临丁壬之位，立为木运。此五气所经，二十八宿与十二分位相临，灼然可见，因此以纪五天而立五运也。戊为天门乾之位也，己为地户巽之位也。自房至毕十四宿为阳，主昼；自昴至心十四宿，为

①丹天：与“黅天”“苍天”“素天”“玄天”比为五色之云气，丹是赤，黅是黄，苍是青，素是白，玄是黑。

②牛女奎壁：牛、女、奎、壁，以及下文的心、尾、角、轸、亢、氐、昴、毕、张、翼、娄、胃、危、室、柳、鬼等，都是二十八宿的名称。

阴，主夜，通一日也。若以月建法论之，则立运之因，又可见也。盖丙者，火之阳，建于甲己岁之首，正月建丙寅，丙火生土，故甲己为土运。戊者，土之阳，建于乙庚岁之首，正月建戊寅，戊土生金，故乙庚为金运。庚者，金之阳，建于丙辛之首，正月建庚寅，庚金生水，故丙辛为水运。甲者，木之阳，建于戊癸岁之首，正月建甲寅，甲木生火，故戊癸为火运。壬者，水之阳，建于丁壬岁之首，正月建壬寅，壬水生木，故丁壬为木运。是五运皆生于正月建干，岂非日月岁时相应而制用哉？

一说自开辟来，五气秉承元会运世[1]，自有气数，天地万物所不能逃，近世当是土运，是以人无疾而亦痰，此与胜国时多热不同。胜国时火运。如俗称杨梅疮，自南行北，人物雷同。土湿生霉，当曰霉疮。读医书五运八气，南北二政，岂独止于一年一时，而烦忘世运会元之统耶？

人旅寓北方，夏秋久雨，天行咳嗽，头痛，用益元散滑石六两，甘草一两、姜葱汤调服，应手效。日发数十斤，此盖甲己土运，湿令痰壅肺气上窍，但泄膀胱下窍而已，不在咳嗽例也。

戊年楚地春温，人不相吊，予以五瘟丹投泉水，率童子分给，日起数百人。五瘟丹，乙庚年黄芩为君，丁壬山栀为君，丙辛黄柏为君，戊癸黄连为君，甲己甘草梢为君，为君者多一倍也。余四味与香附，紫苏为臣者，减半也。七味生用。末用大黄三倍，煎浓汤去渣，熬膏和丸，如鸡子大，朱砂、雄黄等分为衣，贴金箔，每用一丸，取泉水浸七碗，可服七人。

丹溪曰：小儿痘陈文仲用木香散、异攻散，温热之药，多因立方之时，乃值运气寒水司天，在泉时令又值严冬大寒，为阴寒气郁遏，疮不红绽，故用辛热之剂发之。今人不分时令寒热，一概施治，误人多矣。

一人年四十五，平生瘦弱血少，值庚子年岁金太过，至秋深燥金用事，久晴不雨，得燥症。皮肤拆裂，手足枯燥，搔之屑起，血出痛楚，十指甲厚，反而莫能搔痒。予制一方，名生血润肤饮。用归、芪、生熟地、天麦二门冬、五味、片芩、瓜蒌仁、桃仁泥、酒红花、升麻煎服十数贴，其病如脱，大便结燥，如麻仁、郁李仁。后治十数人皆验。

①元会运世：简称“元会”。北宋邵雍计算历史年代的单位。见《皇极经世》。具体方法是：一元十二会，一会三十运，一运十二世，一世三十年，故一元之年数为一十二万九千六百年。

经天五运之图歌

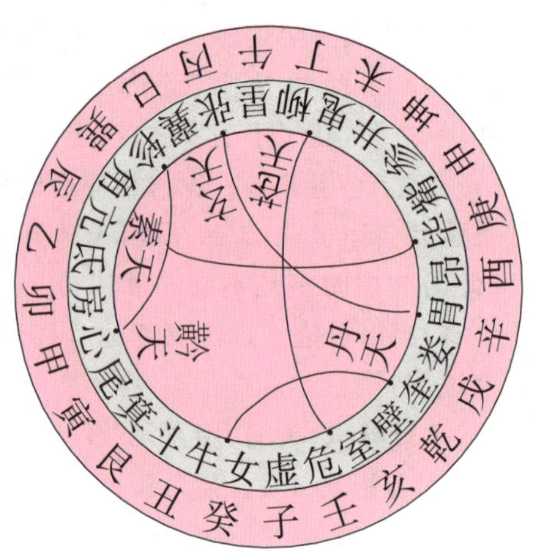

图九

五天气玄运：五行之气散流于天之王方，纪于五天，因此而命名玄运。

歌曰：金素亢氐昴毕前，水玄张翼娄胃悬，木苍危室柳鬼宿，火舟牛女奎壁边，土黅心尾角轸度，下临此是运位上经天。

十干起运化气歌

甲己土运乙庚金，丁壬之岁木当临，丙辛化气常居水，戊癸须将火察寻。

十干所化五行，由五天气各临其位而生化。或谓十二生肖中，惟龙善变属辰。每位自建寅，干支数至三，遇辰随所属化之。如甲寅至丙辰化水，丙寅至戊辰化火。或谓甲刚木克己柔土，为夫妇成土，乙柔木嫁庚刚金成金，丁阴火配壬阳水成木，丙阳火娶辛柔金成水，戊阳土娶癸阴水成火。二说意近似，而理非自然。

论月建

夫十二支为十二月，则正月寅，二月卯是也。甲己之岁，正月建丙寅；乙庚之岁，正月建戊寅；丙辛之岁，正月建庚寅；丁壬之岁，正月建壬寅；戊癸之岁，正月建甲寅。乃用十干建于寅，上观其法，甲子年为首，亦用六十甲子内，初建者先建之，次建者次建之。故丙寅为初，戊寅为次，依先后循而转之可见也。前六十甲子纳音图中立位既终，复转于其上，以终其纪者，明矣。建时贴用日干同法，若五运阴年不及之岁，大寒日交初气，其日时建干与年干合者，谓之干德符，当为平气，非过与不及也。略举此，以明其用而已。

月建图歌

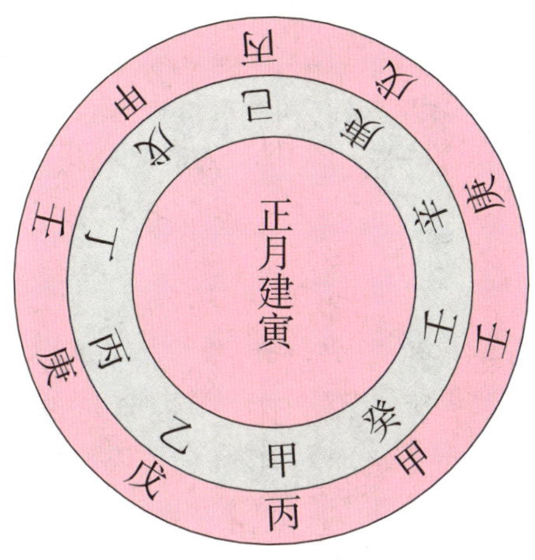

图十

歌曰：甲乙丙为寅，余年更酌斟，乙庚当起戊，辛丙向庚寻，戊癸先生甲，丁壬复建壬。

甲乙岁正月建丙，丙火生甲己土，余以类推，则立运理皆相合，其逐岁月干德符用此类起。

论五音建运

五音者，五行之声音也。土曰宫，其位甲己之岁。宫，土也，中和之道，无往而不理。又总堂室奥阶，而谓之宫。所围不一，盖土亦以通贯于金、木、水、火。土四季荣于四藏，皆总之之意，故五运从十干起，甲为土也，土生金，故乙次之，金生水，故丙次之。如此五行相生而转，甲为阳，乙为阴，亦相间而数，如环无端，在阳年曰太，在阴年曰少，阳年太过为司天所抑，阴年不及为年支所合，皆曰平气。金曰商，其位乙庚之岁。商，强也，谓金性之坚强也。水曰羽，其位丙辛之岁。羽，舒也，阳气将复，万物孳育而舒生也。木曰角，其位丁壬之岁。角，触也，象诸阳气触动而生也。火曰徵，其位戊癸之岁。徵，止也，言物盛则止也。

五音建运图歌

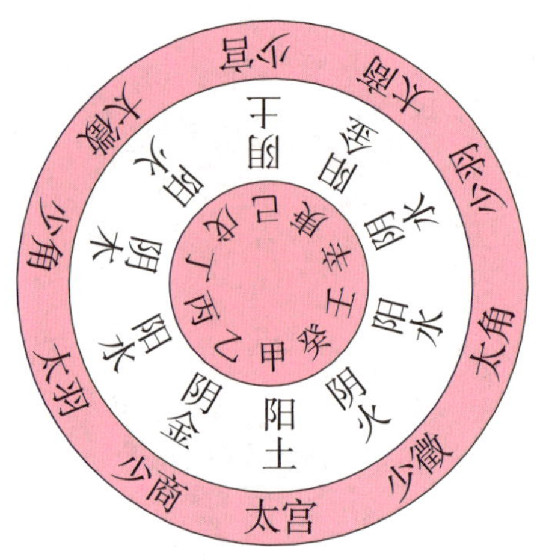

图十一

歌曰:羽水音兮徵火音,土宫角木及商金,年干建运阴阳位,太是其阳少是阴。

论纪运

十干之中,五阴五阳也,立为五运。太过不及互相乘之,其不及之岁,则所胜者来克,盖运之虚故也,则其间自有岁会、同岁会,亦气之平。外有年辰相合,及交气日时干相合,则得为己助,号曰平气。乃得岁气之平,其物生脉应,皆必合期,无行后也。圣人立名以纪之。假令辛亥水运,当云平运,何也?辛为水运,阴年遇亥,属北方水相佐,则水气乃平。假令癸巳年火运,亦曰平气,何也?癸为火运,阴年巳属南方火相佐,则火气乃平。又每年交初气于年前大寒日,假令丁亥年交司之日,遇日朔与壬合,名曰干德符。符者,合也,便为平气。若交司之时遇壬,亦曰干德符。除此,交日初气时之后相遇,皆不相济也,余皆效此。所谓合者,甲己合,乙庚合,丙辛合,丁壬合,戊癸合是也。又阴年中,若逢月干皆符合相济,若未逢胜而见之干合者,亦为平气。若行胜已后行复毕,逢月干合者,即得正位。故平气之岁,不可预纪之。十干之下,列以阴阳年而纪者,此乃大概设此,庶易知也。平气纪须以当年之辰日时,依法推之。是以太角岁曰发生太过,少角岁曰委和不及,正角岁曰敷和平气;太徵岁曰赫曦太过,少徵岁曰伏明不及,正徵岁曰升平平气;太宫岁曰敦阜太过,少宫岁曰卑监不及,正宫岁曰备化平气;太商岁曰坚成太过,少商岁曰从革不及,正商岁曰审平平气;太羽岁曰流衍太过,少羽岁曰涸流不及,正羽岁曰静顺平气;各以纪之也,气之平则同正化,无过与不及也。又详太过运中,有为司天之气所抑者,亦为平气。则赫曦之纪,寒水司天二年。戊辰、戊戌。坚成之纪,二火司天四年。庚子、庚午、庚寅、庚申。皆平气之岁也。

纪运太过不及平气之图歌

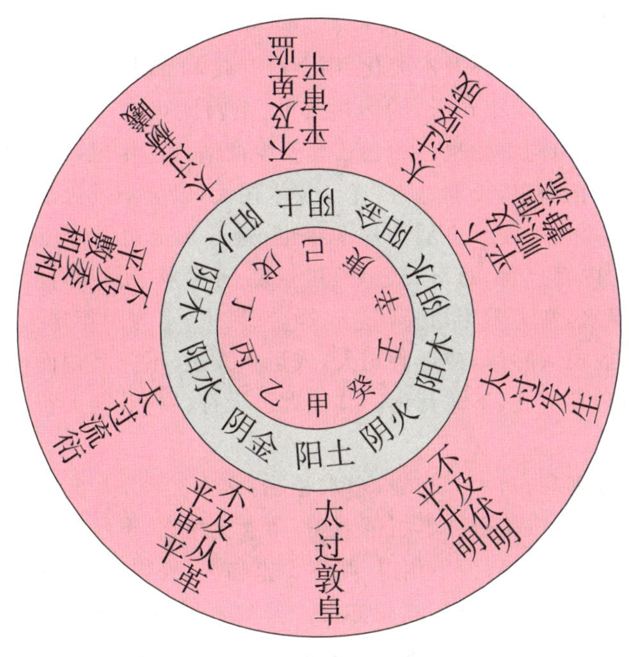

图十二

歌曰：发生委和敷和角，赫曦伏明升明徵，敦阜卑监备化宫，流衍涸流顺静羽，坚成从革审平商，太过不及平气纪。每句三位，初太过，次不及，末平气。

论太少气运相临同化

其运其气，或太或少，乃轮主岁，时而更盛更衰也。上达于天，则有五星倍减之应；下推于地，则有五虫耗育之验。其五谷、五果、五味、五色之化类，岂有一岁而无者？惟成熟有多少，色味有厚薄耳。盖金、木、水、火、土并行其化，互有休、囚、旺、相不同，遇阳年则气旺而太过，遇阴年则气衰而不及。太过己胜，则欲齐其所胜之化；不及己弱，则胜者来兼其化。太过岁谓木壬，齐金化金庚，齐火化火戊，齐水化水丙，齐土化土甲，齐木化也。不及岁谓木丁，兼金同化金乙，兼火同化火癸，兼水同化水辛，兼土同化土己，兼木同化也。其司天与运相临，间有逆顺相刑相佐，司天则同其正，抑运则反其平。如是五气平正，则无相凌犯也。太过之岁，五运各主六年，乃五六三十阳年也。太角谓六壬年，逢子午寅申二火司天，壬子壬午壬寅壬申，则木运为逆者，火居其上也，子居父位，居其上为逆。太徵谓六戊年，或逢寒水司天，正抑其火，乃为平气之岁，上羽与正徵同也。戊辰戊戌正徵戊午之类。太宫谓六甲年也。太商谓六庚年也，内逢子午寅申二火司天，正抑其金，复为平气之岁，上徵与正商同也，庚子庚午庚寅庚申正商乙酉之类，逢辰戌水司天为逆，庚辰庚戌，水乃金之子也，居上为逆。太羽谓六丙年也。不及岁五运各主六年，乃五六三十阴年也。少角谓六丁年也，逢巳亥木司天，为运气得助，上角同正角也，丁巳丁亥正角丁卯之类，逢卯酉金司天，与运兼化，上商同正商也，丁酉丁卯，逢丑未土司天，以木不及金兼化，则土得其政，上宫同正宫也。丁丑丁未正宫已未之类。少徵谓六癸年也，内逢卯酉金司天，以火不及水兼化，则金得其政，上商同正商也。癸卯癸酉。少宫谓六己年也，内逢丑未土司天，为运得其助，上宫同正宫也，己丑己未，逢巳亥木司天，与运兼化，上角同正角也。己巳己亥。少商谓六乙年也，内逢卯酉金司天，为运得其助，上商同正商也，乙卯乙酉，逢已亥木司天，以金不及火兼化，则木得其政，上角同正角也。乙巳乙亥。少羽谓六辛年也，逢丑未土司天，与运兼化，上宫同正宫。辛丑辛未。内言上者，乃司天之令，其五太、五少岁，所纪不同者，盖遇不遇也，如君火、相火、寒水，常为阳年司天，湿土、燥金、风木，常为阴年司天。然六十年中，各有上下临遇，或司天胜运，或运胜司天，或运当太过，不务其德而淫胜，其所不胜，或运当不及，而避其所胜，不兼其化。其他太乙天符、岁会、同天符、同岁会，已具他篇，不复赘也。

经曰：气相得则和，乃木火相临，金水相临，水木相临，火土相临，土金相临，皆上生下，司天生运，故曰相得。不相得则病，乃木土相临，土水相临，水火相临，火金相临，乃上克下，司天克运，为不相得，则病。土临火，火临木，木临水，水临金，金临土，乃运生司天，以下临上为逆，故病亦微。又如木居金土位，火居金水位，土居水木位，金居火木位，乃运克司天，或曰天克运，如是者，为不相得，故病甚也。

五运齐化歌

五行太过名齐化，凡遇阳年即可推，胜己若临逢我旺，彼虽克我我齐之。

齐，如木欲齐金是也。

五运兼化歌

五行不及为兼化，年值阴芳[1]候用占，我气已衰行正令，其间胜己必来兼。

兼，谓强者，兼弱而同化，如水兼火是也。

逐年平气歌

平气细将推，非惟不及时，阳年天抑运，阴运合年支。

假令戊辰阳年，火太过而水司天，抑之乃平；癸巳阴年，火不及，而巳属火，得其佐亦平。

五运太过胜己司天抑平之歌

上羽正徵同，戊火逢气水，上徵正商同，庚金火气是。

上正谓岁逢过不及，以本运太少音为正，司天音为上，或司天胜其正化，亦同于正，非音有上正也。此己太过，胜己在上抑平之，故上音与正音同。

①芳：民本作“芍”。疑误，待考。

五运不及己所合司天助运歌

上角同正角，丁运木司天，上宫同正宫，己运土气悬，上商同正商，乙运金气焉。

己所合，在上助己，故上音同己。

音运不及胜己司天兼化歌

木气运逢己，上角同正临，土气运逢辛，上宫同正侵，金气运逢丁，上商同正寻。

胜己在上兼化，故正音从司天。

音运不及胜己司天得政歌

上角缘何同正角，火兼乙化木司时，上宫而以同正宫，金兼丁化土气司，上商必然同正商，水兼癸化金司之。

己不及，复为胜己所制，遇不胜己，在上得政。己全弱，故正宫亦从司天。

五运太少齐同化图

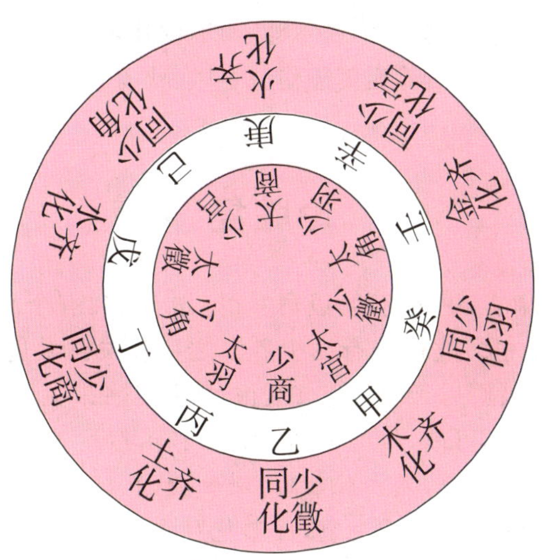

图十三

论五行胜复

或曰元丰四年，岁在辛酉，阳明司天为上商，少阴在泉为下徵，天气燥，地气热，运得少羽，岁水不及，所谓涸流之纪，而反河决大水，何也？曰：少角之岁，木不及侮，而乘之者金也。金不务德，故以燥胜风时，则有白露早降，收气早行，其变为肃杀，其灾为苍陨，名为少角，而实与太商之岁同。少徵之运，岁火不及，侮而乘之者水也。水不务德，故以寒胜热时，则寒雾凝惨，地积坚冰，其变为凛例，其灾为霜雹，名为少徵，而实与太羽之岁同。少宫之运，岁土不及，侮而乘之者木也，木不务德，故以风胜湿时，则有大风飘暴，草偃砂飞，其变为振发，其灾为散落，名为少宫，而实与太角之岁同。少商之运，岁金不及，侮而乘之者火也。火不务德，故以热胜燥时，则有火炎焦槁，炎赫沸腾，其变为销烁，其灾为燔焫，名为少商，而实与太徵之岁同。少羽之运，岁水不及，侮而乘之者土也。土不务德，故以湿胜寒时，则有泉涌河衍，涸泽生鱼，其变为骤注，其灾为霖溃，名为少羽，而实与太宫之岁同。通乎此，则知岁在涸流之纪，而河决大水，则可以类推之也。非徒如是而已，天地之间，或得其冲气而生，或触其乖气而夭，未有能逃乎五行者也；所谓冲气者，不相胜复而已，所谓乖气者，胜复更作而已。方其乖气之争，狼戾已形，仇怒已萌，处乎此而求胜乎？彼也，虽有强刚勇悍之气，又岂能常胜哉？故已有复之者，伺乎其后矣。是故木胜则金复以救土，而名木不荣；火胜则水复以救金，而冰雹乃零；土胜则木复以救水，而倮虫不育；金胜则火复以救木，而流水不冰；水胜则土复以救火，而黅谷不登。夫暴虐无德者，灾反及之，侮而乘之者，侮反受邪，出乎尔者反乎尔，未有胜而不复者也。胜之微者，复亦微；胜之甚者，复亦胜。其犹空谷之响乎尔，故曰五运之气，犹权衡也。高者抑之，下者举之，胜者复之，化者应之，气之平也，五气之相得也。胜者复之，气之不平也，五气之相贼也。气平而相得者，所以道其常；气不平而相贼者，所以观其变。古之明乎此而善摄生者，何当不消息盈虚，以道御神也！无失天信，无逆气宜。抑其有余，而不翼其胜；助其不胜，而不赞其复。是以喜怒悲忧恐，有所一而莫能乱。精神魂魄意，有所养而莫能伤。春风、秋雨、冬凉、夏暑，虽天之屡变，如凶荒札瘥，岂能成其患哉？

论胜复

运有盛衰，气有虚实，更相迎随，以司岁也。故经曰：有余而往，不足从之，不足而往，有余从之者，此也。故运互有太少胜复之变作矣。太过则先天时化以气胜实，故不胜者受邪，不及则后天时化以气衰虚，故胜己者来克。被克之后，必待时而复也行复于所胜，则己不可前，故待得时，则子当旺，然后子为母复仇，如木运少角岁，金清化来胜，则子火为复，复亦胜也，火反胜金，故曰胜复同也，反热化胜金也。火运少徵岁，水寒化来胜，则子土为复，反湿化胜水也。土运少宫岁，木风化来胜，则子金为复，反清化胜木也。金运少商岁，火热化来胜，则子水为复，反化胜火也。水运少羽岁，土湿化来胜，则子木为复，反风化胜土也。故言胜复同者，此也。《玄珠》论六气有正化、对化之司，若正气化令之实甚，则胜而不复；对司化令之虚微，则胜而有复。胜甚则复甚，胜微则复微，所谓邪气化日也。言六气胜甚复甚，胜微复微。如是气不相得，则邪气中人而疾病矣。然天地之气，亦行胜复。故经曰：初气终三气，天气主之，胜之常也；四气尽终气，地气主之，复之常也。盖胜至则复，复已而胜，故无常气乃止，复而不胜则是生气已绝，故曰伤生也。又岁气太过，则不胜者受邪，若得其实，而反欺侮其所不胜己者，运不及，所胜者来克，乘气之虚，又为不胜己者凌侮，如是终必受邪，以元非胜己之气，必自伤也。故经曰：侮反受邪，此之谓也。如是不一，则在气候，以别之也。

运化先后天歌

运化其精别，其行气后先，后天从不及，太过主先天。

气有余，先天时而至行化；气不足，后天时而至行化。

运化胜复同图歌

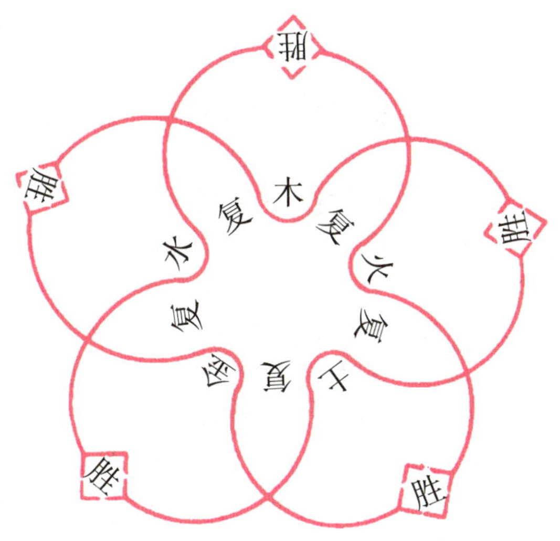

图十四

歌曰：胜复同兮不及年，运衰胜己必加愆，母仇子旺还当复，子化随时反胜焉。

如丁年木不及，金清化来胜，则子火为复，反热化胜金，余效此。

卷　二

论六十年客气

司天在泉四间气纪步，各主六十日八十七刻半。客行天令，居于主气之上，故有温凉、寒暑、蒙暝、明晦、风雨、霜雪、电雹、雷霆不同之化。其春温、夏暑、秋凉、冬寒四时之正令，岂能全为运与气所夺？则当其时，自有微甚之变矣。布此六十客气列于主位之下者，使知其气之所在之大法也。其天符、岁会、平气、支干、逆顺，气与运相生、相克，客胜、主胜、灾化、分野、交时先后、淫胜郁复、嘉祥灾变，各各不同。而六气极则过亢，灾害生矣。故气极则反，由是所承之气居下以乘之，经所谓相火之下，水气承之是也。又有中见之气从之，经所谓少阳之上，火气治之，中见厥阴是也。盖阳极则阴生，阴极则阳生，斯五行相济之妙用也。其中见者，乃手足经六合藏府相乘之化是也，在天地间气自应之矣。

论天地六气图在主气客气文内

五行阴阳之气以布八方。盖天气降而下，地气迁而上。地之气静而常，天之气动而变。其六气之源则同，六气之绪则异，何哉？盖天地之气始于少阴而终于厥阴。经曰少阴所谓标，厥阴所谓终是也。地之气始于厥阴木，而终于太阳水，经曰显明之右，君火之位是也。故天之六元气反合地十二支，以五行正化对化为其绪。则少阳司子午、太阴司丑未、少阳司寅申、阳明司卯酉、太阳司辰戌、厥阴司巳亥，天气终始之因如是而已。

地之六气反合天之四时，风热暑湿燥寒为绪。则厥阴风木主春，少阴君火主春末夏初，少阳相火主夏，太阴湿土主长夏，阳明燥金主秋，太阳寒水主冬，地气终始之因如是而已。

经曰天有阴阳，地亦有阴阳者，乃上下相临也。天气动而不息，故五岁而迁。地气静而守位。天气不加于君火，则五岁而余一气，右迁相火之上，以君火不立岁故也。地之纪五岁一周，天之纪六朞一备。五岁一周，则五行之气遍。六朞一备，则六气之位周。与干加支之绪小同，取阴阳相错，上下相乘，毕其纪之之意也。以五六相合，故三十年一纪，则六十年矣。

交六气时日图

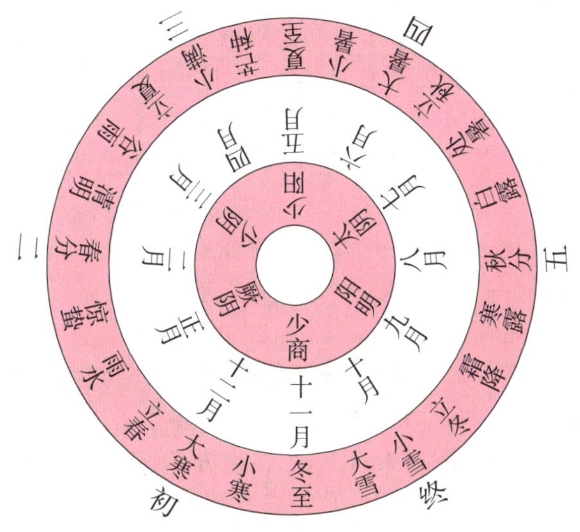

图十五

歌见六气迁移加临之图内。

论主气

地气静而守位，故春温、夏暑、秋凉、冬寒为岁岁之常令，四时为六气之所主也。厥阴木为初气者，方春气之始也，木生火，故少阴君火、少阳相火次之。火生土，故太阴土次之。土生金，故阳明金次之。金生水，故太阳水次之，皆相生而布其令，莫不咸有绪焉。木为初气，主春分前六十日有奇，奇八十七刻半，自斗建丑至卯之中，天度至此，风气乃行也。君火为二气，主春分后六十日有奇，自斗建卯正至巳之中，天度至此，暄淑乃行也。相火为三气，主夏至前后各三十日有奇，自斗建巳正至未之中，天度至此，炎热乃行也。土为四气，主秋分前六十日有奇，自斗建未正至酉之中，天度至此，云雨乃行，湿蒸乃作也。金为五气，主秋分后六十日有奇，自斗建酉正至亥之中，天度至此，清气乃行，万物皆燥也。水为六气，主冬至前后各三十日有奇，自斗建亥正至丑之中，天度至此，寒气乃行也。六气旋相，以成一岁之主气也。天之六气之客，每岁转居于其上，以行天令者也，是故当其时而行变之常也，非其时而行变之灾也。如春行夏秋冬之令，冬行春夏秋之令，此客加主之变也。故有德化政令之常，有暴风疾雨迅雷飘电之变。冬有燥石之热，夏有凄风之清。此无他，天地之气胜复郁发之致也，此则五气丽乎太过不及之征耳。

论客气

六气分上下左右而司天令，十二支分节令时日而司地化。上下相召，而寒、暑、燥、湿、风、火与四时之气不同者，盖相临不一使然也。六气司于十二支，有正对之化。厥阴司于巳亥，谓厥阴木也，木生于亥，故正化于亥，对化于巳也。卯虽为正木之分，乃阳明金对化也，所谓从生而顺于己。少阴司于子午，谓少阴为君火尊位，正得南方离位，故正化于午，对化于子也。太阴司于丑未，谓太阴为土，土属中宫，寄于坤位西南，而居未分，故正化于未，对化于丑也。少阳司于寅申，谓少阳相火，位卑于君火，虽有午位，君火居之，火生于寅，故正化于寅，对化于申也。阳明司于卯酉，谓阳明为金，酉为西方属金，故正化于酉，对化于卯也。太阳司于辰戌，谓太阳为水，虽有子位，以居君火对化，水乃伏土中，即六戊天门戌，六己地户辰是也，故水虽土用，正化于戌，对化于辰也。此天之阴阳合地之十二支，动而不息者也。但将年律起当年司天，相对一气为在泉，余气为左右间，用在泉后一气为初之气，主六十日有奇。至司天为三之气，主上半年。自大寒日后通主上半年也。至在泉为六气，主下半年。自大暑日后通主下半年。经曰：岁半已前天气主之，岁半已后地气主之者，此也天之六气客也。将此客气布于地之六气步位之上，则有气化之异也。经曰：上下有位，左右有纪者，谓司天曰上，位在南方，则面北立左右，乃左西右东也。在泉曰下，位在北方，则面南立左右，乃左东右西也。故上下而左右殊。经曰少阳之右，阳明治之。乃南面而立，以阅之至也，非论上下左右之位，而与显明之右，君火治之之意同，谓南面视之指位而言也。

六气正化对化之图歌

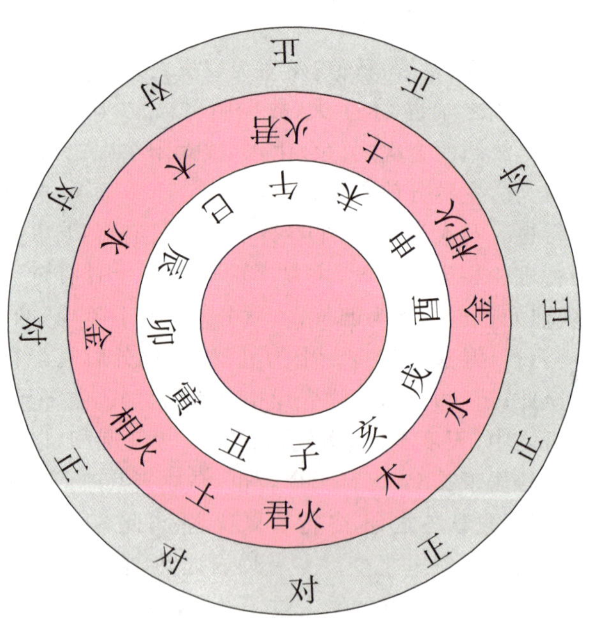

图十六

少阴正化午对化子。太阴正化未对化丑。少阳正化寅对化申。阳明正化酉对化卯。太阳正化戌对化辰。厥阴正化亥对化巳。

歌曰：午位火寅生火同酉属金未寄土，戌门水上伏天亥生木正方由，十二支分半，余皆正化求。

六气迁移加临之图歌

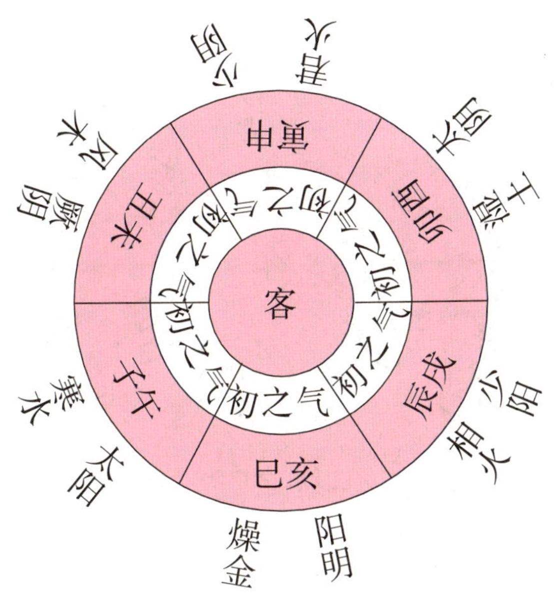

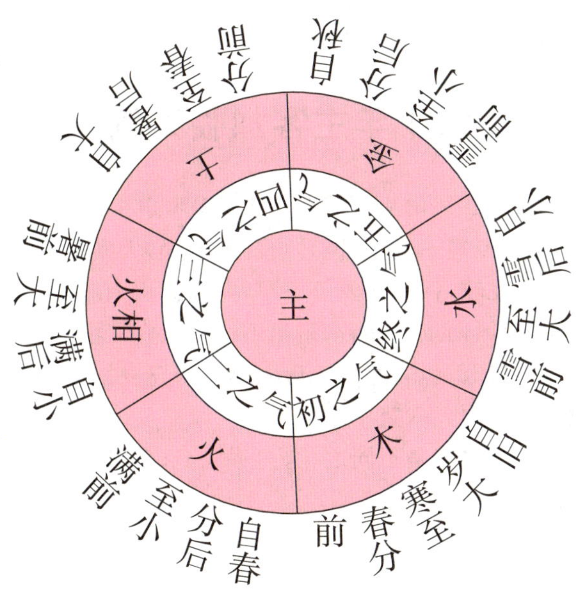

图十七

交主气时日歌曰

厥阴之气大寒初，君火春分二上居，小满少阳三候主，太阴大暑四交秋分，五定阳明位寒暑，终于小雪！客行天命，有寒暑燥湿风火之化，主当只奉之，客胜则从，主胜则逆，二者自以多少为胜，而无复兴常胜殊。

四间气之图歌

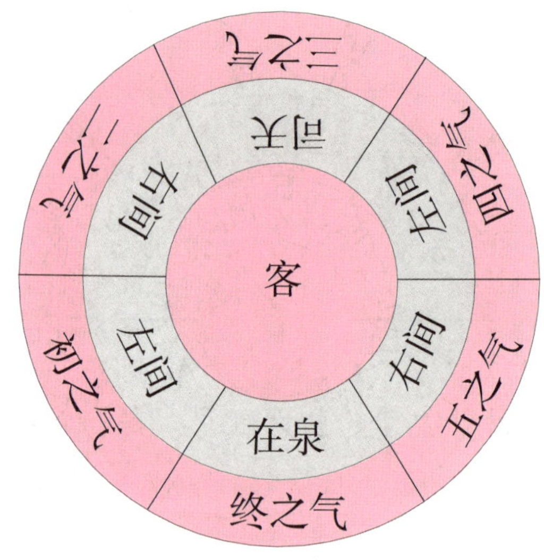

图十八

四间：此以客气论之，司天为三气，在泉为终气，余为左右间，司天左为四气，右为二气，在泉左为初气，右为五气。

歌曰：如推四间居何地，标准司天与在泉，左四天旁同右二，左初右五列泉边。

六十年主客加临天气

子午初寒切霜雪冰，二风雨虫三暑烘，四雨霪零走雷电，五温风兮燥寒终。丑未初虫风，二疵疫，雷雨电雹三气中，四乃炎沸五凉燥，大寒凝冽六之工，热风时气。寅申初是二雨，三为灾亢攻，四风雾露五寒早，寒风雨虫六验攻。卯酉初风雨，二热疫，三发凉风四雨蒙，凉风雨虫五能致，蛰出不冰应六宫。瘟疫。辰戌初温凉二，寒热冰雹三所通，四风雨虫五湿热，寒雪地湿六不空。巳亥初雾昧，二雨热，热风雨虫三却同暴雨溽湿热用四，雨五六蛰不冰穷。

此皆客行天令居上，故有是不同之化，然平气至，必当其期，过不及则先后其候于交气期，各差十三日而应。

六十年气运相临之图歌

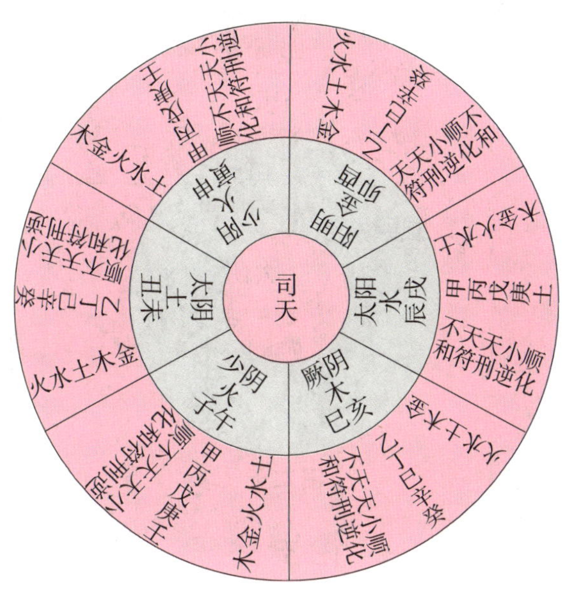

图十九

歌曰：六十年中纪运歌，运克气者为不和，气如生运名顺化，运被气克天刑多，小逆见之运生气，气运合则天符过。

小逆如己卯岁，虽金与土相得，然子临父位为逆。

论天符

司天者，司直也，主行天之令，上之位也。岁运者，运动也，主天地间人物化生之气，中之位也。在泉者，主地之化，行乎地中，下之位也。一岁之中，有此上中下三气各行化令，而气偶符会而同者，则同其化，虽无克复之变，则有中病、徐暴之异。是谓当年之中，司天之气与中气运同者，命曰天符。符之为言合也，天符共十二年，而十二年中，又有与当年十二律、五行同者，又是岁会，命曰太乙天符。太乙者，尊之之号也。谓一者天会，二者岁会，三者运会。只有四年，不论阴年阳年皆曰天符。经曰：天符为执法，岁会为行令，太乙天符为贵人。邪之中，则执法者，其病速而危；行令者，其病徐而持；贵人者，其病暴而死。盖以气令中人则深矣。岁会干律支也，又辰止。同而非天令，言行令者，象方伯无执法之权，故无速害病，但执持而矣。

天符之图

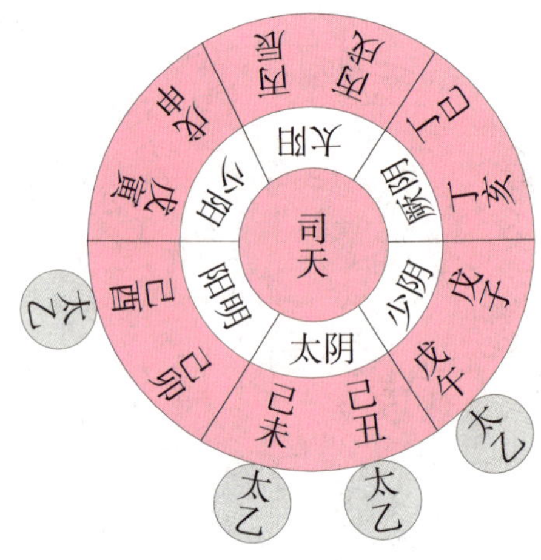

图二十

论岁会

夫当年十干建运，与年辰、十二律、五行相会，故曰岁会，气之平也。故不以阴年阳年，乃是取四时正中之月为四直承岁，子午卯酉是也。而土无正位，各寄旺四季之末一十八日有奇，则通论承岁，辰戌丑未是也。外有四年，壬寅皆木，庚申皆金，是二阳年。癸巳皆火，辛亥皆水，是二阴年，是运与年辰相会而不为岁会者，谓不当四年正中之令故也。除二阳年，则癸巳辛亥二阴年，虽不明岁会，亦上下五行相佐，皆为平气之岁，物生脉应，皆必合期，无先后矣。岁会八年中，内四年与司天气同人太乙天符。

岁会之图

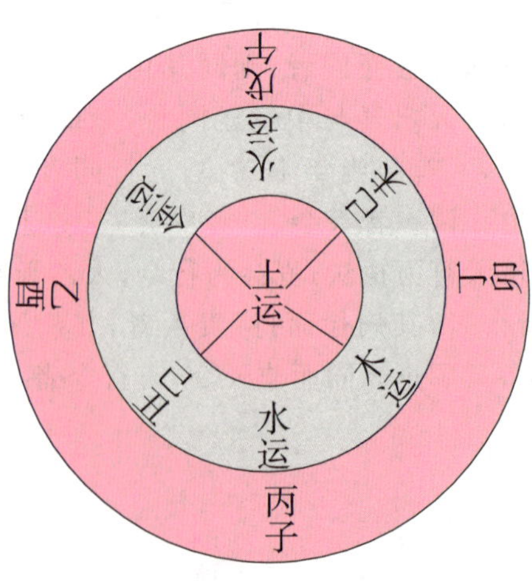

图二十一

论同天符同岁会

运气与在泉合，其气化阳年曰同天符，阴年曰同岁会。故六十年中，太乙天符四年，天符十二年，岁会八年，同天符六年，同岁会六年，五者离而言之，共三十六年。合而言之，止有二十七年。经言二十四岁者，不言岁会也。变行有多少，病形有微甚，生死有早晏，按经推步，诚可知也。

同天符同岁会图

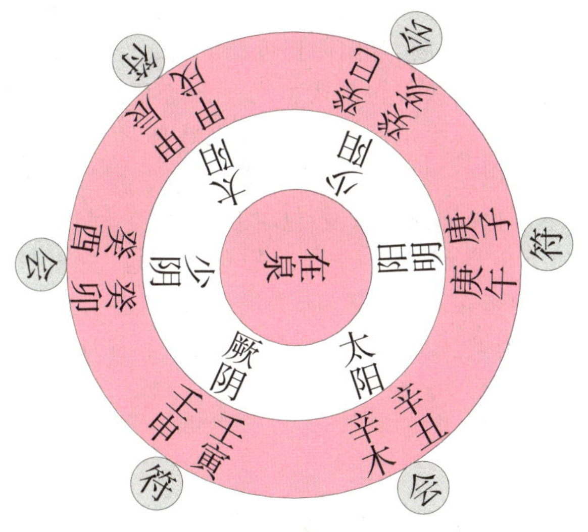

图二十二

天符太乙天符岁会

同天符同岁会总歌

司天与运及年支，三位相参太乙符；运合年支名岁会，土土之年辰辰四正必同途；在泉合运阴同岁，阳则同天符可呼；惟有天符何意取，司天合运是其区。

符，合也。太乙，尊之之号，惟辰戌丑未寄位子午卯酉四正位，主岁会者，余不当正中之令，故耳邪之中人太乙暴而死，岁会徐而持，天符速而危。

干德符歌

无论无图，读其歌便谙其义，故附录于此。

不及年月干符同，未逢行胜气亦平，行胜已后行复毕，本气即得正位行。年前大寒交初气，其日干合年干位，交气时干或合之，二者皆为平气至。如丁酉岁木运不及，当金行胜。正月建壬，与丁合，此未逢胜。己卯岁土不及，当木行胜，金行复至。九月建甲与己，金土乃迁位，此行胜已后，亦行复已毕也。年日时除交初气，余虽相遇不相济，今谓甲己巳合之类是也。

论手足经

经言人五藏十二节，皆通乎天气者，乃论手足经三阴三阳也。其十二经外循身形，内贯藏府，以应十二月，即十二节也。五藏为阴，六府为阳，一阴一阳，乃为一合，即六合也。夫少阴之经主心与肾二藏者，盖心属火，而少阴冬脉，其本在肾。又居火，正司于午，对化于子，是以肾藏亦少阴主之。五藏为阴，不可言阳。水随肾至，故太阳为府，则手太阳小肠、足太阳膀胱也。太阴之经主脾与肺二藏者，盖脾属阴土，而太阴阴脉在肺，又土生金，子随母居，故肺太阴主之。金随肺至，故阳明为府，则手阳明大肠、足阳明胃也。厥阴之经主肝与心包络二藏者，盖肝属木，又生火，子随母居，故心包厥阴主之。火随心包而至，故少阳为府，则手少阳三焦、足少阳胆也。其手足经者，乃手经之脉自两手起，足经之脉自两足起也。以十二辰言之，盖阴生于午，阴上生，故曰手经。阳生于子，阳下生，故曰足经，手足经所以纪上下也。又心、肺、心包在上，属手经。肝、脾、肾在下，属足经，亦其意也。藏府同为手足经，乃一合也。心包非藏也，三焦非府也。经曰膻中者，臣使之官，喜乐出焉，在胸主两乳间，为气之海，然心主为君也。三焦者，决渎之官，水道出焉，三焦有名无形，上合于心主，下合于右肾，主谒道诸气，名为使者也。

手足经所属之图歌

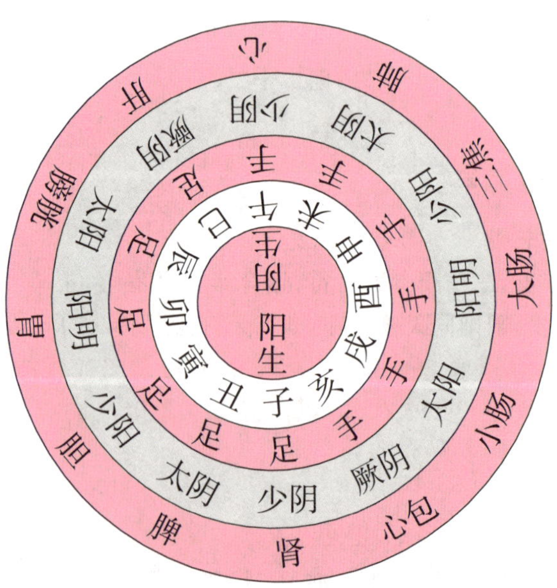

图二十三

手足经歌

歌曰：太阳手小肠足膀胱，阳明手大肠足胃当，少阳手三焦足胆配，太阴手肺兮足脾方，少阴手心经足肾部，厥阴手包络足肝乡。

藏府所属地支歌，子肾午心辰膀胱，丑脾酉肠戌小肠，未肺巳肝亥包络，卯胃申焦寅胆房。

论六病

厥阴所至为里急、筋缓、缩急、支痛、软戾、胁痛、呕泄。少阴所至为疡疹、身热、恶寒、战栗、惊惑、悲笑、谵妄、衄衊、血污。太阴所至为积饮、痞膈、中满、霍乱、吐下、身重、胕肿、肉泥按之不起。少阳所至为嚏呕、疮疡、喉痹、耳鸣、呕涌溢、食不下、惊躁瞀昧、目不明、暴注、瞤瘛、恶病、暴死。阳明所至为鼽嚏、浮虚、皴揭，尻阴、股、膝、髀、腨胻、足病。太阳所至为屈伸不利、腰痛、寝汗、痉流泄禁止，此六气之为病也。按经旨，则淫胜、郁复、主客、太少皆至其疾，则邪之中人有浅深矣。又在人禀受、冲冒、畏避而矣。原夫人禀五行之气生，亦从五行之数尽。若起居调养而能避邪安正，无横夭殃矣。然为七情牵于内，六气干于外，由是众疾作而百病生。又况趋逐利名，食迷嗜欲，劳役辛苦，饥渴醉饱，冲涉寒暑，凌冒风雨，触犯禁忌，残贼真灵，如是论之，夭伤之由，岂数之尽也，归咎于己而已。经曰：不知持满，不时御神，务快于心，逆于生乐者，此之谓也。盖天之邪气，感则害人五藏；水谷之寒热，感则害人六府；燥湿感则害人皮肉筋脉。又喜怒伤气，寒暑伤形，是知病生之变，亦由乎我也。又或乘年之虚，失时之和，遇之空则邪甚矣。重感于邪，则病危矣。虽然气运交相临遇，相得则和，不相得则病。或瘟疫时气，一州一县，无问大小皆病者，斯固气运自然，若我之真元气实，起居有时，动作无相冲冒，纵使瘟疫之作亦微。是故圣人有养生修真之术也。或者以为天地五运六气如何人病，盖人之五藏应天地五行，阴阳之气随其卷舒衰旺故也。王冰以为苍天布气尚不越于五行，人在气中，岂不应于天道？故随气运阴阳之盛衰，亦理之自然也，但五运六气为疾而感之者多矣。又经曰：冬伤寒，春病温；春伤风，夏飧泄；夏伤暑，秋痎疟；秋伤湿，冬咳嗽。伤四时之气，皆能为病。又有四方之气不同，为病各异，故经有"异法方宜"之论，以得病之情者是也。又或当岁有病，而非岁气者，亦须原其所感，形症脉候未必尽为运所作，在工以明之，庶免拘于气运也。

六病歌

厥阴筋緛缩里急，緛戾支胁痛呕泄。少阴寒热栗疹疡，惊惑悲笑谵衄衊。太阴积饮痞满中，身重胕肿霍乱别。少阳喉痹嚏呕疡，耳鸣涌溢惊躁制，暴注瞀昧目不明瞤瘛恶病暴死灭。阳明鼽嚏皴揭浮虚，浮尻阴股腨是病切。太阳寝汗若屈伸，流泄禁止腰痛折。

论治法

主客之气皆能至其疾，下是主气，上是客气。经曰：木位之主，其泻以酸，其补以辛；厥阴之客，以辛补之，以酸泻之，以甘缓之；火位之主，其写以甘，其补以咸；少阴之客，以甘写之，以咸软之；少阳之客，以咸补之，以甘写之，以咸软之；土位之主，其写以苦，其补以甘；太阴之客，以甘补之，以苦泻之，以甘缓之；金位之主，其泻以辛，其补以酸；阳明之客，以酸补之，以辛泻之，以苦泻之；水位之主，其泻以咸，其补以苦；太阳之客，以苦补之，以咸泻之，以苦坚之，以辛润之。此六气主客之补泻也。客胜则泻客补主，主胜则泻主补客，应随当缓当急以治之也。而本经又有六气司天在泉淫胜之治法，有司天在泉反胜之治法，有岁运上下所宜药食之治法，如是不一，各依疾苦，顺其运令，以药石五味调治之。为工者当明其岁令，察其形症，诊其脉息，别其阴阳，依经旨而极救之，何患疾之不差耶？五运之中又有必折其郁气，先取化源之法。《玄珠》以为太阳司天，取九月泻水之源。阳明司天，取六月泻金之源。少阴、少阳司天，取三月泻火之源。太阴司天，取五月泻土之源。厥阴司天，取年前十二日泻木之源。乃用针迎而取之法也。故曰无失天信，无逆气宜，无翼其胜，无赞其复，是谓主治者，此也。盖用之制有法存焉，然病有久新，方有大小，有毒无毒，因宜而制，此用药之大法也。或者以为岁运太角木旺土衰，迎取之当泻其肝经，而益其脾胃，此非通论也，何者？岂有人人藏府皆同者，假如肝元素虚，脾气太胜，遇此太角之运，肝木稍实，脾气得平，方获安和。若便泻肝补脾，所谓实实虚虚，损不足益有余，如此而死者，医杀之耳，是不容其误，盖害人增疾则尤甚也，何则？天下事物之理，益之则迟，而损之则速。若服一药取其效，则缓而微。若食一发病之物，俄顷而知。由是观之，成难毁易，可不谨哉？

六气主客补泻法歌

木主酸收泻辛散补之。火主甘写取舒缓咸补取柔软施，土主苦写取坚燥甘味安缓补，金主辛泻取散酸补取收为，水主咸写取软苦顺取坚是，六气补泻客后随。苦味急散酸写辛补甘味缓收厥，甘写酸收苦缓少阴知，咸补甘写咸软相，甘补苦写甘缓脾，酸补苦味写肺经气上逆施，苦补咸写与水推，更以苦坚以辛润，苦燥同极太阳尤其宜。

二火之气虽殊，其用则一。木用辛补，酸泻。经注辛味散，故补。酸味收，故泻。《校正》云自为一义，今未详法，复司气可犯无犯，如夏寒甚，则可热犯，热不甚，则不可犯。

五藏所入之味歌

酸主收之属肝藏，苦坚入心甘缓脾，辛性味散能调肺，咸则软兮于肾宜。

六气所宜之味歌

咸寒二火木辛凉，甘热当令治太阳，苦折太阴宜苦热，阳明之味苦温尝。

论六病

明阴阳运转之六气，辨南北岁政之尊卑，察主胜客胜之由，审淫胜郁复之变，须在脉，然后为工矣。五运不及，则所胜者来克；五运太过，则不胜者受邪。天地六气，互相临遇，应则顺，否则逆。气相得则和，不相得则病。唯天地胜复之气不形于证者，乃初气终三气，天之胜，四气尽终气，地之复。盖以气不以位，故不以形症观察也，余则当知六脉。故经曰：厥阴之至其脉弦，少阴之至其脉钩，太阴之至其脉沉，少阳之至其脉大而浮，阳明之至其脉短而涩，太阳之至其脉大而长。至而和则平，至而甚则病。至而反者病，至而不至者病，未至而至者病，阴阳易者危，不当其位者病，见于他位也。迭易其位者病，左见右脉，右见左脉。失守其位者危。脉已见于他乡，本宫见贼杀之气，故病危，此之谓也。然人之生也，虽五行备于一身，生气根于内，亦随天地之气卷舒也，何以明之？谓如春脉弦，夏脉洪，秋脉毛，冬脉石是也。夫人感运气而生，亦曰感运气而疾。经曰：逆之则变生，变生则病，物生其应也，气脉其应也，当立岁气以诊别之，“平人气象论”曰：太阳脉至洪大而长，少阳脉至乍数乍疏、乍短乍长，阳明脉至浮大而短。《难经》引此亦论三阴三阳之脉者，乃以阴阳始生之浅深而言之也，六脉者，指前厥阴之至其脉弦等，盖言运与气，胜复临遇，正当行令，当其司化之时而应，故脉之动不相同。若交气交运时日，及期而见，无相先后、不及太甚，方谓之平，若差之者，当知其病也。

论南北政

运用十干起，则君火不当其运也。六气以君火为尊，五运以湿土为尊，故甲己土运为南政。盖土以成数，贯金木水火，位居中央，君尊南面而行令，余四位以臣事之，北面而受令，所以有别也。而人脉应之，甲己之岁二运南面论脉，则寸在南，而尺在北。少阴司天，两寸不应，乃以南为上，北为下，正如男子面南受气尺脉常弱；女子面北受气尺脉常盛之理同。以其阴气沉下故不应耳。六气之位则少阴居中，而厥阴居右，太阴居左，此不可易也。其少阴则主两寸尺，厥阴司天，在泉当在右，故右不应。太阴司天，在泉当在左，故左不应，依南政而论尺寸也。若覆其手诊之，则阴沉于下，反沉为浮，细为大矣。又经曰：尺寸反者死，阴阳交者死。先立其年以知其气，左右应见，然后乃可言死生之逆顺者，更在诊以别其反，详其交，而后造死生之微也。

南北政图歌

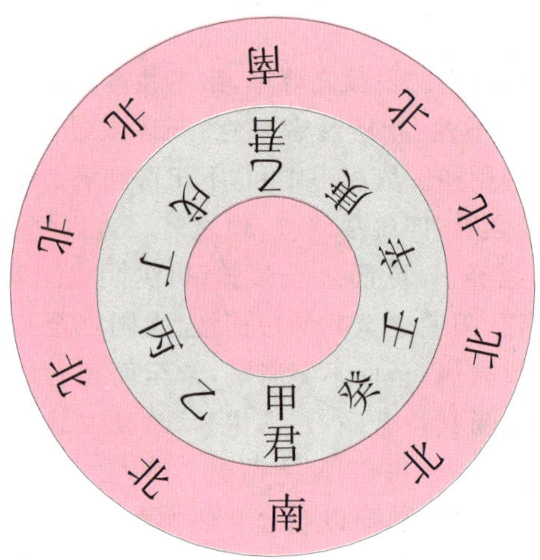

图二十四

歌曰：土位居南号曰君，火金木水北方臣，运须湿土起甲己故当尊位，六气仍先君火论。

南政司天之图

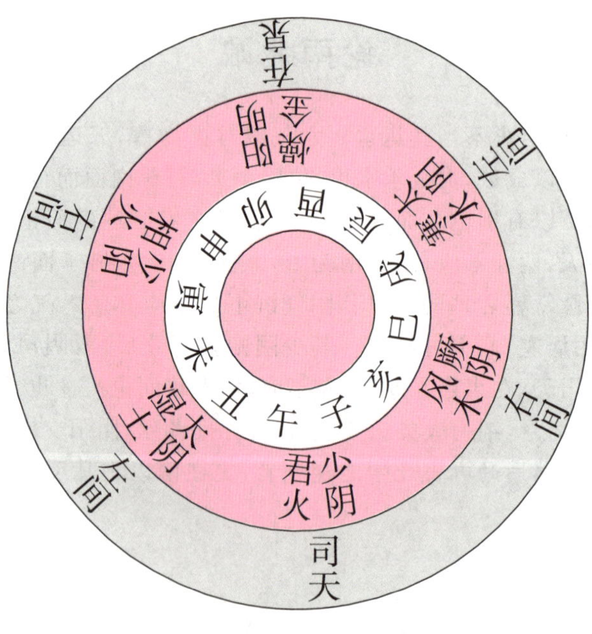

图二十五

北政司天之图

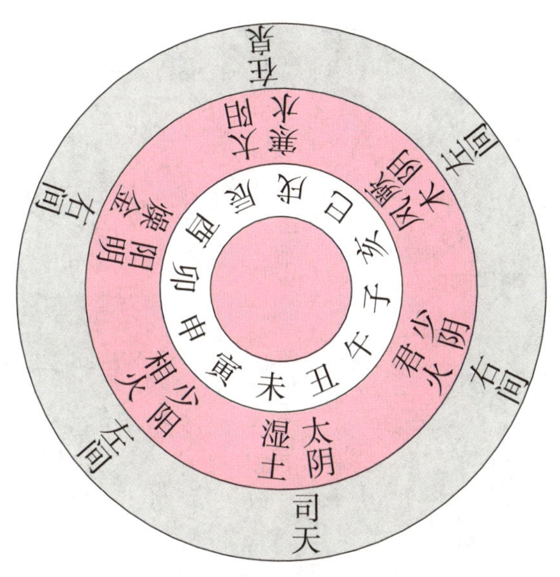

图二十六

论运气加临尺寸脉候不应交反说

经曰：阴阳交者死，谓岁当阳在左，脉反见右；岁当阴在右，脉反见左，左右交见是谓交。若左独然，或右独然，是不应，非交也。惟寅、申、巳、亥、辰、戌、丑、未八年有之。经曰：尺寸反者，谓岁当阴在寸，而脉反见于尺；岁当阳在尺，而脉反见于寸，尺寸俱反，方谓之反。若尺独然，或寸独然，是不应，非反也。惟子、午、卯、酉四年有之。盖造化之气变常，则气血纷扰而为病矣。经曰：先立其年，以和其气，左右应见，乃可以言死生之逆顺也。举此为例，余岁同法。粗工不知，呼为寒热。攻寒令热，脉不变而热疾已生，制热令寒，脉如是而寒疾又起，欲求其适，安可得乎？夭枉之因，率由此也。凡三阴司天，在泉，上下南北二政，或左或右，两手寸尺其脉沉下，沉下不相应者，覆手，则沉为浮，细为大矣。

机按：左右交见，惟寅、申、巳、亥、辰、戌、丑、未八年有之，上下相反惟子、午、卯、酉四年有之。盖太阴、厥阴主左右，言少阳主寸尺言故也。

尺寸交反死脉歌

如太阴司天，阴脉岁当见左寸，反见右寸，其右寸本然阳脉，而移左寸，曰阴阳交，交者死。若左独阴脉不见，或右独不见，乃不应阴气，止病而已，尺同。惟寅、申、巳、亥、辰、戌、丑、未八年有之。少阴司天，阴脉岁当见两寸，反见两尺，其两尺本然阳脉，而移两寸，曰尺寸反，反者死，尺同。尺寸独义同前，惟子、午、卯、酉四年有之。

歌曰：左寸交右右交左，右尺交左左交右，两寸反移两尺居，两尺反移两寸守。

南北政寸尺脉不应图歌及古案

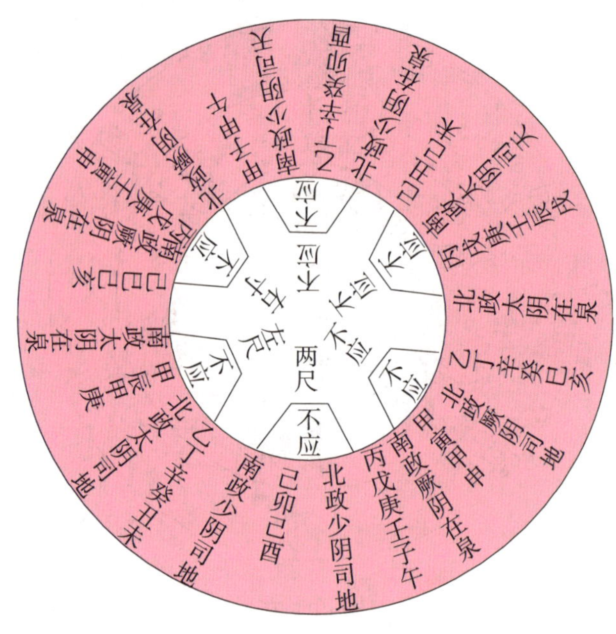

图二十七

不应谓阴之所在，脉乃沉细不应，本脉也，若覆手诊之，则沉为浮，细为大矣。

尺寸本无上下，今以上下字言之，以别南北政，司天在泉所主耳。

歌曰：南政寸上尺居下，北政尺上寸下推，三阴司天不应上，在泉于下不应之，太阴须诊左寸尺，厥阴右手寸尺持，少阴脉兼两寸尺，此理微妙诚难知。

按脉不应，专指三阴言，然少阴君主也，故主两寸两尺，所以少阴司天，两寸不应；少阴在泉，两尺不应，子之左丑属太阴，故太阴司天，左寸不应；太阴司地，左尺不应。子之右亥属厥阴，故厥阴司天，右寸不应；厥阴在泉，右尺不应。但看三阴所在，司天主寸，在泉主尺，不论南政北政，此要法也。

一人卧病，医诊左尺不应，以为肾已绝矣，死在旦夕。更医诊之，察色切脉，则面戴阳，气口皆长而弦，乃伤寒三阳合病也。又方涉海为风涛所惊，遂血郁而神慑，为热所搏，乃吐血一升许，且胁痛，烦渴，谵语，投小柴胡汤，减参，加生地，半剂后，俟其胃实，以承气汤下之而愈，适是年岁运，左尺当不应，此天和脉，非肾绝也。

五运主病治例①

凡遇六壬年，发生之纪，岁木太过，风气流行，脾土受邪，民病飧泄，食减，体重，烦冤，肠鸣，腹支满，甚则忽忽善怒，眩冒巅疾。为金所复，则反胁痛而吐，甚则卫阳

①五运主病治例：明本为“五运主方治例”，且内容排在“六气主病治例”之后，现据原书目录调整至此。

绝者死。

苍术汤

治脾胃感风，飧泄注下，肠鸣腹满，四肢重滞，忽忽善怒，眩冒颠晕，或左胁偏疼。

白茯苓去皮　厚朴姜叶制　白术　青皮去白　干姜炮　半夏汤洗　草果去壳　甘草炙，各等分

上为㕮咀，每服四钱，水一大盏，姜三片，枣二枚，煎七分，去滓，食前服，以效为度。

凡遇六戊年，赫曦之纪，岁火太过，炎暑流行，肺金受邪，民病疟，少气咳喘，血溢血泄，注下，嗌燥，耳聋，中热，肩背热，甚则胸中痛，胁支满，背肩并两臂痛，身热骨痛，而为浸淫。为水所复，则反谵妄狂越，喘鸣，血溢，泄不已，甚则太渊绝者死。

麦门冬汤

治肺经受热，上气咳喘，咯血痰壅，嗌干，耳聋，泄泻，胸胁满痛，连肩背两臂膊痛，息高。

麦门冬去心　香白芷　半夏洗滑　桑白皮　竹叶　甘草炙　紫菀茸　钟乳粉　人参各等分

上㕮咀，每服四钱，水一大盏，姜三片，枣二枚，煎七分，去滓，食前服，以效为度。

凡遇六甲年，敦阜之纪，岁土太过，雨湿流行，肾水受邪，民病腹痛，清厥，意不乐，体重，烦冤，甚则肉痿，足痿不收，行善瘛，脚下痛，中满，食减，四肢不举。为风所复，则反腹胀，溏泄，肠鸣，甚则太谿绝者死。

附子山茱萸汤

治肾经受湿，腹痛，寒厥，足痿不收，腰脽痛，行步艰难，甚则中满不下，或肠鸣溏泄。

附子炮去皮脐　山茱萸各一两　半夏洗去滑　丁香一分　乌梅半两　木瓜干　肉豆蔻各三分　藿香一分

上㕮咀，每服四钱，水一大盏，姜七片，枣一枚，煎七分，去滓，食前服，以效为度。

凡遇六庚年，坚成之纪，岁金太过，燥气流行，肝木受邪，民病胁小腹痛，目赤，背痒，耳无闻，体重，烦冤，胸痛引背，胁满引小腹，甚则喘咳逆气，背肩痛，尻阴、股膝、髀腨胻足痛。为火所复，则暴痛，胠胁不可反侧，咳逆，甚而血溢，太冲绝者死。

牛膝木瓜汤

治肝虚遇岁燥，胁连小腹拘急，疼痛，耳聋，目赤，咳逆，肩背连尻阴、股膝、髀腨、胻皆痛，悉主之。

牛膝去苗酒浸　木瓜各一两　芍药　杜仲去皮，姜汁制炒断丝　枸杞子　黄

柏节　兔丝子酒浸　天麻各三分　甘草炙，半两

上㕮咀，每服四钱，水大盏，姜三片，枣一枚，煎七分，去滓，食前服，以效为度。

凡遇六丙年，漫术之纪，岁水太过，寒气流行，邪害心火，民病身热烦心，躁悸，上下中寒，谵妄，心痛，甚则腹大胫肿，喘咳，寝汗，憎风。为土所复，则反胀满，肠鸣溏泄，食不化，渴而妄冒，甚则神门绝者死。

川连茯苓汤

治心虚为寒冷所中，心热躁，手足反寒，心腹肿痛，病喘咳，自汗，甚则大肠便血。

黄连去须　茯苓各一两　麦门冬去心　车前子炒　通草　远志去心，姜汁制炒，各半两　半夏洗去滑　黄芩去外腐　甘草炙，各半两

上为㕮咀，每服四钱，水一盏，姜三片，枣一枚，煎七分，去滓，食前服，以效为度。

凡遇六丁年，委和之纪，岁木不及，燥乃盛行，民病中清，胠胁痛，小腹痛，肠鸣溏泄。为火所复，则寒热，疮疡，痤疿，痈肿，咳而鼽。

苁蓉牛膝汤

治肝虚为燥热所伤，胠胁并小腹痛，肠鸣溏泄，或发热，遍体疮疡，咳嗽，肢满，鼻鼽。

肉苁蓉酒浸　牛膝酒浸　乾木瓜　白芍药　熟地黄　当归去苗　甘草炙，各等分

上㕮咀，每服四钱，水一大盏，姜三片，乌梅半枚，煎七分，去滓，食前服，筋痿脚弱者，镑鹿屑同煎。

凡遇六癸年，伏明之纪，岁火不及，寒乃盛行，民病胸痛，胁府满，膺背、肩胛、两臂内痛，郁冒蒙昧，心痛，暴瘖，甚则屈不能伸，髋髀如别。为土所复，则反骛溏泄，食饮不下，寒中，肠鸣泄注，腹痛，暴挛，痿痹，足不能任身。

黄芪茯神汤

治心虚挟寒，心胸中痛，两胁连肩背，肢满，噎塞，郁冒蒙昧，髋髀挛痛，不能屈伸，或不能利，溏泄，饮食不进，腹痛，手足痿痹不能任身。

黄芪　茯神去水　远志去心，姜汁制炒　紫河车　酸枣仁炒，各等分

上㕮咀，每服四钱，水一大钟，姜三片，枣一枚，煎七分，去滓，食前服，以效为度。

凡遇六己年，卑监之纪，岁土不及，风气盛行，民病飧泄，霍乱，体重，身痛，筋骨繇，并肌肉瞤酸，善怒。为金所复，则反胸胁暴痛，下引小腹，善太息，气客于脾，食少味。

白术厚朴汤

治脾虚风冷所伤，心腹胀满疼痛，四肢筋骨重弱，肌肉瞤动，酸厮，善怒，霍乱，

吐泻，或胁胸暴痛，下引小腹，善太息，食少失味。

白术　厚朴姜炒　半夏洗去滑　桂心　藿香去梗　青皮去白，各三两　干姜炮　甘草炙，各半两

上㕮咀。每服四钱，水一大盏，姜三片，枣一枚，煎七分，去滓，食前服，以效为度。

凡遇六乙年，从革之纪，岁金不及，火盛行，民病肩背瞀重，鼽嚏，血便注下。为水所复，则反头脑户痛，症及囟顶，发热，口疮，心痛。

紫菀汤

治肺虚感热，咳嗽喘满，自汗，衄血，肩背瞀重，血便注下，或脑户连囟顶痛，发热，口疮，心痛。

紫菀茸　白芷　人参　甘草　黄芪　地骨皮　杏仁去皮，炙　桑白皮炙，各等分

上㕮咀，每服四钱，水一大盏，姜三片，枣一枚，煎七分，去滓，饥时服，以效为度。

凡遇六辛年，涸流之纪，岁水不及，湿乃盛行，民病肿满身重，濡泄，寒疡，腰腘、腨、股、膝、痛不便，烦冤，足痿清厥，脚下痛，甚则胕肿，肾气不衡。为木所复，则反面色时变，筋骨并辟，肉瞤瘛，目视䀮䀮，肌肉胗发，气并膈中，痛于心腹。

五味子汤

治肾气虚，坐卧湿地，腰重著疼痛，腹胀满，濡泄无度，行步难，足痿清厥，甚则浮肿，面色不常，或筋骨并臂瞤瘛，目视䀮䀮，膈中及咽痛。

五味子　附子炮去皮脐　巴戟去心　鹿茸燎去毛酥炙　山茱萸去子　熟地黄　杜仲姜汁浸炒去丝，各等分

上㕮咀，每服四钱，水一大盏，姜三片，盐少许煎七分，去滓，食前服，以效为度。

凡六壬、六戊、六甲、六庚、六丙岁，乃木、火、土、金、水太过，为五运先天；六癸、六丁、六己、六乙、六辛岁，乃木、火、土、金、水不及，为五运后天。民病所感治之，各以五味所胜调和，以平为期。

六气主病治例

风胜燥制火并汤

天南星二两半　北桔梗七钱半　小栀子一两，取仁。已上三味入太阴肺经，助燥化制其风　川黄连八钱五分，此一味入少阴心经，泻火抑母之甚。母者，木也。此实则泻于也　青皮二钱半，引诸药至风胜之地　防风三钱，去芦　薄荷一钱，此二味散风之势

上制为粗末，每服七钱半，姜三片，水一大钟，煎至七分，去滓温服。

水胜湿制风并汤

苍术二两，米泔浸　白术二两半，麦壳炒，去麦壳　甘草五钱，炙。已上三味入足太阴脾经，助土以制水甚　吴茱萸五钱　乾姜五钱七分，此二味入厥阴肝经，泻水，少抑母甚。母者，水也，此实则写子也　附子一钱乙字，引诸药至水胜之地锉

上锉为粗末，每服七钱，大枣一枚，水一锺，煎至七分，去滓温服。

火胜寒制湿并汤

黄柏二两半，盐水炒　知母一两，去毛。已上二味入少阴肾经，助寒化以制火甚　片黄芩五钱，酒炒　栀子仁小红者，此二味入太阴脾经，助湿化抑母甚　黄连一钱，姜汁炒，引诸药至火胜之地

上锉为粗末，每服七钱，灯心七根，莲子五枚，水一碗，煎至七分，去滓温服。

土胜风制燥并汤

川芎一两，去芦，米醋炒。经云：木位之主，其补以辛，川芎味辛气温　当归一两半，酒洗。此二味入厥阴肝经，助风化，以制其温　南星一两，汤泡一次　桑白皮七钱，蜜炙，去皮土。此二味泻燥夺母　大枣五枚，引诸药至湿胜之地　川萆薢八钱，以散其湿

上锉为粗末，每服七钱，姜五大片，水一碗，煎至七分，去滓温服。

热制寒并汤

肉桂二两，去粗皮，此味入少阴心经，助热化以制金甚　当归一两，半酒洗。此味助木生火以制燥甚　泽泻一两，去毛。此味入少阴肾经，泻寒以抑母甚　独活六钱，此味与泽泻颇同　桔梗三钱半，引诸药至燥胜之地

上锉为粗末，每服六钱，水一碗，煎七分，去滓温服，燥易即止。

火胜阴精制雾沤渎并汤

天门冬三两，蜜汤浸，去心　生地黄二两半，酒洗，此二味入阴经助水化以制热甚　柴胡五钱　连翘　黄芩各三钱，此三味入雾沤渎抑甚　地骨皮　黄柏各二钱半，此二味引诸药至热胜之地

上锉为粗末，每服七钱，灯心一撮，水一碗，煎至七分，去滓温服。

五运所化之图[①]

甲己岁气土化之图

甲

岁土太过　是岁泉涌河溢，涸泽亦生鱼，风雨大。

---

①五运所化之图：原本系图表形式，现改为文字形式排版。

岁运黄天　至十一崩溃，鳞见于陆。

敦阜之纪　平气备化。

甲岁南政

太宫之音

岁气雨湿流行，至阴内实，物化克成，其变震惊，飘骤崩溃。

肾水受邪，病则腹痛，清厥体重，甚则足痿不收，脚痛中满，四肢不举。

脾土胜肾水，木为水之子，复能克土，则反溏泄，甚则太溪绝者死。足内踝后跟骨上动脉中，肾脉也。

临辰戌为岁会，甲辰甲戌。下加太阴为同天符。同上。

己

岁土不及

岁运黅天

卑监之纪　平气备化。

己岁南政

少宫之音

岁气风寒大作，雨乃愆期，草木秀而不实。

脾土受邪，病则飧泄，霍乱，体重腹痛。

肝木克脾土，金为土之子，复能克肝木，则反脚[①]胁暴痛，下引小腹。

临辰戌丑未为岁会，甲辰甲戌己丑己未。上见太阴为太乙天符，己丑己未，下临厥阴，己巳己亥，流水不冰，蛰虫来见，民乃康。

乙庚岁气金化之图

乙

岁金不及

岁运素天

从革之纪　平气审平。

乙岁北政

少商之音

岁气炎火盛行，生气乃用，燥石流金，

涸泉焦草。

肺金受邪，病则肩背瞀重，鼽血，血便，

注下。

心火克肺金，水为金之子，复能克心火，则反心痛，脑痛，延及囟顶痛，发热，口疮，心痛。

临酉为太乙天符，乙酉。为岁会。上见阳明为天符。乙卯。

复则水胜火，寒雨暴至，冰雹雪霜。

①脚：疑为“胸”之误。

庚

岁金太过

岁运素天

坚成之纪　平气审平。

庚岁北政

太商少音

岁气燥行，天气洁，地气明，阳气随阴，肃杀凋凌。

肝木受邪，病则腹胁痛，目赤，体重，胸痛，胁满，引小腹，耳无闻，甚则喘咳逆气，背肩、尻阴、股膝、髀腨胻足痛。

肺金克肝木，火为木之子，复能克及肺金，则反血溢，心痛，脚：胁不可转侧，咳逆，太冲绝者死。

临酉为岁会，乙酉。下见阳明为同天符。庚子庚午。

丙辛岁气水化之图

丙

岁水太过　是岁雨水雪霜不时降，湿气变物。

岁运玄天

流衍之纪　平气静顺。

丙岁北政

太羽之音

岁气天地寒凝，其变冰霜雪雹。

心火受邪，病则身热烦躁，阴厥中寒，甚则腹大，胫肿，喘咳。

肾水胜克心火，肝为火之子，复能克肾，反肠鸣溏泄，甚则神门绝者死。穴在掌后锐骨端，心主脉也。

临子为岁会，丙子。上见太阳为天符。丙戌丙辰。

辛

岁水不及

玄[①]运玄天

涸流之纪　平气静顺。

辛岁北政

少羽之音

岁气水泉减，草木茂。

肾水受邪，病则身重，濡泻，肿满，腰膝痛，足痿，清厥，甚则跗肿，肾气不行。

脾土克肾水，木为水之子，复能克脾，则反面色时变，筋肉瞤瘛，膈中痛，及心腹。

临丑为同岁会，辛丑辛未。上见太阴。

下见太阳为同岁会，则大寒蛰虫早藏。

---

①玄：疑为"岁"之误。

丁壬岁气木化之图

丁

岁木不及　是岁天地凄怆，日见朦昧，雨非雨。

岁运苍天　睛非睛，气惨然，气象凝敛肃杀，甚之。

委和之纪　平气敷和。

丁岁北政

少角之音

岁气燥气乃行，生气不政，凉雨将降，风雪并兴，草木晚荣，物秀而实。

肝木受邪，病中清，脚胁满，小腹痛，阳明溏泄。

肺金胜肝木，火为木之子，复能克金，则反寒湿，疮疡，痤痹，肿痈，咳血，夏生大热，温变为躁，草木槁，下体再生。

上见厥阴为天符，丁巳丁亥。临卯为岁会①，丁卯。上临阳明，生气失政，草木再荣。

壬

岁木太过

岁运苍天

发生之纪　平气敷和。

壬岁北政

太角之音

岁气风气流行，生气淳化，万物以荣，其变震拉摧拔。

脾土受邪，病飧泄，食减，体重，肠鸣，腹痛，胁满。

肝木克脾土，金为土之子，复能胜木，则反胁痛而吐，甚则冲阳绝者死。穴在足跗上三寸，骨动脉上去陷谷三寸，胃脉也。

临卯为岁会，丁卯。下见厥阴为同天符。壬申壬寅。

戊癸岁气火化之图

戊

岁火太过　是岁火燔灼，水泉涸，物焦槁。

岁运丹天

赫曦之纪　平气升明。

戊岁北政

太徵之音

岁气阴气内化，其变则炎烈沸腾。

肺金受邪，病则发疟，少气喘咳，血溢，泄泻，胸胁满痛，背膂痛，身热骨痛。

心火胜肺金，水为金之子，复能胜火，反狂妄，泄泻，喘咳，血溢，甚则手太阴太渊绝者死，穴在掌后陷中，肺脉也。

临子为太乙天符，戊子为天符，戊午为太乙天符。上见少阴少阳为天符。戊午

①临卯为岁会：依“五运所化之图”文字叙述通例，此句当在“上见厥……”之前。

戊子戊寅戊申。

癸

岁火不及

岁运丹天

伏明之纪　平气升明。

癸岁北政

少徵之音

岁气岁寒乃盛行，火令不政，物生不长，阳气屈伏，蛰虫早藏。

心火受邪，病则胸胁膺背痛，郁冒，暴喑，臂痛。

肾水胜心火，土为火之子，复能克肾，则反寒中，肠鸣泄注，挛痹，足不任身。

临卯酉为同岁会，癸酉癸卯。下见少阴少阳为同岁会。癸卯癸酉癸巳癸亥。

六气所化之图①

子午岁气热化之图

少阴司天　阳明在泉

初气　厥阴风木

太阳寒水加

天时　寒风切冽，雪水冰，蛰复藏。

民病　关节禁固，腰脽痛，中外疮疡。

二气　少阴君火

厥阴风木加

天时　风雨时寒，雨生羽虫

民病　淋气，郁於土而热，令人目赤。

三气　少阳相火

少阴君火加

天时　大火行，热气时至，羽虫静。不鸣也，燕百舌杜宇之类。

民病　厥热心痛，寒热更作，咳喘，目赤。

四气　太阴湿土

太阴湿土加

天时　大雨时行，寒热互作。

民病　黄疸，鼽衄，嗌干，吐饮。

五气　阳明燥金

少阳相火加

天时　温气乃至，初冬尤暖，万物乃荣。

民病　康安。伏邪於春为疟。

终气　太阳寒水

①六气所化之图：原本系图表形式，现改为文字形式排版。

阳明燥金加

天时　燥寒劲切，火尚毒，寒暴至。

民病　上肿咳喘，甚则血溢，下连小腹，而作寒中。

丑未岁气湿化之图

太阴司天　太阳在泉

初气　厥阴风木

厥阴风木加

天时　大风发荣，雨生毛虫。

民病　血溢，筋络拘强，关节不利，身重筋痛。

二气　少阴君火

少阴君火加

天时　大火至，天下疵疾，以其得位，君令宣行，湿蒸相薄，雨时降。

民病　瘟疫盛行，远近咸苦。

三气　少阳相火

太阴湿土加

天时　雷雨电雹，地气腾，湿气降。

民病　身重跗肿，腹胸满感，寒湿气。

四气　太阴湿土

少阳相火加

天时　炎热沸腾，地气升，天气否隔，湿化不流。

民病　腠理热，血暴溢，患疟，心腹䐜胀，甚则浮肿。

五气　阳明燥金

阳明燥金加

天时　大凉，霜早降，寒及体。

民病　皮肤寒。

终气　太阳寒水

太阳寒水加

天时　大寒凝冽。

民病　关节禁固，腰脽痛。

寅申岁气火化之图

少阳司天　厥阴在泉

初气　厥阴风木

少阴君火加

天时　热风伤人，时气流行。

民病　湿气拂於上，血溢目赤，咳逆，头痛，血崩，胁满痛，皮肤生疮。

二气　少阴君火

太阴湿土加

天时　时雨至，火反郁，风不胜湿。

民病　热郁，咳逆吐，胸臆不利，头痛身热，昏愦，脓疮。
三气　少阳相火
少阳相火加
天时　热暴至，草萎，河干，大暑炎亢，湿化晚布，大旱。
民病　热病，聋瞑，血溢，脓疮，咳逆，衄衄发渴，喉痹，目赤，善暴死。
四气　太阴湿土
阳明燥金加
天时　凉风至，炎暑未去，风雨及时。
民病　民气和平，身重中满，脾寒泄泻。
五气　阳明燥金
太阳寒水加
天时　阳乃去，寒乃来，雨乃降，刚木早凋。
民病　民避寒邪，君子周密，病则骨痿，目赤痛。
终气　太阳寒水
厥阴风木加
天时　地风正，寒风飘扬，万物反生，寒气至，雨生鳞虫。
民病　关节不禁，心腹痛，阳气不藏。

卯酉岁气燥化之图

阳明司天　少阴在泉
初气　厥阴风木
太阴湿土加
天时　阴始凝，气始肃，水乃冰，寒雨化，花开迟。
民病　热胀面肿，衄衄，欠嚏，呕吐，小便赤，甚则淋。
二气　少阴君火
少阳相火加
天时　臣居君位，大热早行。
民病　疫疠大至，善暴死。
三气　少阳相火
阳明燥金加
天时　燥热交合，凉风间发。
民病　上逆下冷，疟痢，心烦不食。
四气　太阴湿土
太阳寒水加
天时　早秋。寒雨害物。
民病　暴仆振栗，妄言少气，咽干引饮，心痛膺肿，疮疡寒疟，骨痿便血。
五气　阳明燥金
厥阴风木加
天时　春令又行，草木盛，生雨，生介虫。

民病　气和。热行包络，面[1]浮上壅。
终气　太阳寒水
少阴君火加
天时　气候反温，蛰虫出现，流水不冰，此下克上。
民病　伏邪湿毒，季春发疫。

辰戌岁气寒化图

太阳司天　太阴在泉
初气　厥阴风木
少阳相火加
天时　气早暖，草早荣，瘟疫至。
民病　瘟疫，身热，头痛，呕吐，疮疡。
二气　少阴君火
阳明燥金加
天时　大凉反至，早乃遇寒，火气遂抑。
民病　气郁中满，风肿。
三气　少阳相火
太阳寒水加
天时　寒热不时，寒气间至，热争，水雹。
民病　寒反热中，痈疽，注下，心热闷瞀，逆，吐利不治者也死。
四气　太阴湿土
厥阴风木加
天时　风湿交争，雨生倮虫，木盛生风，暴雨摧拔。
民病　大热少气，足痿，注下，赤白，血滞成痈。
五气　阳明燥金
少阴君火加
天时　湿热而寒，客行主令。
民病　气舒。病则血热妄行，肺气痈。
终气　太阳寒水
太阴湿土加
天时　地气正湿令行，凝阴寒雪。
民病　病乃凄惨，孕死，脾受湿，肺旺肾衰。

巳亥岁气风化之图

厥阴司天　少阳在泉
初气　厥阴风木
阳明燥金加
天时　寒始肃，客行主令，杀气方至。

[1] 面：原本字下衍一"面"字，今删。

民病　寒居右胁，气滞，脾虚胃壅。

二气　少阴君火

太阳寒水加

天时　寒不去，霜雪冰，杀气施，化草焦，寒雨数至。

民病　热中，气血不升降。

三气　少阳相火

厥阴风木加

天时　风热大作，雨生羽虫。

民病　泪出，耳鸣，掉眩。

四气　太阴湿土

少阴君火加

天时　热气反用，山泽浮云，暴雨溽湿。

民病　心受邪，黄疽[①]而为跗肿。

五气　阳明燥金

太阴湿土加

天时　燥湿足胜，沉阴乃布，雨水乃行。

民病　寒气及体，肺受风，脾受湿，发为疟。

终气　太阳寒水

少阳相火加

天时　畏火司令，阳乃火化，蛰虫出现，流水不冰，地气大发，草乃生。

民病　瘟疠，必肾相制。

六气时行民病证治[②]

辰戌之岁，太阳司天，太阴在泉，气化运行先天。初之气，乃少阳相火，加临厥阴风木，民病温，身热头疼，呕吐，肌腠疮疡。二之气，阳明燥金，加临少阴君火，民病气郁中满。三之气，太阳寒水，加临少阳相火，民病寒，反热中，痈疽注下，心中热瞀闷，四之气，厥阴风木，加临太阴湿土，民病大热少气，肌肉痿，足痿，注下赤白。五之气，少阴君火，加临阳明燥金，民乃舒[③]。终之气，太阴湿土，加临太阳寒水，民乃凄怆，孕死。治去甘温以平，酸苦以补，抑其运气，扶其不胜。

静顺汤

治[④]辰戌之岁，太相司天，太阴在泉，病者身热，头痛，呕吐，气郁中满，瞀闷，少

①疽：疑为“疸”之误。

②六气时行民病证治：此节应有“子午之岁”内容，疑有脱文。

③四之气……民乃舒：原作“四之气厥阴风木，加临阳明燥金，民病乃舒。”此节文字引自《素问·六元正纪大论》，现据《素问》增补。

④治：原下衍一“戊”字。

气，足痿，注下赤白，肌腠疮疡，发为痈疽。

白茯苓去皮　干木瓜各一两　附子炮，去皮脐　牛膝去苗，酒浸，各三两　防风去钗　诃子煨，去核　甘草炙　干姜炮，各半两

上㕮咀，每服四钱，水一大盏，煎七分，去滓，食前服，其年自大寒至春分，宜用附子加枸杞半两；自春至小满，依前入附子同枸杞；自小满至大暑，去附子、木瓜、干姜，加人参、枸杞、地榆、香白芷、生姜各三分；自大暑至秋分，依正方加石榴皮半两；秋分至小雪依正方；自小雪至大寒，去牛膝，加当归、芍药、阿胶炒各三分。

卯酉之岁，阳明司天，少阴在泉，气化运行后天。初之气，太阴湿土，加临厥阴风木，此下克上，民病中热胀，面目浮肿，善眠鼽衄，嚏欠呕，小便黄赤，甚则淋。二之气，少阳相火，加临少阴君火，民病厉大至，善暴死。三之气，阳明燥金，加临少阳相火，民病寒热[1]。四之气，太阳寒水，加临太阴湿土，此下土克上水，民病暴仆，振栗，谵妄，少气咽干，引饮，心痛，痈肿，疮疡，寒疟，骨痿，便血。五之气，厥阴风木，加临阳明燥金，民气和。终之气，少阴君火，加临太阳寒水，此克上，民病温。治法宜咸寒以抑火，辛甘以助金，汗之，清之，散之，以安其运气。

审平汤

治卯酉之岁，阳明司天，少阴在泉，病者中热，面浮，鼽鼻，少便黄赤，甚则淋，或疠气行，善暴仆，振栗，谵妄，寒疟，痈肿，便血。

远志去心，姜汁炒　紫檀香各一两　天门冬去心　山茱萸各二分　白芍药　白术　甘草　生姜各半两

上㕮咀，每服四钱，水一盏，煎七分，去滓，食前服，自大寒至春分，加茯苓、半夏、紫苏、生姜各半两；自春分至小满，加玄参、白薇各半两；小满至大暑，去远志、山茱萸、白术，加丹参、泽泻各半两；大暑至秋分，去远志、白术，加酸枣仁、车前子各半两；自秋分至大寒并依正方。

寅申之岁，少阳相火司天，厥阴风木在泉，气化运行先天。初之气，少阴君火，加临厥阴风木，民病温，气拂于上，血溢，目赤，咳逆，头痛，血崩，胁满，肤腠生疮。二之气，太阴湿土，加临少阴君火，民病热郁，咳逆，呕吐，疮发于中，胸臆不利，头痛，身热昏愦，脓疮。三之气，少阳相火，加临少阳相火，民病热中，聋瞑，血溢，脓疮，咳，呕，鼽衄，渴，嚏欠，喉痹，目赤，善暴死。四之气，阳明燥金，加临太阴湿土，民病满，身重。五之气，太阳寒水，加临阳明燥金，民避寒邪，君子周密。终之气，厥阴风木，加临太阳寒水[2]，民病关闭不禁，心痛，阳气不藏而咳。治法宜咸寒平其上，甘温治其下，腹而作寒中。

①二之气……民病寒热：明本作"淋气少阴阳火燥变合民病寒热"。此节文字引自《素问·六元正纪大论》，现据《素问》增补。

②加临阳明燥金……加临太阳寒水：原本无。此节文字引自《素问·六元正纪大论》，现据《素问》增补。

白薇[①]　玄参　川芎　芍药　旋覆花　桑白皮　当归　甘草　生姜

上吹咀，每服四钱，水大盏，煎七分去滓，食前服，自大寒至春分，加杏仁、升麻各半两；春分至小满，加茯苓，车前子各半两；小满至大暑，加杏仁、麻子仁各一分；大暑至秋分，加荆芥、茵陈蒿各一分；秋分至小雪，依正方；小雪至大寒，加紫苏子半两。

巳亥之岁，厥阴风木司天，少阳相火在泉，气化运行后天。初之气，阳明燥金，加临厥阴风木，民病寒于右胁下。二之气，太阳寒水，加临少阴君火，民病热中。三之气，厥阴风木，加临少阳相火，民病泪出，耳鸣，掉眩。四之气，少阴君火，加临太阴湿土，民病黄疸，胕肿。五之气，太阴湿土，加临阳明燥金，湿相胜，寒气及体，风雨乃行。终之气，少阳相火，加临太阳寒水，此下水克上火，民病温厉。治法宜用辛凉以平其上，咸寒调其下，畏火之气，无妄犯之。

敷和汤

治巳亥之岁，厥阴风木司天，少阳相火在泉，病者而反右胁下寒，耳鸣泪出，掉眩，燥湿相抟，病民黄疸，浮肿，时作温疠。

半夏　枣子　五味子　枳壳　茯苓　诃子　干姜　橘皮　甘草各半两

上吹咀，每服四钱，水一大盏，煎七分去滓，食前服，宜酸渗之，泄之，清之，发之。

升明汤[②]

治寅申之岁，少阳相火司天，厥阴风木在泉，病者气郁热，血赤咳逆，头痛，满呕吐，胸臆不利，聋瞑渴，身重，心痛，阳气不藏，疮疡，烦躁。

紫檀香　车前子　青皮　半夏　酸枣仁　蔷蘼　生姜　甘草

上吹咀，每服四钱，水一盏，煎七分，去滓，食前服，自大寒至春分加白薇去参各半两，大暑至秋分加茯苓半两，秋分至小雪依正方，小雪至大寒加五味子半两。

丑未之岁，太阴湿土司天，太阳寒水在泉，气化运行后天。初之气，厥阴风木，加临厥阴风木，民病血溢，筋络拘强，关节不利，身重筋痿。二之气，少阴君火，加临少阴君火，民病瘟疠盛行，远近咸若。三之气，太阴湿土，加临少阳相火，民病身重，胕肿，腹满。四之气，少阳相火，加临太阴湿土，民病腠理热，血暴溢，疟，心痛胪胀，甚则浮肿。五之气，阳明燥金，加临阳明燥金，民病皮肤，寒气及体。终之气，太阳寒水，加临太阳寒水，民病关节禁固，腰脽痛。其法用酸平其上，甘温治其下，以苦燥之，温之，甚则发之，泄之，赞其阳火，令御甚寒。

备化汤

治丑未之岁，太阴湿土司天，太阳寒水在泉，病者关节不利，筋脉胁急，身重痿弱，或瘟疠盛行，远近咸若，或胸腹满闷，甚则浮肿，寒疟，血溢，腰脽痛[③]。

---

①白薇：原本前缺方名和主治。

②升明汤：从主治内容看，此方当排在审平汤之后，敷和汤之前。

③腰脽痛：以下当有药物配伍及服用法。

卷　三

论九宫分野

此下无系于紧要，所以备载之者，使学者得以广其见闻，不致为其所惑。

论曰：五运不及之岁，则有灾宫所向之位，故不可一概而论灾也。经曰：九星悬朗，七曜周旋者，乃天之九星所主之分野。故少角岁云灾三宫，东宫震位，天冲司也。少徵岁云灾九宫，南室离位，天英司也。少宫岁云灾五宫，中室，天禽司也，寄位二宫坤位。少商岁云灾七宫，西室兑位，天柱司也。少羽岁云灾一宫，北室坎位，天蓬司也。皆以气运不及之方言之。按《天元玉册》曰：天蓬一，水正之宫也。天芮二，土神之应宫也。天冲三，木正之宫也。天辅四，木神之应宫也，天禽五，土正之宫也。天心六，金神之应宫也。天柱七，金正之宫也。天任八，土神之应宫也。天英九，火正之宫也。下以应九州之分野，谓冀兖青徐扬荆豫梁雍也。

灾宫歌图

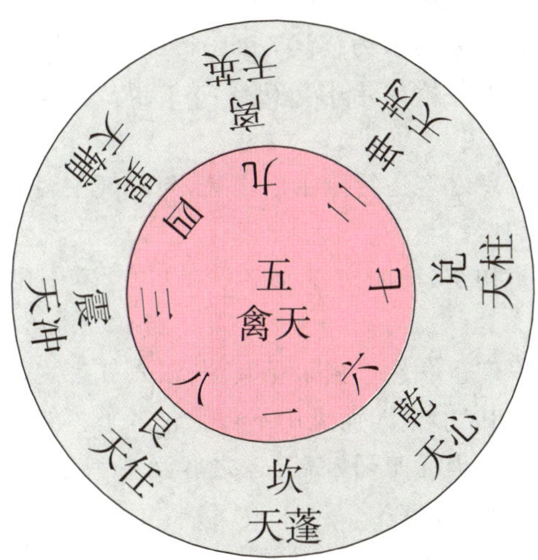

图二十八

歌曰：年逢不及有灾宫，辛一丁三己五同，七数即乙少商并癸九，仍将土寄二坤冲。

二乃土寄位，非灾宫之数。

论主运大运太少相生

运有大运，有主运，当年年干建运，通主一年，此为大运。或太角，或少角，俱从大寒日始，以次相生，至羽而终。每运各主七十三日零五刻，总五运之数，则三百六十五日零二十五刻，而成一岁，此为主运，主运太少皆依大运，大运阳年属太，阴年属少，上生至角而止，下生至羽而止，上下相生，皆须太少相因，不可失序，假如甲运，太宫土也，上生太宫者少徵火，生少徵者太角木，此谓上生至角是也。又太宫土，下生者少商金，金生太羽水，此谓下生至羽是也。甲与己合，己从少宫，上下相生焉；又如乙运，少商金也，上生少商者太宫土，生太宫土者少徵火，生少徵火者太角木，此亦谓上生至角也。又少商下生者太羽水，此亦谓下生至羽也。乙与庚合，庚从太商，上下相生焉；又如丙运太羽水也，上生太羽者少商，生少商金者太宫土，生太宫土者少徵火，生少徵火者太角木，此谓上生至角也。丙与辛合，辛从少羽，上生焉；又如丁运少角木也，少角下生者太徵火，火生少宫土，土生太商金，金生少羽水，此谓下生至羽也。丁与壬同，壬从太角，下生焉；又如戊运太徵火也，上生太徵火者少角木也，又太徵下生者少宫土，土生太商金，金生少羽水，此亦谓上生至角，下生至羽也。戊与癸合，癸从少徵，上下相生焉。是以逐年主运皆依大运，或太角为初，则太羽为终；或少角为初，则少羽为终。经于各条大运角下注一初字，羽下注一终字，又以示人主运角羽之太少初终也。甲乙丙壬癸五年皆太角木为初运，主七十三日，自大寒日起，至春分后十三日止也。少徵火为二运，主七十三日，自春分后十三日起，至小满后二十五日止也。火宫土为三运，主七十三日，自小满后二十五日起，至大暑后三十七日止也。少商金为四运，主七十三日，自大暑后三十七日起，至秋分后四十九日止也。太羽水为终运，主七十三日，自秋分后四十九日起，至大寒而终也。戊己庚辛丁五年皆少角木为初运，太徵火为二运，少宫土为三运，太商金为四运，少羽水为终运也。

按《天元玉册》又有岁之客运行于主运之上，与六气主客之法同，故曰岁中客运者常以应于前二十为初运。

申子辰岁大寒日寅初交，亥卯未岁大寒日亥初交，寅午戌岁大寒日申初交，巳酉丑岁大寒日巳初交。

此五运相生而终岁度也。然于经未见其用，以六气言之，则运亦当有主客以行天令，盖五行之运，一主其气，当四而无用不行生化者乎？然当年大运乃通主一岁，如司天通主上半年之法，《天元玉册》言五运之客互主一年，则经所载者，乃逐年之主运也，明当以《玉册》为法。

大运主运太少相因歌

先分大运过不及，大运音[1]生岁音，五音生己倒推上，太少相因逢角寻，角初羽

[1] 音：疑前脱一“五”字。

终起岁运，太少次生复下临，木岁角初同大运，太少次生亦下侵。

当年大运为主，将岁主运，上下因之，名太少五音，假令少宫为大运，上见太徵火，火上见少角木，则岁初运自少角起，下生至少羽水终。惟木阳年初运自太角起，阴年自少角起，下生亦以太少随之。

五运邪正化度歌

五运太过惟一化，正乃阳兮当勿差，克己己生同化度，运为不及却有邪。

度，日也。一化，阳岁天运，泉之气自化，阴则五行胜复之邪共气，然经中阴亦有正化者，指本岁自化而言。

大运主运太少之图歌

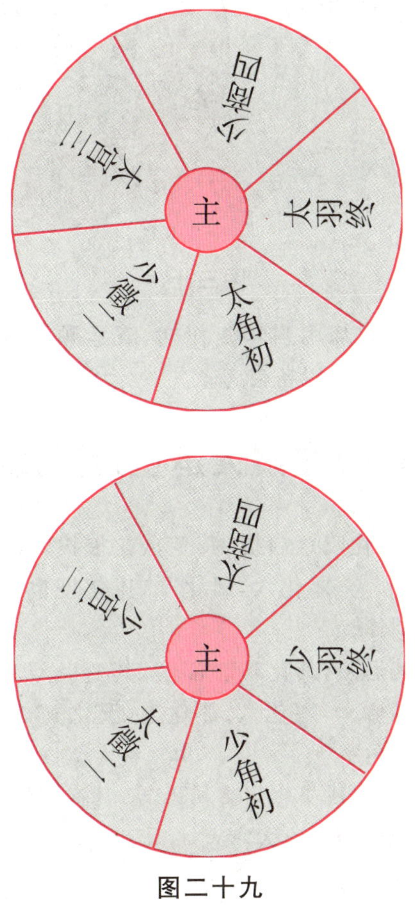

图二十九

歌曰：木初火二土期三，金四相维五水参，此号岁中之主运，静而不动匪虚谈。

太岁中主运时日

大寒木运始交真，清明前三火用亲，芒种十朝应见土，立秋念二燥金辰，立冬四日宜言水，每逢七十三朝五刻轮。

逐年客运之图歌

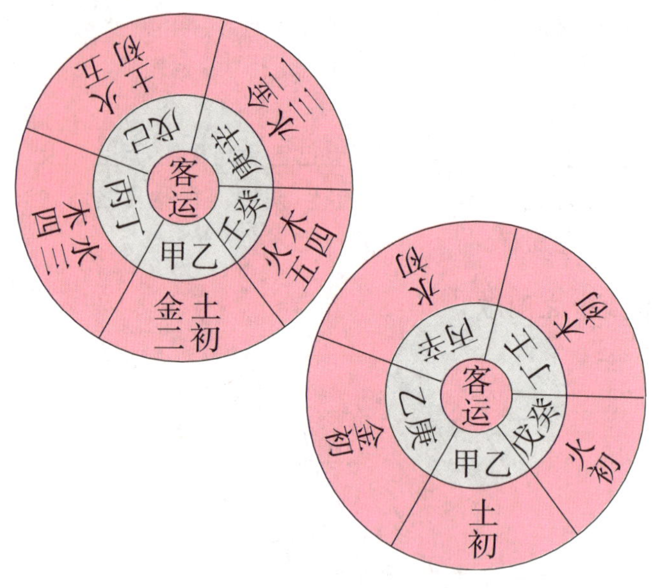

图三十

歌曰：假令甲己年为例，却用当年土作初，五运顺生临□[①]位，逐年效此次加诸。□[②]于经未见其用，姑载之以备参考。

司天在泉大运主运定局

壬辰、壬戌：其运风，其化鸣紊启拆，其变振拉摧拔，其病眩掉目瞑。太阳司天水，太角大运木，太阴司天土。寒化六，风化八，正化度也。主运：太角初正大寒日起，少徵，太宫，少商，大羽终。

戊辰、戊戌同正徵：其运热，其化暄暑郁燠，其变炎烈沸腾，其病热郁。太阳同天水，太徵大运火，太阴司地土，寒化六，热化七，湿化五，所谓正化日也。主运：太徵，少宫，太商，少羽终，少角初。

甲辰岁会亦名同天符，甲戌岁会亦名同天符：其运阴埃，其化柔润溽泽，其变震惊飘骤，其病湿下重。太阳司天水，太宫大运土，太阴在泉土，寒化六，湿化五，所谓正化日也。主运：大宫，少商，大羽终，大角初，少徵。

庚辰、庚戌：其运凉，其化雾露萧瑟，其变肃杀凋零，其病燥，背瞀胸满。太阳司天水，太商大运金，太阴司地土，寒化一，清化九，雨化五，正化度也。主运：太商，少

①□：原文缺字。

②□：原文缺字。

羽终，少角初，太徵，少角宫。

丙辰天符、丙戌天符：其运寒，其化凝惨凛冽，其变冰雪霜雹，其病大寒，留于溪谷谷。太阳司天水，太羽大运水，太阴在泉土，寒化六，雨化五，正化度也。主运：太羽终，太角初，少徵，太宫，少商。

凡此太阳司天之政，气化运行先天，谓生长，化成，收藏，皆先天时，而应至也，余岁先天同。

丁卯岁会、丁酉：其运风清热，清热胜复同，上商同正商。阳明司天金，少角大运木，少阴司地火，清化热化胜复同，所谓邪气化日也。灾三宫[1]。主运：少角初，太徵，少宫，太商，少羽终。

癸卯同岁会、癸酉同岁会：运寒雨。寒化雨化胜复同，上商同正商，所谓邪气化日也。灾九宫。阳明司天金，少徵大运火，少阴司地火，燥化九，风化三，热化七，所谓正化日也。主运：少徵，太宫，少商，太羽终，太角初。

己卯，己酉，其运雨风凉。风化凉化胜复同，所谓邪气化度也，灾五宫，阳明司天金，少宫大运土，少阴司地火，清化九，雨化五，热化七，正化度也。主运：少宫，太商，少羽终，少角初，太徵。

乙卯天符、乙酉岁会，又名太乙天符：其运凉热寒。热化寒化胜复同，邪气化度也，阳明司天金，少商大运金，少阴司地火，燥化四，热化二，正化度也。主运：少商，太羽终，太角初，少徵，太宫。

辛卯同少宫、辛酉：其运寒雨风。雨化风化胜复同，所谓邪气化度也，灾一宫。阳明司天金，少羽大运水，少阴司地火，清化九，寒化一，热化七，正化度也。主运：少羽终，少角初，太徵，少宫，太商。

凡此阳明司天之政，气化运行后天，谓生长、化成、庶物、动静皆后天时而应，余岁后天同。

戊寅天符、戊申天符：其运暑，其化暄嚣郁燠其变炎烈沸腾，其病上热，郁血，溢血，泻，心痛。少阳司天相火，太徵大运火，厥阴司地木，火化二，正化度也。主运：太徵，少宫，太商，少羽终，少角初。

壬寅同天符、壬申同天符：其气风鼓，其化鸣紊启拆，其变拉摧拔，其病掉眩，支胁，惊骇。少阳司天相火，太角大运木，厥阴司地木，火化二，风化八，所谓正化日也。主运：太角初，少徵，太宫，少商，太羽终。

甲寅、甲申：其运阴雨，其化柔润淖泽，其变震惊飘骤，其病体重，胕肿，痞饮。少阳司天相火，太宫大运土，厥阴司地木，火化二，雨化五，风化八，正化度也。主运：太宫，少商，太羽终，太角初，少徵。

庚寅、庚申同正商：其运凉，其化雾露清切，其变肃杀凋零，其病肩背胸中。少阳司天相火，太商大运金，厥阴司地木，火化二，清化九，风化三，正化度也。主运：太商，少羽终，少角初，太徵，少宫。

---

[1] 灾三宫：据《素问·六元正纪大论》，“灾三宫”后当补：“燥化九，风化三，热化七，所谓正化日也。”

丙寅、丙申：其运寒肃，其化凝惨凛冽，其变冰雪霜雹，其病寒，浮肿。少阳司天相火，太羽大运水，厥阴司地木，火化二，寒化六，风化三，所谓正化日也。主运：太羽终，太角初，少徵，太宫，少商。

凡此少阳司天之政，气化运行后天。

丁丑、丁未：其运风清热，清化热化胜复同，同正宫，邪气化度也，灾三宫。太阴司天土，少角大运木，太阳司地水，雨化五，风化三，寒化一，正化度也。主运：少角初，太徵，少宫，太商，少羽终。

癸丑、癸未：其运热寒雨，寒化雨化胜复同，所谓邪气化度也，灾九宫。太阴司天土，少徵大运火，太阳司地水，雨化五，火化二，寒化一，正化度也。主运：少徵，太宫，少商，太羽终，太角初。

己丑太乙天符、己未太乙天符：其运雨风清，风清胜复同，同正宫，邪气化也，灾五宫。太阳司天土，少宫大运土，太阳司地水，雨化五，寒化一，正化度也。主运：少宫，太商，少羽终，少角初，太徵。

乙丑、乙未：其运凉热寒，热化寒化胜复同。太阴司天土，少商大运金，太阳司地水，热化寒化胜复同，所谓邪气化日也。金不及，热化胜之，金之子，化为母，邪气化日也，复雠故寒化，又胜热故云。灾七宫。湿化五，清化四，寒化六，所谓正化日也。主运：少商，太羽终，太角初，少徵，太宫。

辛丑同岁会、辛未同岁会：其运寒雨风，雨化风化胜复同，所谓邪气化日也。同正宫。太阴司天土，少羽大运水，太阳司地水，雨化五，寒化一，所谓正化日也。主运：少羽终，少角初，太徵，少宫，太商。

凡此太阴司天之政，气化运行后天。

壬子、壬午：其运风鼓，其化鸣紊启拆，其变振拉摧拔，其病支满。少阴司天君火，太角大运木，阳明司地金，热化二，风化八，清化四，正化日也。主运：太角初正，少徵，太宫，少商，太羽终。

戊子天符、戊午太乙天符：其运炎暑，其化喧曜郁燠，其变炎烈沸腾，其病上热血溢。少阴司天君火，太徵大运火，阳明司地金，热化七，清化九，正化度也。主运：太徵，少宫，太商，少羽终，少角初。

甲子、甲午：其运阴雨，其化柔润时雨，其变震惊飘骤，其病中满身重。少阴司天君火，太宫大运土，阳明司地金，热化二，雨化五，燥化四，所谓正化日也，以热化、土化、金化皆得生数之正，故曰正化日也。主运：太宫，少商，太羽终，太角初，少徵。

庚子同天符、庚午同天符：同正商，上少阴君火，中太商金运，下阳明燥金。热化七，清化九，燥化九，所谓正化日也。其运凉劲，其化雾露萧瑟，其变肃杀凋零，其病下清。太商，少羽终，少角初，太徵，少宫。

丙子岁会、丙午：上少阴君火，中太羽水运，下阳明燥金。热化二，寒化六，清化四，正化度也。其运寒，其化凝惨凛冽，其变冰雪霜雹，其病寒下。太羽终，太角，少徵，太宫，少商。

丁巳天符、丁亥天符：同正角。其运风热清，上厥阴司天，中少角木运，下少阳在泉。风化三，火化七，正化度也。清热胜复同，邪气化度也，灾三宫，少角初正，太徵，少宫，太商，少羽终。

癸巳同岁会、癸亥同岁会，上厥阴司天，中少徵火运，下少阳在泉。风化八，火化二，正化度也。寒化雨化胜复同，邪气化度也，灾九宫。其运热寒雨。少徵，太宫，少商，太羽终，太角初。

己巳、己亥同正角：上厥阴司天，中少宫土运，下少阳在泉相火。风化三，湿化五，火化七，所谓正化日也。其运雨风清，风化清化胜复同，邪气化日也。灾五宫。少宫，太商，少羽终，少角初，太徵。

乙巳、乙亥：同正角。上厥阴司天木，中少商金运，下少阳在泉相火。风化八，清化四，火化二，正化度也度，谓日也。热化寒化胜复同，所谓邪气化日也，灾七宫。其运凉热寒。少商，太羽终，太角初，少徵，太宫。

辛巳、辛亥：上厥阴司天木，中少羽水运，下少阳在泉相火，风化三，寒化一，火化七，正化度也。风化雨化胜复同，邪气化度也，灾一宫，其运寒雨风。少羽终，少角初，太徵，少宫，太商。

按此定局似不甚切于用，今录之于此，盖亦运风中事灵者，固所当知，或有问者，不至于懵然无觉也。

论正化度邪化度

假如甲子年属火，为热化司天，甲属土，为雨化司运，卯属金，为清化司地。热化、雨化、清化皆司天、司运、司地之本气，故曰正化度。度，日也。又甲属阳为太过，太过则无胜亦无复，是以无邪化度也。凡遇阳年为太过，而五行多以成数言，故曰热化七，雨化五，清化九也。

又如辛卯年，卯属金为清化司天，辛属水，为寒化司运，子属火，为热化司地，清化、寒化、热化皆司天、司运、司地之本气，故亦曰正化度。但辛水属阳为不及，不及则土之雨化必来克之，水弱之故，而水之子乃木，木之风化必来为母复仇而克土。然雨化所克，风化所复，非司天、司运、司地之本气，故曰邪化度也。雨化、风化虽非本气，然一负一胜理之必然。故云然也。凡遇阴年不及，而五行多以生数言，故曰清化四，寒化一，热化二也。

论主运上下太少相生

假如甲年属阳土，为太宫，则以太宫土为主，故太宫之所生，与夫所生太宫土者，皆从少，不从太也。是以太宫土所生者，乃少商金，少商金所生者，乃太羽水。遇羽则终矣。又所生太宫土者，乃少徵火，所生少徵火乃太角木，遇角则止矣。凡遇阳年上下相生，皆从少，故曰少太上下相生也。又如己年属阴土，为少宫，则以少宫土为主，故少宫土之所生，与夫所生少宫土者皆从太，不从少也。是以少宫土所生者乃太商金，太商金所生者乃少羽水，遇羽则终矣。又所生少宫土者乃太徵火，所生太徵火者乃少角木，遇角则止矣。凡遇阴年上下相生皆从太，故曰太少上下相生也。又不拘阳年阴年皆于角下注一初字，羽下注一终字，盖每年皆以角木为初运，羽水为终运故也，年年如是不改，故为主运，正如主气每年皆以木为初气，水为终气，年年如是不改，故曰主气也。

序次运气诸说

参并为一例。《圣济》经有六十年图说，今但摭其四说，以为之例，学者可以类推，不必详录。

甲子年

少阴君火司天，阳明燥金在泉，中见太宫土运。岁土太过，气化运行先天，天地之气，上见南面少阴，左间太阴，右间厥阴，故天政所布其气明。下见阳明北面，左间太阳，右间少阳，故地气肃而其令切，交司之气，寒交暑，谓前岁终之气少阳，今岁初之气太阳，太阳交前岁少阳暑也。热加燥，少阴在上，阳明在下也。云驰雨府，湿化乃行，时雨乃降。金火合德，上应荧惑火星、太白金星，见而明大，其谷丹白，水火寒热持于气交而为病始也，热病生于上，清冷病生于下，寒热互作而争于中，民病咳喘，血溢，血泄，鼽嚏，目赤，眦疡，寒厥入胃，心痛腰痛腹大，嗌干肿上，出“六元正纪论”，是乃气化之常，须候其气之至与不至，然后可名其病。是岁火为天气，金为地气，火能生金，天气盈，地气虚，中见土运，天气生运，运生地气，虽虚邪胜亦微，天气既盈，化源为实，当于年前大寒初，先取化源，少阴化源三月也，此谓年前大寒恐误，使之适平。取化源者，平火气也。岁宜食白丹之谷，以全真气，食间气之谷，以辟虚邪。岁谷谓在泉及在泉左右间气所化之谷；间谷谓司天及运间气所化者；虚邪谓从冲后来之风也。咸以软之，而调其上，甚则以苦发之，以酸收之，而安其下，甚则以苦泄之。运同地气，当以温热化。太宫、太商、太羽，岁同寒湿，治以燥热，岁异风热，以凉化多之，岁同地化，以温热治之。太角、太徵，岁异寒湿，治以燥温，岁同风热，以寒化多之，岁同天气，以寒清治之。出“六元正纪论”，岁半之前，天气少阴主之，少阴之化本热而标阴，当是时，本标之化应，寒热相半，无或偏胜者，天政之平也。或热淫所胜，怫热至，火行其政，大雨且至，民病胸中烦热，嗌干，右胠满，皮肤痛，寒热咳喘，唾血血泄，鼽衄嚏呕，溺色变，甚则疮疡胕肿，肩背臂臑及缺盆中痛，心痛肺䐜，腹大满膨而喘咳，病本于肺。胗其尺泽，脉绝者死不治。出“至真要大论”。其法平以咸寒，佐以苦甘，以酸收之。岁半之后，地气阳明主之，其化不从标本，而从太阴之中气，当其时，燥湿并行，而无偏胜者，隔明之化也。或燥淫所胜，则霿雾清暝。民病善呕，呕有苦，善太息，心胁痛，不能反侧，甚则嗌干，面尘，身无膏泽，足外反热。其法治以苦温，佐以甘辛，以苦下之。出“至真要大论”。岁土太过，是谓敦阜之纪，雨湿流行，肾水受邪，民病腹痛，清厥，意不乐，体重，烦闷，甚则肌肉萎，足痿不收，行善瘛，脚下痛，饮发中满，食减，四肢不举，变生得位，谓季月也，藏气水气伏化，气土气独治之。泉涌河衍，涸泽生鱼，风雨大至，土溃，鳞见于陆。病腹满溏泄，肠鸣，反下甚，而太谿绝者死不治。其治宜以苦热，所谓岁气之药食宜也。出“气交变论”。初之气始于癸亥岁十二月中气大寒日寅初，终于是年二月终气春分日子初，凡六十日有奇八十七刻半。主位太角木，客气太阳水，中见太宫土运统之，风寒湿三气奉少阴之政而行春令，地气迁，暑将去，寒乃始，蛰复藏，水乃冰，霜复降，风乃至，阳气郁，民反周密，关节禁固，腰脽痛。炎暑将起，中外疮疡。出“六元正纪论”。宜治太阳之客，以苦补之，以咸泻之，以苦坚之，以辛润之，开发腠理，致津液通气也。出“至真要大论”。食丹谷火以全真气，食稷土以辟虚邪，虽有寒邪不能为害。出“六元正纪论”。二之气自春分日子正，至小满日戌正，六十日有奇。主位少徵火，客气厥阴木，火木同德，中见土运以奉少阴，行舒荣之化时令，至此阳气布，风乃行，春气以正，万物应荣，寒气时至，民乃和。其病淋，目瞑目赤，气郁于上而热。出“六元正纪论”。宜治厥阴之客，以辛补之，以酸泻之，以甘缓之。出“至真要大论。”食丹谷以全真气，食稻金以辟虚邪，虽有风邪不能为害。出“六元正纪论”。三之气自小满日亥初，至大暑日酉初，六十日有奇，主位少徵火，客气少阴火，中见土运，天政之所布也。时令至此大火行，庶类蕃鲜，寒气时至，民病气厥心痛，寒热更作，咳喘，目赤。出“六元正纪论”。宜治少阴之客，以咸补之，以甘泻之，以酸收之。出“至真要大论”。食丹谷以全真气，食豆水以辟虚邪，虽有热邪，不能为害。出“六元正纪论”。四之气自大暑日酉正，至秋分日未正，六十日有奇，主位太宫土，客气太阴土，运与气同名为司气。溽暑至，大雨时行，寒热互作，民病寒热，嗌干，黄疸，鼽衄，饮发。宜治太阴之客，以甘补之，以苦泻之，以甘缓之。食白谷以全真气，食麻木以辟虚邪，虽有湿邪不能为害。五之气自秋分日申初，至小雪日午初，六十日有奇，主位少商金，客气少阳火，中见土运，客火用事，畏火临暑，反至阳乃化，物乃生荣，民乃康。其病温。宜治少阳之客，以咸补之，以甘缓之，以咸软之。食白谷以全真气，食豆水以辟虚邪，虽有火邪不能为害。终之气，自小雪日午正，至大寒日辰正，六十日有奇。主位太羽水，客气阳明金，中见土运。土能生金，金能生水，三气相得而行顺化燥令之化，余火内格[①]。民病肿于上，咳喘，甚则血溢，寒气数举，则霿雾翳，病生皮腠，内舍于胁，下连少腹而作寒中。宜治阳明之客，以酸补之，以辛泻之，以苦泻之。食白谷以全真气，食黍火以辟虚邪，虽有燥邪不能为害。然初气终，初气天气主之胜常也；四气尽，终气地气主之复常也。出“至真要大论”。若岁半之前少阴之气胜者，必有太阳之复，若在泉阳明之气胜者，必有少阴之复，其复皆在岁半之后，观其气胜之早晚，以验复气之迟法，治之有胜则复，无胜则已。出“至真要大论”。

①余火内格：火热之余邪未尽，郁滞在内。

辛巳年

厥阴风木司天，少阳相火在泉，中见少羽水运，岁水不及，气化运行后天，天地之气，上见厥阴，左间少阴，右间太阳，故天气扰而其政挠。下见少阳，左间阳明，右间太阴，故地气正而其令速。风生高远，炎热从之，云趋雨府，湿化乃行。风火同德，上应岁星荧惑。其谷苍丹，间谷言太者，以间气之太者言其谷，太宫太商等所生谷出，其耗文角品羽。风燥火热，胜复更作，蛰由来见，流水不冰，热病行于下，风病行于上，风燥胜复形于中，出“六元正纪论”，雨化风化胜复同，邪气化度也。风化三，寒化一，火化七，正化度也。出“六元正纪论”。风化木为司天，苦化火为在泉，玄化水为司运，柔化土，清化金，为间气灼化，君火为居气。灼化不曰间气而曰居气，盖尊君火无所不居，不当间之也出。“至真要大论”。其在物也，毛虫静，羽虫育，是为岁物所宜。介虫耗寒，毒不生，是为地气所制。出“五常政大论”。然岁气天化虚，地化盈，宜资化源。年前大寒十二月迎而取之。以助天气之木化源，虽虚，水运在中，水乃生木，邪乃微也。必赞其运，水无使邪胜，以辛凉调上，以咸寒调下，畏火之气无妄犯之。出“六元正纪论”。岁半之前，厥阴主之，若风淫所胜，则太虚埃昏，云物以扰，寒生春气，流水不冰木化。民病胃脘当心而痛，上支两胁，膈咽不通，饮胗，在足冲阳脉绝死不治。其法平以辛凉，佐以苦甘，以甘缓之，以酸泻之。出“至真要大论”。岁半之后，少阳主之，若火淫于内，则焰明郊野，寒热更至，民病注泄，面赤，少腹痛，溺赤，甚则血便。其法治以咸冷，佐以苦辛，以酸收之，以苦发之。出“至真要大论”。岁运之化，水不及，纪曰涸流，是谓反阳，藏令不举，化气乃昌，长气宣布，蜇虫不藏，土润，水泉减，草木条茂，荣秀满盛。其气滞，其用渗泄，其动坚止，其发燥稿，其主埃郁昏翳，其病痿厥坚下。出“五常政大论”。其化兼所不胜，四维有湍润埃云之化，则不时有和风生发之应；四维发埃昏骤注之变，则不时有飘荡振拉之复。其眚北，其藏肾，其病内舍腰脊骨髓，外在谿谷腨膝。皆以苦和调中，厥阴少阳之政，上下无克罪之异，治化惟一，故不再言。同风热者，多寒化；异风热者，少寒化。出“气交变大论”。初之气，自庚辰年大寒日巳初，至是岁春分日卯初，六十日有奇。主位少角木，客气阳明金，中见水运。金胜木，水运间之，寒始萧杀，气方至。民病寒于右之下。出“六元正纪论”。宜治阳明之客，以酸补之，以辛泻之，以苦泄之。岁谷宜苍木，间谷命其太也，以间气之太者言其谷也，宜黍火。出“至真要大论”。二之气，自春分日卯正，至小满日丑正，六十日有奇。主位太徵火，客气太阳水，中见水运。气与运同，寒不去，叶雪冰，冰杀气施化，霜乃降，名草上焦，寒雨数至，阳复化。民病热于中。宜治太阳之客，以苦补之，以咸泻之，以苦坚之，以辛润之。岁谷宜苍，间谷宜稷土，是气也无犯司气之寒。三之气自小满寅初，至大暑日子初，六十日有奇，主位太徵火，客气厥阴木，中见水运，岁运之水制火而生木，故天布风乃时举。民病泣出，耳鸣，掉眩。宜治厥阴之客，以辛补之，以酸泻之，以甘缓之。岁谷宜苍，间谷宜稻金。四之气，自大暑日子正，至秋分日戌正，六十日有奇，主位少宫土，客气少阴火，中见水运，溽暑，湿热相薄，争于左上之。民病黄疸，而为胕肿。宜治少阴之客，以咸补之，以甘泻之，以酸收之。岁谷宜丹，间谷宜豆水。五之气，自秋分日亥初，至小雪日酉初，六十日有奇。主位太商金，客气太阴土，中见水运，土刑运，燥湿更胜，沉阴乃布，寒气及体，风雨乃行。宜治太阴之客，以甘补之，以苦泻之，以甘缓之。岁谷宜丹，间谷宜麻木。终之气，自小雪日酉正，至大寒日未正，六十日有奇。主位少羽水，客气少阳火，中见水运。岁运得位，而畏太司令，阳乃大化，蛰虫出见，流水不冰，地气大发，草乃生，人乃舒。其病瘟疠。宜治少阳之客，以咸补之，以甘泻之，以咸软之。岁谷宜丹，间谷宜豆水。此六气之化也。岁气之交，天气胜者，则有阳明之复；地气胜者，则有太阳之复，观其胜复，各以其治之。

甲戌年太乙天符

太阳寒水司天，太阴湿土在泉，中见太宫土运。岁土太过，气化运行先天，太宫下加太阴，太过而加，同天符。又土运临戌，是谓岁会，气之平也。平土之岁，命曰备化之纪。气协天休，德流四正，五化齐修，其气平，其性顺，其用高下，其化丰满，其政安静，其候溽蒸，其令湿，其类土，其应长夏，其谷稷，其果枣，其实肉，春虫倮，其畜牛，其物肤，其色黄，其味甘，其音宫，其数五。其在人也，其藏脾，其主口，其养肉，其病否，此岁运所主也。出“五常正大论”。天地之气，上见太阳，左间厥阴，右间阳明，故天政所布，其气肃。下见太阴，左间少阳，右间少阴，故地气静而其令徐。水土合德，上应辰星镇星。其谷玄黅黄，寒临太虚，其政大举，阳气不令，泽无阳焰[①]则火发待时，少阳中治，时雨乃涯，正极雨散，还于太阴，云朝北极，湿化乃布，泽流万物，寒敷于上，雷动于下，寒湿之气，持于气交。民病寒湿发，肌肉萎，足萎不收，濡泄血溢。出“六元正纪论”。岁半之前，天气太阳主之，太阳有本标之化，寒政大举，热气时应者，天气得中也。岁半之后，地气太阴主之，太阴之化从本，雨湿甚者，地气之应也，寒化六，湿化五，是为正化之日，倮虫育，鳞虫静，是为岁物所宜。燥毒不生，鳞虫不成，其味咸，地气热，是为地气所制。平土之岁，本不资化，凉运与地气临于戌土，气盛先资化源，以助于水，所谓抑其运化，扶其不胜，无使暴过，而生其疾也。食玄黅之谷，以全其真，辟岁之虚邪，从冲后来之风，以安其正。以苦热调上，以苦温调下。运土在中，亦以苦温调之。运同寒湿化，宜燥热治之，常也。“五常正论”“六元正纪论”相参并。初之气，自癸酉年大寒日申初，至是年春分日午初，六十日有奇。主位太角木，客气少阳火，中见土运。少阳中治以行春令，地气迁，气乃大温，草乃早荣，民乃疠，温病乃作，身热，头痛，呕吐，肌腠疮疡。宜治少阳之客，以咸补之，以甘泻之，以咸软之。岁谷宜玄水，间谷宜豆水，则火不为邪。二之气，自春分日午正，至小满日辰正，六十日有奇。主位少徵火，客气阳明金，中见土运。金土相和，大凉反至，民乃惨，草乃遇寒之气遂抑。民病气郁中满，寒乃始。宜治阳明之客，以酸补之，以辛泻之，以苦泄之。岁谷宜玄，间谷宜黍火，则燥不为邪。三

① 泽无阳焰：比喻沼泽之中，没有上腾的阳气。

之气，自小满日巳初，至大暑日卯初，六十日有奇。主位少徵火，客气太阳水，中见土运。天政布，寒气行，雨乃降。民病寒，反热中，痈疽注下，心热瞀闷，不治者死。宜治太阳之客，以苦补之，以咸写之，以苦坚之，以辛润之。岁谷宜玄，间谷宜稷土，则寒不为邪。四之气，自大暑日卯正，至秋分日丑正，六十日有奇。主位太宫土，客气厥阴木，中见土运，岁土得位，风气居之，风湿交争，风化为雨，乃长，乃化，乃成。民病大热少气，肌肉痿，足痿，注下，赤白。宜治厥阴之客，以辛补之，以酸写之，以甘缓之。岁谷宜黅，间谷宜稻金，则风不为邪。五之气，自秋分寅初，至小雪日子初，六十日有奇。主位少商金，客气少阴火，中见土运，火能生土，土能生金，气位相和，阳复化，草乃长，民乃舒。宜调少阴之客，以咸补之，以甘写之，以酸收之。岁谷宜黅，间谷宜豆水，则热不为邪。终之气，自小雪日子初，至大寒日戌正，六十日有奇。主位太羽水，客气太阴土，中见金运。气与运气符会，地气正湿令行，阴凝太虚，埃昏郊野，民乃惨凄，寒风以至，反者孕乃死。宜治太阴之客，以甘补之，以苦写之，以甘缓之。岁谷宜黅，间谷宜麻木，则湿不为邪。是气也不可犯司气，以凉故也。岁气虽平，或有邪气则中，执民有急卒之病。经曰：中有执法者，其病速而危也。

丁卯年

阳明燥金司天，少阴君火在泉，中见少角木。岁运不及，气化运行后天，木运临卯，是谓气会，气之平也。平气之岁，气化运行同天，命曰敷和之纪，木德周行，阳舒阴布，五化宣平，其气其性随，其用曲直，其化生荣，其政发散，其候温和，其令风，其类草木，其应春，其谷麻，其果李，其实核，其虫毛，其畜犬，其色苍，其味酸，其音角，其数八，其物中坚。其在人也，其藏肝，其主目，其养筋，其病里急，肢满，此岁运之化也。出“五常正大论”。天地之气，上见阳明，左间太阳，右间少阳，故天气急而其政切。下见少阴，左间太阴，右间厥阴，故地气明而其令暴。出“五运行论”。阳专其令，炎暑盛行，物躁以坚，淳风乃治，风燥横运，流于气交，多阳少阴，云趋雨府，湿化乃敷，燥极而泽，清先而劲，毛虫乃死，热后而暴，介虫乃殃。金火合德，上应太白荧惑，其谷白丹，间谷命太者，其耗白甲品羽，白色中①虫，多品羽类，有羽翼者。蛰虫出见，流水不冰，清热之气，持于气交。民病咳嗌塞，寒热发暴，振栗癃闷。然阳明燥金在上，少阴君火在下，火能胜金，天气虚，地气盈，天气不足，当资化源，以助金气，运木既平天气，上商与正商同，不必资也。岁宜食白丹之谷，以安其气，食间气之谷，以去其邪。以苦小温调上，以咸寒调下，以辛和调中，汗之，清之，散之。运同热气宜多天化。少角、少徵岁同热，用方多以天清之化治之；少商、少宫、少羽岁同清，用方多以地热之化治之。火在地，故同清者多地化，金在天，故同热者多天化。初之气，自丙寅年大寒日亥初，终于是年春分日酉初，六十日有奇。主位少角木，客气太阴土，中见木运。风湿相遇，上应司天之阳明，以行春令。地迁阴始凝，

①中：疑为“甲”之误。

气始肃，水乃冰，寒雨化。民病中热胀，面目浮肿，善眠，鼽衄，嚏欠呕，小便黄赤，甚则淋。然是岁木运统之，又临木位，风木得位，其气和平，湿化乃微，其病亦少。宜调太阴之客，以甘补之，以苦泻之，以甘缓之。食白谷以安其气，食麻以去其邪，虽有湿化不能为邪。二之气，自春分日酉正，至小满日未正，六十日有奇。主位太徵火，客气少阳火，中见木运。木火相得，上应阳明，阳乃布，民乃舒，物乃生荣，疠大至，民善暴死。是岁天气岁运皆平，疠疾自微。宜调少阳之客，以咸补之，以甘泻之，以咸软之。食白谷以安其气，食豆以去其邪，虽有火化不能为邪。三之气，自小满日申初，至大暑午初，六十日有奇。主位太徵火，客气阳明金，中见木运，天政布，凉乃行，燥热交合，燥极而泽，民病寒热。宜调阳明之客，以酸补之，以辛泻之，以苦泄之。食白谷以安其气，食黍以去其邪，虽有燥化不能为邪。四之气，自大暑日午正，至秋分日辰正，六十日有奇。主位少宫土，客气太阳水，中见木运，寒雨降，民病暴仆振栗，谵妄，少气，嗌干，引饮及为心痛，痈肿，疮疡，疟寒之疾，骨痿，血便。宜调太阳之客，以苦补之，以咸泻之，以苦坚之，以辛润之。食丹谷以安其气，食稷以去其邪，虽有寒化不能为邪。五之气自秋分日巳初，至小雪日卯初，六十日有奇。主位太商金，客气厥阴木，中见木运，与厥阴相符，是谓司气，名曰苍化时令。至此春令反行，草乃生荣，民气和，自无疾病。然厥阴之客，宜以辛泻之，以酸泻之，以甘缓之。岁谷宜丹，间谷宜稻，虽有风化不能为邪，是气也司气，以温用温，无犯所谓用温远温也。终之气，自小雪日卯正，至大寒日丑正，六十日有奇。主位少羽水，客气少阴火，中见木运，水能生木，木能生火而行顺化，当阳气布化，候反温，蛰虫来见，流水不冰，民乃康，平其病温。宜调少阴之客，以咸补之，以甘泻之，以酸收之。食丹谷以安其气，食豆以去其邪，虽有热化不能为邪，是岁重遇平气，四时之气皆德化，政令之施，而无淫邪胜复之变，民乃和，物乃舒，平之至也。

论六十花甲纳音名义

甲子、乙丑海中金，金有五，何者为海中金？盖天一生水，必先有金，而后生水，水自金生，所以始于海中金，而终于大海水也。此金要知其象，则盐也。遇火成象，遇水复化为水。故之海中金者，盐也。又按子丑北方水旺之地，虽有丑土之制，又按天干甲乙之木所克，则土虚水旺而为海也。金为水母，子旺母必随。故子丑中有金，此金之火成象，遇水复化水，而从子者，盐也。盐出于海，故曰海中金也。

壬申、癸酉剑锋金，金之至刚者，铁也。又临官于申，旺于酉，则金已成材，至坚至刚，得位西方申酉之地，假天干壬癸之水，以磨砺之，则锋刃，清明成利器也，非剑锋而何？

庚戌、辛亥钗钏金，金旺于酉，当衰于戌，而病于亥。亥属乾，乾为金，况庚辛以临其上，处刚健之时，虽曰气衰，则体健而不衰。其洁白之性，益壮金处，此时乾为天、为首、为饬。庚辛既洁而不衰，体坚而不乏，在首饬之上，非钗钏而何？

壬寅、癸卯金箔金，盖金生于巳，而绝于寅，其壬癸水，亦病死于寅，卯以垂绝

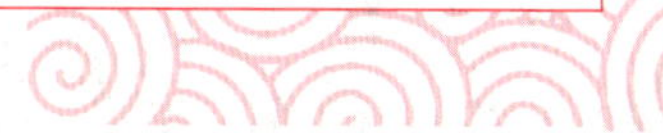

之，母又被病子以窃其气，肌体薄矣。然壬癸子死于卯，母无所窃得，以复究于卯，不绝于寅矣。况寅为造化之炉，万物有生之地，金性至刚，入炉陶泻成器，愈炼愈刚，金体至此，纵薄如箔，继能复完，受胎为卯也，故喻以金箔金焉。

甲午、乙未沙中金，天元甲乙属木支神，午火未土何以曰金？且以沙石为喻，盖坤土在于午未，土气充实，况聚于坤，唯能养金，缘金至午，木浴，又曰暴败。力懦气弱不能支持，须假母土，以长养之，方能冠带成材。但土气太厚，能藏其金意，若混于沙石，故曰沙中金也。

庚辰、辛巳白蜡金。金绝于寅，复孕于卯，涵养于辰，形于内也。至巳长生，始形见于外，谓庚辛至辰，函养之地，如人在腹，如物在土。至巳方生，如人出腹，如物出土类，婴孩也，虽禀坚成刚健之性，而体气尚弱，未能强实，类五金中之铅锡，言气刚而体柔，故以喻为也。

庚寅、辛卯松柏木。木临官于寅，旺于卯，东方震之。位得时得位，可谓至旺之木矣。况天干受庚辛坚成之气，体坚性直，凌霜耐雪，坚不可蠹，冬则不凋，故以松柏为喻也。

壬午、癸未杨柳木，木死于午，墓于未，水至午位失时气弱，况木假水生金，壬癸水至午未则竭，水至午未则炎，土火气燥，其木根不深，蒂不固，躯不实，性不坚，有木之形，无木之实，纵花不果，标干柔弱，故以杨柳为喻也。

庚申、辛酉石榴木。天元庚辛属金，又临辛酉正位兑宫，则金得时得位，当以金名，却以为木，何哉？盖四时之木，各以其时而旺，以时而实，然石榴受夏火之气，不荣于春，乃荣于仲夏，故花红而象火；以受庚辛金，故结实于秋，犹藏火色，若以金气至旺，木绝于申，则木当终绝于此矣，殊不知此木受火之令，七月流火，则金气烁而木不可以终穷，是以不绝于申，复孕于酉。酉剑兑，兑者，悦也。万物泽悦之时，木复胎孕，养成于戌，长生于亥，故庚申、辛酉以石榴名之，言怀火，令金弱，木众虽无任用之材，则应而果实，亦木之自用，能实而复有金也，立名取义，岂苟然哉？

戊辰、己巳大林木。戊戌己亥平地木，不肯指名，混言木者，何也？盖天干戊己土也，辰戌未丑则土维也，土生万物为母，春生夏长，秋收冬藏，土之德也，故《易》曰：动万物者，莫过于雷卯震二月也；齐万物也，莫过于巽辰巳三月四月也，盖戊己之土，长养万物，而齐与巽，不独私于一物，则万物俱齐，物齐成林木矣。

戊戌、己亥平地木。戊己之土，长养万物，春夏结实，至秋冬则当收敛，收之与敛，非母而谁当？假土之覆护，复命归根，聚土之下，戌为九月，万物凋零之时，亥为十月，万物肃杀之地，母当蔽藏，万物悉在怀抱，如在其腹地，无私藏，无一不被其藏，则戊己土如地之平，藏木其下，故以平地名之也。

壬子、癸丑桑柘木。天干壬水，癸水，子水，丑土，何以为木？殊不知子丑两月时当盛，冬兼壬癸水聚之时，若纳音不以木名，则万物当终绝于此也，所以木生在亥，暴败于子，冠带于丑，临官帝旺于寅卯，万物之生，无非水土。盖子为十一月，丑为十二月，水土凝聚之时，天寒地冻，阳气潜藏在下，阴气凝结在上，水土虽在凝寒之时，万物归根复命于此，藏土之下，萌芽于地，故就之以阳也。立春之后，阳气上升，万物甲拆而荣于上矣。原木所贵，先取有材，可以任重；后取有用，可以济人。桑柘虽受水土凝寒之气，体屈而无材，不能以任重，万物有用，农桑为首，岂不为世之有用，而济人者耶？故以桑柘为喻也。

庚午、辛未路傍土者，然坤为地，居未申之间，午未则处乎坤之上，何以名路傍？盖天高西北则乾也，地缺东南则巽也，巽乃辰巳之位，坤乃未申之位，坤地重厚而连巽，缺之隅，陷之侧如路之傍，故取此为喻也。

戊申、己酉大驿土者，盖坤在申，当泽悦万物于其西，寝西北位向乾，天至此益高，地至此益广，况寅申、巳亥为四驿马之神土，既在坤，大不可测，广不可量，载人立物，如驿之广容人畜物地之事也。故以大驿为喻也。

丙戌、丁亥屋上土者，盖戌为九月，亥为十月。九月则万物凋零，敛藏，十月则万物复命归根，悉于土也。况土寒则肃杀万物，土暖则养成万物。火库在戌而得丙，临官于亥而得丁，土受丙丁和土之气于其中，则庇覆万物于其下矣，如人至冬不可露居，当在屋下，如土盖万物于下，故以屋为喻也。

庚子、辛丑壁上土者，土于丙戌丁亥已，盖万物于下，而喻以屋，然子为十一月，丑为十二月，天寒地冻，况资以庚辛之金，则风益冷，气益寒，万物虽得土以盖之，然四围风雨亦必假土以庇之，故用庚子、辛丑土以围之，如屋复有壁也。人得以居室周密，物得以固本深藏，故丑名壁上土也。

戊寅、己卯城头土者，土自九月、十月庇复万物于其下，十一月、十二月围护万物于其中，又包裹至寅卯之地，有如城焉，况戊己之土，置寅卯木上，非城而何？万物得土包藏，见寅正月东风解冻，万物当甲拆。卯为二月，雷乃动声，万物皆奋土而出，物在土内如人在城中，拥并候门欲奋城出，故物之与人，俱候其时次第而出，故以城为喻也。

丙辰、丁巳沙中土者，盖土自路傍积，坤成地为驿，路为城头，受覆万物，至于动雷，齐巽则长成矣。物既长成，于巽各自奋荣，土乃木母，至此气血枯燥，退居于缺之隅，虽假天干丙丁火以相生，然体终枯燥，不能复生物也。虽有土之名，诚不足以培物，如沙石焉，故以为喻。

丙午、丁未天河水者，盖午未南方属火，为盛夏，午为离位，则真火也。况丙丁之火，加于午未之上，则阳极矣。阳极阴生，故《素问》曰：热极生寒，寒极生热，水化为火，火化为水。又曰：地气上升为云，天气下降为雨，天地气交，物穷则变。火者，阳也；水者，阴也。阳化为阴，水自火出，非雨而何？且如盛夏天气郁蒸，而雨必作，自上而下，其雨及地，故曰天河水也。自此润下为泉源、为涧、为溪沼大海、为长流。济舟楫，能润物以及人也。

甲申、乙酉泉中水者，自丙午丁未火化为水，须赖土以容受。土者，坤也，而居为申，故水生于申。因土而生，此则雨出地气也。坤土既受天河之水，当润下为泉源，然后有江淮河济以流，衍泽万物于其西，水在土下，非木凿土不能以见，泉是用天干甲乙之木，凿坤之土，始见泉源，所以甲申乙酉为井泉水也。

壬戌、癸亥大海水者，盖戌亥为乾，乾为天而属金，是乾为出水之源而连于坎，加之天干壬癸之水，临于其上，壬癸得位，上则生于乾，下则聚于坎，流荡无穷，源深浩浩。土不可遏，非海而何？故以大海名之。

丙子、丁丑涧下水，盖子为北坎，丑连乎艮。北坎乃水之正位，坎在艮山之奥，为水之源，非艮止而聚之，则漂流浩荡，损物害人，非天干丙丁火以和暖之。上化为霜雪，下凝为冰冻，杀物而绝物也。故艮山之奥，刁坎之水止而聚，和而暖。所以能灌物而生物也。山奥积水曰涧，故曰涧下水也。

甲寅、乙卯大溪水，盖水聚艮山之奥，出艮之下，曰溪。以天高西北，地缺东南。艮山渐近，于巽将至，缺陷之危，其水则顺流而下。水深土陷，流衍于东，可以润物而济人也。故天干甲乙临官于寅卯之位，上下俱木为舟楫，以济其流，利人济物，故以大溪名之。

壬辰、癸巳长流水，其水始自雨露，下降为天河，纳于坤地，润土之下为泉源，入乾为海，入坎为涧，出艮为溪，为长流，而纳于巽。盖巽乃百川所聚之地，始自天河，终于巽，故曰长流水也。

戊子、己丑霹雳火，子为坎为水，况属冬季。雷者，阳也；阳者，火也。水在雷上，雷在水下，坎于是而旺，而雷当屯六阴，既穷于亥，而阳当生于子。子为十一月，丑为十二月，阳虽欲生，则阴凝结，非击触而阳不能复也，故以戊己之土，触坎之水，阴当迎刃而解。阴阳交攻，阳自阴出，则轰然有声。所以取喻于霹雳也，是知剥而复，穷则变，变则通。故丙午、丁未火变为水，戊子、己丑水变为火也。

丙寅、丁卯炉中火者，寅为三阳而遇丙。丙者，火也；火者，阳也。阳于是而生日，于是而升至卯，而出寅。卯属木，临官帝旺，四时之首，万物至此而甲拆，各见其象，此天地造化之炉也，故以炉为喻。

丙申、丁酉山下火，又曰白茆，何哉？天元丙丁真火，则太阳也。以岁言之申酉则七月、八月，火气渐衰，暑气渐减。以日言之，至申酉之时，则水退火微，日已西矣，故火病于申，而死于酉，其火至此，则当没而无，炎上之性，明不能广，气不能炎，况坤为地，日自东北，终于西南艮山之下，故以山下名之。火在东南，有巨木而发生，遇巽与离，则炎毕而成灰炉，况火至申酉则衰，木至申酉则枯槁无力以生火，其喻如草、如茆，纵能生火，一闽之市，而力不足以炎上与升明矣，故又喻如茆也。

戊午、己未天上火，火属离升明，高高在上，则当照临下土，以明为德。缘戊己属土，正位乎坤，坤为地，乃下土也。其火在离升明，则照坤下土，丽光明之德，烛物之功，故曰天上火也。盖《易》以火在上，土在下，曰火地晋，火在下，土在上，曰地火明，夷正此谓也。

甲戌、乙亥山头火者，以火当墓绝于戌，亥为乾，乾为天，天高西北，火在高，高之上有甲乙木，以生其火，如在山之头，故以此喻也。

甲辰、乙巳覆灯火，盖辰为五阳，巳为六阳，火将升明于离，天干甲乙属木，复资火以极其明，大则覆照天下，小则偏烛幽隐，无往不照，喻如覆灯，能照人而烛物也。又按，以笼灯曰覆灯，灯无草则灭，草亦明也，故籍天干之木以生，又籍木为笼，为竿，则灯高明而照明矣。正如六阳升明于离而照，则普也。草庐吴先生曰：予尝谓纳甲之五行，犹先天之卦，纳音之五行，犹后天之卦也。且纳音始于谁乎？五行之上，曰某水、某火、某土、某金、某木者，又始于谁乎？疑[①]末世术家猥琐之所为也。予壮岁遇朱光父家，见其所撰《甲子释义》。凡余支之属五行，及其上所加二字，皆以理论，虽甚精密，而亦不无牵强者。予曰□□□[②]以数起，得木数者木，得金数者金，得土数则水，得水数则火，得火数则土也，先生布算，算之而悉合，曰：当。而正之越三十余年，出所改《释义》以示下之。五行概诸数上之二字拆，诸理愈明白，而愈精密。

十二支纳音

干支者甲子，阳先阴后，甲子阳乙丑阴，顺轮故阳娶阴甲子娶乙丑同类为妻也，生子谓甲子，隔八生壬申，壬申生庚辰，三皆金。金即子，余子义同。次向戊子火，三生至木，木三生至水，水三生至土，土三生终。复自甲午，金三生至戊午火，依序转毕十二辰，各含五音如子之一辰，甲子金，丙子水，戊子火，庚子土，壬子木是也，遍六甲共纳六十音，隔八非第八，若甲子至癸酉通十，除前位，此名纳甲之法，运气则急为用。

五行纳音之图

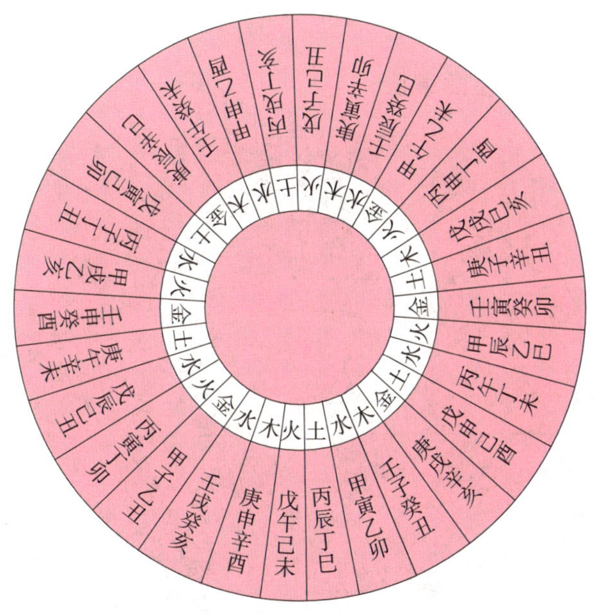

图三十一

歌曰：五行举一为例，干支阳夫甲子阴妻乙丑，甲子能娶乙丑，隔八三生金兮。

①疑：原本原作“凝”，文义不属，今改。

②□□□：原文缺字。

假如子之一辰，其中而含五音，甲金，丙水、戊火、庚土、壬水相临。

运气加临汗瘥手经指掌图

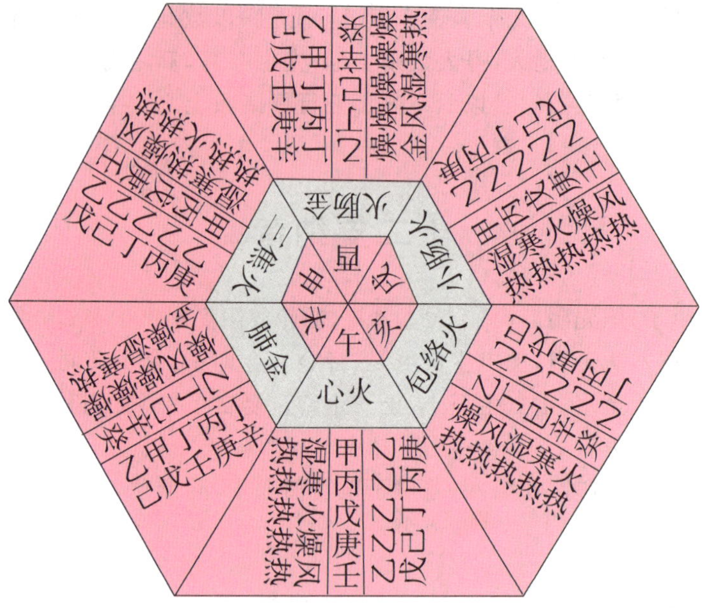

图三十二

运气加临汗瘥足经指掌图

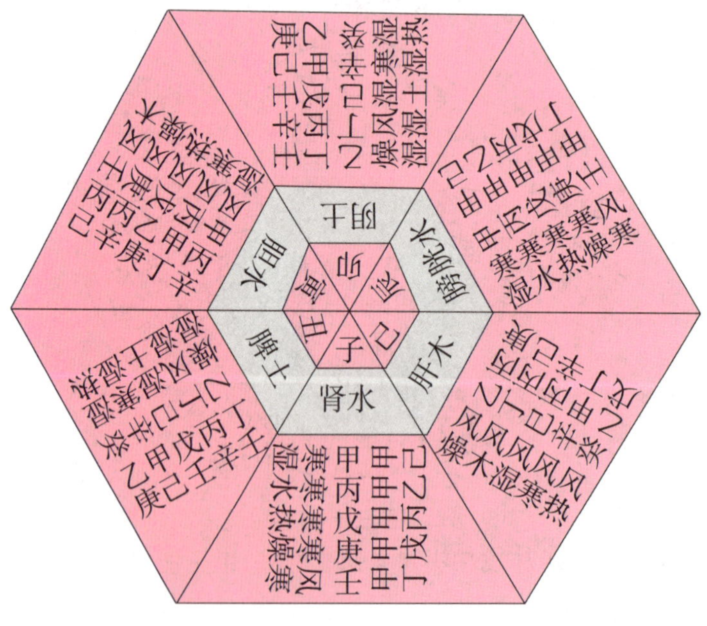

图三十三

运气加临棺墓手经指掌图

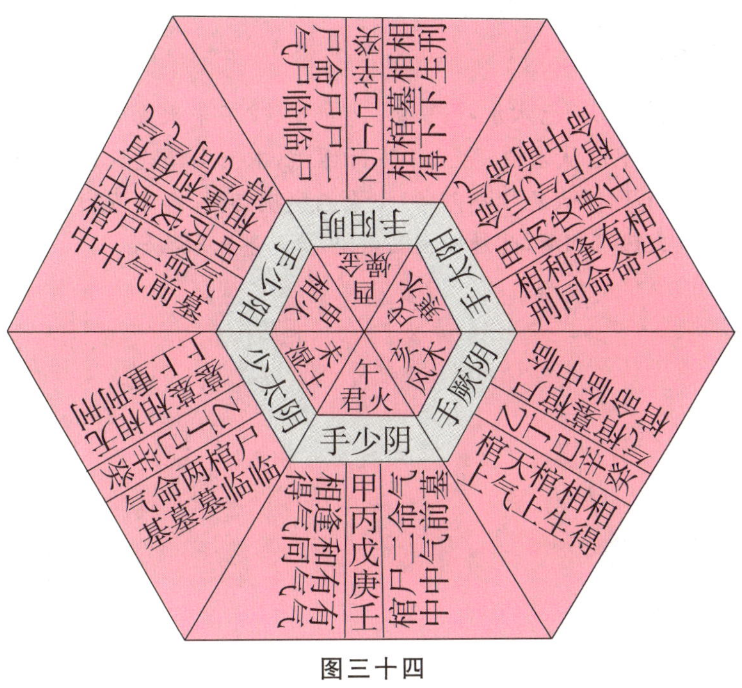

图三十四

运气加临棺墓足经指掌图

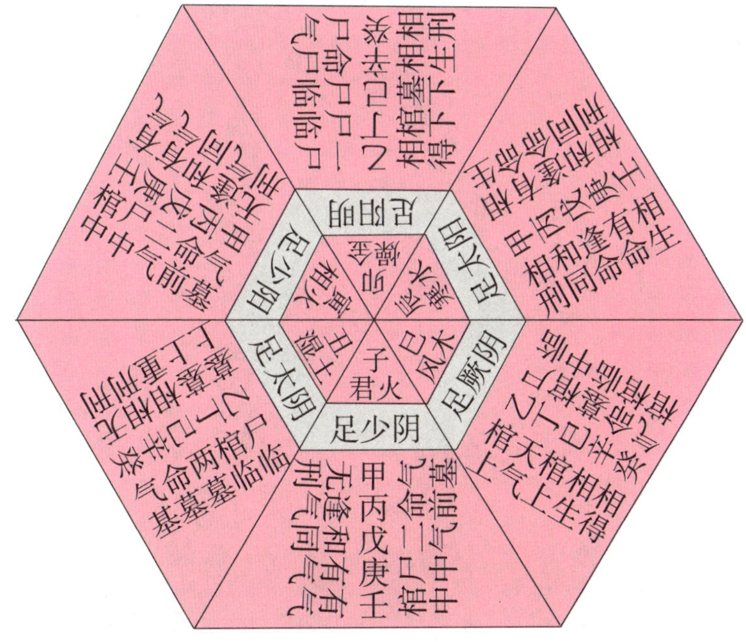

图三十五

机按，汗瘥棺墓法，不见于经图解，最鄙浅，不类仲景文字，必后世如高阳生《脉诀》托王叔和之类，今不取。姑释之少备客问。

汗瘥棺墓诗

金见丁辛火乙丁，丙己木水乙巳并当作甲乙，戊壬土水火丙巳当作甲丙，水木元来号甲丁，土水甲己从来道，金土丁壬汗似蒸，木土丙辛之日愈，火金乙巳汗如倾，水金甲戊宜当汗，木火乙戊不差争，土火乙庚疾必减，金木安康在丙庚，金燥水寒中土湿，木风火热气和清，此是加临安愈诀，莫与迷人取次轻。

日干用运，支用藏府所属，假五行生数定汗瘥之期。如金土主丁壬，自甲至丁数四，戊至壬数五，汗瘥不先则后，余效此验。惟九日者土数无成不及癸耳。假如甲子日得病，甲运属土，而子属肾水，便念诗曰：土水甲己从来道，盖十干以甲为首，而数一，然一乃水之生数，故甲日当汗瘥，除甲，自乙数至己，得土之五数，故至己日亦当汗瘥。又如乙酉日得病，乙属金，而酉属大肠金，便念诗曰：金见丁辛火乙丁，盖从甲数起正得金之四数，除丁又从戊数起至辛亦得金之四数，故丁辛皆金之生数，是以当汗瘥也，余效此例。

类经·运气类

明 张介宾 撰

中医五运六气全书

目录

CONTENTS

整理说明

《类经》的“运气类”对运气学说的研究做出了巨大贡献，是明末以前运气学说的集大成者，是研究运气学说的重要参考文献。

本次整理出版，是在孙国中、方向红点校的《类经·运气类》的基础上进行的。同时，参考了其他版本，并根据《中医五运六气全书》统一体例作相应调整、选择、校勘、注释。

序

《内经》者，三坟之一。盖自轩辕帝同岐伯、鬼臾区等六臣，互相讨论，发明至理，以遗教后世，其文义高古渊微，上极天文，下穷地纪，中悉人事，大而阴阳变化，小而草木昆虫，音律象数之肇端，脏腑经络之曲折，靡不缕指而胪[①]列焉。大哉！至哉！垂不朽之仁慈，开生民之寿域，其为德也，与天地同，与日月并，岂直规规治疾方术已哉！

按：晋皇甫士安《甲乙经·叙》曰："《黄帝内经》十八卷，今《针经》九卷，《素问》九卷，即《内经》也。"而或者谓《素问》、《针经》、《明堂》三书，非黄帝书，似出于战国。夫战国之文能是乎？宋臣高保衡等叙，业已辟之，此其臆度无稽，固不足深辨。而又有目医为小道，并是书且弁髦置之者，是岂巨慧明眼人欤？观《坡仙楞伽经·跋》云："经之有《难经》，句句皆理，字字皆法。"亦岂知《难经》出自《内经》，而仅得其十一，《难经》而然，《内经》可知矣。

夫《内经》之生全民命，岂杀[②]于十三经之启植民心？故玄晏先生曰："人受先人之体，有八尺之躯，而不知医事，此所谓游魂耳。虽有患孝之心，慈惠之性，君父危困，赤子涂地，无以济之，此圣贤所以精思极论，尽其理也。"由此言之，儒其可不尽心是书乎？奈何今之业医者，亦置《灵》、《素》于罔闻，昧性命之玄要，盛盛虚虚而遗人夭殃，致邪失正而绝人长命，所谓业擅专门者如是哉！此其故，正以经文奥衍，研阅诚难，其于至道未明，而期冀夫通神运微，印大圣上智于千古之邈，断乎不能矣。自唐以来，虽赖有启玄子之注，其发明玄秘尽多，而遗漏亦复不少，盖有遇难而默者，有于义未始合者，有互见深藏而不便检阅者。凡其阐扬未尽，《灵枢》未注，皆不能无遗憾焉。及乎近代诸家，尤不过顺文敷演，而难者仍未能明，精处仍不能发，其何裨之与有？

初余究心是书，常为摘要，将以自资，继而绎之，久久则言言金石，字字珠玑，竟不知孰可摘而孰可遗。因奋然鼓念，冀有以发隐就明，转难为易，尽启其秘而公之于人，务俾后学了然，见便得趣，由堂入室，具悉本原，斯不致误己误人，咸臻至善。于是乎详求其法，则唯有尽易旧制，颠倒一番，从类分门，然后附意阐发，庶晰其韫，然惧擅动圣经，犹未敢也。粤稽往古，则周有扁鹊之摘难，晋有玄晏先生之类分，唐有王太仆之补削，元有滑撄宁之撮抄，鉴此四君子而后意决。且此非十三经之比，盖彼无须类，而此欲醒聩指迷，则不容不类以求便也。由是遍索两经，先求难易，反复更秋，稍得其绪，然后合两为一，命曰《类经》。

类之者，以《灵枢》启《素问》之微，《素问》发《灵枢》之秘，相为表里，通其义也。

①胪：古文有"陈列、罗列"之义。

②杀、差：可为假借。此文中作"小"为是。

两经既合，乃分为十二类。夫人之大事，莫若死生，能葆其真，合乎天矣，故首曰摄生类；生成之道，两仪主之，阴阳既立，三才位矣，故二曰阴阳类；人之有生，脏气为本，五内洞然，三垣治矣，故三曰脏象类；欲知其内，须察其外，脉色通神，吉凶判矣，故四曰脉色类；脏腑治内，经络治外，能明终始，四大安矣，故五曰经络类；万事万殊，必有本末，知所先后，握其要矣，故六曰标本类；人之所赖，药食为天，气味得宜，五宫强矣，故七曰气味类；驹隙百年，谁保无恙，治之弗失，危者安矣，故八曰论治类；疾之中人，变态莫测，明能烛幽，二竖遁矣，故九曰疾病类；药饵不及，古有针砭，九法搜玄，道超凡矣，故十曰针刺类；至若天道茫茫，运行今古，苞无穷，协惟一，推之以理，指诸掌矣，故十一曰运气类；又若经文连属，难以强分，或附见于别门，欲求之而不得，分条索隐，血脉贯矣，故十二曰会通类。汇分三十二类，此外复附著《图翼》十五卷。盖以义有深邃而言不能赅者，不拾以图，其精莫聚；图象虽显而意有未达者，不翼以说，其奥难窥。自是而条理分，纲目举，晦者明，隐者现，巨细通融，岐贰毕彻，一展卷而重门洞开，秋毫在目，不惟广裨乎来学，即凡志切尊生者，欲求兹妙，无不信手可拈矣。

是役[①]也，余诚以前代诸贤，注有未备，间多舛错，掩质埋光，俾至道不尽明于世者，迨四千余祀[②]矣。因敢忘陋效颦[③]，勉图蚊负，固非敢弄斧班门，然不屑沿街持钵，故凡遇驳正之处，每多不讳，诚知非雅，第以人心积习既久，讹以传讹，即决长波，犹虞难涤，使辨之不力，将终无救正日矣，此余之所以载思而不敢避也。吁！余何人斯，敢妄正先贤之训，言之未竟，知必有阚余之谬而随议其后者，其是其非，此不在余而在乎后之明哲矣。虽然，他山之石，可以攻玉，断流之水，可以鉴形，即壁影萤光，能资志士，竹头木屑，曾利兵家，是编者倘亦有千虑之一得，将见择于圣人矣，何幸如之！独以应策多门，操觚只手，一言一字，偷隙毫端，凡历岁者三旬，易稿者数四，方就其业。所谓河海一流，泰山一壤，盖亦欲共掖其高深也。后世有子云，其悯余劳而赐之斧正焉，岂非幸中又幸？而相成之德，谓孰非后进之吾师云。

时大明天启四年，岁次甲子，黄钟之吉，景岳子自序于通一斋

①役：古文有“事”之义。

②祀：原文作“禩”，是祀的古字。

③颦：原文作“矉”，乃假借字，故改之。

卷 一

六六九九，以正天度，而岁气立

《素问·六节脏气象论》

黄帝问曰："余闻天以六六之节，以成一岁，人以九九制会，计人亦有三百六十五节，以为天地久矣，不知其所谓也。"天有上下四方，是为六合，地有正隅中外，是为九宫，此乾坤合一之大数也，凡寰中物理，莫不由之。故节以六六而成岁，人因九九以制会。且人有三百六十五节，正以合天之度数，复有九脏以应地之九野，此其所以为天地人也。六六、九九，义如下文。岐伯对曰："昭乎哉问也，请遂言之。夫六六之节、九九制会者，所以正天之度、气之数也。"六六之节"，谓如天地合数则花甲生焉，花甲一周凡六十日，而所包天干各六，是一周之六六也；一岁之数三百六十日，而所包甲子凡六周，三阴三阳凡六气，是一岁之六六也。"九九制会者"，天有四方，方各九十度有奇而制其会；岁有四季，季各九十日有奇而制其会；以至地有九野，人有九脏，皆应此数。故黄钟之数生于九，而律度量衡准绳规矩之道，无不由之。夫有气则有度，有度则有数，天度由此而正，气数由此而定，而裁制其会通之妙者则在乎人，其为功也亦大矣，故首节曰人以九九制会也。天度者，所以制日月之行也；气数者，所以纪化生之用也。"制"，节也，正也。"纪"，记也。太虚廖廓，本不可测，所可测者，赖列宿周旋，附于天体，有宿度则天道昭然，而七政之迟疾有节，是所以制日月之行也。气数无形，本不易察，所可察者，在阴阳往来，见于节序，有节序则时令相承，而万物之消长有期，乃所以纪化生之用也。天为阳，地为阴；日为阳，月为阴。天包地外，地居天中，天动地静，乾健坤顺，故天为阳，地为阴。火之精为日，水之精为月，故日为阳，月为阴。行有分纪，凡天地日月之运行，各有所纪。天象正圆，周旋不息。天体倚北，北高南下，南北二极居其两端，乃其枢轴不动之处也。天有黄赤二道。赤道者，当两极之中，横络天腰，中半之界也。赤道之北为内廓，北极居之；赤道之南为外廓，南极居之。日月循天运行，各有其道，日行之道是为黄道。黄道之行，春分后行赤道之北，秋分后行赤道之南。月行之道有九，与日不同。九道者，黑道二，出黄道北；赤道二，出黄道南；白道二，出黄道西；青道二，出黄道东。故立春春分，月东从青道；立秋秋分，月西从白道；立冬冬至，月北从黑道；立夏夏至，月南从赤道。此亦云赤道者，以五方五色言，又非天腹赤道之谓也。凡此青黑白赤道各二，并黄道而为九。盖黄为土之正色，位居中央，亦曰中道。班固《天文志》曰："日之所由，谓之黄道是也。"凡节序之分，以日为主，日则随天而行。

邵子曰："夏则日随斗而北，冬则日随斗而南。"太玄曰："一北而万物生，一南而万物死。"刘昭曰："日行北陆谓冬，西陆谓春，南陆谓夏，东陆谓秋。"夫以南北为夏冬者是也，以西陆为春、东陆为秋者何也？盖天地之道，子午为经，卯酉为纬。一岁之气，始于冬至，一阳在子，为天日之会。由是斗建随天左旋以行于东方，日月挨宫右退以会于西宿。故仲冬斗建在子，则日月会于星纪，斗宿丑宫也；季冬斗建在丑，则日月会于玄枵，女宿子宫也。此所以日行北陆谓冬也。又由是则斗建自东北顺而南，日月自西北逆而南，故孟春斗建在寅，则日月会于娵訾，室宿亥宫也；仲春斗建在卯，则日月会于降娄，奎宿戌宫也；季春斗建在辰，则日月会于大梁，胃宿酉宫也。是皆以西纬东，此所以日行西陆谓春也。又由是则斗建自东南顺而西，日月自西南逆而东，故孟夏斗建在巳，则日月会于实沉，毕宿申宫也；仲夏斗建在午，则日月会于鹑首，井宿未宫也；季夏斗建在未，则日月会于鹑火，柳宿午宫也。此所以日行南陆谓夏也。又由是则斗建自西南顺而北，日月自东南逆而北，故孟秋斗建在申，则日月会于鹑尾，翼宿巳宫也；仲秋斗建在酉，则日月会于寿星，角宿辰宫也；季秋斗建在戌，则日月会于大火，房宿卯宫也。是皆以东纬西，此所以日行东陆谓秋也。以至孟冬斗建在亥，则日月会于析木，尾宿寅宫，而复交乎冬至。故春不在东而在西，秋不在西而在东也。由此观之，则天运本顺而左旋，日月似逆而右转，故星家以七政为右行。殊不知日月五星皆循天左行，其所以似右者，乃日不及天，月不及日，并五星之退度耳。故天之与日，正会于子半之中，是为一岁之首，即冬至节也。自子半之后，则天渐余而东，日渐缩而西，而时序节令从兹变更矣。五星之行，亦各有度。如木曰岁星，其行一年一宫，十二年一周天；火曰荧惑，其行六十一日有零过一宫，七百四十日一周天；土曰镇星，其行二十八月过一宫，二十八年一周天；金曰太白，其行一月一宫，一岁一周天；水曰辰星，常随太阳而行，然或前或后，不出三十度之外，亦一月一宫，一岁一周天。凡此五星，皆所以佐日月而循序如纬者也。此行有分纪之谓。周有道理。按：《浑天说》曰："天地之体，状如鸟卵，天包地外，犹壳裹黄，其形体混然，周旋无已，故曰混天。"然则周天之度，何从考正？乃于日行之数，有以见之。日之行度，不及于天，故以每日所短之数，纪为一度，凡行三百六十五日又四分日之一，竟天一周，复会于旧宿之处，故纪天为三百六十五度又四分度之一，而周天二十八宿均此数焉。其行则自东而升，自西而降。安定胡氏曰："人一呼一吸为一息，一息之间，大约天行八十里。凡人昼夜呼吸，总计一万三千五百息，以八十里之数因之，共得一百八万里。"考之《洛书·甄曜度》及《春秋·考异邮》，皆云周天一百七万一千里，其大概亦不相远，此周天围圆之数也。以三百六十五度四分度之一分之，则每度得二千九百三十二里，又千四百六十一分里之三百四十八。以围三径一言之，则周天上下四旁，直径三十五万七千里，地面去天，又减此之半，而三光出入乎其中，此"周有道理"之谓。日行一度，月行十三度而有奇焉，故大小月三百六十五日而成岁，"日行一度、月行十三度"者，言日月之退度也。日月循天运行，俱自东而西，天行速，日行迟，月行又迟。天体至圆，绕地左旋，常一日一周而过日一度。日行迟，亦一日绕地一周，而比天少行一度，凡积三百六十五日又二十五刻，仍至旧处而与天会，是为一岁，此日行之数也，故曰日行一度。月行又迟，亦一日绕地一周，而比天少十三度又十九分度之七，积二十七日半有奇而与天会，是为一月，此月行之数也，故曰月行十三度而有奇焉。然于正度之外，阳气尚盈，阴气常缩，是为盈缩，气有盈缩，故月有大小。盈者气盈，天之数也；缩者朔虚，日月之数也。凡月有三十日，岁有十二月，是一岁之数，当以三百六十日为常。然天之气盈，每于过日一度之外，仍盈十三分七厘八丝三忽有奇，积三百六十日，共得四千九百三十五分，以日法九百四十分为一日除之，合盈五日又二百三十五分，其合于刻数，则为二十五刻零，此一岁三百六十日之外，天行过日之数也。月之朔虚，一日常不及日十二度十九分度之七，积二十九日又九百四十分日之四百九十九，其合于刻数，则为五十三刻零，而与日会，是每月常虚四百四十一分，积十二个月，共得五千二百九十二分，以日法九百四十分为一日除之，则每岁合虚五日又五百九十二分，其合于刻数，则为六十三刻零，故一岁日数，只实得三百五十四日又三十七刻，以成数为言，则一岁约少六日，是当六大六小矣，此一岁月不及日之数也。故朱子曰："气言则三百六十五日，朔言则三百五十四日，举气盈朔虚之中数言，则三百六十日。"《尧典》举成数言，故曰三百六十六日也。此大小月三百六十五日而成岁之谓。积气余而盈闰矣。"积气余"者，岁气余分之积而成闰也。一岁之日，以三百六十为常数，而月少于日，故每年只三百五十四日又三十七刻，而十二晦朔尽矣，是周岁月不及日者，凡五日又六十三刻为朔虚。日又少于天，故周天之数，共三百六十五度四分度之一，是周岁天多于日者，凡五日又二十五刻为气盈，合气盈朔虚，共得十日零八十八刻，此一岁气余之数而闰生焉。故以三岁而计，则得三十二日又六十四刻，是一闰而有余；以五岁而计，则得五十四日又四十刻，是再闰而不足；故以十九年而计，则得二百六日又七十二刻，以月法二十九日零五十三刻除之，正得七个月不差时刻。此所以十九年而七闰，则气朔分齐，是谓一章。大约三十二个月有奇置一闰，虽不尽同，亦不相远。故三年不置闰，则春之一月入于夏，子之一月入于丑。积之之久，至于三失闰则春季皆为夏，十二失闰则子年皆为丑，寒暑反易，岁时变乱，农桑庶务，全失其时矣。故以余日置闰于其间，然后岁气不差，四时得成，而众功皆立也。立端于始，"端"，首也。"始"，初也。天地有气运，气运有元首，元首立而始终正矣。天有其端，北极是也；气有其端，子半是也；节有其端，冬至是也。故立天之端，而宿度见；立气之端，而辰次见；立节之端，而时候见。如周正建子，为天统，商正建丑，为地统；夏正建寅，为人统。皆所以立岁首而授民以时也，即"立端于始"之义。表正于中，"表"，识记也。"正"者，正其子午。"中"者，中其四方。盖天道玄远，窥测不易，虽立端以察其始，尚不足以探其微，故又立表以正其中也。如周公营洛置五表，颖川阳城置中表，其度影[①]处，古迹犹存。中表南千里置一表，北千里置一表，东西亦然，此正日影以求地中也。考之《周礼》曰："大司空之职，立土圭之法，测土深，正日影，以求地中。日南则影短多暑，日北则影长多寒，日东则影夕多风，日西则影朝多阴。"此在郑康成固有注疏，但亦未甚明悉。朱子曰："今人都不识土圭，康成亦误。圭尺是量表影底尺，长一尺五寸，以玉为之是也。"按：古制土圭之

①影：原文作"景"。

长，尺有五寸，而测影之表，其长八尺。立表以测影，用圭以量影，而天地之中，气候之序，于斯乎正矣。详求其法，盖以天体混圆，半覆地上，半在地下。其上下二端，谓之二极，北极出地三十六度，南极入地三十六度，两极相去一百八十二度半有奇。两极之中，横络天腰者，是为赤道，其去两极，各九十一度有奇。日行之道，是为黄道，由赤道内外周行各半。其入于赤道之内，最近者，日行于参九度之间，在赤道之北二十四度，其去北极六十七度少强，是为夏至日行之道，去极最近，其影最短，故立八尺之表，而影惟一尺五寸，此以地在日中之南，时当阳极，故曰日南则影短多暑也。斯时也，黄道在参宿度中，出寅末，入戌初。凡昼行地上者二百一十九度强，故昼长；夜行地下一百四十六度强，故夜短也。其出于赤道之外，最远者，日行于箕四度之间，在赤道之南二十四度，其去北极一百一十五度有奇，是为冬至日行之道，去极最远，其影最长，故以八尺之表，而影长一丈三尺，此以地在日中之北，时当阴极，故曰日北则影长多寒也。斯时也，黄道在箕宿度中，出辰初，入申末。凡昼行地上者一百四十六度强，故昼短；夜行地下二百一十九度强，故夜长也。其黄道交行于赤道之间者，是为日行之中道。春分日黄赤二道交于西北壁三度，秋分日交于东南翼十七度，各去极九十一度有奇，此度在南北远近之中，故影居二至长短之半，而寒热匀也。斯时也，黄道出卯中，入酉中，日行地上地下各一百八十度有奇，而昼夜平也。所谓日东则影夕多风者，言地在日中之东，则日甫中而影已如夕，是地偏于左，而东方木气多风也。所谓日西则影朝多阴者，言地在日中之西，则日已中而影犹如朝，是地偏于右，而西方金气多阴也。所谓日至之影、尺有五寸、谓之地中者，言夏至为一岁之中，日在中天，其影最短，故影惟一尺五寸，与土圭之长正相合处，此便是地之中，亦所以见岁之中也。故嵩高正当天之中，极南五十五度，当嵩高之上；又其南十二度，为夏至之日道；又其南二十四度，为春秋分之日道，即赤道也；又其南二十四度，为冬至之日道，南下去地，三十一度而已。是夏至日去北极六十七度，春秋分日去北极九十一度，冬至日去北极一百一十五度，乃其大数。此天地之所合也，四时之所交也，风雨之所会也，阴阳之所和也。故邵子曰："天地之本，其起于中乎。"天之中何在？曰在辰极；地之中何在？曰在嵩山。惟天以辰极为中，故可以起历数而推节候；惟地以嵩山为中，故可以定方隅而均道里。子午其天地之中乎，冬至阳生子，夜半时加子，所以乾始于坎而终于离，此南北二极，独为天枢而不动也。夏至阴生午，天中日在午，所以坤始于离而终于坎，此冬夏二至，一在南，一在北，而不可移也。惟天地之中，一定不易，是以圣人者出，处玑衡以观大运，据会要以察方来，皆自此而得之，是所谓"表正于中"也。推余于终，而天度毕矣。""推余于终"，即上文气余盈闰之义。盖欲求天道者，不立其端，则纲领不得；不正其中，则前后不明；不推其余，则气候不正。凡此三者缺一不可，知乎此，则天度之道毕矣。"推"，音吹。

帝曰："余已闻天度矣，愿闻气数，何以合之？"岐伯曰："天以六六为节，地以九九制会。六六、九九义见前。天有十日，十者成数之极，天地之至数也。天有十日，如一月之数凡三十，一岁之数凡三百六十，皆以十为制也。故大挠察其象，作十干以纪之曰："甲、乙、丙、丁、戊、己、庚、辛、壬、癸。日六竟而周甲，甲六复而终岁，三百六十日法也。“竟”，尽也。十干六竟，则六十日也，是为花甲一周。甲复六周，则六六三百六十也，是为一岁日法之常数，而气盈朔虚不与焉，故云日法也。夫自古通天者，生之本，本于阴阳，其气九州九窍，皆通乎天气。凡自古有生之物，皆出天元之气，虽形假地生，而命惟天赋，故《宝命全形论》曰：“人生于地，悬命于天。”此通天之谓也。然通天之本，本于阴阳，故《四气调神论》曰：“阴阳四时者，万物之终始也，死生之本也。”至若在地而有九州，在人而有九窍，又孰非通于天气而本于阴阳者乎？故其生五，其气三，自阴阳以化五行，而万物之生莫不由之，故曰其生五。然五行皆本于阴阳，而阴阳之气各有其三，是谓三阴三阳，故曰其气三。夫生五气三者，即运五气六之义，不言六而言三者，合阴阳而言也。一曰：“五运之气，各有太过不及平气之化，故《五常政大论》有三气之纪者即此。”其义亦通。按：王氏以三为三元，谓天气、地气、运气也。然观下文云：“三而成天，三而成地，三而成人。”是天气、地气、运气者亦由三而成，则三元之义又若居其次矣。三而成天，三而成地，三而成人，天者天之气，司天是也。地者地之气，在泉是也。上下之间，气交之中，人之居也。天地人之气皆有三阴三阳，故曰三而成天，三而成地，三而成人。三而三之，合则为九，九分为九野，九野为九脏，三而三之，合则为九，正以见阴阳之变。故地之九野，人之九脏，皆相应者如此。“九野”，九州之野。“九脏”，义如下文。故形脏四，神脏五，合为九脏以应之也。”形脏四者：一头角，二耳目，三口齿，四胸中也，出《三部九候论》。神脏五者：肝藏魂，心藏神，肺藏魄，脾藏意，肾藏志也。出《宣明五气篇》及《九针论》。

帝曰：“余已闻六六、九九之会也，夫子言积气盈闰，愿闻何谓气？请夫子发蒙解惑焉。”“蒙”者，蒙昧于目。“惑”者，疑惑于心也。岐伯曰：“此上帝所秘，先师传之也。”“上帝”，上古圣帝也。“先师”，岐伯之师，僦贷季也。“僦”，将秀切。

帝曰：“请遂闻之。”岐伯曰：“五日谓之候，天地之气，五行而已。日行天之五度，则五日也。日有十二时，五日则六十时，是甲子一周，五行毕而气候易矣，故五日谓之候，而一岁三百六十日，共成七十二候也。三候谓之气，“气”，节也。岁有二十四节，亦曰二十四气。一气统十五日二时五刻有奇，故三候谓之气。六气谓之时，岁有四时，亦曰四季。时各九十一日有奇，积六气而成也，故谓之时。按：此乃一季之六节，亦曰六气，非一岁三阴三阳之六气各得六十者之谓，盖彼为大六气，此为小六气也。四时谓之岁，而各从其主治焉。积四九而成三百六十日，故四时谓之岁。岁易时更，故各有所主之气，以为时之治令焉。五运相袭，而皆治之，终期之日，周而复始，时立气布，如环无端，候亦同法。“五运”，即五行也。“袭”，承也。“治”，主也。此承上文而言岁时气候，皆五运相承，各治其时，以终期岁之日。故时立则气布，如春气主木，夏气主火，长夏气主土，秋气主金，冬气主水，周而复始，如环无端也。不惟周岁之气为然，即五日为候，而气亦迭更，故云候亦同法。故曰：不知年之所加，气之盛衰，虚实之所起，不可以为工矣。”“年之所加”，如《天元纪》、《气交变》、《五运行》、《五常政》、《六微旨》、《六元正纪》、《至正要》等论，所载五运六气之类是也。天运有盛衰，则人气有虚实，医不知此，焉得为工？工者精良之称，故本经屡及此字，诚重之也，非后世工技之工之谓。

气淫气迫，求其至也

《素问·六节脏象论》

帝曰：“五运之始，如环无端，其太过不及何如？”岐伯曰：“五气更立，各有所胜，盛虚之变，此其常也。”太过不及，即盛虚之变，但五运更立，则变有不同耳。

帝曰：“平气何如？”岐伯曰：“无过者也。”“过”，过失之谓，凡太过不及皆为过也。

帝曰：“太过不及奈何？”岐伯曰：“在经有也。”“经”，即本经《气交变》、《五常政》等论。

帝曰：“何谓所胜？”岐伯曰：“春胜长夏，长夏胜冬，冬胜夏，夏胜秋，秋胜春，所谓得五行时之胜，各以气命其脏。”“所胜”，五气互有所胜也。春应木，木胜土；长夏应土，土胜水；冬应水，水胜火；夏应火，火胜金；秋应金，金胜木。故曰五行时之胜。所谓长夏者，六月也，土生于火，长在夏中，万物盛长，故云长夏。不惟四时之胜如此，人之五脏亦然，如肝应木而胜脾，脾应土而胜肾，肾应水而胜心，心应火而胜肺，肺应金而胜肝，故曰以气命其脏。命者天之所畀也。

帝曰：“何以知其胜？”岐伯曰：“求其至也，皆归始春。“至”，气至也，如春则暖气至、夏则热气至者是也，即《天元纪》等论所谓“至数”之义也。“始春”者，谓立春之日，如《六元正纪大论》曰：“常以正月朔日平旦视之，睹其位而知其所在矣。”盖春为四时之首，元旦为岁度之首，故可以候一岁盛衰之气。一曰：“在春前十五日，当大寒节为初气之始”，则亦是。未至而至，此谓太过，则迫所不胜而乘所胜也，命曰气淫；“未至而至”，谓时未至而气先至，此太过也。太过则迫所不胜而乘所胜者，凡五行之气，克我者为所不胜，我克者为所胜，假如木气有余，金不能制而木反侮金，迫所不胜也。木盛而土受其克，乘所胜也。故命曰气淫。“淫”者，恃己之强而肆为浮虐也。余太过之气皆同。按：此下旧有“不分邪僻内生，工不能禁”十字，乃下文之辞，误重于此，今删去之。至而不至，此谓不及，则所胜妄行，而所生受病，所不胜迫之也，命曰气迫。所谓求其至者，气至之时也。“至而不至”，谓时已至而气不至，此不及也。不及则所胜者妄行，所生者受病，所不胜者迫之。所生者，生我者也。如木不及则土无畏，所胜妄行也；土妄行则水受克，所生受病也；金因木衰而侮之，所不胜迫之也。故命曰气迫。“迫”者，因此不及而受彼侵迫也，余不及之气皆同。按：《五运行大论》曰：“主岁何如？”曰：“气有余，则制己所胜而侮所不胜；其不及，则己所不胜侮而乘之，己所胜轻而侮之。”谨候其时，气可与期，失时反候，五治不分，邪僻内生，工不能禁也。”“候其时”者，候四时六气之所主也。知其时，则气之至与不至，可得其期矣。若不知之而失其时、反其候，则五运之治，盛衰不分，其有邪僻内生，病及于人者，虽称为工，莫能禁之，由其不知时气也。如《阴阳应象大论》曰：“故治不法天之纪，不用地之理，则灾害至矣。”正此之谓。

帝曰：“有不袭乎？”言五行之气，亦有行无常候、不相承袭者否？岐伯曰：“苍天之气，不得无常也。气之不袭，是谓非常，非常则变矣。”“苍天”者，天象之总称也。

“不得无常”，言天地之正化也。“气之不袭，是谓非常”，言天地之邪化也，邪则为变，变则为病矣。

帝曰：“非常而变奈何？”岐伯曰：“变至则病，所胜则微，所不胜则甚，因而重感于邪则死矣。“所胜则微”，如木受土邪、土受水邪之类，我克者为微邪也。“所不胜则甚”，如土受木邪、火受水邪之类，克我者为贼邪也。贼邪既甚而复重感之，则不免于死矣。时气脏气皆然。故非其时则微，当其时则甚也。”邪不得令，非其时也，故为病微；邪气得令，当其时也，故为病甚。所胜所不胜皆同。

天元纪

《素问·天元纪大论》全

黄帝问曰：“天有五行，御五位，以生寒、暑、燥、湿、风，人有五脏，化五气，以生喜、怒、思、忧、恐。“御”，临御也。“位”，方位也。“化”，生化也。天有五行以临五位，故东方生风，木也；南方生暑，火也；中央生湿，土也；西方生燥，金也；北方生寒，水也。人有五脏以化五气，故心化火，其志喜；肝化木，其志怒；脾化土，其志思；肺化金，其志忧；肾化水，其志恐，而天人相应也。《阴阳应象大论》思作悲。论言五运相袭而皆治之，终期之日，周而复始，余已知之矣，愿闻其与三阴三阳之候奈何合之？”“论”，即前《六节脏象论》也。“终期之日，周而复始”，谓期年一周而复始也。“三阴三阳”，六气也。言气有五运，复有六气，五六不侔，其将何以合之？鬼臾区稽首再拜对曰：“昭乎哉问也。夫五运阴阳者，天地之道也，万物之纲纪，变化之父母，生杀之本始，神明之府也，可不通乎？此数句与《阴阳应象大论》同，但此多五运二字。故物生谓之化，万物之生，皆阴阳之气化也。物极谓之变，盛极必衰，衰极复盛，故物极者必变。《六微旨大论》曰：“物之生从乎化，物之极由乎变，变化之相迫，成败之所由也。”《五常政大论》曰：“气始而生化，气散而有形，气布而蕃育，气终而象变。”阴阳不测谓之神，莫之为而为者，谓之不测，故曰神。此以天道言也。神用无方谓之圣。神之为用，变化不测，故曰无方。无方者，大而化之之称。《南华经·天运篇》曰：“无方之传，应物而不穷者也，故谓之圣。”此以人道言也。夫变化之为用也，“用”，功用也。天地阴阳之道，有体有用。阴阳者，变化之体；变化者，阴阳之用。此下乃承上文而发明神用之道也。在天为玄，“玄”，深远也。天道无穷，故在天为玄。在人为道，“道”，众妙之称。惟人能用之，故在人为道。在地为化，“化”，化生也。物之生息出乎地，故在地为化。化生五味，由化以生物，有物则有味，故化生五味，出乎地也。道生智，有道则有为，有为则有智，故道生智，存乎人也。玄生神。玄远则不测，不测则神存，故玄生神，本乎天也。神在天为风，在地为木；此以下皆言神化之为用也。神以气言，故在天之无形者为风，则在地之成形者为木，风与木同气，东方之化也。余仿此。在天为热，在地为火；热与火同气，南方之化也。在天为湿，在地为土；湿与土同气，中央之化也。在天为燥，在地为金；燥与金同气，西方之化也。在天为寒，在地为水。寒与水同气，北方之化也。自“在天为玄”至此，与《五运行大论》同。故在天为气，在地成形，“气”，即上文之风、热、湿、燥、寒；

“形”，即上文之木、火、土、金、水。此举五行之大者言，以见万物之生，亦莫不质具于地而气行乎天也。形气相感而化生万物矣。“形”，阴也。“气”，阳也。形气相感，阴阳合也，合则化生万物矣。故《宝命全形论》曰：“天地合气，命之曰人。”正此义也。然天地者，万物之上下也；天覆之，故在上；地载之，故在下。若以司天在泉言，则亦为上下也。左右者，阴阳之道路也；左为阳主升，故阳道南行；右为阴主降，故阴道北行。是为阴阳之道路。如司天在泉之左右四间，亦其义也。水火者，阴阳之征兆也；“征”，证也。“兆”，见也。阴阳之证，见于水火；水火之用，见于寒暑。所以阴阳之往复，寒暑彰其兆，即此谓也。上数句，与《阴阳应象大论》稍同。金木者，生成之终始也。金生秋，其气收敛而成万物；木主春，其气发扬而生万物，故为生成之终始。按：上文水、火、金、木，乃五行之四，各有其用，独不言土何也？盖土德居中，凡此四者，一无土之不可，故兼四气之用而寄旺于四季，是以不可列言也。气有多少，形有盛衰，上下相召，而损益彰矣。”在天之气有多少，故阴阳有三等之分。在地之形有盛衰，故五行有太少之异。“上下相召”，即形气相感之谓。盖天气下降，气流于地，地气上升，气腾于天，升降相因，则气运有太过不及、胜复微甚之变，而损益彰矣。本类诸篇所言者，皆发明损益之义，当详察也。

帝曰：“愿闻五运之主时也何如？”主四时之令也。鬼臾区曰：“五气运行，各终期日，非独主时也。”“各终期日”，谓五运各主期年以终其日，如甲己之岁、土运统之之类是也，非独主四时而已。

帝曰：“请闻其所谓也。”鬼臾区曰：“臣积考《太始天元册文》曰：‘太虚廖廓，肇基化元，“太始天元册文”，盖太古之文，所以纪天元者也。“太虚”，即周子所谓无极，张子所谓由太虚有天之名也。“廖廓”，空而无际之谓。“肇”，始也。“基”，立也。“化元”，造化之本源也。“廓”，若郭切。“肇”，音赵。万物资始，五运终天，“资始”者，万物借化元而始生。“终天”者，五行终天运而无已也。布气真灵，总统坤元，“布”者，布天元之气，无所不至也。气有真气，化几是也。物有灵明，良知是也。虽万物形气禀乎天地，然地亦天中之物，故《易》曰：“大哉乾元，万物资始，乃统天。至哉坤元，万物资生，乃顺承天。”又曰：“成象之谓乾，效法之为坤。”然则坤之元，不外乎乾之元也，故曰总统坤元。九星悬朗，七曜周旋，九星者，天蓬一，天芮二，天冲三，天辅四，天禽五，天心六，天任七，天柱八，天英九也。见补遗《本病论》，及详《九宫星野图》，今奇门、阴阳家皆用之。“七曜”，日月五星也，《舜典》谓之七政。七者如纬，运行于天，有迟有速，有顺有逆，故曰周旋。曰阴曰阳，曰柔曰刚，阴阳者，天道也。柔刚者，地道也。《易·系辞》曰：“立天之道，曰阴与阳；立地之道，曰柔与刚。”邵子曰：“天之大，阴阳尽之；地之大，刚柔尽之。故天道资始，阴阳而已；地道资生，刚柔而已。然刚即阳之道，柔即阴之道，故又曰动静有常，刚柔断矣。”此又以阴阳刚柔，合天地而总言之也。幽显既位，寒暑弛张，阳主昼，阴主夜，一日之幽显也；自晦而朔，自弦而望，一月之幽显也；春夏主阳而生长，秋冬主阴而收藏，一岁之幽显也。幽显既定其位，寒暑从而驰张矣。“弛张”，往来也。生生化化，品物咸彰。’《易》曰：“云行雨施，品物流形。”又曰：“天地絪缊，万物化醇。”此所以生生不息，化化无穷，而品物咸彰矣。“彰”，昭著也。臣斯十世，此之谓也。”言传习之久，凡十世于兹者，此道之谓也。

帝曰："善！何谓气有多少，形有盛衰？"鬼臾区曰："阴阳之气，各有多少，故曰三阴三阳也。形有盛衰，谓五行之治，各有太过不及也。此以下皆明形气之盛衰也。阴阳之气各有多少，故厥阴为一阴，少阴为二阴，太阴为三阴，少阳为一阳，阳明为二阳，太阳为三阳也。形有盛衰，如木有太少角，火有太少徵，土有太少宫，金有太少商，水有太少羽，此五行之治，各有太过不及也。故其始也，有余而往，不足随之，不足而往，有余从之，此气运迭为消长也。"始"，先也。"随"，后也。以六十年之常而言，如甲往则乙来，甲为太宫，乙为少商，此有余而往，不足随之也；乙往则丙来，乙为少商，丙为太羽，此不足而往，有余从之也。岁候皆知。以盈虚之胜负言，如火炎者水必涸，水盛者火必灭，阴衰者阳凑之，阳衰者阴凑之，皆先往后随之义也。盖气运之消长，有盛必有衰，有胜必有复，往来相因，强弱相加，而变由作矣。知迎知随，气可与期。"迎"者，迎其至也。"随"者，随其去也。如时令有盛衰，则候至有迟速，至与不至，必先知之，是知迎也。气运有胜复，胜微者复微，胜甚则复甚，其微其甚，必先知之，是知随也。知迎知随，则岁气可期，而天和可自保矣。应天为天符，承岁为岁值，三合为治。""符"，合也。"承"，下奉上也。"值"，会也。应天为天符，如丁巳丁亥，木气合也；戊寅戊申、戊子戊午，火气合也；己丑己未，土气合也；乙卯乙酉，金气合也；丙辰丙戌，水气合也。此十二年者，中运与司天同气，故曰天符。承岁为岁值，如丁卯之岁，木承木也；戊午之岁，火承火也；乙酉之岁，金承金也；丙子之岁，水承水也；甲辰甲戌、己丑己未之岁，土承土也。此以年支与岁，同气相承，故曰岁值，即岁会也。然不分阳年阴年，但取四正之年为四值承岁，如子午卯酉是也。惟土无定位，寄旺于四季之末，各一十八日有奇，则通论承岁，如辰戌丑未是也，共计八年。"三合为治"，言天气运气年辰也，凡天符岁会之类，皆不外此三者。若上中下三气俱合，乃为太一天符，如乙酉岁金气三合，戊午岁火气三合，己丑己未岁土气三合者是也，共四年。

帝曰："上下相召奈何？"此以下皆明上下相召也。鬼臾区曰："寒、暑、燥、湿、风、火，天之阴阳也，三阴三阳上奉之。寒、暑、燥、湿、风、火，六气化于天者也，故为天之阴阳。三阴三阳上奉之，谓厥阴奉风气，少阴奉火气，太阴奉湿气，此三阴也；少阳奉暑气，阳明奉燥气，太阳奉寒气，此三阳也。木、火、土、金、水、火，地之阴阳也，生、长、化、收、藏下应之。木、火、土、金、水、火，五行成于地者也，故为地之阴阳。"生、长、化、收、藏下应之"，谓木应生，火应长，土应化，金应收，水应藏也。按：上文"神在天为风"等十句，其在天者只言风、热、湿、燥、寒，在地者只言木、火、土、金、水，而此二节乃言寒、暑、燥、湿、风、火，木、火、土、金、水、火。盖以在天之热，分为暑火而为六；在地之火，分为君相而为六。此因五行以化六气，而所以有三阴三阳之分也。二火义如下文。天以阳生阴长，地以阳杀阴藏。天为阳，阳主升，升则向生，故天以阳生阴长，阳中有阴也。地为阴，阴主降，降则向死，故地以阳杀阴藏，阴中有阳也。以藏气纪之，其证可见。如上半年为阳，阳升于上，天气治之，故春生夏长；下半年为阴，阴降于下，地气治之，故秋收冬藏也。天有阴阳，地亦有阴阳，故阳中有阴，阴中有阳。天本阳也，然阳中有阴；地本阴也，然阴中有阳。此阴阳互藏之道，如坎中有奇，离中有偶，水之内明，火之内暗皆是也。惟阳中有阴，故天气得以下降；阴中有阳，故地气得以上升。此即上下相召之本。"地亦有阴阳"下，原有"木火土金水火，地之阴阳也，生长化收藏"，共十六字，衍文也，今去之。所以欲知天地之阴阳者，应天之气，动而不息，故五岁而右迁；应地之气，静而守位，故六期而环会。"应天之气"，五行之应天干也。"动而不息"，以天加地而六甲周旋也。"五岁而右迁"，天干之应也，即下文甲己之岁、土运统之之类是也。盖甲乙丙丁戊，竟五运之一周；己庚辛壬癸，又五运之一周。甲右迁而己来，己右迁而甲来，故五岁而右迁也。"应地之气"，六气之应地支也。"静而守位"，以地承天而地支不动也。"六期而环会"。地支之周也，即下文子午之岁、上见少阴之类是也。盖子丑寅卯辰巳，终六气之一备；午未申酉戌亥，又六气之一备。终而复始，故六期而环会。动静相召，上下相临，阴阳相错，而变由生也。"动以应天，静以应地，故曰动静、曰上下，无非言天地之合气，皆所以结上文相召之义。

帝曰："上下周纪，其有数乎？"鬼臾区曰："天以六为节，地以五为制。天数五而五阴五阳，故为十干。地数六而六阴六阳，故为十二支。然天干之五，必得地支之六以为节，地支之六，必得天干之五以为制，而后六甲成，岁气备。又如子午之上为君火，丑未之上为湿土，寅申之上为相火，卯酉之上为燥金，辰戌之上为寒水，巳亥之上为风木，是六气之在天，而以地支之六为节也。甲己为土运，乙庚为金运，丙辛为水运，丁壬为木运，戊癸为火运，是五行之在地，而以天干之五为制也。此以地支而应天之六气，以天干而合地之五行，正其上下相召，以合五六之数也。周天气者，六期为一备；终地纪者，五岁为一周。天之六气，各治一岁，故六期为一备。地之五行，亦各治一岁，故五岁为一周。一曰：当以"周天气者六"为句，"终地纪者五"为句，亦通。谓一岁六气，各主一步，步各六十日，六六三百六十日，是周天气者六也，故期为一备。一岁五行，各主一运，运七十二日，五七三百五十，二五一十，亦三百六十日，是终地纪者五也，故岁为一周。此以一岁之五六为言，以合下文一纪一周之数，尤见亲切。君火以明，相火以位。此明天之六气，惟火有二之义也。君者上也，相者下也。阳在上者，即君火也；阳在下者，即相火也。上者应离，阳在外也，故君火以明；下者应坎，阳在内也，故相火以位。火一也，而上下幽显，其象不同，此其所以有辨也。愚按：王氏注此曰："君火在相火之右，但立名于君位不立岁气。"又曰："以名奉天，故曰君火以名。守位禀命，故曰相火以位。"详此说，是将"明"字改为"名"字，则殊为不然。此盖因《至正要大论》言少阴不司气化，故引其意而云君火不立岁气。殊不知彼言不司气化者，言君火不主五运之化，非言六气也。如子午之岁，上见少阴，则六气分主天地，各有所司，何谓不立岁气？且君为大主，又岂寄空名于上者乎？以致后学宗之，皆谓"君火以名"，竟将"明"字灭去，大失先圣至要之旨。夫天人之用，神明而已，惟神则明，惟明乃神。天得之而明照万方，人得之而明见万理，皆此"明"字之用，诚天地万物不可须臾离者。故《气交变大论》曰："天地之动静，神明为之纪。"《生气通天论》曰："阳气者，若天与日，失其所则折寿而不彰，故天运当以日光明。"此皆君火以明之义也。又如《周易·说卦传》曰："离也者，明也，万物皆相见，南方之卦也。圣人南面而听天下，向明而治，盖取诸此也。"由此言之，则天时人事，无不赖此“明”字为之主宰，而后人泯去之，其失为何如哉？不得不正。又按：“君火以明，相火以位”，虽注义如前，然以凡火观之，则其气质上下，亦自有君相明位之辨。盖明者光也，火之气也；位者形也，火之质也。如一寸之灯，光被满室，此气之为然也；盈炉之炭，有热无焰，此质之为然也。夫焰之与炭皆火也，然焰明而质暗，焰虚而质实，焰动而质静，焰上而质下，以此证之，则其气之与质，固自有上下之分，亦岂非君相之辨乎？是以君火居上，为日之明，以昭天道，故于人也属心，而神明出焉；相火居下，为源泉之温，以生养万物，故于人也属肾，而元阳蓄焉。所以六气之序，君火在前，相火在后，前者肇物之生，后者成物之实，而三百六十日中，前后二火所主者，只四五六七月，共一百二十日，以成一岁化育之功，此君相二火之为用也。或曰：“六气中五行各一，惟火言二何也？曰：“天地之道，阴阳而已，阳主生，阴主杀，使阳气不充，则生意终于不广，故阳道实，阴道虚，阳气刚，阴气柔，此天地阴阳当然之道。且六气之分，属阴者三，湿燥寒是也；属阳者二，风热而已。使火无君相之化，则阴胜于阳而杀甚于生矣，此二火之所以必不可无也。若因惟火有二，便谓阳常有余而专意抑之，则伐天之和，伐生之本，莫此为甚。此等大义，学者最宜详察。《至正要大论》云：“少阴不司气化。”义详本类二十四。《生气通天论》云：“天运当以日光明。”五六相合，而七百二十气为一纪，凡三十岁；天以六期为备，地以五岁为周，周余一气，终而复会。如五个六，三十岁也；六个五，亦三十岁也。故五六相合，而七百二十气为一纪，凡三十岁也。然此以大数言之耳，若详求之，则三十年之岁，正与一岁之度相合。盖一岁之数，凡三百六十日，六分分之为六气，各得六十日也；五分分之为五运，各得七十二日也；七十二分分之为七十二候，各得五日也。三十年之数，凡三百六十月，六分分之，各得六十月；五分分之，各得七十二月；七百二十分分之，各得十五日，是为一气，又曰一节。此五六之大会，而元会运世之数皆自此起，故谓之一纪，又谓之一世。千四百四十气，凡六十岁而为一周，不及太过，斯皆见矣。”以三十年而倍之，则得此数，是为六十年花甲一周也，其间运五气六，上下相临之数，尽具于此，故凡太过不及、逆顺胜复之气，皆于此而可见矣。

帝曰：“夫子之言，上终天气，下毕地纪，可谓悉矣。余愿闻而藏之，上以治民，下以治身，使百姓昭著，上下和亲，德泽下流，子孙无忧，传之后世，无有终时，可得闻乎？”此以下皆明五六之义也。观帝言上以治民，则圣帝重民之意，为可知矣。鬼臾区曰：“至数之机，迫迮以微，其来可见，其往可追。敬之者昌，慢之者亡，无道行私，必得天殃。“至数之机”，即五六相合之类也。“迫迮以微”，谓天地之气数，其精微切近，无物不然也。“其来可见，其往可追”，谓因气可以察至，因至可以求数也。然至数之微，为安危所系，故敬之者昌，慢之者亡。敬者，如摄生类诸章所载，凡合同于道者皆是也。设或无道行私，而逆天妄为，天殃必及之矣，可不慎哉！“迮”，音窄，近也。谨奉天道，请言正要。”至正之要道也。

帝曰：“善言始者，必会于终，善言近者，必知其远，必精明于道者，庶能言始以会终，言近以知远。是则至数极而道不惑，所谓明矣。愿夫子推而次之，令有条理，简而不匮，久而不绝，易用难忘，为之纲纪，至数之要，愿尽闻之。”至数之义，本经所见不一，详会通奇恒类。“简”，要也。“匮”，乏也。鬼臾区曰：“昭乎哉问！明乎哉道！如鼓之应桴，响之应声也。“桴”，鼓椎也。发者为声，应者为响。“桴”，音乎。臣闻之，甲己之岁，土运统之；乙庚之岁，金运统之；丙辛之岁，水运统之；丁壬之岁，木运统之；戊癸之岁，火运统之。”此即五行之应天干也，是为五运。

帝曰：“其于三阴三阳，合之奈何？”鬼臾区曰：“子午之岁，上见少阴；丑未之岁，上见太阴；寅申之岁，上见少阳；卯酉之岁，上见阳明；辰戌之岁，上见太阳；巳亥之岁，上见厥阴。此即三阴三阳之应地支也，是为六气。上者言司天，如子午之岁，上见少阴司天是也。十二年皆然。少阴所谓标也，厥阴所谓终也。“标”，首也。“终”，尽也。六十年阴阳之序，始于子午，故少阴谓标；尽于巳亥，故厥阴谓终。厥阴之上，风气主之；少阴之上，热气主之；太阴之上，湿气主之；少阳之上，相火主之；阳明之上，燥气主之；太阳之上，寒气主之。所谓本也，是谓六元。”三阴三阳者，由六气之化为之主，而风化厥阴，热化少阴，湿化太阴，火化少阳，燥化阳明，寒化太阳，故六气谓本，三阴三阳谓标也。然此六者，皆天元一气之所化，一分为六，故曰六元。本篇曰“天元纪”者，义本诸此。

帝曰：“光乎哉道！明乎哉论！请著之玉版，藏之金柜，署曰天元纪。”“著之玉版”，垂永久也。“藏之金柜”，示珍重也。“署”，表识也。

五运六气，上下之应

《素问·五运行大论》

黄帝坐明堂，始正天纲，临观八极，考建五常，“明堂”，王者朝会之堂也。“正天纲”者，天之大纲在于斗，正斗纲之建，以占天也。“八极”，八方之舆极也。观八极之理，以志地也。“考”，察也。“建”，立也。“五常”，五行气运之常也。考建五常，以测阴阳之变化也。请天师而问之曰：“《论》言天地之动静，神明为之纪，阴阳之升降，寒暑彰其兆。《论》，《气交变大论》也。但彼以升降二字作往复。余闻五运之数于夫子，夫子之所言，正五气之各主岁耳，首甲定运，余因论之。鬼臾区曰：‘土主甲己，金主乙庚，水主丙辛，木主丁壬，火主戊癸。此五运也。首甲定运，谓六十年以甲子为始，而定其运也。子午之上，少阴主之；丑未之上，太阴主之；寅申之上，少阳主之；卯酉之上，阳明主之；辰戌之上，太阳主之；巳亥之上，厥阴主之。’不合阴阳，其故何也？”此三阴三阳之所主也，主者司天也。“不合阴阳”，如五行之甲乙，东方木也，而甲化土运，乙化金运；六气之亥子，北方水也，而亥年之上，风水主之，子年之上，君火主之。又如君火司气，火本阳也，而反属少阴；寒水司气，水本阴也，而反属太阳之类，似皆不合于阴阳者也。岐伯曰：“是明道也，此天地之阴阳也。言鬼臾区之言，是明显之道也。其所云运五气六不合阴阳者，正所以明天地之阴阳也。夫数之可数者，人中之阴阳也，然所合，数之可得者也。夫阴阳者，数之可十，推之可百，数之可千，推之可万。天地阴阳者，不以数推，以象之谓也。”人中之阴阳，言其浅近可数，而人所易知者也。然阴阳之道，或本阳而标阴，或内阳而外阴，或此阳而彼阴，或先阳而后阴，故小之而十百，大之而千万，无非阴阳之变化，此天地之阴阳无穷，诚有不可以限数推言者，故当因象求之，则无不有理存焉。

帝曰:“愿闻其所始也。”岐伯曰:“昭乎哉问也!臣览《太始天元册文》,丹天之气,经于牛女戊分;黅天之气,经于心尾己分;苍天之气,经于危室柳鬼;素天之气,经于亢氐昴毕;玄天之气,经于张翼娄胃。此所以辨五运也。“始”,谓天运初分之始。《太始天元册文》,太古占天文也。“丹”,赤色,火气也;“黅”,黄色,土气也;“苍”,青色,木气也;“素”,白色,金气也;“玄”,黑色,水气也。此天地初分之时,赤气经于牛女戊分,牛女癸之次,戊当乾之次,故火主戊癸也;黄气经于心尾己分,心尾甲之次,己当巽之次,故土主甲己也,青气经于危室柳鬼,危室壬之次,柳鬼丁之次,故木主丁壬也;白色经于亢氐昴毕,亢氐乙之次,昴毕庚之次,故金主乙庚也;黑气经于张翼娄胃,张翼丙之次,娄胃辛之次,故水主丙辛也。此五运之所以化也。所谓戊己分者,奎壁角轸,则天地之门户也。奎壁临乾,戊分也;角轸临巽,己分也。戊在西北,己在东南。《遁甲经》曰:“六戊为天门,六己为地户。”故曰天地之门户。夫候之所始,道之所生,不可不通也。”此五天五运,即气候之所始,天道之所生也。

帝曰:“善!《论》言‘天地者,万物之上下,左右者,阴阳之道路’,未知其所谓也。”此所以辨六气也。岐伯曰:“所谓上下者,岁上下,见阴阳之所在也。“上”,司天也。“下”,在泉也。岁之上下,即三阴三阳迭见之所在也。左右者,诸上见厥阴,左少阴,右太阳;见少阴,左太阴,右厥阴;见太阴,左少阳,右少阴;见少阳,左阳明,右太阴;见阳明,左太阳,右少阳;见太阳,左厥阴,右阳明。所谓面北而命其位,言其见也。”司天在泉,俱有左右。诸上见者,即言司天。故厥阴司天,则左见少阴,右见太阳,是为司天之左右间也。余义仿此。司天在上,故位南面北而命其左右之见。“左”,西也。“右”,东也。

帝曰:“何谓下?”岐伯曰:“厥阴在上则少阳在下,左阳明,右太阴;少阴在上则阳明在下,左太阳,右少阳;太阴在上则太阳在下,左厥阴,右阳明;少阳在上则厥阴在下,左少阴,右太阳;阳明在上则少阴在下,左太阴,右厥阴;太阳在上则太阴在下,左少阳,右少阴。所谓面南而命其位,言其见也。“下”者,即言在泉。故位北面南而命其左右之见,是为在泉之左右间也。“左”,东也。“右”,西也。司天在泉,上下异而左右殊也。按:上二节,阴阳六气,迭为迁转。如巳亥年厥阴司天,明年子午,则左间少阴来司天矣。又如初气厥阴用事,则二气少阴来相代矣。六气循环无已,此所以上下左右、阴阳逆顺有异,而见气候之变迁也。上下相遘,寒暑相临,气相得则和,不相得则病。”此明上下之相遘也。“遘”,交也。“临”,遇也。司天在上,五运在中,在泉在下,三气之交,是上下相遘而寒暑相临也。所遇之气彼此相生者,为相得而安;彼此相克者,为不相得而病矣。详义见《图翼》五运六气诸解中。“遘”,音姤。

帝曰:“气相得而病者何也?”岐伯曰:“以下临上,不当位也。”气同类者,本为相得,而亦不免于病者,以下临上也。如《六微旨大论》曰:“君位臣则顺,臣位君则逆。”此指君相二火而言也。

帝曰:“动静何如?”此言迁转之动静也。岐伯曰:“上者右行,下者左行,左右周天,余而复会也。”上者右行,言天气右旋,自东而西以降于地;下者左行,言地气左转,自西而东以升于天。故司天在上,必历巳午未申而西降;在泉在下,必历亥子丑寅而东升也。余而复会，即前篇五六相合、积气余而复会其始之义。

帝曰："余闻鬼臾区曰："应地者静。今夫子乃言下者左行，不知其所谓也，愿闻何以生之乎？"应地者静。岐伯曰："天地动静，五行迁复，虽鬼臾区其上候而已，犹不能遍明。"上候而已"，天运之候也。"不能遍明"，犹未详言左右也。夫变化之用，天垂象，地成形，七曜纬虚，五行丽地，地者所以载生成之形类也，虚者所以列应天之精气也，形精之动，犹根本之与枝叶也，仰观其象，虽远可知也。"天地之体虽殊，变化之用则一，所以在天则垂象，在地则成形。故七曜纬于虚，即五行应天之精气也；五行丽于地，即七曜生成之形类也。是以形精之动，亦犹根本之与枝叶耳。故凡物之在地者，必悬象于天，第仰观其象，则无有不应。故上之右行、下之左行者，周流不息，而变化乃无穷也。

帝曰："地之为下否乎？"此欲详明上下之义也。岐伯曰："地为人之下，太虚之中者也。"人在地之上，天在人之上。以人之所见言，则上为天，下为地；以天地之全体言，则天包地之外，地居天之中，故曰太虚之中者也。由此观之，则地非天之下矣。然则司天者，主地之上；在泉者，主地之下。五行之丽地者，是为五运，而运行于上下之中者也。此特举地为辨者，盖以明上中下之大象耳。

帝曰："冯乎？""冯"，凭同。言地在太虚之中而不坠者，果亦有所依凭否也？岐伯曰："大气举之也。大气者，太虚之元气也。乾坤万物，无不赖之以立。故地在太虚之中，亦惟元气任持之耳。燥以干之，暑以蒸之，风以动之，湿以润之，寒以坚之，火以温之。此即大气之所化，是为六气而运用于天地之间者也。曰燥，曰暑，曰风，曰湿，曰寒，曰火，六者各一其性，而功用亦异。故风寒在下，燥热在上，湿气在中，火游行其间，寒暑六入，故令虚而化生也。寒居北，风居东，自北而东，故曰风寒在下，下者左行也；热居南，燥居西，自南而西，故曰燥热在上，上者右行也。地者土也，土之化湿，故曰湿气在中也。惟火有二，君火居湿之上，相火居湿之下，故曰火游行其间也。凡寒暑再更而气入者六，非虚无以寓气，非气无以化生，故曰令虚而化生也。故燥胜则地干，暑胜则地热，风胜则地动，湿胜则地泥，寒胜则地裂，火胜则地固矣。"凡此六者，皆言地气本乎天也。自上文"地之为下"至此，正所以发明此义。《天元纪大论》曰："太虚廖廓，肇基化元，万物资始，五运终天，布气真灵，总统坤元。"亦此之谓。

南政北政，阴阳交，尺寸反

《素问·五运行大论、至正要大论》

帝曰："天地之气，何以候之？"《素问·五运行大论》此欲因脉候以察天地之气也。岐伯曰："天地之气，胜复之作，不形于诊也。脉法曰：'天地之变，无以脉诊'，此之谓也。"天地之气，有常有变。其常气之形于诊者，如春弦、夏洪、秋毛、冬石，及厥阴之至其脉弦，少阴之至其脉钩，太阴之至其脉沉，少阳之至大而浮，阳明之至短而涩，太阳之至大而长者，皆是也。若其胜复之气，猝然初至，安得遽变其脉而形于诊乎？故天地之变，有不可以脉诊，而当先以形症求之者。如《气交变大论》曰"应常不应猝”，亦此之谓。

帝曰：“间气何如？”“间气”，谓司天在泉左右之间气，而脉亦当有应之也。夫此间气者，谓之为常则气有变迁，谓之为变则岁有定位，盖帝因上文云：“天地之变，无以脉诊”，故复举此常中之变，以求夫脉之应也。岐伯曰：“随气所在，期于左右。”气在左则左应，气在右则右应。“左右”者，左右寸尺也。详如下文。

帝曰：“期之奈何？”岐伯曰：“从其气则和，违其气则病，气至脉亦至，从其气也，故曰和。气至脉不至，气未至而脉至，违其气也，故为病。《至正要大论》曰：“至而和则平，至而甚则病，至而反则病，至而不至者病，未至而至者病，阴阳易者危。”不当其位者病，应左而右，应右而左，应上而下，应下而上也。迭移其位者病，“迭”，更也。应现不现而移易于地位也。失守其位者危，克贼之脉现，而本位失守也。尺寸反者死，阴阳交者死。此二句之义，一以尺寸言，一以左右言，皆以少阴为之主也。如阴当在尺，则阳当在寸，阴当在寸，则阳当在尺，左右亦然。若阴之所在，脉宜不应而反应，阳之所在，脉宜应而反不应，其在尺寸则谓之反，其在左右则谓之交，皆当死也。尺寸反者，惟子午卯酉四年有之；阴阳交者，惟寅申巳亥辰戌丑未八年有之。若尺寸独然，或左右独然，是为气不应，非反非交也。先立其年，以知其气，左右应见，然后乃可以言死生之逆顺。”先立其年之南北政，及司天在泉左右间应见之气，则知少阴君主之所在，脉当不应，而逆顺乃可见矣。

帝曰：“夫子言察阴阳所在而调之，论言人迎与寸口相应，若引绳小大齐等，命曰平。《素问·至正要大论》“论言”，《灵枢·禁服篇》也。此引本论之察阴阳者，以人迎寸口为言。盖人迎在头，寸口在手，阴阳相应，则大小齐等，是为平也。阴之所在，寸口何如？”“阴”，少阴也。少阴所在，脉当不应于寸口，又不可不察也。岐伯曰：“视岁南北，可知之矣。”甲己二岁为南政，乙庚丙辛丁壬戊癸八年为北政。南政居南而定其上下左右，故于人之脉则南应于寸，北应于尺。北政居北而定其上下左右，故北应于寸而南应于尺。一曰：“五运以土为尊，故惟甲己土运为南政，其他皆北政也。

帝曰：“愿卒闻之。”岐伯曰：“北政之岁，少阴在泉则寸口不应，“不应”者，脉来沉细而伏，不应于指也。北政之岁，其气居北以定上下，则尺主司天，寸主在泉。故少阴在泉居北之中，则两手寸口不应，乙丁辛癸卯酉年是也。厥阴在泉则右不应，“右”，右寸也。北政厥阴在泉，则少阴在右寸，故不应，丙戊庚壬寅申年是也。太阴在泉则左不应。“左”，左寸也。北政太阴在泉，则少阴在左寸，故不应，丙戊庚壬辰戌年是也。南政之岁，少阴司天则寸口不应，南政之岁，其气居南以定上下，则寸主司天，尺主在泉，故少阴司天居南之中，则两手寸口不应，甲子甲午年是也。厥阴司天则右不应，“右”，右寸也。南政厥阴司天，则少阴在右寸，故不应，己巳己亥年是也。太阴司天则左不应。“左”，左寸也。南政太阴司天，则少阴在左寸，故小应，己丑己未年是也。诸不应者，反其诊则见矣。”凡南政之应在寸者，则北政应在尺；北政之应在寸者，则南政应在尺。以南北相反而诊之，则或寸或尺之不应者，皆可见矣。

帝曰：“尺候何如？”上文所言，皆两寸之不应，故此复问两尺之候也。岐伯曰：

"北政之岁，三阴在下，则寸不应；三阴在上，则尺不应。北政之岁，反于南政，故在下者主寸，在上者主尺。"上下"，即司天在泉也。南政之岁，三阴在天，则寸不应；三阴在泉，则尺不应。南政之岁，反于北政，故在天主寸，在泉主尺也。左右同。凡左右寸尺之不应者，皆与前同，惟少阴之所在则其位也。愚按：阴之所在，其脉不应，诸家之注，皆谓六气以少阴为君，君象无为，不主时气，故少阴所至，其脉不应也。此说殊为不然。夫少阴既为六气之一，又安有不主气之理？惟《天元纪大论》中"君火以明、相火以位"之下，王氏注曰"君火在相火之右，但立名于君位，不立岁气"一言，此在王氏固已误注，而诸家引以释此，盖亦不得已而为之强解耳，义岂然欤？夫三阴三阳者，天地之气也。如《太阴阳明论》曰："阳者，天气也，主外；阴者，地气也，主内。故阳道实，阴道虚。"此阴阳虚实，自然之道也。第以日月证之，则日为阳，其气常盈；月为阴，其光常缺。是以潮汐之盛衰，亦随月而有消长，此阴道当然之义，为可知矣。人之经脉，即天地之潮汐也。故三阳所在，其脉无不应者，气之盈也；三阴所在，其脉有不应者，以阳气有不及，气之虚也。然三阴之列，又惟少阴独居乎中，此又阴中之阴也。所以少阴所在为不应，盖亦应天地之虚耳，岂君不主事之谓乎？明者以为然否？本类前第三章"君火以明"条下有按，所当互考。故曰'知其要者，一言而终，不知其要，流散无穷'，此之谓也。""要"，即阴阳之所在也。知则不惑，不知则致疑，所以流散无穷而莫测其要也。凡此脉之现，尤于时气为病者最多，虽其中有未必全合者，然遇有不应之脉，便当因此以推察其候。"知其要者"数句，与《六元正纪大论》同，但彼言六元之纪，此言阴阳之要也。

天地六六之节，标本之应，亢则害，承乃制

《素问·六微旨大论》

黄帝问曰："呜呼远哉！天之道也，如迎浮云，若视深渊，视深渊尚可测，迎浮云莫知其极。此甚言天道之难穷也。《疏五过论》亦有此数句，但彼言医道，此言天道也。夫子数言谨奉天道，余闻而藏之，心私异之，不知其所谓也。愿夫子溢志尽言其事，令终不灭，久而不绝，天之道可得闻乎？"岐伯稽首再拜对曰："明乎哉！问天之道也。此因天之序，盛衰之时也。"因天道之序更，所以成盛衰之时变也。

帝曰："愿闻天道六六之节盛衰何也？"六六之义，已见前第一章，此复求其盛衰之详。岐伯曰："上下有位，左右有纪。此言六位之序，以明客气之盛衰也。故少阳之右，阳明治之；阳明之右，太阳治之；太阴之右，厥阴治之；厥阴之右，少阴治之；少阴之右，太阴治之；太阴之右，少阳治之。此所谓气之标，盖南面而待之也。此即天道六六之节也。三阴三阳以六气为本，六气以三阴三阳为标。然此"右"字，皆自南面而观以待之，所以少阳之右为阳明也。故曰'因天之序，盛衰之时，移光定位，正立而待之'，此之谓也。"光"，日光也。"位"，位次也。凡此六气之次，即因天之序也。天既有序，则气之旺者为盛，气之退者为衰。然此盛衰之时，由于日光之移，日

光移而后位次定。圣人之察之者，但南面正立而待之，则其时更气易，皆于日光而见之矣。故《生气通天论》曰："天运当以日光明"，正此"移光定位"之义。少阳之上，火气治之，中见厥阴；此以下言三阴三阳，各有表里，其气相通，故各有互根之中气也。少阳之本火，故火气在上，与厥阴为表里，故中见厥阴，是以相火而兼风木之化也。阳明之上，燥气治之，中见太阴；阳明之本燥，故燥气在上，与太阴为表里，故中见太阴，是以燥金而兼湿土之化也。太阳之上，寒气治之，中见少阴；太阳之本寒，故寒气在上，与少阴为表里，故中见少阴，是以寒水而兼君火之化也。厥阴之上，风气治之，中见少阳；厥阴之本风，故风气在上，与少阳为表里，故中见少阳，是以风木而兼相火之化也。少阴之上，热气治之，中见太阳；少阴之本热，故热气在上，与太阳为表里，故中见太阳，是以君火而兼寒水之化也。太阴之上，湿气治之，中见阳明。太阴之本湿，故湿气在上，与阳明为表里，故中见阳明，是以湿土而兼燥金之化也。所谓本也。本之下，中之见也；见之下，气之标也。"所谓本也"一句，与前《天元纪》章所云者同义。盖上之六气，为三阴三阳之本；下之三阴三阳，为六气之标；而兼见于标本之间者，是阴阳表里之相合，而互为中见之气也。其于人之应之者亦然，故足太阳、少阴二经为一合，而膀胱与肾之脉互相络也；足少阳、厥阴为二合，而胆与肝脉互相络也；足阳明、太阴为三合，而胃与脾脉互相络也；手太阳、少阴为四合，而小肠与心脉互相络也；手少阳、厥阴为五合，而三焦与心包络之脉互相络也；手阳明、太阴为六合，而大肠与肺脉互相络也。此即一表一里而阳中有阴、阴中有阳之义。本标不同，气应异象。""本标不同"者，若以三阴三阳言之，如太阳本寒而标阳，少阴本热而标阴也。以中见之气言之，如少阳所至为火生，而中为风；阳明所至为燥生，而中为湿；太阳所致为寒生，而中为热；厥阴所至为风生，而中为火；少阴所至为热生，而中为寒；太阴所至为湿生，而中为燥也。故岁气有寒热之非常者，诊法有脉从而病反者，病有生于本、生于标、生于中气者，治有取本而得、取标而得、取中气而得者，此皆标本之不同而气应之异象，即下文所谓"物生其应、脉气其应"者是也。故如瓜甜蒂苦、葱白叶青、参补芦泻、麻黄发汗、根节止汗之类，皆本标不同之象。此一段义深意圆，当与标本类诸章参悟。

帝曰："其有至而至，有至而不至，有至而太过何也？"此下正以明气候之盛衰也。六气治岁各有其时，气至有迟早，而盛衰见矣。岐伯曰："至而至者和；至而不至，来气不及也；未至而至，来气有余也。"时至气亦至，和平之应也，此为平岁。若时至而气不至，来气不及也；时未至而气先至，来气有余也。

帝曰："至而不至，未至而至何如？"岐伯曰："应则顺，否则逆，逆则变生，变生则病。"当期为应，衍期为否，应则顺而生化之气正，否则逆而胜复之变生，天地变生则万物亦病矣。

帝曰："善！请言其应。"岐伯曰："物生其应也，气脉其应也。""物生其应"，如《五常政大论》之五谷、五果、五虫、五畜之类是也。"气脉其应"，如《至正要大论》之南北政，及"厥阴之至其脉弦"之类是也。至不至之义，又见《六元正纪大论》。

帝曰："善！愿闻地理之应，六节气位何如？"此下言地理之应六节，即主气之静而守位者也，故曰六位，亦曰六步，乃六气所主之位也。岐伯曰："显明之右，君火之位也；"显明"者，日出之所，卯正之中，天地平分之处也。"显明之右"，谓自斗建卯中，以至巳中，步居东南，为天之右间，主二之气，乃春分后六十日有奇，君火治令之位也。若客气以相火加于此，是谓以下临上，臣位君则逆矣。君火之右，退行一步，相火治之；"退行一步"，谓退于君火之右一步也。此自斗建巳中以至未中，步居正南，位值司天，主三之气，乃小满后六十日有奇，相火之治令也。复行一步，土气治之；"复行一步"，谓于相火之右，又行一步也。此自未中以至酉中，步居西南，为天之左间，主四之气，乃大暑后六十日有奇，湿土治令之位也。复行一步，金气治之；此于土气之右，又行一步，自酉中以至亥中，步居西北，为地之右间，主五之气，乃秋分后六十日有奇，燥金治令之位也。复行一步，水气治之；此于金气之右，又行一步，自亥中以至丑中，步居正北，位当在泉，主终之气，乃小雪后六十日有奇，寒水之治令也。复行一步，木气治之；此于水气之右，又行一步，自丑中以至卯中，步居东北，为地之左间，主初之气，乃大寒后六十日有奇，风木治令之位也。复行一步，君火治之。此自木气之末，复行于显明之右，君火之位，是为主气六步之一周。相火之下，水气承之；水位之下，土气承之；土位之下，风气承之；风位之下，金气承之；金位之下，火气承之；君火之下，阴精承之。"此言六位之下，各有所承。"承"者，前之退而后之进也。承之为义有二：一曰常，一曰变。常者如六气各专一令，一极则一生，循环相承，无所间断。故于六位盛极之下，各有相制之气，随之以生，由生而化，由微而著，更相承袭，时序乃成。所谓阳盛之极，则阴生承之；阴盛之极，则阳生承之。亦犹阴阳家五行胎生之义，此岁气不易之令，故谓之常。常者，四时之序也。变者，如《六元正纪大论》所谓："少阳所至为火生，终为蒸溽"，水承相火之象也；"水发而雹雪"，土气承水之象也；"土发而飘骤"，风木承土之象也；"木发而毁折"，金气承木之象也；"金发而清明"，火气承金之象也；"火发而曛昧"，阴精承君火之象也。此则因亢而制，因胜而复，承制不常，故谓之变。变者，非时之邪也。然曰常曰变，虽若相殊，总之防其太过，而成乎造化之用，理则一耳。

帝曰："何也？"岐伯曰："亢则害，承乃制。"亢"者，盛之极也。"制"者，因其极而抑之也。盖阴阳五行之道，亢极则乖，而强弱相残矣。故凡有偏盛，则必有偏衰，使强无所制，则强者愈强，弱者愈弱，而乖乱日甚。所以亢而过甚，则害乎所胜，而承其下者，必从而制之。此天地自然之妙，真有莫之使然而不得不然者。天下无常胜之理，亦无常屈之理。《易》之《乾·象》曰："亢之为言也，知进而不知退，知存而不知亡，知得而不知丧。"《复》之《彖》曰："复其见天地之心乎！"即此亢承之义。制生则化，外列盛衰；"制生则化"，当作"制则生化"，传写之误也。夫盛极有制则无亢害，无亢害则生化出乎自然，当盛者盛，当衰者衰，循序当位，是为外列盛衰。"外列"者，言发育之多也。害则败乱，生化大病。"亢而无制，则为害矣。害则败乱失常，不生化正气而为邪气，故为大病也。按：王安道曰："予读《内经》，至亢则害，承乃制，喟然叹曰：至矣哉，其造化之枢纽乎！王太仆发之于前，刘河间阐之于后，圣人之蕴，殆靡遗矣，然学者尚不能释然，得不犹有未悉之旨欤？请推而陈之。夫自'显明之右'至'君火治之'十五句，言六节所治之位也；自'相火之下'至'阴精承之'十二句，言地理之应岁气也；'亢则害、承乃制'二句，言抑其过也；'制则生化'至'生化大病’四句，言有制之常与无制之变也。‘承’，犹随也。然不言随而言承者，以下言之，则有上奉之象，故曰承，虽谓之承，而有防之之义存焉。‘亢’者，过极也。‘害’者，害物也。‘制’者，克胜之也。然所承者，其不亢则随之而已，故虽承而不见，既亢则克胜以平之，承斯见矣。然而迎之不知其所来，迟之不知其所止，固若有不可必者，然可必者，常存乎杳冥恍惚之中，而莫之或欺也。”河间曰：“已亢过极，则反似胜己之化。似也者，其可以形质求哉？故后篇云‘厥阴所至，为风生，终为肃；少阴所至为热生，终为寒’之类。其为风生、为热生者，亢也；其为肃、为寒者，制也。又，‘水发而雹雪，土发而飘骤’之类，其水发、土发者，亢也；其雹雪、飘骤者，制也。若然者，盖造化之常，不能以无亢，亦不能以无制焉耳。”又，虞天民曰：“制者，制其气之太过也。害者，害承者之元气也。所谓元气者，总而言之，谓之一元，如天一生水，水生木，木生火，火生土，土生金，金复生水，循环无端，生生不息也。分而言之，谓之六元，如水为木之化元，木为火之化元，火为土之化元，土为金之化元，金为水之化元，亦运化而无穷也。假如火不亢，则所承之水，随之而已，一有亢极，则其水起以平之，盖恐害吾金元之气，子来救母之意也。六气皆然。此五行胜复之理，不期然而然者矣。”由此观之，则天地万物，固无往而非五行，而亢害承制，又安往而不然哉？故求之于人，则五脏更相平也，五志更相胜也，五气更相移也，五病更相变也。故火极则寒生，寒极则湿生，湿极则风生，风极则燥生，燥极则热生，皆其化也。第承制之在天地者，出乎气化之自然，而在人为亦有之，则在挽回运用之得失耳。使能知其微，得其道，则把握在我，何害之有？设承制之盛衰不明，似是之真假不辨，则败乱可立而待也，惟知者乃能慎之。

卷　二

天符岁会

《素问·六微旨大论、六元正纪大论》

帝曰："盛衰何如？"《素问·六微旨大论》此连前章，乃承上文而详求盛衰之义也。岐伯曰："非其位则邪，当其位则正；邪则变甚，正则微。"气不相和者为非位，气相得者为当位，故有邪正微甚之分。

帝曰："何谓当位？"岐伯曰："木运临卯，此下言岁会也。以木运而临卯位，丁卯岁也。火运临午，戊午岁也。土运临四季，甲辰、甲戌、己丑、己未岁也。金运临酉，乙酉岁也。水运临子，丙子岁也。所谓岁会，气之平也。"此岁运与年支同气，故曰岁会，其气平也。共八年。

帝曰："非位何如？"岐伯曰："岁不与会也。"岁运不与地支会，则气有不平者矣。

帝曰："土运之岁，上见太阴；此下言天符也。上谓司天，土运上见太阴，己丑、己未岁也。火运之岁，上见少阳、少阴；火运上见少阳，戊寅、戊申岁也。上见少阴，戊子、戊午岁也。金运之岁，上见阳明；金运上见阳明，乙卯、乙酉岁也。木运之岁，上见厥阴；木运上见厥阴，丁巳、丁亥岁也。水运之岁，上见太阳奈何？"水运上见太阳，丙辰、丙戌岁也。"奈何"，谓此十二年，以岁运与司天同气者，又何以然也。岐伯曰："天之与会也，故《天元册》曰天符。"天与运会也。

帝曰："天符岁会何如？"此帝问太一天符也。岐伯曰："太一天符之会也。"既为天符，又为岁会，是为太一天符之会，如上之己丑、己未、戊午、乙酉，四岁是也。太一者，至尊无二之称。

帝曰："其贵贱何如？"岐伯曰："天符为执法，岁位为行令，太一天符为贵人。"执法者位于上，犹执政也；行令者位乎下，犹诸司也。贵人者，统乎上下，犹君王也。帝曰："邪之中也奈何？"言以非常之邪，不时相加而中伤者也。岐伯曰："中执法者，其病速而危；中执法者，犯司天之气也。天者生之本，故其病速而危。中行令者，其病徐而持；中行令者，犯地支之气也。害稍次之，故其病徐而持。持者，邪正相持而吉凶相半也。中贵人者，其病暴而死。"中贵人者，天地之气皆犯矣，故暴而死。按此三者，地以天为主，故中天符者甚于岁会，而太一天符者，乃三气合一，其盛可知，故不犯则已，犯则无能解也，人而受之，不能免矣。

帝曰："位之易也何如？"岐伯曰："君位臣则顺，臣位君则逆。逆则其病近，其害速；顺则其病远，其害微。所谓二火也。""君"者，君火也。"臣"者，相火也。"君位臣”者，如以少阴之客，而加于少阳之主，是君在上而臣在下，故为顺，顺则病期远而害亦微。“臣位君”者，如以少阳之客，而加于少阴之主，是臣在上而君在下，故为逆，逆则病期近而害亦速，此以二火为言也。盖五行各一，而其胜复逆顺之相加，各有所辨，惟此二火者，虽曰同气，然亦有君相上下之分，故特举而辨之。

帝曰：“五运行同天化者，命曰天符，余知之矣。愿闻同地化者，何谓也？”《素问·六元正纪大论》五运行同天化，如上文以中运而同司天之化，故曰天符。此问同地化者，言中运之同在泉也。岐伯曰：“太过而同天化者三，不及而同天化者亦三，太过而同地化者三，不及而同地化者亦三，此凡二十四岁也。”同司天之化者，其太过不及各有三；同在泉之化者，其太过不及亦各有三也。太过谓阳年，甲、丙、戊、庚、壬也。不及谓阴年，乙、丁、己、辛、癸也。二十四岁，义如下文。

帝曰：“愿闻其所谓也。”岐伯曰：“甲辰、甲戌太宫下加太阴，壬寅、壬申太角下加厥阴，庚子、庚午太商下加阳明，如是者三。“下加”者，以上加下也，谓以中运而加于在泉也。太宫加太阴，皆土也；太角加厥阴，皆木也；太商加阳明，皆金也。此上文所谓太过而同地化者三，三者，太阴、厥阴、阳明也，共六年，是为同天符。癸巳、癸亥少徵下加少阳，辛丑、辛未少羽下加太阳，癸卯、癸酉少徵下加少阴，如是者三。少徵加少阳，皆火也；少羽加太阳，皆水也；少徵加少阴，皆火也。此上文所谓不及而同地化者亦三，三者，少阳、太阳、少阴也，共六年，是为同岁会。戊子、戊午太徵上临少阴，戊寅、戊申太徵上临少阳，丙辰、丙戌太羽上临太阳，如是者三。“上临”者，以下临上也，谓以中运而临于司天也。太徵临少阴、少阳，皆火也；太羽临太阳，皆水也。此上文所谓太过而同天化者三，三者，少阴、少阳、太阳也。丁巳、丁亥少角上临厥阴，乙卯、乙酉少商上临阳明，己丑己未少宫上临太阴，如是者三。少角上临厥阴，皆木也；少商上临阳明，皆金也；少宫上临太阴，皆土也。此上文所谓不及而同天化者亦三，三者，厥阴、阳明、太阴也。此上二节，太过六年，不及六年，共十二年，皆重言天符也。而其中戊午、乙酉、乙丑、乙未，又为太一天符。但戊午有余，而乙酉，己丑、己未为不及也。除此二十四岁，则不加不临也。”谓六十年中，除此二十四岁之外，则无同气之加临矣。

帝曰：“加者何谓？”岐伯曰：“太过而加同天符，不及而加同岁会也。”此复明上文下加之义也。太过六年下加在泉者，谓之同天符；不及六年下加在泉者，谓之同岁会。

帝曰：“临者何谓？”岐伯曰：“太过不及，皆曰天符，而变行有多少，病形有微甚，生死有早晚耳。”此复明上文上临之义也。无论太过不及，上临司天者，皆谓之天符，共十二年。其变行有多少，因其气之盛衰也，故病形死生，亦各有所不同耳。按：此二论曰岁会，曰天符，曰太一天符，曰同天符，同岁会，其目凡五，皆上下符会，无所克侮，均为气之相得，故于天时民病，多见平和，然其气纯而一，亦恐亢则为害，故曰变行有多少，病形有微甚，生死有早晚耳。观上文二十四年之间，惟于岁会八年，曰所谓岁会，气之平也，则其他之不平可知。故曰制则生化，然则无制者乃为害矣。所以有至而不至、未至而至之变，皆其气之偏耳。不可因其为和，便以为常而不之察也。

六步四周，三合会同，子甲相合，命曰岁立

《素问·六微旨大论》

帝曰："愿闻其步何如？"此连前章，而详求其六步之数。"六步"，即六气之位数也。岐伯曰："所谓步者，六十度而有奇。一日一度，度即日也。周岁共三百六十五日二十五刻，以六步分之，则每步得六十日又八十七刻半，故曰有奇也。故二十四步，积盈百刻而成日也。""二十四步"，合四岁之步也。"积"者，积二十四个八十七刻半，共得二千一百刻，是为二十一日。以四岁全数合之，正得一千四百六十一日。此共以二十四步之余，积盈百刻，合成四岁之全日，而三合会同之气数，于斯见矣。

帝曰："六气应五行之变何如？"岐伯曰："位有终始，气有初中，上下不同，求之亦异也。"此复求上文天道六六之节，地理之应六节气位，及《天元纪大论》所谓"上下相召、五六相合"之至数也。"位"，地位也。"气"，天气也。位有上下左右之终始，气有前后升降之初中，以天之气而加于地之位，则上下相错，互有差移，故曰上下不同，求之亦异也。

帝曰："求之奈何？"岐伯曰："天气始于甲，地气始于子，子甲相合，命曰岁立，谨候其时，气可与期。"天气有十干而始于甲，地气有十二支而始于子，子甲相合，即甲子也。干支合而六十年之岁气立，岁气立则有时可候，有气可期矣。

帝曰："愿闻其岁六气始终早晚何如？"岐伯曰："明乎哉问也！甲子之岁，初之气，天数始于水下一刻，终于八十七刻半；"甲子岁"，六十年之首也。"初之气"，六气之首，地之左间也。"始于水下一刻"，漏水百刻之首，寅初刻也。"终于八十七刻半"，谓每步之数，各得六十日又八十七刻半也。故甲子岁初之气，始于首日寅时初初刻，终于六十日后子时四刻，至子之正初刻，则属春分节而交于二之气矣。凡后之申子辰年皆同。二之气，始于八十七刻六分，终于七十五刻；此继初气而始于八十七刻六分，值子之正初刻也。又加二气之六十日余八十七刻半，则此当终于七十五刻，值戌之正四刻也。后义仿此。三之气，始于七十六刻，终于六十二刻半；"始于七十六刻"，亥初初刻也。"终于六十二刻半"，酉初四刻也。四之气，始于六十二刻六分，终干五十刻；"始于六十二刻六分"，酉正初刻也。"终于五十刻"，未正四刻也。五之气，始于五十一刻，终于三十七刻半；"始于五十一刻"，申初初刻也。"终于三十七刻半"，午初四刻也。六之气，始于三十七刻六分，终于二十五刻。"始于三十七刻六分"，午正初刻也。"终于二十五刻"，辰正四刻也。此二十五刻者，即岁余法四分日之一也。所谓初六，天之数也。"初六"者，子年为首之六气也。此以天之气数，而加于地之步位，故曰天之数也。后仿此。乙丑岁，初之气，天数始于二十六刻，终于一十二刻半；"始于二十六刻"，巳初初刻也。"终于一十二刻半"，卯初四刻也。凡后之巳酉丑年皆同。二之气，始于一十二刻六分，终于水下百刻；"始于一十二刻六分"，卯正初刻也。"终于水下百刻"，丑正四刻也。三之气，始于一刻，终于八十七刻半；"始于一刻"，寅初初刻也。"终于八十七刻半"，子初四刻也。四之

气，始于八十七刻六分，终于七十五刻；“始于八十七刻六分”，子正初刻也。“终于七十五刻”，戌正四刻也。五之气，始于七十六刻，终于六十二刻半；“始于七十六刻”，亥初初刻也。“终于六十二刻半”，酉初四刻也。六之气，始于六十二刻六分，终于五十刻。始于酉正初刻，终于未正四刻。此五十刻者，四分日之二也。所谓六二，天之数也。丑次于子，故曰六二。天之数，义见前。丙寅岁，初之气，天数始于五十一刻，终于三十七刻半；始于申初初刻，终于午初四刻。凡后寅午戌年皆同。二之气，始于三十七刻六分，终于二十五刻；始于午正初刻，终于辰正四刻。三之气，始于二十六刻，终于一十二刻半；始于巳初初刻，终于卯初四刻。四之气，始于一十二刻六分，终于水下百刻。始于卯正初刻，终于丑正四刻。五之气，始于一刻，终于八十七刻半；始于寅初初刻，终于子初四刻。六之气，始于八十七刻六分，终于七十五刻。始于子正初刻，终于戌正四刻。此七十五刻者，四分日之三也。所谓六三，天之数也。寅次于丑，故曰六三。丁卯岁，初之气，天数始于七十六刻，终于六十二刻半；始于亥初初刻，终于酉初四刻。凡后之亥卯未年皆同。二之气，始于六十二刻六分，终于五十刻；始于酉正初刻，终于未正四刻。三之气，始于五十一刻，终于三十七刻半；始于申初初刻，终于午初四刻。四之气，始于三十七刻六分，终于二十五刻；始于午正初刻，终于辰正四刻。五之气，始于二十六刻，终于一十二刻半；始于巳初初刻，终于卯初四刻。六之气，始于一十二刻六分，终于水下百刻。始于卯正初刻，终于丑正四刻。此水下百刻者，即上文所谓二十四步、积盈百刻而成日也。所谓六四，天之数也。卯次于寅，故曰六四。此一纪之全数也。次戊辰岁，初之气，复始于一刻，常如是无已，周而复始。”以上丁卯年六之气，终于水下百刻，是子丑寅卯四年气数至此已尽，所谓一纪；故戊辰年，则气复始于一刻，而辰巳午未四年又为一纪；辰巳午未之后，则申酉戌亥四年又为一纪。此所以常如是无已，周而复始也。

帝曰：“愿闻其岁候何如？”岐伯曰：“悉乎哉问也！日行一周，天气始于一刻；“岁候”者，通岁之大候。此承上文而复总其气数之始也。一周者，一周于天，谓甲子一年为岁之首也。日行再周，天气始于二十六刻；乙丑岁也。日行三周，天气始于五十一刻；丙寅岁也。日行四周，天气始于七十六刻；丁卯岁也。日行五周，天气复始于一刻；戊辰岁也。所谓一纪也。如前四年是也，一纪尽而复始于一刻矣。“纪”者，如天元纪大论》所谓“终地纪”者，即此“纪”字之义。是故寅午戌岁气会同，卯未亥岁气会同，辰申子岁气会同，巳酉丑岁气会同，终而复始。”六十年气数周流，皆如前之四年，故四年之后，气复如初。所以寅午戌为会同，卯未亥为会同，辰申子为会同，巳酉丑为会同。今阴阳家但知此为三合类局，而不知由于气数之会同如此。

上下升降，气有初中，神机气立，生化为用

《素问・六微旨大论》

帝曰：“愿闻其用也。”此连前章，而详求其上下升降之用也。岐伯曰：“言天者

求之本，言地者求之位，言人者求之气交。”“本”者，天之六气，风、寒、暑、湿、火、燥是也。“位”者，地之六步，木、火、土、金、水、火是也。“言天者求之本”，谓求六气之盛衰，而上可知也。“言地者求之位”，谓求六步之终始，而下可知也。人在天地之中，故求之于气交，则安危亦可知矣。

帝曰：“何谓气交？”岐伯曰：“上下之位，气交之中，人之居也。上者谓天，天气下降；下者谓地，地气上升。一升一降，则气交于中也，而人居之，而生化变易，则无非气交之使然。故曰：‘天枢之上，天气主之；天枢之下，地气主之；气交之分，人气从之，万物由之’，此之谓也。”“枢”，枢机也。居阴阳升降之中，是为天枢，故天枢之义，当以“中”字为解。中之上，天气主之；中之下，地气主之。“气交之分”，即中之位也。而形气之相感，上下之相临，皆中宫应之而为之市。故人气从之，万物由之，变化于兹乎见矣。愚按：王太仆曰：“天枢，当脐之两旁也，所谓身半矣。伸臂指天，则天枢正当身之半。三分折之，则上分应天，下分应地，中分应气交。”此单以人身之天枢穴为言，盖因《至正要大论》曰：“身半以上，天之分也，天气主之；身半以下，地之分也，地气主之。半，所谓天枢也。”故王氏之注如此。然在彼篇，本以人身为言，而此节云“人气从之、万物由之”二句，又岂止以人身为言哉？是其言虽同，而所指有不同也。夫所谓枢者，开合之机也。开则从阳而主上，合则从阴而主下，枢则司升降而主乎中者也。故其在人，则天枢穴居身之中，是固然矣。其在于天地，则卯酉居上下之中，为阴阳之开合，为辰宿之出入，非所谓天枢乎？盖子午为左右之轴，卯酉为上下之枢，无所疑也。第以卯酉一线之平，而谓为气交，殊不足以尽之。夫枢者，言分界也。交者，言参合也。此则有取于王氏三折之说，然必以卦象求之，庶得其义。凡卦有六爻，䷀上卦象天，下卦象地，中象天枢之界。此以两分言之，则中惟一线之谓也。若以三分言之，则二三四爻成一卦，此自内卦而一爻升，地交于天也；五四三爻成一卦，此自外卦而一爻降，天交于地也。然则上二爻主乎天，下二爻主乎地，皆不易者也。惟中二爻，则可以天，亦可以地，斯真气交之象。《易·系辞》曰：“六爻之动，三极之道也。”其斯之谓。由此观之，则司天在泉之义亦然。如《至正要大论》曰：“初气终三气，天气主之；四气尽终气，地气主之。此即上下卦之义，然则三气四气，则一岁之气交也。故自四月中以至八月中，总计四个月一百二十日之间，而岁之旱潦丰俭，物之生长成收，皆系乎此，故曰气交之分，人气从之，万物由之也。

帝曰：“何谓初中？”前章言气有初中，此复求其详也。岐伯曰：“初凡三十度而有奇，中气同法。”“度”，即日也。一步之数，凡六十日八十七刻半，而两分之，则前半步始于初，是为初气，凡三十度而有奇。“奇”，谓四十三刻又四分刻之三也。后半步始于中，是为中气，其数如初，故曰同法。

帝曰：“初中何也？”岐伯曰：“所以分天地也。”帝曰：“愿卒闻之。岐伯曰：“初者地气也，中者天气也。”“初中”者，所以分阴阳也。凡一气之度必有前后，有前后则前阳而后阴。阳主进，自下而上，故初者地气也；阴主退，自上而下，故中者天气也。愚按：初中者，初言其始，气自始而渐盛也；中言其盛，气自盛而渐衰也。但本篇所谓初中者，以一步之气为言，故曰初凡三十度而有奇，中气同法。然阴阳之气，无往不在，故初中之数，亦无往不然。如以一岁言之，则冬至气始于北，夏至气中于南，北者盛之始，南者衰之始，此岁气之初中也；以昼夜言之，夜则阳生于坎，昼则日中于离，坎者升之始，离者降之始，此日度之初中也。不惟是也，即一月一节、一时一刻、靡不皆然。所以月有朔而有望，气有节而有中，时有子而有午，刻有初而有正，皆所以分初中也。故明初中者则知阴阳，明阴阳则知上下，明上下则知升降，明升降则知孰为天气，孰为地气，孰为气交，而天地人盈虚消长死生之数，不外乎是矣。此当与伏羲《六十四卦圆图》参会其义，有妙存焉，见《附翼》一卷《医易义》中。

帝曰："其升降何如？"岐伯曰："气之升降，天地之更用也。"天无地之升，则不能降，地无天之降，则不能升，故天地更相为用。

帝曰："愿闻其用何如？"岐伯曰："升已而降，降者谓天；降已而升，升者谓地。升出于地，升无所升，则升已而降，此地以天为用也，故降者谓天；降出于天，降无所降，则降已而升，此天以地为用也，故升者谓地。天气下降，气流于地；地气上升，气腾于天。故高下相召，升降相因，而变作矣。""召"，犹招也。上者必降，下者必升，此天运循环之道也。阳必召阴，阴必召阳，此阴阳配合之理也。故高下相召则有升降，有升降则强弱相因而变作矣。《六元正纪大论》曰："天气不足，地气随之，地气不足，天气从之，运居其中而常先也。恶所不胜，归所同和，随运归顺而生其病也。故上胜则天气降而下，下胜则地气迁而上，胜多少而差其分，微者小差，甚者大差，甚则位易气交，易则大变生而病作矣。"

帝曰："善！寒湿相遘，燥热相临，风火相值，其有间乎？""间"，异也。惟其有间，故或邪或正而变由生也。岐伯曰："气有胜复，胜复之作，有德有化，有用有变，变则邪气居之。"六气皆有胜复，而胜复之作，正则为循环当位之胜复，故有德有化有用；邪则为亢害承制之胜复，故有灾有变。

帝曰："何谓邪乎？"凡六气之不当位者，皆互相为邪也。岐伯曰："夫物之生，从于化，物之极，由乎变，变化之相迫，成败之所由也。物之生，从于化，由化而生也；物之极，由乎变，由极而变也。《天元纪大论》曰："物生谓之化，物极谓之变。"《五常政大论》曰："气始而生化，气终而象变。"诸家之释此者，有曰阴阳运行则为化，春生秋落则为变；有曰万物生息则为化，寒暑相易则为变；有曰离形而易谓之化，因形而易谓之变；有曰自无而有、自有而无则为化，自少而壮、自壮而老则为变。是皆变化之谓。故变化之迫于物者，生由化而成，其气进也；败由变而致，其气退也，故曰变化之相迫，成败之所由也。"迫"，侵迫也。故气有往复，用有迟速，四者之有，而化而变，风之来也。""气有往复"，进退也。"用有迟速"，盛衰也。凡此四者之有，而为化为变矣。但从乎化，则为正风之来，从乎变，则为邪风之来，而人之受之者，安危系之矣。

帝曰："迟速往复，风所由生，而化而变，故因盛衰之变耳，成败倚伏游乎中何也？""倚伏"者，祸福之萌也。夫物盛则衰，乐极则哀，是福之极而祸之倚也。未济而济，否极而泰，是祸之极而福所伏也。故当其成也，败实倚之，当其败也，成实伏之，此成败倚伏游行于变化之中者也。本节特以为言者，盖示人以处变处常之道耳。《易》曰："知进退存亡而不失其正者，其惟圣人乎！"岐伯曰："成败倚伏生乎动，动而不已，则变作矣。”“动静”者，阴阳之用也。所谓动者，即形气相感也，即上下相召也，即往复迟速也，即升降出入也，由是而成败倚伏，无非由动而生也。故《易》曰：“吉凶悔吝者，生乎动者也。”然而天下之动，其变无穷，但动而正则吉，不正则凶，动而不已，则灾变由之而作矣。

帝曰：“有期乎？”岐伯曰：“不生不化，静之期也。”阳动阴静，相为对待，一消一长，各有其期。上文言成败倚伏生乎动，即动之期也。动极必变，而至于不生不化，即静之期也。然则天地以春夏为动，秋冬为静；人以生为动，死为静也。

帝曰：“不生化乎？”帝疑天地之道，岂真有不生化者乎？岐伯曰：“出入废，则神机化灭；升降息，则气立孤危。此言天地非不生化，但物之动静，各有所由耳。凡物之动者，血气之属也，皆生气根于身之中，以神为生死之主，故曰神机。然神之存亡，由于饮食呼吸之出入，出入废，则神机化灭，而动者息矣。物之植者，草木金石之属也，皆生气根于形之外，以气为荣枯之主，故曰气立。然气之盛衰，由于阴阳之升降，升降息，则气立孤危，而植者败矣。此其物之修短，固各有数，但禀赋者出乎天，自作者由乎我，孰非所谓静之期？亦各有其因耳。《五常政大论》曰：“根于中者，命曰神机，神去则机息；根于外者，命曰气立，气止则化绝。”故非出入，则无以生、长、壮、老、已；非升降，则无以生、长、化、收、藏。生、长、壮、老、已，动物之始终也，故必赖呼吸之出入。生、长、化、收、藏，植物之盛衰也，故必赖阴阳之升降。是以升降出入，无器不有。器即形也，凡万物之成形者，皆神机气立之器也。是以升降出入，无器不有。《易》曰：“形乃谓之器。”义即此也。王氏曰：“包藏生气者，皆谓生化之器，触物然矣。夫窍横者，皆有出入去来之气；窍竖者，皆有阴阳升降之气。何以明之？如壁窗户牖，两面伺之，皆承来气，是出入气也；如阳升则井寒，阴升则水暖，以物投井及叶坠空中，翩翩不疾，皆升气所碍也；虚管溉满，捻其上窍，水固不泄，为无升气而不能降也；空瓶小口，顿溉不入，为气不出而不能入也。由是观之，升无所不降，降无所不升，无出则不入，无入则不出。夫群品之出入升降不失常守，而云非化者，未之有也。有识无识、有情无情，去出入升降而得存者，亦未之有也。故曰出入升降，无器不有。故器者生化之宇，器散则分之，生化息矣。“宇”者，天地四方曰宇。夫形所以存神，亦所以寓气。凡物之成形者皆曰器，而生化出乎其中，故谓之生化之宇。若形器散敝，则出入升降无所依凭，各相离分而生化息矣，此天地万物合一之道。观邵子《观易吟》曰：“一物其来有一身，一身还有一乾坤，能知万物备于我，肯把三才别立根。天向一中分造化，人于心上起经论，天人焉有二般义，道不虚行只在人。”盖其义也。故无不出入，无不升降，万物之多，皆不能外此四者。化有小大，期有近远，物之小者如秋毫之微，大者如天地之广，此化之小大也。夭者如蜉蝣之朝暮，寿者如彭蚺之百千，此期之近远也。化之小者其期近，化之大者其期远，万物之气数固有不齐，而同归于化与期，其致则一耳。四者之有，而贵常守，“四者”，出、入、升、降也。“常守”，守其所固有也。出入者守其出入，升降者守其升降，固有弗失，多寿无疑也。今之人，外劳其形，内摇其精，固有且不保，而妄言入道，非独欺人而且自欺，惑亦甚矣。反常则灾害至矣。不当出而出，不当入而入，不当升而升，不当降而降，动失其宜，皆反常也。反而无害，未之有也。故曰无形无患，此之谓也。”“形”，即上文之所谓器也。夫物有是形，则有是患。外苦六气所侵，劳伤所累，内惧情欲所系，得失所牵，故君子有终身之忧，皆此形之为患耳。然天地虽大，能役有形而不能役无形；阴阳虽妙，能化有气而不能化无气。使无其形，何患之有？故曰无形无患。然而形者，迹也，动也。动而无迹，则无形矣，无形则无患矣。此承上文而言成败倚伏生乎动，动而不已，则变作矣，是因有形之故也。四者之有，而贵常守。常守者，守天然于无迹无为，是即无形之义也。若谓必无此身，方是无形，则必期寂灭而后可，圣人之道，岂其然哉？如《老子》曰：“吾所以有大患者，为吾有身，及吾无身，吾有何患？”其义即此。观其所谓吾者，所重在吾，吾岂虚无之谓乎？盖示人以有若无、实若虚耳。故曰：“圣人处无为之事，行不言之教，万物作焉而不辞，生而不有，为而不恃，功而不居，夫惟不居，是以不去。”又曰：“为学日益，为道日损，损而又损，以至于无为，无为而无不为矣。”皆无形无患之道也。如孔子之毋意、毋必、毋固、毋我，又孰非其道乎？故关尹子曰：“人无以无知无为者为无我，虽有知有为，不害其为无我。”正此之谓也。

帝曰：“善！有不生化乎？”“不生不化”，即不生不死也。言人有逃阴阳，免生化，而无始无终，同太虚于自然者乎？观老子曰：“出生入死，生之徒十有三，死之徒十有三，民之生，动之死地亦十有三。夫何故？以其生生之厚。”苏子由释之曰：“生死之道，以十言之。三者各居其三矣，岂非生死之道九，而不生不死之道，一而已矣。“不生不死”，即《易》所谓“寂然不动”者也。老子言其九，不言其一，使人自得之，以寄无思无为之妙也。有生则有死，故生之徒，即死之徒也。人之所赖于生者厚，则死之道常十九。圣人常在不生不死中，生地且无，焉有死地哉？即此不生不化之谓。又昔人云：“爱生者可杀也，爱洁者可污也，爱荣者可辱也，爱完者可破也。本无生，孰杀之？本无洁，孰污之？本无荣，孰辱之？本无完，孰破之？知乎此者，可以出入造化，游戏死生。”此二家说，俱得不生不死之妙，故并录之。岐伯曰：“悉乎哉问也！与道合同，惟真人也。”帝曰：“善！”真人者体合于道，道无穷则身亦无穷，故能出入生死，寿敝天地，无有终时也。

五运太过不及，下应民病，上应五星，德化政令，灾变异候

《素问·气交变大论》附：运气说

黄帝问曰：“五运更治，上应天期，阴阳往复，寒暑迎随，正邪相搏，内外分离，六经波荡，五气倾移，太过不及，专胜兼并，愿言其始，而有常名，可得闻乎？”“期”，周岁也。“五运更治，上应天期”，即应天之气，动而不息也。“阴阳往复，寒暑迎随”，即应地之气，静而守位也。“正邪相搏”，邪正相干也。“内外分离”，表里不相保也。“六经波荡”，五气倾移皆其变也。因太过，故运有专胜；因不及，故气有兼并。“常名”者，纪运气之名义也。岐伯稽首再拜对曰：“昭乎哉问也！是明道也。此上帝所贵，先师传之，臣虽不敏，往闻其旨。”岐伯之师，僦贷季也。

帝曰：“余闻得其人不教，是谓失道；传非其人，漫泄天宝。余诚菲德，未足以受

至道，然而众子哀其不终，愿夫子保于无穷，流于无极，余司其事，则而行之奈何？”道者，天地万物之所由，故曰至道。惟圣人知之，故能合于道。今人守之，故可不失道。然古今相传，惟圣人乃知圣人，而道统之传自有其真，故传道非难而得人为难。得而不教，则失其人，非人而教，则失其道，均可惜也。此帝虽借己为言，而实深慨夫绍统者之难耳。岐伯曰：“请遂言之也。《上经》曰：‘夫道者，上知天文，下知地理，中知人事，可以长久’，此之谓也。知此三者，则大无不通，细无不得，合同于道，永保天年，故可以长久。昔人云：“能明《内经》之理而不寿者，未之有也。”即此之谓。

帝曰：“何谓也？”岐伯曰：“本气位也。位天者，天文也；位地者，地理也；通于人气之变化者，人事也。三才气位，各有所本。位天者为天文，如阴阳五星，风雨寒暑之类是也；位地者为地理，如方宜水土、草木昆虫之类是也；通于人气之变化者为人事，如表里血气、安危病治之类是也。故太过者先天，不及者后天，所谓治化而人应之也。”运太过者，气先天时而至；运不及者，气后天时而至。天之治化运于上，则人之安危应于下。

帝曰：“五运之化，太过何如？”此下言五运之太过也。岁运有余为太过，如甲丙戊庚壬，五阳年是也。若过而有制，则为平岁，不在太过之例。岐伯曰：“岁木太过，风气流行，脾土受邪。六壬岁也。木之化风，木胜则克土，故脾脏受邪。民病飧泄食减，体重烦冤，肠鸣腹支满。水谷不化，故飧泄；脾虚不运，故食减；脾主肌肉，其气衰，故体重；脾脉从胃别上膈注心中，故烦冤。“冤”，抑郁不舒也。《口问篇》曰：“中气不足，肠为之苦鸣”。《脏气法时论》曰：“脾虚则腹满肠鸣，飧泄食不化。”上应岁星。木星也。木气胜，则岁星明而专其令。甚则忽忽善怒，眩瞀[①]巅疾。木胜则肝强，故善怒。厥阴随督脉而会于巅，故眩瞀巅疾。化气不政，生气独治，云物飞动，草木不宁，甚而摇落。“化气”，土气也。“生气”，木气也。木盛则土衰，故化气不能布政于万物，而木之生气独治也。风不务德，则太虚之中云物飞动，草木不宁。木胜不已，金则承之，故甚至草木摇落者，金之气也。反胁痛而吐甚，冲阳绝者死不治。肝脉布于胁肋，木强则肝逆，故胁痛也。“吐甚”者，木邪伤胃也。“冲阳”者，胃脉也。木亢则胃绝，故死不治。上应太白星。金星也。木胜而金制之，故太白星光芒以应其气。是岁木之为灾，先临宿属，金气之复，后及东方，人之应之，则先伤于脾，后伤于肝。《书》曰：“满招损”，《六微旨大论》曰“承乃制”，此之类也。《新校正》曰：“详此太过五化，言星之例有三：木土二运，先言岁镇，后言胜己之星；火金二运，先言荧惑太白，次言胜己之星，后又言荧惑太白；水运先言辰星，次言镇星，后又言荧惑辰星，兼现已胜之星也。岁火太过，炎暑流行，金肺受邪。六戊岁也。火之化暑，火胜则克金，故肺脏受邪。民病疟，少气咳喘，血溢血泄注下，嗌燥耳聋，中热肩背热。火邪伤阴，寒热交争，故为疟；壮火食气，故少气；火乘肺金，故咳喘；火逼血而妄行，故上溢于口鼻，下泄于二便；火性急速，故水泻注下。“嗌燥、耳聋、中热、肩背热”，皆火炎上焦也。《脏气法时论》曰：“肺病者，喘咳逆气肩背痛，虚则少气不能

①瞀：晕眩也。原文作“冒”，乃同音假借。

报息，耳聋嗌干。”上应荧惑星。火星也。火气胜，则荧惑星明而当其令。甚则胸中痛，胁支满胁痛，膺背肩胛间痛，两臂内痛，此皆心经及手心主所行之处，火盛为邪，故有是病。《脏气法时论》曰：“心病者，胸中痛，胁支满，胁下痛，膺背肩胛间痛，两臂内痛。”身热骨痛而为浸淫。火盛故身热，水亏故骨痛，热流周身故为浸淫。《生机正脏论》曰：“心脉太过，令人身热而肤痛，为浸淫。”收气不行，长气独明，雨水霜寒。“收气”，金气也。“长气”，火气也。火盛则金衰，故收气不行，而长气独明也。火不务德，水则承之，故雨水霜寒也。《五常政大论》作“雨水霜雹”。上应辰星。水星也。火亢而水制之，故辰星光芒以应其气。是岁火之为灾，先临宿属，水气之复，并及南方，人之应之，则先伤于肺，后伤于心。上临少阴少阳，火燔焫，水泉涸，物焦槁。凡此戊年，皆太过之火，而又遇子午，则上临少阴君火也，遇寅申，则上临少阳相火也，皆为天符，其热尤甚，故火当燔焫，水泉当涸，物当焦枯也。“燔”，音烦。“焫”，如瑞切。病反谵妄狂越，咳喘息鸣，下甚血溢泄不已，太渊绝者，死不治。上应荧惑星。火盛天符之岁，其在民病，则上为谵妄狂越咳喘息鸣，下为血溢血泄不已。“太渊”，肺脉也。火亢则肺绝，故死不治，其盛其衰，则皆应于荧惑也。岁土太过，雨湿流行，肾水受邪。六甲年也。土之化湿，土胜则克水，故肾脏受邪。民病腹痛，清厥意不乐，体重烦冤。“清厥”，四肢厥冷也。此以土邪伤肾，故为是病。《脏气法时论》曰：“肾病者身重，肾虚者大腹小腹痛，清厥意不乐。”上应镇星。土星也。土气胜，则镇星明耀主其令。甚则肌肉萎，足痿不收，行善瘈，脚下痛，饮发中满食减，四肢不举。“萎”，痿同。“瘈”，抽掣也。甚则土邪有余，脾经自病，脾主肌肉，外应四肢，其脉起于足大趾而上行，故为病如此。《脏气法时论》曰：“脾病者，善肌肉痿，行善瘈，脚下痛。”又《生机正脏论》曰：“脾太达则令人四肢不举。”“瘈”，翅，寄、系三音。变生得位，详太过五运，独此言变生得位者，盖土无定位，凡在四季中土邪为变，即其得位之时也。藏气伏，化气独治之，泉涌河衍，涸泽生鱼，风雨大至，土崩溃，鳞现于陆。“藏气”，水气也。“化气”，土气也。“衍”，溢也。土胜则水衰，故藏气伏而化气独治也。土不务德，湿令大行，故泉涌河衍，涸泽生鱼。湿甚不已，风木承之，故为风雨大至。土崩溃，鳞现于陆者，木气之复也。病腹满溏泄肠鸣，反下甚而太溪绝者，死不治。此皆土湿自伤，脾不能制，故为是症。《脏气法时论》曰：“脾虚则腹满肠鸣，飧泄食不化。”“太溪”，肾脏也。土亢则肾绝，故死不治。上应岁星。木星也。土胜而木承之，故岁星光芒应其气。是岁土盛为灾，先临宿属，木气之复，后及中宫，人之应之，则先伤于肾，后伤于脾。岁金太过，燥气流行，肝木受邪。六庚年也。金之化燥，金胜则克木，故肝脏受邪。民病两胁下小腹痛，目赤痛眦疡，耳无所闻。两胁、小腹、耳目，皆肝胆经气所及，金胜则木脏受伤，故为是病。肃杀而甚，则体重烦冤，胸痛引背，两胁满且痛引小腹。金气太过则肃杀甚，故伤及肝经而为此病。《脏气法时论》曰：“肝病者，两胁下痛引小腹。肝虚则目䀮䀮无所见，耳无所闻。”又，《生机正脏论》曰：“肝脉不及，则令人胸痛引背，下则两胁胠满。”上应太白星。金星也。金气胜，则太白星明而当其令。甚则喘咳逆气，肩背痛，尻、阴、股、膝、髀、腨胻、足皆病。甚则金邪有余，肺经自病，故喘咳气逆肩背痛。金病不能生水，以致肾阴亦病，故尻阴股膝以下皆病也。《脏气法时论》曰：“肺病者，喘咳逆气肩背痛，尻、阴、股、膝、髀、腨、胻、足皆痛。”“髀”，病米切，又音比。“腨”音篆。“胻”，音杭。上应荧惑星。火星也。金胜则火复，故荧惑光芒而应其气。是岁金气太过，宿属为灾，火气承之，西方并及，而人之应之，则先伤于肝，后伤于肺。收气峻，生气下，草木敛，苍干凋陨。“收气”，金气也。“生气”，木气也。“陨”，坠落也。金胜木衰，则收气峻速，生气下而不伸，故草木多敛而苍干凋陨也。“陨”，音允。病反暴病，胠胁不可反侧，咳逆甚而血溢，太冲绝者，死不治。上应太白星。“病反暴痛，胠胁不可反侧”，金伤于肝也。“咳逆甚而血溢”，火复于肺也。“太冲”，肝脉也。金亢则肝绝，故死不治。其胜其复，皆太白星应之。“胠”，区、去二音。岁水太过，寒气流行，邪害心火。六丙岁也。水之化寒，水胜则克火，故心脏受邪。民病身热烦心躁悸，阴厥上下中寒，谵妄心痛，寒气早至。

“悸”，心惊跳也。此皆心脏受邪，故为是病，而寒当早至。“悸”，音匮。上应辰星。水星也。水气胜，则辰星明而主其令。甚则腹大胫肿，喘咳，寝汗出憎风。甚则水邪有余，肾脏自病。《脏气法时论》曰：“肾病者，腹大胫肿，喘咳身重，寝汗出憎风。”按：此下当云“藏气行，长气失政”，今独亡者，缺文也。“憎”，音曾。大雨至，埃雾朦郁。水盛不已，土则复之，故现斯候，土之气也。“朦”，音蒙。上应镇星。土星也。水胜则土复，故镇星光芒而应其气。是岁水气太过，宿属应灾，土气承之，并及于北，而人之应之，则先伤于心，后伤于肾。上临太阳，雨冰雪霜不时降，湿气变物。此以水运而遇太阳司天，乃丙辰、丙戌岁也，是为天符，其寒尤甚，故雨冰霜雪不时降，湿气变物也。病反腹满肠鸣，溏泄食不化，渴而妄冒，神门绝者死不治。上应荧惑、辰星。”水盛天符之岁，阳气大衰，反克脾土，故为腹满等病。《脏气法时论》曰：“脾虚则腹满肠鸣，飧泄食不化。若水邪侮火，心失其职，则为渴而妄冒。”“神门”，心脉也。水亢则心绝，故死不治。上应荧惑、辰星，胜者明而衰者暗也。按：太过五运，独水火言上临者，盖特举阴阳之大纲也。且又惟水运言荧惑、辰星者，谓水盛火衰，则辰星明朗，荧惑减耀，五运皆然，举此二端，余可从而推矣。

帝曰：“善！其不及何如？”此以下言五运不及之化，如乙、丁、己、辛、癸，五阴年是也。若不及有助，则为平岁，不在不及之例。岐伯曰：“悉乎哉问也！岁木不及，燥乃大行，六丁岁也。木不及而金乘之，故燥气大行，生气失应，草木晚荣，“失应”者，不能应时，所以晚荣。肃杀而甚，则刚木辟著，柔萎苍干，上应太白星。肃杀而甚，金气胜也。故刚木辟著，谓碎裂如劈著也。柔木萎而苍干，谓色青黑而凋枯也。其上应于星，则太白光芒而主其气。“萎”，音威，又上、去二音。民病中清胠胁痛，小腹痛，肠鸣溏泄，凉雨时至，上应太白星，“中清胠胁小腹痛”者，金气乘木，肝之病也。“肠鸣溏泄”者，木不生火，脾之寒也。金气清肃，故凉雨时至，亦皆应于太白星之明也。《新校正》曰：“按不及五化民病症中，上应之星，皆言运星失色，畏星加临宿属为灾；此独言畏星、不言运星者，经文缺也，当云上应太白星、岁星。其谷苍。谷之苍者属木，麻之类也。金胜而火不复，则苍谷不成。上临阳明，生气失政，草木再荣，化气乃急，上应太白、镇星，其主苍早。上临阳明，丁卯、丁酉岁也。金气亢甚，故生气失政。草木再荣者，以木气既衰，得火土旺时，土无所制，化气乃急，故夏秋再荣也。其上应于星，则金土明耀；其下主于物，则苍者早凋。《新校正》云：按不及五化，独纪木上临阳明，土上临厥阴，水上临太阴，不纪木上临厥阴，土上临太阴，金上临阳明者，经之旨各纪其甚者也。故于太过运中，只言火临火、水临水，此不及运中，只言水临金、土临木、水临土，不言厥阴临木、太阴临土、阳明临金也。”复则炎暑流火，湿性燥，柔脆草木焦槁，下体再生，花实齐化，病寒热疮疡、痱疹痈痤，上应荧惑、太白，其谷白坚。“复”者，子为其母而报复也。木衰金亢，火则复之，故为炎暑流火而湿性之物皆燥，柔危草木皆枝叶焦枯，下体复生。其生既迟，则旋花旋实，是谓齐化。火气反甚，故其为病如此。其应于星，则荧惑光芒，太白减曜，而宿属为灾；其应于谷，则白坚属金，秀而不实也。按：太过不及之年皆有胜复，后第十三章载者尤详，所当互考。“脆”，音翠。“痤”，才何切。白露早降，收杀气行，寒雨害物，虫食甘黄，脾土受邪，赤气后化，心气晚治，上胜肺金，白气乃屈，其谷不成，咳而鼽，上应荧惑、太白星。阳明上临，金气清肃，故为白露早降，收杀气行，寒雨害物。然金胜者火必衰，火衰者土必弱，故虫食味甘色黄之物，以甘黄皆属土，而阴气蚀之，故虫生焉。观晒能除蛀，则虫为阴物可知。故其在人，又当脾土受邪也。若金胜不已而火复之，则赤气之物后时而化，而人之心火晚盛，上克肺金，凡白色属金之物，其气乃屈也。“金谷”，稻也。“鼽”，鼻塞也。其上应于星，则当荧惑明，太白暗，而灾有所属也。王氏曰：“金行伐木，假途于土，子居母内，虫之象也，故甘物黄物，虫蠹食之。”“鼽”，音求。岁火不及，寒乃大行，长政不用，物荣而下，凝惨而甚，则阳气不化，乃折荣美，上应辰星。六癸岁也。火不及而水乘之，故寒乃大行。长政不用，则物不能茂盛于上，而但荣于下。凝惨阳衰，则荣美乃折。其上应天象，辰星当明。民病胸中痛，胁支满，两胁痛，膺背肩胛间及两臂内痛，郁冒朦昧，心痛暴喑，胸腹大，胁下与腰痛相引而痛。“冒”，若有所蔽也，一曰目无所见也。火不足则阴邪盛而心气伤，故为此诸病，皆手心主及心经所行之处。二经虽不行背，然心在膈上，为背之阳脏，故痛连腰背也。《脏气法时论》曰：“心虚则胸腹大，胁下与腰相引而痛。”甚则屈不能伸，髋髀如别，上应荧惑、辰星，其谷丹。甚至阴寒凝滞，阳气不行，故为是病。“髋髀”，臀股之间也。“如别”，若有所别而不为用也。水行乘火，则荧惑无光，辰星增曜，宿属为灾，丹色之谷，应其气而不成也。复则埃郁，大雨且至，黑气乃辱，病鹜溏腹满，食饮不下，寒中肠鸣，泄注腹痛，暴挛痿痹，足不任身，上应镇星、辰星，玄谷不成。火衰水亢，土则复之，土之化湿，反侵水脏，故为腹满食不下、肠鸣泄注、痿痹足不任身等疾。“黑气”，水气也。“辱”，屈也。“鹜”，鸭也。言如鸭粪清稀，寒湿所致也。土复于水，故镇星明润，辰星减光，玄色之谷不成也。“鹜”，木、务二音。岁土不及，风乃大行，化气不令，草木茂荣，飘扬而甚，秀而不实，上应岁星。六己岁也。土不及而木乘之，故风气行，化气失令。木专其政，则草木茂荣。然发生在木而成实在土，土气不充，故虽秀不实。木气上应，则岁星当明也。民病飧泄霍乱，体重腹痛，筋骨繇复，肌肉瞤酸，善怒，藏气举事，蛰虫早伏，咸病寒中，上应岁星、镇星，其谷黅。“繇复”，摇动反复也。《根结篇》曰：“所谓骨繇者，摇故也。”即此繇字。“瞤”，跳动也。“酸”，酸疼也。凡此飧泄等病，皆脾弱肝强所致。土气不及，则寒水无畏，故藏气举事。“蛰虫早伏”，应藏气也。“咸病寒中”，火土衰也。“上应岁星、镇星”者，岁星明而镇星暗也。谷之黄者属土，不能成实矣。“瞤”，如云切。

"黅",音今,黄也。复则收政严峻,名木苍凋,胸胁暴痛,下引小腹,善太息,虫食甘黄,气客于脾,黅谷乃减,民食少失味,苍谷乃损,上应太白、岁星。土衰木亢,金乃复之,故收气峻而名木凋也。其为胸胁暴痛、下引小腹者,肝胆病也。虫食甘黄、气客于脾、黅谷乃减者,火土衰也。土衰者脾必弱,故民食少、滋味失。金胜者木必衰,故苍谷损。其上应于星,当太白增明而岁星失色也。上临厥阴,流水不冰,蛰虫来现,藏气不用,白乃不复,上应岁星,民乃康。己巳、己亥岁也。上临厥阴则少阳相火在泉,故流水不冰,蛰虫来现。火司于地,故水之藏气不能用,金之白气不得复,岁星得专其令,民亦康而无病。岁金不及,炎火乃行,生气乃用,长气专胜,庶物以茂,燥烁以行,上应荧惑星。六乙岁也。金不及而火乘之,故炎火乃行。金不胜木,故生气用而庶物茂。火气独旺,故长气胜而燥烁行。其应于星,则荧惑光芒也。"烁",式灼切。民病肩背瞀重,鼽嚏,血便注下,收气乃后,上应太白星,其谷坚芒。"瞀",闷也。"鼽",鼻塞流涕也。金受火邪,故为此诸病。收气后,太白无光,坚芒之谷不成,皆金气不足之应。"瞀",茂、务、莫三音。"嚏",音帝。复则寒雨暴至,乃零冰雹霜雪杀物,阴厥且格,阳反上行,头脑户痛,延及脑顶发热,上应辰星,丹谷不成,民病口疮,甚则心痛。金衰火亢,水来复之,故寒雨暴至,继以冰雹霜雪,灾伤万物,寒之变也。"厥",逆也。"格",拒也。寒胜于下,则阴厥格阳而反上行,是谓无根之火,故为头顶口心等病。其应于天者,辰星当明。应于地者,丹色之谷不成也。按:此水复火衰,当云上应荧惑、辰星,此不言荧惑者,缺文也。"雹",音薄。岁水不及,湿乃大行,长气反用,其化乃速,暑雨数至,上应镇星,六辛岁也。水不及而土乘之,故湿乃大行。水衰则火土同化,故长气反用,其化乃速,上应镇星光明也。民病腹满身重濡泄,寒疡流水,腰股痛发,腘腨股膝不便,烦冤足痿清厥,脚下痛,甚则胕肿,藏气不政,肾气不衡,上应辰星,其谷秬。土湿太过,伤及肾阴,故为此诸病。寒疡流水,阴蚀阴疽之类也。"烦冤",烦闷抑郁也。"清厥",寒厥也。"胕肿",浮肿也。"藏气",水气也。"衡",平也。不政不衡,水气衰也,上应辰星不明,下应秬谷不成。"秬",黑黍也。上临太阴,则大寒数举,蛰虫早藏,地积坚冰,阳光不治,民病寒疾于下,甚则腹满浮肿,上应镇星,其主黅谷。辛丑、辛未岁也。太阴湿土司天,则太阳寒水在泉,故大寒举而阳光不治也。甚则腹满浮肿,湿土胜而肾气伤也。其上应者,当镇星增曜;下应者,当黅谷有成。复则大风暴发,草偃木零,生长不鲜,面色时变,筋骨并辟,肉瞤瘛,目视䀮䀮,物疏璺,肌肉疹发,气并膈中,痛于心腹,黄气乃损,其谷不登,上应岁星。水衰土亢,木后复之,故大风暴发,草仆木落,而生长失时,皆不鲜明也。"面色时变",肝气动也。"并",拘挛也。"辟",偏欹也。"瞤瘛",动掣也。"䀮䀮",目不明也。"璺",物因风而破裂也。肝气在外则肌肉风疹,肝气在中则痛于心腹,皆木胜之所致,故黄气损而属土之谷不登,其上应于天,则惟岁星当明也。

帝曰:"善!愿闻其时也。"此下言不及之岁,其政化胜复各有时也。本篇凡太过之年不言胜复,故不及之。岐伯曰:"悉何哉问也!木不及,春有鸣条律畅之化,则秋有雾露清凉之政,春有惨凄残贼之胜,则夏有炎暑燔烁之复,其眚东,其脏肝,其病内舍胠胁,外在关节。和则为化为政,运之常也。不和则为胜为复,气之变也。

如岁木不及，金当克之，使金不来胜，而木气无伤，则春有鸣条律畅之化，至秋之时，则金亦无复，而有雾露清凉之政，此气之和也。若春见金气而有惨凄残贼之胜，则木生火，火来克金，而夏有炎暑燔烁之复矣，此气之变也。然此之胜复皆因于木，故灾眚当见于东方，在人之脏应于肝，肝之部分，内在胠胁，外在关节，故其为病如此。下节之义，大约俱同。“燔”，音烦。“烁”，式灼切。“眚”，音省。火不及，夏有炳明光显之化，则冬有严肃霜寒之政，夏有惨凄凝冽之胜，则不时有埃昏大雨之复，其眚南，其脏心，其病内舍膺胁，外在经络。火不及者，水当乘之。若水不侮火而复有此化，则水亦无复而冬有此政。若水不务德而夏有此胜，则火生土，土来克水，而不时有此复矣。其眚南，其脏心，皆火之应。土不及，四维有埃云润泽之化，则春有鸣条鼓拆之政，四维发振拉飘腾之变，则秋有肃杀霖霪之复，其眚四维，其脏脾，其病内舍心腹，外在肌肉四肢。“四维”，辰戌丑未方月也。岁土不及，木当胜之。若木不侮土而四季有此化，是木亦无复而春有此政。若木胜土而四季有此变，则土生金，金来克木，而秋有此复矣。其眚四维，其脏脾，皆土之应。“拉”，音腊。“霪”，音淫。金不及，夏有光显郁蒸之令，则冬有严凝整肃之应，夏有炎烁燔燎之变，则秋有冰雹霜雪之复，其眚西，其脏肺，其病内舍膺胁肩背，外在皮毛。岁金不及，火当胜之。若火得其正而夏有此令，则水亦无复而冬有此应。若火气侮金而夏有此变，则金之子水，水来克火，而秋有此复矣。其眚西，其脏肺，皆金之应。按：此下二节，不先言金水之本化，而先言火土之制化，与上三节不同者，不过文体之变耳，文虽变而义则无异也。水不及，四维有湍润埃云之化，则不时有和风生发之应，四维发埃昏骤注之变，则不时有飘荡振拉之复，其眚北，其脏肾，其病内舍腰脊骨髓，外在溪谷腨膝。岁水不及，土当胜之。若土不为虐而四季有此正化，则木亦无复而不时有此正应。若土肆其胜而有四维之变，则水之子木，木来克土，而不时有此复矣。其眚北，其脏肾，皆水之应。“湍”，通官切。夫五运之政，犹权衡也，高者抑之，下者举之，化者应之，变者复之，此生长化成收藏之理，气之常也，失常则天地四塞矣。夫天地阴阳之道，亦犹权衡之平，而不能少有损益也。故高而亢者，必有所抑，因太过也；卑而下者，必有所举，因不及也。正而为化，则有以应之，不相悖也；邪而为变，则有以复之，承乃制也。此所以生长化成收藏，皆不失其物理之常，失常则高下不相保，而天地闭塞矣。如《玉版论要》曰：“回则不转，乃失其机。”即此之谓。故曰：‘天地之动静，神明为之纪；阴阳之往复，寒暑彰其兆’，此之谓也。”应天之气，动而不息；应地之气，静而守位。神明为之纪，则九星悬朗，七曜周旋也。阴阳寒暑，即动静神明之用也。此承上文而总言盛衰胜复，即天地之动静；生长化成收藏，即阴阳之往复。动静不可见，有神有明，则有纪可察矣；阴阳不可测，有寒有暑，则有兆可知矣。天地之道，此之谓也。

帝曰：“夫子之言五气之变，四时之应，可谓悉矣。夫气之动乱，触遇而作，发无常会，猝然灾合，何以期之？”此下言气动之乱，皆随遇而变，故其德化政令灾变之候，各有所不同也。岐伯曰：“夫气之动变，固不常在，而德、化、政、令、灾、变，不同其候也。”帝曰：“何谓也？”岐伯曰：“东方生风，风生木，其德敷和，其化生荣，其政舒启，其令风，其变振发，其灾散落。“敷”，布也。“和”，柔和也。荣，滋荣也。“舒”，展也。“启”，开也。“振”，奋动也。“发”，飞扬也。“散落”，飘零散落也。《五运行大论》曰：“其德为和，其化为荣，其政为散，其令宣发，其变推拉，其眚为陨。”义当参阅。南方生热，热生火，其德彰显，其化蕃茂，其政明曜，其令热，其变消烁，其灾燔焫。“彰”，昭著也。“蕃”，盛也。“燔焫”，焚灼也，消烁缓而燔焫甚也。《五运行大论》曰：“其德为显，其化为茂，其政为明，其令郁蒸，其变炎烁，其眚燔焫。”“蕃、燔”，俱音烦。“焫”，如瑞切。中央生湿，湿生土，其德溽蒸，其化丰备，其政安静，其令湿，其变骤注，其灾霖溃。“溽蒸”，湿热也。“丰备”，充盈也。“骤注”，急雨也。“霖”，久雨也。“溃”，崩决也。《五运行大论》曰：“其德为濡，其经为盈，其政为谧，其令云雨，其变动注，其眚淫溃。”“溽”，音辱。“溃”，音会。西方生燥，燥生金，其德清洁，其化紧敛，其政劲切，其令燥，其变肃杀，其灾苍陨。“紧敛”，收缩也。“劲切”，锐急也。“肃杀”，气寒肃而杀令行也。“苍陨”，草木苍枯而凋落也。《五运行大论》曰：“其德为清，其化为敛，其政为劲，其令雾露，其变肃杀，其眚苍落。”“陨”，音允。北方生寒，寒生水，其德凄沧，其化清谧，其政凝肃，其令寒，其变溧冽，其灾冰雪霜雹。“凄沧”，寒气也。“谧”，静也。“凝肃”，坚敛也。“溧冽”，寒甚也。“冰霜雪雹”，阴气所凝，或太阳用事，或以水复火，则非时而现。《五运行大论》曰：“其德为寒，其化为肃，其政为静，其变凝冽，其眚冰雹。”“沧”，音仓。“谧”，音密。是以察其动也，有德有化，有政有令，有变有灾，而物由之，而人应之也。”德、化、政、令，和气也。为灾、为变，乖气也。施化出乎天地，而人物应之，得其和则为生为成，遇其乖则为灾为害。

五星之应

《素问·气交变大论》

帝曰：“夫子之言岁候，不及其太过，而上应五星。今夫德化政令，灾眚变易，非常而有也，猝然而动，其亦为之变乎？”此承前章而详求五星之应。谓凡德化政令，灾眚变易，其有猝然而动者，星亦应之否也。岐伯曰：“承天而行之，故无妄动，无不应也。猝然而动者，气之交变也，其不应焉。故曰：‘应常不应猝’，此之谓也。”“承天而行”，谓岁候承乎天运，故气无妄动，而五星之现，则动无不应也。但其猝然而动者，非关天运，随遇为变，则五星未必应焉，以应常不应猝也。“常”，谓盛衰之常，其来有自，故必无不应。“猝”者，一时之会，非有大变，则亦有不应者矣。

帝曰：“其应奈何？”岐伯曰：“各从其气化也。”各从其气化者，岁星之化其应风，荧惑之化其应火，镇星之化其应湿，太白之化其应燥，辰星之化其应寒也。帝曰：“其行之徐疾逆顺何如？”岐伯曰：“以道留久，逆守而小，是谓省下；“道”，五星所行之道也。“留久”，稽留延久也。“逆守”，逆行不进而守其度也。“小”，无芒而光不露也。“省下”，谓察其分野君民之有德有过者也。以道而去，去而速来，曲而过之，是谓省遗过也；谓既去而复速来，委曲逡巡而过其度也。“省遗过”，谓省察有未尽，而复省其所遗过失也。久留而环，或离或附，是谓议灾与其德也。“环”，回环旋绕也。“或离或附”，欲去不去也。“议灾与德”，若有所议而为灾为德也。应近则小，应远则大。"应"，谓灾德之应也。所应者近而微，其星则小；所应者远而甚，其星则大。芒而大倍常之一，其化甚；大常之二，其眚即也。"芒"，光芒也。"甚"，气化之盛也。"即"，灾眚即至也。小常之一，其化减；小常之二，是谓临视，省下之过与其德也。德者福之，过者伐之。"减"，气化之衰也。若小于常之二倍，则不及甚矣，其灾眚亦所必至。"临视"，犹言观察也。"省下之过与其德"，谓省察其宿属分野之下，有德者赐之以福，有过者伐之以灾也。是以象之现也，高而远则小，下而近则大，故大则喜怒迩，小则祸福远。凡高而远者，其象则小；下而近者，其象必大。大则近，而喜怒之应亦近；小则远，而祸福之应亦远。观五星有迟留伏逆之变，则其或高或下又可知矣。按：上文云："应近则小，应远则大"；此云："大则喜怒迩，小则祸福远。'似乎相反。但上文之近远，近言其微，远言其甚，故应微而近则象小，应甚则远则象大。此言迩远者，迩言其急，远言甚缓，故象大则喜怒之应近而急，象小则祸福之应远而缓。盖上文以体象言，此以远近辨，二者词若不同，而理则无二也。岁运太过，则运星北越；"运星"，主岁之星也。"北越"，越出应行之度而近于北也。盖北为紫微太一所居之位，运星不守其度，而北越近之，其恃强骄肆之气可见。运气相得，则各行以道。无强弱胜负之气，故各守其当行之道。故岁运太过，畏星失色而兼其母："畏星"，即所制之星。如木运太过，则镇为畏星也。失色而兼其母者，木失色而兼玄，火失色而兼苍，土失色而兼赤，金失色而兼黄，水失色而兼白也。其所以然者，如木气有余则土星失色而兼赤，赤为木之子，而又为土之母，子母气必相应，故兼现也，此正其循环相承之妙。不及，则色兼其所不胜。木不及则兼白，火不及则兼玄，土不及则兼苍，金不及则兼赤，水不及则兼黄，兼其所相制也。肖者瞿瞿，莫如其妙，闵闵之当，孰者为良？"肖"，取法也。"瞿瞿"，却顾貌。"闵闵"，多忧也。夫天道难穷，谈非容易，虽欲取法者瞿瞿多顾，然皆莫得知其妙，故于闵闵之才，能当忧世之任者，果孰为良哉？盖甚言难其人也。《灵兰秘典论》曰："消者瞿瞿，孰知其要？"妄行无证[①]，示畏侯王。"知天道者，既难其人，故每有妄行之徒，用无证之说，以示畏侯王，言而不应，反惑其敬畏修德之心。若此辈者，不惟无补于事，而适足为误事之罪人也。

帝曰："其灾应何如？"岐伯曰："亦各从其化也。故时至有盛衰，凌犯有逆顺，留守有多少，形现有善恶，宿属有胜负，证应有吉凶矣。""时至"，岁时之更至也。五星之运，当其时则盛，非其时则衰。退而东行凌犯者，星迟于天，故为顺，灾轻；进而西行凌犯者，星速于天，故为逆，灾重。留守日多则灾深，留守日少则灾浅。形现有喜润之色为善，形现有怒燥忧丧之色为恶。"宿属"，谓二十八宿及十二辰位，各有五行所属之异。凡五星所临，太过逢旺，不及逢衰，其灾更甚；太过有制，不及得助，其灾必轻。即胜负也。五星之为德为化者吉，为灾为变者凶，皆证应也。王氏曰："火犯留守逆临，则有诬谮讼狱之忧，金犯则有刑杀气郁之忧，木犯则有震惊风鼓之忧，土犯则有中满下利浮肿之忧，水犯则有寒气冲蓄之忧，故曰证应有吉凶也。

帝曰："其善恶何谓也？"岐伯曰："有喜有怒，有忧有丧，有泽有燥，此象之常也，

① 证：经文作"徵"。

必谨察之。"王氏曰:"五星之现也,从夜深见之。人见之喜,星之喜也;见之畏,星之怒也。光色微曜,乍明乍暗,星之忧也;光色迥然,不彰不莹,不与众同,星之丧也;光色圆明,不盈不缩,怡然莹然,星之喜也;光色勃然临人,芒彩满溢,其象懔然,星之怒也。"泽",明润也。"燥",干枯也。"班固曰:"五行精气,其成形在地,则结为木、火、土、金、水;其成象在天,则木合岁星居东,火合荧惑居南,金合太白居西,水合辰星居北,土合镇星居中央;分旺四时,则春木、夏火、秋金、冬水各旺七十二日,土旺四季辰戌丑未之月各十八日,合之为三百六十日;其为色也,则木青、火赤、金白、水黑、土黄;其为分野,各有归度。旺相休废,其色不同,旺则光芒,相则内实,休则光芒无角,不动摇,废则光少色;白圜者丧,赤圜者兵,青圜者夏水,黑圜者疾多死,黄圜吉;白角者哭泣之声,赤角者犯我城,黑角者水行穷兵。"太史公曰:"五星同色,天下偃兵,百姓安宁,五谷蕃昌,春风秋雨,冬寒夏暑,日不食朔,月不食望,是为有道之国,必有圣人在乎其位也。""莹",荣、用二音。

帝曰:"六者高下异乎?"岐伯曰:"象现高下,其应一也,故人亦应之。"有此象则有此应,高下虽异,气应则一也。

德化政令,不能相过

《素问·气交变大论》

帝曰:"其德化政令之动静损益皆何如?"岐伯曰:"夫德化政令灾变,不能相加也;"加",增重也,亦相凌也。夫天地动静,阴阳往复,政令灾青,报施不爽,故不能相加也。胜复盛衰,不能相多也;胜微则复微,胜甚则复甚,故不能相多也。往来小大,不能相过也;胜复小大,气数皆同,故不能相过也。用之升降,不能相无也。五行之用,先者退而后者进,迭为升降,升降失则气化息矣,故不能相无也。各从其动而复之耳。"五运之政,犹权衡也,故动有盛衰,则复有微甚,各随其动而应之。《六微旨大论》曰:"成败倚伏生乎动,动而不已,则变作矣。"《易》曰:"吉凶悔吝者,生乎动者也。"皆此之谓。然则天地和平之道,有必不可损益于其间者,于此章之义可见矣。

帝曰:"其病生何如?"言灾变眚伤之应于病也。岐伯曰:"德化者气之祥,政令者气之彰,变易者复之纪,灾眚者伤之始。"祥",瑞应也。"彰",昭著也。"纪"者,变易之候。"始"者,灾伤所由。气相胜者和,不相胜者病,重感于邪则甚也。""相胜",相当也。谓人气与岁气相当,则为比和而无病;不相当,则邪正相干而病生矣。重感于邪,如有余逢旺,不足被伤,则盛者愈盛,虚者愈虚,其病必甚也。

帝曰:"善!所谓精光之论,大圣之业,宣明大道,通于无穷,究于无极也。余闻之,善言天者,必应于人;善言古者,必验于今;善言气者,必彰于物;善言应者,同天地之化;善言化言变者,通神明之理。非夫子孰能言至道欤!乃择良兆而藏之灵室,每旦读之,命曰气交变,非斋戒不敢发,慎传也。"圣人知周万物,故能通于无穷,究于无极,因天以应人,因古以知今,因气应变化以通神明之理。帝所以极言赞美用示珍藏者,重之甚也。

卷　三

五运三气之纪，物生之应

《素问·五常政大论》

黄帝问曰："太虚寥廓，五运回迫，衰盛不同，损益相从，愿闻平气何如而名？何如而纪也？""寥廓"，玄远也。"回"，循环也。"迫"，迫切也。此章详明五运盛衰之有不同，而悉其平气、不及、太过，三者之纪也。岐伯对曰："昭乎哉问也！木曰敷和，木得其平，则敷布和气以生万物。火曰升明，阳之性升，其德明显。土曰备化，土含万物，无所不备。土生万物，无所不化。金曰审平，金主杀伐，和则清宁，故曰审平，无妄刑也。水曰静顺。"水体清静，性柔而顺。

帝曰："其不及奈何？"岐伯曰："木曰委和，阳和委屈，发生少也。火曰伏明，阳德不彰，光明伏也。土曰卑监，气陷不达，政屈不化也。金曰从革，金性本刚，其不及则从火化而变革也。水曰涸流。"水气不及，则源流干涸也。

帝曰："太过何谓？"岐伯曰："木曰发生，木气有余，发生盛也。火曰赫曦，阳光炎盛也。"赫"，音黑。"曦"，音希。土曰敦阜，"敦"，厚也。"阜"，高也，土本高厚，此言其尤盛也。金曰坚成，金性坚刚，用能成物，其气有余，则坚成尤甚也。水曰流衍。""衍"，满而溢也。

帝曰："三气之纪，愿闻其候。"岐伯曰："悉乎哉问也！敷和之纪，木德周行，阳舒阴布，五化宣平。此下详言平运之纪也。木之平运，是曰敷和。木德周行，则阳气舒而阴气布，故凡生长化收藏之五化，无不由此而宣行其和平之气也。按：此论与《金柜正言论》、《阴阳应象大论》、《五运行大论》义通，所当参阅，俱见脏象类四、五、六等章。《新校正》云："按王注太过不及，各纪年辰，惟平运不纪者，盖平运之岁，不可以定纪也。或者欲补注云丁巳、丁亥、丁卯、壬寅、壬申岁者，是未达也。"下仿此。其气端，正而直也。其性随，柔和随物也。其用曲直，曲直成材也。其化生荣，生气荣茂也。其类草木，凡长短坚脆，皆木类也。其政发散，木主春，其气上升，故政主发散。其候温和，春之候也。其令风，木之化也。其脏肝，肝属木也。肝其畏清，清者，金气也。其主目，肝之窍也。其谷麻，麻之色苍也。《金柜正言论》曰："其谷麦。"无麻。其果李，味酸也。其实核，诸核皆属木，其质强也。其应春，木旺之时也。其虫毛，毛直如木，气类同也。其畜犬，味酸也。《金柜正言论》曰："其畜鸡。"无犬。其色苍，青翠色也。其养筋，肝主筋也。其病里急支满，厥阴肝气为病也。其味酸。酸为木化也。其音角，角音属木，其声在清浊之间。其物中坚，象土中有木也。其数八。木之生数三，成数八也。升明之纪，正阳而治，德施周普，五经均衡。火之平运，是曰升明，火主南方，故曰正阳。阳气无所不至，故曰周普。五化义见前。"均"，等也。"衡"，平也。其气高，阳主升也。其性速，火性急也。其用燔灼，烧炙也。其化蕃茂，长气盛也。其类火，诸火皆其类也。其政明曜。阳之光也。其候炎暑，火之候也。其令热，火之化也。其脏心，心属火也。心其畏寒，寒为水气也。其主舌，心之官也。其谷麦，色赤也。《金柜正言论》火谷曰黍，木谷曰麦。又《脏气法时论》亦言麦苦。其果杏，味苦也。其实络，实中之系，脉络之类也。其应夏，火旺之时也。其虫羽，羽翔而升，属乎火也。其畜马，快健躁疾，得火性也。《金柜正言论》金畜曰马，火畜曰羊。其色赤，赤色属火也。其养血，心主血也。其病瞤瘛，火性动也。"瞤"，如云切。其味苦，苦为火化也。其音徵，徵音属火，其声次清。其物脉，脉之所至，即阳气所及也。其数七。火之生数二，成数七。备化之纪，气协天休，德流四政，五化齐修。土之平运，是曰备化。"气协天休"，顺承天化而济其美也。"德流四政"，土德分助四方，以赞成金、木、水、火之政也。故生、长、化、收、藏，咸得其政而五者齐修矣。其气平，土之气象，平而厚也。其性顺，顺万物之性，而各成其化也。其用高下，或高或下，皆其用也。其化丰满，万物成实，必赖乎土，故土曰充气。其类土，诸土皆其类也。其政安静。土厚而安静，其政亦然。其候溽蒸，"溽"，湿也。"蒸"，热也。长夏之候也。其令湿，土之化也。其脏脾，脾属土也。脾其畏风，风者木气也。其主口，脾之窍也。其谷稷，小米之粳者曰稷，黅谷也。其果枣，味甘也。其实肉，土主肌肉也。其应长夏，长夏者，六月也。土生于火，长在夏中，既长而旺，故云长夏。其虫倮，"倮"，赤体也。《礼记·月令》亦曰："其虫倮。"注曰："人为倮虫之长。""倮"，郎朵切。其畜牛，其性和缓，其功稼穑，得土气也。其色黄，黄属土也。其养肉，脾土所主也。其病痞，脾之病也。其味甘，甘为土化也。其音宫，宫音属土，其声下而浊。其物肤，即肌肉也。其数五，土之生数五，成数十。审平之纪，收而不争，杀而无犯，五化宣明。金之平运，是曰审平。金气平则收而不争，杀而无犯。"犯"，谓残害于物也。金气清肃，故五化得之，皆以宣明。其气洁，洁白莹明，金之气也。其性刚，刚劲锋利，金之性也。其用散落，散落万物，金之用也。其化坚敛，收敛坚强，金之化也。其类金，诸金皆其类也。其政劲肃，急速而严，金之政也。其候清切，秋之候也。其令燥，金之化也。其脏肺，肺属金也。肺其畏热，热为火气也。其主鼻，肺之窍也。其谷稻，色白也。其果桃，味辛也。其实壳，凡物之皮壳皆坚，金刚居外也。其应秋，金之旺也。其虫介，甲坚而固，得金气也。其畜鸡，性好斗，故属金。《金柜正言论》木畜曰鸡，金畜曰马。其色白，白色属金也。其养皮毛，肺金所主也。其病咳，肺金病也。其味辛，辛为金化也。其音商，商音属金，其气次浊。其物外坚，壳之类也。其数九。金之生数四，成数九。静顺之纪，藏而勿害，治而善下，五化咸整。水之平运，是曰静顺。水气平则藏而勿害，治而善下矣。江海之所以为百谷旺者，以其德全善下也。五化得水而后齐，故曰咸整。其气明，水为天一之气，故外暗而内明。其性下，流湿就卑，水之性也。其用沃衍，"沃"，灌溉也。"衍"，溢满也。"沃"音屋。其化凝坚，藏气布化，则万物凝坚也。其类水，诸水皆其类也。其政流演，"演"，长流貌。井泉不竭，川流不息，皆流演之义。"演"，衍同。其候凝肃，冬之候也。其令寒，水之化也。其脏肾，肾属水也。肾其畏湿，湿为土气也。其主二阴，肾之窍也。其谷豆，菽也。谷色纯黑，惟豆有之。

其果栗，味咸也。其实濡，实中津液也。其应冬，水之旺也。其虫鳞，生于水也。其畜彘，豕也。其色多黑，其性善下。"彘"，音治。其色黑，黑色属水也。其养骨髓，其气深，肾水所主也。其病厥，阴气之逆也。其味咸，咸为水化也。其音羽，羽音属水，其声高而清。其物濡，"濡"，湿润也。"濡"，音如。其数六。水之生数一，成数六。故生而勿杀，长而勿罚，化而勿制，收而勿害，藏而勿抑，是谓平气。此总结上文平气之五化也。故木之生气治令，则收气不能纵其杀；火之长气治令，则藏气不能纵其罚；土之化气治令，则生气不能纵其制；金之收气治令，则长气不能纵其害；水之藏气治令，则化气不能纵其抑。此皆以天气平，地气正，五化之气不相胜克，故皆曰平气。委和之纪，是谓胜生，此下详言不及之纪也。木气不及，是谓委和。凡丁壬皆属木运，而丁木阴柔，乃为不及。故于六丁之岁，生气不政，收气胜之，是曰胜生。生气不政，化气乃扬，木气衰，土气无制也。长气自平，收令乃早，火无所生，故长气自平，木衰金胜，故收气乃早。凉雨时降，风云并兴，凉为金化，风为木化，云雨皆为湿化，此以木不及，故兼土金之化也。草木晚荣，苍干凋落，木不及，故草木晚荣。金胜之，故苍干凋落。物秀而实，肤肉内充。生气虽晚，化气速成故也。其气敛，其用聚，木兼金也，收气胜也。其动緛戾拘缓，"緛"，缩短也。"戾"，斜曲也。"拘"，拘急也。"缓"，不收也。皆厥阴不及之病。"緛"，音软。"戾"，音利。其发惊骇，风木气衰，肝胆俱病也。其脏肝，木之应也。其果枣李，"枣"，土果也。"李"，当作桃，金果也。盖木不及，则土金二果盛。下不及五运皆同。其实核壳，核应木，壳应金，木衰金盛也。其谷稷稻，土之稷，金之稻，木不及则二谷当成也。其味酸辛，酸者衰，辛者胜，木兼金化也。其色白苍，"白"，金色。"苍"，木色。白盛于苍也。其畜犬鸣，"犬"，木畜。"鸡"，金畜。有盛衰也。其虫毛介，"毛"，木虫。"介"，金虫。盛衰同上。其主雾露凄沧，金之胜也。其声角商，木从金也。其病摇动注恐，"摇动"者，筋之病。"注恐"者，肝胆之病。从金化也。此结上文木不及者，从金之化也。少角与判商同。此总言六丁年也。角为木音，木不及故曰少角。金乘之，故半与商金同其化。"判"，半也。《新校正》云："按火土金水之文，皆以"判"作"少"，则此当云少角与少商同，然不云少商者，盖少角之运共有六年，而丁巳、丁亥上角与正角同，丁卯、丁酉上商与正商同，丁未、丁丑上宫与正宫同。是六年者，各有所同，与火土金水之少运不同，故不云同少商，只大约而言，以见半从商化也。上角与正角同，此丁巳、丁亥年也。上见厥阴司天，是为上角。岁运不及而得司天之助，则得其敷和之平，故与正角同也。上商与正商同。此丁卯、丁酉年也。木运不及，则半兼金化，若遇阳明司天，金又有助，是以木运之纪，而得审平之化，故上商与正商同也。其病肢废痈肿疮疡，木被金刑，经筋受病，风淫末疾，故为肢废。肢废，则溪谷关节多有壅滞，而痈肿疮疡所由生也。其甘虫，味甘者易生虫，金胜木而土无制也，此即《气交变大论》虫食甘黄之义。邪伤肝也。木气不及，则邪伤在肝。上宫与正宫同。此丁丑、丁未年也。上宫者，太阴司天也。岁木不及，则土得自专，又见湿土司天之助，是以木运之纪，而行备化之政，故上宫与正宫同也。萧瑟肃杀，则炎赫沸腾，此总言木运之胜复也。"萧瑟肃杀"，金胜木也。"炎赫沸腾"，火复金也。眚于三，胜复皆因于木，故灾眚在三，东方震宫也。所谓复也。此承上文言子为其母而报复也。余仿此。其主飞蠹蛆雉，飞而蠹者，阴中之阳虫也。蛆者蝇之子，蛆入灰中，蜕化为蝇，其性喜暖畏寒，火运之年尤多也。雉，火禽也。凡此皆火复之气所化。乃为雷霆。雷之迅者曰霆。木郁极而火达之，其气则为雷霆，故《易》曰："震为雷。"伏明之纪，是谓胜长，伏明之纪，火不及也。凡戊癸皆属火运，而癸以阴柔，乃为不及。故于六癸之岁，长气不宣，藏气胜之，是谓胜长。长气不宜，藏气反布，火之长气，不能宣化，水之藏气，反布于时。收气自政，化令乃衡，金无所畏，故收气自行其政。土无所生，故化令惟衡平耳。寒清数举，暑令乃薄，阴盛阳衰也。承化物生，生而不长，物承土化而生者，以土无火生，虽生不长也。此即上文化令乃衡之义。成实而稚，遇化已老，长气不宣，故物之成实者，惟稚而短，及遇土化之令，而气已老矣。阳气屈伏，蛰虫早藏，阳不施于物也。其气郁，阳主升，不升则郁矣。其用暴，火性急，郁而不伸，出必暴矣。其动彰伏变易，彰者火之德，火不足则彰伏不常，而多变易矣。其发痛，寒胜之也。其脏心，火气通于心也。其果栗桃，"栗"，水果。"桃"，金果。火不及，故二果成也。其实络濡，络应火，濡应水也。其谷豆稻，"豆"，水谷。"稻"，金谷。二谷成也。其味苦咸，苦衰咸胜也。其色玄丹，玄盛丹衰也。其畜马彘，"马"，火畜当衰，"彘"，水畜当旺也。其虫羽鳞，羽属火，鳞属水，有盛衰也。其主冰雪霜寒，水反胜也。其声徵羽，火音从水也。其病昏惑悲忘，火不足而心神溃也。从水化也。此结上文火不及者，从水化也。少徵与少羽同。此总言六癸年也。徵为火音，火不及，故云少徵。水胜之，故与少羽同其化。上商与正商同，癸卯、癸酉年也。上见阳明司天，是为上商。岁火不及则金无所畏，又得燥金司天之助，是以火运之纪，而行审平之气，故曰上商与正商同也。按：少徵六年，癸丑、癸未上宫也，癸巳、癸亥上角也。此只言上商而不及宫角者，以火与土木无所克伐，而同归少羽之化矣。邪伤心也。火气不及，故寒邪伤于心。凝惨凓冽，则暴雨霖霪，凝惨凓冽，水胜火也。暴雨霖淫，土复水也。眚于九，胜复皆因于火，故灾眚于九，南方离宫也。其主骤注，雷霆震惊，"骤注"，土复之变也。"雷霆震惊"，火郁之达也。土火相协，故为是变。沉阴淫雨。"沉阴"，阴云蔽日也。"淫"，久雨也。此皆湿复之变。卑监之纪，是谓减化，卑监之纪，土气不及也。凡甲己皆属土运，而己以阴柔，乃为不及。故于六己之年，化气不令，是谓减化。化气不令，生政独彰，土气不足，木专其政也。长气整，雨乃愆，收气平，火土无犯，故长气整；土德衰，故雨愆期；金无所生，故收气平也。风寒并兴，土衰而木肆其暴，水无所畏，故风寒并兴。草木荣美，秀而不实，成而秕也。生政独彰，故草木荣美；化气不令，故虽秀而不实。"秕"，音比，糠秕也。其气散，土从风化，飘扬而散也。其用静定。土政本静，其气衰，则化不及物，而过于静定矣。其动疡涌分溃痈肿，土脏病则为涌呕。肉理病则为疮疡溃烂痈肿。其发濡滞，土不制水也。其脏脾，土气通于脾也。其果李栗，"李"，木果。"栗"，水果。土不及而二果成也。其实濡核，濡应水，核应木也。其谷豆麻，"豆"，水谷。"麻"，木谷。二谷成也。其味酸甘，酸胜甘衰也。其色苍黄，苍多黄少也。其畜牛犬，牛为土畜当衰，犬为木畜当盛。其虫倮毛，倮属土，毛属木，有盛衰也。其主飘怒振发，木之胜也。其声宫角，土从木也。其病留满痞塞，土不足而脾不运也。从木化也。总结上文。少宫与少角同，此总言六己年也。宫为土音，土之不及，故云少宫。土不足则木乘之，故与少角同其化。上宫与正宫同，"上宫"者，太阴湿土司天也。岁土不及，而有司天之助，是以少宫之纪，而得备化之气，故与正宫同，己丑、己未年是也。上角与正角同。“上角”者，厥阴风木司天也。岁土不及，则半兼木化，若遇厥阴司天，木又有助，是以土运之纪，而行敷和之化，故上角与正角同，己巳、己亥年是也。按：此不言己卯、己酉上商者，以土金无犯，故不纪之。其病飧泄，土衰风胜也。邪伤脾也。土气不及，故邪伤在脾。振拉飘扬，则苍干散落，“振拉飘扬”，木胜土也。“苍干散落”，金复木也。其眚四维，胜复皆因于土，故灾眚见于四维。四维者，土位中宫而寄旺于四隅，辰戌丑未之位是也。其主败折虎狼，败折者，金之变，虎狼多刑伤，皆金复之气所化。清气乃用，生致乃辱。金复之用，木胜之屈也。从革之纪，是谓折收，从革之纪，金不及也。凡乙庚皆属金运，而乙以阴柔，乃为不及。故于六乙之年，收气减折，是为折收。收气乃后，生气乃扬，金之收气后时，则木之生气布扬而盛也。长化合德，火政乃宣，庶类以蕃。金衰则火乘之，火旺则土得所助，故长化合德，火政宣行而庶类蕃盛也。其气扬，其用躁切，火之气用，升扬而躁急也。其动铿禁瞀厥，铿然有声，欬也。“禁”，声不出也。“瞀”，闷也。“厥”，气上逆也。金不足者肺应之，肺主气，故为是病。“铿”，音坑。“瞀”，茂、莫、务三音。其发咳喘，肺病也。其脏肺，金气通于肺也。其果李杏，“李”，木果。“杏”，火果。金不及，故二果成也。其实壳络，壳属金，络属火，有盛衰也。其壳麻麦，“麻”，木谷。“麦”，火谷。二谷成也。其味苦辛，苦盛辛衰也。其色白丹，丹多白少也。其畜鸡羊，鸡为金畜当衰，羊为火畜当盛。《金柜正言论》火畜曰羊。其虫介羽，“介”，金虫。“羽”，火虫。有盛衰也。其主明曜炎烁，火气之胜也。其声商徵，金从火也。其病嚏咳鼽衄，火有余而病及肺也。从火化也。结上文金气不及之化。少商与少徵同，此总言六乙年也。商为金音，金不及，故云少商。金不及则火乘之，故与少徵同其化。上商与正商同，上商者，阳明燥金司天也。岁金不及而有司天之助，是以少商之纪，而得审平之气，故与正商同，乙卯、乙酉年是也。上角与正角同，岁金不及而上见厥阴司天，木无所畏，则木齐金化，故与正角之气同，乙巳、乙亥年是也。按：此不言乙丑、乙未上宫者，土金无犯也，故不及之。邪伤肺也。金不及，故邪伤于肺。炎光赫烈，则冰雪霜雹，“炎光赫烈”，火胜金也。“冰雪霜雹”，水复火也。眚于七，胜复皆因于金，故灾眚在七，西方兑宫也。其主鳞伏彘鼠，水复之化也。藏气早至，乃生大寒。皆水之复也。涸流之纪，是谓反阳，涸流之纪，水不及也。凡丙辛皆属水运，而辛以阴柔，乃为不及。故于六辛阴水之年，阳反用事，是谓反阳。藏令不举，化气乃昌，水衰，故藏气不令。土胜，故化气乃昌。长气宣布，蛰虫不藏，火无所畏，故长气宣布，蛰虫不藏也。按：此不言收气者，金水无犯，故不及之。土润水泉减，土胜水也。草木条茂，荣秀满盛。长化之气，丰而厚也。其气滞，从乎土也。其用渗泄，水不蓄也。其动坚止，土邪留滞，则坚止为症也。其发燥槁，阴气虚也。其脏肾，水气通于肾也。其果枣杏，“枣”，土果。“杏”，火果。水不及，则二果当成。其实濡肉，濡应水者衰，肉应土者盛也。其谷黍稷，“黍”，火谷。“稷”，土谷。二谷当成也。按：《金柜正言论》火谷曰黍，而本论作麦，似乎二字有误。其味甘咸，甘胜咸衰也。其色黅玄，黄多黑少也。“黅”，音今。其畜彘牛，“彘”，水畜当衰。“牛”，土畜当旺。其虫鳞倮，“鳞”，水虫。“倮”，土虫。盛衰亦然。其主埃郁昏翳，土气之胜也。其声羽宫，水从土也。其病痿厥坚下，阳明实而少阴虚也。从土化也。结上文水不及之化也。少羽与少宫同，此总言六辛年也。羽为水音，水之不及，故云少羽。水不及而土乘之，太与少宫同其化。“上宫”与正宫同，上宫，太阴司天也。水衰土胜之年，若司天遇土，又得其助，是以少羽之纪，而行备化之气，故上宫与正宫同，辛丑、辛未年是也。按：此不言辛巳、辛亥上角者，水木无犯也；辛卯、辛酉上商者，金水无犯也。故皆不及之。其病癃闭，肾气不化也。邪伤肾也。水不及，故邪伤在肾。埃昏骤雨，则振拉摧拔，“埃昏骤雨”，土胜水也。“振拉摧拔”，木复土也。眚于一，胜复皆因于水，故灾眚在一，北方坎宫也。其主毛显狐狢，变化不藏，木复之气行也。“狢”，何各切，又音陌。故乘危而行，不速而至，暴虐无德，灾反及之，微者复微，甚者复甚，气之常也。此总结上文不及五运。凡相胜者，乘此孤危，恃彼强盛，不召而至，暴虐无德，至于子来报复，灾反及之。如木被金伤，则火来救母，起而相报，金为火制，乃反受灾。五行迭用，胜复皆然。所以胜之微者报亦微，胜之甚者报亦甚。故《气交变大论》曰：“五运之政，犹权衡也。”又曰：“胜复盛衰，不能相多也。往来小大，不能相过也。”正此之义。发生之纪，是谓启陈，此下详言太过之纪也。木之太过，是谓发生，阳刚之木，六壬是也。“启”，开也。“陈”，布也。布散阳和，发生万物之象也。《四气调神论》曰：“春三月，此谓发陈，”与此义同。土疏泄，苍气达，木气动，生气达，故土体疏泄而通也。“苍气”，木气也。阳和布化，阴气乃随，木火相生，则阳和布化。阳气日进，则阴气日退。“乃随”，犹言乃后也。生气淳化，万物以荣。木气有余，故能淳化以荣万物。其化生，其气美，“生”，发生。“美”，芳美也。其政散，布散和气，风之象也。其令条舒，“条舒”，顺气化而修长畅达也。其动掉眩巅疾，“掉”，颤摇也。“眩”，旋转也。“巅”，顶巅也。风木太过，故其为病如此。“掉”，提料切。其德鸣靡启拆，“鸣”，风木声也。“靡”，散也，奢美也。“启拆”，即发陈之义，其德应春也。《六元正纪大论》云：“其化鸣紊启拆。”其变振拉摧拔，“振”，谓振怒；“拉”谓败折；“摧”，谓仆落；“拔”，谓出本。其谷麻稻，“麻”，木谷。“稻”，金谷。齐其化也。其畜鸡犬，“鸡”，金畜。“犬”，木畜。犬齐鸡也。其果李桃，“李”，木果。“桃”，金果。李齐桃也。其色青黄白，木能克土而齐金，故三色现象也。其味酸甘辛，三味亦木土金也。其象春，风温，春化同也。其经足厥阴、少阳，足厥阴肝，足少阳胆，木之应也。其脏肝脾，肝胜脾也。其虫毛介，毛齐介育也。其物中坚外坚，木金并化也。其病怒。木强也。太角与上商同。按六壬之年无卯酉，是太角本无上商也。故《新校正》云：“太过五运，独太角言与上商同，余四运并不言者，疑此文为衍。”或非衍则误耳。上徵则其气逆，其病吐利。“上徵”者，司天见少阴君火、少阳相火，乃壬子、壬午、壬寅、壬申四年是也。木气有余而上行生火，子居母上，是为气逆，故其为病如此。《五运行大论》曰：“气相得而病者，以下临上，不当位者是也。”按：此不言壬辰、壬戌上羽者，水木相临为顺，故不及之。不务其德，则收气复，秋气劲切，甚则肃杀，清气大至，草木凋零，邪乃伤肝。若木恃太过，不务其德而侮土，则金必复之，故乘秋令而为灾如此。至其为病，则邪反伤肝矣。赫曦之纪，是谓蕃茂，火之太过，是谓赫曦。六戊之岁，皆阳刚之火也。阳盛则万物俱盛，故曰蕃茂。阴气内化，阳气外荣，阴降于下，阳升于上也。炎暑施化，物得以昌。阳气为发生之本也。其化长，其气高，阳主进，故化长；火主升，故气高。其政动，阳主动也。其令鸣显，火之声壮，火之光明也。其动炎灼妄扰，炎盛之害也。其德暄暑郁蒸，热化所行，其德应夏也。其变炎烈沸腾，火气太过，热极之变也。其谷麦豆，"麦"，火谷。"豆"，水谷。麦齐豆也。其畜羊彘，"羊"，火畜。"彘"，水畜。其育齐也。其果杏栗，"杏"，火果。"栗"，水果。其实同也。其色赤白玄，火金水三色，盛衰现也。其味苦辛咸，亦火金水三味也。其象夏，热曛昏火，夏化同也。其经手少阴、太阳，手厥阴、少阳，手少阴心，手太阳小肠，手厥阴心包络，手少阳三焦，皆火之应也。其脏心肺，心胜肺也。其虫羽鳞，羽属火，鳞属水，羽齐鳞化也。其物脉濡，脉为火，濡为水，其化亦然。其病笑疟、疮疡血流、狂妄目赤。皆火盛也。上羽与正徵同，其收齐。上羽者，太阳寒水司天，戊辰、戊戌年是也。火运太过，得水制之，则与升明正徵同其化，火既务德，则金不受伤，而收令齐备也。其病痓，痓者，口噤如痫，肢体拘强也，水火相激而然。痓症有二：无汗恶寒曰刚痓，有汗不恶寒曰柔痓，皆足太阳病。"痓"，音翅。上徵而收气后也。上徵者，二火司天也。谓戊子、戊午，上见少阴君火；戊寅、戊申，上见少阳相火。火盛则金衰，故收气后也。暴烈其政，藏气乃复，时见凝惨，甚则雨水霜雹切寒，邪伤心也。若火不务德，暴烈其政，则金气受伤，水必复之，故其为灾如此，而寒邪反伤心也。敦阜之纪，是谓广化，土之太过，是谓敦阜，六甲之岁，皆阳刚之土也。土之化气，广被于物，故曰广化。厚德清静，顺长以盈，土德至厚，土性至静，顺火之长气，而化政以盈，土生于火也。至阴内实，物化充成，至厚至静，故曰至阴。万物之化，无不赖土，故物化充成。烟埃朦郁，现于厚土，土本厚矣，而尤厚者，则在山川。烟埃朦郁，土之气也，故现于此。大雨时行，湿气乃用，燥政乃辟。土之化湿，湿气行则燥气辟。"辟"，避同。其化圆，其气丰，"圆"，周遍也。"丰"，盈充也。其政静，其德厚重，故其政安静。其令周备，土旺四时而充万物，故曰周备。其动濡积并蓄，湿则多濡，静则积蓄。"蓄"，昌六切，聚也。其德柔润重淖，"淖"，泥湿也，又和也。"淖"，乃到切。其变震惊飘骤崩溃，"震惊飘骤"，雷霆暴风也。"崩溃"，洪水冲决也。此以土极而兼木复之化。其谷稷麻，"稷"，土谷。"麻"，木谷。土齐木化也。其畜牛犬，"牛"，土畜。"犬"，木畜。其育齐也。其果枣李，"枣"，土果。"李"，木果。其色黅玄苍，土水木三色，土胜水而齐木也。其味甘咸酸，义同上。其象长夏，凡云雨昏暝埃，皆长夏化同。其经足太阴、阳明，足太阴脾经，足阳明胃经，土之应也。其脏脾肾，脾胜肾。其虫倮毛，土气有余，倮毛齐化。其物肌核，亦土木之化也。其病腹满四肢不举，土邪有余则濡积壅滞，故其为病如此。按：甲上六年，甲子、甲午、甲寅、甲申，上徵也；甲辰、甲戌，上羽也。此俱不言者，以不能犯于土也，故皆不及之。大风迅至，邪伤脾也。土极木复，其变若此，故其为病，邪反伤脾。坚成之纪，是谓收引，金之太过，是谓坚成，六庚之岁，阳金也。金胜则收气大行，故曰收引。"引"者，阴盛阳衰，万物相引而退避也。天气洁，地气明，金气清也。阳气随，阴治化，"随"，后也。燥行其政，物以司成，燥行其政，气化乃坚，故司万物之成也。收气繁布，化洽不终。金之收气盛而早布，则土之化气不得终其令也。"洽"，和也，泽也。其化成，收成也。其气削，消削也。其政肃，严肃也。其令锐切，刚劲也。其动暴折疡疰，"暴折"者，金气有余。"疡疰"者，皮肤之疾。其德雾露萧瑟，清肃之化也。其变肃杀凋零，杀令行也。其谷稻黍，"稻"，金谷。"黍"，火谷。金齐火化也。其畜鸡马，金火二畜，孕育齐也。其果桃杏，金齐火实也。其色白青丹，金有余则克木齐火，故见于三色也。其味辛酸苦，亦金木火三味也。其象秋，凡燥清烟露，皆秋化同也。其经手太阴、阳明，手太阴肺经，手阳明大肠经，皆金之应也。其脏肺肝，肺胜肝。其虫介羽，介齐羽化也。其物壳络，亦金火齐化也。其病喘喝胸闷[①]仰息。肺金邪实也。上徵与正商同，其生齐，上徵者，少阴少阳二火司天，谓庚子、庚午、庚寅、庚申四年也。金气太过，得火制之，则同审平之化，故与正商同。金气和平，木不受伤，故生气得齐其化也。其病咳。火乘肺金，故其病为咳。按：此不言庚辰、庚戌上羽者，以金水无犯也。政暴变，则名木不荣，柔脆焦首，长气斯救，大火流，炎烁且至，蔓将槁，邪伤肺也。金不务德而暴害乎木，火必报复而金反受伤，故其为病则邪害于肺。流衍之纪，是谓封藏，水之太过，是谓流衍，阳水之岁，六丙是也。水盛则阴气大行，天地闭而万物藏，故曰封藏。寒司物化，天地严凝，阴气盛也。藏政以布，长令不扬。水胜火也。其化凛，其气坚，凛冽坚凝，寒之胜也。其政谧，“谧”，安静也，音密。其令流注，水之性也。其动漂泄沃涌，“漂”，浮于上也。“泄”，泻于下也。“沃”，灌也。“涌”，溢也。其德凝惨寒雰，寒之化也。“寒雰”，雨雪貌。“雰”，音分。其变冰雪霜雹，非时而有故曰变。其谷豆稷，“豆”，水豆。“稷”，土谷。水有余则齐土化也。其畜彘牛，“彘”，水畜。“牛”，土畜。彘齐牛育也。其果栗枣，栗齐枣实也。其色黑丹龄，水胜火而齐土，三色之见有盛衰也。其味咸苦甘，亦水火土三味也。其象冬，凡寒气霜雪冰，皆冬化同也。其经足少阴、太阳，足少阴肾经，足太阳膀胱经，皆水之应也。其脏肾心，肾胜心。其虫鳞倮，水余故鳞齐倮育。其物濡满，“濡”，水化也。“满”，当作肉，土化也。其病胀，水气盛也。上羽而长气不化也。上羽者，太阳寒水司天，丙辰、丙戌岁也。水气有余，又得其助，则火之长气不能布其化矣。按：此不言丙子、丙午、丙寅、丙申上徵者，运所胜也。政过则化气大举，而埃昏气交，大雨时降，邪伤肾也。水政太过，火受其害，土之化气，起而复之，故为埃昏大雨，而湿邪伤于肾也。故曰：‘不恒其德，则所胜来复，政恒其理，则所胜同化’，此之谓也。”“恒”，常也。此结上文太过五运也。“不恒其德则所胜来复”，谓暴虐无德，侮彼不胜，则所胜者必起而报之也。“政恒其理则所胜同化”，谓安其常，处其顺，则所胜者亦同我之气而与之俱化矣。如木与金同化，火与水齐育之类是也。

天气地气，制有所从

《素问·五常政大论》

帝曰：“其岁有不病，而脏气不应不用者何也？”岐伯曰：“天气制之，气有所从也。”“岁有不病不应不用者”，谓岁运当病而有不病，及脏气当应当用而有不应不用者也。“天气制之气有所从”者，谓司天制之则从乎天气，故有不应乎岁者矣。“制”，禁制也。

帝曰：“愿卒闻之。”岐伯曰：“少阳司天，火气下临，肺气上从，白起金用，草木眚，火现燔焫，革金且耗，大暑以行，咳嚏鼽衄，鼻窒疮疡，寒热胕肿。少阳相火司天，寅申岁也。火气下临，金之所畏，故肺气上从。“从”者，应而动也。金动则白色

① 闷：原文作“懑”。

起而金为火用，故草木受眚。然火现燔焫必革易金性，且至于耗，金曰从革，即此之谓。若其为病则咳嚏鼽衄，鼻塞疮疡，皆火盛伤肺而然。金寒火热，金火相搏，则为寒热。肺主皮毛，邪热凑之，故为胕肿。皆天气之所生也。"燔"，音烦。焫，如瑞切。"嚏"，音帝。"鼽"，音求。"衄"，女六切。"窒"，音质。风行于地，尘沙飞扬，心痛胃脘痛，厥逆膈不通，其主暴速。凡少阳司天，则厥阴在泉，故风行于地，尘沙飞扬也。风淫所胜，病在厥阴，厥阴之脉，夹胃属肝贯膈，故其为病如此。然至疾者莫如风，故又主于暴速，皆地气之所生也。阳明司天，燥气下临，肝气上从，苍起木用而立，土乃眚，凄沧数至，木伐草萎，胁痛目赤，掉振鼓慄，筋痿不能久立。阳明燥金司天，卯酉岁也。燥气下临，木之所畏，故肝气应而上从。木应则苍色起，而木为金用，故土必受伤。然金盛则凄沧数至，故木伐草萎而病在肝；肝经行于胁，故胁痛；肝窍在目，故目赤；肝主风，故掉振鼓慄；肝主筋，故筋痿不能久立，皆天气之所生也。暴热至，土乃暑，阳气郁发，小便变，寒热如疟，甚则心痛，火行于槁，流水不冰，蛰虫乃现。凡阳明司天，则少阴君火在泉，热行于地，故其应候如此。火在阴分，则寒热交争，故令如疟；火郁不伸，故心痛；火就燥，故行于槁；"槁"，干枯也，皆地气之所生者。太阳司天，寒气下临，心气上从，而火且明，丹起金乃眚，寒清时举，胜则水冰，火气高明，心热烦，嗌干善渴，鼽嚏，喜悲数欠，热气妄行，寒乃复，霜不时降，善忘，甚则心痛。太阳寒水司天，辰戌岁也。寒气下临，火之所畏，故心气应而上从。火应则明而丹色起，故金乃眚。然水胜则为寒，故其候若此；火应则动热，故其病若此，皆天气之所生也。土乃润，水丰衍，寒客至，沉阴化，湿气变物，水饮内蓄，中满不食，皮𤸷肉苛，筋脉不利，甚则胕肿身后痈。凡太阳司天，则太阴在泉，湿行于地，故其为候为病如此。"𤸷"，痹而重也。"肉苛"，不仁不用也，症详疾病类四十五。"身后痈"者，以肉苛胕肿不能移，则久着枕席而身后臀背为痈疮也，皆脾土之症，地气之所生也。厥阴司天，风气下临，脾气上从，而土且隆，黄起水乃眚，土用革，体重肌肉萎，食减口爽，风行太虚，云物摇动，目转耳鸣。厥阴风木司天，巳亥岁也。风气下临，土之所畏，故脾气应而上从；土应则气隆而黄色起，故水乃眚。然土为木制，故土用受革，脾经为病，而风云动摇，皆天气之所生也。火纵其暴，地乃暑，大热消烁，赤沃下，蛰虫数现，流水不冰，其发机速。凡厥阴司天，则少阳在泉，相火下行，故其气候如此。"赤沃下"者，霖雨多热，受赤气也；"其发机速"，相火之发，暴而速也，皆此地气之所生者。少阴司天，热气下临，肺气上从，白起金用，草木眚，喘呕寒热，嚏鼽衄鼻窒，大暑流行，甚则疮疡燔灼，金烁石流。少阴君火司天，子午岁也。火气下临，金之所畏，故其气候疾病，与前少阳司天大同，皆天气之所生也。地乃燥，凄沧数至，胁痛善太息，肃杀行，草木变。凡少阳司天，则阳明燥金在泉，燥行于地，故其气候如此。肝木受伤，故胁痛；肺金太过，故善太息，皆地气之所生也。太阴司天，湿气下临，肾气上从，黑起水变，埃冒云雨，胸中不利，阴痿气大衰而不起不用，当其时反腰脽痛，动转不便也，厥逆。太阴湿土司天，丑未岁也。湿土下临，水之所畏，故肾气应而上从。水应则黑起为变，心火受制，故胸中不利。然土胜者水必伤，故为阴痿以下等疾。当其时者，当土旺之时也。凡此诸病，俱属肾经，皆天气之所生也。地乃藏阴，大寒且至，蛰虫早伏，心下痞痛，地裂冰坚，小腹痛，时害于食，乘金则止水增，味乃咸，行水减也。"凡太阴司天，则太阳在泉，寒行于地，故为地乃藏阴等候，心下痞痛等疾，皆寒水侮火也。乘金者，如岁逢六乙，乘金运也；时遇燥金，乘金气也。水得金生，寒凝尤甚，故止蓄之水增，味乃咸，流行之水减，以阴胜阳，以静胜动，皆地气之所生也。愚按：运气之化，凡一胜则一负，一盛则一衰，此理之常也。观本篇司天六气，如少阳少阴火气下临，则肺气上从白起金用等义，皆被克之气，反起而用者何也？盖五运各有所制，制气相加，则受制者不得不应，应则反从其化而为用，其理其证，本属显然，而实人所不知也。故如热甚者，燥必随之，此金之从火也；燥甚者，风必随之，此木之从金也；风甚者，尘霾随之，此土之从木也；湿蒸甚者，霖注随之，此水之随土也；阴凝甚者，雷电随之，此火之从水也。故《易》曰："云从龙，风从虎。"夫龙得东方木气，故云从之，云者土气也。虎得西方金气，故风从之，风者木气也。即此篇之义，以见五运之变化，脏象之虚实，其有不可以偏执论者类可知矣。

帝曰："气始而生化，气散而有形，气布而蕃育，气终而象变，其致一也。然而五味所资，生化有薄厚，成熟有少多，终始不同，其故何也？"此以下详明在泉六化，五味五谷之有异也。始者肇其生机，散者散于万物，布者布其茂盛，终者收于成功。此言万物之始终散布，本同一气，及其生化成熟，乃各有厚薄少多之异也。岐伯曰："地气制之也，非天不生而地不长也。""地气"者，即在泉也。"制之"者，由其所成也。在泉六化，各有盛衰，物生于地，气必应之。故气薄则薄，非天之不生；气少则少，非地之不长也。王氏曰："天地虽无情于生化，而生化之气自有异同尔。何者？以地体之中有六入故也。气有同异，故有生有化，有不生有不化，有少生少化，有广生广化矣。故天地之间，无必生必化，必不生必不化，必少生少化，必广生广化也，各随其气，分所好、所恶、所异、所同也。"

帝曰："愿闻其道。"岐伯曰："寒热燥湿，不同其化也。气有六而言其四，举大概之要耳。故少阳在泉，寒毒不生，其味辛，其治苦酸，其谷苍丹。少阳相火在泉，巳亥岁也。所谓毒者，凡五行暴烈之气，各有所化，故火在地中，则寒毒之物不生，火气制金，则味辛之物应之。少阳之上，厥阴主之，下火上木，故其治苦酸，其谷苍丹。苦丹属火，地气所化；酸苍属木，天气所生也。按：在泉六化之治，惟少阳、厥阴不言间味者，以木火相生，气无所间也。其他生化皆有上下克伐，故间味不能无矣。阳明在泉，湿毒不生，其味酸，其气湿，其治辛苦甘，其谷丹素。阳明燥金在泉，子午岁也。燥在地中，故湿毒之物不生；金克木，故味酸者应之；燥胜湿，故气湿者应之。阳明之上，少阴主之，下金上火，故其治辛苦，其谷丹素。辛素属金，地气所化；苦丹属火，天气所生，然治兼甘者，火金之间味也。甘属土，为火之子，为金之母，故能调和于二者之间。太阳在泉，热毒不生，其味苦，其治淡咸，其谷黅秬。太阳寒水在泉，丑未岁也。寒在地中，故热毒之物不生。水克火，故味苦者应之。太阳之上，太阴主之，上土下水，故其治淡咸，其谷黅秬。"淡"，即甘之薄味也。"秬"，黑黍也。淡黅属土，天之所生；咸秬属水，地之所化也。太阳间味，义详下文太阴在泉。按：王氏曰："太阴土气，上主于天，气远而高，故甘之化薄而为淡也。"所以淡亦甘之类也，观下文太阴在泉，其治甘咸，则王氏之言益信。厥阴在泉，清毒不生，其味甘，其治酸苦，其谷苍赤。厥阴风木在泉，寅申岁也。风行地中，与清殊性，故清毒之物不生；木克土，故味甘者应之。厥阴之上，少阳主之，上火下木，故其治酸苦，其谷苍赤。苦赤属火，天之所生；酸苍属木，地之所生也。其气专，其味正。厥阴在泉，则少阳司天，上阳下阴，木火相合，故其气化专一，味亦纯正。其他岁气则上下各有胜制，气不专一，故皆兼夫间味也。少阴在泉，寒毒不生，其味辛，其治辛苦甘，其谷白丹。少阴君火在泉，卯酉岁也。热在地中，故寒毒之物不生。火克金，故味辛者应之。少阴之上，阳明主之，上金下火，故其治辛苦，其谷白丹。辛白属金，天之所化；苦丹属火，地之所生也。"甘"字义见前阳明在泉下。太阴在泉，燥毒不生，其味咸，其气热，其治甘咸，其谷黅秬。太阴湿土在泉，辰戌岁也。湿在地中，故燥毒之物不生；土克水，故味咸者应之；湿不远寒，故气热之物不成。太阴之上，太阳主之，下湿上寒，故其治甘咸，其谷黅秬。咸秬属水，天气所生；甘黅属土，地气所主也。化淳则咸守，气专则辛化而俱治。六气惟太阴属土，太阴司地，土得位也，故其化淳。"淳"，厚也。五味惟咸属水，其性善泄，淳土制之，庶得其守矣。土居土位，故曰气专；土盛生金，故与辛化而俱治。"俱治"者，谓辛与甘咸兼用为治也。盖辛属金，为土之子，为水之母，能调和于水土之间，此即太阴在泉，其治甘咸之间味也。然太阴、太阳相为上下，皆当用之，但太阴在泉辛化厚，太阳在泉辛化薄耳。故曰补上下者顺之，治上下者逆之，以所在寒热盛衰而调之。此下皆言治法也。补者补其不足，治者治其有余。"上"，谓司天；"下"，谓在泉。"顺之"，谓同其气，如以辛补肺，以甘补脾之类是也。逆之谓反其气，如以苦治肺，以酸治脾之类是也。当各以病之所在，随其寒热盛衰之宜而调之也。故曰：'上取下取，内取外取，以求其过，耐毒者以厚药'，不胜毒者以薄药，此之谓也。"上取下取"，察其病之在上在下也。"内取外取"，察其病之在表在里也。于此四者而求其过之所在，然后因其强弱，以施厚薄之治。若其人胃厚色黑，骨大肉肥，此耐毒者也，宜治以厚药；若其胃薄色浮，骨小肉瘦，此不耐毒者也，宜治以薄药。气反者，病在上，取之下；病在下，取之上；病〗在中，旁取之。"气反者"，本在此而标在彼也。其病既反，其治亦宜反。故"病在上，取之下"，谓如阳病者治其阴，上壅者疏其下也；"病在下，取之上"，谓如阴病者治其阳，下滞者宣其上也；"病在中，旁取之"，谓病生于内而经连乎外，则或刺或灸，或熨或按，而随其所在也。治热以寒，温而行之；治寒以热，凉而行之；治温以清，冷而行之；治清以温，热而行之。此即《至正要大论》寒因热用、热因寒用之义。凡药与病逆者，恐不相投，故从其气以行之，假借之道也。故消之削之，吐之下之，补之泻之，久新同法。"消以去滞，削以攻坚，上实者宜吐，下实者宜下，补因正之不足，泻因邪之有余，但此中用有缓急，治有先后，而病之久新同其法也。

岁有胎孕不育，根有神机气立

《素问·五常政大论》

帝曰："岁有胎孕不育，治之不全，何气使然？""治"，谓治岁之气。岐伯曰："六气五类，有相胜制也，同者盛之，异者衰之，此天地之道，生化之常也。五类者，五行所化，各有其类。如毛虫三百六十，麟为之长；羽虫三百六十，凤为之长；倮虫三百六十，人为之长；介虫三百六十，龟为之长；鳞虫三百六十，龙为之长。凡诸有形动物，其大小高下五色之异，各有其类，通谓之虫也。然毛虫属木，羽虫属火，倮虫属土，介虫属金，鳞虫属水，六气五类，各有相生相制，同者同其气故盛，异者异其气故衰。故厥阴司天，毛虫静，羽虫育，介虫不成；巳亥年也，厥阴风木司天，则少阳相火在泉。毛虫同天之气，故安静无损；羽虫同地之气，故多育；火制金之化，故介虫不成。在泉，毛虫育，倮虫耗，羽虫不育。寅申岁也，厥阴风木在泉。毛虫同其气，故育；木克土，故倮虫耗；木郁于下，火失其生，故羽虫虽生而不育。按：此六气五类，胜制不育，岁有司天在泉之分，故其气应各有时，而五类之生育亦各有时，以生育之期，而合气应之候，再以五色五性参其盛衰，无不应者。观《六元正纪大论》曰："岁半之前，天气主之；岁半之后，地气主之；上下交互，气交主之。则司天之气，当自大寒节为始，以主上半年；在泉之气，当自大暑节为始，以主下半年。上下交互之气，则间于二者之间，而主乎中也。少阴司天，羽虫静，介虫育，毛虫不成；子午岁也，少阴君火司天。羽虫同天之气，故安静；介虫同地之气，故育；金气在地则木衰，故毛虫胎孕不成。在泉，羽虫育，介虫耗不育。少阴在泉，卯酉岁也。羽虫同其气，故育；介虫受其制，故耗而不育。太阴司天，倮虫静，鳞虫育，羽虫不成；太阴湿土司天，丑未岁也。倮虫同天之气，故安静无损；鳞虫同地之气，故育；在泉水盛则火衰，故羽虫胎孕不成。在泉，倮虫育，鳞虫不成。太阴在泉，辰戌岁也。倮虫同其气，故育；鳞虫受其制，故不成。详此少一耗虫。少阳司天，羽虫静，毛虫育，倮虫不成；少阳相火司天，寅申岁也。羽虫同天之气，故静；毛虫同地之气，故育；在泉木盛则土衰，故倮虫不成。在泉，羽虫育，介虫耗，毛虫不育。少阳在泉，巳亥岁也。羽虫同其气，故育；介虫受其制，故耗；火在泉，则木为退气，故毛虫亦不育。阳明司天，介虫静，羽虫育，介虫不成；阳明燥金司天，卯酉岁也。介虫同天之气，故静；羽虫同地之气，故育。复言介虫不成者，虽同乎天气，而实制乎地气也。在泉，介虫育，毛虫耗，羽虫不成。阳明在泉，子午岁也。介虫同其气，故育；毛虫受其制，故耗；金火之气不相和，故羽虫不成。太阳司天，鳞虫静，倮虫育；太阳寒水司天，辰戌岁也。鳞虫同天之化，故静；倮虫同地之化，故育。在泉，鳞虫耗，倮虫不育。太阳在泉，丑未岁也。鳞虫同其气，故育；羽虫受其制，故耗；水土之气不相和，故倮虫不育。按：此当云"鳞虫育、羽虫耗"，今于鳞虫下缺"育羽虫"三字，必脱简也。诸乘所不成之运，则甚也。上文言六气，此兼五运也。以气乘运，其不成尤甚。故木乘木运，则倮虫不成；火乘火运，则介虫不成；土乘土运，则鳞虫不成；金乘金运，则毛虫不成；水乘水运，则羽虫不成。故上文言不成不育者，谓其衰少耳，非全无也，此言甚者，则十全其二三耳。故气主有所制，岁立有所生，"气主"者，六气主乎天地也。"岁立"者，子甲相合，岁气立乎中运也。"制"者，盛衰相制也。"生"者，化生所由也。《六微旨大论》曰："天枢之上，天气主之；天枢之下，地气主之；气交之分，人气从之，万物由之。"即气主所制，岁立所生之义。地气制己胜，天气制胜己，"地气制己胜"，谓以己之胜，制彼之不胜，如以我之木，制彼之土也。"天气制胜己"，谓司天之气，能制夫胜己者也。如丁丑、丁未，木运不及，而上见太阴，则土齐木化，故上宫与正宫同；癸卯、癸酉，火运不及，而上见阳明，则金齐火化，故上商与正商同；乙巳、乙亥，金运不及，而上见厥阴，则木齐金化，故上角与正角同者是也。盖以司天在上，理无可胜，故反能制胜己者。胜己者犹可制，则己胜者不言可知矣。天制色，地制形，色化于气，其象虚，虚本乎天也；形成为质，其体实，实出乎地也。故司天之气制五色，在泉之气制五形。五类衰盛，各随其气之所宜也。故有胎孕不育，治之不全，此气之常也。“气之所宜”，谓色青形毛者，宜于木之类也。有所宜则有所不宜，故胎孕有不育，治化有不全，皆岁气之常也。所谓中根也，凡动物之有血气心知者，其生气之本，皆藏于五内，以神气为主，故曰中根。根于外者亦五，凡植物之无知者，其生成之本，悉由外气所化，以皮谷为命，故根于外。故生化之别，有五气、五味、五色、五类互宜也。”无论动植之物，凡在生化中者，皆有五行之别。如臊、焦、香、腥、腐，五气也；酸、苦、甘、辛、咸，五味也；青、赤、黄、白、黑，五色也。物各有类，不能外乎五者，物之类殊，故各有互宜之用。

帝曰：“何谓也？”岐伯曰：“根于中者，命曰神机，神去则机息；根于外者，命曰气立，气止则化绝。物之根于中者，以神为之主，而其知觉运动，即神机之所发也，故神去则机亦随而息矣。物之根于外者，必假外气以成立，而其生长收藏，即气化之所立也，故气止则化亦随而绝矣。所以动物之神去即死，植物之皮剥即死，此其生化之根，动植之有异也。《六微旨大论》曰：“出入废则神机化灭，升降息则气立孤危。故非出入，则无以生、长、壮、老、已；非升降，则无以生、长、化、收、藏。”即根于中外之谓。故各有制，各有胜，各有生，各有成。根中根外，皆如是也。故曰‘不知年之所加，气之同异，不足以言生化’，此之谓也。”《六节脏象论》曰：“不知年之所加，气之盛衰，虚实之所起，不可以为工矣。”与此大同，详前第一。

天不足西北，地不满东南，阴阳高下，寿夭治法

《素问·五常政大论》

帝曰：“天不足西北，左寒而右凉；地不满东南，右热而左温。其故何也？”天不足西北，故西北为天门；地不满东南，故东南为地户。《五常政大论》曰：“所谓戊己分者，奎壁角轸，则天地之门户也。”义与此通。此节以背乾面巽而言，乾居西北，则左为北，右为西，故左寒右凉；巽居东南，则右为南，左为东，故右热左温，而四季之气应之也。岐伯曰：“阴阳之气，高下之理，大小之异也。此下皆言地理之异也。“高下”，谓中原地形，西北方高，东南方下也。“大小”，谓山河疆域，各有大小也。故阴阳之气有不齐，而寒热温凉，亦各随其地而异矣。东南方阳也，阳者其精降于下，故右热而左温；西北方阴也，阴者其精奉于上，故左寒而右凉。阳气自上而降下，东南方下，故东方温而南方热，阳始于东而盛于南也；阴气自下而奉上，西北方高，故西方凉而北方寒，阴始于西而盛于北也。是以地有高下，气有温凉，高者气寒，下者气热。《六元正纪大论》曰：“至高之地，冬气常在，至下之地，春气常在。”正此谓也。故适寒凉者胀，之温热者疮，下之则胀已，汗之则疮已，此腠理开闭之常，大小之异耳。“之”，亦适也。适寒凉之地，则腠理闭密，气多不达，故作内胀；之温热之地，则腠理多开，阳邪易入，故为疮疡。胀在里，故下之则已；疮在表，故汗之则已。此其为胀为疮，虽为腠理开闭之常，然寒热甚者病则甚，微者病则微，乃有大小之异耳。王氏曰：“西北、东南，言其大也。夫以气候验之，中原地形所居者，悉以居高则寒，处下则热。尝试观之，高山多雪，平川多雨，高山多寒，平川多热，则高下寒

热可证见矣。中华之地，凡有高下之大者，东西、南北各三分也。其一者，自汉蜀江，南至海也；二者，自汉江，北至平遥县也；三者，自平遥北山，北至蕃界北海也。故南分大热，中分寒热兼半，北分大寒。南北分外，寒热尤极。大热之分其寒微，大寒之分其热微。然而登陟极高山顶，则南面北面，寒热悬殊，荣枯倍异也。又，东西高下之别亦三矣，其一者，自汧源县，西至沙洲；二者，自开封县，西至汧源县；三者，自开封县，东至沧海也。故东分大温，中分温凉兼半，西分大凉。大温之分，其寒五分之二；大凉之分，其热五分之二。温凉分外，温凉尤极，变为大暄大寒也。约其大凡如此。然九分之地，寒极于西北，热极于东南。九分之地，其中有高下不同，地高处则燥，下处则湿，此一方之中小异也。若大而言之，是则高下之有二也。何者？中原地形，西高北高，东下南下。今百川满凑，东之沧海，则东南西北，高下可知。一为地形高下，故寒热不同；二则阴阳之气有少有多，故表温凉之异尔。今以气候验之，乃春气西行，秋气东行，冬气南行，夏气北行。以中分校之，自开封至汧源，气候正与历候同。以东行校之，自开封至沧海，每一百里，秋气至晚一日，春气发早一日。西行校之，自汧源县西至蕃界碛石，其以南向及西北、东南者，每四十里，春气发晚一日，秋气至早一日；北向及东北、西南者，每一十五里，春气发晚一日，秋气至早一日。南行校之，川形有北向及东北西南者，每一十五里，阳气行晚一日，阴气行早一日；南向及东南西北川，每一十五里，热气至早一日，寒气至晚一日；广平之地，则每五十里，阳气发早一日，寒气至晚一日。北行校之，川形有南向及东南、西北者，每二十五里，阳气行晚一日，阴气行早一日；北向及东北、西南川，每一十五里，寒气至早一日，热气至晚一日；广平之地，则每二十里，热气行晚一日，寒气至早一日。大率如此。然高处峻处，冬气常在，平处下处，夏气常在，观其雪零草茂，则可知矣。然地土固有弓形川、蛇形川、月形川，地势不同，生杀荣枯，地同而天异。凡此之类，有离向、丙向、巽向、乙向、震向处，则春气早至，秋气晚至，早晚校十五日；有丁向、坤向、庚向、兑向、辛向、乾向、坎向、艮向处，则秋气早至，春气晚至，早晚亦校二十日。是所谓带山之地也，审观向背，气候可知。寒凉之地，腠理开少而闭多，闭多则阳气不散，故适寒凉腹必胀也。湿热之地，腠理开多而闭少，开多则阳气发散，故往温热皮必疮也。下之则中气不余，故胀已；汗之则阳气外泄，故疮已。”按：王氏此论，以中国之地分为九宫，而九宫之中复分其东西南北之向，则阴阳寒热各有其辨，不可不察也。详汉蜀江，即长江也。自江至南海，离宫也；自江至平遥县，中宫也，今属山西汾州界；自平遥北至蕃界北海，坎宫也。此以南北三分为言也。汧源县，即汧阳县，今属陕西凤翔府。自汧源西至沙洲，兑宫也；自开封西至汧源，中宫也；自开封东至沧海，震宫也。此以东西三分为言也。五正之宫得其详，则四隅之气可察矣。

帝曰：“其于寿夭何如？”土地之气既不同，则人之寿夭亦有异也。岐伯曰：“阴精所奉其人寿，阳精所降其人夭。”阴精所奉之地，阳气坚固，故人多寿，谓崇高之处也；阳精所降之地，阳气易泄，故人多夭，谓污下之处也。

帝曰：“善！其病者，治之奈何？”岐伯曰：“西北之气，散而寒之，东南之气，收而温之，所谓同病异治也。西北气寒，寒固于外，则热郁于内，故宜散其外寒，清其内热；东南气热，气泄于外，则寒生于中，故宜收其外泄，温其中寒。此其为病则同，而治则有异也。故曰:'气寒气凉,治以寒凉,行水渍之;气温气热,治以温热,强其内守。'必同其气,可使平也,假者反之。"西北气寒气凉,人多食热而内火盛,故宜治以寒凉,及行水渍之法,谓用汤液浸渍,以散其外寒也。东南气温气热,人多食凉而内寒生,故宜治以温热,又必强其内守,欲令阳气不泄,而固其中也。天气地气有阴阳升降,病治亦有阴阳升降,用合气宜,是同其气而病可平矣。然西北未必无假热,东南未必无假寒,假者当反治,则西北有当热,东南有当寒者矣。然余备历南北,还是热方多热病,寒方多寒病,又不可不知也。真假详义,有按在论治类四。

帝曰:"善!一州之气,生化寿夭不同,其故何也?"岐伯曰:"高下之理,地势使然也。崇高则阴气治之,污下则阳气治之,阳盛者先天,阴胜者后天,此地理之常,生化之道也。"一州之地,非若天下之广,其中亦有生化寿夭之不同者,以地势有高下耳。高者阴气升而治之,阴性迟,故物之荣枯皆后天而至。后天者,其荣迟,其枯亦迟,故多寿也。下者阳气降而治之,阳性速,故物之成败皆先天而至。先天者,其成速,其败亦速,故多夭也。观孙真人曰:"婴儿三岁以上,十岁以下,观其性气高下,即可知其寿夭。大略儿小时敏悟过人者多夭,则项橐、颜回之流是也。小儿骨法成就,威仪迴转迟舒,稍费人精神雕琢者寿。其预知人意,迴旋敏速者亦夭,则杨修、孔融之流是也。"由此言之,寿夭大略可知也。亦由梅花早发,不睹岁寒,甘菊晚荣,终于年事,是知晚成者,寿之证也。此即先天后天之义。

帝曰:"其有寿夭乎?"岐伯曰:"高者其气寿,下者其气夭,地之小大异也,小者小异,大得大异。地有高下,则气有阴阳,寿夭之所由也。然大而天下,则千万里之遥,有所异也;小而一州,则数十里之近,亦有所异也。故小有小之异,大有大之异。故治病者,必明天道地理,阴阳更胜,气之先后,人之寿夭,生化之期,乃可以知人之形气矣。"不明天道,则不知运气之变;不明地理,则不知方土之宜;不明阴阳更胜,则本末俱失;不明气之先后,则缓急倒施;不明寿夭生化之期,则中无确见而轻率招尤。凡此数者,缺一不可,斯足因形以察人之外,因气以知人之内,而治病之道,庶保万全矣。

卷　四

六十年运气，病治之纪

《素问·六元正纪大论》

黄帝问曰："六化六变，胜复淫治，甘苦辛咸酸淡先后，余知之矣。夫五运之化，或顺五气，"五气"，当作天气。或逆天气，或顺天气而逆地气，或顺地气而逆天气，或相得，或不相得，余未能明其事。欲通天之纪，顺地之理，和其运，调其化，使上下合德，无相夺伦，天地升降，不失其宜，五运宣行，勿乖其政，调之正味，顺逆奈何？"五运之化，与司天在泉之气有所异同，同则为顺，异则为逆，顺则相得，逆则不相得也。自"通天之纪"至"勿乖其政"，谓必察上中下三气之化，而调和于逆顺之间，即下文折其郁气、资其化源、抑其运气、扶其不胜、无使过暴而生其疾等义也。调之正味顺逆，即下文食岁谷以全其真、及用寒远寒、用热远热等义也。岐伯稽首再拜对曰："昭乎哉问也！此天地之纲纪，变化之渊源，非圣帝孰能穷其至理欤？臣虽不敏，请陈其道，令终不灭，久而不易。"天地万物，皆不能外乎六元之化，是六元者，即天地之纲纪，变化之渊源也。

帝曰："愿夫子推而次之，顺其类序，分其部主，别其宗司，昭其气数，明其正化，可得闻乎？""类序"者，类分六元，序其先后，如太阳之类皆属辰戌者是也。"部主"者，凡天地左右，主气静，客气动，各有分部以主岁时，如六气五音，次有不同者是也。"宗司"者，统者为宗，分者为司也。"气数"者，五行之化，各有其气，亦各有其数也。"正化"者，当其位者为正，非其位者为邪也。诸义即如下文。岐伯曰："先立其年以明其气，金、木、水、火、土运行之数，寒、暑、燥、湿、风、火临御之化，则天道可见，民气可调，阴阳卷舒，近而无惑，数之可数者，请遂言之。""先立其年"，如甲子、乙丑之类是也，年辰立则岁气可明矣。"卷"，上声，末一"数"字上声。

帝曰："五运气行主岁之纪，其有常数乎？"岐伯曰："臣请次之。"此一节二十二字，及下文五运气行主岁之纪，原本分列两篇，且多重复，殊不易观，今并类为一，以便详阅。

帝曰："太阳之政奈何？"岐伯曰："辰戌之纪也。"

壬辰　壬戌岁

上太阳水，辰戌年，太阳寒水司天。司之为言主也，主行天令，其位在上。后仿此。中太角木运，壬年岁运也。壬为阳木，故属太角。运之为言动也，主气交之化，其位在中。后仿此，下太阴土。本年湿土在泉也。在泉者主地之化，气行地中，其位在下。后仿此。其运风，其化鸣紊启拆，风为木化。“鸣”，风木声也。“紊”，繁盛也。“启拆”，萌芽发而地脉开也。此单言壬年风运之正化。后仿此。《五常政大论》曰：“其德鸣靡启拆。”“紊”，音文。其变振拉摧拔，“振”，撼动也。“拉”，支离也。“摧”，败折也。“拔”，发根也。壬为阳木，风运太过，则金令承之，故有此变。“拉”，音腊。其病眩掉目瞑。目运曰眩，头摇曰掉，目不开曰瞑。木运太过，故有此风木之病。“掉”，提料切。寒化六，六者水之成数，太过者其数成，此言太阳司天也。后仿此。详义见《图翼》一卷《五行生成数图解》中。按：《新校正》云：“壬辰寒化六，壬戌寒化一。”盖言对化从标成数，正化从本生数也。义似未然，有愚按在后厥阴之政。风化八，八者木之成数，此言中运也，壬木太过，故其数八。义详《五行生成数图解》中。后仿此。雨化五，五者土之生数，此言在泉也，土常以生，故其数五。后仿此。正化度也。此结上文三句，言本年上中下三气正化之度。“正化”，正气所化也。“度”，即日也，日即度也。指气令用事之时候也。后仿此。其化上苦温，中酸和，下甘温，药食宜也。“其化”，言气化病治之宜也。本年寒水在上，故宜苦温；太角在中，故宜酸和；湿土在下，故宜甘温。此所谓药食之宜也。后仿此。《玄珠》云：“上甘温，下酸平。”

太角初正　少徵　太宫　少商　太羽终　此本年主客五运之序，皆以次相生者也。每年四季主运，在春属木，必始于角而终于羽，故于角下注初字，羽下注终字，此所以纪主运也。客运则随年干之化，如壬年阳木起太角，丁年阴木起少角，戊年阳火起太徵，癸年阴火起少徵，各年不同，循序主令，所以纪客运也。然惟丁壬木运之年，主客皆起于角，故于角音之下，复注正字，谓气得四时之正也。详具《图翼》二卷《主客运图》及《五音建运图解》中。后仿此。

戊辰　戊戌岁

上太阳水，同前。中太徵火运，戊为阳火，故曰太徵。下太阴土。同前。同正徵。本年火运太过，得司天寒水制之，则火得其平，故云同正徵，所谓赫曦之纪、上羽与正徵同者此也。后仿此。其运热，其化暄暑郁燠，此戊年火运之正化也。《五常政大论》“燠”作“热”。其变炎烈沸腾，沸腾者，水气之熏蒸也。戊为火运太过，则寒水承之，故有此变。其病热郁。火运太过，故有是病。寒化六，言司天也。义同前。热化七，七者火之成数，戊火太过，故其数成也。后仿此。湿化五，义同前。所谓正化日也。日即度也。此结上文三句，义与前同。后仿此。其化上苦温，中甘和，下甘温，所谓药食宜也。本年上下之治俱同前，惟中运太徵与前不同，故宜治以甘和也。后仿此。《玄珠》云：“上甘温，下酸平。”

太徵　少宫　太商　少羽终　少角初　初终者，纪主运也。戊为阳火，故起于太徵，纪客运也。详义见《图翼》二卷《五音太少相生》及《主运客运图说》中。后仿此。

甲辰　甲戌岁俱岁会，又同天符。

上太阳水，中太宫土运，甲为阳土，故属太宫。下太阴土。其运阴埃，其化柔润重泽，“埃”，尘也。“柔润重泽”，皆中运湿土之正化。《五常政大论》“泽”作“淖”。其变震惊飘骤，土运太过则风木承之，故有是变。其病湿、下重。土湿之病也。寒化六，司天。湿化五，中运与在泉同气，故只言湿化五而止。所谓正化日也。其化上苦热，中苦温，下苦温，药食宜也。“中苦温”，治湿土也。《玄珠》云：“上甘温，下酸平。”

太宫　少商　太羽终　太角初　少徵　本年土运太过，故起于太宫。然生太宫者少徵，生少徵者太角，故土运以太角为初。后仿此。

庚辰　庚戌岁

上太阳水，中太商金运，庚为阳金，故属太商。下太阴土。其运凉，其化雾露萧瑟，此庚年金运之正化也。其变肃杀凋零，金运肃杀，万物凋零，火气承金，即阳杀之象。其病燥、背瞀胸满，金气太过，故病燥。肺金受病，故背闷瞀而胸胀满。“瞀”，音务。寒化一，言司天也。一者水之生数。然本篇曰太过者其数成，似亦当云六也。清化九，中运。雨化五，在泉。正化度也。其化上苦热，中辛温，下甘热，药食宜也。“中辛温”，辛从金化，太商宜温也。《玄珠》云：“上甘温，下酸平。”

太商　少羽终　少角初　太徵　少宫

丙辰　丙戌岁俱天符。

上太阳水，中太羽水运，丙为阳水，故属太羽。下太阴土。其运寒，其化凝惨溧冽，此丙年水运之正化也。《五常政大论》作“其德凝惨寒氛。”其变冰雪霜雹，水太过者，土气承之，故有此变。冰雹者，土之象也。其病大寒，留于溪谷。“溪谷”者，筋骨肢节之会。水运太过，寒甚气凝，故为是病。寒化六，司天、中运同。雨化五，在泉。正化度也。其化上苦热，中咸温，下甘热，药食宜也。“中咸温”，咸从水化，太羽宜温也。《玄珠》云：“上甘温，下酸平。”

太羽终　太角初　少徵　太宫　少商

凡此太阳司天之政，气化运行先天。此下总结辰戌年太阳司天六气之化也。凡子、寅、辰、午、申、戌，六阳年皆为太过；丑、亥、酉、未、巳、卯，六阴年皆为不及。太过之气，常先天时而至，故其生、长、化、收、藏，气化运行皆早；不及之气，常后天时而至，故其气化运行皆迟。如《气交变大论》曰：“太过者先天，不及者后天。”本篇后文曰：“运太过则其至先，运不及则其至后。”皆此义也。后仿此。天气肃，地气静，寒临太虚，阳气不令，水土合德，上应辰星、镇星。太阳寒水司天，则太阴湿土在泉，故天气肃，地气静，水土合德，而二星当先后明也。其谷玄黅。玄应司天，黅应在泉，本年正气所化。其政肃，其令徐，寒政大举，泽无阳焰，则火发待时。政肃者寒之气，令徐者阴之性也。寒盛则火郁，郁极必发，待旺时而至也。少阳中治，时雨乃涯。“少阳中治”，三之主气也。以相火旺时，而寒水之客胜其主，故时雨乃涯。“涯”，水际也，雨至之谓。止极雨散，还于太阴，云朝北极，湿化乃布，岁半之后，地气主之。自三气止极，雨散之后，交于四气，则在泉用事，而太阴居之，故又云朝北极，湿化布焉。泽流万物，寒敷于上，雷动于下，“泽流万物”，土之德也。“雷动于下”，火郁发也。寒湿之气，持于气交。上寒下湿，相持于气交之中也。气交详义，见前第九。民病寒湿发，肌肉痿，足痿不收，濡泻血溢。血溢者，火郁之病，他皆寒湿使然。

初之气，地气迁，气乃大温，草乃早荣，本年初之气，少阳用事。上年在泉之气，至此迁易，故曰地气迁。后仿此。然上年终气，君火也。今之初气，相火也。二火之交，故气乃大温，草乃早荣。民乃疠，温病乃作，身热头痛呕吐，肌腠疮疡。客气相火，主气风木，风火相搏，故为此诸病。肌腠疮疡，斑疹之属也。

二之气，大凉反至，民乃惨，草乃遇寒，火气遂抑，燥金用事，故大凉至而火气抑。民病气郁中满，寒乃始。清寒滞于中，阳气不行也。

三之气，天政布，寒气行，雨乃降，三之气，即司天也。太阳寒水用事，故寒气行，雨乃降。民病寒，反热中，痈疽注下，心热瞀闷，不治者死。民病寒，反为热中等症，即人伤于寒而为病热之理，亦《五常政大论》所谓太阳司天、寒气下临、心气上从之义。盖寒水侮阳，则火无不应，若不治之，则阳绝而死矣。按：六气司天，皆无"不治者死"之说，而惟此太阳寒水言之，可见人以阳气为生之本，又不可不顾也。

四之气，风湿交争，风化为雨，乃长、乃化、乃成，厥阴客气用事，而加于太阴主气，故风湿交争而风化为雨。木得土化，故乃长、乃化、乃成也。民病大热少气，肌肉痿足痿，注下赤白。厥阴木气，值大暑之时，木能生火，故民病大热。以客胜主，脾土受伤，故为少气肉痿等症。

五之气，阳复化，草乃长、乃化、乃成，民乃舒。五之气，少阴君火用事，岁半之后，地气主之，以太阴在泉而得君火之化，故万物能长能成，民亦舒而无病。

终之气，地气正，湿令行，阴凝太虚，埃昏郊野，民乃惨凄，寒风以至，反者孕乃死。太阴湿土在泉，地气正也，故湿令行，阴凝太虚，埃昏郊野。民情喜阳恶阴，故惨凄。以湿令而寒风至，风能胜湿，故曰反，反者，孕乃死。所以然者，人为倮虫，从土化也，风木非时相加，故土化者当不育也。

故岁宜苦以燥之温之，以上十年，皆寒水司天，湿土在泉，湿宜燥之，寒宜温之。味必苦者，苦从火化，治寒以热也。必折其郁气，先资其化源，"折其郁气"，泻有余也。"资其化源"，补不足也。如上文寒水司天则火气郁，湿土在泉则水气郁，故必折去其致郁之气，则郁者舒矣。又如补遗《本病篇》曰："辰戌之岁，木气升之，主逢天柱，胜而不前；少阳降地，主窒地玄，胜之不入。"故《刺法论》云："木欲升而天柱窒抑之，当刺足厥阴之井；火欲降而地玄窒抑之，当刺足少阴之所出，足太阳之所入"等义，皆所以折其郁气也。"化源"者，化生之源。如本年火失其养则当资木，金失其养则当资土，皆自其母气资养之，则被制者可以无伤，亦化源之谓。按《新校正》云："详水将胜也，先于九月迎取其化源，先泻肾之源也。"盖以水旺十月，故先于九月迎而取之，泻水所以补火也。此亦一义，但资取之辨，似于太过之气当曰取，不及之气当曰资。然本篇六气司天，如太阳、阳明、厥阴，俱言资其化源，少阳、太阴、少阴，俱言先取化源，其或言资或言取者，盖资中非不言取，取中非不言资，皆互文耳，但总不外乎化源者，即必求其本之义。《本病·刺法》二论六气升降等义，见后三十七、八等章。抑其运气，扶其不胜，无使暴过而生其疾。运言五运，气言六气。如太角岁脾不胜，太徵岁肺不胜，太宫岁肾不胜，太商岁肝不胜，太羽岁心不胜，此五运也。六气者，如上文十年，寒水司天则心火不胜，太阴在泉则肾水不胜。诸太过者抑之，不胜者扶之，则气无暴过而疾不生矣。后仿此。食岁谷以全其真，避虚邪以安其正。"岁谷"，即上文玄黅谷也。其得岁气最厚，故能全真。"虚邪"者，从其冲后来为虚风，伤人者也。义详后三十五。适气同异，多少制之，同寒湿者燥热化，异寒湿者燥湿化，"适"，酌所宜也。"气"，司天在泉之气也。"同异"，运与气会有异同也。"多少制之"，因其同异之多少，而为制以治之也。如太宫太商太羽，岁运同寒湿者，则当用燥热所化之物，盖燥以治湿，热以治寒也。若太徵太角，岁运异寒湿者，则或从气之寒湿而用燥热之化，或从运之风热而用寒湿之化，当各因其同异多少以制之耳。故同者多之，异者少之。气运同者其气甚，非多不足以制之；异者其气微，当少用以调之也。用寒远寒，用凉远凉，用温远温，用热远热，食宜同法。"远"，避也。言用寒药者，当远岁气之寒，用凉药者，当远岁气之凉，温热者亦然。凡饮食居处之宜，皆所同法而岁气当察也。有假者反常，反是者病，所谓时也。""假者反常"，谓气有假借而反乎常也。如夏当热而反寒，冬当寒而反热，春秋亦然。反者病，以其违于时也。按后文曰："假者何如？所谓主气不足，客气胜也。"即此之谓。详见后二十三。

帝曰："善！阳明之政奈何？"岐伯曰："卯酉之纪也。"

丁卯岁会　丁酉岁

上阳明金，司天。中少角木运，岁运丁为阴木，故属少角。下少阴火。在泉。同正商。丁年岁木不及，而司天燥金胜之，则金兼木化，反得其政，所谓委和之纪，上商与正商同也。其运风、清、热。风为中运少角之气，清为胜风之气，热为复清之气。余少运胜复皆同。后仿此。清化热化胜复同，所谓邪气化日也。丁年少角，木运不及，故有燥金来胜之清化，有清化，则有火子来复之热化。然皆非本年正化，故曰邪化日也。"同"者，谓二年相同也。凡阴年不及，故有胜复邪化，而阳年则不言胜气。后仿此。灾三宫。"灾"，伤也。"三宫"，东方震宫，木正之方也。木运不及，故本方受灾。阳年太过，则不言灾宫也。五方宫次，详《图翼》二卷《九宫星野图说》。凡言灾宫，皆以五正宫生数为例，故言三不言八。后仿此。燥化九，司天也。风化三，中运不及，其数生也。热化七，在泉也。所谓正化日也。结上文三句，乃本年上中下正气之所化也。其化上苦小温，中辛和，下咸寒，所谓药食宜也。"上苦小温"，苦属火，以治金也。"中辛和'，辛属金，以和少角也。"下咸寒"，以水治火也。《玄珠》云："上苦热。"

少角初正　太徵　少宫　太商　少羽终

癸卯　癸酉岁俱同岁会。

上阳明金，中少徵火运，癸为阴火，故属少徵。下少阴火。同正商。癸年火运不及，上见燥金，则金得其政，所谓伏明之纪，上商与正商同也。其运热、寒、雨。"热"，少徵运也。"寒"，胜气也。"雨"，复气也。寒化雨化胜复同，所谓邪气化日也。义同上文。灾九宫，"九"，南方离宫也。火运不及而胜复所由，故灾及之。燥化九，司天。热化二，运与在泉同。所谓正化日也。其化上苦小温，中咸温，下咸寒，所谓药食宜也。中少徵火，故治虽用咸而必温也。上下同前。《玄珠》云："上苦热。"

少徵　太宫　少商　太羽终　太角初

己卯　己酉岁详二年，金与土运虽相得，然子临父位为逆。

上阳明金，中少宫土运，己为阴土，故属少宫。下少阴火。其运雨、风、凉。“雨”，少宫之气。“风”，胜气也。“凉”，复气也。风化清化胜复同，邪气化度也。义同前。凡上下文曰凉、曰清、曰燥，皆金气之化也。后仿此。灾五宫。“五”，中宫也。土运不及，故灾及之。清化九，司天。雨化五，中运。热化七，在泉。正化度也。其化上苦小温，中甘和，下咸寒，药食宜也。“中甘和”，治土运不足也。上下同前。

少宫　太商　少羽终　少角初　太徵

乙卯天符。　乙酉岁岁会，太一天符。

上阳明金，中少商金运，乙为阴金，故属少商。下少阴火。同正商。乙年金运不足，得阳明司天之助，所谓从革之纪，上商与正商同也。其运凉、热、寒。凉为少商之气，热为胜气，寒为复气。热化寒化胜复同，邪气化度也。义同上。灾七宫。“七”，西方兑宫也。金运不及，故灾及之。燥化四，司天。清化四，中运。热化二，在泉。正化度也。其化上苦小温，中苦和，下咸寒，药食宜也。“中苦和”，苦从火化，所以制金，金运不足，故治宜苦和。上下俱同前。

少商　太羽终　太角初　少徵　太宫

辛卯　辛酉岁

上阳明金，中少羽水运，辛为阴水，故属少羽。下少阴火。辛卯少宫同。辛为水运不及，土得乘之，故与少宫同也。按：五运不及之岁，凡三十年，内除丁巳丁亥、己巳己亥、乙巳乙亥同正角，丁卯丁酉、癸卯癸酉、乙卯乙酉同正商，丁丑丁未、己丑己未、辛丑辛未同正宫外，尚余不及者十二年。内癸巳、癸亥、癸丑、癸未四年，火不及也，当云少徵与少羽同。但巳亥二年，少阳在泉，同岁会也，火气有助，故不言同少羽；丑未二年，湿土在上，土能制水，故亦不言同少羽。己卯己酉二年，土不及也，当云少宫与少角同，但卯酉燥金在上，金能制木，故不言同少角。乙丑乙未二年，金不及也，当云少商与少徵同，但丑未寒水在泉，水能制火，故不言同少徵。辛巳、辛亥、辛卯、辛酉四年，水不及也，当云少羽与少宫同，但巳亥二年，风木司天，木能制土，故不言同少宫。凡此十二年中，除去以上十年，只有辛卯辛酉二年，为少羽同少宫也，故于此独言之。然但言少宫而不言正宫者，盖非有司天当令，则气不甚旺也。本节只言辛卯，不言辛酉，或其传久之误耳。其运寒、雨、风。“寒”，运气。“雨”，胜气。“风”，复气。雨化风化胜复同，邪气化度也。义同前。灾一宫。“一”，北方坎宫也。水运不及，故灾及之。清化九，司天。寒化一，中运。热化七，在泉。正化度也。其化上苦小温，中苦和，下咸寒，药食宜也。中苦和，以火温中也。上下同前。

少羽终　少角初　太徵　少宫　太商

凡此阳明司天之政，气化运行后天。此总结卯酉年，阳明司天，六气之化也。凡此卯酉十年，岁气不足，故气化运行后天。详义见前太阳之政。天气急，地气明，燥金司天，故急。君火在泉，故明。阳专其令，炎暑大行，物燥以坚，淳风乃治，风燥横运，流于气交。凡阳明司天之年，金气不足，火必乘之，故阳专其令，炎暑大行。木亦无畏，故淳风乃治。金木之气并行，则风燥横于岁运，流于气交之际也。多阳少阴，云趋雨府，湿化乃敷，燥极而泽。“多阳少阴”，火气胜也。“云趋雨府，湿化乃敷，燥气盛极，化为雨泽”，皆火土合气于气交也。“雨府”，谓土厚湿聚之处。其谷白丹，白应司天，丹应在泉，正气所化，即岁谷也。间谷命太者。“间谷”，间气所化之谷也。“命”，天赋也。“太”，气之有余也。除正化岁谷之外，则左右四间之化，皆为间谷。但太者得间气之厚，故其所化独盛，是为间谷；少者得气之薄，则无所成矣。按：太少间谷之义，其说有二：凡司天属太者，在泉必为少；司天属少者，在泉必为太。如卯酉年，阳明司天，少在上也；少阴在泉，太在下也。“命其太者”，则当以在泉之间气，命其谷也。左为太阴，其色黄；右为厥阴，其色苍。是苍黄二色者，为本年之间谷，此以上下言也。后凡巳亥丑未年，皆察在泉左右之气，以求间谷，其义仿此。然本篇凡不及之岁则言间谷，而太过之岁则无，似又以胜制之气为间谷也。如卯酉年，金气不及，则火胜木强，其谷丹苍也；巳亥年，木气不及，则金胜土强，其谷白黄也；丑未年土气不及，则木胜水强，其谷苍黑也。亦皆命太之义。故凡君火相火寒水司天之年，正化有余，则别无命太之间谷矣，此以岁气言也。总之，岁候不齐，凡在气之有余者便是太，则所受必盛，而五谷之成所以有厚薄之分也。惟不以本年正化所出，故皆可谓之间谷，但当因气求之则善矣。后仿此。其耗白甲品羽。“耗”，伤也。白与甲，金所化也。“品羽”，火虫品类也。本年卯酉，金气不及而火胜之，则白甲当耗，火胜而水复，则羽虫亦耗。或此义也。然又惟厥阴司天亦曰其耗文角品羽，余者皆无，未详其义。金火合德，上应太白荧惑。上金下火，故云合德，而二星当明。其政切，其令暴，金火之气也。蛰虫乃现，流水不冰。君火在泉也。民病咳，嗌塞、寒热、发暴、振慄、癃闭。皆金火燥热之病。清先而劲，毛虫乃死，司天金气在先，木受其克，故毛虫死。热后而暴，介虫乃殃。在泉火气居后，金受其制，故介虫殃。其发暴，胜复之作，扰而大乱，清热之气，持于气交。天气地气，金火相持，故胜复互作，阴阳扰乱也。气交者，三四气之际。

初之气，地气迁，阴始凝，气始肃，水乃冰，寒雨化。初气太阴用事，时寒气湿，故阴凝；燥金司天，故气萧。“水冰”者，气肃所成；“寒雨”者，湿土所化。其病中热胀，面目浮肿，善眠，鼽衄嚏欠呕，小便黄赤，甚则淋。主气风，客气湿，风为阳，湿为阴，风湿为患，脾肾受伤，故为此诸病。

二之气，阳乃布，民乃舒，物乃生荣，相火用事于春分之后，故其气应如此。疠大至，民善暴死。主君火，客相火，二火交炽，臣位于君，故疫疠大至，民善暴死。

三之气，天政布，凉乃行，燥热交合，燥极而泽，天政布，司天燥金用事也，故凉乃行。然主气相火当令，故燥热交合。至三气之末以交四气，则主太阴，客太阳，故燥极而泽矣。民病寒热。以阳盛之时，行金凉之气，故民病寒热。

四之气，寒雨降；太阳用事于湿土旺时，故寒雨降也。病暴仆振慄，谵妄少气，嗌干引饮，及为心痛、痈肿疮疡、疟寒之疾，骨痿血便。四气之后，在泉君火所主，而太阳寒水临之，水火相犯，故为暴仆振慄及心痛等病，皆心肾二经也。

五之气，春令反行，草乃生荣，厥阴风木用事，而得在泉君火之温，故春令反行，草乃生荣。民气和。

终之气，阳气布，候反温，蛰虫来现，流水不冰，少阴君火用事，故其气候如此。民乃康平，其病温。其病为温，火之化也。

故食岁谷以安其气，食间谷以去其邪。“岁谷”，正气所化，故可安其气。“间谷”，间气所生，故可以去邪。去邪者，有补偏救弊之义，谓实者可用以泻，虚者可用以补。义见前。岁宜以咸、以苦、以辛，汗之、清之、散之。咸从水化，治在泉之君火也；苦从火化，治司天之燥金也。“以辛”者，辛从金化，本年火盛金衰，同司天之气，以求其平也。然燥金司天，则岁半之前，气过于敛，故宜汗之、散之；君火在泉，则岁半之后，气过于热，故宜清之也。安其运气，无使受邪，折其郁气，资其化源。“安”者，顺其运气而安之也。本年燥金司天则木郁，君火在泉则金郁，详义见前。又如补遗《本病篇》曰：“卯酉之年，太阳升天，主窒天芮，胜之不前；太阴降地，主窒地苍，胜之不入。”故《刺法论》于“水欲升而天芮窒抑之，当刺足少阴之合；土欲降而地苍窒抑之，当刺足厥阴之所出，足少阳之所入。”王氏注曰：“化源，谓六月迎而取之也。”新校正云：“按金旺七月，故迎于六月，泻金气。”是皆折其郁气，资取化源之义。以寒热轻重，少多其制，本年上清下热，其气不同。故寒多者，当多其热以温之；热多者，当多其寒以清之。同热者多天化，同清者多地化。“同”者，言上文十年，运与天地各有所同也。凡运与在泉少阴同热者，则当多用司天阳明清肃之化以治之，故曰同热者多天化，如前少角少徵年，木火同归热化者是也。运与司天阳明同清者，则当多用在泉少阴温热之化以治之，故曰同清者多地化，如前少宫少商少羽年，土金水同归寒化者是也。用凉远凉，用热远热，用寒远寒，用温远温，食宜同法，有假者反之，此其道也。此节义见前太阳之政。“假者反之”，谓当反而治之也。详见本类前十六。反之者，乱天地之经，扰阴阳之纪也。”“反之者”，谓不知以上治法而反其用，故足以乱天地之经纪。

帝曰：“善！少阳之政奈何？”岐伯曰：“寅申之纪也。”

壬寅　壬申岁俱同天符。以太角之年而相火司天，子居母上，则其气逆。

上少阳相火，司天。中太角木运，中运。下厥阴木。在泉。其运风鼓，其化鸣紊启拆，此壬年太角之正化。《五常政大论》“化”作“德”，“紊”作“靡”。其变振拉摧拔，太角之变。其病掉眩支胁惊骇。风木相火合病也。火化二，司天。风化八，运与在泉同。所谓正化日也。其化上咸寒，治司天之火。中酸和，木运太过，故宜酸和。下辛凉，治在泉也。木火合气，故宜辛凉。所谓药食宜也。

太角初正　少徵　太宫　少商　太羽终

戊寅　戊申岁俱天符。新校正云：“详戊申年与戊寅年小异，申为金，佐于肺，肺受火刑，其气稍实，民病得半。”

上少阳相火，中太徵火运，下厥阴木。其运暑，其化暄嚣郁燠，“暄嚣”，火盛之象。此戊年太徵之正化。《五常政大论》“化”作“德”，“嚣”作“暑”。其变炎烈沸腾，太徵之变。其病上热郁、血溢血泄心痛。火之为病，内应于心。火化二，司天与运同。风化三，在泉。正化度也。其化上咸寒，中甘和，下辛凉，药食宜也。中甘和者，太徵之火，泻以甘也。上下同前。

太徵　少宫　太商　少羽终　少角初

甲寅　甲申岁

上少阳相火，中太宫土运，下厥阴木。其运阴雨，其化柔润重泽，甲年太宫之正化。其变震惊飘骤，太宫之变。其病体重浮肿痞饮。皆太宫湿胜之病。火化二，司天。雨化五，中运。风化八，在泉。正化度也。其化上咸寒，中咸和，下辛凉，药食宜也。“中咸和”，以软坚利湿，治土胜也。上下同前。

太宫　少商　太羽终　太角初　少徵

庚寅　庚申岁

上少阳相火，中太商金运，下厥阴木。同正商。本年金运太过，遇相火司天制之，则金得其平，所谓坚成之纪，上徵与正商同也。其运凉，其化雾露清切，此庚年太商之正化，《五常正大论》云：其德雾露萧瑟。”其变肃杀凋零，太商之变。其病肩背胸中。金邪在肺也。火化七，司天。清化九，中运。风化三，在泉。正化度也。其化上咸寒，中辛温，下辛凉，药食宜也。中运同正商，故宜辛温。上下同前。

太商　太羽终　少角初　太徵　少宫

丙寅　丙申岁新校正云：“详丙申之岁，申金生水，水化之令转盛，司天相火为病当减半。”

上少阳相火，中太羽水运，下厥阴木。其运寒肃，其化凝惨溧冽，此丙年太羽之正化。《五常政大论》云：“其德凝惨寒氛。”其变冰雪霜雹，太羽之变也。此上二条，与丙辰、丙戌年文同，但彼以寒水司天，此以相火司天，必有微甚于其间者。其病寒浮肿。太羽寒胜之病。火化二，司天。寒化六，中运。风化三，在泉。所谓正化日也。其化上咸寒，中咸温，下辛温，所谓药食宜也。“中咸温”，咸同水化，温以治寒也。“下辛温”，以在泉之木，兼寒运之气也。《玄珠》云：“下辛凉。”

太羽终　太角初　少徵　太宫　少商

凡此少阳司天之政，气化运行先天。此总结寅申年，少阳司天，六气之化也。先天义见前。天气正，地气扰，少阳火气司天，阳得其位，故天气正。厥阴木气在泉，风动于下，故地气扰。风乃暴举，木偃沙飞，炎火乃流。此风木在泉、相火司天之化。阴行阳化，雨乃时应。太阴湿土，主二之气，与少阳并行于岁半之前，故阴行阳化，雨乃时应。火木同德，上应荧惑、岁星。火木同气，故二星当明。按：六气司天，惟少阳厥阴言同德，其他皆言合德。盖此以上下相生，本乎一气，故言同；彼以上下相制，各行其政，故云合也。其谷丹苍。丹应司天，苍应在泉。其政严，其令扰，故风热参布，云物沸腾，太阴横流。寒乃时至，凉雨并起。此皆木火之化，火盛则寒水来复，故寒至雨起。民病寒中，外发疮疡，内为泄满，火盛于外，故民病寒中。外热，故为疮疡；内寒，故为泄满。故圣人遇之，和而不争。圣人调摄得中，故使水火气和，而不至争也。往复之作，民病寒热疟泄，聋瞑呕吐，上怫肿色变。热盛寒复，则水火交争，故为诸病。“怫”，音佛，心郁不舒也。

初之气，地气迁，风胜乃摇，寒乃去，候乃大温，草木早荣，寒来不杀。初气君火用事，而兼相火司天，故气候大温也。地气迁，义见前。温病乃起，其病气怫于上，血溢目赤，咳逆头痛，血崩胁满，肤腠中疮。君相二火合气，故其为病如此。

二之气，火反郁，白埃四起，云趋雨府，风不胜湿，雨乃零，民乃康。太阴湿土用事，故主气君火反郁，而埃起湿胜雨零也。然主客相生，故民乃康。其病热郁于上，咳逆呕吐，疮发于中，胸嗌不利，头痛身热，昏愦脓疮。皆湿热所化之病。"愦"，音贵，心乱也。

三之气，天政布，炎暑至，少阳临上，雨乃涯。"天政布"，司天布化也。客主之气，皆属少阳，相火专令，故炎暑至，雨乃涯。涯言其际，凡雨之起止，皆得云也。民病热中，聋瞑血溢，脓疮咳呕，鼽衄渴嚏欠，喉痹目赤，善暴死。客主之火交炽，故为热病如此。

四之气，凉乃至，炎暑间化，白露降，民气和平。燥金之客，加于湿土之主，故凉气至而炎暑间化。"间"者，时作时止之谓。土金相生，故民气和平。其病满，身重。燥胜者，肺自病，故胸中满；湿胜者，脾自病，故身体重。

五之气，阳乃去，寒乃来，雨乃降，气门乃闭，寒水之客，加于燥金之主，水寒金敛，故候如此。"气门"，腠理孔窍也，所以发泄营卫之气，故曰气门。王氏注曰："玄府也。"刚木早凋，民避寒邪，君子周密。金肃水寒，当畏避也。

终之气，地气正，风乃至，万物反生，霿雾以行，厥阴在泉，风木用事，主气以寒水生之，故地得其正，而风至物生霿雾行也。"霿"，蒙、梦、茂三音。注：天气下，地气不应曰霿。其病关闭不禁，心痛，阳气不藏而咳。时当闭藏，而风木动之，风为阳，故其为病如此。

抑其运气，赞所不胜，抑其太过，助其不及也。必折其郁气，先取化源，本年相火司天则金郁，风木在泉则土郁。"郁气、化源"，详义见前。又如《本病篇》曰："寅申之年，阳明升天，主窒天英，胜之不前；少阴降地，主窒地玄，胜之不入。"故《刺法论》于"金欲升而天英窒抑之，当刺手太阴之经；火欲降而地玄窒抑之，当刺足少阴之所出，足太阳之所入。"王氏曰："化源，年之前十二月，迎而取之。"《新校正》云："详王注资取化源，俱注云取，其意有四等：太阳司天取九月，阳明司天取六月，是二者先取在天之气也；少阳司天取年前十二月，太阴司天取九月，是二者乃先时取在地之气也。少阴司天取年前十二月，厥阴司天取四月，义不可解。按《玄珠》之说则不然，太阳阳明之月，与王注合，少阳少阴俱取三月，太阴取五月，厥阴取年前十二月。《玄珠》之义可解，王注之月疑有误也。"暴过不生，苛疾不起。能行上法，其气自和，故无暴过苛疾之患。《新校正》云："详此不言食岁谷间谷者，盖此岁天地气正，上下通和，故不言也。"故岁宜咸宜辛宜酸，渗之泄之，渍之发之，以上十年，相火司天，风木在泉。咸从水化，能胜火也；辛从金化，能胜木也；酸从木化，顺木火之性也。"渗之泄之"，所以去二便之实；"渍之发之"，所以去腠理之邪也。观气寒温，以调其过，同风热者多寒化，异风热者少寒化。虽岁气宜用之治如上文，然必当观寒温之盛衰，以调其有过者也。故此十年之中，其大运有与在泉同风化、司天同热化者，则当多用寒化之品以治之，如太角太徵岁是也。其有异于在泉司天风热之化者，则当少用寒化之品以治之，如太宫、太商、太羽岁是也。用热远热，用温远温，用寒远寒，用凉远凉，食宜同法，此其道也。有假者反之，反是者病之阶也。详义见前太阳阳明之政。

帝曰："善！太阴之政奈何？"岐伯曰："丑未之纪也。"

丁丑　丁未岁

上太阴土，司天。中少角木运，中运。下太阳水。在泉。同正宫。本年木运不及，则土得其政，所谓委和之纪，上宫与正宫同也。其运风、清、热。风为中运少角之气，清为胜风之气，热为复清之气。清化热化胜复同，邪气化度也。详义见前阳明之政。灾三宫。"三"，东方震宫也。水运不及，故灾及之。雨化五，司天。风化三，中运。寒化一，在泉。正化度也。其化上苦温，苦温从火化，治司天之湿也。中辛温，辛从金化，治中运之风木也。少角不及，故宜从温。下甘热，甘热从土火之化，治在泉之寒水也。《玄珠》云："上酸平，下甘温。"药食宜也。

少角初正　太徵　少宫　太商　少羽终

癸丑　癸未岁

上太阴土，中少徵火运，下太阳水。其运热、寒、雨。热为中运少徵之气，寒为胜热之气，雨为复寒之气。寒化雨化胜复同，邪气化度也。灾九宫。"九"，南方离宫也。火运不及，故灾及之。雨化五，司天。火化二，中运。寒化一，在泉。正化度也。其化上苦温，中咸温，下甘热，药食宜也。"中咸温"，咸从水化，所以治火。少徵不及，故宜从温。上下同前。《玄珠》云："上酸和，下甘温。"

少徵　太宫　少商　太羽终　太角初

己丑　己未岁俱太一天符。

上太阴土，中少宫土运，下太阳水。同正宫。本年土运不及，得司天湿土之助，所谓卑监之纪，上宫与正宫同也。其运雨、风、清。雨为土运之气，风为胜雨之气，清为复风之气。风化清化胜复同，邪气化度也。灾五宫。"五"，中宫也。土运不及，故灾及之。雨化五，司天中运同。寒化一，在泉。正化度也。其化上苦热，中甘和，下甘热，药食宜也。本年土水阴盛，故上宜苦热，稍异于前。中运土气不足，故宜甘和也。《玄珠》云："上甘平。"

少宫　太商　少羽终　少角初　太徵

乙丑　乙未岁

上太阴土，中少商金运，下太阳水。其运凉、热、寒。凉为中运少商之气，热为胜凉之气，寒为复热之气。热化寒化胜复同，所谓邪气化日也。灾七宫。"七"，西方兑宫也。金运不及，故灾及之。湿化五，司天。清化四，中运。寒化六，在泉。所谓正化日也。其化上苦热，中酸和，下甘热，所谓药食宜也。"中酸和"者，金位之主，其补以酸，治少商之不足也。上下同前。《玄珠》云："上酸平，下甘温。"

少商　太羽终　太角初　少徵　太宫

辛丑　辛未岁俱同岁会。

上太阴土，中少羽水运，下太阳水。同正宫。辛年水运不及，而湿土司天胜之，所谓涸流之纪，上宫与正宫同也。其运寒、雨、风。寒为中运少羽之气，雨为胜寒之气，风为复雨之气。雨化风化胜复同，所谓邪气化日也。灾一宫。"一"，北方坎宫也。水运不及，故灾及之。雨化五，司天。寒化一，中运在泉同。所谓正化日也。其化上苦热，中苦和，下苦热，所谓药食宜也。"中苦和，下苦热"，苦从火化，治寒以热也。治上同前。《玄珠》云："上酸和，下甘温。"

少羽终　少角初　太徵　少宫　太商

凡此太阴司天之政，气化运行后天。此总结丑未岁，太阴司天，六气之化也。后天义见前。阴专其政，阳气退避，大风时起。太阴司天以湿，太阳在泉以寒，故阴专其政，阳气退避。土不及则风胜之，故大风时起。天气下降，地气上腾，原野昏霿，白埃四起，云奔南极，寒雨数至，物成于差夏。湿气下降，寒气上腾，故原野昏霿，白埃四起。司天主南，而太阴居之，故云奔南极，雨湿多见于南方。"差"，参差也。夏尽入秋，谓之差夏。盖主气当湿土之时，客气值少阳之令，土气稍温，故物成也。"霿"，蒙、梦、茂三音。"差"，抄诗切。民病寒湿，腹满身䐜愤，浮肿痞逆，寒厥拘急。皆寒湿所化之病。"䐜愤"，胀满也。"䐜"，昌真切。湿寒合德，黄黑埃昏，流行气交，上应镇星、辰星。"湿寒、黄黑、镇星辰星"，皆土水之化。其政肃，其令寂，寒之政肃，湿之令寂。其谷黅玄。黅应司天，玄应在泉。故阴凝于上，寒积于下，寒水胜火，则为冰雹，阳光不治，杀气乃行。上湿下寒，故政如此。"杀气"，阴气也。故有余宜高，不及宜下，有余宜晚，不及宜早，土之利，气之化也，民气亦从之，有余不及，言谷气也。凡岁谷间谷，色味坚脆，各有气衰气盛之别。本年寒政太过，故谷气有余者，宜高宜晚，以其能胜寒也。不及者宜下宜早，以其不能胜寒也。民之强弱，其气亦然。间谷命其太也。详义见前阳明之政。

初之气，地气迁，寒乃去，春气至，风乃来，生布万物以荣，民气条舒，风湿相迫，雨乃后，客主之气，皆厥阴风木用事，故寒去物荣。以太阴湿土司天，故风湿相迫。风胜湿，故雨乃后时而至。地气迁，义见前。民病血溢，筋络拘强，关节不利，身重筋痿。风病在筋，湿病在肉，故为此诸症。"血溢"者，风伤于肝也。

二之气，大火正，物承化，民乃和；客主之气，皆少阴君火用事，故大火气正，物承其化，民亦和也。其病温疠大行，远近咸若，湿蒸相迫，雨乃时降。火盛气热，故民病温疠。以太阴司天，故湿蒸相迫。时雨应期，故曰时降。

三之气，天政布，湿气降，地气腾，雨乃时降，寒乃随之，太阴司天，湿土用事，故湿气降，地气腾而为雨。三气之后，则太阳在泉，故寒乃随之。感于寒湿，则民病身重浮肿，胸腹满。寒凝湿滞，故其为病如此。

四之气，畏火临，溽蒸化，地气腾，天气否隔，寒风晓暮，蒸热相迫，草木凝烟，湿化不流，则白露阴布，以成秋令，少阳相火用事，其气尤烈，故曰畏火。以下凡言畏火者，皆相火也。客以相火，主以湿土，火土合气，溽蒸上腾，故天气否隔。然太阳在泉，故寒风随发于朝暮，以湿遇火，故湿化不流，惟白露阴布，以成秋令也。民病腠理热，血暴溢，疟，心腹满热胪胀，甚则胕肿。湿热并行，故为是病。"胪"，皮也，一曰腹前曰胪。"胕肿"，肉浮肿也。"胪"，闾、卢二音。"胕"，音附。

五之气，惨令已行，寒露下，霜乃早降，草木黄落，客主之气，皆阳明燥金用事，故其政令如此。寒气及体，君子周密，民病皮腠。皮腠属金，气求同类也。

终之气，寒大举，湿大化，霜乃积，阴乃凝，水坚冰，阳光不治，在泉客主之气，皆太阳寒水用事，故其政令如此。感于寒，则病人关节禁固，腰脽痛。关节在骨，腰脽属肾与膀胱，皆寒求同类为病。

寒湿持于气交而为疾也。必折其郁气而取化源，以上十年，上湿下寒，故寒湿持于气交。然太阴司天则水郁，太阳在泉则火郁，郁气化源详义，见前太阳之政。又如补遗《本病篇》曰："丑未之岁，少阳升天，主窒天蓬，胜之不前；厥阴降地，主窒地晶，胜而不前。"故《刺法论》于"火欲升而天蓬窒抑之，君火相火同刺包络之荥；木欲降而地晶窒抑之，当刺手太阴之所出，手阳明之所入。"王氏曰："化源九月，迎而取之，以补益也。"是皆折郁气、取化源之义。益其岁气，无使邪胜，太阴司天，丑未不及之岁也，故当益其岁气。食岁谷以全其真，食间谷以保其精。"岁谷"，即上文黅玄谷也。"间谷"，义见前阳明之政。故岁宜以苦燥之温之，甚者发之泄之。不发不泄，则湿气外溢，肉溃皮拆而水血交流。"以苦燥之温之"，苦从火化，燥以治湿，温以治寒也。"发之泄之"，发散可以逐寒，渗泄可以去湿也。必赞其阳火，令御甚寒，岁气阴寒，故当扶阳。从气异同，少多其判也，同寒者以热化，同湿者以燥化，以上十年，运之与气，有与在泉同寒者，当多用热化之品以治之，如少商少羽岁是也；有与司天同湿者，当多用燥化之品以治之，如少宫岁是也。其少角少徵岁，当稍从和平以处之也。异者少之，同者多之。虽以热以燥，各有分治，然或少或多，当因运气异同，随其宜而酌之。用凉远凉，用寒远寒，用温远温，用热远热，食宜同法，假者反之，此其道也，反是者病也。"详义见前太阳阳明之政。

帝曰："善！少阴之政奈何？"岐伯曰："子午之纪也。"

壬子　壬午岁

上少阴火，司天。中太角木运，中运。下阳明金。在泉。其运风鼓，其化鸣紊启拆，此壬年太角之正化。《五常政大论》云：其德鸣靡启拆。"其变振拉摧拔，太角之变也。其病支满。肝木强也。热化二，司天。风化八，中运。清化四，在泉。正化度也。其化上咸寒，咸寒从水化，治司天之君火也。中酸凉，酸从木气，太角宜凉也。下酸温，酸本从木，以治阳明何也？盖燥金在泉，金病在肺，《脏气法时论》曰："肺欲收，急食酸以收之，用酸补之。"《至正要大论》曰："金位之主，其补以酸。"又曰："阳明之客，以酸补之。"此以阳明居少阴之下，其气不足，故宜治之如此。下文同。《玄珠》云："下苦热。"药食宜也。

太角初正　少徵　太宫　少商　太羽终

戊子天符。　戊午岁太一天符。

上少阴火，中太徵火运，下阳明金。其运炎暑，其化暄曜郁燠，此戊年太徵之正化。《五常政大论》曰："其德暄暑郁蒸。"按：太徵运，遇太阳司天曰热，少阳司天曰暑，少阴司天曰炎暑，皆兼司天之气而言运也。其变炎烈沸腾，太徵之变也。其病上热血溢。阳火盛也。热化七，司天中运同。清化九，在泉。正化度也。其化上咸寒，中甘寒，下酸温，药食宜也。"中甘寒"，治太徵之火也。上下同前。《玄珠》云："下苦热。"

太徵　少宫　太商　少羽终　少角初

甲子　甲午岁

上少阴火，中太宫土运，下阳明金。其运阴雨，其化柔润时雨，此甲年太宫之正化。《五常政大论》曰："其德柔润重淖。"其变震惊飘骤，太宫之变也。其病中满身重。土湿之滞也。热化二，司天。按：新校正云："详对化从标成数，正化从本生数。甲子之年，热化七，燥化九；甲午之年，热化二，燥化四。其义未然，愚按在后。雨化五，中运。燥化四，在泉。所谓正化日也。其化上咸寒，中苦热，下酸热，所谓药食宜也。"中苦热"，治太宫湿胜也。"下酸热"，与前后四运稍异，然彼言温，此言热，亦不相远。《玄珠》云："下苦热。"

太宫　少商　太羽终　太角初　少徵

庚子　庚午岁俱同天符。

上少阴火，中太商金运，下阳明金。同正商。本年金运太过，而君火司天制之，则金得其平，所谓坚成之纪，上徵与正商同也。其运凉劲，其化雾露萧瑟，此庚年太商之正化，运与在泉同其气，故曰凉劲。其变肃杀凋零，太商之变也。其病下清。"下清"，二便清泄，及下体清冷也，金气之病。热化七，司天。清化九，中运。燥化九，在泉。所谓正化日也。其化上咸寒，中辛温，下酸温，所谓药食宜也。"中辛温"，辛以从金，温以治寒也。上下同前。《玄珠》云："下苦热。"

太商　少羽终　少角初　太徵　少宫

丙子岁会　丙午岁

上少阴火，中太羽水运，下阳明金。其运寒，其化凝惨凓冽，此丙年太羽之正化。《五常政大论》曰："其德凝惨寒氛。"其变冰雪霜雹，大羽之变也。其病寒下。"寒下"，中寒不利，腹足清冷也。热化二，司天。寒化六，中运。清化四。在泉。正化度也。其化上咸寒，中咸热，下酸温，药食宜也。中太羽，故治宜咸热。上下同前。《玄珠》云："下苦热。"

太羽终　太角初　少徵　太宫　少商

凡此少阴司天之政，气化运行先天。此总结子午年，少阴司天，六气之化也。先天义见前。地气肃，天气明，寒交暑，热加燥，阴明燥金在泉，故地气肃。少阴君火司天，故天气明。金寒而燥，火暑而热，以下临上曰交，以上临下曰加。云驰雨府，湿化乃行，时雨乃降。此即阳明司天，燥极而泽之义。金火合德，上应荧惑、太白。上火下金，二气合德，其星当明也。其政明，其令切，火明金切。其谷丹白。丹应司天，白应在泉。水火寒热，持于气交而为病始也，热病生于上，清病生于下，寒热凌犯而争于中，少阴司天，阳明在泉，上火下金，故水火寒热，持于气交之中而为病如此。民病咳喘，血溢血泄鼽嚏，目赤眦疡，寒厥入胃，心痛腰痛，腹大嗌干肿上。火为热，金为寒，故热病现于上，寒病现于下。

初之气，地气迁，燥将去，初气太阳用事，上年己亥，少阳终之气至此已尽，当云"热将去"，"燥"字误也。地气迁义见前。寒乃始，蛰复藏，水乃冰，霜复降，风乃至，阳气郁；寒水之气客于春前，故其为候如此。民反周密，关节禁固，腰脽痛，炎暑将起，中外疮疡。此皆寒气之病。然少阴君火司天，又值二之主气，故炎暑将起，中外疮疡。"脽",音谁,尻臀也。

二之气,阳气布,风乃行,春气以正,万物应荣,寒气时至,民乃和;风木之客,加于君火之主,故阳布风行,春气正,万物荣也。司天君火未盛,故寒气时至;木火应时,故民气和。其病淋,目瞑目赤,气郁于上而热。君火为病也。

三之气,天政布,大火行,庶类蕃鲜,寒气时至;客气君火司天,加于相火之主,故大火行,庶类蕃鲜。火极水复,热极寒生,故寒气时至。民病气厥心痛,寒热更作,咳喘目赤。二火交炽,故病如此。

四之气,溽暑至,大雨时行,寒热互至;客主之气皆湿土用事,故为溽暑大雨等候。民病寒热,嗌干黄瘅,鼽衄饮发。湿热之病也。

五之气,畏火临,暑反正,阳乃化,万物乃生乃长乃荣,民乃康,"畏火",相火也。时当秋收而阳气化,故万物荣,民乃康。其病温。时寒气热,阳邪胜也。

终之气,燥令行,余火内格,肿于上,咳喘,甚则血溢,寒气数举,则雾露翳,燥金之客,加于寒水之主,金气收,故五气之余火内格,而为病如此。"格",拒也。"寒气举,雾露翳",皆金水之化。病生皮腠,内舍于胁,下连小腹而作寒中,地将易也。"病生皮腠",金之合也。"内舍于胁、下连小腹",金乘木也。金性寒,故寒中。在泉气终,故地将易。

必抑其运气,资其岁胜,以上子午十年,运气太过,必抑有余,欲得其平;岁有所胜,必资不足,无令受伤也。折其郁发,先取化源,无使暴过而生其病也。本年少阴司天则金郁,阳明在泉则木郁,郁气化源义,见前太阳之政。又如《本病篇》曰:"子午之岁,太阴升天,主窒天冲,胜之不前;太阳降地,主窒地阜,胜之不入。"故《刺法论》于"土欲升而天冲窒抑之,当刺足太阴之腧;水欲降而地阜窒抑之,当刺足太阴之所出,足阳明之所入。"王氏曰:"先于年前十二月迎而取之。"是皆折郁气、取化源之义。食岁谷以全正气,食间谷以避虚邪。"岁谷",即上文丹白谷也。"间谷",义见前阳明之政。岁宜咸而软之,而调其上,咸从水化,故能调在上之君火。甚则以苦发之,以酸收之,而安其下,"苦发之",可以散火;"酸收之",可以补金。平其上之君火,则下之燥金得安矣。甚则以苦泄之,热燥甚者,非苦寒泄之不可。愚按:五味之属,如《阴阳应象大论》曰:"火生苦",《金柜正言论》曰:"其味苦,其类火",是分五行之味,苦从火化也。故在本篇如太阳、太阴、阳明等政,云"以苦燥之温之"及"以苦发之"者,皆用苦之阳也。又《阴阳应象大论》及《至正要大论》,皆云"酸苦涌泄为阴",是言气味之效,苦从阴用也。故本节云以苦泄之,《至正要大论》云:"湿司于地,热反胜之,治以苦冷;湿化于天,热反胜之,治以苦寒"者,皆用苦之阴也。再如《宣明五气篇》及《五味论》,俱云"苦走骨"。夫北方生寒,在体为骨,是骨本属阴,而苦则走之,岂非阴乎?可见苦味一也,而有从阴从阳、苦热苦寒之不同,何可不辨?今有谓苦属火而讳其寒者,有但知苦寒而忘其热者,皆不明气味变通之理耳。举此一端,则五味之性可类见矣。又如《脏气法时论》云"粳米牛肉枣葵皆甘、麦羊肉杏薤皆苦"之类,是于饮食常味之中,又各有辨。味变之理如此,不得其精,不足以言气味也。适气同异,而多少之。同天气者,以寒清化;同地气者,以温热化。言以上十年运之与气,有与司天同热者,当以寒清所化之品治之,如太角、太徵岁是也;有与在泉同寒者，当以温热所化之品治之，如太羽、太宫、太商岁是也。当各因其同异，而制为之多少耳。用热远热，用凉远凉，用温远温，用寒远寒，食宜同法，有假则反，此其道也，反是者病作矣。"详义见前太阳阳明之政。

帝曰："善！厥阴之政奈何？"岐伯曰："巳亥之纪也。"

丁巳　丁亥岁俱天符。

上厥阴木，司天。中少角木运，中运。下少阳相火。在泉。同正角。本年木运不及，得司天厥阴之助，所谓委和之纪，上角与正角同也。其运风、清、热。风为中运少角之气，清为胜风之气，热为复清之气。清化热化胜复同，邪气化度也。详同前。灾三宫。"三"，东方震宫也。木气不及，故灾及之。风化三，司天与运同。火化七，在泉。正化度也。其化上辛凉，辛凉从金化，治风木在上也。中辛和，木运不及，而得司天之助，故宜辛宜和。下咸寒，咸寒从水化，治相火在下也。药食宜也。

少角初正　太徵　少宫　少商　少羽终

癸巳　癸亥岁俱同岁会。

上厥阴木，中少徵火运，下少阳相火。其运热、寒、雨，热为运气，寒为胜气，雨为复气。寒化雨化胜复同，邪气化度也。灾九宫。九为离宫，火运不及，故灾及之。风化八，司天。火化二，运与在泉同。正化度也。其化上辛凉，中咸和，下咸寒，药食宜也。中运少徵，得天地之生助，故宜咸和。上下同前。

少徵　太宫　少商　少羽终　太角初

己巳　己亥岁

上厥阴木，中少宫土运，下少阳相火。同正角。本年土运不及，风木司天胜之，则木兼土化，所谓卑监之纪，上角与正角同也。其运雨、风、清，雨为运气，风为胜气，清为复气。风化清化胜复同，所谓邪气化日也。灾五宫。"五"，中宫也。土运不及，故灾及之。风化三，司天。湿化五，中运。火化七，在泉。所谓正化日也。其化上辛凉，中甘和，下咸寒，所谓药食宜也。中运少宫不及，故宜甘和。上下同前。

少宫　太商　少羽终　少角初　太徵

乙巳　乙亥岁

上厥阴木，中少商金运，下少阳相火。同正角。本年金运不及，而厥阴司天，木无所制，则木得其政，所谓从革之纪，上角与正角同也。其运凉、热、寒，凉为运气，热为胜气，寒为复气。热化寒化胜复同，邪气化日也。灾七宫。"七"，兑宫也。金运不及，故灾及之。风化八，司天。清化四，中运。火化二，在泉。正化度也。其化上辛凉，中酸和，下咸寒，药食宜也。中运少商不及，故宜治以酸和。上下同前。以酸治金义，见前少阴之政壬子壬午岁。

少商　太羽终　太角初　少徵　太宫

辛巳　辛亥岁

上厥阴木，中少羽水运，下少阳相火。其运寒、雨、风。寒为运气，雨为胜气，风为复气。雨化风化胜复同，邪气化度也。灾一宫。"一"，坎宫也。水运不及，故灾及之。风化三，司天。寒化一，中运。火化七，在泉。正化度也。其化上辛凉，中苦和，下咸寒，药食宜也。"中苦和"，苦从火化，以温少羽之寒也。上下同前。

少羽终　少角初　太徵　少宫　太商

愚按：上文六十年气化之数，有言生数者，有言成数者。《新校正》注云："详对化从标成数，正化从本生数。谓如甲子年司天热化七，在泉燥化九，俱从对化也；甲午年司天热化二，在泉燥化四，俱从正化也。"六十年司天在泉正对，皆同此意，似乎近理，今诸家多宗之，而实有未必然者。何也？如少阴司天，子午年也，固可以子午分正对矣。然少阴司天则阳明在泉，阳明用事则气属卯酉也，又安得以子午之气，言在泉之正对耶？且凡司天有余，则在泉必不足，司天不足，则在泉必有余，气本不同。若以司天从对化之成数，而言在泉亦成数，司天从正化之生数，而言在泉亦生数，则上有余下亦有余，上不足下亦不足，是未求上下不同之义耳。故以司天言正对则可，以在泉言正对则不合矣。且《内经》诸篇并无正对之说，惟本篇后文曰："太过者其数成，不及者其数生。"此但欲因生成之数，以明气化之微甚耳。故其言生者不言成，言成者不言生，皆各有深意存焉，似不可以强分也。然欲明各年生成之义者，但当以上中下三气合而观之，以察其盛衰之象，庶得本经之意。但正化对化之义亦不可不知，今并附图说于《图翼》二卷，以备明者参正。

凡此厥阴司天之政，气化运行后天。此总结巳亥年，厥阴司天，六气之化也。后天义见前。诸同正岁，气化运行同天。诸同正岁者，其气正，其生长化收藏皆与天气相合，故曰运行同天。此虽以上文丁巳丁亥、己巳己亥、乙巳乙亥六岁为言，然六十年之气，亦莫不皆然。天气扰，地气正，风木司天，故天气扰。相火在泉，土得温养，故地气正。风生高远，炎热从之，云趋雨府，湿化乃行。木在上，故风生高远。火在下，故炎热从之。上气得温，故云雨作，湿化行。风火同德，上应岁星、荧惑。木火同气，故二星当明。其政挠，其令速，风政挠，火令速。其谷苍丹，苍应司天，丹应在泉。间谷言太者。详见前阳明之政。其耗文角品羽。前阳明之政曰："其耗白甲品羽。"义未详。风燥火热，胜复更作，蛰虫来现，流水不冰。风甚则燥胜，燥胜则热复，故胜复更作如是。热病行于下，风病行于上，风燥胜复形于中。上下之气，持于气交也。

初之气，寒始肃，杀气方至，燥金用事也。民病寒于右之下。金位西方，金旺则伤肝，故寒于右之下。

二之气，寒不去，花雪水冰，杀气施化，霜乃降，名草上焦，寒雨数至，阳复化，太阳用事，故其气候如此。然以寒水之客，加于君火之主，其气必应，故阳复化。民病热于中。客寒外加，火应则热于中。

三之气，天政布，风乃时举，厥阴司天用事也。民病泣出耳鸣掉眩。风木之气现症也。

四之气，溽暑湿热相迫，争于左之上，以君火之客，加于太阴之主，四气为天之左间，故湿热争于左之上。民病黄瘅而为胕肿。此湿热之为病也。"胕肿"，肉浮肿也，与足跗之跗不同。"瘅"，音丹，又上声。

五之气，燥湿更胜，沉阴乃布，寒气及体，风雨乃行。客以湿土，主以燥金，燥湿更胜，其候若此。

终之气，畏火司令，阳乃大化，蛰虫出现，流水不冰，地气大发，草乃生，人乃舒，少阳在泉，故候如此。其病温疠。时寒气热，故病温疠。

必折其郁气，资其化源，本年厥阴司天则土郁，少阳在泉则金郁。“郁气、化源”义见前。又如《本病篇》曰：“巳亥之岁，君火升天，主窒天蓬，胜之不前，阳明降地，主窒地形，胜而不入。”故《刺法论》于“火欲升而天蓬窒抑之，当刺包络之荥；金欲降而地形窒抑之，当刺心包络之所出，手少阳之所入。”王氏曰：“化源，四月也，迎而取之。”是皆折郁气、取化源之义。赞其运气，无使邪胜。补其不足，以抑有余也。岁宜以辛调上，以咸调下，畏火之气，无妄犯之。辛从金化，以调上之风木。咸从水化，以调下之相火。然相火虚实，尤多难辨，故曰畏火之气，无妄犯之，以明其当慎也。用温远温，用热远热，用凉远凉，用寒远寒，食宜同法，有假反常，此之道也，反是者病。详义见前太阳阳明之政。凡此定期之纪，胜复正化皆有常数，不可不察。故‘知其要者，一言而终，不知其要，流散无穷’，此之谓也。”帝曰：“善！”“知其要者”四句，本经凡三见：《至正要大论》者，言阴阳南北政，详本类前五；《九针十二原篇》者，言井荥五腧，详经络类十四；此言六十年之纪也。本节原另列在后，今随前五运气行主岁之纪，故并类于此。

至有先后，行有位次

《素问·六元正纪大论》

帝曰：“夫子言可谓悉矣，然何以明其应乎？”此连前章而求其气应之明验也。岐伯曰：“昭乎哉问也！夫六气者，行有次，止有位，故常以正月朔日平旦视之，睹其位而知其所在矣。“次”，序也。“位”，方也。凡主客六气各有次序，亦各有方位，故欲明其应，当于正月朔日平旦视之，以察其阴阳晦明、寒温风气之位而岁候可知。盖此为日时之首，故可以占一岁之兆。运有余，其至先；运不及，其至后。“至先”者，气先节候而至；“至后”者，气后节候而至也。此天之道，气之常也。有余至早，不及至迟，此天气之常也。运非有余非不足，是谓正岁，其至当其时也。”正岁者，和平之岁，时至气亦至也。

帝曰：“胜复之气，其常在也。灾眚时至，候也奈何？”言胜复之气，本常有也，而灾眚之至，何以知之？岐伯曰：“非正化者，是谓灾也。”当其位则为正化，非其位则为邪化，邪则为灾矣。

帝曰：“气至而先后者何？”同前《六元正纪大论》。先言其早，后言其迟也。岐伯曰：“运太过则其至先，运不及则其至后，此候之常也。”此即前先天后天之义。

帝曰：“当时而至者何也？”岐伯曰：“非太过、非不及则至当时，非是者眚也。”“当时”者，应期而至也，是为正岁。若应早而迟，应迟而早，皆为灾眚也。《六微旨大论》帝曰：“至而不至、未至而至何如？”岐伯曰：“应则顺，否则逆，逆则变生，变生则病。”帝曰：“请言其应。”岐伯曰：“物生其应也，气脉其应也。”详本类六。

帝曰：“善！气有非时而化者何也？”岐伯曰：“太过者当其时，不及者归其己胜也。”“非时而化”，谓气不应时也。太过者气盛，故当其时；不及者气衰，故归其己胜。己胜者，己被胜也，如春反肃、夏反寒、秋反热、冬反雨之类是也。

帝曰：“四时之气，至有早晚高下左右，其候何如？”岐伯曰：“行有逆顺，至有迟速，故太过者化先天，不及者化后天。”太过气速，不及气迟也。

帝曰：“愿闻其行何谓也？”上文先天后天，只言其至，未及于行，故复有此问。岐伯曰：“春气西行，春属木而旺于东，居东者其行必西，故春三月风自东方来。凡四季有东风者，皆得春之气。夏气北行，夏属火而旺于南，居南者其行必北，故夏三月风自南方来。凡四季有南风者，皆得夏之气。秋气东行，秋属金而旺于西，居西者其行必东，故秋三月风自西方来。凡四季有西风者，皆得秋之气。冬气南行。冬属水而旺于北，居北者其行必南，故冬三月风自北方来。凡四季有北风者，皆得冬之气。故春气始于下，春气发生自下而升，故始于下。秋气始于上，秋气收敛，自上而降，故始于上。夏气始于中，夏气长成，盛在气交，故始于中。冬气始于标；“标”，万物盛长之表也。冬气伏藏，由盛而杀，故始于标。“杀”，少戒切。春气始于左，木气自东而西也。秋气始于右，金气自西而东也。冬气始于后，水气自北而南也。夏气始于前。火气自南而北也。此四时正化之常。气非正化，则为虚邪贼风矣。《九宫八风篇》曰：“风从其所居之乡来为实风，主生长养万物；从其冲后来为虚风，伤人者也。”即上文之谓。故至高之地，冬气常在；至下之地，春气常在。高山之巅，夏有冰雪，此冬气常在也；卑下之地，冬有草生，此春气常在也。《五常政大论》曰：“高者气寒，下者气热。”此之谓也。必谨察之。”帝曰：“善！”

数有终始，气有同化

《素问·六元正纪大论》

帝曰：“天地之数，终始奈何？”司天在泉各有所主之数。岐伯曰：“悉乎哉问也！是明道也。数之始，起于上而终于下。司天在前，在泉在后，司天主上，在泉主下，故起于上而终于下。岁半之前，天气主之；岁半之后，地气主之，岁半之前，始于大寒，终于小暑也；岁半之后，始于大暑，终于小寒也。《至正要大论》曰：“初气终三气，天气主之；四气尽终气，地气主之。”上下交互，气交主之，岁纪毕矣。交互者，天气地气，互合为用也。气交主之，即三气四气之际，乃天地气交之时。详义见本类前九。故曰位明，气月可知乎，所谓气也。”上下左右之位既明，则气之有六，月之有十二，其终始移易之数，皆可知矣，此即所谓天地之气。

帝曰：“余司其事，则而行之，不合其数何也？”“不合其数”，谓以上中下运气之数，推其岁候，其有不能相合者也。岐伯曰：“气用有多少，化洽有盛衰，衰盛多少，同其化也。”“洽”，合也。“气用有多少，化洽有盛衰”，言一岁之上下左右、主客运气必有所合，若以多合多，则盛者愈盛，以少合少，则衰者愈衰，故盛衰之化，各有所从，则各同其化也。“洽”，爻甲切。

帝曰：“愿闻同化何如？”岐伯曰：“风温，春化同；热曛昏火，夏化同，胜与复同；凡四时气化，有现风温者，皆木气也；故与春化同；有现热曛昏火者，皆火气也，故与夏化同。胜与复同者，言初气终三气，胜之常也；四气尽终气，复之常也。凡此同化之气，所遇皆然，而五分乎四时也。下文燥清烟露等化亦然。燥清烟露，秋化同；皆金气之同化也。云雨昏暝埃，长夏化同；皆土气之同化也。寒气霜雪冰，冬化同。皆水气之同化也。此天地五运六气之化，更用盛衰之常也。”运气更用则化有盛衰，盛衰有常变，故难合于数也。

用寒远寒，用热远热

《素问·六元正纪大论》

帝曰：“夫子言用寒远寒，用热远热，未知其然也，愿闻何谓远？”岐伯曰：“热无犯热，寒无犯寒，“远”，避忌之谓，即无犯也。凡用热者，无犯司气之热；用寒者，无犯司气之寒。是谓热无犯热，寒无犯寒。顺者和，逆者病，不可不敬畏而远之，所谓时与六位也。”“时”，谓四时，即主气也。“位”，谓六步，即客气也。主客之气，皆当敬畏，不犯为顺，犯则为逆矣。

帝曰：“温凉何如？”谓温凉稍次于寒热，亦可犯否？岐伯曰：“司气以热，用热无犯；司气以寒，用寒无犯；司气以凉，用凉无犯；司气以温，用温无犯，司气者，司天司地之气也。“用热无犯”等四句，谓寒热温凉俱当避，即有应用者，亦无过用，恐犯岁气也。间气同其主无犯，异其主则小犯之。“间气”，左右四间之客气也。“主”，主气也。“同”者，同热同寒，其气甚，故不可犯。异者主寒客热，主热客寒，其气分，其邪不一，故可因其势而小犯之。上节言司气，此节言间气，如《至正要大论》曰：“主岁者纪岁，间气者纪步也。”是谓四畏，必谨察之。”“四畏”，寒、热、温、凉也。

帝曰：“善！其犯者何如？”言有必不得已而犯之者，将何如也。岐伯曰：“天气反时，则可依时，天气即客气，时即主气，客不合主，是谓反时，反时者则可依时，以主气之循环有常，客气之显微无定，故姑从乎主也。及胜其主则可犯，胜其主者，客气大过也。如夏而寒甚，客水胜也；冬而热甚，客火胜也。春凉秋湿，其气皆然。故可以热犯热、以寒犯寒，以温犯温、以凉犯凉而顺其变，乃所谓顺治也。以平为期而不可过，过则伤正气而增病矣。是谓邪气反胜者。邪气反胜则非时而至，如应热反寒，应寒反热，应温反凉，应凉反温，皆邪气反胜也。反胜者，故当反其气以平之。故曰无失天信，无逆气宜，客主气运，至必应时，天之信也；不知时气，失天信矣。寒热温凉，用之必当，气之宜也；不知逆顺，逆气宜矣。无翼其胜，无赞其复，是谓至治。”“翼其胜，赞其复”，皆助邪也。知而弗犯，是谓至妙之治。

帝曰："善！论言热无犯热，寒无犯寒，余欲不远寒、不远热奈何？"同前《六元正纪大论》。"不远寒、不远热"，谓有不可远寒、不可远热者，其治当何如也。岐伯曰："悉乎哉问也。发表不远热，攻里不远寒。"中于表者，多寒邪，故发表之治，不能远热，夏月亦然。郁于里者，多热邪，故攻里之治，不能远寒，冬月亦然。愚按：此二句大意，全在"发、攻"二字。"发"者，逐之于外也。"攻"者，逐之于内也。寒邪在表，非温热之气不能散，故发表者不远热；热郁在内，非沉寒之物不能除，故攻里者不远寒，此必然之理也。然亦有用小柴、白虎、益元、冷水之类，而取汗愈病者何也？此因表里俱热，故当凉解，非发之之谓也。又有用理中、四逆、回阳之类而除痛去积者何也？此因阴寒留滞，故当温中，非攻之之谓也。所谓发者，开其外之固也；攻者，伐其内之实也。今之昧者，但见外感发热等病，不能察人伤于寒而传为热者，有本寒标热之义，辄用芩连等药以清其标，亦焉知邪寒在表，药寒在里，以寒得寒，气求声应，致使内外合邪，遂不可解，此发表用寒之害也。其于春秋冬三季，及土金水三气治令，阴胜阳微之时为尤甚。故凡寒邪在表未散，外虽炽热而内无热症者，正以火不在里，最忌寒凉，此而误人，是不知当发者，不可远热也。又如内伤喘痛胀满等症，多有三阴亏损者，今人但见此类，不辨虚寒，便用硝黄之属，且云先去其邪，然后固本，若乎近理，亦焉知有假实真虚之病而复伐之，则病未去而元气不能支矣，此而误人，是不知当攻者，方不远寒也。二者之害，余见之多矣，不得不特表出之，以为当事者之戒。

帝曰："不发不攻，而犯寒犯热，何如？"言不因发表而犯热，不因攻里而犯寒，则其病当何如？"犯"，谓不当用而误用也。岐伯曰："寒热内贼，其病益甚。"以水济水，以火济火，则寒热内贼，而病益甚矣。

帝曰："愿闻无病者何如？"岐伯曰："无者生之，有者甚之。"无病而犯寒热者，则生寒生热。有病而犯寒热者，则寒热反甚。

帝曰："生者何如？"岐伯曰："不远热则热至，不远寒则寒至。寒至则坚痞腹满、痛急下利之病生矣。寒至则阳衰不能运化，故为是病。热至则身热吐下霍乱、痈疽疮疡、瞀郁注下、瞤瘛肿胀、呕鼽衄头痛、骨节变肉痛、血溢血泄、淋闭之病生矣。"热至则火灼诸经，故为是病。"瞀"，茂、务二音。"瞤"，如云切。"瘛"，音翅。

帝曰："治之奈何？"岐伯对曰："时必顺之，犯者治以胜也。""时必顺之"，治当顺时也。若有所误犯，则当治之以胜，如犯热者胜以咸寒，犯寒者胜以甘热，犯凉者胜以苦温，犯温者胜以辛凉，治以所胜，则可解也。

六气正纪，十二变

《素问·六元正纪大论》

黄帝问曰："五运六气之应现，六化之正，六变之纪何如？"岐伯对曰："夫六气正纪，有化有变，有胜有复，有用有病，不同其候，帝欲何乎？"帝曰："愿尽闻之。”岐伯曰：“请遂言之。“正纪”者，凡六气应化之纪，皆曰正纪，与本篇前文邪化正化之正不同。夫气之所至也：厥阴所至，为和平；初之主气，木化也。少阴所至，为暄；二之主气，君火也。太阴所至，为埃溽；四之主气，土化也。少阳所至，为炎暑；三之主气，相火也。阳明所至，为清劲；五之主气，金化也。太阳所至，为寒氛，终之主气，水化也。时化之常也。此四时正化，主气之常也。按：三阴三阳之次：厥阴，一阴也；少阴，二阴也；太阴，三阴也。少阳，一阳也；阳明，二阳也；太阳，三阳也。皆因次为序，下文十二化皆然，此客气之常也。

厥阴所至，为风府，为璺启；“府”者，言气化之所司也。微裂未破曰璺，开拆曰启，皆风化所致。“璺”，音问。少阴所至，为大火府、为舒荣；少阴为君，故曰大火府。物得阳气，故舒展荣美。太阴所至，为雨府、为圆盈；太阴化湿，故为雨府。物得土气而后充实，故为圆盈。“圆”，周也。少阳所至，为热府、为行出；少阳为相，故曰热府，相火用事，其热尤甚。阳气盛极，尽达于外，物得之而形全，故曰行出。阳明所至，为司杀府、为庚苍；金气用事，故为司杀府。“庚”，更也。“苍”，木化也。物得发生之化者，遇金气而更易也。太阳所至，为寒府、为归藏，寒水用事，物得其气而归藏也。司化之常也。“司”，主也。六气各有所主，乃正化之常也。

厥阴所至，为生、为风摇；木气升，故主生。风性动，故为摇。少阴所至，为荣、为形现；阳气方盛，故物荣而形显。太阴所至，为化、为云雨；土能化生万物，云雨其气也。少阳所至，为长、为蕃鲜；阳气大盛，故物长而蕃鲜。阳明所至，为收、为雾露；金之化也。太阳所至，为藏、为周密，水之化也。气化之常也。六气各有所化，亦正化之常也。以上二化，皆兼植物为言。

厥阴所至为风生，终为肃；《六微旨大论》曰：“风位之下，金气承之。’故厥阴风生，而终为肃清也。少阴所至为热生，中为寒；《六微旨大论》曰：“少阴之上，热气治之，中见太阳。”故少阴热生而中为寒也。又云：“君火之下，阴精承之。”亦为寒之义。太阴所至，为湿生，终为注雨；土位之下，风气承之，故太阴湿生，而终为注雨，即飘骤之谓。少阳所至，为火生，终为蒸溽；相火之下，水气承之，故少阳火生，而终为蒸溽也。“溽”，音辱。阳明所至，为燥生，终为凉；此“燥、凉”二字，当互更用之为是。盖金位之下，火气承之，故阳明凉生，而终为燥也。太阳所至，为寒生，中为温，《六微旨大论》曰：“太阳之上，寒气治之，中见少阴。”故太阳寒生而中为温也。愚按：上文六化，厥阴、太阴、少阳、阳明俱言终，而惟少阴太阳言中者，何也？盖六气之道，阴阳而已；阴阳征兆，水火而已。少阴者，君火也；太阳者，寒水也。阳胜则阴复，故少阴所至为热生，中为寒，此离象之外阳内阴也。阴胜则阳复，故太阳所至为寒生，中为温，此坎象之外阴内阳也。故惟此二气言中者，言阴阳互藏之纲领也；其他言终者，言五行下承之义耳。德化之常也。此以六气之正化而承者随之，皆生物之本也，故为德化之常。

厥阴所至，为毛化；毛虫之族，得木化也。少阴所至，为羽化；羽虫之族，得火化也。王氏曰："有羽翮飞行之类。"义通。"翮"，亥格切。太阴所至，为倮化；倮虫之族，得土化也。少阳所至，为羽化；王氏曰："薄明羽翼，蜂蝉之类，非翎羽之羽也。"义通。阳明所至，为介化；甲虫之族，得金化也。太阳所至，为鳞化，鳞虫之族，得水化也。德化之常也。此动物赖之以生，所谓德化之常也。以上言化者凡五类。

厥阴所至，为生化；万物始生，温化布也。少阴所至，为荣化；物荣而秀，暄化布也。太阴所至，为濡化；物滋而泽，湿化布也。少阳所至，为茂化；物茂而繁，热化布也。阳明所至，为坚化；物坚而敛，金化布也。太阳所至，为藏化；物隐而藏，水化布也。布政之常也。气布则物从其化，故谓之政。

厥阴所至，为飘怒大凉；"飘怒"，木亢之变也。"大凉"，金之承制也。少阴所至，为大暄、寒；"大暄"，火亢之变也。"寒"，阴精之承制也。"暄"，音喧。太阴所至，为雷霆骤注、烈风；"雷霆骤注"，土亢之变也。"烈风"，木之承制也。少阳所至，为飘风燔燎、霜凝；"飘风燔燎"，热亢之变也。"霜凝"，水之承制也。阳明所至，为散落、温；"散落"，金亢之变也。"温"，火之承制也。太阳所至，为寒雪冰雹、白埃，"寒雪冰雹"，水亢之变也。"白埃"，土之承制也。气变之常也。"变者"，变乎常也。六气亢极，则承者制之，因胜而复，皆非和平正气，故谓之变。

厥阴所至，挠动、为迎随；"挠动"，风之性。"迎随"，木之性。少阴所至，高明焰、为曛；"高明焰"，阳光也。"曛"，热气也。太阴所至，沉阴、为白埃、为晦暝；"晦暝"，昏黑色也，皆湿土之气。少阳所至，光显、为彤云、为曛；"光显"，虹电火光之属也。"彤云"，赤云也。"彤"，音同。阳明所至，为烟埃、为霜、为劲切、为凄鸣；皆金气肃杀之令。太阳所至，为刚固、为坚芒、为立，皆水气寒凝之令。令行之常也。气行而物无敢违，故谓之令。以上曰政、曰变、曰令者凡三类。

厥阴所至，为里急；风木用事则病在筋，故为里急。少阴所至，为疡疹身热；君火用事则血脉热，故疡疹身热。太阴所至，为积饮痞隔；湿土用事则脾多湿滞，故为积饮痞隔。少阳所至，为嚏呕、为疮疡；相火炎上，故为嚏呕。热伤皮腠，故为疮疡。阳明所至，为浮虚；阳明用事而浮虚，皮毛为金之合也。太阳所至，为屈伸不利，寒水用事则病在骨，故为屈伸不利。病之常也。

厥阴所至，为支痛；厥阴主肝，故两胁肋支为痛。少阴所至，为惊惑、恶寒战慄、谵妄；少阴主心，故为惊惑。热极反兼寒化，故恶寒战慄。阳亢伤阴，心神迷乱故谵妄。太阴所至，为蓄满，太阴主脾，病在中焦，故蓄满。少阳所至，为惊躁、瞀昧、暴病，少阳主胆而火乘之，故为惊躁。火外阳而内阴，故瞀昧。相火急疾，故为暴病。"瞀"，音务，闷也。阳明所至，为鼽，尻、阴、股、膝、髀、腨、胻，足病；阳明胃经起于鼻，故为鼽；会于气街，总于宗筋，以下于足，故为尻阴膝足等病。太阳所至，为腰痛，太阳膀胱之脉，夹脊抵腰中，故为腰痛。病之常也。

厥阴所至，为緛戾，厥阴木病在筋，故令肢体緛缩，乖戾不支。"緛"音软。

"戾"，音利。少阴所至，为悲妄、衄衊；火病于心而并于肺，故为悲妄。火逼血而妄行，故鼻血为衄，污血为衊。"衊"，音灭。太阴所至，为中满、霍乱、吐下；土湿伤脾也。少阳所至，为喉痹、耳鸣、呕涌；相火上炎也。阳明所至为胁痛、皴揭，燥金用事则肝木受伤，故胁痛。皮肤甲错而起为皴揭，皆燥病也。"皴"，取钧切。太阳所至，为寝汗、痉，寒水用事，故为寝汗，《脉要精微论》曰"阴气有余，为多汗身寒"者是也。肢体强直、筋急反戾曰痉，阴寒凝滞而阳气不行也。"痉"，音敬。病之常也。

厥阴所至，为胁痛、呕泄；木自为病，故胁痛。肝乘于脾，故呕泄。少阴所至，为语、笑；少阴主心，心藏精，神有余则笑不休。太阴所至，为重浮肿；土气湿滞，则身重肉浮而肿，谓之浮肿。少阳所至，为暴注、瞤瘛、暴死；相火乘金，大肠受之，则为暴注而下；乘脾则肌肉瞤动，乘肝则肢体筋脉抽瘛；相火急暴，故为暴死。"瘛"，音炽。阳明所至，为鼽嚏；金气寒肃而敛，故为鼽嚏。"鼽"，音求。"嚏"，音帝。太阳所至，为流泄、禁止，寒气下行，能为泻利，故曰流泄；阴寒凝结，阳气不化，能使二便不通，汗窍不解，故曰禁止。病之常也。以上病候凡四类。

凡此十二变者，报德以德，报化以化，报政以政，报令以令，气高则高，气下则下，气后则后，气前则前，气中则中，气外则外，位之常也。此总结上文胜复变病之候，各因其所至之气而为之报也。故气至有德、化、政、令之异，则所报者亦以德、化、政、令；气至有高、下、前、后、中、外之异，则所报者亦以高、下、前、后、中、外。其在人之应之者，如手之三阴三阳其气高，足之三阴三阳其气下，足太阳行身之后，足阳明行身之前，足少阴太阴厥阴行身之中，足少阳行身之外，亦各有其位之常也。故风胜则动，此下总言六气之病应也。风善行而数变，故风胜则动。热胜则肿，疮疡痈肿，火之病也。燥胜则干，精血津液枯涸于内，皮肤肌肉皴揭于外，皆燥之病也。寒胜则浮，腹满身浮，阳不足而寒为病也。湿胜则濡泄，甚则水闭浮肿，"濡泄"，水利也。"水闭浮肿"，水道不利而肌肉肿胀，按之如泥不起也。以上六句，与《阴阳应象大论》同，详见阴阳类一。随气所在以言其变耳。"气有高下、前后、中外之异。人之为病，其气亦然。故气胜于高，则病在头项；气胜于下，则病在足膝；气胜于前，则病在面腹手臂；气胜于后，则病在肩背腰臀；气胜于中，则病在脏腑筋骨；气胜于外，则病在经络皮毛。而凡风胜则动、热胜则肿、燥胜则干、寒胜则浮、湿胜则濡泄浮肿之类，无不随气所在，而为病变也。

帝曰："愿闻其用也。"此言施化之用也。岐伯曰："夫六气之用，各归不胜而为化。"各归不胜"，谓必从可克者，而施其化也。故太阴雨化，施于太阳；土能胜水也。太阳寒化，施于少阴；水能胜火也。少阴热化，施于阳明；火能胜金也。阳明燥化，施于厥阴；金能胜木也。厥阴风化，施于太阴，木能胜土也。各命其所在以征之也。""所在"，即方月也。"证"，验也。主气之方月有常，如九宫八方各有所属，六气四时各有其序也。客气之方月无定，如子午岁少阴司天，则太阳在东北，厥阴在东南，少阴在正南，太阴在西南，少阳在西北，阳明在正北，此子午客气之方也。太阳主初气，厥阴主二气，少阴主三气，太阴主四气，少阳主五气，阳明主六气，此子午客气之月也。若其施化，则太阳寒化，当施于正南之少阴及西北之少阳，初气之证也；厥阴风化，当施于西南之太阴，二气之证也；少阴热化，当施于正北之阳明，三气之证也；太阴雨化，当施于东北之太阳，四气之证也；少阳火化，当施于正北之阳明，五气之证也；阳明燥化，当施于东南之厥阴，终气之证也。此子午年少阴司天，方月施化之义也。然岁步各有盛衰，气太过，则乘彼不胜，而施其邪化；气不及，则为彼所胜，而受其制化；气和平，则各布其政令，而无灾变之化。是以盈虚消长，又各有微妙存焉。举此一年，他可类求矣。

帝曰："自得其位何如？"岐伯曰："自得其位，常化也。""自得其位"，言六气所临，但施化于本位之方月，而无彼此之相犯也。如前注子午岁，太阳在东北，主初之气，于本位施其寒化；厥阴在东南，主二之气，于本位施其风化之类，皆自得其位之常化也。

帝曰："愿闻所在也。"岐伯曰："命其位而方月可知也。""命"，命其名也。"位"，即上下左右之位也。"方"，方隅也。"月"，月令也。命其位则名次立，名次立则所值之方、所主之月，各有其应，而常变可知矣。愚按：上文云"报德以德、报化以化、报政令以政令"者，言胜复之气，因变之邪正而报有不同也；云"气高则高、气下则下、气后则后、气前则前、气中外则中外"者，言胜复之方，随气所在而或此或彼，变无定位也。故以天下之广言之，则东南方阳也，阳者其精降于下，故右热而左温；西北方阴也，阴者其精奉于上，故左寒而右凉。以一州之地言之，则崇高者，阴气治之，故高者气寒；污下者，阳气治之，故下者气热。此方隅大小之气有不同也。以运气所主言之，则厥阴所至为风，少阴所至为火，太阴所至为雨，少阳所至为热，阳明所至为燥，太阳所至为寒，此六气之更胜，有衰有旺不一也。以九宫所属言之，则有曰灾一宫、灾三宫、灾四宫、灾五宫、灾九宫，而四正四隅有异也。故本篇言位、言方、言月。夫以三者相参，则四时八方之候，其变不同者多矣。故有应于此而不应于彼者，有寒热温凉主客相反者，有南方清燥而温、北方雨湿而潦者，有中原冰雪而寒、左右温凉更互者，此以地理有高下，形势有大小，气位方月有顺逆，小者小异，大者大异，而运气之变，所以有无穷之妙也。先儒有以天下旱潦不同，而非运气主岁之说者，盖未达此章之理耳。有按在前第十，当与此篇参其义。

上下盈虚

《素问·六元正纪大论》

帝曰："六位之气，盈虚何如？"岐伯曰："太少异也，太者之至徐而常，少者暴而亡。"六阳年谓之太，六阴年谓之少。太者气盈，故徐而常；少者气虚，故暴而亡。如前章六十年运气之纪，凡六太之年只言正化，而六少之年则有邪化。正以不及之年乃有胜气，有胜则有复，胜复之气皆非本年之正化，必乘虚而后至，故其为病反甚也。愚按：人之死生，全以正气为主。正气强，邪虽盛者必无害；正气弱，邪虽微者亦可扰。故欲察病之安危者，但察正气则吉凶可判矣。观此云“太者徐而常，少者暴而亡”，此正盈虚之理也。故凡气运盈者，人气亦盈，其为病则有余，有余之病反徐而微，以其正气盛也；气运虚者，人气亦虚，其为病则不足，不足之病必暴而甚，以其本气亏也。设不明邪正盈虚之道，而攻补倒施，多致气脱暴亡，是不知太者之易与，而少者之可畏也。

帝曰：“天地之气，盈虚何如？”岐伯曰：“天气不足，地气随之，地气不足，天气从之，运居其中而常先也。天气即司天，地气即在泉，运即岁运。岁运居上下之中，气交之分，故天气欲降，则运必先之而降，地气欲升，则运必先之而升也。恶所不胜，归所同和，随运归顺而生其病也。此亦言中运也。如以木运而遇燥金司其天地，是为不胜则恶之。遇水火司其天地，是为同和则归之。不胜者受其制，同和者助其胜，皆能为病，故曰随运归顺而生其病也。故上胜则天气降而下，下胜则地气迁而上，“上胜”者，司天之气有余也，上有余则气降而下。“下胜”者，在泉之气有余也，下有余则气迁而上。此即上文“天气不足，地气随之，地气不足，天气随之”之谓。胜多少而差其分，“胜多少”，言气之微甚也。胜微则迁降少，胜多则迁降多，胜有多少，则气交之变，有多寡之差分矣。微者小差，甚者大差，甚则位易气交，易则大变生而病作矣。小差则小变，大差则大变，甚则上下之位，易于气交之际，运居其中而常先之，故易则大变生，民病作矣。《大要》曰：‘甚纪五分，微纪七分，其差可见’，此之谓也。”“甚纪五分”，胜气居其半也。“微纪七分”，胜只十之三也。此天地盈虚之数，有大差小差之分，故变病亦有微甚。

五郁之发之治

《素问·六元正纪大论》

帝曰：“五运之气，亦复岁乎？”“复”，报复也。此问五运之气，亦如六气之胜复而岁见否。岐伯曰：“郁极乃发，待时而作也。”五运被胜太甚，其郁必极，郁极者必复，其发各有时也。详如下文。

帝曰：“请问其所谓也？”岐伯曰：“五常之气，太过不及，其发异也。”帝曰：“原卒闻之。”岐伯曰：“太过者暴，不及者徐，暴者为病甚，徐者为病持。”“持”者，进退缠绵，相持延久也。按：太过者其气暴，不及者其气徐，此理之当然也。然前章云“太者之至徐而常，少者暴而亡”，若与此节相反，而不知太者之暴，肆强也；少者之亡，受伤也。肆强者犹可制，受伤者不易支。故此二节互言，正以发明微甚之义耳。

帝曰：“太过不及，其数何如？”岐伯曰：“太过者其数成，不及者其数生，土常以生也。”太过者其数成，成者气之盛也；不及者其数生，生者气之微也。土气长生于四季，故常以生数，而不待于成也。按：此数有生成，其即气有初中之义欤。详见《图翼》一卷《五行生成数解》。前章六十年运气政令之数，凡云“寒化一、寒化六”等义即此。

帝曰：“其发也何如？”岐伯曰：“土郁之发，岩谷震惊，木胜制土，土之郁也。郁极则怒，怒动则发。“岩谷”者，土深之处；“震惊”者，土气之发也。雷殷气交，“殷”，盛也。“气交”者，升降之中，亦三气四气之间。盖火湿合气，发而为雷，故盛于火湿之令。埃昏黄黑，尘霾蔽日也。化为白气，湿蒸之气，岚之属也。飘骤高深，飘风骤注，冲决高深也。击石飞空，洪水乃从，岩崩石走，洪水从而出也。川流漫衍，田牧土驹，“川流漫衍”，洇没郊原也。“田牧土驹”，以洪水之后，惟余土石嵬然，若群驹散牧于田野也。化气乃敷，善为时雨，土湿之化，郁而伸也。始生始长，始化始成。土气被郁，物化皆迟，然土郁之发，必在三气四气之时，故犹能生长化成，不失其时也。故民病心腹胀，肠鸣而为数后，甚则心痛胁䐜，呕吐霍乱，饮发注下，浮肿身重。此皆湿土为病。湿在上中二焦，故心腹胀；湿在下焦，故数后下利。心为湿乘，故心痛；肝为湿侮，故胁䐜。“䐜”，胀也。有声为呕，有物为吐。“霍乱”者，吐利并行，而心目缭乱也。“饮”，痰饮也。“注下”，大便暴泄也。湿气伤肉，则浮肿身重。皆土发湿邪之症。云奔雨府，霞拥朝阳，山泽埃昏，其乃发也，以其四气。“雨府”，太阴湿聚之处也。“霞拥朝阳”，见于旦也。“埃昏”，土气之浊也。土主四之气，在大暑六月中后，凡六十日有奇，故土郁之发，以其四气。云横天山，浮游生灭，怫之先兆。“浮游”，蜉蝣也，朝生暮死，其出以阴。此言大者为云横天山，小者为浮游生灭，皆湿化也。二者之现，则土郁将发，先兆彰矣。“怫”，郁也。“怫”，音佛。

金郁之发，天洁地明，气清气切，火胜制金，金之郁也。金气清明急切，故其发如此。大凉乃举，草树浮烟，“大凉”者，金之寒气。“浮烟”者，金之敛气。燥气以行，霿雾数起，金风至则燥气行，阴气凝则霿雾起。“霿雾”，厚雾也。“霿”，蒙、茂二音。杀气来至，草木苍干，金乃有声。“杀气”，阴气也。“苍干”，凋落也。“金乃有声”，金气劲而秋声发也。故民病咳逆，心胁满引小腹，善暴痛不可反侧，嗌干面陈色恶。“咳逆嗌干”，肺病而燥也。“心胁满引小腹，善暴痛不可反侧”，金气胜而伤肝也。“陈”，晦也。金气肃杀，故面色陈而恶也。山泽焦枯，土凝霜卤，怫乃发也，其气五。燥气行，故山泽焦枯。土面凝白，卤结为霜也。金旺五之气，主秋分八月中后，凡六十日有奇，故其发也，在气之五。“卤”，音鲁。夜雪白露，林莽声凄，怫之兆也。二者之现，皆金郁欲发之先兆。

水郁之发，阳气乃辟，土胜制水，水之郁也。水郁而发，寒化大行，故阳气乃辟。“辟”，避同。阴气暴举，大寒乃至，川泽严凝，寒雰结为霜雪，“寒雰”，寒气之如雾者。“雰”，音分。甚则黄黑昏翳，流行气交，乃为霜杀，水乃现祥。“黄”，土色。“黑”，水色。水为土郁而发，故二色并现于气交。“祥”，灾异也，凡吉凶之兆皆曰祥。故民病寒客心痛，腰脽痛，大关节不利，屈伸不便，善厥逆痞坚腹满。此皆寒水之气为病。火畏水，故心痛；寒入肾，故腰脽痛；寒则气血滞，筋脉急，故关节不利，屈伸不便；阴气胜，阳气不行，故厥逆痞坚腹满。阳光不治，空积沉阴，白埃昏暝而乃发也，其气二火前后。“二火前后”，君火二之气，相火三之气，自春分二月中，而尽于小暑六月节，凡一百二十日，皆二火之所主。水本旺于冬，其气郁，故发于火令之时，阴乘阳也。王氏曰：“阴精与水，皆上承火，故其发也，在君相二火之前后。”太虚深玄，气犹麻散，微现而隐，色黑微黄，怫之先兆也。“深玄”，黑色也。“麻散”，如麻散乱可见，微现而隐也。大都占气之法，当于平旦候之，其色黑而微黄，黄为土色，黑为水色，微黄兼黑，水郁将发之先兆也。

木郁之发，太虚埃昏，云物以扰，大风乃至，屋发折木，木有变。金胜制木，木之郁也。木郁之发，风气大行，故有埃昏云扰、发屋折木等候，皆木之为变也。故民病胃脘当心而痛，上支两胁，隔咽不通，食饮不下，甚则耳鸣眩转，目不识人，善暴僵仆。此皆风木肝邪之为病。厥阴之脉，夹胃贯膈，故胃脘当心而痛，隔咽不通，食饮不下也。上支两胁，肝气自逆也。肝经循喉咙，入颃颡，连目系，上会于巅，故为耳鸣眩转，目不识人等症。风木坚强，最伤胃气，故令人善暴僵仆。太虚苍埃，天山一色，或为浊色，黄黑郁若，横云不起雨，而乃发也，其气无常。“苍埃浊色，黄黑郁若”，皆风尘也。风胜湿，故云虽横而不起雨。风气之至，动变不定，故其发也，亦无常期。长川草偃，柔叶呈阴，松吟高山，虎啸岩岫，怫之先兆也。“草偃”，草尚之风必偃也。“呈阴”，凡柔叶皆垂，因风翻动而现叶底也。“松吟”，声在树间也。虎啸则风生，风从虎也。凡现此者，皆木郁将发之先兆。

火郁之发，太虚肿翳，大明不彰，水胜制火，火之郁也。“肿”，字误，当作曛。盖火郁而发，热化大行，故太虚曛翳昏昧，大明反不彰也。炎火行，大暑至，山泽燔燎，材木流津，广厦腾烟，土浮霜卤，止水乃减，蔓草焦黄，风行惑言，湿化乃后。“燔燎、腾烟”，炎热甚也。“材木流津”，汁溶流也。“霜卤”，水泉干涸而卤为霜也。“止水”，蓄积之水也。“风行惑言”，热极风生，风热交炽而人言惑乱也。“湿化乃后”，雨不至也。“厦”，音夏。“卤”，音鲁。故民病少气，疮疡痈肿、胁腹胸背面首四肢䐜愤胪胀，疡痱呕逆，瘛疭骨痛，节乃有动，注下温疟，腹中暴痛，血溢流注，精液乃少，目赤心热，甚则瞀闷懊侬，善暴死。此皆火盛之为病也。壮火食气，故少气。火能腐物，故疮痈。阳邪有余，故为䐜塞愤闷、胪腔胀满、疡痱疮毒等患。火气上冲，故呕逆。火伤筋则瘛疭抽掣，火伤骨则骨痛难支，火伏于节则节乃有动，火在肠胃则注下，火在少阳则温疟，火实于腹则腹暴痛，火入血分则血溢流注，火烁阴分则精液乃少，火入肝则目赤，火入心则心热，火炎上焦则瞀闷，火郁膻中则懊侬，火性急速、败绝真阴则暴死。“䐜”，昌真切。“胪”，闾、卢二音。“瘛”，音翅。“疭”，音纵。“懊”，音鏖。“侬”，乃包切。刻终大温，汗濡玄府，其乃发也，其气四。“刻终”者，百刻之终也。日之刻数，始于寅初，终于丑未，此阴极之时也。故一日之气，惟此最凉。刻终大温而汗濡玄府，他热可知矣。“玄府”，汗孔也。火本旺于夏，其气郁，故发于未申之四气。四气者，阳极之余也。动复则静，阳极反阴，湿令乃化乃成。上文言湿化乃后，至此则火旺生土，故动复则静，阳极反阴。土气得行，湿令复至，故万物得以化成也。花发水凝，山川冰雪，焰阳午泽，怫之先兆也。群花之发，君火二气之候也。"午泽"，南面之泽也。于花发之时，而水凝冰雪，见火气之郁也；于面南之泽，而焰阳气现，则火郁将发之先兆也。

有怫之应而后报也，皆观其极而乃发也，此以下，总结上文郁发之义也。凡应有先兆，报必随之。盖物极则变，故郁极乃发。木发无时，水随火也。土金火之郁发，各有其时。惟风木善行数变，上文云其气无常，即木发无时也。水能胜火，上文云其气二火前后，即水随火也。谨候其时，病可与期，失时反岁，五气不行，生化收藏，政无恒也。知时气，则病气可与期。失时气，则五气之行尚不能知，又焉知生化收藏之常政哉？

帝曰："水发而雹雪，土发而飘骤，木发而毁折，金发而清明，火发而曛昧，何气使然？"岐伯曰："气有多少，发有微甚，微者当其气，甚者兼其下，证其下气而见可知也。"此发明承制之义也。"气有多少"，太过不及也。"发有微甚"，郁微则发微，郁甚则发甚也。"微者当其气"，本气之现也。"甚者兼其下"，承气兼现也。如水位之下，土气承之；土位之下，木气承之；木位之下，金气承之；金位之下；火气承之；火位之下，水气承之是也；故水发之微者为寒，甚者为雹雪，是兼乎土，雹雪之体如土故也；土发之微者为湿，甚者为飘骤，是兼乎木，风主飘骤故也；木发之微者为风，甚者为毁折，是兼乎金，金主杀伐故也；金发之微者为燥，甚者为清明，是兼乎火，火主光明故也；火发之微者为热，甚者为曛昧，是兼乎水，水主昏昧故也。取证于下承之气，而郁发之微甚可知矣。

帝曰："善！五气之发，不当位者何也？""不当位"，谓有不应其时也。岐伯曰："命其差。"气有盛衰，则至有先后，故曰命其差。"差"者，不当其位也。如《至正要大论》曰："胜复之作，动不当位，或后时而至。"但彼论胜复之至不当位，此论五气之发不当位，虽所论似异，而义则一也。

帝曰："差有数乎？"言日数也。岐伯曰："后皆三十度而有奇也，"后"者，自始及终也。"度"，日也。"三十度而有奇"，一月之数也。"奇"，谓四十三刻七分半也。盖气有先至后至之差，不过三十度耳。即如气盈朔虚节序置闰之法，早至者先十五日有奇，迟至者后十五日有奇，或前或后，总不出一月有奇之数，正此义也。"愚按：本篇风云雷雨之至，虽五行各有所主，然阴阳清浊之分，先贤亦有所辨，此虽非本篇之意，然格致之理有不可不知者，今并附之。如或问雷霆风云霜雪雨露于张子者，对曰："阴气凝聚，阳在内不得出，则奋击而为雷霆；阳在外不得入，则周旋不舍而为风。阳为阴累，则相持为雨而降；阴为阳得，则飘扬为云而升。"又有问雨风云雷于邵子者，答曰："阳得阴为雨，阴得阳为风，刚得柔为云，柔得刚为雷。无阴不能为雨，无阳不能为雷。雨柔属阴，待阳而后兴；雷刚属阳，待阴而后发。"张氏释之曰："风雨自天降，故言阴阳；云雷自地升，故言柔刚。天阳无阴不能为雨，地阴无阳不能成雷。雨阴形柔，本乎天气之阳；雷阳声刚，出乎地体之阴。阴阳互相用也。”又有以八卦爻象问于蔡节斋者，答曰：“坎阴为阳所得，则升为云，阳浅则为雾；坎阳为阴所累，则降为雨，阴浅则为露。阴在外，阳不得出则为雷，阴固则为地动，震也；阴在内，阳不得入则为风，阴固则为大风，巽也。阳包阴则离为霰，阳和阴则为雪，离交坎也；阴包阳则坎为雹，阴入阳则为霜，坎交离也。阴阳之精，互藏其宅，则离为日，坎为月。阴阳相戛则为电，阴阳失位则为霓。此固诸贤之说也。若以愚见观之：风者，阳中之清气也，气之微者和，气之甚者烈，无阳不为风也；云者，阳中之浊气也，浊之清者轻，浊之浊者重，无阴不成云也。阴之清者，从阳凝聚则为露；阴之浊者，从阳升降则为雨。阳为阴郁，激而成雷，雷即电之声，电即雷之形，故雷之将发，电必先之。其所以有先后者，形显见之速，声远闻之迟也。有有雷而无电者，或以阳气未盛，声已达而形未露也；或以阴气太重，而蔽火之光也。有有电而无雷者，或以光远可见，而声远不可闻也；或以孤阳现形，阴气未及，而无水之激也。凡欲得雷之情者，当验以水之沃火也。雾乃阴气，由阳逼而升。雾多见于早者，以夜则日居地下，旦则水气上达，故日将中则雾必收，又为阳逼而降。凡欲得雾之情者，当验以釜中之气也。虹为日影穿雨而成，故虹必现于雨将霁，日东则虹西，日西则虹东，而中必有残雨以间之，其形乃现。无雨则无虹，无日亦无虹，秋冬日行南陆，黄道既远，故虹藏不见矣。凡欲得虹霓之情者，当验水盆映日之影也。雹是重阴凝寒所成。如岐伯曰：“至高之地，冬气常在。”所以高山之巅，夏无暑热，而碧空之寒，凝结有之。然地穴可以藏冰，则深山穷谷，宁无蓄此，云龙所带，于义亦通。是以汉文时雹如桃李，汉武时雹似马头，随结随下者，有如是其巨哉！然则结者带者，皆理之所有也。至若雨凝为雪，露结为霜，是又无待于辨者。天道茫茫，诚非易测，姑纪管窥，以资博雅之择云。

帝曰：“善！郁之甚者，治之奈何？”此以下详明五郁之治也。天地有五运之郁，人身有五脏之应，郁则结聚不行，乃致当升不升，当降不降，当化不化，而郁病作矣。故或郁于气，或郁于血，或郁于表，或郁于里，或因郁而生病，或因病而生郁。郁而太过者，宜裁之抑之；郁而不及者，宜培之助之。大抵诸病多有兼郁，此所以治有不同也。岐伯曰：“木郁达之，“达”，畅达也。凡木郁之病，风之属也。其脏应肝胆，其经在胁肋，其主在筋爪，其伤在脾胃、在血分。然木喜调畅，故在表者当疏其经，在里者当疏其脏，但使气得通行皆谓之达。诸家以吐为达者，又安足以尽之？火郁发之，“发”，发越也。凡火郁之病，为阳为热之属也。其脏应心主、小肠、三焦，其主在脉络，其伤在阴分。凡火所居，其有结聚敛伏者，不宜蔽遏，故当因其势而解之、散之、升之、扬之，如开其窗，如揭其被，皆谓之发，非独止于汗也。土郁夺之，“夺”，直取之也。凡土郁之病，湿滞之属也。其脏应脾胃，其主在肌肉四肢，其伤在胸腹。土畏壅滞，凡滞在上者夺其上，吐之可也；滞在中者夺其中，伐之可也；滞在下者夺其下，泻之可也。凡此皆谓之夺，非独止于下也。金郁泄之，“泄”，疏利也。凡金郁之病，为敛为闭、为燥为塞之属也。其脏应肺与大肠，其主在皮毛声息，其伤在气分。故或解其表，或破其气，或通其便，凡在表在里、在上在下，皆可谓之泄也。水郁折之，“折”，调制也。凡水郁之病，为寒为水之属也。水之本在肾，水之标在肺，其伤在阳分，其反克在脾胃。水性善流，宜防泛溢。凡折之之法，如养气可以化水，治在肺也；实土可以制水，治在脾也；壮火可以胜水，治在命门也；自强可以帅水，治在肾也；分利可以泄水，治在膀胱也。凡此皆谓之折，岂独抑之而已哉？然调其气，“然”，如是也。用是五法以去其郁，郁去则气自调矣。过者折之，以其畏也，所谓泻之。”此承上文而言郁之甚者，其邪聚气实则为太过之病，过者畏泻，故以泻为畏。如《至正要大论》曰：“木位之主，其泻以酸；火位之主；其泻以甘；土位之主，其泻以苦；金位之主，其泻以辛；水位之主，其泻以咸”之类，是即治以所畏也。

帝曰：“假者何如？”岐伯曰：“有假其气，则无禁也。所谓主气不足，客气胜也。”“假”，假借也。气有假借者，应热反寒，应寒反热也，则亦当假以治之，故可以热犯热、以寒犯寒而无禁也。温凉亦然。如《五常政大论》曰“假者反之”，《至正要大论》曰“反者反治”，即无禁之义。然气之有假者，乃主不足而客胜之。盖主气之寒热有常，而客气之阴阳多变，故有非时之相加，则亦当有变常之施治也。假者反治诸义，当考论治、会通。

帝曰：“至哉！圣人之道，天地大化运行之节，临御之纪，阴阳之政，寒暑之令，非夫子孰能通之？请藏之灵兰之室，署曰《六元正纪》，非斋戒不敢示，慎传也。”此总结六元正纪，以示珍重也。

卷　五

六气之化，分司天地，主岁纪岁，间气纪步，少阴不司气化

《素问·至正要大论》

黄帝问曰："五气交合，盈虚更作，余知之矣。六气分治，司天地者，其至何如？""至"者，言其当位也。岐伯再拜对曰："明乎哉问也！天地之大纪，人神之通应也。"天地变化之纪，人神运动之机，内外虽殊，其应则一也。

帝曰："愿闻上合昭昭，下合冥冥奈何？"岐伯曰："此道之所生，工之所疑也。""昭昭"者，合天道之明显。"冥冥"者，合造化之隐微。道之所生，其生惟一，工不知要，则流散无穷，故多疑也。

帝曰："愿闻其道也。"岐伯曰："厥阴司天，其化以风；厥阴属木，其化以风。凡和气升阳，发生万物，皆风之化。少阴司天，其化以热；少阴属君火，其化以热。凡炎蒸郁燠，庶类蕃茂，皆君火之化。太阴司天，其化以湿；太阴属土，其化以湿。凡云雨滋泽，津液充实，皆土之化。少阳司天，其化以火；少阳属相火，亦曰畏火。凡炎暑赫烈，阳气盛极，皆相火之化。阳明司天，其化其燥；阳明属金，其化以燥。凡清明干肃、万物坚刚，皆金之化。太阳司天，其化以寒，太阳属水，其化以寒。凡阴凝慄冽，万物闭藏，皆水之化。以所临脏位，命其病者也。"肝木位东，心火位南，脾土位中及四维，肺金位西，肾水位北，所临之气，与脏相得则和，不相得则病。

帝曰："地化奈何？"岐伯曰："司天同候，间气皆然。""地化"，在泉之化也。"间气"，义如下文。六步之位，虽有上下左右之分，而气化皆相类，故与上文司天之化同其候。

帝曰："间气何谓？"岐伯曰："司左右者，是谓间气也。"六气分主六步，上谓司天，下谓在泉，余四者谓之间气。在上者，为司天左间，司天右间；在下者，为在泉左间，在泉右间。《阴阳应象大论》曰："天地者，万物之上下。左右者，阴阳之道路。"有图在《图翼》二卷。

帝曰："何以异之？"岐伯曰："主岁者纪岁，间气者纪步也。""主岁者纪岁"，司天主岁半之前，在泉主岁半之后也。"间气者纪步"，岁有六步，每步各主六十日八十七刻半也。

帝曰："善！岁主奈何？"此详言上下左右，气化之有异也。岐伯曰："厥阴司天为风化，木气在天为风化，而飘怒摇动，云物飞扬，如巳亥岁厥阴司天是

也。在泉为酸化，木气在地则味为酸化，如寅申岁厥阴在泉是也。司气为苍化，“司气”，言五运之气也。木运司气，故色化青苍，丁壬年是也。间气为动化。厥阴所临之位，风化行则群物鼓动，故曰动化。如丑未岁则为地之左间，主初之气；子午岁则为天之右间，主二之气；辰戌岁则为天之左间，主四之气，卯酉岁则为地之右间，主五之气也。少阴司天为热化，君火在天为热化，而为阳光明耀，温养万物，如子午岁少阴司天是也。在泉为苦化，火气在地则味为苦化，如卯酉岁少阴在泉是也。不司气化，君不司运也。夫五运六气之有异者，运出天干，故运惟五；气出地支，故气有六。五者，五行各一也。六者，火分君相也。故在六气则有君火相火所主之不同，而五运则火居其一耳。于六者而缺其一，则惟君火独不司五运之气化。正以君火者，太阳之火也，为阳气之本，为万化之原，无气不司，故不司气化也。按：《新校正》及诸家之注此者，皆曰君火以名，相火以位，正以明君火不主运也。其说殊谬。大《天元纪大论》原曰“君火以明”，非曰“以名”也，奈何将“明”字改作“名”字，牵强为解，大失经旨。盖不改全不相干，义殊不通，必欲引以注此，则不得不改明为名，尤属悖乱矣。愚有详注，在本类前第三章“君火以明”之下，所当考正。居气为灼化。“居”，所在也。“灼”，光明也。不曰间气而曰居气者，君之所居，无往不尊，故不敢言间也。如寅申岁居在泉之左，主初之气，丑未岁居司天之右，主二之气；巳亥岁居司天之左，主四之气；辰戌岁居在泉之右，主五之气也。太阴司天为湿化，土气在天为湿化，而为埃郁蒙昧，云雨润湿，如丑未岁太阴司天是也。在泉为甘化，土气在地则味为甘化，如辰戌岁，太阴在泉是也。司气为黅化，土运司气则色化黅黄，甲己年是也。间气为柔化。太阴所临之位，湿化行则庶物柔软也。如卯酉岁则为地之左间，主初之气；寅申岁则为天之右间，主二之气；子午岁则为天之左间，主四之气；巳亥岁则为地之右间，主五之气也。少阳司天为火化，相火在天为火化，而为炎光赫烈，燔灼焦然，如寅申岁少阳司天是也。在泉为苦化，火气在地则味为苦化，如巳亥岁少阳在泉是也。司气为丹化，火运司气则色化丹赤，戊癸年是也。间气为明化。少阳所临之位，火化行则庶物明灿也。如辰戌岁则为地之左间，主初之气；卯酉岁则为天之右间，主二之气；丑未岁则为天之左间，主四之气；子午岁则为地之右间，主五之气也。阳明司天为燥化，金气在天为燥化，而为清凉劲切，雾露萧瑟，如卯酉岁阳明司天是也。在泉为辛化，金气在地则味为辛化，如子午岁阳明在泉是也。司气为素化，金运司气则色化素白，乙庚年是也。间气为清化。阳明所临之位，燥化行则清凉至也。如巳亥岁则为地之左间，主初之气；辰戌岁则为天之右间，主二之气；寅申岁则为天之左间，主四之气；丑未岁则为地之右间，主五之气也。太阳司天为寒化，水气在天为寒化，而为严肃慄冽，阴惨坚凝，如辰戌岁太阳司天是也。在泉为咸化，水气在地则味为咸化，如丑未岁太阳在泉是也。司气为玄化，水运司气则色化玄黑，丙辛年是也。间气为藏化。太阳所临之位，寒化行则万物闭藏也。如子午岁则为地之左间，主初之气；巳亥岁则为天之右间，主二之气；卯酉岁则为天之左间，主四之气；寅申岁则为地之右间，主五之气也。故治病者，必明六化分治，五味五色所主，五脏所宜，乃可以言盈虚病生之绪也。”凡治病者必求其本，六化是也；必察其形，五色是也；必分其主治，五味是也；必辨其宜否，五脏是也。明此数者，而后知孰为气之盛，孰为气之衰，乃可以言盈虚病生之端绪，而治之无失矣。

帝曰：“厥阴在泉而酸化先，余知之矣。风化之行也何如？”此问厥阴在泉既为酸化，而上文之言地化者，曰司天同候，则厥阴在泉亦曰风化，然则酸之与风，其辨为何如也。岐伯曰：“风行于地，所谓本也，余气同法。有风化而后有酸化，是风为酸化之本，其他余气皆同此义。故有热化火化而后有苦，有湿化而后有甘，有燥化而后有辛，有寒化而后有咸。凡六气之行乎地者，即化生五味之本也。《天元纪大论》曰：“所谓本也，是谓六元。”与此“本”字义同。本乎天者，天之气也；本乎地者，地之气也。六气之在天，即为天之气，六气之在地，即为地之气。上下之位不同，而气化之本则一。天地合气，六节分而万物化生矣。天气下降，地气上升，会于气交，是谓合气，由是六节气分，而万物化生无穷矣。故曰‘谨候气宜，无失病机’，此之谓也。”本于天地者，是为气宜。应于人身者，是为病机。

帝曰：“其主病何如？”此言药物之主病者。岐伯曰：“司岁备物，则无遗主矣。”天地之气，每岁各有所司，因司气以备药物，则主病者无遗矣。如厥阴司岁则备酸物，少阴少阳司岁则备苦物，太阴司岁则备甘物，阳明司岁则备辛物，太阳司岁则备咸物，所谓岁物也，岁物备则五味之用全矣。

帝曰：“先岁物何也？”岐伯曰：“天地之专精也。”“岁物”者，得天地精专之化，气全力厚，故备所当先也。此与《六元正纪大论》“食岁谷以全其真”者同义。

帝曰：“司气者何如？”岐伯曰：“司气者主岁同，然有余不足也。”“司气”，即上文五运之司气也。主岁即上文司天在泉之主岁也。运之与气，气主皆同，但五太之运为有余，五少之运为不及，而物性之禀有厚薄矣。

帝曰：“非司岁物何谓也？”岐伯曰：“散也，“非司岁物”，谓非主岁之物也。“散”者，谓六气之序，不司天地则司四间，故物生之应，亦当随气散见于四方，而各有所禀也。故质同而异等也。惟天地之气变不常，故物生之体质虽同，而性用之厚薄则异。气味有薄厚，性用有躁静，治保有多少，力化有浅深，此之谓也。”此即“质同异等”之谓。盖司气者与不司气者，其有不同如此。

帝曰：“岁主脏害何谓？”岐伯曰：“以所不胜命之，则其要也。”此言天有岁气，人有脏气，而岁主有害于五脏者，在所不胜者也。如木气淫则脾不胜，火气淫则肺不胜，土气淫则肾不胜，金气淫则肝不胜，水气淫则心不胜，是皆脏害之要。

帝曰：“治之奈何？”岐伯曰：“上淫于下，所胜平之；外淫于内，所胜治之。”“淫”，太过为害也。“上淫于下”，谓天以六气而下病六经也。“外淫于内”，谓地以五味而内伤五官也。淫邪为害，当各以所胜者平治之也。

帝曰：“善！平气何如？”此间岁气和平而亦有病者，又当何如治之也。岐伯曰："谨察阴阳所在而调之，以平为期，正者正治，反者反治。"阴阳者，脉有阴阳，症有阴阳，气味有阴阳，经络脏象有阴阳。不知阴阳所在，则以反为正，以逆为顺。故宜谨察而调之，以平为期，无令过也。若阳经阳症而得阳脉，阴经阴症而得阴脉，是为正病。正者正治，谓当以寒治热，以热治寒，治之正也。若阳经阳症而得阴脉，阴经阴症而得阳脉，是为反病。反者反治，谓当以热治热，以寒治寒，治之反也。此下接言南政北政阴之所在，见本类前五。

天地淫胜病治

《素问・至正要大论》

帝曰："天地之气，内淫而病何如？""淫"，邪胜也，不务其德，是谓之淫。内淫者，自外而入，气淫于内，言在泉之变病也。岐伯曰："岁厥阴在泉，风淫所胜，则地气不明，平野昧，草乃早秀；厥阴在泉，寅申岁也。风淫于地，则木胜土，风胜湿，尘埃飞扬，故地气不明，平野昏昧。木气有余，故草乃早秀。民病洒洒振寒，善呻数欠，心痛支满，两胁里急，饮食不下，膈咽不通，食则呕，腹胀善噫，得后与气则快然如衰，身体皆重。按：《经脉篇》自"洒洒振寒"至"数欠"，为阳明胃病；自"食则呕"至"身体皆重"，为太阴脾病。且厥阴肝脉贯膈布胁肋，故又为心痛支满等症。皆木邪淫胜，脾胃受伤之为病。岁少阴在泉，热淫所胜，则焰浮川泽，阴处反明，蛰虫不藏；少阴在泉，卯酉岁也。君火淫胜于下，故焰浮川泽，阴处反明，蛰虫不藏。民病腹中常鸣，气上冲胸，喘不能久立，寒热皮肤痛，目瞑齿痛䪼肿，恶寒发热如疟，小腹中痛，腹大。"腹中常鸣"者，火气奔动也。"气上冲胸"者，火性炎上也。"喘不能久立、寒热皮肤痛"者，火邪乘肺也。"目瞑"者，热甚阴虚，畏阳光也。齿动䪼肿，热乘阳明经也。"恶寒发热如疟"，金水受伤，阴阳争胜也。热在下焦，故小腹中痛。热在中焦，故腹大。"䪼"，音拙。岁太阴在泉，草乃早荣，湿淫所胜，则埃昏岩谷，黄反现黑，至阴之交；太阴在泉，辰戌岁也。土为草木之所资生，故草乃早荣。"岩谷"者，土厚之处，故埃昏岩谷。"黄"，土色。"黑"，水色。土胜湿淫，故黄反现黑。《五常政大论》曰："太阴司天，湿气下临，肾气上从，黑起水变。"即土临水应之义。"至阴之交"，当三气四气之间，土之令也。民病饮积心痛，耳聋浑浑焞焞，嗌肿喉痹，阴病血见，小腹痛肿，不得小便，病冲头痛，目似脱，项似拔，腰似折，髀不可以曲，腘如结，腨如别。"饮积心痛"，寒湿乘心也。自"耳聋"至"喉痹"，按《经脉篇》为三焦经病；自"阴病"至"不得小便"，以邪湿下流"，为阴虚肾病；自"冲头痛"至"腨如别"，按《经脉篇》为膀胱经病。此以土邪淫胜克水，而肾合三焦膀胱，俱为水脏，故病及焉。"焞"，吞、屯二音。"嗌"，音益。"腘"，音国。"腨"，音篆。岁少阳在泉，火淫所胜，则焰明郊野，寒热更至；少阳在泉，巳亥岁也。相火淫胜于下，故焰明郊野。热极生寒，故寒热更至。民病注泄赤白，小腹痛尿赤，甚则血便，少阴同候。热伤血分则注赤，热伤气分则注白。热在下焦，故小腹痛尿赤血便。其余诸病，皆与前少阴在泉同候。岁阳明在泉，燥淫所胜，则霿雾清暝；阳明在泉，子午岁也。金气淫胜于下，故霿暗如雾，清冷晦暝也。民病善呕，呕有苦，善太息，心胁痛不能反侧，甚则嗌干面尘，身无膏泽，足外反热。按《经脉篇》以“口苦善太息、心胁痛不能转侧、甚则面微有尘、体无膏泽、足外反热”，为足少阳胆经病；“嗌干面尘”，为厥阴肝经病。此以金邪淫胜，故肝胆受伤，而为病如此。岁太阳在泉，寒淫所胜，则凝肃惨慄；太阳在泉，丑未岁也。水气淫胜于下，故凝肃惨慄。民病小腹控睾，引腰脊，上冲心痛，血现，嗌痛颔肿。”寒淫于下，自伤其类，则膀胱与肾受之。膀胱居腹，故小腹痛；肾主阴丸，故控睾；太阳之脉，夹脊抵腰中，故引腰脊；肾脉络心，故上冲心痛；心主血属而寒逼之，故血现。按：《经脉篇》以“嗌痛颔肿”为小肠经病，亦水邪侮火而然。“睾”，音高。“颔”，何敢切。

帝曰：“善！治之奈何？”此下言在泉淫胜之治。岐伯曰：“诸气在泉：风淫于内，治以辛凉，佐以苦甘，以甘缓之，以辛散之；风为木气，金能胜之，故治以辛凉。过于辛，恐反伤其气，故佐以苦甘，苦胜辛，甘益气也。木性急，故以甘缓之；风邪胜，故以辛散之。《脏气法时论》曰：“肝苦急，急食甘以缓之；肝欲散，急食辛以散之。”此之谓也。热淫于内，治以咸寒，佐以甘苦，以酸收之，以苦发之；热为火气，水能胜之，故宜治以咸寒，佐以甘苦。甘胜咸，所以防咸之过也；苦能泄，所以去热之实也。热盛于经而不敛者，以酸收之；热郁于内而不解者，以苦发之。湿淫于内，治以苦热，佐以酸淡，以苦燥之，以淡泄之；湿为土气，燥能除之，故治以苦热。酸从木化，制土者也，故佐以酸淡。“以苦燥之”者，苦从火化也；“以淡泄之”者，淡能利窍也。《脏气法时论》曰：“脾苦湿，急食苦以燥之。”即此之谓。火淫于内，治以咸冷，佐以苦辛，以酸收之，以苦发之；相火，畏火也，故宜治以咸冷。苦能泄火，辛能散火，故用以为佐。以酸收之，以苦发之，义与上文热淫治同。燥淫于内，治以苦温，佐以甘辛，以苦下之；燥为金气，火能胜之，治以苦温，苦从火化也。佐以甘辛，木受金伤，以甘缓之；金之正味，以辛泻之也。燥结不通，则邪实于内，故当以苦下之。按下文“燥淫所胜，佐以酸辛”，与此甘辛稍异。又如《六元正纪大论》子午年阳明在泉，亦云下酸温，皆与此不同。考之《脏气法时论》曰：“肺苦气上逆，急食苦以泄之。用酸补之，辛泻之。”正此之辨。寒淫于内，治以甘热，佐以苦辛，以咸泻之，以辛润之，以苦坚之。”寒为水气，土能胜水，热能胜寒，故治以甘热，甘从土化，热从火化也。佐以苦辛等义，如《脏气法时论》曰：“肾苦燥，急食辛以润之。肾欲坚，急食苦以坚之，用苦补之，咸泻之也。”

帝曰：“善！天气之变何如？”此下言司天淫胜之变病。岐伯曰：“厥阴司天，风淫所胜，则太虚埃昏，云物以扰，寒生春气，流水不冰，蛰虫不出；巳亥岁也。风淫于上，故太虚埃昏，云物扰乱。风木主温，故寒生春气而流水不冰。然风胜则金令承之，清肃气行，故蛰虫不出也。民病胃脘当心而痛，上支两胁，膈咽不通，饮食不下，舌本强，食则呕，冷泄腹胀，溏泄瘕水闭，病本于脾，胃脘当心而痛等症，病皆在脾。按《经脉篇》以"舌本强、食则呕、胃脘痛、腹胀食不下、溏泄瘕水闭"，为足太阴脾病。此以木邪乘土，故诸病皆本于脾也。冲阳绝，死不治。"冲阳"，足阳明胃脉也，在足跗上动脉应手。土不胜木，则脾胃气竭而冲阳绝，故死不治。少阴司天，热淫所胜，怫热至，火行其政，大雨且至；子午岁也。热淫于上，故火行其政。君火之下，阴精承之，故大雨且至。"怫"，音佛，郁也。民病胸中烦热，嗌干，右胠满，皮肤痛，寒热咳喘，唾血血泄，鼽衄嚏呕，尿色变，甚则疮疡胕肿，肩背臂臑及缺盆中痛，心痛肺䐜腹大满，膨膨而喘咳，病本于肺，胸中烦热嗌干等症，皆君火上炎，肺金受伤也。金气主右，故右胠满。按《经脉篇》以"尿色变、肩背臂臑及缺盆中病，肺胀满膨膨而喘咳"，为手太阴肺病；"鼽衄、肩前臑痛"，为手阳明大肠病。盖肺与大肠为表里，金被火伤，故诸病皆本于肺也。"膨"，音彭。尺泽绝，死不治。"尺泽"，手太阴肺脉也，在肘内廉大纹中，动脉应手。金不胜火，则肺气竭而尺泽绝，故死不治。太阴司天，湿淫所胜，则沉阴旦布，雨变枯槁；丑未岁也。湿淫于上，故沉阴旦布。"沉"，深也。沉阴雨变，则浸渍为伤，故物多枯槁。胕肿骨痛阴痹，阴痹者按之不得，腰脊头项痛，时眩，大便难，阴气不用，饥不欲食，咳唾则有血，心如悬，病本于肾。胕肿骨痛等症，皆肾经病也。按：《经脉篇》以"腰脊头项痛"，为足太阳膀胱病；以"饥不欲食、咳唾则有血、心如悬"，为足少阴肾病。此以肾与膀胱为表里，水为土克，故诸病皆本于肾也。《五邪篇》阴痹，与此略同，详针刺类二十五。太溪绝，死不治。"太溪"，足少阴肾脉也。在足内踝后跟骨上动脉应手。水不胜土，则肾气竭而太溪绝，故死不治。少阳司天，火淫所胜，则温气流行，金政不平；寅申岁也。相火淫胜于上，则金受其制，故温气流行，金政不平。民病头痛，发热恶寒而疟，热上皮肤痛，色变黄赤，传而为水，身面浮肿，腹满仰息，泄注赤白，疮疡咳唾血，烦心胸中热，甚则鼽衄，病本于肺，相火用事，金气受邪，客热内燔，水不能制，故为此诸病，皆本于肺也。天府绝，死不治。"天府"，手太阴肺脉也，在臂臑内廉，腋下三寸动脉应手。金不胜火，则肺气竭而天府绝，故死不治。阳明司天，燥淫所胜，则木乃晚荣，草乃晚生，筋骨内变，大凉革候，名木敛生菀于下，草焦上首，蛰虫来现；卯酉岁也。燥金淫胜于上，则木受其克，故草木生荣俱晚。其在于人，则肝血受伤，不能营养筋骨，故生内变。且金气大凉，能革发生之候，故草本之应如此。然阳明金气在上，则少阴火气在下，故蛰虫来现也。"大凉革候"以下四句，旧在下文"感而疟"之后，今改移于此。民病左胠胁痛，寒清于中，感而疟，咳，腹中鸣，注泄鹜溏，心胁暴痛，不可反侧，嗌干面尘腰痛，丈夫㿗疝，妇人小腹痛，目昧眦疡，疮痤痈，病本于肝，左胠胁痛等症，皆肝经病，肝木主左也。按：《经脉篇》以"心胁痛不能转侧、面微有尘"，为足少阳胆病；"腰痛不可俯仰、丈夫㿗疝、妇人小腹痛、嗌干面尘飧泄"，为足厥阴肝病。此以肝与胆为表里，木被金伤，故诸病皆本于肝也。"鹜"，木务、二音。"㿗"，音颓。"痤"，才何切。太冲绝，死不治。"太冲"，足厥阴肝脉也，在足大趾本节后二寸，动脉应手。木不胜金，则肝气竭而太冲绝，故死不治。太阳司天，寒淫所胜，则寒气反至，水且冰，运火炎烈，雨暴乃雹；辰戌岁也。寒淫于上，故寒反至，水且冰。苦乘火运而火气炎烈，则水火相激，故雨暴乃雹。此下二节，旧文似有颠倒，今稍为移正之。民病血变于中，发为痈疡，厥心痛，呕血血泄，鼽衄善悲，时眩仆，胸腹满，手热肘挛腋肿，心澹澹大动，胸胁胃脘不安，面赤目黄，善噫嗌干，甚则色炲，渴而欲饮，病本于心，寒水胜则邪乘心，故为血变于中、发为痈疡等症。按《经脉篇》以"手心热、臂肘挛急、腋肿、胸胁支满、心中澹澹大动、面赤目黄"，为手厥阴心包络病。盖火受寒伤，故诸病皆本于心也。"澹"，淡同。"炲"，音台，焦黑色也。神门绝，死不治。"神门"，手少阴心脉也，在手掌后锐骨之端，动脉应手。火不胜水，则心气竭而神门绝，故死不治。所谓动气，知其脏也。""动气"者，气至脉动也。察动脉之有无，则脏气之存亡可知矣。此总结六气之变病也。

帝曰："善！治之奈何？"此下言司天淫胜之治。岐伯曰："司天之气：风淫所胜，平以辛凉，佐以甘苦，以甘缓之，以酸泻之；风淫于上，平以辛凉，佐以苦甘，以甘缓之，俱与上文在泉治同。"以酸泻之"者，木之正味，其泻以酸也。义见后。热淫所胜，平以咸寒，佐以苦甘，以酸收之；此与上文在泉治同，但缺"以苦发之"一句，而下文"火淫所胜"复言之，则义与此节同也。湿淫所胜，平以苦热，佐以酸辛，以苦燥之，以淡泄之；诸与上文在泉治同。惟佐以酸辛，与彼酸淡少异，盖辛胜酸，所以防酸之过也，故当用以为佐。湿上甚而热，治以苦温，佐以甘辛，以汗为故而止；"湿上甚而热"者，湿郁于上而成热也。"治以苦温"，欲其燥也；"佐以甘辛"，欲其散也。以燥以散，则湿热之在上者，以汗之故而止矣。火淫所胜，平以咸冷，佐以甘苦，以酸收之，以苦发之，以酸复之，热淫同；此与在泉热淫治同。盖水能胜火，故平以咸冷；苦能泻火之实，甘能缓火之急，故佐以苦甘。火盛而散越者，以酸收之；火郁而伏留者，以苦发之。然以发去火，未免伤气，故又当以酸复之，而火热二气同治也。燥淫所胜，平以苦湿，佐以酸辛，以苦下之；此与上文燥淫于内治同，但彼云佐以甘辛，此云酸辛为异，详注见前燥淫条下。"苦湿"误也，当作"苦温"。寒淫所胜，平以辛热，佐以苦甘，以咸泻之。"辛热足以散寒，苦甘可以胜水。以咸泻之，水之正味，其泻以咸也。此与在泉治同，而文有颠倒，详见前"寒淫于内"条下。

邪气反胜之治

《素问·至正要大论》

帝曰："邪气反胜，治之奈何？"反胜者，以天地气有不足，则间气乘虚为邪而反胜之也。岐伯曰："风司于地，清反胜之，治以酸温，佐以苦甘，以辛平之。凡寅申岁，厥阴风木在泉，而或气有不及，则金之清气反胜之，故当治以酸温，酸求木之同气，温以制清也。"佐以苦甘"，苦以温金，甘以缓肝之急也。"以辛平之"，木之正味，其补以辛；金之正味，其泻以辛也。热司于地，寒反胜之，治以甘热，佐以苦辛，以咸平之。凡卯酉岁，少阴君火在泉，而或气有不及，则水之寒气反胜之，故当治以甘热，甘能胜水，热能制寒也。“佐以苦辛”，寒得苦而温，得辛而散也。“以咸平之”，火之正味，其补以咸；水之正味，其泻以咸也。湿司于地，热反胜之，治以苦冷，佐以咸甘，以苦平之。凡辰戌岁，太阴湿土在泉，而或气有不及，则火之热气反胜之，故当治以苦冷，抑火邪也。“佐以咸甘”，咸寒制热，甘湿补土也。“以苦平之”，即苦冷之义。火司于地，寒反胜之，治以甘热，佐以苦辛，以咸平之。凡巳亥岁，少阳相火在泉，而气有不及，与上文热司于地者同其治。燥司于地，热反胜之，治以平寒，佐以苦甘，以酸平之，以和为利。凡子午岁，阳明燥金在泉，而气有不及，则热反胜之，治以平寒，以金司于地，气本肃杀，若用大寒，必助其惨，故但宜平寒，抑其热耳。“佐以苦甘”，所以泻火也。“以酸平之”，金之正味，其补以酸也。“以和为利”，戒过用也，即平寒之意。寒司于地，热反胜之，治以咸冷，佐以甘辛，以苦平之。”凡丑未岁，太阳寒水在泉，而气有不及，则热反胜之，故治以咸冷，抑火邪也。“佐以甘辛”，甘泻火而辛能散也。“以苦平之”，水之正味，其补以苦也。王氏曰：“此六气方治，与前淫胜法殊贯。其云治者，泻客邪之胜气也；云佐者，皆所利所宜也；云平者，补已弱之正气也。”

帝曰：“其司天邪胜何如？”言司天反胜也。岐伯曰：“风化于天，清反胜之，治以酸温，佐以甘苦。巳亥岁也。治与上文“风司于地”大同。热化于天，寒反胜之，治以甘温，佐以苦酸辛。子午岁也。治与上文“热司于地”稍同。但少一咸味，多一酸味，盖火为水胜则心苦缓，故宜食酸以收之。湿化于天，热反胜之，治以苦寒，佐以苦酸。丑未岁也。苦寒所以祛热，苦酸所以敛热。按：此与上文“湿司于地”，皆当言风反胜之，而俱言热者，盖风火本属同气，均能胜湿故也。然佐以苦酸，则木之正味，其泻以酸，此虽治热，而亦兼乎风矣。火化于天，寒反胜之，治以甘热，佐以苦辛。寅申岁也。治与上文“热司于地”大同。燥化于天，热反胜之，治以辛寒，佐以苦甘。卯酉岁也。辛寒所以散热，苦甘所以泻火。寒化于天，热反胜之，治以咸冷，佐以苦辛。”辰戌岁也。治与上文“寒司于地”大同。

六气相胜病治

《素问·至正要大论》

帝曰：“六气相胜奈何？”“相胜”者，六气互有强弱，而乘虚相胜也。岐伯曰：“厥阴之胜，耳鸣头眩，愦愦欲吐，胃膈如寒，大风数举，倮虫不滋，胠胁气并，化而为热，小便黄赤，胃脘当心而痛，上支两胁，肠鸣飧泄，小腹痛，注下赤白，甚则呕吐，膈咽不通。厥阴之胜，风邪盛也。“耳鸣头眩”，肝脉会于顶巅而风主动也。“愦愦欲吐，胃膈如寒”，以木邪伤胃，胃虚生于寒也。“倮虫不滋”，土气衰也。“胠胁气并”，肝邪聚也。“化热而小便黄赤”，邪侵小肠也。其在上则胃脘当心而痛，上支两胁、为呕吐，为膈咽不通，在下则飧泄小腹痛，注下赤白，皆肝经脉气所及；而木邪乘于肠胃也。“愦”，音贵，心乱也。“胠”，音区。少阴之胜，心下热善饥，脐下反痛，气游三焦，炎暑至，木乃津，草乃萎，呕逆躁烦，腹满痛溏泄，传为赤沃。少阴之胜，君火甚也。少阴之脉起心中，出属心系，故心下热而善饥；少阴之脉络小肠，而热乘之，故脐下反痛；心火盛则热及心包络，包络之脉历络三焦，故气游三焦。其在天则炎暑至，在物则木乃津，草乃萎。火在上焦则呕逆躁烦，在中焦则腹满痛，在下焦则溏泄，传为赤沃。“赤沃”者，利血尿赤也。太阴之胜，火气内郁，疮疡于中，流散于外，病在胠胁，甚则心痛，热格，头痛喉痹项强，独胜则湿气内郁，寒迫下焦，痛留顶，互引眉间，胃满，雨数至，燥（当作湿）。化乃现，小腹满，腰脽重强，内不便，善注泄，足下温，头重足胫甚肿，饮发于中，浮肿于上。太阳之胜，湿邪盛也。寒湿外甚，则心火内郁，故疮疡先发于中，而后流散于外。心脉起心中，出腋下，故病在胠胁，甚则心痛；热格于上，则为头痛喉痹项强。若无热而湿独胜，则湿气内郁，寒迫下焦，故痛留巅顶，互引眉间。胃属土，不能制湿则为胀满。其在天则雨数至，在物则湿化现。湿下流则小腹满，腰脽重强。内湿不便则清浊不分，故善注泄。湿郁于下则热生，故足温。温滞于上，故头重。脾胃不能胜湿，则足胫浮肿，故饮发于中，浮肿于上也。少阳之胜，热客于胃，烦心心痛，目赤欲呕，呕酸善饥，耳痛尿赤，善惊谵妄，暴热消烁，草萎水涸，介虫乃屈，小腹痛，下沃赤白。少阳之胜，相火盛也。热客于胃而上行，则为烦心心痛、目赤欲呕、呕酸善饥耳痛等病，下行则为尿赤。火盛则伤阴，故善惊谵妄，暴热消烁。热极则害物，故草萎水涸。介虫属金，故遇火而屈。热陷下焦，故小腹为痛。“下沃赤白”者，热在血分则赤，气分则白，大便曰利，小便曰浊也。阳明之胜，清发于中，左胠胁痛溏泄，内为嗌塞，外发㿗疝，大凉肃杀，花英改容，毛虫乃殃，胸中不便，嗌塞而咳。阳明之胜，金邪盛也。金气寒肃，故清发于中。木受其制，故左胠胁痛。清气在下则为溏泄，在上则为嗌塞，在小腹则为㿗疝，在天则大凉肃杀，在物则花英改容。“毛虫”，木虫也，故受其殃。“胸中”，肺所居也，燥胜则肺气敛，而失其治节，故有不便而嗌塞为咳也。太阳之胜，凝慄且至，非时水冰，羽乃后化，痔疟发，寒厥入胃则内生心痛，阴中乃疡，隐曲不利，互引阴股，筋肉拘苛，血脉凝涩，络满色变，或为血泄，皮肤痞肿，腹满食减，热反上行，头、项、囟、顶、脑户中痛，目如脱，寒入下焦，传为濡泻。”太阳之胜，水邪盛也，故为凝慄水冰；羽虫属火，故后化；太阳经夹脊贯臀，故痔发；寒胜则邪正分争，故为疟；寒气入胃，厥逆于中，上侵君火，故内生心痛；太阳之脉，络肾属膀胱，故为阴疡，为隐曲不利而互引阴股。筋肉得寒则为急为痹，故筋急肉苛；血脉得寒则营卫凝涩，经脉不行，故络满色变；血滞于经则妄行，故或为血泄。表寒不行，故皮肤痞肿；里寒为滞，故腹满食减。阴寒在下，则戴阳于上，故热反上行；“头、项、囟、顶、脑户、目内眦，皆太阳经也。寒气居之，故为痛如脱；寒入下焦，则命门阳衰，故传为大便濡泻。“囟”，音信。

帝曰：“治之奈何？”治六气相胜。岐伯曰：“厥阴之胜，治以甘清，佐以苦辛，以酸泻之。木胜土败，治以甘清，甘益土，清平木也；“佐以苦辛”，散风邪也；“以酸泻之”，木之正味，其泻以酸也。少阴之胜，治以辛寒，佐以苦咸，以甘泻之。热胜则乘金，治以辛寒，散火也；“佐以苦咸”，泄热也；“以甘泻之”，火之正味，其泻以甘也。太阴之胜，治以咸热，佐以辛甘，以苦泻之。土胜则湿淫，治以咸热，咸能润下，热能燥温也；湿胜则土寒，佐以辛甘，辛能温土，甘能补土也；“以苦泻之”，土之正味，其泻以苦也。少阳之胜，治以辛寒，佐以甘咸，以甘泻之。此与上少阴治同，但佐有少异，盖甘能泻火也。阳明之胜，治以酸温，佐以辛甘，以苦泄之。燥金之胜，病在肺肝，治以酸温，润燥暖肺也；“佐以辛甘”，泻肺补肝也；“以苦泄之”，苦从火化，能泄燥邪之实也。太阳之胜，治以甘热，佐以辛酸，以咸泻之。”水胜则火衰，治以甘热，甘益土以制水，热扶阳以逐寒也；“佐以辛酸”，辛散寒邪之实，酸收心气之伤也；“以咸泻之”，水之正味，其泻以咸也。

六气之复病治

《素问·至正要大论》

帝曰：“六气之复何如?”“复”者，报复之义。六气盛衰不常，有所胜，则有所复也。愚按：王氏曰：“凡先有胜，后必复。”《新校正》引《玄珠》正化对化之义云：“正司化令之实，对司化令之虚，对化胜而有复，正化胜而不复。”反以王注为未然。或又曰：“甲、丙、戊、庚、壬，阳年太过，有胜无复；乙、丁、己、辛、癸，阴年不及，有胜必有复。”皆未达之言也。夫胜复之道，随气盛衰而现，非有正对之分。考之本经诸篇，原无此言。其于不及有复，太过无复之说，盖以《气交变大论》，凡太过之运皆不言复，惟不及之年则有之。《六元正纪大论》所载六十年运气之纪，亦惟不及之岁言复，而太过之年则无。似乎阳年太过，有胜无复也。然《五常政大论》云：“发生之纪，不务其德，则收气复；赫羲之纪，暴烈其政，藏气乃复；敦阜之纪，大风迅至，邪伤脾也；坚成之纪，政暴变，长气斯救；流衍之纪，政过则化气大举。”是皆以太过之岁为言。由此观之，则阳年未尝无复也。惟是阴年气弱，彼来胜我，故子必起而报之，故谓之复。阳年气强，无胜我者，但以我胜彼，故承乃从而制之。然曰承曰复，本一理也，但相继而制者谓之承，因胜而报者谓之复，胜复相仍，本无罅隙。故经曰：“有胜则复，无胜则否。胜至则复，无常数也”。又曰：“微者复微，甚者复甚。”然则气之微甚，尚不可以假借，又何有阴阳正对复与不复之理哉？故本论无分太过不及之年，皆有淫胜、反胜、相胜之气。可见阳年未必全盛，而反胜者有之；阴年未必全衰，而淫胜者亦有之。天地变化，消长无穷，但当随厥气几，而察以方月之义，庶得其妙，若必欲因辞害意，则失之远矣。岐伯曰：“悉乎哉问也！厥阴之复，小腹坚满，里急暴痛，偃木飞沙，倮虫不荣，厥心痛汗发，呕吐，饮食不入，入而复出，筋骨掉眩清厥，甚则入脾，食痹而吐，厥阴风木之复，内应肝气。“小腹坚”满，肝邪实也；“里急暴痛”，肝主筋膜，其气急也；“偃木飞沙"，风之甚也；"倮虫不荣"，木制土也；"厥心痛汗发"，肝邪乘胃，上凌于心而阳气泄也；"饮食不入，入而复出"，脾受肝伤也；"掉"，为颤掉，"眩"，为眩晕，风淫所致也；风之甚者，必兼承制之化，故手足清冷而厥也。"食痹"者，食入不化，入则闷痛呕汁，必吐出乃已也。冲阳绝，死不治。"冲阳"，胃脉也，胃绝则脾亦绝矣。按：前章天地淫胜，只言司天六脉绝者不治，而在泉未言，此章于六气之复者复言之，正以明在泉之化，盖四气尽终气，地气主之，复之常也。少阴之复，燠热内作，烦躁鼽嚏，小腹绞痛，火见燔焫嗌燥，分注时止，气动于左，上行于右，咳皮肤痛暴喑，心痛郁冒不知人，乃洒淅恶寒，振慄谵妄，寒已而热，渴而欲饮，少气骨痿，隔肠不便，外为浮肿哕噫，赤气后化，流水不冰，热气大行，介虫不福，病疿疹疮疡，痈疽痤痔，甚则入肺，咳而鼻渊，少阴君火之复，"燠热内作，烦躁鼽嚏"，火盛于中而炎于上也。"小腹绞痛"，火在阴也。"火见燔焫嗌燥"，身表焦热而火在喉也。"分注时止"，谓大肠或泄，膀胱或癃，火居二便也。"气动于左"，阳升在东也。"上行于右"，火必乘金也。"咳而皮肤痛暴喑"，肺主声音，外合皮毛而受火之伤也。"心痛郁冒不知人"，心邪自实而神明乱也。"洒淅恶寒，振慄谵妄，寒已而热"，水火相争，热极生寒也。"渴而欲饮"，亡津液也。"少气骨痿"，壮火食气，热极伤精也。"隔肠不便"，热结不通也。"外为浮肿、为哕噫"，热胜则肿，火逆冲上也。"赤气后化"，阳明先胜，少阴后复也。"流水不冰，热气大行，介虫不福"，火盛制金也。"疿疹疮疡，痈疽痤痔"，火克肺金而皮毛受病也。火甚必伤肺，故咳而鼻渊所由作矣。"鼽"，音求。"嚏"，音帝。"焫"，如瑞切。"哕"，于决切。"疿"，音肺。"痤"，才何切。天府绝，死不治。"天府"，肺经穴也。太阴之复，湿变乃举，体重中满，食饮不化，阴气上厥，胸中不便，饮发于中，咳喘有声，大雨时行，鳞现于陆，头顶痛重而掉瘛尤甚，呕而密默，唾吐清液，甚则入肾，窍泻无度，太阴湿土之复，"体重中满，饮食不化"，自伤同气也。"阴气上厥，胸中不便"，湿从寒化也。"饮发于中，喘咳有声"，湿侵脾肺也。"大雨时行，鳞现于陆"，湿令行也。"头顶痛重，而掉瘛尤甚"，湿在三阳，筋脉濡软也。"呕而密默，唾吐清液"，寒湿内动也。甚则土邪传肾，窍泻无度，以肾开窍于二便，而门户不要也。太溪绝，死不治。"太溪"，肾经穴也。少阳之复，大热将至，枯燥燔焫，介虫乃耗，惊瘛咳衄，心热烦躁，便数憎风，厥气上行，面如浮埃，目乃瞤瘛，火气内发，上为口糜呕逆，血溢血泄，发而为疟，恶寒鼓慄，寒极反热，嗌络焦槁，渴引水浆，色变黄赤，少气脉痿，化而为水，传为浮肿，甚则入肺，咳而血泄，少阳相火之复，故大热至而枯燥燔焫。介虫属金，所以耗也。其病则惊瘛咳衄，心热烦躁，火乘心肺也。便数憎风，表里皆热也。厥气上行，面如浮埃，目乃瞤瘛，火气内发，上为口糜呕逆，血溢血泄，皆火炎于上，故形色变而逼血妄行也。发而为疟，恶寒鼓慄，寒极反热，以风火相迫而阴阳相并也。"嗌络焦槁"，渴引水浆"，津液涸也。"色变黄赤"，热在脾则黄，在心则赤也。"少气脉痿"，气血伤也。"化而为水，传为胕肿"，以气蒸热化，水道不通，而浮肿如泥也。火盛必伤金，故甚则入肺，咳而血泄。"焫"，儒决切。"瘛"，音翅。尺泽绝，死不治。

"尺泽"，肺经穴也。按：前章少阴司天热淫所胜言尺泽，少阳司天火淫所胜言天府，此章所言与前章相反，然皆系肺经之穴，以火克金，故能互见其害。阳明之复，清气大举，森木苍干，毛虫乃厉，病生胠胁，气归于左，善太息，甚则心痛痞满，腹胀而泄，呕吐咳哕烦心，病在膈中，头痛，甚则入肝，惊咳筋挛，阳明燥金之复，故"清气大举，森木苍干，毛虫乃厉"，金克木也。"病生胠胁，气归于左"，肝木伤也。"金气盛则木郁火衰，而阳气不达，故善太息。"甚则心痞痛满，腹胀而泄，呕吐咳哕烦心"，清邪在中也。"头痛"者，阴寒外束，热聚于经也。金强侮肝，故为惊骇筋挛之病。太冲绝，死不治。"太冲"，肝经穴也。太阳之复，厥气上行，水凝雨冰，羽虫乃死，心胃生寒，胸中不利，心痛痞满，头痛善悲，时眩仆食减，腰脽反痛，屈伸不便，地裂冰坚，阳光不治，小腹控睾，引腰脊，上冲心，唾出清水，及为哕噫，甚则入心，善忘善悲，太阳寒水之复，其气上行，则水凝雨冰，羽虫属火，水盛乃死也。其病"心胃生寒"，故胸中不利也。"心痛痞满"，寒在膈间也。"头痛善悲"，寒并于上而阳神虚也。"时眩仆食减"，清阳失位而胃中寒也。"腰脽反痛，屈伸不便"，寒归水脏而连及太阳经也。"地裂冰坚"，阳光不治，水令行也。"小腹控睾，引腰脊，上冲于心"，寒客三阴，上侵君火也。"唾出清水，及为哕噫"，寒水侮土，胃脘无阳也。寒甚者必乘心，心藏神，神不足则善忘善悲。"脽"，音谁。"睾"，音高。神门绝，死不治。""神门"，心经穴也。

帝曰："善！治之奈何？"治六气之复。岐伯曰："厥阴之复，治以酸寒，佐以甘辛，以酸泻之，以甘缓之。厥阴风木之复，治以酸寒，木之正味，其泻以酸，木火相生，宜清以寒也。佐以甘辛，木盛土衰，以甘补土，辛从金化，以辛制木也。"泻"者，泻肝之实；"缓"者，缓肝之急也。少阴之复，治以咸寒，佐以苦辛，以甘泻之，以酸收之，以苦发之，以咸软之。少阴君火之复，治以咸寒，制以所不胜也。"佐以苦辛"，发散其热也。"以甘泻之"，甘泻火也。"以酸收之"，敛浮热也。"以苦发之"，散火之郁也。"以咸软之"，解热之结也。太阴之复，治以苦热，佐以酸辛，以苦泻之，燥之泄之。太阴湿土之复，治以苦热，苦能泻土，热能燥湿也。"佐以酸辛"，酸能制土，辛能温寒也。"以苦泻之，燥之泄之"，泻以夺其壅，燥以胜其湿，泄以利其水也。少阳之复，治以咸冷，佐以苦辛，以咸软之，以酸收之，辛苦发之，发不远热，无犯温凉，少阴同法。少阳相火之复，与上文少阴之复治同。"发不远热，无犯温凉"，重明用发者，勿犯寒凉也。少阴之治亦然。阳明之复，治以辛温，佐以苦甘，以苦泄之，以苦下之，以酸补之。阳明燥金之复，治以辛温，金之正味，泻之以辛，金之清燥，胜之以温也。"佐以苦甘"，苦从火化，以苦制金，木被金伤，以甘缓急也。"以苦泄之下之"，开燥结以通实邪；"以酸补之"，敛津液以滋干涸也。太阳之复，治以咸热，佐以甘辛，以苦坚之。太阳寒水之复，治以咸热，水之正味，其泻以咸，而治寒以热也。"佐以甘辛"，甘从土化，用以制水，而辛能散寒也。寒水通于肾，肾不坚则寒易起，故《脏气法时论》曰："肾欲坚，急食苦以坚之也。"治诸胜复，寒者热之，热者寒之，温者清之，清者温之，散者收之，抑者散之，燥者润之，急者缓之，坚者软之，脆者坚之，衰者补之，强者泻之，各安其气，必清必静，则病气衰去，归其所宗，此治之大体也。”此总结前章“淫胜、反胜、相胜、相复”之治，皆不外乎此法，则正气得安，病气衰去，阴阳宗主各有所归，自无偏胜之患，而治法尽于此矣。“脆”，音翠。

帝曰：“善！”

天枢上下，胜复有常

《素问·至正要大论》

帝曰：“气之上下何谓也？”岐伯曰：“身半以上，其气三矣，天之分也，天气主之；身半以下，其气三矣，地之分也，地气主之。“气之上下”，司天在泉也。而人身应之，则身半以上，阳气三，阴气亦三，是为手之六经，应天之分，故天气主之；身半以上，亦阳气三，阴气三，是为足之六经，应地之气，故地气主之。《六节脏象论》亦云其气三，三而成天，三而成地，三而成人，亦是三阴三阳之义。以名命气，以气命处，而言其病。半，所谓天枢也。“以名命气”，谓正其名，则气有所属，如三阴三阳者，名也，名既立，则六气各有所主矣。“以气命处”，谓六经之气，各有其位，察其气，则中外、前后、上下、左右，病处可知矣。“半”，身半也，上下之中也。以人身言之，则前及于脐，后及于腰，故脐旁二寸各天枢穴，正取身半之义。又天枢详义，见本类前九。故上胜而下俱病者，以地名之；下胜而上俱病者，以天名之。上胜则下虚，而下俱病者，即名地气也；下胜则上虚，而上俱病者，即名天气也。《六元正纪大论》曰：“天气不足，地气随之，地气不足，天气从之。”亦此之谓。所谓胜至，报气屈伏而未发也。复至则不以天地异名，皆如复气为法也。”凡胜至为病者，以报气未发也，故病在上则求乎天，病在下则求乎地。若复气已至，则不以天地异名，但求复气所居，随微甚以为治法也。如前章治六气之复，及下文云“气之复也，和者平之，暴者夺之”，皆治复之法。

帝曰：“胜复之动，时有常乎？气有必乎？”岐伯曰：“时有常位而气无必也。”“时有常，气无必”，义如下文。

帝曰：“愿闻其道也。”岐伯曰：“初气终三气，天气主之，胜之常也；四气尽终气，地气主之，复之常也。岁半之前，天气主之，岁半之后，地气主之，胜在前，复在后。故自初气以至三气，乃司天所主之时，太过则胜其不胜，不及则胜者来胜，此胜之常也；自四气以至终气，乃在泉所主之时，太过则承者起而制之，不及则子为母而复之，此复之常也。故曰时有常位。有胜则复，无胜则否。”有胜必有复，无胜则无复。《五常政大论》曰：“微者复微，甚者复甚。”可见胜复之气，或有或无，或微或甚，其变不一，故曰气无必也。

帝曰：“善！复已而胜何如？”岐伯曰：“胜至则复，无常数也，衰乃止耳。“复已而胜”，谓既复之后而又胜也。“胜至则复”，言再胜则再复，本无常数也。胜复之变，本由乎气，若气有余而胜复微，则气有未尽，故不免再胜再复；若胜复甚，则彼此气尽而已，故衰乃止耳。复已而胜，不复则害，此伤生也。”若有胜无复，则亢而为害，故伤生也。

帝曰：“复而反病何也？”岐伯曰：“居非其位，不相得也。大复其胜，则主胜之，故反病也。“复而反病”，谓复反自病也。复气居非其位，则客主之气不相得，气不相得而大复其胜，力极必虚，虚则主气乘之，故反受病也。所谓火燥热也。”此即居非其位也。“火”，少阳也。“燥”，阳明也。“热”，少阴也。少阳少阴在泉，以客之火气，而居主之水位，火气大复，则水主胜之。阳明司天，以客之金气，而居主之火位，金气大复，则火主胜之。余气胜复，则无主胜之反病，故曰所谓火燥热也。按：此以复气反病为言，然燥在三气之前，本非复之时也，但言复则胜可知矣，故胜气不相得者，亦当反病，天地之气皆然也。

帝曰：“治之奈何？”岐伯曰：“夫气之胜也，微者随之，甚者制之；气之复也，和者平之，暴者夺之。皆随胜气，安其屈伏，无问其数，以平为期，此其道也。”此总言胜复微甚之治也。“微者随之”，顺其气以安之也。“甚者制之”，制以所畏也。“和者平之”，调其微邪也。“暴者夺之”，泻其强盛也。但随胜气以治，是屈伏之气可安矣。然不必计其数之多少，但以得平为期，乃气胜之道。此言皆随胜气者，非单以胜气为言，而复气之至，气亦胜矣，盖兼言之也。本节治法，乃与前章治诸气复相参阅。

帝曰：“善！”

客主胜而无复，病治各有正味

《素问·至正要大论》

帝曰：“客主之胜复奈何？”“客”者，天地之六气。“主”者，四时之六步。凡前云胜复者，皆客气之变，故此复明主气也。有《逐年主气客气图》，在《图翼》二卷。岐伯曰：“客主之气，胜而无复也。客气动而变，主气静而常，气强则胜，时去则已，故但以盛衰相胜而无复也。

帝曰：其逆顺何如？”岐伯曰：“主胜逆，客胜顺，天之道也。”客行天令，运动不息，主守其位，只奉天命者也。主胜客，则违天之命，而天气不行，故为逆。客胜主，则以上临下，而政令乃布，故为顺。

帝曰：“其生病何如？”岐伯曰：“厥阴司天，客胜则耳鸣掉眩，甚则咳；主胜则胸胁痛，舌难以言。初气终三气，天气主之也。巳亥年厥阴司天，以风木之客，而加于厥阴、少阴、少阳之主。若客胜则木气上动，而风邪盛，故耳鸣掉眩，甚则为咳。若主胜则火夹木邪，在相火则胸胁痛，心包所居也；在君火则舌难言，心开窍于舌也。少阴司天，客胜则鼽嚏，颈项强肩背瞀热，头痛少气，发热耳聋目瞑，甚则胕肿血溢，疮疡咳喘；主胜则心热烦躁，甚则胁痛支满。子午年，少阴司天，以君火之客，而加于木火三气之主。客胜则火在上焦，故热居头项肌表。主胜则火木为邪，故心肝二经为病。“瞀”，音务，闷也。太阴司天，客胜则首面浮肿，呼吸气喘；主胜则胸腹满，食已而瞀。丑未年，太阴司天，以湿土之客，而加于木火之主。客胜则湿热上升，故首面浮肿而喘。主胜则风热侵脾，故胸腹满，食已而瞀。少阳司天，客胜则丹疹外发，及为丹熛疮疡，呕逆喉痹，头痛嗌肿，耳聋血溢，内为瘛疭；主胜则胸满咳仰息，甚而有血手热。寅申年，少阳司天，以畏火之客，而加于木火之主，客主互胜，火在上焦，故为热病如此。"熛"，飘、标二音。"瘛疭"，音翅纵。按：下文云"痉强拘瘛"，是瘛为拘挛，疭为弛纵可知。阳明司天，清复内余，则咳衄嗌塞，心膈中热，咳不止而白血出者死。卯酉年，阳明司天，以燥金之客，而加于木火之主，金居火位，则客不胜主，故不言客主之胜。然阳明以清肃为政，若清气复盛而有余于内，则热邪承之，故为咳衄塞等症，皆肺金受伤也。肺伤极则白血出，盖血竭于肺，乃为白涎白液，涎液虽白，实血所化，故曰白血出者死。太阳司天，客胜则胸中不利，出清涕，感寒则咳；主胜则喉嗌中鸣。辰戌年，太阳司天，以寒水之客，而加于木火之主。客胜则寒气在上，故胸中不利，涕出而咳。主胜则火因寒覆，故阳气欲达而喉嗌鸣也。厥阴在泉，客胜则大关节不利，内为痉强拘瘛，外为不便；主胜则筋骨摇并，腰腹时痛。四气尽终气，地气主之也。寅申年，厥阴在泉，以风木之客，而加于太阴、阳明、太阳之主。客胜主胜，皆以木居土金水之乡，肝木受制于下，故为关节不利、痉强拘瘛筋骨等病。"并"，挛束不开也。少阴在泉，客胜则腰痛，尻、股、膝、髀、腨、胻、足病，瞀热以酸，浮肿不能久立，溲便变；主胜则厥气上行，心痛发热，膈中，众痹皆作，发于胠胁，魄汗不藏，四逆而起。卯酉年，少阴在泉，以君火之客，而加于土金水之主。客胜则腰尻下部为痛、为热、为溲便变者，火居阴分也。为浮肿不能久立者，火在太阴，脾主肌肉四肢也。主胜则君火受制于群阴，故为厥气上行、心痛发热等病。"魄汗"，阴汗也。"四逆"，厥冷也。《脉要精微论》曰："阴气有余，为多汗身寒。"即此谓也。太阴在泉，客胜则足痿下重，便溲不时，湿客下焦，发而濡泻，及为肿隐曲之疾；主胜则寒气逆满，食饮不下，甚则为疝。辰戌年，太阴在泉，以湿土之客，而加于金水之主。客胜而为足痿下重等病，湿夹阴邪在下也；主胜而为寒气逆满，食饮不下者，寒水侮土伤脾也。甚则为疝，即隐曲之疾。盖前阴者，太阴阳明之所合，而寒湿居之，故为是症。少阳在泉，客胜则腰腹痛，而反恶寒，甚则下白尿白；主胜则热反上行，而客于心，心痛发热，格中而呕。少阴同候。巳亥年，少阳在泉，以相火之客，而加于土金水之主。客胜则火居阴分，故下焦热腰腹痛，而恶寒下白；主胜则阴盛格阳，故热反上行，心痛发热，格中而呕。少阳少阴皆属火，故同候。阳明在泉，客胜则清气动下，小腹坚满，而数便泻；主胜则腰重腹痛，小腹生寒，下为鹜溏，则寒厥于肠，上冲胸中，甚则喘不能久立。子午岁阳明在泉，以燥金之客，而加于土金水之主。客胜则清寒之气动于下焦，故小腹坚满而便泻。主胜则寒侵金脏，故下在肠腹，则为腰重腹痛、鹜溏寒厥，上于肺经则冲于胸中，甚则气喘不能久立也。"鹜"，木、务二音，鸭也。太阳在泉，寒复内余，则腰尻痛，屈伸不利，股胫足膝中痛。"丑未年，太阳在泉，以寒水之客，而加于金水之主。水居水位，故不言客主之胜。重阴气盛，故寒复内余而为腰、尻、股、胫、足、膝中痛。

帝曰："善！治之奈何？"治客主之胜。岐伯曰："高者抑之，下者举之，有余者折之，不足者补之，佐以所利，和以所宜，必安其主客，适其寒温，同者逆之，异者顺之。""高者抑之"，欲其降也。"下者举之"，欲其升也，"有余者折之"，攻其实也。"不足者补之"，培其虚也。"佐以所利"，顺其升降浮沉也。"和以所宜"，酌其气味薄厚也。"安其主客"，审强弱以调之也。"适其寒温"，用寒远寒，用温远温也。"同者逆之"，客主同气者，可逆而治也。"异者顺之"，客主异气者，或顺于客，或顺于主也。

帝曰："治寒以热，治热以寒，气相得者逆之，不相得者顺之，余已知之矣，其于正味何如？"五行气化，补泻之味，各有专主，故曰正味。此不特客主之气为然，凡治诸胜复者皆同。岐伯曰："木位之主，其泻以酸，其补以辛；木之主气，初之气也，在春分前六十日有奇，乃厥阴风木所主之时，故曰木位之主。木性升，酸则反其性而敛之，故为泻；辛则助其发生之气，故为补。《脏气法时论》曰："肝欲散，急食辛以散之，用辛补之，酸泻之。"火位之主，其泻以甘，其补以咸；火之主气有二：春分后六十日有奇，少阴君火主之，二之气也；夏至前后各三十日有奇，少阳相火主之，三之气也。火性烈，甘则反其性而缓之，故为泻；火欲软，咸则顺其气而软之，故为补。《脏气法时论》曰："心欲软，急食咸以软之，用咸补之，甘泻之。"土位之主，其泻以苦，其补以甘；土之主气，四之气也，在秋分前六十日有奇，乃太阴湿土所主之时。土性湿，苦则反其性而燥之，故为泻；土欲缓，甘则顺其气而缓之，故为补。《脏气法时论》曰："脾欲缓，急食甘以缓之，用苦泻之，甘补之。"金位之主，其泻以辛，其补以酸；金之主气，五之气也，在秋分后六十日有奇，乃阳明燥金所主之时。金性敛，辛则反其性而散之，故为泻；金欲收，酸则顺其气而收之，故为补。《脏气法时论》曰："肺欲收，急食酸以收之，用酸补之，辛泻之。"水位之主，其泻以咸，其补以苦。水之主气，终之气也，在冬至前后各三十日有奇，乃太阳寒水所主之时。水性凝，咸则反其性而软之，故为泻；水欲坚，苦则顺其气而坚之，故为补。《脏气法时论》曰："肾欲坚，急食苦以坚之，用苦补之，咸泻之。"厥阴之客，以辛补之，以酸泻之，以甘缓之；"客"者，客气之为病也。后仿此。"厥阴之客"，与上文"木位之主"同其治，而复曰以甘缓之者，木主肝，《脏气法时论》曰："肝苦急，急食甘以缓之也。"少阴之客，以咸补之，以甘泻之，以咸收之；少阴君火之客，与上文"火位之主"同其治。"以咸收之"误也，当作酸。《脏气法时论》，曰："心苦缓，急食酸以收之"者，是其义。太阴之客，以甘补之，以苦泻之，以甘缓之；太阴湿土之客，与上文"土位之主"治同。少阳之客，以咸补之，以甘泻之，以咸软之；少阳相火之客，与上文"火位之主、少阴之客"治同。但曰以咸软之者，按《脏气法时论》曰："心欲软，急食咸以软之。"虽心非少阳，而君相皆火，故味同也。阳明之客，以酸补之，以辛泻之，以苦泄之；阳明燥金之客，与上文"金位之主"治同。复言以苦泄之者，金主肺，《脏气法时论》曰："肺苦气上逆，急食苦以泄之也。"太阳之客，以苦补之，以咸泻之，以苦坚之，以辛润之，开发腠理，致津液，通气也。”太阳寒水之客，与上文“水位之主”治同，复曰以辛润之者，‘水属坚，如《脏气法时论》曰：“肾苦燥，急食辛以润之也。”开发腠理等义，俱与彼同，详疾病类二十四。

帝曰：“善！”

六气之胜，五脏受邪脉应

《素问·至正要大论》

帝曰：“六气之胜，何以候之？”候者，候其气之应现也。岐伯曰：“乘其至也。乘其气至而察之也。清气大来，燥之胜也，风木受邪，肝病生焉；金气克木，故肝木受邪，肝病则并及于胆。热气大来，火之胜也，金燥受邪，肺病生焉；火气克金，故肺金受邪，肺病则并及于大肠。寒气大来，水之胜也，火热受邪，心病生焉；水气克火，故心火受邪，心病则并及小肠、包络、三焦。湿气大来，土之胜也，寒水受邪，肾病主焉；土气克水，故肾水受邪，肾病则并及膀胱。风气大来，木之胜也，土湿受邪，脾病生焉。木气克土，故脾土受邪，脾病则并及于胃。所谓感邪而生病也。不当至而至者，谓之邪气，有所感触，则病生矣。乘年之虚，则邪甚也；凡岁气不及，邪胜必甚，如乙、丁、己、辛、癸年是也。失时之和，亦邪甚也；客主不和，四时失序，感而为病，则随所不胜，而与脏气相应也，其邪亦甚。遇月之空，亦邪甚也。《八正神明论》曰：“月始生，则血气始精，卫气始行；月廓满，则血气实，肌肉坚；月廓空，则肌肉减，经络虚，卫气去，形独居。”是即月空之义，亦邪之所以甚也。以上三节，曰乘、曰失、曰遇，皆以人事为言，是谓三虚，详义见后三十六。重感于邪，则病危矣。如《岁露论》云：“冬至之日，中于虚风而不发，至立春之日，又皆中于虚风，此两邪相搏。”即重感之谓，义详后三十六。有胜之气，其必来复也。”天地之气，不能相过也，有胜则有复也。

帝曰：“其脉至何如？”言六气胜至，之脉体；岐伯曰：“厥阴之至其脉眩，厥阴之至，风木气也。木体端直以长，故脉弦。弦者，长直有力，如弓弦也。少阴之至，其脉钩；少阴之至，君火气也。火性升浮，故脉钩。钩者，来盛去衰，外实内虚，如带之钩也。太阴之至，其脉沉；太阴之至，湿土气也。土体重实，故脉沉。沉者，行于肌肉之下也。少阳之至，大而浮；少阳之至，相火气也。火热盛长于外，故脉来洪大，而浮于肌肤之上也。阳明之至，短而涩；阳明之至，燥金气也。金性收敛，故脉来短而涩也。太阳之至，大而长。太阳之至，寒水气也。水源长而生意广，故其脉至，大而且长。至而和则平，以上六脉之至，各无太过不及，是为和平之脉，不平则为病矣。至而甚则病，“甚”，谓过甚而失其中和之气，如但弦无胃之类是也。至而反者病，“反者”，反现胜己之脉，如应弦反涩，应大反小之类是也。至而不至者病，时已至而脉不应，来气不足也，故病。未至而至者病，时未至而脉先至，来气太过也，故病。凡南北政之岁，脉象变易皆然。阴阳易者危。”“阴阳易”，即《五运行大论》阴阳交之义，阴阳错乱，故谓之危。

胜复早晚脉应

《素问·至正要大论》

帝曰："胜复之变，早晚何如？"言迟速之应。岐伯曰："夫所胜者，胜至已病，病已愠愠，而复已萌也。胜气之至，既已病矣。病将已，尚愠愠未除，而复气随之已萌矣。故凡治病者，于阴阳先后之变，不可不察也。"愠"，音酝，又上声，蕴积貌。夫所复者胜尽而起，得位而甚，胜有微甚，复有少多，胜和而和，胜虚而虚，天之常也。""胜尽而起"，随而至也。"得位而甚"，专其令也。胜有微甚，则复有少多，报和以和，报虚以虚，故胜复之道，亦犹形影声应之不能爽也。

帝曰："胜复之作，动不当位，或后时而至，其故何也？"胜复之动，有不应时者也。岐伯曰："夫气之生与其化，衰盛异也。生者发生之始，化者气化大行，故衰盛异也。气有衰盛，则胜复之动，有不当位而后先至矣。寒暑温凉，盛衰之用，其在四维。寒暑温凉，四季之正气也。"四维"，辰戌丑未之月也。春温盛于辰，夏暑盛于未，秋凉盛于戌，冬寒盛于丑，此四季盛衰之用。故阳之动，始于温，盛于暑；阴之动，始于清，盛于寒。春夏秋冬，各差其分。"始于温"，阳之生也；"盛于暑"，阳之化也。"始于清"，阴之生也；"盛于寒"，阴之化也。气至有微甚，故四季各有差分也。故《大要》曰：'彼春之暖，为夏之暑，彼秋之忿，为冬之怒，谨按四维，斥候皆归，其终可见，其始可知'，此之谓也。""斥[①]候"，四时之大候也。春之暖即夏暑之渐，秋之忿即冬寒之渐，但按四维之正，则四时斥候之所归也，故见其始，即可知其终矣。

帝曰："差有数乎？"岐伯曰："又凡三十度也。"凡气有迟早，总不出一月之外，三十度即一月之日数也。此二句与《六元正纪大论》同，详本类前二十三。

帝曰："其脉应皆何如？"岐伯曰："差同正法，待时而去也。气至脉亦至，气去脉亦去，气有差分，脉必应之，故曰差同正法。《脉要》曰：春不沉，夏不弦，秋不数，冬不涩，是谓四塞。此即脉之差分也。春脉宜弦，然自冬而至，冬气犹存，故尚有沉意；夏脉宜数，然自春而至，春气犹存，故尚有弦意；秋脉宜涩，然自夏而至，夏气犹存，故尚有数意；冬脉宜沉，然自秋而至，秋气犹存，故尚有涩意。若春不沉，夏不弦，秋不数，冬不涩，是失其所生之气，气不交通，故曰四塞，皆非脉气之正。沉甚曰病，弦甚曰病，数甚曰病，涩甚曰病，此又其差之甚者也。故春可带沉而沉甚则病，夏可带弦而弦甚则病，秋可带数而数甚则病，冬可带涩而涩甚则病，以盛非其时也。参现曰病，复现曰病，未去而去曰病，去而不去曰病，参现者，气脉乱而杂至也。"复现"者，脉随气去而再来也。时未去而脉先去，本气不足，本气有余也；时已去而脉不去，本气有余，来

---

①斥：大也。斥候，即四时之大候也。

气不足也。皆不免于病。反者死。春得秋脉，夏得冬脉，秋得夏脉，冬得长夏脉，长夏得春脉，反现胜己之化，失天和也，故死。故曰气之相守司也，如权衡之不得相失也。“权衡”，秤也。凡六气之用，亦犹权衡之平而不可失也。夫阴阳之气，清静则生化治，动则苛疾起，此之谓也。”阴阳之气，平则清静而生化治，不平则动而苛疾起。《六微旨大论》曰：“成败倚伏生乎动，动而不已，则变作矣。”

三阴三阳，幽明分至

《素问·至正要大论》

帝曰：“愿闻阴阳之三也何谓?”厥阴、少阴、太阴，三阴也。少阳、阳明、太阳，三阳也。岐伯曰：“气有多少异用也。”。《易》曰：“一阴一阳之谓道”，而此曰三者，以阴阳之气各有盛衰，盛者气多，衰者气少。《天元纪大论》曰：“阴阳之气各有多少，故曰三阴三阳也。”按《阴阳类论》以厥阴为一阴，少阴为二阴，太阴为三阴，少阳为一阳，阳明为二阳，太阳为三阳，数各不同，故气亦有异。

帝曰：“阳明何谓也?”岐伯曰：“两阳合明也。”“两阳合明”，阳之盛也。《阴阳系日月篇》曰：“辰者三月，主左足之阳明；巳者四月，主右足之阳明，此两阳合于前，故曰阳明。丙主左手之阳明，丁主右手之阳明，此两火并合，故曰阳明。”

帝曰：“厥阴何也?”岐伯曰：“两阴交尽也。”“厥”，尽也。“两阴交尽”，阴之极也。《阴阳系日月篇》曰：“戌者九月，主右足之厥阴；亥者十月，主左足之厥阴。此两阴交尽，故曰厥阴。”详经络类三十四。

帝曰：“幽明何如?”岐伯曰：“两阴交尽故曰幽，两阳合明故曰明，幽明之配，寒暑之异也。”幽明者，阴阳盛极之象也。故《阴阳系日月篇》以辰巳为阳明，戌亥为厥阴。夫辰巳之气暑，戌亥之气寒。如夜寒昼热，冬寒夏热，西北寒、东南热，无非辰巳戌亥之气，故幽明之配，为寒暑之异。

帝曰：“分至何如?”岐伯曰：“气至之谓至，气分之谓分，至则气同，分则气异，所谓天地之正纪也。”“分”，言春秋二分；“至”，言冬夏二至。冬夏言至者，阴阳之至极也。如司天主夏至，在泉主冬至，此六气之至也。夏至热极凉生，而夜短昼长之极，冬至寒极温生，而昼短夜长之极，此阴阳盈缩之至也。春秋言分者，阴阳之中分也。初气居春分之前，二气居春分之后，四气居秋分之前，五气居秋分之后，此间气之分也。春分前寒而后热，前则昼短夜长，后则夜短昼长；秋分前热而后寒，前则夜短昼长，后则昼短夜长，此寒热昼夜之分也。至则纯阴纯阳，故曰气同；分则前后更易，故曰气异。此天地岁气之正纪也。

六气补泻，用有先后

《素问·至正要大论》

帝曰："夫子言春秋气始于前，冬夏气始于后，余已知之矣，然六气往复，主岁不常也，其补泻奈何？"初之气，始于立春前十五日，四之气，始于立秋前十五日，故春秋气始于前；三之气，始于立夏后十五日，终之气，始于立冬后十五日，故冬夏气始于后，此不易之次序也。然六气迭为进退，旧者去而新者来，往复不常，则其补泻之味，亦用有先后也。岐伯曰："上下所主，随其攸利，正其味，则其要也，左右同法。司天在泉，上下各有所主，应补应泻，但随所利而用之，其要以正味为主也。左右间气，上者同于司天，下者同于在泉，故曰同法。《大要》曰：'少阳之主，先甘后咸；阳明之主，先辛后酸；太阳之主，先咸后苦；厥阴之主，先酸后辛；少阴之主，先甘后咸；太阴之主，先苦后甘。'"主"，谓主岁，非客主之主也。按：此即六气补泻之正味，六气胜至，必当先去其有余，后补其不足，故诸味之用，皆先泻而后补。佐以所利，资以所生，是谓得气。"自补泻正味之外，而复佐以所利，兼其所宜也；资以所生，助其化源也。是得六气之和平矣。

九宫八风

《灵枢·九宫八风篇》全

太一常以冬至之日，居叶蛰之宫四十六日，"太一"，北辰也。按《西志》曰："中宫天极星，其一明者，太一之常居也。盖太者至尊之称，一者万数之始，为天元之主宰，故曰太一，即北极也。北极居中不动而斗运于外，斗有七星，附者一星。自一至四为魁，自五至七为杓。斗杓旋指十二辰，以建时节，而北极统之，故曰北辰，古云太一运璇玑以齐七政者，此之谓也。斗杓所指之辰，谓之月建，即气令所旺之方，如冬至节，月建在正北，故云太一居叶蛰之宫。"叶蛰"，坎宫也。以周岁日数分属八宫，则每宫得四十六日，惟乾、巽天门地户两宫止四十五日，共纪三百六十六日，以尽一岁之数。后仿此。坎宫四十六日，主冬至、小寒、大寒三节。有《九宫八风图》，在《图翼》二卷。"叶"，效甲切。明日居天留四十六日，明日即上文四十六日之次日，谓起于四十七日也。后仿此。"天留"，艮宫也，主立春、雨水、惊蛰三节，共四十六日，太一之所移居也。连前共九十二日而止。明日居仓门四十六日，"仓门"，震宫也，自九十三日起，当春分、清明、谷雨三节，共四十六日，至一百三十八日而止。明日居阴洛四十六日，"阴洛"，巽宫也，自一百三十九日起，主立夏、小满、芒种三节，共四十五日，至一百八十三日而止。明日居天宫四十六日，"天宫"，离宫也，主夏至、小暑、大暑三节，共四十六日，至二百二十九日而止。明日居玄委四十六日，"玄委"，坤宫也，主立秋、处暑、白露三节，共四十六日，至二百七十五日而止。明日居仓果四十六日，"仓果"，兑宫也，主秋分，寒露、霜降三节，共四十六日，至三百二十一日而止。明日居新洛四十五日，“新洛”，乾宫也，主立冬、小雪、大雪三节，共四十五日，至三百六十六日，周一岁之全数而止。明日复居叶蛰之宫，曰冬至矣。岁尽一周，复起于叶蛰之宫，交于冬至，乃为来岁之首也。太一日游，以冬至之日，居叶蛰之宫，数所在日，从一处至九日复反于一，常如是无已，终而复始。此结上文而总其义也。太一始于坎，终于乾，乃八宫之日也。八尽而九，则复反于一而循环无已矣。然河图宫九，而此居惟八，盖中宫为太一所主，而临御乎八宫者也。太一移日，天必应之以风雨，以其日风雨则吉，岁美民安少病矣。“移日”，交节过宫日也。节之前后，必有风雨应之。若当其日而风雨和调则吉，故岁美民安少病也。先之则多雨，后之则多旱。风雨先期而至，其气有余，故多雨。风雨后期而至，其气不足，故多旱。太一在冬至之日有变，占在君；冬至为一岁之首，位在正北，君居宸极，南面而治，其象应之，故占在君。太一在春分之日有变，占在相；春分为卯之中，位在正东，相持文衡，职司教化，其象应春，故占在相。太一在中宫之日有变，占在吏；中宫属土，旺在四维，吏有分任，其象应之，故占在吏。太一在秋分之日有变，占在将；秋分为酉之中，位居正西，将在威武，职司杀伐，其象应秋，故占在将。太一在夏至之日有变，占在百姓。夏至为午之中，位在正南，兆民众庶，如物蕃盛，其象应夏，故占在百姓。所谓有变者，太一居五宫之日，病风折树木，扬沙石，各以其所主占贵贱。此释上文有变之义，其病在风霾异常，折树木，扬沙石者，乃谓之变，否则非也。“太一居五宫之日”，言所重者，在子午卯酉四正之节，及中宫之应，即四季土旺用事之日是也。因视风所从来而占之，既察风雨之微甚，以观其变，又当察其方位，以占吉凶。风从其所居之乡来为实风，主生长养万物；从其冲后来为虚风，伤人者也，主杀主害者。谨候虚风而避之，故圣人日避虚邪之道，如避矢石然，邪弗能害，此之谓也。“所居”者，太一所居之乡也。如月建居子，风从北方来，冬气之正也；月建居卯，风从东方来，春气之正也；月建居午，风从南方来，夏气之正也；月建居酉，风从西方来，秋气之正也。四隅十二建，其气皆然。气得其正者，正气旺也，故曰实风，所以能生长养万物。“冲”者，对冲也。“后”者，言其来之远，远则气盛也。如太一居子，风从南方来，火反胜也；太一居卯，风从西方来，金胜木也；太一居午，风从北方来，水胜火也；太一居酉，风从东方来，木反胜也。气失其正者，正气不足，故曰虚风，所以能伤人而主杀主害，最当避也。又，正气正风义，详疾病类四。是故太一入徙，立于中宫，乃朝八风，以占吉凶也。此正以明太一即北极也。盖中不立，则方隅气候皆不得其正，故太一立于中宫，而斗建其外，然后可以朝八风，占吉凶，所谓北辰北极，天之枢纽者以此。风从南方来，名曰大弱风，其伤人也，内舍于心，外在于脉，气主热；此下皆言虚风伤人之为病。“南方”，离火宫也。凡热盛之方，风至必微，故曰大弱风。其在于人，则火脏应之，内舍于心，外在于脉，其病为热，心病则包络在其中矣。风从西南方来，名曰谋风，其伤人也，内舍于脾，外在于肌，其气主为弱；“西南方”，坤土宫也。阴气方生，阳气犹盛，阴阳去就，若有所议，故曰谋风。其在于人，则土脏应之，故内舍于脾，外在于肌。脾恶阴湿，故其气主为弱。风从西方来，名曰刚风，其伤人也，内舍于肺，外在于皮肤，其气主为燥；“西方”，兑金宫也。金气刚劲，故曰刚风。其在于人，则金脏应之，内舍于肺，外在皮肤，其病气主燥也。风从西北方来，名曰折风，其伤人也，内舍于小肠，外在于手太阳脉，脉绝则溢，脉闭则结不通，善暴死；“西北方”，乾金宫也。金主折伤，故曰折风。凡风气伤人，南应在上，北应在下，故此小肠手太阳经受病者，以小肠属丙，为下焦之火府，而乾亥虚风，其冲在巳也。然西方之金，其气肃杀，北方之水，其气惨冽，西北合气，最伐生阳，故令人善暴死。风从北方来，名曰大刚风，其伤人也，内舍于肾，外在于骨与肩背之膂筋，其气主为寒也；“北方”，坎水宫也。气寒则风烈，故曰大刚风。其在于人，则水脏应之，内舍于肾，外在于骨、肩背膂筋，足太阳经也。言肾则膀胱亦在其中，而病气皆主寒也。风从东北方来，名曰凶风，其伤人也，内舍于大肠，外在于两胁腋骨下及肢节；“东北方”，艮土宫也。阴气未退，阳和未盛，故曰凶风。其在于人，则伤及大肠。以大肠属庚，为下焦之金府，而艮寅虚风，其冲在申也。“两胁腋骨下”，大肠所近之位。“肢节”，手阳明脉气所及。风从东方来，名曰婴儿风，其伤人也，内舍于肝，外在于筋纽，其气主为身湿；“东方”，震木宫也。风生于东，故曰婴儿风。其在于人，则木脏应之，故病舍于肝，外在于筋纽，肝病则胆在其中矣。风本胜湿，而其气反为身湿者，以东南水乡，湿气所居，故东风多雨，湿症可见矣。风从东南方来，名曰弱风，其伤人也，内舍于胃，外在肌肉，其气主体重。“东南方”，巽木宫也。气暖则风柔，故曰弱风。东南湿胜，夹木侮土，故其伤人，则内舍于胃，外在肌肉，其病气主体重也。此八风皆从其虚之乡来，乃能病人。凡上文之为病者，皆以虚风为言，而实风不在其列。三虚相搏，则为暴病猝死。乘年之衰，逢月之空，失时之和，是谓三虚，义详下章。又三虚云惊而夺精、汗出于心等义，详后四十三、四，二章。两实一虚，病则为淋露寒热，犯其雨湿之地则为痿。两实一虚，言三虚犯一亦能为病，其病则或因淋雨、或因露风而为寒热，或犯其雨湿之地而为痿，皆一虚之为病也。故圣人避风，如避矢石焉。其有三虚而偏中于邪风，则为击仆偏枯矣。“邪风”，非时不正之风也。“击仆”，为风所击而仆倒也。然必犯三虚而后为此病，则人之正气实者，邪不能伤可知矣。

贼风邪气，乘虚伤人

《灵枢·岁露论》

黄帝问于少师曰：“余闻四时八风之中人也，故有寒暑，寒则皮肤急而腠理闭，暑则皮肤缓而腠理开，贼风邪气因得以入乎？将必须八正虚邪乃能伤人乎？”此言贼风邪气亦能伤人，又有非八正虚邪之谓者。少师答曰：“不然。贼风邪气之中人也，不得以时，然必因其开也。其入深，其内极病，其病人也猝暴；因其闭也，其入浅以留，其病也徐以迟。”凡四时乖戾不正之气，是为贼风邪气，非如太一所居八正虚邪之有常候，此则发无定期，亦无定位，故曰不得以时也。然其中人，必因肤腠之开，乃得深入，深则内病极，故其病人也猝暴。若因其闭，虽中必浅，浅而不去，其邪必留，亦致于病，但徐迟耳。

黄帝曰："有寒温和适，腠理不开，然有猝病者，其故何也？"少师答曰："帝弗知邪入乎？虽平居，其腠理开闭缓急，其故常有时也。"此谓平居无事之时，其腠理之开闭缓急而致猝病者，亦各有其故，盖因于时气耳。

黄帝曰："可得闻乎？"少师曰："人与天地相参也，与日月相应也。故月满则海水西盛，人血气积，肌肉充，皮肤致，毛发坚，腠理郄①，烟垢着。当是之时，虽遇贼风，其入浅不深。至其月廓空，则海水东盛，人气血虚，其卫气去，形独居，肌肉减，皮肤纵，腠理开，毛发残，膲理薄，烟垢落。当是之时，遇贼风，则其入深，其病人也猝暴。""致"，密也。"郄"，闭也。"纵"，宽也。人与天地日月相参应，而此独言月言水者，正以人身之形质属阴，故上应于月，下应于水也。夫地本属阴，而西北则阴中之阴。东南则阴中之阳，故地之体西北高、东南下。月满则海水西盛者，阴得其位，阴之实也，在人应之，则血气亦实，故邪风不能深入；月廓空则海水东盛者，阴失其位，阴之衰也，在人应之，则血气亦虚，故邪风得以深入，而为猝暴之病。"烟垢"，腻垢如烟也。血实则体肥，故腻垢着于肌肤，表之固也；血虚则肌瘦，故腻垢剥落，类乎风消，表之虚也。此所以皆关于卫气。"郄"，隙同。

黄帝曰："其有猝然暴死暴病者，何也？"少师答曰："三虚者，其死暴疾也；得三实者，邪不能伤人也。"黄帝曰："愿闻三虚。"少师曰："乘年之衰，逢月之空，失时之和，因为贼风所伤，是谓三虚。故论不知三虚，工反为粗。"乘年之衰，如阴年岁气不及，邪反胜之，及补遗《刺法》、《本病》二论所谓司天失守等义是也。逢月之空，如《八正神明论》曰："月始生则血气始精，卫气始行。"及上文"月满则海水西盛，月廓空则海水东盛"等义是也。"失时之和"，如春不温，夏不热，秋不凉，冬不寒，客主不和者是也。三虚在天，又必因人之虚，气有失守，乃易犯之，故为贼风所伤，而致暴死暴病，使知调摄避忌，则邪不能害，故曰乘、曰逢、曰失者，盖兼人事为言也。

帝曰："愿闻三实。"少师曰："逢年之盛，遇月之满，得时之和，虽有贼风邪气，不能危。"反于三虚，即三实也，故邪不能犯。

黄帝曰："善乎哉论！明乎哉道！请藏之金柜，命曰三宝。然，此一夫之论也。""一夫之论"，以一人之病为言也。岁有同病者，义如下文。

黄帝曰："愿闻岁之所以皆同病者，何因而然？"少师曰："此八正之候也。"四正四隅，谓之八正，即八宫也。

黄帝曰："候之奈何？"少师曰："候此者，常以冬至之日，太一立于叶蛰之宫，其至也，天必应之以风雨者矣。风雨从南方来者，为虚风，贼伤人者也。太一义见前章，太一立于坎宫，而风雨从南方来，即冲后来者为虚风，贼伤人者也。其以夜半至也，万民皆卧而弗犯也，故其岁民少病。其以昼至者，万民懈惰

①郄：今作"隙"。

而皆中于虚风，故万民多病。虚邪入客于骨而不发于外，至其立春，阳气大发，腠理开，因立春之日风从西方来，万民又皆中于虚风，此两邪相抟，经气结代者矣。立春之日，月建在东，而风从西方来，亦虚风也。冬至中之，立春又中之，此两邪也。邪留而不去，故曰结。当其令而非其气，故曰代。观《阴阳应象大论》曰："冬伤于寒，春必温病。"即此之谓也。故诸逢其风而遇其雨者，命曰遇岁露焉。因岁之和而少贼风者，民少病而少死，岁多贼风邪气，寒温不和，则民多病而死矣。""岁露"，即前章淋露之义，岁则兼乎时也。上二节言虚风之伤人，此一节又言贼风邪气之伤人，而岁气之多邪者，尤为民之多病也。

黄帝曰："虚邪之风，其所伤贵贱何如？候之奈何？"此下言岁候之占，重在元旦也。少师答曰："正月朔日，太一居天留之宫，其日西北风，不雨，人多死矣；正月朔日，平旦北风，春，民多死；正月朔日，平旦北风行，民病多者，十有三也；正月朔日，日中北风，夏，民多死；正月朔日，夕时北风，秋，民多死；终日北风，大病死者十有六。元旦为孟春之首，发生之初，北风大至，阴胜阳也，故多伤害。正月朔日，风从南方来，命曰旱乡，从西方来，命曰白骨将，国有殃，人多死亡；正月朔日，风从东方来，发屋扬沙石，国有大灾也；正月朔日，风从东南方行，春有死亡。元旦日邪风大至，即非吉兆各随其位，灾害有辨也。正月朔，天和温不风，籴贱，民不病；天寒而风，籴贵，民多病。此所以候岁之风，残伤人者也。元旦之气，所贵者温和景明，则岁候吉而人民安，凡四方不和之风，皆非所宜。二月丑不风，民多心腹病；三月戌不温，民多寒热；四月巳不暑，民多瘅病；十月申不寒，民多暴死。二三四月以阳旺之时，而丑日不风、戌日不温、巳日不暑，阴气胜而阳不达也，故民多病。十月以阴旺之时，而申日不寒，阳气胜而阴不藏也，故民多暴死。诸所谓风者，皆发屋，折树木，扬沙石，起毫毛，发腠理者也。"此释上文诸所谓风者，必其异常，若是乃为凶兆，否则不当概论。

卷　六

升降不前，须穷刺法

《素问·遗篇刺法论》

黄帝问曰："升降不前，气交有变，即成暴郁，余已知之，如何预救生灵，可得却乎？""却"，言预却其气，以免病也。岐伯稽首再拜对曰："昭乎哉问！臣闻夫子言：既明天元，须穷刺法，可以折郁扶运，补弱全真，泻盛蠲余，令除斯苦。""夫子"，岐伯之师，僦贷季也。"天元"，即《天元纪大论》所谓六元等义。

帝曰："愿卒闻之。"岐伯曰："升之不前，即有甚凶也。"六元主岁，周流互迁，其有天星中运抑之不前，则升不得升，降不得降，气交有变，故主甚凶。木欲升而天柱窒抑之，木欲发郁，亦须待时，升者，自右而升于天，凡旧岁在泉之右间，必升为新岁司天之左间。后仿此。"天柱"，金星也。辰戌岁，木欲上升而金胜抑之，则木不能前而暴郁为害，木郁欲发，亦必待其得位之时而后作。如《六元正纪大论》曰："郁极乃发，待时而作。"此之谓也。郁发义见本类前二十三。升降被抑不前，天时民病各异，义详后章。有《天地阴阳升降》等图，在《图翼》二卷。当刺足厥阴之井。木郁不升，则人病在肝，故当刺足厥阴之井，大敦穴也。刺三分，留六呼，得气急出之，先刺左，后刺右。又可于春分日吐之。火欲升而天蓬窒抑之，火欲发郁，亦须待时，"天蓬"，水星也。巳亥岁，君火当升为天之左间，丑未岁，相火当升为天之左间，而水胜抑之，则火郁不升而为害，火郁之发，必待其得位之时也。君火相火，同刺包络之荥。火郁不升，则人病在心，凡诸邪之在心者，皆在于心之包络，故当刺包络之荥，劳宫穴也。刺三分，留六呼，得气急出之，先左后右。又法，当春三泄汗也。土欲升而天冲窒抑之，土欲发郁，亦须待时，"天冲"，木星也。子午岁，湿土当升为天之左间，而木胜抑之，则土郁为害而发必待时也。当刺足太阴之腧。土郁不升，则人病在脾，故当刺足太阴之腧，太白穴也。刺二分，留七呼，气至急出之，先左后右。金欲升而天英窒抑之，金欲发郁，亦须待时，"天英"，火星也。寅申岁，燥金当升为天之左间，而火胜抑之，则金郁为害，待时而发也。当刺手太阴之经。金郁不升，则人病在肺，故当刺手太阴之经，经渠穴也。刺三分，留三呼，气至急出之，先左后右。水欲升而天芮窒抑之，水欲发郁，亦须待时，"天芮"，土星也。卯酉岁，寒水当升为天之左间，而土胜抑之，则水郁为害，待时而发也。当刺足少阴之合。”水郁不升，则人病在肾，故当刺足少阴之合，阴谷穴也。刺四分，留三呼，气至急出之，先左后右。

帝曰：“升之不前，可以预备，愿闻其降，可以先防。岐伯曰：“既明其升，必达其降也，升降之道，皆可先治也。降者，自左而入于地，凡旧岁司天之右间，必降为新岁在泉之左间。其有被抑不降者，亦可以刺治先防也。木欲降而地晶窒抑之，降而不入，抑之郁发，散而可得位，“地晶”，金星也。丑未岁，厥阴当降为地之左间，而金胜窒之，降不得入，则郁发为变，必待郁散，木乃得位也。降而郁发，暴如天间之待时也，降而不下，郁可速矣，“暴如天间之待时”，言与司天之间气同也。可速者，当速治之谓。降可折其所胜也，治降之法，当折其所胜，如木郁则治金、金郁则治火之类也。与上文升之不前治其本经者异。当刺手太阴之所出，刺手阳明之所入。木郁不降，则肝胆受病，当治金之胜，故“刺手太阴之所出”，少商穴也，刺一分，留三呼，气至急出之。“手阳明之所入”，曲池穴也，刺五分，留七呼，气至急出之。火欲降而地玄窒抑之，降而不入，抑之郁发，散而可矣，“地玄”，水星也。寅申岁，少阴当降为地之左间，辰戌岁，少阳当降为地之左间，而水胜窒之，故郁发为变，必散而后可。当折其所胜，可散其郁，火郁不降，则心主受病，当治水之胜也。当刺足少阴之所出，刺足太阳之所入。“足少阴之所出”，涌泉穴也，刺三分，留三呼，气至急出之，先左后右。“足太阳之所入”，委中穴也，刺五分，留七呼，气至急出之，先左后右。土欲降而地苍窒抑之，降而不下，抑之郁发，散而可入，“地苍”，木星也。卯酉岁，太阴当降为地之左间，而木胜窒之，欲其郁散，当速刺也。当折其胜，可散其郁，土郁不降，则脾胃受病，故当折木之胜。当刺足厥阴之所出，刺足少阳之所入。“足厥阴之所出”，大敦穴也，刺三分，留十呼，气至急出之。“足少阳之所入”，阳陵泉也，刺六分，留十呼，得气急出之。金欲降而地彤窒抑之，降而不下，抑之郁发，散而可入，“地彤”，火星也。巳亥岁，阳明当降为地之左间，而火胜窒之，则郁发为变也。“彤”，音同。当折其胜，可散其郁，金郁不降，则肺与大肠受病，当折火之胜也。当刺心包络所出，刺手少阳所入也。“心包络所出”，中冲穴也，刺一分，留二呼，气至急出之。“手少阳所入”，天井穴也，刺一分，留十呼，得气急出之。水欲降而地阜窒抑之，降而不下，抑之郁发，散而可入，“地阜”，土星也。子午岁，太阳当降为地之左间，而土胜窒之为郁，必散之而后降也。当折其土，可散其郁，水郁不降，则肾与膀胱受病，故折土之胜，则水郁可散矣。当刺足太阴之所出，刺足阳明之所入。”“足太阴之所出”，隐白穴也，刺一分，留三呼，气至急出之。“足阳明之所入”，三里穴也，刺五分，留十呼，气至急出之。

帝曰：“五运之至，有前后与升降往来，有所承抑之，可得闻乎刺法？”五运之气，各有所承所制也。岐伯曰：“当取其化源也。“取”，治也。“化源”，气化之本源也。此“取”字，总言当治之谓，与下文资取之取不同。是故太过取之，不及资之。治化源之法，亦盛者当泻，虚者当补也。太过取之，次抑其郁，取其运之化源，令折郁气；“次抑其郁”者，在取其致抑之化源，则郁气可折矣。不及扶资，以扶运气，以避虚邪也。“不及扶资”，在扶其本气之衰，则虚邪可避矣。资取之法，令出《密语》。”资取化源之法，详出《玄珠密语》第一卷中。前《六元正纪大论》所载六十年运气之纪，有言“资其化源”、有言“取其化源”者，正此之谓。

升降不前，气变民病之异

《素问·遗篇本病论》

黄帝问曰：“天元九室，余已知之，愿闻气交，何名失守？”岐伯曰：“谓其上下升降，迁正退位，各有经论，上下各有不前，故名失守也。此篇承前篇而详言左右间气之升降不前也。《天元玉册》云：“六气常有三气在天，三气在地。每一气升天作左间气，一气入地作左间气，一气迁正作司天，一气迁正作在泉，一气退位作天右间气，一气退位作地右间气。气交有合，常得位所在，至当其时，即天地交，乃变而泰，天地不交，乃作病也。”是故气交失易位，气交乃变，变易非常，即四时失序，万化不安，变民病也。”当正不正，当迁不迁，则气交有变。天地失其常政，则万民为病。

帝曰：“升降不前，愿闻其故，气交有变，何以明知？”岐伯曰：“昭乎问哉！明乎道矣。气交有变，是谓天地机。气交之变，吉凶之征也，故谓天地机。但欲降而不得降者，地室刑之。地星胜之不降，义详下文。又有五运太过，而先天而至者，即交不前，五阳年中运太过，亦能抑升降之气。但欲升而不得其升，中运抑之；但欲降而不得其降，中运抑之。甲年土运太过，能抑水之升降；丙年水运太过，能抑二火之升降；戊年火运太过，能抑金之升降；庚年金运太过，能抑木之升降；壬年木运太过，能抑土之升降。于是有升之不前，降之不下者；有降之不下，升而至天者；有升降俱不前。作如此之分别，即气交之变，变之有异常，各各不同，灾有微甚者也。”有天星室于上者，有地气室于下者，有中运抑于中者。凡此三者之分，则气交之变各各不同，而灾有微甚矣。

帝曰：“愿闻气交遇会胜抑之由，变成民病轻重何如？”岐伯曰：“胜相会，抑伏使然。”六气有遇有会，有胜有抑，则抑伏者为变。

是故辰戌之岁，木气升之，主逢天柱，胜而不前，辰戌岁，太阳当迁正司天，而厥阴风木，以上年在泉之右间，当升为今岁司天之左间，故畏天柱，金星胜之也。又遇庚戌金运先天，中运胜之，忽然不前，木运升天，金乃抑之。庚以阳金有余，其气先天而至，岁运遇之，又能胜木也。庚戌庚辰皆同。升而不前，即清生风少，肃杀于春，露霜复降，草木乃萎，民病温疫早发，咽嗌乃干，四肢满，肢节皆痛。清生风少等候，金胜木衰之化也。金气肃杀于春，阴盛抑阳，故民病为温疫节痛等症。久而化郁，即大风摧拉，折损鸣紊；民病猝中偏痹，手足不仁。木郁既久，其极必发，故为大风摧拉等变，而民病为中风等症也。

是故巳亥之岁，君火升天，主窒天蓬，胜之不前，巳亥岁，厥阴当迁正司天，而少阴君火，以上年在泉之右间，当升为新岁司天之左间，故畏天蓬，水星胜之也。又厥阴未迁正，则少阴未得升天，巳亥阴年，气多不及，故凡司天厥阴不得迁正，则左间少阴亦不得其位，而阳年则不然也。后仿此。水运以至其中者，君火欲升，而中水运抑之。辛巳辛亥，皆水运之不及者，而亦能制抑君火，以巳亥阴年，气本不及，则弱能制弱。然或以天蓬室之，或以水运抑之，有一于此，皆能胜火不前也。后仿此。升之不前，即清寒复作，冷生旦暮，民病伏阳，而内生烦热，心神惊悸，寒热间作。天蓬水胜，火升不前，故气候清寒，民病则热郁不散。日久成郁，即暴热乃至，赤风肿翳化疫，温疠暖作，赤气瘴而化火疫，皆烦而躁渴，渴甚，治之以泄之可止。火郁之发，故暴热至而民为疫疠温瘴等病。泄去其火热，病可止矣。

是故子午之岁，太阴升天，主窒天冲，胜之不前，子午年，少阴当迁正司天，而太阴湿土，以上年在泉之右间，当升为新岁少阴之左间，故畏天冲，木星胜之也。又或遇壬子木运先天而至者，中木运抑之也。壬以阳木有余，其气先天而至，岁运遇之，乃能胜土，壬子壬午皆同。升天不前，即风埃四起，时举埃昏，雨湿不化，民病风厥涎潮，偏痹不随，胀满。土郁不前，木之胜也。故在天则风起、雨湿不化，在民则肝强脾病。久而伏郁，即黄埃化疫也，民病夭亡，脸肢腑黄疸满闭，湿令弗布，雨化乃微。土主脾胃，胃气受抑，故至夭亡。脸为阳明之经，四肢皆主于脾，腑言大肠小肠，皆属于胃，故为黄疸满闭等症。湿令弗布，皆土郁之化。

是故丑未之年，少阳升天，主窒天蓬，胜之不前，丑未年，太阴当迁正司天，而少阳相火，以上年在泉之右间，当升为新岁太阴之左间，故畏天蓬，水胜也。又或遇太阴未迁正者，即少阳未升天也。丑未阴年不及，故太阴司天或未迁正，则少阳左间亦不得其位。水运以至者，升天不前，即寒雰反布，凛冽如冬，水复涸，冰再结，暄暖乍作，冷复布之，寒暄不时，民病伏阳在内，烦热生中，心神惊骇，寒热间争。辛丑辛未，皆水运之年，又遇天蓬，则相火被抑，升天不前，其气令民病，较前巳亥年君火不升者尤甚。以久成郁，即暴热乃生，赤风气瞳翳，化成郁疠，乃化作伏热内烦，痹而生厥，甚则血溢。此相火郁发为病，亦与前君火之郁者大同。

是故寅申之年，阳明升天，主窒天英，胜之不前，寅申年，少阳当迁正司天，而阳明燥金，以上年在泉之右间，当升为新岁司天之左间，故畏天英，火胜制之也。又或遇戊申戊寅，火运先天而至，金欲升天，火运抑之。戊为阳火有余，其气先天而至，岁运遇之，亦抑阳明。升之不前，即时雨不降，西风数举，咸卤燥生，民病上热，喘嗽血溢。燥金气郁于地，故时雨不降、硝咸白现而燥生。火胜于上，故肺金受伤，而喘嗽血溢。久而化郁，即白埃翳雾，清生杀气，民病胁满悲伤，寒鼽嚏嗌干，手拆皮肤燥。金郁之发，肃杀气行，民病为胁满悲伤，金邪伐肝也。金气寒敛而燥，故为寒鼽嚏嗌干等症。

是故卯酉之年，太阳升天，主窒天芮，胜之不前，卯酉年，阳明当迁正司天，而太阳寒水，以上年在泉之右间，当升为新岁司天之左间，故畏天芮，土胜也。又遇阳明未迁正者，即太阳未升天也，卯酉阴年，气有不及，凡司天阳明未得迁正，则左间太阳亦不得其位。土运以至，水欲升天，土运抑之。己卯己酉，皆土运之年，亦能制抑太阳。升之不前，即湿而热蒸，寒生两间，民病注下，食不及化。湿胜于上，寒郁于下，故气令民病如此。久而成郁，冷来客热，冰雹猝至，民病厥逆而哕，热生于内，气痹于外，足胫痠疼，反生心悸懊热，暴烦而复厥。水郁之发，寒气乃行，故民病寒束于外，热生于中，为气痹厥逆等症。

黄帝曰："升之不前，余已尽知其旨，愿闻降之不下，可得明乎?"岐伯曰："悉乎哉问！是之谓天地微旨，可以尽陈斯道，所谓升已必降也。六气之运，右者升而左者降也。至天三年，次岁必降，降而入地，始为左间也。每气在天各三年，凡左间一年，司天一年，右间一年。三年周尽，至次岁乃降而入地，为在泉之左间，亦周三年而复升于天也。如此升降往来，命之六纪者矣。"此六气之纪也。

是故丑未之岁，厥阴降地，主窒地晶，胜而不前，丑未岁，太阳当迁正在泉，而厥阴风木，以上年司天之右间，当降为今岁在泉之左间，故畏地晶，金气窒之也。又或遇少阴未退位，即厥阴未降下，如上年子午岁气有余，司天少阴不退位，则右间厥阴亦不能降下也。金运以至中，金运承之，降之不下，抑之变郁。即乙丑乙未岁也，亦能制抑厥阴，郁而为病。木欲降下，金承之，降而不下，苍埃远现，白气承之，风举埃昏，清燥行杀，霜露复下，肃杀布令。木郁金胜，故苍埃现而杀令布。久而不降，抑之化郁，即作风燥相伏，暄而反清，草木萌动，杀霜乃下，蛰虫未现，惧清伤脏。清寒胜木，故草木萌动、霜乃杀之而蛰虫不现。其在民病亦惧清气之伤肝脏也。旧本无"下、虫"二字，必脱简也，今增补之。

是故寅申之岁，少阴降地，主窒地玄，胜之不入，寅申岁，厥阴当迁正在泉，而少阴君火，以上年司天之右间，当降为今岁厥阴之左间，故畏地玄，水胜窒之也。又或遇丙申丙寅，水运太过，先天而至。丙以阳水，其气先天而至，亦能制抑君火，使之不降。君火欲降，水运承之，降而不下，即彤云才现，黑气反生，暄暖如舒，寒常布雪，凛冽复作，天云惨凄。皆寒水胜火之化。"彤"，音同，赤也。久而不降，伏之化郁，寒胜复热，赤风化疫，民病面赤心烦，头痛目眩也，赤气彰而温病欲作也。热郁于上，久而不降，故民多温热之病。

是故卯酉之岁，太阴降地，主窒地苍，胜之不入，卯酉年，少阴当迁正在泉，而太阴湿土，以上年司天之右间，当降为今岁少阴之左间，故畏地苍，木胜窒之也。又或少阳未退位者，即太阴未得降也，如上年寅申，岁气有余，司天少阳不退位，则右间太阴亦不能降下。或木运以至。丁卯丁酉年也。木运承之，降而不下，即黄云现而青霞彰，郁蒸作而大风，雾翳埃胜，折损乃作。皆风木胜土之化。久而不降也，伏之化郁，天埃黄气，地布湿蒸，民病四肢不举，昏眩肢节痛，腹满填臆。土气久郁不降，故天为黄气，地为湿蒸，人病在脾胃，故为四肢不举、满填胸臆等病。

是故辰戌之岁，少阳降地，主窒地玄，胜之不入，辰戌年，太阴当迁正在泉，而少阳相火，以上年司天之右间，当降为今岁在泉之左间，故畏地玄，水胜窒之也。又或遇水运太过，先天而至也。丙辰丙戌年也。水运承之，降而不下，即彤云才现，黑气反生，暄暖欲生，冷气猝至，甚即冰雹也。皆寒水胜火之化，此与上文寅申岁少阴不降者同义。久而不降，伏之化郁，冷气复热，赤风化疫，民病面赤心烦，头痛目眩也，赤气彰而热病欲作也。少阳火郁为病，亦与上文少阴不降同。

是故巳亥之岁，阳明降地，主窒地彤，胜而不入，巳亥年，少阳当迁正在泉，而阳明燥金，以上年司天之右间，当降为今岁在泉之左间，故畏地彤，火气胜之也。又或遇太阳未退位，即阳明未得降，如上年辰戌，岁气有余，司天太阳不退位，则右间阳明亦不能降下。或火运以至。癸巳癸亥年也。火运承之不下，即天清而肃，赤气乃彰，暄热反作，民皆昏倦，夜卧不安，咽干引饮，懊热内烦。大清朝暮，暄还复作。金欲降而火承之，故清肃行而热反作也。热伤肺气，故民为昏倦咽干等病。久而不降，伏之化郁，天清薄寒，远生白气，民病掉眩，手足直而不仁，两胁作痛，满目䀮䀮。金气久郁于上，故清寒生而白气起。其于民病，则肝木受邪，故为掉眩胁目等症。

是故子午之年，太阳降地，主窒地阜胜之，降而不入；子午年，阳明当迁正在泉，而太阳寒水，以上年司天之右间，当降为今岁在泉之左间，故畏在阜，土胜也。又或遇土运太过，先天而至。甲子甲午，阳土有余之岁也。土运承之，降而不入，即天彰黑气，暝暗凄惨才施，黄埃而布湿，寒化令气，蒸湿复令。水为土胜，故黑气才施，黄埃即布，寒化欲行而蒸湿复令也。久而不降，伏之化郁，民病大厥，四肢重怠，阴痿少力；天布沉阴，蒸湿间作。

寒郁于上而湿制之，则脾肾受邪，故民为寒厥四肢重怠阴痿等病，而沉阴蒸湿间作也。

司天不迁正，不退位之刺

《素问・遗篇刺法论》

黄帝问曰："升降之刺，以知其要，愿闻司天未得迁正，使司化之失其常政，即万化之或其皆妄，然与民为病，可得先除，欲济群生，愿闻其说。"知其气有不正，故当预防。岐伯稽首再拜曰："悉乎哉问！言其至理，圣念慈悯，欲济群生，臣乃尽陈斯道，可申洞微。"申"，明也。"洞"，幽也。太阳复布，即厥阴不迁正，不迁正气塞于上，当泻足厥阴之所流。辰戌岁，太阳司天之后，厥阴继之。若寒水既退而复布，则巳亥之厥阴不得迁正，风化不行，木气郁塞于上，人病在肝，故当泻足厥阴之所流，行间穴也，刺六分，留七呼，气至急出之。厥阴复布，少阴不迁正，不迁正即气塞于上，当刺心包络脉之所流。巳亥岁，厥阴司天之后，少阴继之。若风气既退而复布，则子午之少阴不得迁正，火化不行，热气郁塞于上，人病在心主，故当泻包络之所流，劳宫穴也，刺三分，留六呼，气至急出之。少阴复布，太阴不迁正，不迁正即气留于上，当刺足太阴之所流。子午岁，少阴司天之后，太阴继之。若君火复布，则丑未之太阴不得迁正，雨化不行，土气留滞于上，人病在脾，故当刺足太阴之所流，大都穴也，刺三分，留七呼，气至急出之。太阴复布，少阳不迁正，不迁正则气塞未通，当刺手太阳之所流。丑未岁，太阴司天之后，少阳继之。若湿气复布，则寅申之少阳，不得迁正，火化不行，热气郁塞，人病在三焦，故当刺手少阳之所流，液门穴也，刺二分，留三呼，气至急出之。少阳复布，则阳明不迁正，不迁正则气未通上，当刺手太阴之所流。寅申岁，少阳司天之后，阳明继之。若相火复布，则卯酉之阳明不得迁正，金化不行，燥气郁滞，人病在肺，故当刺手太阴之所流，鱼际穴也，刺二分，留三呼，得气急出之。阳明复布，太阳不迁正，不迁正则复塞其气，当刺足少阴之所流。”卯酉岁，阳明司天之后，太阳继之。若燥气复布，则辰戌之太阳不得迁正，水化不行，寒气复塞，人病在肾，故当刺足少阴之所流，然谷穴也，刺三分，留三呼，得气急出之。

帝曰：“迁正不前，以通其要，愿闻不退，欲折其余，无令过失，可得明乎？”岐伯曰：“气过有余，复作布正，是名不过位也，气数有余不退，故复作布正，而新旧不能过位。使地气不得后化，新司天未得迁正，故复布化令如故也。天气不退，则地气不得后化，故新岁司天不能迁正，仍布旧岁之令。巳亥之岁，天数有余，故厥阴不退位也。风行于上，木化布天，以子午年犹行巳亥之令，热化不行，风反为灾也。当刺足厥阴之所入。曲泉穴也，刺六分，留七呼，气至急出之。按上文云复布者，以旧气再至，新气被郁，郁散则病除，故当刺新气之经。此下言不退者，以旧气有余，非泻不除，旧邪退则新气正矣，故当刺旧气之经。二治不同，各有深意。子午之岁，天数有余，故少阴不退位也，热行于上，火余化布天，以丑未之年，犹行子午之令，雨化不行，热气尚治也。当刺手厥阴之所入。曲泽穴也，刺三分，留七呼，得气急出之。丑未之岁，天数有余，故太阴不退位也，湿行于上，雨化布天，以寅申之岁，犹行丑未之政，火气不行，湿仍布天也。当刺足太阴之所入。阴陵泉也，刺五分，留七呼，动气至，急出之。寅申之岁，天数有余，故少阳不退位也，热行于上，火化布天，以卯酉之岁，犹行寅申之政，火尚布天，金化不行也。当刺手少阳之所入。天井穴也，刺三分，留七呼，气至急出之。卯酉之岁，天数有余，故阳明不退位也，金行于上，燥化布天，以辰戌之岁，犹行卯酉之令，燥尚布天，寒化不行也。当刺手太阴之所入。尺泽穴也，刺三分，留三呼，气至急出之。辰戌之岁，天数有余，故太阳不退位也。寒行于上，凛，水化布天，巳亥年，犹行辰戌之令，寒气布天，风化不行也。当刺足少阴之所入。阴谷穴也，刺四分，留三呼，动气至，急出之。故天地气逆，化成民病，以法刺之，预可平痾。”“痾”，安戈切，疾苦也。

不迁正退位，气变民病之异

《素问·遗篇本病论》

帝曰：“升降不前，晰知其宗，愿闻迁正，可得明乎？”“晰”，音昔，明也。岐伯曰：“正司中位，是谓迁正位。司天不得其迁正者，即前司天以过交司之日，新旧之交，大寒日也。即遇司天太过有余日也，即仍旧治天数，新司天未得迁正也。新旧相遇，而旧者有余未退，仍治天数，则新者未得迁正。厥阴不迁正，即风喧不时，花卉萎瘁；巳亥年，太阳未退位，则厥阴不迁正，风木失时，故有此变。“卉”，音毁。民病淋溲，目系转，转筋善怒，小便赤。木失其正，肝经病也。风欲令而寒由不去，温暄不正，春正失时。木旺于春，其气不伸，故失时也。少阴不迁正，即冷气不退，春冷后寒，暄暖不时；子午年，若厥阴不退位，则少阴不迁正，君火不正，故春多寒冷，暄暖不能及时。民病寒热，四肢烦痛，腰脊强直。阳气不正，时多寒冷，故民为寒热烦痛等病。木气虽有余，位不过于君火也。上年厥阴阴气，至本年初气之末，交于春分，则主客君火已皆得位，木虽有余，故不能过此。太阴不迁正，即云雨失令，万物枯焦，当生不发；丑未年，若少阴不退位，则太阴不迁正，万物赖土以生，土气失正，故当生不发。民病手足肢节肿满，大腹水肿，填臆不食，飧泄胁满，四肢不举。土气失和，脾经为病也。雨化欲令，热犹治之，温煦于气，亢而不泽。君火有余，湿化不行也。少阳不迁正，则炎灼弗令，苗莠不荣，酷暑于秋，肃杀晚至，霜露不时；寅申年，若太阴不退位，则少阳不迁正，相火失正，故炎灼弗令，苗莠不荣，暑热肃杀，其至皆晚也。“莠”，音有，似稷之草。民病痎疟骨热，心悸惊骇，甚时血溢。皆相火郁热之病。阳明不迁正，则暑化于前，肃杀于后，草木反荣；卯酉年，若少阳不退位，则阳明不迁正，金为火制，故暑热在前，肃杀在后。金令衰迟，故草木反荣。民病寒热鼽嚏，皮毛折，爪甲枯焦，甚则喘嗽息高，悲伤不乐。相火灼金，肺经受病也。热化乃布，燥化未令，即清劲未行，肺金复病。清劲未行，金之衰也。太阳不迁正，则冬清反寒，易令于春，杀霜在前，寒冰于后，阳光复治，凛冽不作，氛云待时，辰戌年，若阳明不退位，则太阳不迁正，水正衰迟。故冬清反寒，易令于春。阴气不布，故阳光复治，凛冽不作。民病温疠至，喉闭嗌干，烦躁而渴，喘息而有音也。水亏金燥，故民为温疠烦躁、喘息有音之病。寒化待燥，犹治天气，过失序，与民作灾。”寒化须待燥去，犹得治天，但过期失序，则与民为灾也。他气皆然。

帝曰：“迁正早晚，以命其旨，愿闻退位，可得明哉？”岐伯曰：“所谓不退者，即天数未终，天数未终，余气仍在，虽遇交司，故犹不退位。即天数有余，名曰复布政，故名曰再治天也，即天令如故，而不退位也。天数有余，应退不退，故于新岁，犹行旧岁之令。厥阴不退位，即大风早举，时雨不降，湿令不化；木制土，风胜湿也。民病温疫疵废风生，民病皆肢节痛，头目痛，伏热内烦，咽喉干引饮。“疵”，黑斑也。“废”，肢体偏废也。风气有余，故为此温疫疼痛伏热诸病。“疵”，音慈。少阴不退位，即温生春冬，蛰虫早至，草木发生；君火再布温热盛行也。民病膈热咽干，血溢惊骇，小便赤涩，丹瘤疹疮疡留毒。皆火盛之病。太阴不退位而取，寒暑不时，埃昏布作，湿令不去；太阴土气，旺在四维，再治不退，故或寒或暑，其至不时，而埃昏布作矣。民病四肢少力，食饮不下，泄注淋满，足胫寒，阴痿闭塞，失尿小便数。土气不退，湿滞在脾，故为四肢少力，食饮不下等病。土邪伤肾，故为阴痿失尿等病。少阳不退位，即热生于春，暑乃后化，冬温不冻，流水不冰，蛰虫出现；上年相火不退，故热生于春，后化迟留不去也。民病少气，寒热更作，便血上热，小腹坚满，小便赤沃，甚则血溢。“民病少气”，热伤气也。“赤沃”，赤尿也。皆相火之为病。阳明不退位，即春生清冷，草木晚荣，寒热间作；金气清肃，阳和不舒，故寒热间作。民病呕吐暴注，食饮不下，大便干燥，四肢不举，目瞑掉眩。”“呕吐暴注，食饮不下”，清寒犯胃也。“大便干燥”，金之气也。木受金邪，肝筋为病，故四肢不举，目瞑掉眩。此下独缺“太阳不退位”一条，古文之脱失也。

帝曰：“天岁早晚，余以知之，愿闻地数，可得闻乎？”岐伯曰：“地下迁正、升天、退位、不前之法，即地土产化，万物失时之化也。”天气三，地气亦三。地之三者，左间当迁正，右间当升天，在泉当退位也。若地数不前而失其正，即应于地土之产化，皆万物失时之化也。旧本“升”字下无“天”字，失也，今增补之。

刚柔失守，三年化疫之刺

《素问·遗篇刺法论》附：导引法

黄帝问曰：“刚柔二干，失守其位，使天运之气皆虚乎？与民与病，可得平乎？”十干五运，分属阴阳。阳干气刚，甲、丙、戊、庚、壬也。阴干气柔，乙、丁、己、辛、癸也。故曰刚柔二干。岐伯曰：“深乎哉问！明其奥旨，天地迭移，三年化疫，是谓根之可见，必有逃门。“根”，致病之本也。“逃门”，即治之之法。假令甲子刚柔失守，甲与己合，皆土运也。子午则少阴司天，凡少阴司天，必阳明在泉，阳明属卯酉，而配于土运，则己卯为甲子年在泉之化。故上甲则下己，上刚则下柔，此天地之合，气化之常也。甲午己酉，其气皆同。失守义如下文下章。刚未正，柔孤而有亏，若上年癸亥，厥阴司天，木不退位，则甲子虽以阳年，土犹不正，甲子刚土未正于上，则己卯在泉亦柔孤而有亏也。时序不令，即音律非从，甲子阳律，太宫也。己卯阴吕，少宫也。刚失守则律乖音，柔孤虚则吕不应。如此三年，变大疫也。土气被抑，至三年后，必发而为土疫。“疫”，温疫也。详其微甚，察其浅深，欲至而可刺，刺之，郁微则病浅，郁甚则病深，察其欲至之期，可刺即刺之。当先补肾腧，肾腧穴，在足太阳经。土疫将至，恐伤水脏，故当先补肾腧。旧注曰："未刺时，先口衔针暖而用之，用圆利针。临刺时咒曰：'五帝上真，六甲玄灵，气符至阴，百邪闭理。'念三遍。自口中取针，先刺二分，留六呼，次入针至三分，动气至而徐徐出针，以手扪之，令受针人咽气三次，又可定神魂者也。"按：《病态论》末王氏注曰："世本既缺第七二篇。"盖指《刺法》、《本病》二论也。可见二篇亡在王氏之前。《新校正》云："今世有《素问》亡篇，仍托名王氏为注，辞理鄙陋，无足取者，久为明证。"故此下用针咒语，其非王氏之笔可知。但临时诵之，或亦令人神定心专耳，故并录之以备择用。次三日，可刺足太阴之所注。太白穴也。土郁之甚，故当刺此以泄土气。旧注曰："先以口衔针令温，欲下针时咒曰：'帝扶天形，护命成灵。'诵之三遍，乃刺三分，留七呼，动气至，急出其针。"又有下位己卯不至，而甲子孤立者，次三年作土疠，其法补泻，一如甲子同法也。甲子年在泉，阳明己卯之化也。若己卯之柔不至于下，则甲子之刚亦孤立于上，三年之后，必作土疠。"疠"，杀疠也；即瘟疫之类。针法亦同，凡甲己土运之年上下失守者，其治皆然。其刺以毕，又不须夜行及远行，令七日洁，清净斋戒。所有自来肾有久病者，可以寅时面向南，净神不乱思，闭气不息七遍，以引颈咽气顺之，如咽甚硬物，如此七遍后，饵舌下津令无数。"此即养气还精之法也。旧注曰："仙家咽气，令腹中鸣至脐下，子气见母元气，故曰反本还元。久饵之，令深根固蒂也。故咽气津者，名天池之水，资精气血，荡涤五脏，先溉元海，一名离宫之水，一名玉池，一名神水，不可唾之，但可饵之，以补精血，可益元海也。"

附：导引法

愚按：人生之本，精与气耳，精能生气，气亦生精，气聚精盈则神旺，气散精衰则神去，故修真诸书，千言万语，无非发明精气神三字。然三者之用，尤先于气。故《悟真篇》曰："道自虚无生一气，便从一气产阴阳。"又，古歌曰："气是添年药，津为续命芝。世上慢忙兼慢走，不知求我更求谁？"盖以天地万物皆由气化，气存数亦存，气尽数亦尽，所以生者由乎此，所以死者亦由乎此，此气之不可不宝，能宝其气，则延年之道也。故晋道成论长生养性之旨曰："其要在于存三、抱元、守一。三者，精、气、神，其名曰三宝；抱元者，抱守元阳真气也；守一者，神灵也。神在心，心有性，属阳，是为南方丙丁之火；肾者能生元阳为真气，其泄为精，是为北方壬癸之水。水为命，命系于阴也。此之谓性命。为三一之道，在于存想，下入丹田、抱守元阳，逾三五年，自然神定气和，功满行毕，其道成矣。"

诸如此类，虽道家议论尽多，然无非祖述本经精气之义耳。此章言闭气者，即所以养气也。饵津者，即所以益精也。其下手工夫，惟蒋氏《调气篇》、苏氏《养生诀》、李真人《长生十六字诀》皆得其法，足为入门之阶。

如蒋氏《调气篇》曰："天地虚空中皆气，人身虚空处皆气。故呼出浊气，身中之气也；吸入清气，天地之气也。人在气中，如鱼游水中，鱼腹中不得水出入即死，人腹中不得气出入亦死，其理一也。善摄生者，必明调气之故。欲修调气之术者，当设密室闭户，安床暖席，偃卧瞑目，先习闭气，以鼻吸入，渐渐腹满，及闭之久，不可忍，乃从口细细吐出，不可一呼即尽，气定复如前闭之，始而十息，或二十息，不可忍，渐熟渐多，但能闭至七八十息以上，则脏腑胸膈之间，皆清气之布濩矣。至于纯熟，当其气闭之时，鼻中惟有短息一寸余，所闭之气，在中如火，蒸润肺宫，一纵则身如委蛇，神在身外，其快其美，有不可言之状，盖一气流通表里上下彻泽故也。其所闭之气渐消，则恍然复旧。此道以多为贵，以久为功，但能于日夜间行得一两度，久久耳目聪明，精神完固，体健身轻，百病消灭矣。凡调气之初，务要体安气和，无与气意争。若不安和且止，俟和乃为之，久而弗倦则善矣。闭气如降龙伏虎，须要达其神理。胸膈常宜虚空，不宜饱满。若气有结滞，不得宣流，觉之，便当用吐法以除之，如呬、呵、呼、嘻、嘘、吹，六字诀之类是也。不然则泉源壅遏，恐致逆流，疮疡中满之患作矣。”

又如苏氏《养生诀》曰：“每夜于子时之后，寅时之前，披衣拥被，面东或南，盘足而坐，叩齿三十六通，两手握固，拄腰腹间，先须闭目静心，扫除妄念，即闭口并鼻，不令出气，谓之闭息，最是道家要妙。然后内观五脏，存想心为炎火，光明洞彻，降下丹田中，待腹满气极，则徐徐出气，不得令耳闻声，候出息匀调，即以舌搅唇齿内外，漱炼津液，津液满口，即低头咽下，令津与气汩汩然有声，须用意精猛，以气送入丹田中。气定又依前法为之，凡九闭气、三咽津而止。然后以左右手擦摩两脚心，使涌泉之气，上彻顶门，及脐下腰脊间皆令热彻。次以两手摩熨眼角耳项皆令极热，仍按捏鼻梁左右五七次，梳头百余梳而卧，熟卧至明。”

又如李氏《十六字诀》云：“一吸便提，气气归脐，一提便咽，水火相见。”注曰：“上十六字，仙家名为十六锭金，乃至简至易之妙诀也。无分在宫，不妨政事，在俗不妨家务，在士不妨本业。只于二六时中，略得空闲，及行住坐卧，意一到处，便可行之。口中先须漱及三五次，舌搅上下腭，仍以舌抵上腭，满口津生，连津咽下，汩然有声。随于鼻中吸清气一口，以意会及心目，寂地真送至腹脐下一寸三分，丹田气海之中，略存一存，谓之一吸。随用下部轻轻如忍便状，以意力提起，使气归脐，连及夹脊双关、肾门，一路提上，直至后顶玉枕关，透入泥丸顶内，其升而上之，亦不觉气之上出，谓之一呼。一呼一吸，谓之一息。气既上升，随又似前汩然有声咽下，鼻吸清气，送至丹田，稍存一存，又自下部如前轻轻提上，与脐相接而上，所谓气气归脐，寿与天齐矣。凡咽时口中有液愈妙，无液亦要汩然有声咽之。如是一咽一提，或三五口、或七或九、或十二、或二十四口。要行即行，要止即止，只要不忘，作为正事，不使间断，方为精进。如有疯疾，见效尤速。久久行之，却病延年，形体变，百疾不作，自然不饥不渴，安健胜常。行之一年，永绝感冒、痞积、逆滞，不生痈疽疮毒等疾，耳聪目明，心力强记，宿疾俱瘳，长生可望。如亲房事，于欲泄未泄之际，亦能以此提呼咽吸，运而使之归于元海，把牢春汛，不放龙飞，甚有益处。所谓造化吾手，宇宙吾心，功莫能述也。”

按：此三家之法，若依蒋氏，则卧亦可，昼亦可；依苏氏，则坐亦可，夜亦可；依李氏，则闲亦可，忙亦可。此三说者，惟苏氏稍繁，较难为力，然其中亦有可用者，但不当拘泥耳。故或用此，或用彼，取长舍短，任意为之，贵得自然，第无勉强，则一身皆道，何滞之有？久而精之，诚不止于却病已也。

又观之彭祖曰：“和气导气之道，密室闭户，安床暖席，枕高二寸半，正身偃卧，瞑目闭气，以鸿毛着鼻上不动，经三百息，耳无所闻，目无所见，心无所思，如此则寒暑不能侵，蜂虿不能毒，寿百六十岁，邻于真人也。”夫岂虚语哉？然总之，金丹之术百数，其要在神水华池；玉女之术百数，其要在还精采气，斯言得之矣。此外有云转辘轳、运河车、到玉关、上泥丸者，皆言提气也；有云进用武火、出用文火者，谓进欲其壮，出欲其徐，皆言呼吸也；有云赤龙搅水混、神水满口匀者，皆言津液也；有想火入脐轮、放火烧遍身者，皆言阳气欲其自下而升，以温元海三焦也。再如或曰龙虎，或曰铅汞，或曰坎、离，或曰夫妇，或云导引，或云栽接，迹其宗旨，无非此耳。虽其名目极多，而可以一言蔽之者，则曰出少入多而已。医道通仙，斯其为最，闻者勿谓异端，因以资笑柄云。“濩”，音护，流散也。

假令丙寅刚柔失守，丙与辛合，皆水运也。寅申年少阳司天，必厥阴在泉，厥阴属巳亥而配于水运，则辛巳为在泉之化，故上丙则下辛，丙刚辛柔，一有不正，皆失守矣。丙申辛亥，其气大同。上刚干失守，下柔不可独主之，若上年之乙丑司天，土不退位，则丙寅之水运虽刚，亦不迁正，其气反虚。丙不得正，则辛柔在泉独居于下，亦失守矣。中水运非太过，不可执法而定之，丙虽阳水，若或有制，即非太过，不可谓为有余而执其法也。布天有余，而失守上正，天地不合，即律吕音异，阳年布天虽有余，若上下失守，则天地不合，在丙寅阳律，则太羽无声，在辛巳阴吕，则少羽不应。如此即天运失序，后三年变疫。水郁之发，三年后变为水疫。详其微甚，差有大小，徐至即后三年，至甚即首三年，气微则疫小，气甚则疫大，疫有小大，故至有迟速。当先补心腧，“心腧”，在足太阳经。水邪之至，恐伤火脏，故当先补心腧以固其本。旧注曰：“用圆利针，于口中令温暖，次以手按穴，得其气动，乃咒曰：‘太始上清，丹元守灵。’诵之三遍。先想火光于穴下，然后刺可同身寸之一分半，留七呼，得气至，次进针三分，以手弹之令气至针，得动气至，而徐徐出针，次以手扪其穴，令受针人闭气三息而咽气也。”次五日，可刺肾之所入。足少阴经阴谷穴也。水邪之至，故当刺此以泄其气。旧注曰：“用圆利针，令口中温暖，先以手按穴，乃咒曰：‘太微帝君，五气反真，六辛都司，符扶黑云。’诵之一遍。刺可入同身寸之四分，得动气至而急出之。”又有下位地甲子，辛巳柔不附刚，亦名失守，即地运皆虚，后三年变水疠，即刺法皆如此矣。“地甲子”，总言在泉之化也。后仿此。丙寅年在泉，厥阴辛巳治之。苦辛巳不得迁正于下，是谓柔不附刚，三年之后，水郁发而为疠，其针法皆如前。凡丙辛水运之年，上下失守者，其治皆然。其刺如毕，慎其大喜欲情于中，如不忌，即其气复散也，令静七日，用针之后，当忌如此，否则无效。心欲实，令少思。思则神劳，神劳则心虚，水胜之时，尤所当慎。

假令庚辰刚柔失守，乙庚皆金运也。辰戌年太阳司天，必太阴在泉，太阴属丑未而配于金运，则乙未为在泉之化。庚刚乙柔，设有不正，则失守矣。庚戌乙丑，其气皆同。上位失守，下位无合，乙庚金运，故非相招，若上年己卯天数有余，阳明不退位，则本年庚辰失守于上，乙未无合于下，金运不全，非相招矣。布天未退，中运胜来，上下相错，谓之失守，上年己卯天数不退，则其在泉之火，来胜今年中运也。姑洗林钟，商音不应也。庚辰阳律，太商也，其管姑洗。乙未阴吕，少商也，其管林钟。金气不调，则商音不应。如此即天运化易，三年变大疫。三年之后，金气发而为疫。详其天数，差有微甚，微即微，三年至，甚即甚，三年至，微则徐，三年后；甚则速，三年首也。当先补肝腧，肝腧在足太阳经。金邪之至，恐伤木脏，故先补之。旧注曰："用圆利针，以口温暖，先以手按穴，得动气，欲下针而咒曰：'气从始清，帝符六丁，左施苍城，右入黄庭。'诵之三遍。先想青气于穴下，然后刺之三分，得气而进针，针入五分，动气至而徐徐出针，以手扪其穴，令受针人咽气。"次三日，可刺肺之所行。手太阴经，经渠穴也。金邪之至，故当刺其所行，以泻金气。旧注曰："用圆利针，于口内温令暖，先以左手按穴而咒曰：'太始上真，五符帝君，元和气令，司入其神。'诵之三遍。刺可同身寸之三分，留二呼，动气至而出针。"刺毕，可静神七日，慎勿大怒，怒必真气却散之。怒复伤肝，故当慎之。又或在下地甲子，乙未失守者，即乙柔干，即上庚独治之，亦名失守者，即天运孤主之，三年变疠，名曰金疠，庚辰年在泉，太阴乙未之化也。若乙未不得迁正，而庚辰孤主于上，亦名失守，三年之后，必气变而为金疠。其至待时也。详其地数之等差，亦推其微甚，可知迟速尔。疠之至也，其微甚迟速亦如天数。诸位乙庚失守刺法同，凡乙庚之年上下失守者，刺法皆同前。肝欲平，即勿怒。保守肝气，防金胜也。

假令壬午刚柔失守，丁壬皆木运也。子午年少阴司天，必阳明在泉，以阳明配合木运，则丁卯丁酉为在泉之化，刚柔不正，则皆失守矣。上壬未迁正，下丁独然，即虽阳年，亏及不同，若上年辛巳司天有余，厥阴不退位，则本年壬丁不合，木运太虚，刚不正于上，柔孤立于下，虽曰阳年，亏则不同也。上下失守，相招其有期，差之微甚，各有其数也，"招"，合也。得位之日，即其相招之期，微者远，甚者速，数有不同耳。律吕二角，失而不和，同音有日，阳律太角，木音上管，阴吕少角，木音下管，壬丁失守，则二角不和，必上下迁正之日，其音乃同也。微甚如现，三年大疫。微至乙酉，甚在甲申，木疫发也。当刺脾之腧，"脾腧"，在足太阳经。木疫之至，恐伤土脏，当先补之。旧注曰："用圆利针，令口中温暖而刺之，即咒曰：'五精智精，六甲玄灵，帝符元首，太始受真。'诵之三遍。先想黄气于穴下，然后刺之二分，得气至而次进之，又得动气次进之，二进各一分，留五呼，即徐徐出针，以手扪之，令其人闭息，三遍而咽津也。”次三日，可刺肝之所出也。足厥阴经，大敦穴也。木邪之至，故当刺此所出，以泻木气。旧注曰：“用圆利针，令口中温暖而刺之，即咒曰：‘真灵至玄，天道冥然，五神各位，气守三田。’诵之，然后可刺入同身寸之三分，留十呼，动气至而出其针。刺毕，静神七日，勿大醉歌乐，其气复散，又勿饱食，勿食生物，皆防其伤脾也。欲令脾实，气无滞饱，无久坐，食无太酸，无食一切生物，宜甘宜淡。畏木侵脾，故宜保之如此。又或地下甲子，丁酉失守其位，未得中司，即气不当位，下不与壬奉合者，亦名失守，非名合德，故柔不附刚，即地运不合，三年变疠，本年丁酉未得迁正于下，则不能上奉壬午，亦名失守，非合德也。三年之后，必气变而为木疠。其刺法一如木疫之法。凡诸丁壬之年，上下失守，其刺法皆同前。

假令戊申刚柔失守，戊癸皆火运之年，寅申岁必少阳司天，厥阴在泉，以厥阴而配火运，则癸亥为在泉之化，戊申之刚在上，癸亥之柔在下，一有不正，俱失守矣。戊寅癸巳，其气皆同。戊癸虽火运，阳年不太过也，戊癸虽为火运，若刚柔失守，即在阳年亦非太过也。上失其刚，柔地独主，其气不正，故有邪干，若上年丁未司天有余，太阴不退位，则本年戊申失守于上，癸亥独主于下，火运不正，水必犯之，故有邪干。迭移其位，差有浅深，欲至将合，音律先同，气有微甚，故差有浅深。若刚柔将合，故音律先同。盖戊申阳律，太徵也；癸亥阴吕，少徵也。其气和，其音协矣。如此天运失时，三年之中，火疫至矣。戊癸失守，故变火疫，速在庚戌，迟则辛亥当至矣。当刺肺之腧。“肺腧”，在足太阳经。火疫之至，恐伤金脏，故当先补之。旧注曰：“用圆利针，令口中温暖，先以手按穴，乃刺之，咒曰：‘正邪有搏，气灌元神，帝符反本，位合其辛。’诵之三遍。刺之二分，候气欲至，想白气在穴下，次进一分，得气至而徐徐出其针，以手扪其穴。”按：此下当云“次三日，可刺手厥阴之所流”，必脱失也。刺毕，静神七日，勿大悲伤也，悲伤即肺动，而真气复散也，用针补肺，故忌其伤。人欲实肺者，要在息气也。肺主气，息气乃可以补肺，即闭气存神之道。义见前。又或地下甲子，癸亥失守者，即柔失守位也，即上失其刚也，即亦名戊癸不相合德者也，即运与地虚，后三年变疠，名曰火疠。又若癸亥在泉，不得迁正，下柔失位，上刚无合，戊虽阳火，亦失守矣，后之三年，发而为病，名曰火疠。是故立地五年，以明失守，以穷法刺，于是疫之与疠，即是上下刚柔之名也，穷归一体也，即刺疫法只有五法，即总其诸位失守，故只归五行而统之也。”上文五年，言天即地在其中矣。虽疫自天来，疠从地至，若乎有辨，然不过上下刚柔之分耳，其穷归于病，则一体也，故其刺法，亦惟此五者而已。此章以甲、丙、戊、庚、壬五阳年为例，阳刚失守，则阴柔可知，故可以五行为言而统之也。

刚柔失守之义

《素问·遗篇本病论》

帝曰："余闻天地二甲子，十干十二支，上下经纬天地，数有迭移，失守其位，可得昭乎？""天地二甲子"，言刚正于上，则柔合于下，柔正于上，则刚合于下，如上甲则下己，上己则下甲，故曰二甲子。凡十干十二支上下相合，经纬皆然。岐伯曰："失之迭位者，谓虽得岁正，未得正位之司，即四时不节，即生大疫。应司天而不司天，应在泉而不在泉，是未得正位之司也，四时失其节气，则大疫必至矣。《注玄珠密语》云：'阳年三十年，除六年天刑，计有太过二十四年。庚子庚午，君火刑金运；庚寅庚申，相火刑金运；戊辰戊戌，寒水刑火运。此阳运之天刑，共计六年，本非有余。其外二十四年，则皆阳刚太过之运。除此六年，皆作太过之用，令不然之旨。'今言迭支迭位，皆可作其不及也。"三十年中，除此六年天刑之外，皆作太过，乃阳运自胜而无邪伤者也。若刚柔迭失其位，气有不正，虽属阳年亦为不及也。

假令甲子阳年土运太窒，"窒"，抑塞也。此下皆重明前章刚柔失守之义。"窒"，音只。如癸亥天数有余者，年虽交得甲子，厥阴犹尚治天，癸亥年，厥阴司天不退位，则甲子年，少阴司天不得迁正，是为窒也。地已迁正，阳明在泉，去岁少阳以作右间，甲子年在泉，阳明己卯也。甲未迁正于上，己已得位于下，故上年在泉之少阳，退作地之右间矣。即厥阴之地阳明，故不相和奉者也。以癸亥年之司天，临甲子年之在泉，则上癸下己，不相和合者也。癸己相会，土运太过，虚反受木胜，故非太过也，何以言土运太过？癸己相会，则甲失其位，虽曰阳土，其气已虚，土虚则受木胜，尚何太过之有？况黄钟不应太窒，木既胜而金还复，金既复而少阴如至，即木胜如火而金复微。黄钟为太宫之律，阳土运窒则黄钟不协，木乃胜之，木胜必金复，金既复而子年司天，少阴忽至，则木反助火克金，其复必微，而甲己之土皆失守矣。如此则甲己失守，后三年化成土疫，晚至丁卯，早至丙寅，土疫至也。甲己化土，故发为土疫，即后世所谓湿温之类。自甲子至丙寅，三年首也；至丁卯，三年后也。大小善恶，推其天地，详乎太一。推其天地，察司天在泉之盛衰也。太一义详本类前七及三十五。又只如甲子年，如甲至子而合，应交司而治天，甲与子合，则少阴君火，应交司治天也。即下己卯未迁正，而戊寅少阳未退位者，亦甲己下有合也，甲子年在泉己卯阳明未迁正者，以癸亥年在泉，戊寅少阳不退位也。故令甲与戊对，子与寅配，而甲己不能合，是己之阴土窒于下，柔失其守矣。即土运非太过，而木乃乘虚而胜土也，金次又行复胜之，即反邪化也。己土不正于下，则亦为木胜而金复，三年之后，必化土疠，故云邪化也。阴阳天地殊异尔，故其大小善恶，一如天地之法旨也。在上则应天，在下则应地，明天地之法旨，则大小善恶之应可知矣。

假令丙寅阳年太过，如乙丑天数有余者，虽交得丙寅，太阴尚治天也，乙丑司天，太阴不退位，则本年少阳，亦不得迁正。地已迁正，厥阴司地，去岁太阳以作右间，丙寅少阳虽未司天，辛巳厥阴已正在泉，故上年司地庚辰，当退位作右间也。即天太阴而地厥阴，故地不奉天化也。上乙下辛非合，故地不奉天。乙辛相会，水运太虚，反受土胜，故非太过。丙辛未合，水运虚也，故土胜之。即太簇之管，太羽不应，土胜而雨化，木复即风。太簇之管，羽音阳律也，丙运失守，故太羽不应，而雨为之胜，风为之复也。此者丙辛失守，其会后三年，化成水疫，晚至己巳，早至戊辰，甚即速，微即徐，速即戊辰，徐即己巳也。水疫至也，大小善恶，推其天地数，乃太一游宫。天地太一义见前。又只如丙寅年，丙至寅且合，应交司而治天，丙与寅合，则少阳相火，应交司而治天。即辛巳未得迁正，而庚辰太阳未退位者，亦丙辛不合德也，辛巳乃本年在泉，庚辰乃上年在泉，庚辰不退位则辛巳不迁正，有丙无辛，孤立于上，不合其德，亦水运之失守也。即水运亦小虚而小胜，或有复，后三年化疠，名曰水疠，其状如水疫，治法如前。凡失守者，即虽小虚，小有胜复，亦不免于为疠，则甚者可知。水疫水疠，即后世寒疫阴症之类，其治法如前章。

假令庚辰阳年太过，如己卯天数有余者，虽交得庚辰年也，阳明犹尚治天，阳明乃己卯年司天，若不退位，则庚辰不能迁正。地已迁正，太阴司地，去岁少阴以作右间，庚辰在泉，太阴也，既已迁正，则己卯之少阴在泉者，以退作地之右间也。即天阳明而地太阴也，故地不奉天也。“天阳明”，己卯也；“地太阴”，乙未也。己乙非合，故地不奉天。乙己相会，金运太虚，反受火胜，故非太过也。乙庚不合而乙己合，故金运虚而火胜之。即姑洗之管，太商不应，火胜热化，水复寒刑。庚金失守，则太商不应，姑洗之管，乃其律也。金虚则火胜，火胜则水复，故当先热而后寒。此乙庚失守，其后三年化成金疫也，速至壬午，徐至癸未，金疫至也。大小善恶，推本年天数及太一也。“本年天数及太一”，言所至之年也。又遇其逆则灾大，若逢其顺则灾微。又只如庚辰，如庚至辰，且应交司而治天，若庚辰既合，则太阳寒水，当于交司之日而治天矣。即下乙未未得迁正者，即地甲午少阴未退位者，且乙庚不合德也，乙未太阴，乃本年在泉；甲午少阴，乃上年在泉。若甲午未退，则乙未不正，庚虽正于上，乙失守于下，乙庚不合，亦金运之亏也。即下乙未干失刚，亦金运小虚也，有小胜，或无复，乙未干失刚，以柔不正而失其刚也。柔失其正，故金曰小虚。火有小胜及太阴气至，则水不得行，故或无复也。后三年化疠，名曰金疠，其状如金疫也。治法如前。金疫亦名杀疫，金疠亦名杀疠，其治法皆如前章。

假令壬午阳年太过，如辛巳天数有余者，虽交后壬午年也，厥阴犹尚治天，辛巳之厥阴当退不退，则壬虽阳木，亦不能正其运。地已迁正，阳明在泉，去岁丙申少阳以作右间，壬午之丁酉，阳明迁正在泉，辛巳之丙申少阳，当退作地之右间也。即天厥阴而地阳明，故地不奉天者也。以辛巳之天，临壬午之地，故不相和奉也。丁辛相合会，木运太虚，反受金胜，故非太过也。辛不退，壬不正，丁不合壬而会辛，木运失守，金必胜之，亦犹不及也。即蕤宾之管，太角不应，金行燥胜，火化热复。蕤宾之管，太角之律也。阳木不正，故蕤宾失音，金所以胜，火所以复，而邪至矣。甚即速，微即徐，疫至大小善恶，推疫至之年天数及太一。其速其徐，总不出三年之外，而大小善恶，又当推疫至之年神也。又只如壬至午，且应交司而治之，壬与午，合其交司之日，则少阴治天矣。即下丁酉未得迁正者，即地下丙申少阳未得退位者，见丁壬不合德也，丁酉阳明，为本年在泉，丙申少阳，乃上年在泉，丙申不退，则丁酉不正，有壬无丁，木德不合也。即丁柔干失刚，亦木运小虚也，有小胜小复，柔不合刚，下不应上，亦为小虚，故有胜得。后三年化疠，名曰木疠，其状如风疫，治法如前。木疠风疫，即后世风温之类。

假令戊申阳年太过，如丁未天数太过者，虽交得戊申年也，太阴犹尚治天，丁未之太阴不退位，戊申虽阳年太过，不能正其火运。地已迁正，厥阴在泉，去岁壬戌太阳已退位作右间，即天丁未，地癸亥，故地不奉天化也。戊申年，天未正而地已正，则上年太阳在泉者，已退作地之右间矣。是天仍丁未，地则癸亥，癸不得戊，故地不奉天之火化。丁癸相会，火运太虚，反受水胜，故非太过也。戊癸不合，火运必虚，故受水之胜。即夷则之管，上太徵不应。夷则之管，火之律也。上管属阳，太徵也。下管属阴，少徵也。戊不得正，故上之太徵不应。此戊癸失守，其会后三年化疫也，速至庚戌，大小善恶，推疫至之年天数及太一。速在庚戌，远在辛亥，三年内外，火气为疫也。又只如戊申，如戊至申，且应交司而治天，戊申既合交司之日，少阳当治天也。即下癸亥未得迁正者，即地下壬戌太阳未退位者，见戊癸未合德也。戊申年，当厥阴癸亥在泉，若上年壬戌不退，则癸亥不正，戊癸火运，不合其德也。即下癸柔干失刚，见火运小虚也，有小胜，或无复也，火运不足，水必胜之，水胜则土复，当其复时而厥阴若正，则土或无复也。后三年化疠，名曰火疠也，治法如前。"火疠"，即后世所谓温疫热病之类，其针治之法如前章。治之法，可寒之泄之。"此言针治之外，又当药治者如此。火邪为疠，故宜寒之泄之。由此观之，则凡上文五刚化疫，五柔化疠，或针或药，皆宜因气施治，又在不言可知也。

十二脏神失守位、邪鬼外干之刺

《素问·遗篇刺法论》

黄帝问曰："人虚，即神游失守位，使鬼神外干，是致夭亡，何以全真？愿闻刺法。"全其真即保其神，神全则邪不能干也。岐伯稽首再拜曰："昭乎哉问！谓神移失守，虽在其体，然不致死，或有邪干，故令夭寿。虚而无邪，未必致死，若神气既虚，邪复干之，则夭寿矣。

只如厥阴失守，天以虚，人气肝虚，感天重虚，即魂游于上，厥阴属木，在人应肝，人之肝虚，复感天虚，则肝不藏魂。魂属阳，故游散于上。神光不聚，而白尸鬼犯之，令人暴亡也。邪干厥大气，身温犹可刺之，"厥"，逆也。"大气"，元气也。肝木失守，金邪犯之。若神气未脱，四肢虽冷，心腹尚温，口中无涎，舌卵不缩者，尚可刺救复苏。后仿此。刺其足少阳之所过，丘墟穴也。肝胆相为表里，故宜刺之。旧注曰："用毫针，于人近体暖针至温，以左手按穴。咒曰：'太上元君，常居其左，制之三魂。'诵之三遍。次呼三魂名：'爽灵、胎光、幽精'，诵之三遍。次想青龙于穴下，刺入同身寸之三分，留三呼，徐徐出针，令亲人授气于口中，腹中鸣者可治之。"次刺肝之腧。"肝腧"，足太阳经穴，刺此所以补肝。旧注曰："用毫针，着身温之，左手按穴，咒曰：'太微帝君，元英制魂，真元反本，令入青云。'又"呼三魂"，各如前三遍。刺三分，留三呼，次进二分，留三呼，复取针至三分，留一呼，徐徐出之，即气反而复活。"

人病心虚，又遇君相二火司天失守，感而三虚，人之心虚，而遇司天二火失守，又或惊而夺精，汗出于心，是为三虚，则神光不聚，邪必犯之。遇火不及，黑尸鬼犯之，令人暴亡，黑为水色，火运不及则水胜之，故见黑尸鬼。可刺手少阳所过，阳池穴也。手少阳为相火之经，故宜补之。旧注曰："用毫针，于人身温暖，以手按穴。咒曰：'太乙帝君，泥丸总神，丹无黑色，来复其真。'诵之三遍。想赤凤于穴下，刺入二分，留七呼，次进一分，留三呼，复退留一呼，徐徐出针，手扪其穴，即令复活也。"复刺心腧。足太阳经穴，刺之以补君火。旧注曰："用毫针，着身温暖，以手按穴。咒曰："丹房守灵，五帝上清，阳和布体，来复黄庭。'诵之三遍。刺入同身寸之二分，留一呼，次进一分，留一呼，退至二分，留一呼，徐徐出针，以手扪其穴。"

人脾病，又遇太阴司天失守，感而三虚，土气重虚，又或汗出于脾胃，是为三虚，则智意二神失守其位。又遇土不及，青尸鬼邪犯之于人，令人暴亡，"青尸鬼"，木邪也，脾土虚者乃见之。可刺足阳明之所过，冲阳穴也，刺此所以补胃。旧注曰："用毫针，着人身温暖，以手按穴。咒曰：'常在魂庭，始清太宁，元和布气，六甲反真。'诵之三遍。先想黄庭于穴下，刺入三分，留三呼，次进二分，留一呼，徐徐退出，以手扪之。"复刺脾之腧。"脾腧"，在足太阳经，补脾也。旧注曰："用毫针，以手按之，咒曰：'太始乾位，总统坤元，黄庭真气，来复来全。'诵之三遍。刺之三分，留二呼，进至五分，动气至，徐徐出针。"

人肺病，遇阳明司天失守，感而三虚，肺与阳明皆属金，人虚天虚，又或汗出于肺，是为三虚，而火邪犯之。又遇金不及，有赤尸鬼干人，令人暴亡，赤尸鬼，火邪也。金为火胜，故见赤鬼。可刺手阳明之所过，合谷穴也。肺与大肠为表里，故当刺此以补金。旧注曰："用毫针，着人身温暖，先以手按穴。咒曰：'青气真全，帝符日元，七魄归右，今复本田。'诵之三遍。想白气于穴下，刺入三分，留三呼，次进至五分，留三呼，复退一分，留一呼，徐徐出针，以手扪其穴，可复活也。"复刺肺腧。"肺腧"，在足太阳经，用针以补肺。旧注曰："用毫针，着体温暖，先以手按穴。咒曰：'左元真人，六合气宾，天符帝力，来入其司。'诵之三遍。针入一分半，留三呼，次进二分，留一呼，徐徐出针，以手扪其穴。"

人肾病，又遇太阳司天失守，感而三虚，人之水脏，天之水气，既皆不足，又遇汗出于肾，是为三虚而肾神失守，土邪必相犯也。又遇水运不及之年，有黄尸鬼干犯人正气，吸人神魂，致暴亡，黄为土色，水脏神虚，故见土鬼。神魂散荡，若为所吸，多致暴亡。若四肢厥冷气脱，但得心腹微温，眼色不易，唇口及舌不变，口中无涎，尚可救也。可刺足太阳之所过，京骨穴也。肾与膀胱为表里，故当刺此以补水脏。旧注曰："用毫针，着人身温暖，以手按穴。咒曰：'元阳育婴，五老反真，泥丸玄华，补精长存。'想黑气于穴下，刺入一分半，留三呼，乃进至三分，留一呼，徐徐出针，以手扪其穴。"复刺肾腧。"在足太阳经，用针补之。旧注曰："用毫针，先以手按穴。咒曰：'天玄日晶，太和昆灵，贞元内守，持入始清。'诵之三遍。刺之三分，留三呼，次又进至五分，留三呼，徐徐出针，以手扪之。"

黄帝问曰："十二脏之相使，神失位，使神彩之不圆，恐邪干犯，治之可刺，愿闻其要。"十二脏各有其神，相通运用，故曰相使。一有失位，则神光亏缺，是谓不圆。邪因得而犯之，刺治之法如后。岐伯稽首再拜曰："悉乎哉！问至理，道真宗，此非圣帝，焉究斯源？是谓气神合道，契符上天。天地之道，气与神耳，人生之道，亦惟此也，故曰契符上天。心者，君主之官，神明出焉，心为一身之主，万机之舍，故神明出焉。若情欲伤心，最为五劳之首，心伤则神不守舍，损抑元阳，夭人长命，莫此为甚，而实人所不知。澄心则养神，抱元守一之道，端从此始。此下十二脏相使，及君主神明等义，详脏象类第一章。可刺手少阴之原；神门穴也。用长针，口中温之，刺三分，留三呼，次进一分，留一呼，徐徐出针，以手扪其穴。凡刺各经之源者，皆所以补之也。后准此。肺者，相傅之官，治节出焉，肺藏气，主行营卫，故治节由之。若形寒饮冷，悲忧过度，则肺气受伤，神失守位。可刺手太阴之原；太渊穴也。用长针，口中温之，以手按穴，刺入三分，留三呼，动气至，徐徐出针，以手扪其穴。肝者，将军之官，谋虑出焉，气强而勇，故号将军；性多变动，故主谋虑。若恚怒气逆，上而不下，则肝神受伤也。可刺足厥阴之原；太冲穴也。用长针，于口中先温，以手按穴，刺入三分，留三呼，次进二分，留二呼，徐徐出针，以手扪其穴。胆者，中正之官，决断出焉，胆气刚果，故宫为中正而主决断。若大惊猝怒，其气必伤，神光散失，病为惶惧隔噎等症。可刺足少阳之原；丘墟穴也。用长针，温于口内，先以左手按穴，刺三分，留三呼，进至五分，留二呼，徐徐出针，以手扪其穴。膻中者，臣使之官，喜乐出焉，膻中者，心包络所居，相火之位，故为臣使。卫护君主，故喜乐出焉。若五情不节，皆能伤之，令人失志恍惚，神光不聚，则邪犯之。可刺心包络所流；劳宫穴也。用长针，于口中温之，先以左手按穴，刺入三分，留二呼，徐徐出针，以手扪其穴。脾为谏议之官，智周出焉，脾藏意，神志未定，意能通之，故为谏议之官。虑周万事，皆由乎意，故智周出焉。若意有所着，思有所伤，劳倦过度，则脾神散失矣。可刺脾之原；太白穴也。用长针，口内温之，先以左手按穴，刺入二分，留五呼，进至三分，留五呼，徐徐出针，以手扪之。胃为仓廪之官，五味出焉，饥饱失宜，饮食无度，偏于嗜好，其神乃伤。可刺胃之原；冲阳穴也。用长针，于口中温之，先以左手按穴，刺入三分，留三呼，进二分，徐徐出针，以手扪其穴。大肠者，传导之官，变化出焉，食物至此，变化其形而出，闭结则肠胃壅滞，泄利则门户不要，传导失守，三焦元气之所关也。可刺大肠之原；合谷穴也。用长针，口中温之，刺入三分，留三呼，进至二分，留一呼，徐徐出之。小肠者，受盛之官，化物出焉，受盛水谷而分清浊，故曰化物出焉。清浊不分，则小肠失其化矣。可刺小肠之原；腕骨穴也。用长针，口中温针，先以左手按穴，刺三分，留三呼，进二分，留一呼，徐徐出针，以手扪其穴。肾者，作强之官，伎巧出焉，色欲恐惧，强力入水，皆能伤肾。肾伤则作强伎巧，神失其职矣。刺其肾之原；太溪穴也。用长针，于口中先温，以左手按穴，刺入三分，留一呼，进一分，留一呼，徐徐出针，以手扪其穴。三焦者，决渎之官，水道出焉，决渎者，水道流通之义。如江河淮济，不变其道，百川归之，以入于海，故曰四渎。人之三焦，在上主纳，在中主运，在下主出。若出纳运行不得其正，则三焦失守，神气不聚，邪乘虚而犯之矣。刺三焦之原；阳池穴也。用长针，于口中温之，先以左手按穴，刺三分，留三呼，进一分，留一呼，徐徐出针，以手扪之。膀胱者，州都之官，精液藏焉，气化则能出矣，膀胱为三焦之下泽，津液所聚，故曰州都，然赖下焦之气，施化而通，若其不约而遗，不利而癃，皆气海之失职也。刺膀胱之原；京骨穴也。用长针，先温于口中，以左手按穴，刺入三分，留三呼，进二分，留三呼，徐徐出针，以手扪其穴。凡此十二官者，不得相失也。不相失者，谓之相使，失则神气散乱，有邪干犯，灾害至矣，宜用刺法以全其真也。是故刺法有全神养真之旨，亦法有修真之道，非治疾也，故要修养和神也。此言针法有如此之妙，其要在修养和神而已。道贵常存，补神固根，精气不散，神守不分。道贵常存者，贵其不衰也。不衰之道，在补神以固根。欲全其神，在精气不散，则神守不分矣。然即神守，而虽不去亦全真。言神守者，岂惟神不去，正所以全真也。人神不守，非达至真。至真之道，要在守神，不知守神，非达道也。至真之要，在乎天玄，玄者，水之色。天玄者，天一之义。以至正之要，重在精也。神守天息，复入本元，命曰归宗。”天息者，鼻息通乎天也。守息则气存，气存则神存，故曰神守天息。以上三节，首言神，次言精，此言气。夫人始生，先成精，精其本也。儿在母腹，先通胎息，气其元也。既宝其精，又养其气，复其本，返其元矣。精气充而神自全，谓之内三宝。三者合一，即全真之道也，故曰归宗。前有“存三守一”，愚按，在四十一。

神失守位，邪鬼外干之义

《素问·遗篇本病论》

黄帝曰："人气不足，天气如虚，人神失守，神光不聚，邪鬼干人，致有夭亡，可得闻乎？""神光"，神明也。人气与天气皆失守，则阳神不聚，阴鬼干人，致死之兆也。岐伯曰："人之五脏，一脏不足，又会天虚，感邪之至也。"人有不足之脏，与天虚之气相会者，其邪至甚，如肝遇木虚，心遇火虚之类也。

人忧愁思虑即伤心，又或遇少阴司天，天数不及，太阴作接间至，即谓天虚也，此即人气天气同虚也。少阴司天之年，太阴尚在左间。若少阴不足，则太阴作接者，未当至而至矣。此以君火之虚，与人心气同虚也。又遇惊而夺精，汗出于心，夺精者，夺心之精也。五脏各有其精，如本神篇曰："五脏主藏精者也，不可伤，伤则失守而阴虚。即此之义。因而三虚，神明失守。先有忧愁之伤，又有少阴不及，再遇惊而夺精，三虚相会，神明失守矣。心为君主之官，神明出焉，神失守位，即神游上丹田，在帝太一帝君泥丸君下。人之脑为髓海，是谓上丹田，太一帝君所居，亦曰泥丸君，总众神者也。心之神明失守其位，则浮游于此。神既失守，神光不聚，却遇火不及之岁，有黑尸鬼现之，令人暴亡。心属火，心神失守，神明衰也，又遇火运不及，故见水色之鬼。非但癸年，即戊年失守亦然，司天二火不及亦然。尸鬼者，魄之阴气。阳脱阴孤，其人必死，故黑尸鬼现也。

人饮食劳倦即伤脾，又或遇太阴司天，天数不及，即少阳作接间至，即谓之虚也，此即人气虚而天气虚也。太阴司天之年，少阳尚为天之左间。若太阴不足，则接者先至而少阳得政。脾气既伤，又遇太阴失守，是重虚也。又遇饮食饱甚，汗出于胃，醉饱行房，汗出于脾，卫气不固，则五脏汗泄于外，邪得乘而犯之，故致人神失守也。因而三虚，脾神失守。既伤于脾，次遇天虚，再加汗出，是三虚也。脾为谏议之官，智周出焉，神既失守，神光失位而不聚也，脾神失守，意智乱也。却遇土不及之年，或已年或甲年失守，或太阴天虚，青尸鬼现之，令人猝亡。土运不及，不止己年，而甲亦有之，又或太阴司天，失守其位，故木邪鬼现，令人猝亡。

人久坐湿地，强力入水即伤肾，肾为作强之官，技巧出焉，因而三虚，肾神失守，神志失位，神光不聚，诸脏皆言"作接间至"及汗出之由，惟此不言，必脱失也。太阳寒水司天之年，厥阴尚为左间。若太阳不足，则厥阴作接间至，此天虚也。《经脉别论》云："持重远行，汗出于肾。"兼之坐湿入水，肾气必伤，是为三虚。肾神不守，则精衰志失也。却遇水不及之年，或辛不会符，或丙年失守，或太阳司天虚，有黄尸鬼至，现之令人暴亡。水不及者，土邪犯之，故黄尸鬼现，猝然伤人。

人或恚怒，气逆上而不下，即伤肝也，又遇厥阴司天，天数不及，即少阴作接间至，是谓天虚也，此谓天虚人虚也。厥阴司天之年，少阴当为左间。若厥阴不足，则少阴预至。肝气既伤，厥阴又虚，天人俱不足也。又遇疾走恐惧，汗出于肝。天虚人虚，又汗出于肝，是为三虚。肝为将军之官，谋虑出焉，神位失守，神光不聚，肝藏魂，失守则魂神不聚也。又遇木不及年，或丁年不符，或壬年失守，或厥阴司天虚也，有白尸鬼现之，令人暴亡也。白尸鬼现，金胜木也。

以上五失守者，天虚而人虚也，神游失守其位，即有五尸鬼干人，令人暴亡也，谓之曰尸厥。尸鬼干人，则厥逆而死，故谓尸厥。神游者，神气虽游，未离于身，尚不即死。若脉绝身冷，口中涎塞，舌短卵缩，则无及矣，否则速救可苏也。以上五脏失守，独缺金虚伤肺、赤尸鬼一症，必脱简也。惟《邪气脏腑病形篇》所言五脏之伤俱全，但与此稍有不同。详疾病类三。人犯五神易位，即神光不圆也，非但尸鬼，即一切邪犯者，皆是神失守位故也。"神光"，即阳明之气。凡阳气不足，则阴邪犯之。《二十难》曰："脱阳者见鬼。"即神失守位之义。愚按：此二篇所言五鬼干人，其义最详。盖天地间万物万殊，莫非五行之化，人之脏气，鬼之干人，亦惟此耳。故五鬼为邪，各因所胜，此相制之理，出乎当然者也。然以余所验，则有如心神失守、火自为邪者，多见赤鬼；肺金不足、气虚茫然者，多见白鬼；肾阴亏损、目光昏暗者，多见黑鬼；肝木亡阳者，多见青鬼；脾湿为祟者，多见黄鬼。是皆不待胜制，而本脏之邪自现也。至如山野之间，幽隐之处，鬼魅情形，诚有不测，若明本篇之义，则虽千态万状，只此五行包罗尽之，治之以胜，将安遁哉？然鬼本无形，乃能形现，既觉其无中之有，独不能觉其有中之无乎？反之之明，在正心以壮气，虚明以定神。神定，彼将自灭矣。天命所在，彼亦焉能以非祸加人哉？此全神却鬼之道也。古德云："山鬼之伎俩有限，老僧之不见不闻无穷。"斯言至矣。论治类十六章有按当考。此谓得守者生，失守者死，得守则神全，失守则神散。神全则灵明圆聚，故生。神散则魂魄分离，故死。得神者昌，失神者亡。阳气为神，阳盛则神全。阴气为鬼，阳衰则鬼现。阴阳合气，命之曰人，其生在阳，其死在阴。故曰得神者昌，得其阳也；失神者亡，失其阳也。明阴阳聚散之道，则鬼神之妙固不难知，而得失之柄还由于我。古云"人定胜天"，本非虚语。观孟子曰："求则得之，舍则失之。"不于斯言益信乎？

类经图翼（节选）

明 张介宾 撰

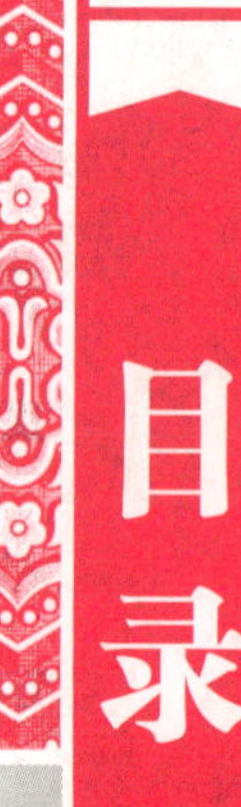

目录

CONTENTS

整理说明

《类经图翼》以专题形式对运气进行发挥，论述极为精辟，是研究运气学说价值甚高的参考文献。

本次《类经图翼（节选）》的整理出版，是在孙国中、方向红点校的《类经》中的“类经图翼”的基础上进行的。同时，参考了其他版本，并根据《中医五运六气全书》统一体例作相应调整、选择、校勘、注释。

序

夫生者，天地之大德也。医者，赞天地之生者也。人参两间，惟生而已，生而不有，他何计焉？故圣人体天地好生之心，阐明斯道，诚仁孝之大端，养生之首务，而达人之必不可废者。

惟其理趣幽深，难于穷究，欲彻其蕴，须悉天人。盖人之有生，惟天是命，天之所育[①]，惟人最灵。故造化者天地之道，而斡旋者圣人之能；消长者阴阳之机，而燮理者明哲之事。欲补天功，医其为最。

惟是死生反掌，千里毫厘，攸系非轻，谈非容易。故不有精敏之思，不足以察隐；不有果敢之勇，不足以回天；不有圆融之智，不足以通变；不有坚持之守，不足以万全。凡此四者，缺一不可，必欲备之，则惟有穷理尽性，格物致知，以求圣人之心斯可也。

然心法之传，只赖《内经》一书，苟欲舍是而言医，不过索方书求糟粕以图侥幸，皆苟且之流耳。医而苟且，害可胜言哉？故扁鹊采《灵》、《素》之精要，设为《八十一难》，以开来学，而邵庵虞先生曰："未必经之当难者，只此八十一条。"盖亦有感而云然。余因醉心有年，遂通为类注，并《图翼》、《附翼》等义。虽辞多烦赘，俚鄙不文，盖亦虑初学之难明，而求悉于理耳。

昔人云："医者，意也，意思精详则得之。"余曰："医者，理也，理透心明斯至矣。"夫扁鹊之目洞垣者，亦窥窍于理耳。故欲希扁鹊之神，必须明理；欲明理，必须求经；经理明而后博采名家，广资意见，其有不通神入圣者，未之有也。高明者以谓然否？

①育：原文作"毓"。

运气上

太虚图

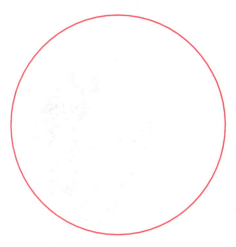

太虚者，太极也。太极本无极，故曰太虚。《天元纪大论》曰："太虚廖廓，肇基化元。"此之谓也。

图一

太极图论

太极者，天地万物之始也。《太始天元册》文曰："太虚廖廓，肇基化元。"老子曰："无名天地之始，有名天地之母。"孔子曰："《易》有太极，是生两仪。"邵子曰："若论先天一事无，后天方要着工夫。"由是观之，则太虚之初，廓然无象，自无而有，生化肇焉。化生于一，是名太极。太极动静而阴阳分，故天地只此动静，动静便是阴阳，阴阳便是太极，此外更无余事。朱子曰："太极分开，只是两个阴阳，阴气流行则为阳，阳气凝聚则为阴。消长进退，千变万化，做出天地间无限事来，以故无往而非阴阳，亦无往而非太极。"

夫太极者，理而已矣。朱子曰："象数未形，理已具。"又曰："未有天地之先，毕竟先有此理。"先儒曰："天下无理外之气，亦无气外之理。故理不可以离气，气不可以外理。理在气亦在，气行理亦行。"夫既有此气，则不能无清浊而两仪以判；既有清浊，则不能无老少而四象以分。故清阳为天，浊阴为地。动静有机，阴阳有变，由此而五行分焉，气候行焉，神鬼灵焉，方隅位焉。

河洛布生成之定数，卦气存奇偶之化机。有死有生，造化之流行不息；有升有降，气运之消长无端。体象有常者可知，变化无穷者莫测。因而大以成大，小以成小；大之而立天地，小之而悉秋毫，浑然太极之理，无乎不在。所以万物之气皆天地，合之而为一天地；天地之气即万物，散之而为万天地。故不知一，不足以知万；不知万，不足以言医。理气阴阳之学，实医道开卷第一义，学者首当究心焉。

阴阳图

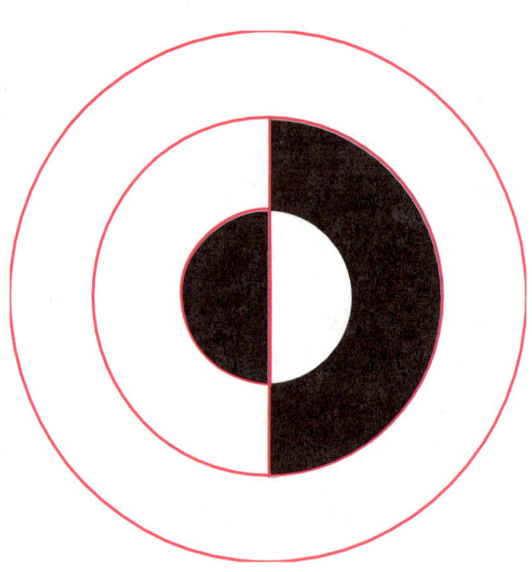

《阴阳应象大论》曰："阴阳者，天地之道也。万物之纲纪，变化之父母，生杀之本始，神明之府也。"

图二

阴阳体象

体象之道，自无而有者也。无者，先天之气；有者，后天之形。邵子曰："天依形，地附气。气以造形，形以寓气。"是以开物者为先天，成物者为后天；无极而太极者先天，太极而阴阳者后天；数之生者先天，数之成者后天；无声无臭者先天，有体有象者后天。先天者太极之一气，后天者两仪之阴阳。阴阳分而天地立，是为体象之祖，而物之最大者也。

由两仪而四象，由四象而五行。程子曰："四象者，阴阳刚柔也。阴阳生天，刚柔生地。"朱子曰："天之四象，日月星辰是也；地之四象，水火土石是也。"邵子曰："天生于动，地生于静。动之始则阳生，动之极则阴生；静之始则柔生，静之极则刚生。阴阳之中，又有阴阳，故有太阴、太阳、少阴、少阳；刚柔之中，又有刚柔，故有太刚、太柔、少刚、少柔。太阳为日，太阴为月，少阳为星，少阴为辰，日、月、星、辰交而天体尽；太柔为水，太刚为火，少柔为土，少刚为石，水、火、土、石交而地体尽。”又曰：“物之大者，莫若天地。天之大，阴阳尽之；地之大，刚柔尽之。阴阳尽而四时成，刚柔尽而四维成。”

四象既分，五行以出，而为水、火、木、金、土。五行之中，复有五行，阴根于阳，阳根于阴，阴阳相合，万象乃生，本乎阳者亲上，本乎阴者亲下。在天为风、云、雷、雨，在地为河、海、山、川，在方隅为东、南、西、北，在气候为春、夏、秋、冬。东有应木之苍龙，西有属金之白虎，南方赤鸟得火气而飞升，北陆玄龟得水性而潜地。

人禀三才之中气，为万物之最灵，目能收万物之色，耳能收万物之声，鼻能收万物之气，口能收万物之味。故二五之气，无乎不具，万有之技，无乎不能。天之四象，人有耳目口鼻以应之；地之四象，人有气血骨肉以应之。三百六十骨节，以应周天之度数；一万三千五百息，以通昼夜之潮汐。故邵子曰：“头圆象天，足方履地。面南背北，左东右西。直立两间之中，正居子午之位。”又曰：“天有四时，地有四方，人有四肢，指节可以观天，掌文可以察地。”得气之清而正者，为圣为贤；得气之偏而浊者，为愚为不肖。近东南者，多柔而仁；近西北者，多刚而义。夷狄亦人而暴悍无礼，以地有偏正，气有钝驳，禀赋所使，不期而然。

故左氏以民之善恶，本乎六气，谓阳禀多者刚而烈，阴禀多者懦而柔；躁戾者阳中之恶，狡险者阴中之乖。是以水性主动，而偏则流；火性主急，而偏则烈；木性多和，而偏则柔；金性多刚，而偏则狠；土性多静，而偏则愚。

至若禽兽草木，动植飞潜，无情有性，莫不皆然。禽兽横生，草木倒生，横生者首东尾西，倒生者枝天根地，亦皆有五气之殊，四方之异。以动者而言，得木气则角而仁柔，得金气则齿而刚利，火性者飞而亲上，水性者潜而就下，土性者静而喜藏。西北之虫，鳞甲而多蛰；东南之虫，羽毛而常腾。以植者而言，得东气者多长而秀，得南气者多茂而郁，斯二者春夏荣而秋冬落；得西气者多强而劲，得北气者多坚而曲，斯二者春夏落而秋冬荣。

凡万物化生总由二气，得乾道者，于人为男，于物为牡；得坤道者，于人为女，于物为牝。乾类属阳者多动，坤类属阴者多静。方隅岁月，气有不同，万物适值其气，随所受而成其性。气得中和，则天为至粹，地为至精，人为至德，飞为鸾凤，走为麒麟，介为龟龙，草为芝兰，木为松柏，石为金玉；气得偏驳，则天有至眚，地有至幽，人有至戾，飞有鸱枭，走有狼虎，介有虺蜴，草有毒吻，木有枳棘，石有礓砾，孰非阴阳之体象。

再自其形迹之有无而言，则昼夜旦暮，朔晦望弦，阴晴寒热，大小方圆，高下升降，左右后先，夫妇男女，言动语默，呼吸表里，浮沉出入，俯仰向背，血气脏腑，轻重粗细，前后头尾，皆体象之有形者也。又如动静幽显，盈虚消息，声音律吕，志意善恶，曰鬼曰神，曰魂曰魄，曰变曰化，曰微曰极，皆体象之无形者也。然有此必有彼，有对必有待。物各有父母，分牝牡于蜉蝣；物各一太极，包两仪于子粒。如蚊喙至微，能通血气；虱睛最眇，亦辨西东。用是而推，则至广至极，至微至精，随气而聚，触机而生，大不可量，小不可测，何莫非阴阳之至德，化工之精妙，亦岂可以造作而形容者欤？

至若奇偶相衔，互藏其宅；一二同根，神化莫测。天为阳矣，而半体居于地下；地为阴矣，而五岳插于天中。高者为阳，而至高之地，冬气常在；下者为阴，而污下之地，春气常存。水本阴也，而温谷之泉能热；火本阳也，而萧丘之焰则寒。阴者宜暗，水则外暗而内明；阳体宜明，火则外明而内暗。声于东而应于西，形乎此而影乎彼。浴天光于水府，涵地影于月宫。阳居盛暑，而五月靡草死；阴极严寒，而仲冬荠麦生。此其变化之道，宁有纪极哉？

第阴无阳不生，阳无阴不成，而阴阳之气，本同一体。《易》曰：“大哉乾元！万物资始。至哉坤元！万物资生。”夫始者天地之立心，生者天地之作用。惟其以无心之心，而成不用之用，此所以根出于一而化则无穷。故有是象则有是理，有是理则有是用，孰非吾道格致之学，所当默识心通者哉！

余尝闻之滑伯仁云：“至微者理也，至著者象也。”体用一原，显微无间，得其理则象可得而推矣。使能启原而达流，因此而识彼，则万化之机，既在吾心，而左右逢原，头头是道矣。孰谓阴阳体象之理为迂远，而可置之无论哉？

五行图

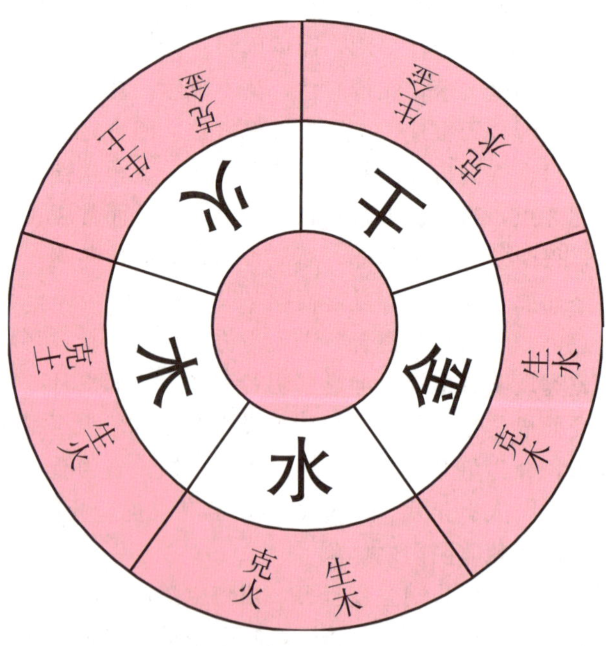

木、火、土、金、水，相生谓之顺；木、土、水、火、金，相克谓之逆。

图三

五行生成数图

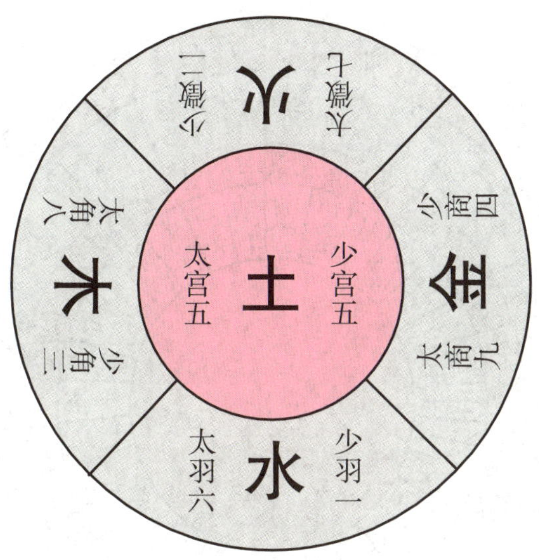

此即《河图》数也，五少者其数生，五太者其数成，土常以生，故不言十。有解。

图四

干支所属五行图

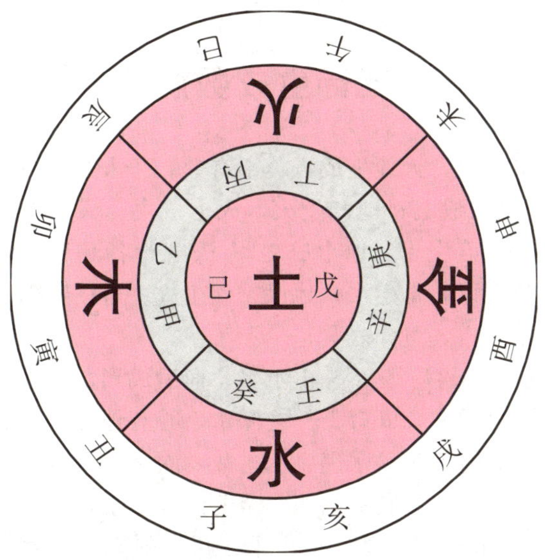

东方甲乙寅卯木，南方丙丁巳午火，西方庚辛申酉金，北方壬癸亥子水，辰戌丑未旺四季，戊己中央皆属土。

图五

六十花甲纳音图

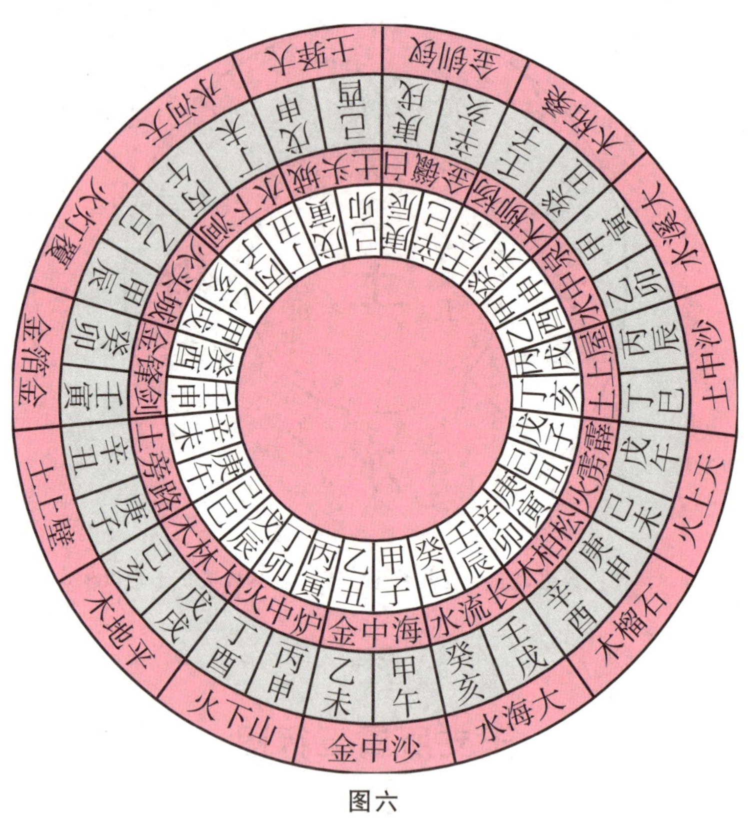

图六

五行生成数解

五行之理，原出自然，天地生成，莫不有数。圣人察《河图》而推定之。其序曰："天一生水，地六成之；地二生火，天七成之；天三生木，地八成之；地四生金，天九成之；天五生土，地十成之。"夫五行各具形质，而惟水火最为轻清，乃造化之初，故天以一奇生水，地以二偶生火。若以物理论之，亦必水火为先，以小验大，以今验古，可知之矣。

如草木未实，胎卵未生，莫不先由于水，而后成形，是水为万物之先，故水数一；化生已兆，必分阴阳，既有天一之阳水，必有地二之阴火，故火次之，其数则二；阴阳既合，必有发生，水气生木，故木次之，其数三；既有发生，必有收杀，燥气生金，故金次之，其数则四。至若天五生土，地十成之，似乎土生最后，而戴廷槐曰："有地即有土矣，若土生在后，则天三之木，地四之金，将何所附？且水火木金，无不赖土，土岂后生者哉？然土之所以言五与十者，盖以五为全数之中，十为成数之极。中者，言土之不偏而总统乎四方；极者，言物之归宿而包藏乎万有，皆非所以言后也。"

再以方位阴阳之理合之亦然，如水旺于子，子者阳生之初，一者阳起之数，故水曰一；火旺于午，午者阴生之初，二者阴起之数，故火曰二；木旺东方，东者阳也，三者奇数亦阳也，故木曰三；金旺西方，西者阴也，四者偶数亦阴也，故金曰四；土旺中宫而统乎四维，五为数中，故土曰五，此五行生数之祖。先有生数而后有成数，乃成一阴一阳生成之道，此天地自然之理也。

虽《河图》列五行之次序，而实以分五行之阴阳。阴阳既有次序，气数必有盛衰。如《六元正纪大论》云“寒化一，寒化六，灾一宫，灾三宫”之类，皆由此数而定。岐伯曰：“太过者其数成，不及者其数生，土常以生也。”谓如甲、丙、戊、庚、壬，五太之年为太过，其数应于成；乙、丁、己、辛、癸，五少之年为不及，其数应于生。惟土之常以生数者，盖五为数之中，土居位之中，而兼乎四方之气，故土数常应于中也。虽《易·系》有“天十成之”之谓，而《三部九候论》曰：“天地之数，始于一，终于九焉。”此所以土不待十而后成也。先圣察生成之数以求运气者，盖欲因数以占夫气化之盛衰，而示人以法阴阳，和术数，先岁气，合天和也。其所以关于生道者非浅，观者其毋忽之。

五行统论

五行者，水、火、木、金、土也。五行即阴阳之质，阴阳即五行之气。气非质不立，质非气不行。行也者，所以行阴阳之气也。朱子曰：“五行质具于地，而气行于天。”其实元初，只一太极，一分为二，二分为四，天得一个四，地得一个四，又各有一个太极行乎其中，便是两其五行而已。故河洛图书具阴阳之象，分左、右、中、前、后，以列五行生成之数焉。

先儒曰：天地者，阴阳对待之定体。一二三四五六七八九十者，阴阳流行之次序，对待非流行不能变化，流行非对待不能自行，此五行所以流行于天地中而为用也。故大挠察天地之阴阳，立十干、十二支以著日月之象。十干以应日，天之五行也。甲阳乙阴为木，丙阳丁阴为火，戊阳己阴为土，庚阳辛阴为金，壬阳癸阴为水。十二支以应月，地之五行也。子阳亥阴曰水，午阳巳阴曰火，寅阳卯阴曰木，申阳酉阴曰金，辰戌阳丑未阴曰土。干支出而六甲成，运气分而时序定。所谓天地相临，阴阳相合，而生成之道存乎其中。

故五行之化无乎不在，精浮于天则为五星，水曰辰星，火曰荧惑，木曰岁星，金曰太白，土曰镇星；形成于地则为五方，水位于北，火位于南，木位于东，金位于西，土位于中。其为四时，则木旺于春，火旺于夏，金旺于秋，水旺于冬，土旺于四季；其为六气，则木之化风，火之化暑与热，土之化湿，金之化燥，水则化寒；其为名目，则水曰润下，火曰炎上，木曰曲直，金曰从革，土爰稼穑；其为功用，则水主润，火主熯，木主敷，金主敛，土主溽；其为形体，则水质平，火质锐，木质长，金质方，土质圆；其为赋性，则水性寒，火性热，木性湿，金性清，土性蒸；其为五帝，则木曰太皞，火曰炎帝，土曰黄帝，金曰少皞，水曰颛顼；其为五神，则木曰勾芒，火曰祝融，土曰后土，金曰蓐收，水曰玄冥；其为五则，则火以应衡，水以应权，木以应规，金以应矩，土以应绳。至若五谷、五果、五畜、五音、五色、五味、五脏之类，无非属于五行也。

又如五行气数之异，阴阳之辨，亦有所不同者。若以气言时之序，则曰木、火、土、金、水。如木当春令为阳稚，火当夏令为阳盛，金当秋令为阴稚，水当冬令为阴盛，是木火为阳，金水为阴也。若以数言生之序，则曰水、火、木、金、土。如天一生水为阳稚，天三生木为阳盛；地二生火为阴稚，地四生金为阴盛，是水木为阳，而火金为阴也。此外如《洛书》乐律，刘向、班固等义，序各不同，无非变化之道，而运用之机，亦无过生克之理耳。故自其相生者言，则水以生木，木以生火，火以生土，土以生金，金以生水；自其相克者言，则水能克火，火能克金，金能克木，木能克土，土能克水；自其胜复者言，则凡有所胜，必有所败，有所败，必有所复。母之败也，子必救之。如水之太过，火受伤矣，火之子土，出而制焉；火之太过，金受伤矣，金之子水，出而制焉；金之太过，木受伤矣，木之子火，出而制焉；木之太过，土受伤矣，土之子金，出而制焉；土之太过，水受伤矣，水之子木，出而制焉。盖造化之机，不可无生，亦不可无制，无生则发育无由，无制则亢而为害。生克循环，运行不息，而天地之道，斯无穷已。

第人知夫生之为生，而不知生中有克；知克之为克，而不知克中有用；知五之为五，而不知五者之中，五五二十五，而复有互藏之妙焉。所谓生中有克者，如木以生火，火胜木乃灰烬；火以生土，土胜火为扑灭；土以生金，金胜则土无发生；金以生水，水胜则金为沉溺；水以生木，木胜则水为壅滞。此其所以相生者，实亦有所相残也。所谓克中之用者，如火之炎炽，得水克而成既济之功；金之顽钝，得火克而成锻炼之器；木之曲直，得金克而成芟削之材；土之旷墁，得木克而见发生之化；水之泛滥，得土克而成堤障之用。此其所以相克者，实又所以相成也。而五常之德亦然，如木德为仁，金德为义，火德为礼，水德为智，土德为信。仁或失于柔，故以义断之；义或失于刚，故以礼节之；礼或失于拘，故以智通之；智或失于诈，故以信正之，是皆生克反用之道也。

所谓五者之中有互藏者，如木之有津，木中水也；土之有泉，土中水也；金之有液，金中水也；火之熔物，火中水也。夫水为造化之原，万物之生，其初皆水，而五行之中，一无水之不可也。火之互藏，木钻之而见，金击之而见，石凿之而见。惟是水中之火，人多不知，而油能生火，酒能生火，雨大生雷，湿多成热者是也。且火为阳生之本，虽若无形，而实无往不在，凡属气化之物，非火不足以生，故五行之中，一无火之不可也。土之互藏，木非土不长，火非土不荣，金非土不生，水非土不蓄。万物生成，无不赖土，而五行之中，一无土之不可也。木之互藏，生于水，植于土，荣于火，成于金。凡发生之气，其化在木。即以人生而言，所衣所食皆木也，得木则生，失木则死，故曰人生于寅，寅者阳木之位也。由人而推，则凡动植之类，何非阳气，而又何非木化，此五行万物之中，一无木之不可也。金之互藏，产于山石，生诸土也；淘于河沙，隐诸水也；草有汞，木有镴，藏于木也；散可结，柔可刚，化于火也。然金之为用，坚而不毁，故《易》曰：乾为金。”夫乾象正圆，形如瓜卵，柔居于中，刚包乎外，是以天愈高而愈刚，地愈下而愈刚。故始皇起坟骊山，深入黄泉三百丈，凿之不入，烧之不毁。使非至刚之气，真金之体，乃能若是其健而运行不息乎？故凡气化之物，不得金气，无以坚强，所以皮壳在外而为捍卫者，皆得乾金之气以固其形，此五行万物之中，一无金之不可也。

由此而观，则五行之理，交互无穷，故甲、丙、戊、庚、壬，天之阳干也，而交于地之子、寅、辰、午、申、戌；乙、丁、己、辛、癸，天之阴干也，而交于地之丑、亥、酉、未、巳、卯。天地五行，挨相交配，以天之十而交于地之十二，是于五行之中，各具五行，乃成六十花甲，由六十花甲而推于天地万物，其变可胜言哉？然而变虽无穷，总不出乎阴阳，阴阳之用，总不离乎水火，所以天地之间，无往而非水火之用。欲以一言而蔽五行之理者，曰：“乾、坤付正性于坎、离，坎、离为乾、坤之用耳。”

二十四向八刻二十分图

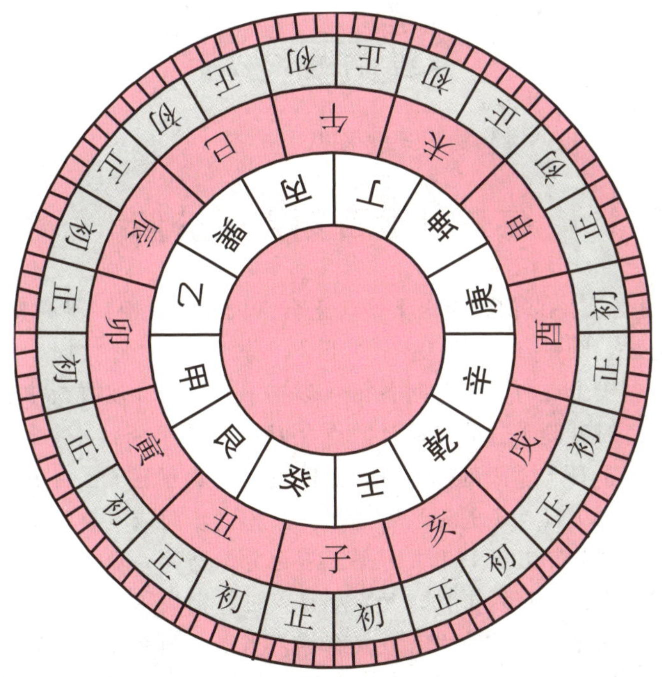

每日十二时，每时得八刻二十分，每刻分为六十分。分八刻为前后，则前四刻为初四刻，后四刻为正四刻。分二十分为前后，则前十分为初初刻，后十分为正初刻。二十分者，即每刻六十分之二十也。

图七

每日气数百刻六千分图

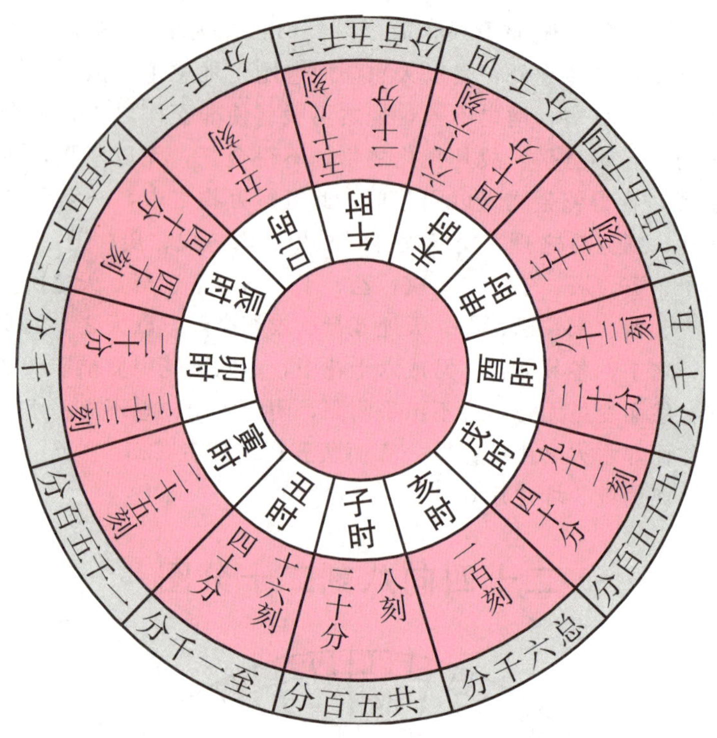

图八

每日气数百刻六千分解

按：《周礼总义》每刻分为六十分，正合《天元纪大论》所谓天以六为节也。今遵此数推衍之，则每日百刻，总计六千分，分六千分为十二时，则每时各得五百分。又分百刻于十二时，则每时各得八刻二十分，总计岁有六步二十四气，则每气得十五日二时五刻十二分半，计数得九万一千三百一十二分半。积四气而成步，则每步得六十日十时四刻一十分，计数得三十六万五千二百五十分，即《六微旨大论》所谓六十日八十七刻半者是也。又积六步而成岁，则每岁得三百六十五日二十五刻，计数得二百一十九万一千五百分，乃为一岁之定数。然以每月三十日计之，则每岁只三百六十日，又除小月六日，则只三百五十四日，共少于前数者十一日，乃积余日，大约六十五气有零，当得一闰，统十九年以成七闰，而岁气成矣。故《六节脏象论》曰："大小月三百六十五日而成岁，积气余而盈闰矣。"《六节脏象论》义详运气类第一章。

二十四气昼夜长短百刻之图

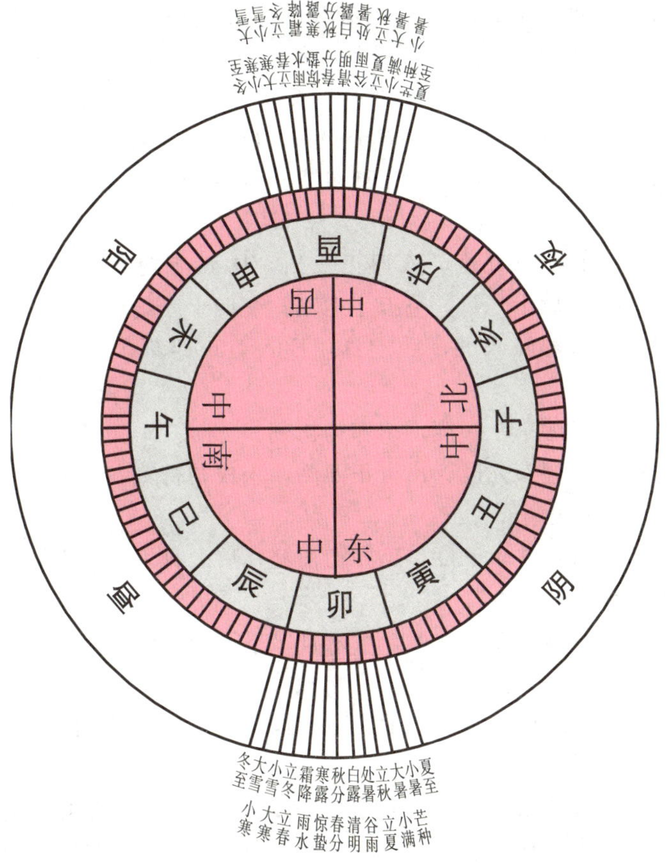

图九

四季日躔宿度昼夜长短刻数

冬至十一月中，日躔箕四度，出辰初初刻，入申正四刻，昼长四十一刻，夜长五十九刻。

小寒十二月节，日躔斗十度，入酉初初刻；后六日，日出卯正四刻，昼四十二刻，夜五十八刻。

大寒十二月中，日躔牛三度；后四日，昼四十三刻，夜五十七刻；后十一日，日入酉初一刻；后十三日，日出卯正三刻，昼四十四刻，夜五十六刻。

立春正月节，日躔虚一度；后六日，昼四十五刻，夜五十五刻；后十二日，日入酉初二刻；后十三日，日出卯正二刻，昼四十六刻，夜五十四刻。

雨水正月中，日躔危六度；后六日，昼四十七刻，夜五十三刻；后十二日，日入酉初三刻；十三日，日出卯正一刻，昼四十八刻，夜五十二刻。

惊蛰二月节，日躔室六度；后六日，昼四十九刻，夜五十一刻；后十二日，日入酉初四刻；十三日，日出卯正初刻；十四日，日入酉正初刻，昼五十刻，夜五十刻。

春分二月中，日躔壁三度，出卯初四刻；后七日，昼五十一刻，夜四十九刻；后十五日，日入酉正一刻，昼五十二刻，夜四十八刻。

清明三月节，日躔奎九度，出卯初三刻；后七日，昼五十三刻，夜四十七刻；后十五日，日入酉正二刻，昼五十四刻，夜四十六刻。

谷雨三月中，日躔娄六度，出卯初二刻；后七日，昼五十五刻，夜四十五刻。

立夏四月节，日躔胃九度，入酉正三刻，昼五十六刻，夜四十四刻；后三日，日出卯初一刻；后十一日，昼五十七刻，夜四十三刻。

小满四月中，日躔昴八度，后十日，日入酉正四刻，昼五十八刻，夜四十二刻。

芒种五月节，日躔毕十一度，出卯初初刻。

夏至五月中，日躔参九度，出寅正四刻，入戌初初刻，昼五十九刻，夜四十一刻。

小暑六月节，日躔井十三度，出卯初初刻；后七日，日入酉正四刻，昼五十八刻，夜四十二刻。

大暑六月中，日躔井二十八度；后六日，昼五十七刻，夜四十三刻；后十三日，日出卯初一刻。

立秋七月节，日躔柳十度，入酉正三刻，昼五十六刻，夜四十四刻；后十日，昼五十五刻，夜四十五刻。

处暑七月中，日躔张五度，出卯初二刻；后二日，入酉正二刻，昼五十四刻，夜四十六刻；十一日，昼五十三刻，夜四十七刻；十五日，日出卯初三刻。

白露八月节，日躔翼二度；后二日，日入酉正一刻，昼五十二刻，夜四十八刻；后十日，昼五十一刻，夜四十九刻。

秋分八月中，日躔翼十七度，出卯初四刻；后二日，日入酉正初刻；三日，日出卯正刻，昼五十刻，夜五十刻；后五日，入酉初四刻；后十日，昼四十九刻，夜五十一刻。

寒露九月节，日躔轸十三度；后三日，日出卯正一刻，昼四十八刻，夜五十二刻；后五日，日入酉初三刻；后十日，昼四十七刻，夜五十三刻。

霜降九月中，日躔角九度；后三日，日出卯正二刻，昼四十六刻，夜五十四刻；后五日，日入酉初二刻；后十一日，昼四十五刻，夜五十五刻。

立冬十月节，日躔氐二度；后五日，日出卯正三刻，昼四十四刻，夜五十六刻；六日，日入酉初一刻；十三日，昼四十三刻，夜五十七刻。

小雪十月中，日躔房一度；后十一日，日出卯正四刻，昼四十二刻，夜五十八刻。

大雪十一月节，日躔尾六度，入酉初初刻。

二十四气斗纲图

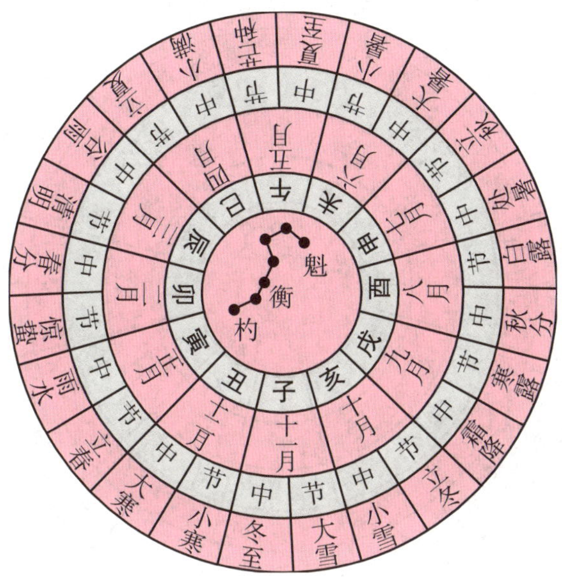

五日谓之一候，积三候十五日有零谓之一气，积六气九十日有零为一时，积四时三百六十五日二十五刻为一岁。

图十

十二次会中星图

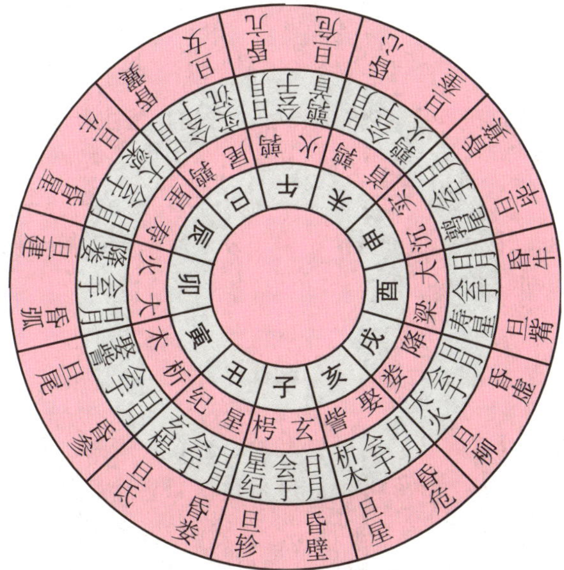

此图当与前图合观

图十一

二十八宿过宫分野图

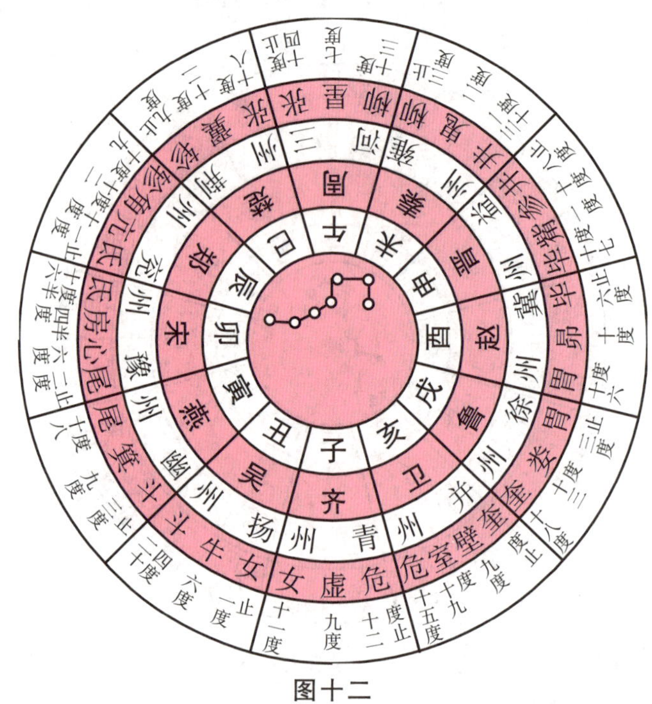

图十二

二十四气七十二候

正月

立春

初候，东风解冻。阳和至而坚凝散也。二候，蛰虫始振。“振”，动也。三候，鱼陟负冰。“陟”，音职，升也，高也。阳气已动，鱼渐上游而近于冰也。

雨水

初候，獭祭鱼。此时鱼肥而出，故獭先祭而后食。二候，候雁北。自南而北也。三候，草木萌动。是为可耕之候。

二月

惊蛰

初候，桃始花。阳和发生，自此渐盛。二候，仓庚鸣。黄鹂也。三候，鹰化为鸠。“鹰”，鸷鸟也，此时鹰化为鸠，至秋则鸠复化为鹰。

春分

初候，玄鸟至。燕来也。二候，雷乃发声。雷者，阳之声，阳在阴内不得出，故奋激而为雷。三候，始电。电者，阳之光，阳气微则光不见，阳盛欲达而抑于阴，其光乃发，故云始电。

三月

清明

初候，桐始花。二候，田鼠化为鴽，牡丹花。“鴽”，音如，鹌鹑属。“鼠”，阴类，阳气盛则鼠化为鴽，阴气盛则鴽复化为鼠。三候，虹始现。“虹”，音洪。阴阳交会之气，纯阴纯阳则无。若云薄漏日，日穿雨影则虹现。

谷雨

初候，萍始生。二候，鸣鸠拂其羽。飞而两翼相拍，农急时也。三候，戴胜降于桑。织纴之鸟，一名戴鵀，降于桑以示蚕妇也，故曰：“女功兴而戴鵀鸣。”

四月

立夏

初候，蝼蝈鸣。“蝼”，蛄也。诸言蚓者非也。二候，蚯蚓出。蚯蚓阴物，感阳气而出。三候，王瓜生。王瓜色赤，阳之胜也。

小满

初候，苦菜秀。火炎上而味苦，故苦菜秀。二候，靡草死。葶苈之属。三候，麦秋至。秋者，百谷成熟之期，此时麦熟，故曰麦秋。

五月

芒种

初候，螳螂生。俗名刀螂，《说文》名拒斧。二候，鵙始鸣。“鵙”，居畜切，伯劳也。三候，反舌无声。百舌鸟也。

夏至

初候，鹿角解。阳兽也，得阴气而解。二候，蜩始鸣。“蜩”，音调，蝉也。三候，半夏生。药名也，阳极阴生。

六月

小暑

初候，温风至。二候，蟋蟀居壁。亦名促织，此时羽翼未成，故居壁。三候，鹰始挚。“挚”，音至。鹰感阴气乃生杀心，学习击搏之事。

大暑

初候，腐草为萤。离明之极，故幽类化为明类。二候，土润溽暑。“溽”，音辱，湿也。三候，大雨时行。

七月

立秋

初候，凉风至。二候，白露降。三候，寒蝉鸣。蝉小而青赤色者。

处暑

初候，鹰乃祭鸟。鹰杀鸟，不敢先尝，示报本也。二候，天地始肃。清肃也。三候，禾乃登。稷为五谷之长，首熟此时。

八月

白露

初候，鸿雁来。自北而南也。一曰：大曰鸿，小曰雁。二候，玄鸟归。燕去也。三候，群鸟养羞。羞，粮食也，养羞以备冬月。

秋分

初候，雷始收声。雷于二月阳中发声，八月阴中收声。二候，蛰虫坯户。“坯”，音培。坯户，培其穴之户窍而将蛰也。三候，水始涸。《国语》曰：“辰角现而雨毕，天根现而水涸。雨毕而除道，水涸而成梁。”辰角者，角宿也。天根者，氐、房之间也。现者，旦现于东方也。辰角现九月本，天根现九月末，本末相去二十一日余。

九月

寒露

初候，鸿雁来宾。“宾”，客也。先至者为主，后至者为宾，盖将尽之谓。二候，雀入大水为蛤。飞者化潜，阳变阴也。三候，菊有黄花。诸花皆不言，而此独言之，以其花于阴而独盛于秋也。

霜降

初候，豺乃祭兽。孟秋鹰祭鸟，飞者形小而杀气方萌。季秋豺祭兽，走者形大而杀气乃盛也。二候，草木黄落。阳气去也。三候，蛰虫咸俯。“俯”，蛰伏也。

十月

立冬

初候，水始冰。二候，地始冻。三候，雉入大水为蜃。“蜃”，肾慎二音，蚌属。

小雪

初候，虹藏不现。季春阳胜阴，故虹现。孟冬阴胜阳，故藏而不现。二候，天气上升，地气下降。三候，闭塞而成冬。阳气下藏地中，阴气闭固而成冬。

十一月

大雪

初候，鹖鴠不鸣。“鹖鴠”，音曷旦。夜鸣求旦之鸟，亦名寒号虫，乃阴类而求阳者。兹得一阳之生，故不鸣矣。二候，虎始交。虎本阴类，感一阳而交。三候，荔挺出。“荔”，一名马兰，叶似蒲而小，根可为刷。

冬至

初候，蚯蚓结。阳气未动，屈首下向。阳气已动，回首上向，故屈曲而结。

二候，麋角解。阴兽也，得阳气而解。三候，水泉动。天一之阳生也。

十二月

小寒

初候，雁北乡。一岁之气，雁凡四候，如十二月雁北乡者，乃大雁，雁之父母也；正月候雁北者，乃小雁，雁之子也；八月鸿雁来，亦大雁，雁之父母；九月鸿雁来宾者，亦小雁，雁之子也。盖先行者其大，随后者其小也。此说出晋干宝，宋人述之以为的论。二候，鹊始巢。鹊知气至，故为来岁之巢。三候，雉雊。"雊"，句、姤二音，雉鸣也。"雉"，火畜，感于阳而后有声。

大寒

初候，鸡乳。"鸡"，木畜也。得阳气而卵育，故云乳。二候，征鸟厉疾。"征鸟"，鹰隼属，杀气盛极，故猛盛迅疾而善于击也。三候，水泽腹坚。阳气未达，东风未至，故水泽正结而坚。

斗纲解

一岁四时之候，皆统于十二辰。十二辰者，以斗纲所指之地，即节气所在之处也。正月指寅，二月指卯，三月指辰，四月指巳，五月指午，六月指未，七月指申，八月指酉，九月指戌，十月指亥，十一月指子，十二月指丑，谓之月建。天之元气，无形可观，观斗建之辰，即可知矣。斗有七星，第一曰魁，第五曰衡，第七曰杓，此三星谓之斗纲。假如正月建寅，昏则杓指寅，夜半衡指寅，平旦魁指寅。余月仿此。

十二辰次六合解

十二辰次者，如星纪析木之类，十二次也；斗杓所指之月，十二建也；日月所会之次，十二辰也。如子月日月会于星纪，乃在牛宿度中；丑月日月会于玄枵，乃在虚宿度中。天地之气，建在子，会在丑；建在丑，会在子；建在寅，会在亥；建在亥，会在寅。十二宫相合皆然，所以谓之六合，前二图当参看。

二十八宿过宫歌

奎二过戌胃四酉，毕七从申未井九。
柳四方才过午行，张十五度归蛇首。
轸十过辰氐二卯，尾三到寅斗四丑。
女星二度入子宫，危十三兮从亥走。

二十八宿说

二十八宿，《史记》作二十八舍。如角、亢、氐、房、心、尾、箕，为东方七宿，位应苍龙，共计七十五度；斗、牛、女、虚、危、室、壁，为北方七宿，位应玄武，共九十八度四分度之一；奎、娄、胃、昴、毕、觜、参，为西方七宿，位应白虎，共八十度；井、鬼、柳、星、张、翼、轸，为南方七宿，位应朱雀，共一百一十二度。自房至毕十四宿，为阳主昼；自昴至心十四宿，为阴主夜。此经星之不动，而分主四方昼夜者，总计一百六十八星，三百六十五度四分度之一，以成周天之额数，而凡阴阳气数之变化，莫不昭著于此，医家不可不知。

中星岁差考

中星者，所以验岁时之气候，每于平旦初昏，见于南方正午之位者是也。四时十二月以次而转，第在尧时天心建子，甲辰冬至，日次虚鼠。汉太初冬至日次牵牛，唐大衍冬至日次南斗，宋至今冬至日次南箕。又，尧时中星昏中昴，今则昏中近奎矣，古今不同如此，始见岁差有度也。岁差者，以天有三百六十五度四分度之一，岁有三百六十五日四分日之一，天度行四分之一而稍有余，日行四分之一而颇不足。故天度常舒，日度常缩，天渐差而西，日渐差而东，此所以古今有异。自尧时至今已差五十余度，东晋虞喜谓约以五十年差一度，何承天以为太过，乃倍其年而又觉不及，至隋刘焯取二家之说而折中之，谓七十五年差一度，自后诸说不同。至元世祖用郭守敬所造授时历，谓六十六年有奇差一度者，似为近之。然岁久时更，恐尚有未能必者，兹并录之，以见岁差之概。

奎壁角轸天地之门户说

《五运行大论》曰："所谓戊己分者，奎壁角轸，则天地之门户也。"夫奎壁临《乾》，当戊土之位；角轸临《巽》，当己土之位。《遁甲经》亦曰："六戊为天门，六己为地户。"然而曰门曰户，必有所谓，先贤俱未详及。予常考周天七政躔度，则春分二月中，日躔壁初，以次而南，三月入奎、娄，四月入胃、昴、毕，五月入觜、参，六月入井、鬼，七月入柳、星、张；秋分八月中，日躔翼末，以交于轸，循次而北，九月入角、亢，十月入氐、房、心，十一月入尾、箕，十二月入斗牛，正月入女、虚、危，至二月复交于春分而入奎壁矣。是日之长也，时之暖也，万物之发生也，皆从奎、壁始；日之短也，时之寒也，万物之收藏也，皆从角、轸始。故曰春分司启，秋分司闭。夫既司启闭，要非门户而何？然自奎、壁而南，日就阳道，故曰天门；角轸而北，日就阴道，故曰地户。

又如春分日躔壁初，故言奎、壁。秋分日躔翼末，何以不言翼、轸而言角、轸？盖自角以后十四宿，计一百七十三度四分度之一，自奎以后十四宿，计一百九十二度，度有不齐，此秋分之所以在翼末，而经言角、轸者，正以翼度将完，而角、轸正当其令。且奎壁、角轸为对待之宿，而奎、壁为西北之交，角、轸为东南之交，故经云奎壁、角轸，天地之门户也。是以伏羲六十四卦方图，以乾居西北，坤居东南，正合天门地户之义。凡候之所始，即道之所生，又[1]不可不通也。

气数统论

气者，天地之气候。数者，天地之定数。天地之道，一阴一阳而尽之，升降有期而气候行，阴阳有数而次第立。次第既立，则先后因之而定；气候即行，则节序由之而成。节序之所以分者，由寒暑之再更，寒暑之所以更者，由日行之度异。每岁之气，阳生于子而极于午，阴生于午而极于子。阳之进者，阴之退；阴之退者，阴之生。一往一来，以成一岁。朱子曰："冬至前四十五日属今年，后四十五日属明年。子时前四刻属今日，后四刻属明日。"邵子曰："冬至子之半，天心无改移。"是俱言一发之气，终始皆在于子半，而冬至之日，正当斗柄建于子中，是为一岁之首尾也。

岁有三百六十五日二十五刻者，以周天之度，凡三百六十五度四分度之一也。天之行速，故于一昼一夜，行尽一周而过日一度，日行稍迟，每日少天一度，凡行三百六十五日二十五刻，少天一周，复至旧处而与天会，是为一岁。故岁之日数，由天之度数而定，天之度数，实由于日之行数而见也。

岁有十二月者，以月之行天，又迟于日，每日少天十三度十九分度之七，又曰：百分度之三十七。积二十九日九百四十分日之四百九十九，与日合朔而为一月。岁有十二会，故为十二月；斗有十二建，故为十二辰。斗之所建地上辰，辰之所会天上次，斗与辰合而月建昭然矣。故十一月建在子，一阳卦复；十二月建在丑，二阳卦临；正月建在寅，三阳卦泰；二月建在卯，四阳卦大壮；三月建在辰，五阳卦夬；四月建在巳，六阳卦乾；五月建在午，一阴卦姤；六月建在未，二阴卦遁；七月建在申，三阴卦否；八月建在酉，四阴卦观；九月建在戌，五阴卦剥；十月建在亥，六阴卦坤。是为一岁之气，而统言其月日也。

月日既定，时序乃分，四而分之，是为四季，曰春、曰夏、曰秋、曰冬。春为阳始，阳始则温，故曰少阳，少阳数七，阴中阳也。其气木，自东而西；其令生，自下而上。春者，蠢也，言万物之蠢动也。夏为阳极，阳极则热，故曰老阳，老阳数九，阳中阳也。其气火，自南而北；其令长，自长而茂。夏者，大也，言万物之盛大也。秋为阴始，阴始则凉，故曰少阴，少阴数八，阳

[1]"又"，原文作"有"，乃同音假借，故改之。后凡见此者，均改之，不再出注。

中阴也。其气金，自西而东；其令收，自上而下。秋者，收也，言万物之收敛也。冬为阴极，阴极则寒，故曰老阴，老阴数六，阴中阴也。其气水，自北而南；其令藏，自下而闭。冬者，终也，言万物之尽藏也。土为充气，其位象君，故不主时，分旺四季，各一十八日，以五分而分四季，每分各得七十二日，以成一岁之数。

然而一岁之气始于子，四季之春始于寅者何也？盖以建子之月，阳气虽始于黄钟，然犹潜伏地下，未现发生之功，及其历丑转寅，三阳始备，于是和风至而万物生，萌芽动而蛰藏振，遍满寰区，无非生意，故阳虽始于子，而春必起于寅。是以寅、卯、辰为春，巳、午、未为夏，申、酉、戌为秋，亥、子、丑为冬，而各分其孟、仲、季焉。由四季而分为八节，则春秋有立而有分，夏冬有立而有至。四季何以言立？立者建也，谓一季之气，建立于此也。

春秋何以言分，分者半也，谓阴阳气数，中分于此也。故以刻数之多寡言，则此时昼夜各得五十刻，是为昼夜百刻之中分；以阴阳寒暄言，则春分前寒而后热，秋分前热而后寒，是为阴阳寒热之中分；以日行之度数言，则春分后日就赤道之北，赤道者，天之平线居两极之中，各去九十一度三分度之一，横络天腹以纪经纬之度数也。日行之路谓之黄道，月行之路谓之白道。秋分后日就赤道之南，是为日行南北之中分，故春分曰阳中，秋分曰阴中也。

夏冬何以言至？至者极也，言阴阳气数，消长之极也。故以刻数之多寡言，则夏至昼长五十九刻，夜长四十一刻；冬至昼长四十一刻，夜长五十九刻，是为昼夜长短之至极；以阴阳之寒暄言，则冬至阴极而阳生，夏至阳极而阴生，是为阴阳寒热之至极；以日行之度数言，则冬至日南极而北返，夏至日北极而南返，是为日行南北之至极。故冬至曰阳始，夏至曰阴始也。《至正要大论》曰：“气分谓之分，气至谓之至，至则气同，分则气异”者是也。

由四季而分为二十四气，则每季各得六气。如立春、雨水、惊蛰、春分、清明、谷雨，为春之六气，而四季各六也。由二十四气而分为七十二候，则每气各得三候，如《礼记·月令》及《吕氏春秋》云：“立春节，初五日，东风解冻，为初候；次五日，蛰虫始振，为二候；后五日，鱼陟负冰，为三候也。候之所以五日者，天数五，以竟五行之气也。《六节脏象论》曰：“五日谓之候，三候谓之气，六气谓之时，四时谓之岁”也。然而一岁之中，复又有大六气以统之者，曰风、热、暑、湿、燥、寒，分司天在泉，左右间气，以行客主之令。斯天地之气，如环无端，周而复始，而亿万斯年，运行不息矣。

然而既有其气，亦必有其数。数非气不行，气非数不立。故《易传》曰：“凡天地之数，五十有五，此所以成变化而行鬼神也。”然太极未动，气未见也，数何有焉？及自动而生阳，便有一数；自动而静，便是二数；静极复动，便是三数；动极复静便是四数。朱子曰：“两仪者，始为一画以分阴阳，四象者，次为二画以分太少也。”是数之所起，亦惟阴阳而已。老子曰：“一生二，二生三，三生万物。”夫一者太极也，二者阴阳也，三者阴阳之交也，阴阳交而万物生矣。阳数奇而属天，阴数偶而属地。天圆径一而围三，地方径一而围四，四为二偶，故曰两地，二四合六，阴数从此而凝定。三二相合，是为五数，故图书之数，皆以五居中也。

《河图》以天一生水，一得五而六，故地以六成之而居北；地二生火，二得五而七，故天以七成之而居南；天三生木，三得五而八，故地以八成之而居东；地四生金，四得五而九，故天以九成之而居西；天以五生土，五得五为十，故地以十成之而居中。生数为主而居内，成数为配而居外，此则《河图》之定数也。若以阴阳之次第老少参之，则老阳位一而数九，少阴位二而数八，少阳位三而数七，老阴位四而数六。阳主进，故由少阳之七，逾八至九而其进已极，故曰老阳；阴主退，故由少阴之八，逾七至六而其退已极，故曰老阴。阳数长，故少阳之七长于六，老阳之九长于八；阴数消，故少阴之八消于九，老阴之六消于七。此阴阳老少，消长进退之理也。故《河图》以老阳之位一而配老阴之数六，少阴之位二而配少阳之数七，少阳之位三而配少阴之数八，老阴之位四而配老阳之数九，是又《河图》阴阳互藏之妙也。故伏羲则之以画八卦，孔子推之而为大衍，而三百八十四爻，一万五百二十策，而乾、坤万物之数备矣。

《洛书》之数，则阳为君而阴为臣，君居正而臣居侧，故戴九履一，左三右七，二四为肩，六八为足，五居于中，而纵横之数皆十五。一居正北，得中为六，而合南方之九为十五；三居正东，得中为八，而合西方之七为十五；二居西南，得中为七，而合东北之八为十五；四居东南，得中为九，而合西北之六为十五。故大禹则之以叙九畴，一曰五行，二曰五事，三曰八政，四曰五纪，五曰皇极，六曰三德，七曰稽疑，八曰庶征，九曰福德。皇极居中，而八者环列于外。

《河图》之数，分生成而言其全，以生数为主，而以成数合之。故《河图》之位十，而数凡五十五。《洛书》之数分奇偶，而言其变，以四正之阳而统四隅之阴，故《洛书》之位九，而数凡四十五。合河洛二数，共成一百，乃为天地自然之全数。然二数虽有异同，而理则相为迭用，是以天地之数，始于一而全于十。天数五，一三五七九是也；地数五，二四六八十是也。天数二十五，五其五也；地数三十，六其五也。小衍为十，两其五也；大衍五十，十其五也。故又曰五为数祖。邵子曰："天地之本起于中。"

夫数之中者五与六也，五居一三七九之中，故曰五居天中为生数之主；六居二四八十之中，故曰六居地中为成数之主。《天元纪大论》曰："天以六为节，地以五为制。"是以万候之数，总不离于五与六也，而五六之用，其变见于昭著者，尤有显证。如初春之桃五其瓣，天之所生也；深冬之雪六其出，地之所成也。造化之妙，夫岂偶然？

故以五而言，则天有五星，地有五岳，人有五常，以至五色、五味、五谷、五畜之类，无非五也。而十根于一，百根于十，小之而厘毫尘秒，大之而亿兆无量，总属五之所化，而皆统于天之五中也。

以六而言，则天有六合，岁有六气，卦有六爻，以至六律六吕，六甲六艺之类，无非六也。而老阳之数三十六，老阴之数二十四，合之而为六十；少阳之数二十八，少阴之数三十二，合之亦为六十。总属六之所化，而皆统于地之六中也。

总之，五为阳也，而五实统乎阴之六；六为阴也，而六实节于阳之五。《天元纪大论》曰："所以欲知天地之阴阳者，应天之气，动而不息，故五岁而右迁；应地之气，静而守位，故六期而环会。"五六相合，而七百二十气为一纪，得非天地之气，总皆五六之所生成者欤！

试举一岁之气，及干支之数而言，从天用干，则五日一候，五阴五阳而天之所以有十干，甲戊以阳变，己癸以阴变，五之变也；从地用支，则六日一变，六刚六柔而地之所以有十二支，子巳以阳变，午亥以阴变，六之变也。十干以应日，十二支以应月，故一年之月两其六，一月之日六其五，一年之气四其六，一气之候三其五，总计一年之数三十六甲而周以天之五，三十子而周以地之六，故为十二月、以二因六得此。二十四气、以十五日，归三百六十得此。七十二候、以五日归三百六十得此。三百六十日、以三十日，因十二月得此。四千三百二十辰、以十二辰，因三百六十日得此。十二万九千六百分，以三百六十日，因三百六十分得此。何非五六之所化。一岁之数如此，而元会运世之数亦如此。如一岁之统十二月，一月之统三十日，一日之统十二时，一时之统三十分。故一元之统十二会，一会之统三十运，一运之统十二世，一世之统三十年，而天地气运之道，概乎此矣。

惟是数之为学，圆通万变，大则弥纶宇宙，小则纤悉秋毫。若夫拆一为二，拆二为四，拆四为八，拆八而十六，拆之到底，何有穷已？譬之因根而干，因干而枝，愈多则愈细，愈细则愈繁，固茫然莫可测其徼，而实则各得其一耳。故凡象之在天下，形之在地上，鬼神居幽冥之间，无不丽乎数，而先王所以察河洛之图书，垂奇偶之名目，数天以度，数地以里，数鬼神以阴阳，数气候以律吕；轻重者数以权衡，方圆者数以规矩，长短者数之以度，浅深者数之以量；归除可以数消，因乘可以数长。然则仰而观，俯而察，上而苍天，下而黄泉，大含元气，细入无伦，亦有能逃于数之外者否乎？故以天地而观人，则人实太仓之一粟，以数而观天地，则天地特数中之一物耳。数之为学，岂易言哉？苟能通之，则幽显高下，无不会通，而天地之大，象数之多，可因一而推矣。明乎此者，自列圣而下，惟康节先生一人哉！

附：邵子元会运世总数

一分统十二秒

一时统三十分　三百六十秒

一日统十二时　三百六十分

　　　　　　　四千三百二十秒

一月统三十日　三百六十辰三十个十二辰

　一万八百分　十二万九千六百秒

一年统十二月　三百六十日十二个三十日
四千三百二十辰　十二万九千六百分
一世统三十年　三百六十月三十个十二月
四千三百二十日　十二万九千六百辰
一运统十二世　三百六十年十二个三十年
四千三百二十月　十二万九千六百日
一会统三十运　三百六十世三十个十二世
一万八百年　十二万九千六百月
一元统十二会　三百六十运十二个三十运
四千三百二十世　十二万九千六百年

十干起子建寅图

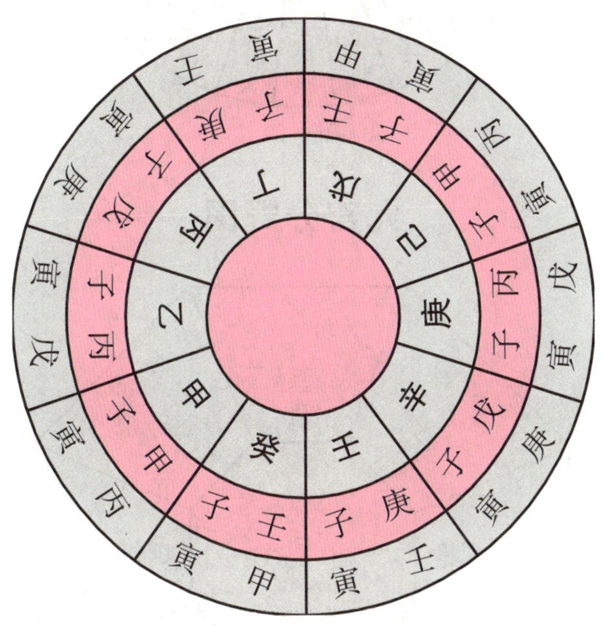

甲己还加甲，乙庚丙作初。
丙辛从戊起，丁壬庚子居。
戊癸何方始？壬子是直途。
求正月建寅法，于子上进二位。
如甲子至寅，即丙寅也，余仿此。

图十三

二十八宿五行所属图

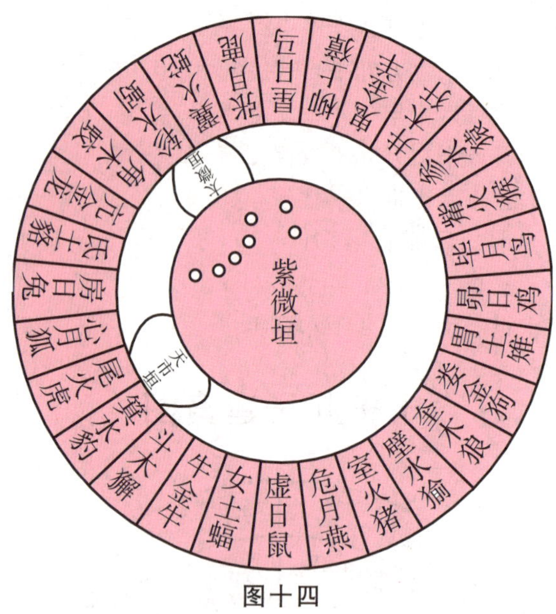

图十四

九宫分野图

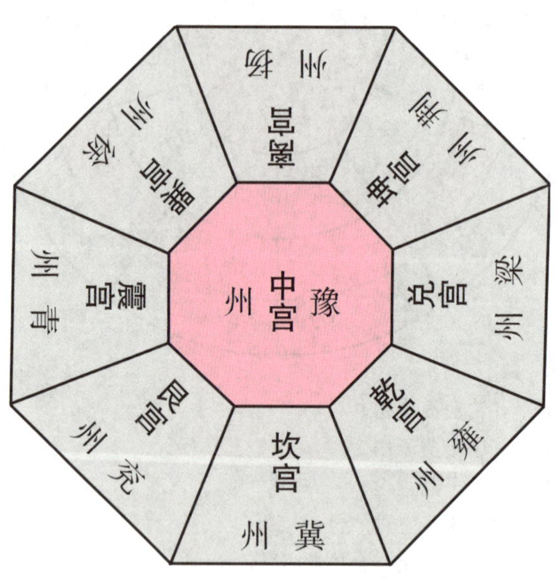

上九州十二宫天星分野，《内经》只言九宫分数，未有九州详载，按殷周以下之制，皆以扬州隶丑，青州隶子，徐州隶戌，如前图之类，莫解所谓。且天星周于六合，而欲以中国尽配之其义何居？及考《奇门》诸家则合于《禹贡》，复有此九宫分野，与前十二宫者有所不同，抑又何也？此其中恐有误者，盖不在此则在彼矣，今并图于此以便考正。

图十五

《禹贡》九州分野

《尔雅》有徐、幽、营，而无青、梁、并。青入于徐，梁入于雍，并入于冀，此殷制也。《职方》有青、幽、并，而无徐、梁、营，分冀为并，而并营于幽，复《禹贡》之青而以徐入青也。

冀州今属北直隶，山西兼河南省彰德、卫辉、怀庆三府。

《禹贡》曰："冀州"。冀州三面距河，兖河之西，雍河之东，豫河之北。《周礼·职方》河内曰冀州是也，又曰幽州，而营并于幽，营即辽东也。

兖州今属山东省，兖州东昌二府。

《禹贡》曰："济河惟兖州。"其界东南据济，西北距河。

青州今属山东省，青州、济南、登州、莱州四府，并辽东。

《禹贡》曰："海岱惟青州。"其界东北至海，西南距岱。"岱"，泰山也。

徐州今属南直隶，徐州。

《禹贡》曰："海岱及淮惟徐州。"其界东至海，南至淮，北至岱，而西不言济者，以岱之阳，济东为徐；岱之北，济东为青，言济不足以辨，故略之也。《尔雅》济东曰徐州者，商无青，并青于徐也。《周礼》正东曰青州者，周无徐，并徐于青也。

扬州今属南直隶、浙江、江西、福建、广东五省。

《禹贡》曰："淮海惟扬州。"其界北至淮，东南至于海。

荆州今属湖广、广西、贵州三省。

《禹贡》曰："荆及衡阳惟荆州。"其界北距南条荆山，南尽衡山之阳，唐孔氏曰荆州以衡山之阳为至者，盖南山惟衡山最大，以衡阳言之，见其地不止此山，而犹包其南也。

豫州今属河南省，兼湖广、襄阳、郧阳二府。

《禹贡》曰："荆河惟豫州。"其界西南至南条荆山，北距大河。

梁州今属四川、云南二省，兼贵州省贵阳、思州、普安等州。

《禹贡》曰："华阳黑水惟梁州。"其界东距华山之南，西距黑水。

雍州今属陕西省。

《禹贡》曰："黑水西河为雍州。"其界西据黑水，东距西河，谓之西河者，主冀都而言也。

运气下

五运图

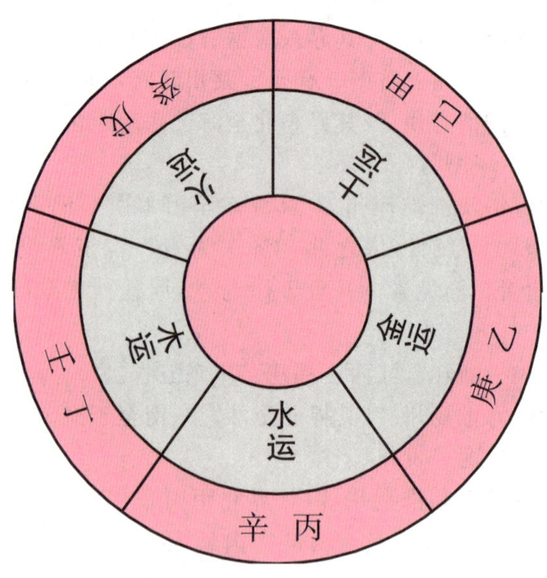

《天元经大论》曰："甲己之岁土运统之，乙庚之岁金运统之，丙辛之岁水运统之，丁壬之岁木运统之，戊癸之岁火运统之。"《五运行大论》义亦同。

图十六

五天五运图

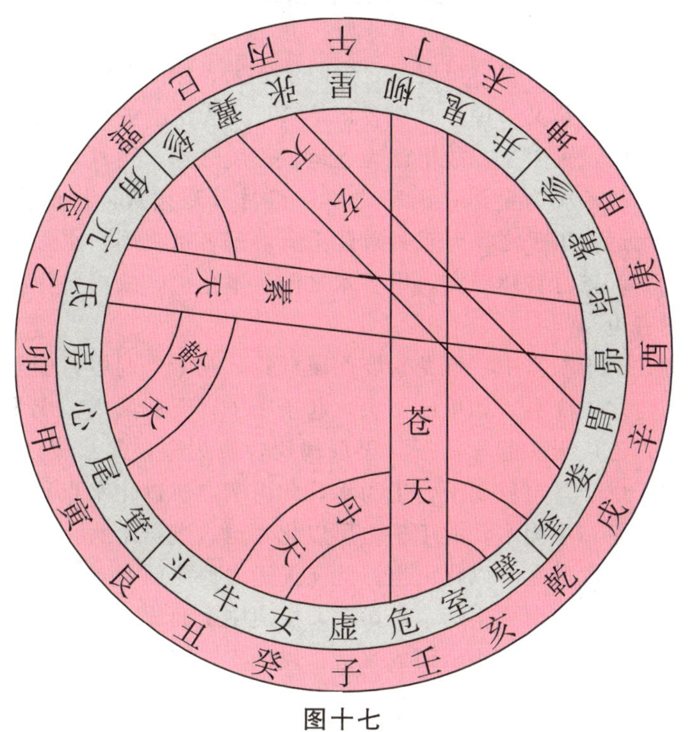

图十七

五天歌

木苍危室柳鬼宿，火丹牛女壁奎边。

土黅心尾轸角度，金素亢氐昴毕前。

水玄张翼娄胃是，下为运气上经天。

五天五运图解

此太古占天之始，察五气，纪五天，而所以立五运也。五天五气者，谓望气之时，见丹天之火气，经于牛女、壁奎四宿之上下，临戊、癸之方[①]，此戊、癸之所以为火运也；黅天之土气，经于心尾、角轸四宿之上，下临甲己之方，此甲己之所以为土运也；苍天之木气，经于危室、柳鬼四宿之上下，临丁壬之方，此丁壬之所以为木运也；素天之金气，经于亢氐、昴毕四宿之上下，临乙庚之方，此乙庚之所以为金运也；玄天之水气，经于张翼、娄胃四宿之上下，临丙辛之方，此丙辛之所以为水运也。是知五运之化，莫不有所由从，盖已肇于开辟之初矣。详《太始天元册》文，及《天元纪大论》中。

①图中无戊、己之字：乾即戊土之位，巽即己土之位，特补之。

又五运图解

自太始初分，阴阳析位，虽五运之象昭于五天，然尚有月建之法，及十二肖之说，则立运之因，是又一理。月建者，单举正月为法。如甲己之岁，正月首建丙寅，丙者火之阳，火生土，故甲己为土运；乙庚之岁，正月首建戊寅，戊者土之阳，土生金，故乙庚为金运；丙辛之岁，正月首建庚寅，庚者金之阳，金生水，故丙辛为水运；丁壬之岁，正月首建壬寅，壬者水之阳，水生木，故丁壬为木运；戊癸之岁，正月首建甲寅，甲者木之阳，木生火，故戊癸为火运。此五运生于正月之建者也。

十二肖者，谓十二宫中，惟龙善变而属辰位，凡十干起甲，但至辰宫，即随其所遇之干而与之俱变矣。如甲己干头，起于甲子，至辰属戊，戊为土，此甲己之所以化土也；乙庚干头起于丙子，至辰属庚，庚为金，此乙庚之所以化金也；丙辛干头，起于戊子，至辰属壬，壬为水，此丙辛之所以化水也；丁壬干头，起于庚子，至辰属甲，甲为木，此丁壬之所以化木也；戊癸干头，起于壬子，至辰属丙，丙为火，此戊癸之所以化火也，此又五运之遇龙而变者也。又一说谓甲刚木，克己柔土，为夫妇而成土运；乙柔木，嫁庚刚金而成金运；丁阴火，配壬阳水而成木运；丙阳火，娶辛柔金而成水运；戊阳土，娶癸阴水而成火运。此二说者义各不同，今并存之，以备参校。

五运三气之纪图

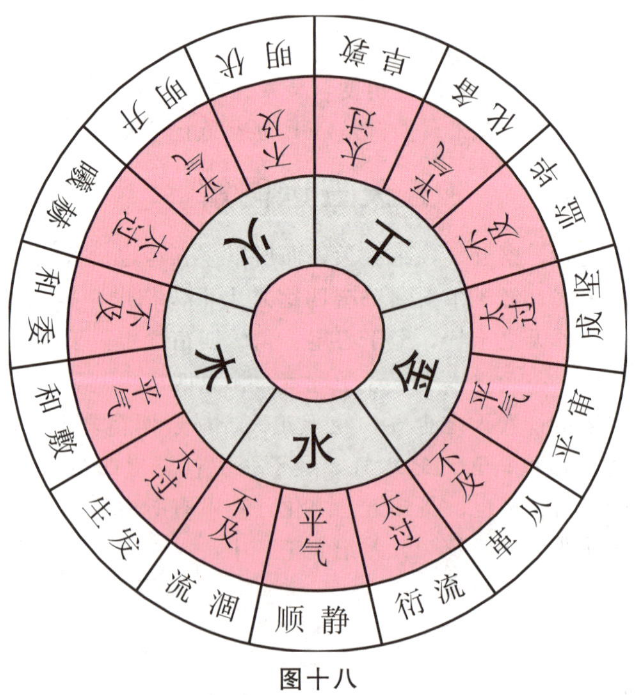

图十八

三气歌

敷和发生委和木，升明赫曦伏明火。
审平坚成从革金，备化敦阜毕监土。
静顺流衍涸流水，平气太过不及数。

（义详运气类十三）

五音建运太少相生图

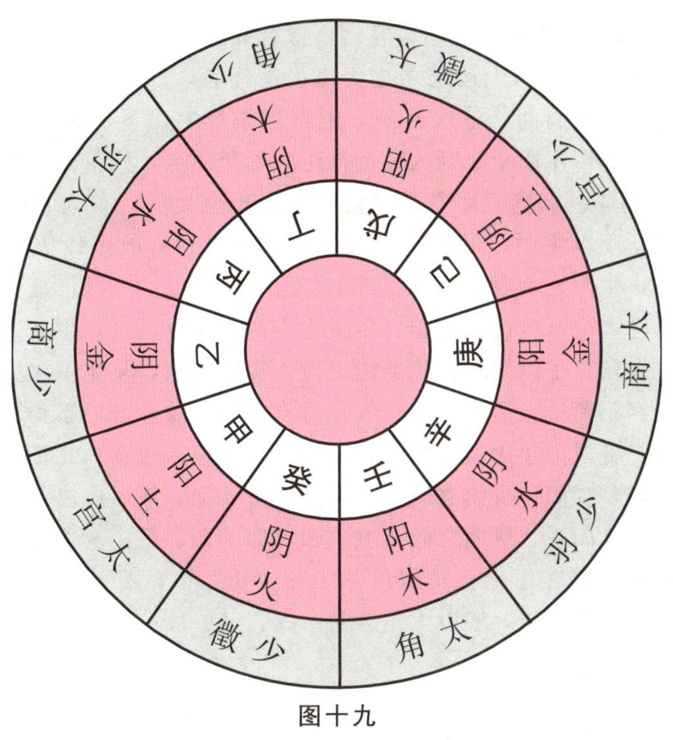

图十九

五音建运图解

《运气全书》曰：“五音者，五行之声音也。土曰宫，金曰商，水曰羽，木曰角，火曰徵。”《晋书》曰：“角者触也，象诸阳气触动而生也，其化丁壬；徵者止也，言物盛则止也，其化戊癸；商者强也，言金性坚强也，其化乙庚；羽者舒也，言阳气将复，万物将舒也，其化丙辛；宫者中也，得中和之道，无往不蓄。”又总堂室奥阼谓之宫，所围不一，盖以土气贯于四行，旺于四季，营于四脏，而总之之谓也，其化甲己。故天干起于甲土，土生金，故乙次之；金生水，故丙次之；水生木，故丁次之；木生火，故戊次之；火又生土，故己又次之，循环以终于癸而复于甲也。

十干以甲、丙、戊、庚、壬为阳，乙、丁、己、辛、癸为阴，在阳则属太，在阴则属少，太者为有余，少者为不及，阴阳相配，太少相生，如环无端，共成气化。但气有太少，则至有迟速，故《六元正纪大论》曰：“故常以正月朔日平旦视之，睹其位而知其所在矣。运有余，其至先；运不及，其至后。此天之道，气之常也。运非有余非不足，是谓正岁，其至当其时也。”《六微旨大论》曰：“至而至者和；至而不至，来气不及也；未至而至，来气有余也。”又如太过被抑，不及得助，皆为平气，所谓候之所始，道之所生，不可不通也。

五音五运太少相生解

运气有三，曰：“大运、主运、客运，皆有五音之属。”大运者，中运也，主一岁之气，如甲己之年，土运统之之类也；主运者，四时之常令也，如春木属角，夏火属徵，秋金属商，冬水属羽，土寄四季属宫，岁岁相仍者是也；客运者，十年一周，如甲年阳土，则太宫起初运，乙年阴金，则少商起初运，五运不同，迭相用事者是也。然三运之中，俱有太少相生之异，盖太者属阳，少者属阴，阴以生阳，阳以生阴，一动一静，乃成《易》道。故甲以阳土，生乙之少商；乙以阴金，生丙之太羽；丙以阳水，生丁之少角；丁以阴木，生戊之太徵；戊以阳火，生己之少宫；己似阴土，生庚之太商；庚以阳金，生辛之少羽；辛以阴水，生壬之太角；壬以阳木，生癸之少徵；癸以阴火，复生甲之太宫。大运不离于阴阳，主客不离于大运；主运之气，每岁相同，故春必始于角，而冬则终于羽；客运之气，各以本年中运为初运，而以次相生也。故《六元正纪大论》列各年运气。如太阳、少阳、少阴之政，子、午、寅、申、辰、戌之纪，三十年运皆起于五太；太阴、阳明、厥阴之政，丑、未、卯、酉、巳、亥之纪；三十年运皆起于五少者，所以纪客运也。又如角下注一“初”字，羽下注一“终”字。凡甲、乙、丙、壬、癸五年，皆以太角为初。戊、己、庚、辛、丁五年，皆以少角为初者，所以纪主运也。

五运主运图

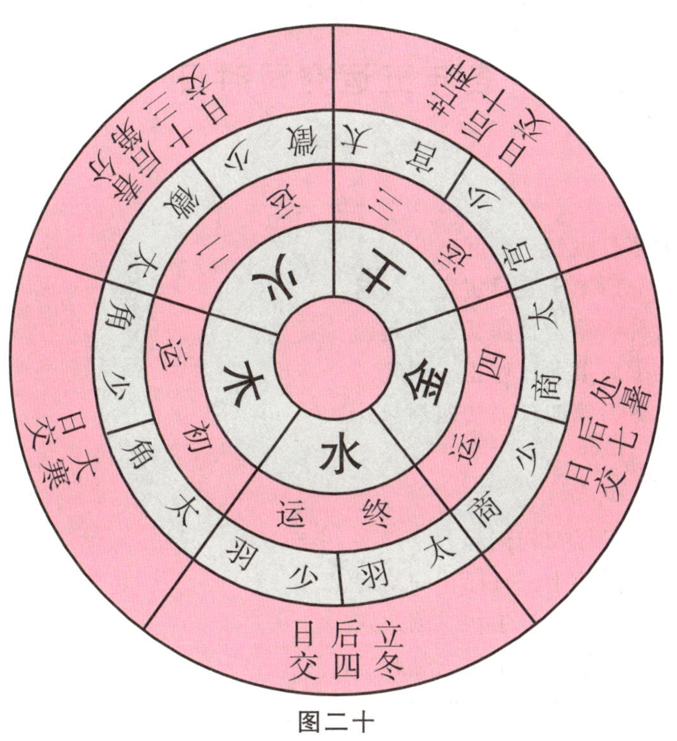

图二十

五运主运图说

《六元正纪大论》曰：“夫五运之化，或顺天气，或逆天气；或顺天气而逆地气，或顺地气而逆天气；或相得，或不相得。”又曰：“先立其年以明其气，金、木、水、火、土运行之数，寒、暑、燥、湿、风、火临御之纪，则天道可见，民病可调。”此经文明言五运之化有常数，客主之运有逆顺也。盖六气之有主客，而五运亦有主客。六气之有六步，而五运之气，岂一主其岁而四皆无用，不行生化者乎？故每岁于客运之外，仍有每岁之主运，皆起于角而以次下生者也。如木主春令而为角，木生火，故火次之，主夏令而为徵；火生土，故土又次之，主长夏令而为宫；土生金，故金又次之，主秋令而为商；金生水，故水又次之，主冬令而为羽。每岁三百六十五日二十五刻，以五分分之，则每运得七十三日零五刻。云七十二日者，以三百六十日为言也。亦与六步之主气同，而皆始于大寒日。但岁气分阴阳而主运有太少之异耳。假如甲年为阳土，运属太宫用事，而上推至初运之角，则其生太宫者少徵也，生少徵者太角也；是以甲年之主运起太角，太少相生而终于太羽。己年为阴土，运属少宫用事，而上推至初运之角，则其生少宫者太徵也，生太徵者少角也，是己年之主运起少角，亦少太相生而终于少羽也。又如乙年为阴金，运属少商，而上推至初运之角，则其生少商者太宫也，生太宫者少徵也，生少徵者太角也，是乙年之主运起太角，而终太羽。庚年为太商，上推至角属少角而终于少羽也。余年仿此，此主运之气，必始于角而终于羽，一定不易，以时交司，而为每岁之常令也。

各年五运交司时日

申子辰年

初运，大寒日寅初初刻起。
二运，春分后第十三日寅正一刻起。
三运，芒种后第十日卯初二刻起。
四运，处暑后第七日卯正三刻起。
五运，立冬后第四日辰初四刻起。

巳酉丑年

初运，大寒日巳初初刻起。
二运，春分后第十三日巳正一刻起。
三运，芒种后第十日午初二刻起。
四运，处暑后第七日午正三刻起。
五运，立冬后第四日未初四刻起。

寅午戌年

初运，大寒日申初初刻起。
二运，春分后第十三日申正一刻起。
三运，芒种后第十日酉初二刻起。
四运，处暑后第七日酉正三刻起。
五运，立冬后第四日戌初四刻起。

亥卯未年

初运，大寒日亥初初刻起。
二运，春分后第十三日亥正一刻起。
三运，芒种后第十一日子初二刻起。
四运，处暑后第七日子正三刻起。
五运，立冬后第四日丑初四刻起。

五运客运图

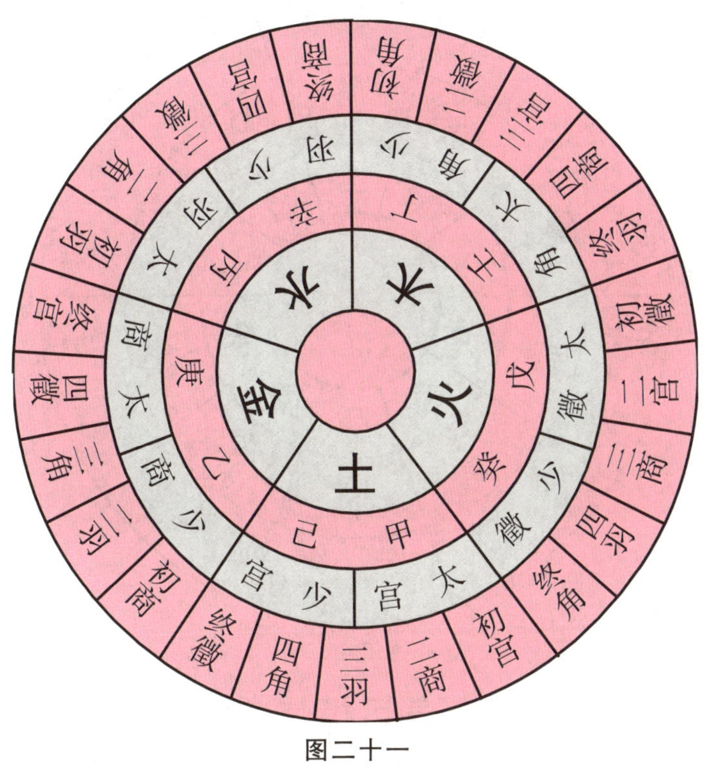

图二十一

五运客运图说

客运者，亦一年五步，每步各得七十三日零五刻。假如甲己之年为土运，甲属阳土为太宫，己属阴土为少宫，故甲年则太宫为初运；太生少，故少商为二运；少又生太，故太羽为三运；太又生少，故少角为四运；少又生太，故太徵为终运。己年则少宫阴土为初运，少宫生太商为二运，太商生少羽为三运，少羽生太角为四运，太角生少徵为终运。太少互生，凡十年一主令而竟十干也。但主运则必春始于角而冬终于羽，客运则以本年中运为初运，而以次相生，此主运客运之所以有异也。

夫五运六气者，无非天地之气候，六气有司天在泉以主岁，五运有大运以主岁；六气有主客气以主岁时，五运亦有主客运以行天令。《运气全书》云："地之六位则分主于四时，天之五运亦相生而终岁度。"《天元玉册·截法》中亦有岁之客运，行于主运之上，与六气主客之法同。虽本经未有明言，而气运生化之理，在所必至，当以《天元玉册》为法。

五运太少齐兼化图

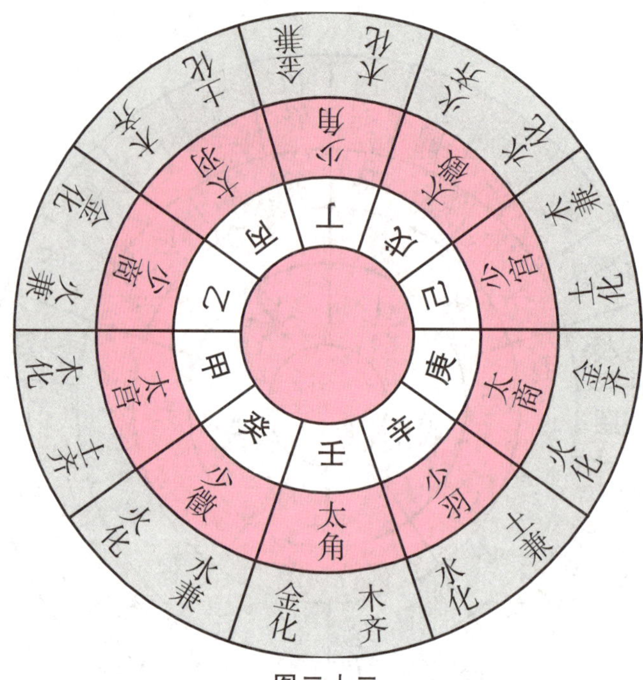

图二十二

六十年气运相临逆顺图

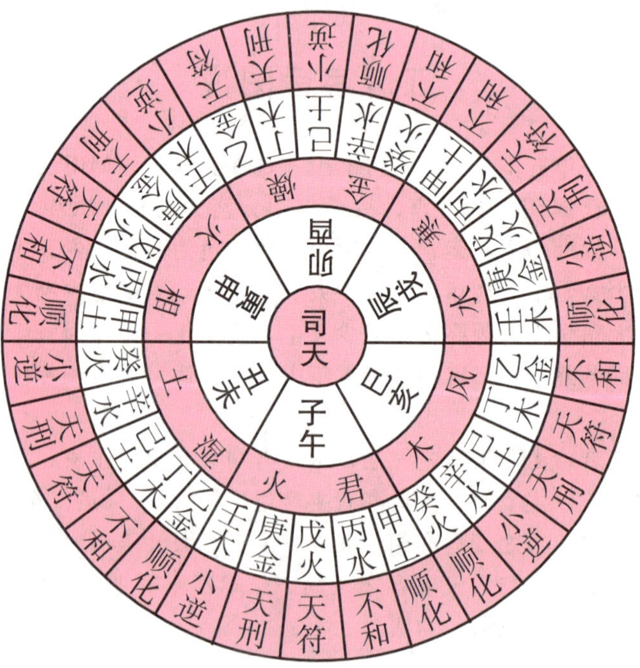

图二十三

五运太少齐兼化逆顺图解

气运有盛衰之殊，年干有太少之异。阳年曰五太，因其气旺有余也；阴年曰五少，因其气衰不及也。太过则己胜，反齐胜己者之化；不及则己弱，以致胜己者来兼其化。上应于天，有星辰倍减之象；下应于地，有动植耗育之征。盖以五运之休囚旺相不同，而万物之成熟灾伤有厚薄也。然而不及之年，得助合则同其正化；太过之纪，被制抑则得其平和。此生化胜复之理，所以无穷，而方月应变之妙，岂容执一？要非知权达变之士，有不可以易造者也。条略于下。

太过岁

凡五运阳年，各主六年，五六共三十年。太过之年，反齐胜己之化。如太宫土运，反齐木化；太角木运，反齐金化；太商金运，反齐火化；太徵火运，反齐水化；太羽水运，反齐土化也。

不及岁

五运阴年，各主六年，五六共三十年。不及之年，则胜者来兼其化。如少宫土运，木来兼化；少角木运，金来兼化；少商金运，火来兼化；少徵火运，水来兼化；少羽水运，土来兼化也。

太宫

六甲年也。

太商

六庚年也。金运太过，若逢子午君火、寅申相火司天之年，则太商被天之抑，乃得其平，所谓上徵与正商同也。正商者，如乙酉比和之类。余仿此。若逢辰戌寒水司天，亦为小逆，以水为金子，子居父上，故曰逆。余仿此。

太角

六壬年也。木运太过，若逢子午寅申二火司天则为逆，以子居父上也。

太徵

六戊年也。火运太过，若逢辰戌寒水司天，则太徵被抑，乃得其平，所谓上羽与正徵同也。

太羽

六丙年也。

少宫

六己年也。土运不及，若逢丑未湿土司天，为中运得助，所谓上宫同正宫也；若逢巳亥风木司天，则木兼土化，所谓上角同正角也。

少商

六乙年也。金运不及，若逢卯酉燥金司天，为中运得助，所谓上商同正商也；若逢巳亥风木司天，以金不及，火来兼化，则木得其政，所谓上角同正角也。

少角

六丁年也。木运不及，若逢巳亥风木司天，为中运得助，所谓上角同正角也；若逢卯酉燥金司天，则金兼木化，所谓上商同正商也；若逢丑未湿土司天，以木不及，金来兼化，则土得其政，所谓上宫同正宫也。

少徵

六癸年也。火运不及，若逢卯酉燥金司天之年，以火不及，水来兼化，则金得其政，所谓上商同正商也。

少羽

六辛年也。水运不及，若逢丑未湿土司天，则土兼水化，所谓上宫同正宫也。

齐化

凡阳年太过，则为我旺，若遇克我之气，其又不能胜我，我反齐之。如戊运水司天，上羽同正徵，是以火齐水也；庚运火司天，上徵同正商，是以金齐火也。

兼化

凡阴年不及，则为我弱，我弱则胜我者来兼我化，以强兼弱也。如己运木司天，上角同正角，是以木兼土也；辛运土司天，上宫同正宫，是以土兼水也；丁运金司天，上商同正商，是以金兼木也。

平气

如运太过而被抑，运不及而得助也。如戊辰阳年，火运太过，而寒水司天抑之；癸巳阴年，火运不及，而巳位南方助之；辛亥水运不及，而亥位北方助之。又如丁运木司天，上角同正角也；己运土司天，上宫同正宫也；乙运金司天，上商同正商也。皆曰平气，而物生脉应，皆得平和之气也。

得政

如乙年阴金木司天，金运不及，火来兼化，则木不受克而得其政，所谓上角同正角也；丁年阴木土司天，木运不及，金来兼化，则土不受克而得其政，所谓上宫同正宫也；癸年阴火金司天，火运不及，水来兼化，则金不受克而得其政，所谓上商同正商也。此虽非亢则害，然亦以子救母，而实则承乃制之义。

干德符

谓新运初交之月日时，与运相合者，亦得其平。如丁亥年初交之月日时得壬者，则壬与丁合之类是也，非初交之时日则不相济。所谓合者，甲与己合，乙与庚合，丙与辛合，丁与壬合，戊与癸合也。又如阴年胜气未至，及被胜既复之后，得六气初交之时日，及月建之干相助合者，即得正位，亦获平气也。

上凡诸言“上”者，司天为上也。诸言“正宫、正商”类者，乃五运之平气为正也。五运太少所纪各不同者，盖有遇有不遇也。又如君火、相火、寒水，例属阳年之司天；风木、湿土、燥金，例属阴年之司天。六十年中各有上下临遇，或天胜运，或运胜天；或太过者不务其德，或不及者逢其所胜。故《五运行大论》曰：“气相得则微，不相得则甚。”相得者，如木火相临，火土相临，土金相临，金水相临，水木相临，以上生下，司天生运者是也。不相得者，如木土相临，土水相临，水火相临，火金相临，金木相临，以上克下，司天克运者是也。又如土临火，火临木，木临水，水临金，金临土，以下生上，虽曰相生，然子居母上，亦为小逆而主微病。又如木临金土，火临水金，土临木水，金临火木，水临土火，乃天运相克，为不相得，故其病甚。其他若太一天符、岁会、同天符、同岁会，则其符会，虽皆曰平气，然而纯驳固自不同，逆顺亦有轻重。且司天既有临遇，在泉岂无临遇？天地既有临遇，六步岂无临遇？

玄理无穷，一隅三反，贵在因机推测也。此当与《天符岁会图》，及“六十年运气政令之”纪相参看。

天地六气之图

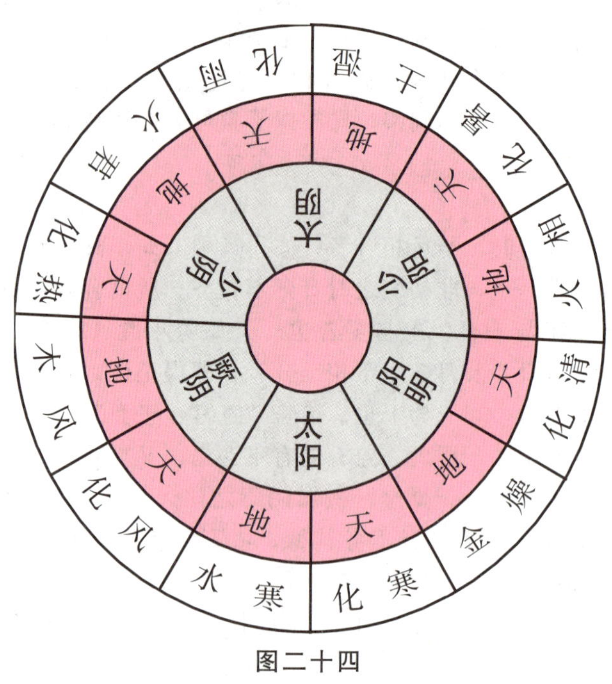

图二十四

天地六气图解

《天元纪大论》曰：“夫五运阴阳者，天地之道也。”又曰：“在天为气，在地成形，形气相感而化生万物矣。”又曰：“神在天为风，在地为木；在天为热，在地为火；在天为湿，在地为土；在天为燥，在地为金；在天为寒，在地为水。”夫六气之合于三阴三阳者，分而言之，则天地之化，有气有形；合而言之，则阴阳之理，标由乎本。所谓标本者，六气为本，三阴三阳为标。有《本标中气图解》见后第四卷。如主气之交司于四时者，春属木为风化，夏初君火为热火，盛夏相火为暑化，长夏属土为湿化，秋属金为燥化，冬属水为寒化。此六化之常，不失其常，即所谓当其位则正也。如客气之有盛衰逆顺者，则司天主上，在泉主下，左右四间，各有专旺，不时相加以为交合，此六化之变，变有不测，即所谓非其位则邪矣。故正则为德、化、政、令，邪则为灾、变、眚、伤，太者之至徐而常，少者之至暴而亡，而凡为淫胜、邪胜、相胜、相复等变，亦何莫非天地六化之气所致欤！

六气正化对化图

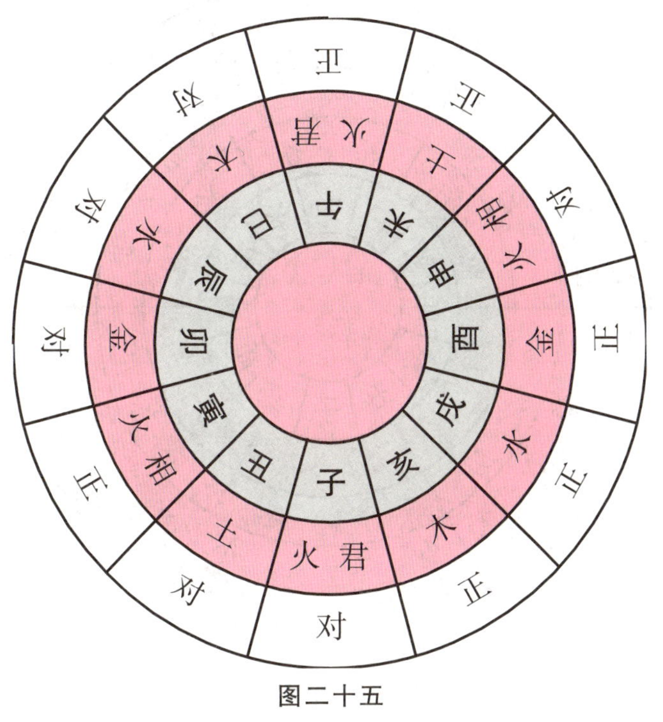

图二十五

正化对化图说

六气分上下左右而行天令，十二支分节令时日而司地化，然以六气而加于十二支，则有正化对化之不同。

如厥阴之所以司于巳亥者，以厥阴属木，木生于亥，故正化于亥，对化于巳也；少阴所以司于子午者，以少阴为君火，当正南离位，故正化于午，对化于子也；太阴所以司于丑未者，以太阴属土居中，旺于西南未宫，故正化于未，对化于丑也；少阳所以司于寅申者，以少阳属相火，位卑于君，火生于寅，故正化于寅，对化于申也；阳明所以司于卯酉者，以阳明属金，酉为西方金位，故正化于酉，对化于卯也；太阳所以司于辰戌者，太阳为水，辰戌属土，然水行土中而戌居西北，为水渐旺乡，是以《洪范》五行以戌属水，故正化于戌，对化于辰也。

一曰正司化令之实，对司化令之虚；一曰正化从本生数，对化从标成数。皆以言阴阳之衰盛，合于十二辰，以为动静消息者也。此说详具《玄珠》，今录之以备参考。

交六气节令图

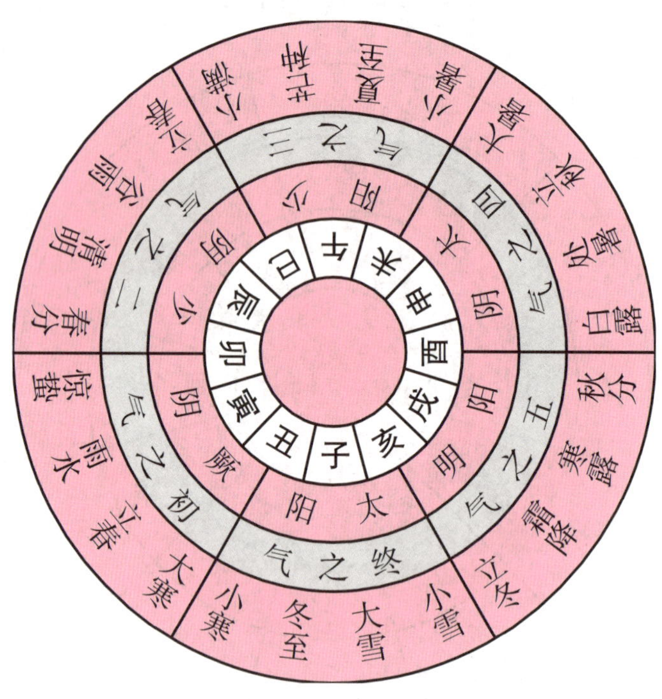

图二十六

歌曰：大寒初气春分二，小满三兮大暑四。秋分交着五之初，小雪为终六之次。

交六气节令图解

四时六气，节有常期。温暑凉寒，岁有常令。《运气全书》云："阴阳相遘，分六位而日月推移；寒暑弛张，运四时而气令更变。"故凡一岁之气，始于大寒日，交风木之初气；次至春分日，交君火之二气；次至小满日，交相火之三气；次至大暑日，交湿土之四气；次至秋分日，交燥金之五气；次至小雪日，交寒水之终气。每气各主六十日八十七刻半，是谓六步。每步中各有节序四气，是谓二十四气，而所以节分六步者也。总六步而得三百六十五日二十五刻，以成一岁。故《六微旨大论》曰："显明之右，君火之位也。君火之右，退行一步，相火治之；复行一步，土气治之；复行一步，金气治之；复行一步，水气治之；复行一步，木气治之"者，正以言六位之主气也。"显明"者，谓日出之地，即卯位也。"右"者，谓卯在东方，面东视之，君火当二之气，位在卯之右也。"退行"者，谓君火又右一步，当三气相火之位也。余仿此，义详运气第六。

逐年主气图

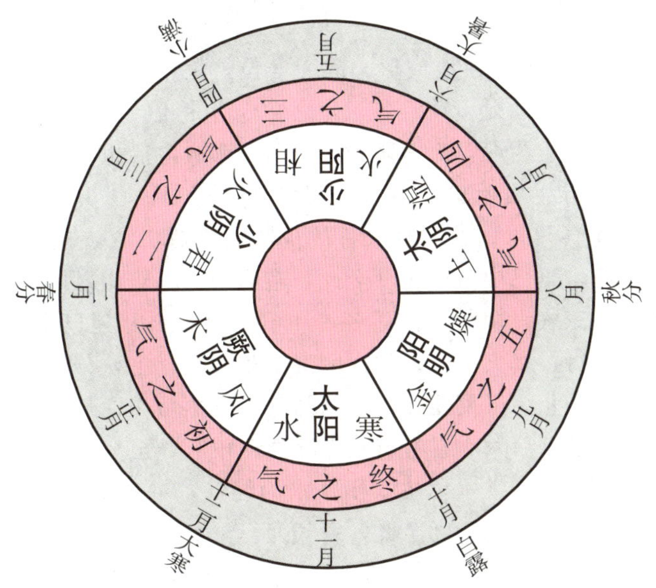

此逐年主气之位次也，六气分主四时，岁岁如常，故曰主气。

图二十七

逐年客气图

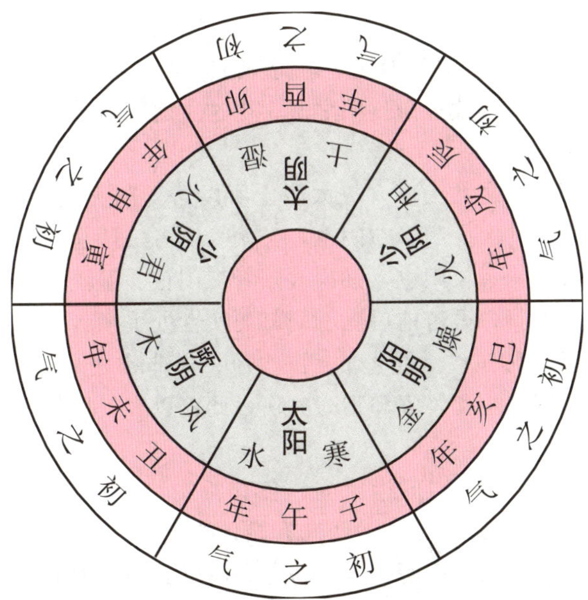

此逐年客气也，如子午年，则太阳为初气，厥阴为二气，少阴为司天为三气，太阴为四气，少阳为五气，阳明为在泉为六气，丑未则厥阴为初气，以次而转，余可仿此类推也。

图二十八

主气图解

“主气”者，地气也，在地成形，静而守位，谓木、火、土、金、水，分主四时而司地化，以为春、夏、秋、冬，岁之常令者是也。

然主气以五行相生为序，而太阴土所以居少阳火之后也。如厥阴木之所以主初气者，以春木为方生之始也，主春分前六十日有奇，自斗建丑中起，至卯中止，天度至此，风气乃行；春木生火，故少阴君火为二气，主春分后六十日有奇，自斗建卯中起，至巳中止，天度至此，暄舒乃行；君相以同气相随，故少阳相火，继君火而为三气，主夏至前后各三十日有奇，自斗建巳中起，至未中止，天度至此，炎热乃行；夏火生土，故太阴湿土为四气，主秋分前六十日有奇，自斗建未中起，至酉中止，天度至此，云雨乃盛，湿蒸乃作；长夏之土生金，故阳明燥金为五气，主秋分后六十日有奇，自斗建酉中起，至亥中止，天度至此，清气乃行，万物皆燥；秋金生水，故太阳寒水为终气，主冬至前后各三十日有奇，自斗建亥中起，至丑中止，天度至此，寒气乃行。

此为一岁之主气，有常而无变者也。至于年神有太少之异，六步有正对之殊，客气布行天令，以加临于主气之上，斯上下相召而变生矣。主客二图当参看。

客气图解

“客气”者，天气也，在天为气，动而不息，乃为天之阴阳，分司天、在泉、左右四间之六气者是也。故三阴三阳之气，更迭主时而行天令，以加临于主气之上，而为一岁之变化。

然客气以阴阳先后之数为序，故太阴土所以居少阳火之前也。如三阴之序，以厥阴为始者一阴也，次少阴者二阴也，又次太阴者三阴也。三阳之序，以少阳为始者一阳也，次阳明者二阳也，又次太阳者三阳也。湿土一也，而客气之湿居火前，主气之土居火后，虽若前后有不同，而实皆处乎六者之中，正以见土德之位也。凡客令所至，则有寒、暑、燥、湿、风、火非常之化，故冬有烁石之热，夏有凄沧之凉，和则为生化，不和则为灾伤，此盖以客气所加，乃为胜制郁发之变耳。

故《五运行大论》曰：“五运更立，各有所先，非其位则邪，当其位则正。气相得则微，不相得则甚。”又曰：“气有余，则制己所胜，而侮所不胜；气不及，则己所不胜侮而乘之，己所胜轻而侮之。侮反受邪，侮而受邪，寡于畏也。”此客气有不时之加临，而主气则只当奉行天令耳，故凡客、主之气，则但有胜而无复也。

总而言之，司天通主上半年，在泉通主下半年，此客气之概也。析而言之，则六气各有所主，此分六气之详也。司天在上，在泉在下，中运居中，通主一岁。如司天生克中运，谓之以上临下为顺；运气生克司天，谓之以下临上为逆。在泉亦然。顺分生克之殊，逆有大小之别，此古人举运气之端倪耳。

若其二气相合，象变迥异，千变万化，何有穷尽？如四时有非常之化，常外更有非常；四方有高下之殊，殊中又分高下。百步之内，晴雨不同；千里之外，寒暄非类。故察气候者，必因诸天；察方宜者，必因诸地。圆机之士，又当因常以察变，因此以察彼，庶得古人未发之玄，而尽其不言之妙欤！

司天在泉左右间气图

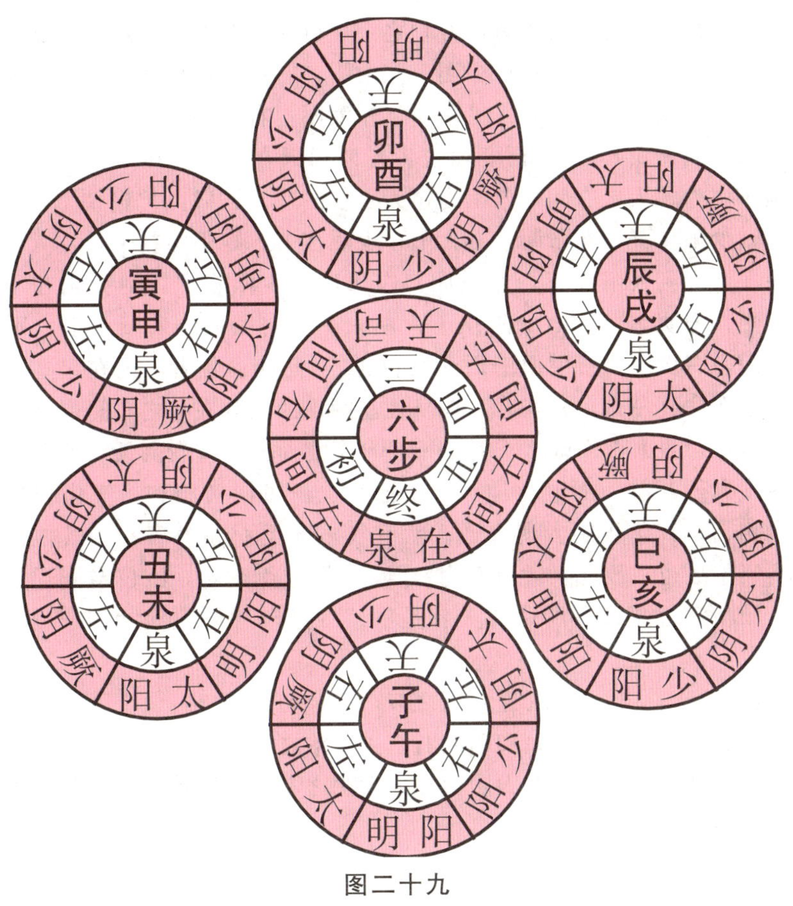

图二十九

司天歌

子午少阴为君火，丑未太阴临湿土。
寅申少阳相火旺，卯酉阳明燥金所。
辰戌太阳寒水边，巳亥厥阴风木主。
初气起地之左间，司天在泉对面数。

司天在泉图解

“司天、在泉、四间气”者，客气之六步也。凡主岁者为司天，位当三之气；司天之下相对者为在泉，位当终之气。司天之左，为天之左间，右为天之右间；在泉之左，为地之左间，右为地之右间。每岁客气始于司天前二位，乃地之左间，是为初气，以至二气三气，而终于在泉之六气，每气各主一步。然司天通主上半年，在泉通主下半年，故又曰岁半已前，天气主之；岁半已后，地气主之也。

《五运行大论》曰：“天地者，万物之上下也。左右者，阴阳之道路也。”“诸上见厥阴，左少阴，右太阴；见少阴，左太阴，右厥阴；见太阴；左少阳，右少阴；见少阳，左阳明，右太阳；见阳明，左太阳，右少阳；见太阳，左厥阴，右阳明。所谓面北而命其位。”面北命位者，谓司天在上，位在南方。面北而命其左右，则东南为司天之右间，西南为司天之左间也。又曰：“‘何谓下？’曰：‘厥阳在上，则少阳在下，左阳明，右太阳；少阴在上，则阳明在下，左太阳，右少阳；太阴在上，则太阳在下，左厥阴，右阳明；少阳在上，则厥阴在下，左少阴，右太阴；阳明在上，则少阴在下，左太阴，右厥阴；太阳在上，则太阴在下，左少阳，右少阴。所谓面南而命其位也。”面南命位者，谓在泉在下，位在北方；面南而命其左右，则东北为在泉之左间，西北为在泉之右间也。

上者右行，自西南而降；下者左行，自东北而升，左右周天，余而复会。故上下相遘，天地相临，而变化逆顺，由兹生矣。虽同类相和，气化相生者谓之顺；异类相临，气化相制者谓之逆。然有气虽同类而亦为病者，以相火临于君火，为不当位故也。故《六微旨大论》曰：“君位臣则顺，臣位君则逆。逆则病近害速，顺则病远害微，所谓二火者是也。”此当与前《五运太少齐兼化图解》参看。

《六微旨大论》曰：“‘天道六六之节，盛衰何也？’曰：‘上下有位，左右有纪。故少阳之右，阳明治之；阳明之右，太阳治之；太阳之右，厥阴治之；厥阴之右，少阴治之；少阴之右，太阴治之；太阴之右，少阳治之。’”此言客气阴阳之次序也。

司天在泉指掌图

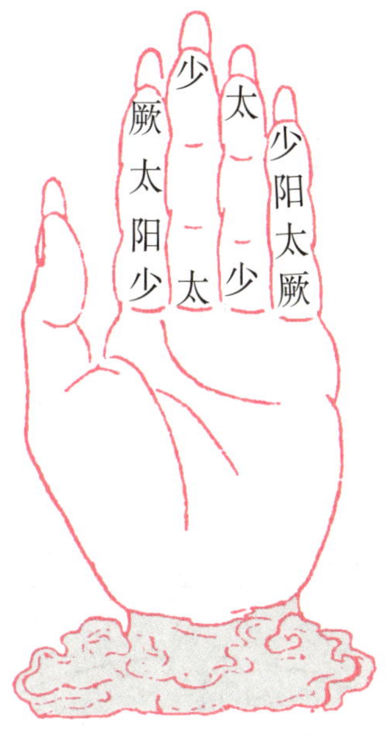

推六气法，凡司天前二位即初气，前一位即二气，本位司天为三气，后一位为四气，后二位为五气，后三位为终气，即在泉也。掌中一轮，六气了然在握。

六气以厥阴为一阴，少阴为二阴，太阴为三阴。少阳为一阳，阳明为二阳，太阳为三阳。故但记厥、少、太，少、阳、太六字，则六气尽矣。厥、少、太为三阴，少、阳、太为三阳也。其法以巳亥为始，即起厥阴司天。故于巳亥位起厥字，子午位为少字，丑未位为太字，顺数到底，皆其年分之司天也。其余五气，循次可推矣。

图三十

指掌解

邵子曰："天有四时，地有四方，人有四肢，指节可以观天，掌文可以察地，天地之理，具于掌矣。"

一曰手仰本乎天亲上，足方俯乎地亲下，手可翻覆足不可者，阳能兼阴，阴不能兼阳也。

掌之后高前下，象地之西北多山，东南多水也，聚为川泽，掌中之文如川象也。手自掌腕肘至肩，足自趾胫股至胯，各三节，三四应十二次也，四肢应天四时，应地四方。

一手四指各三节，应十二辰，两手合之，应二十四气。姆指三节，二节为阴阳，隐者为太极。掌，大物也。合之而三十二，应天卦，并手足为六十四，兼地卦。地体极于十六，一手有十六数而显者十五，一者太极，隐于大物之间也。

人之四肢各有脉，应四时之气也；一脉三部，应一时三月也；一部三候，应一月三旬乾策也。《素问》以十二节气出于天气，而应人之十二经脉，谓手足各有三阴三阳也。

阴阳家以十二支分于指之周圈十二节，谓之十二支掌；以《洛书》数分于食、中、名三指各三宫，谓之九宫掌；以八卦分于食、中、名三指，去中宫不用，乾起名指根西北方位，以次而终兑于正西，谓之八方掌。以一坎起食指根，逐节而上，二坤、三震、四巽、五中、六乾、七兑、八艮、九离，而终于名指根，谓之排山掌；以一白、二黑、三碧、四绿、五黄、六白、七赤、八白、九紫，亦如前法，谓之紫白掌；以甲起寅位而癸终于亥，去子丑两宫不用，谓之十干掌；用食、中、名上下六节，谓之六壬掌。

由是观之，是天地之理，举掌可尽。邵子固非欺我，而天之生人，又岂偶然哉？

地理之应六节图

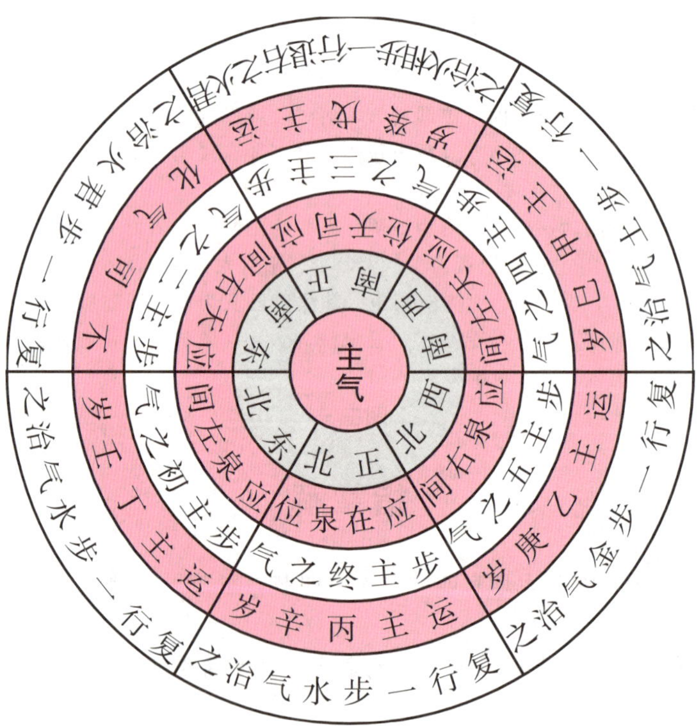

此图上者右行，下午左行，自初至终，乃为地之主气，静而守位者也。义出《六微旨大论》中。

图三十一

天符之图

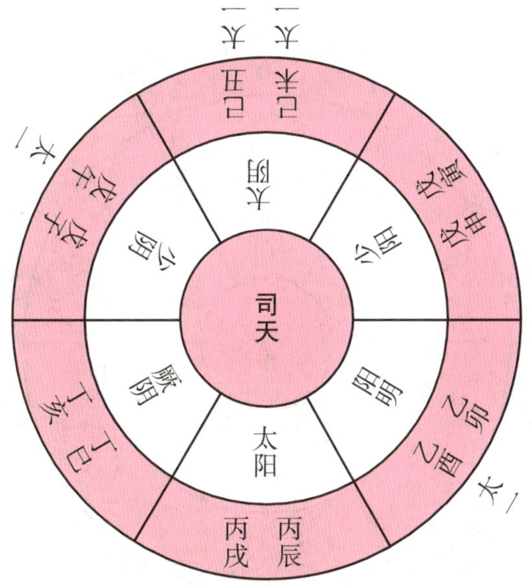

天符者，中运与司天相符也。如丁年木运，上见厥阴风木司天，即丁巳之类，共十二年。

太一天符者，如戊午年以火运火支，又见少阴君火司天，三合为治也，共四年。

图三十二

岁会之图

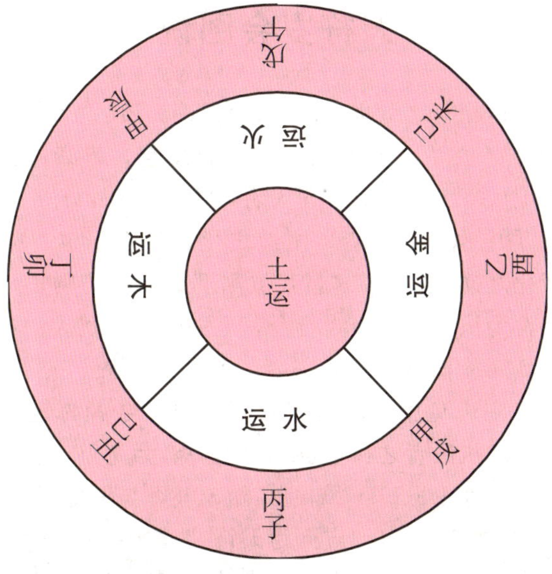

岁会者，中运与年支同其气化也。如木运临卯木，火运临午火之类，共八年。

图三十三

同天符同岁会图

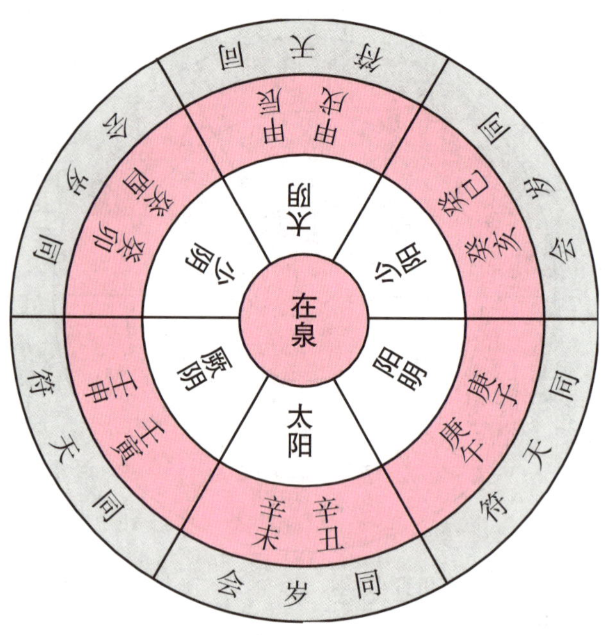

同天符同岁会者，中运与在泉合其气化也。阳年曰同天符，阴年曰同岁会。如甲辰年阳土运而太阴在泉，则为天符；癸卯年阴火运而少阴在泉，则为同岁会，共十二年。

图三十四

天符岁会图说

天符岁会者，气运相符之谓也。《六微旨大论》曰："天气始于甲，地气始于子，子甲相会，命曰岁立。"气运相临，而天符岁会，盛衰虚实所由生矣。故每岁天地之令，各有上中下三气之分。司天者，主行天令，行乎上也；岁运者，主生化运动之机，行乎中也；在泉者，主地之化，行乎下也。遇而同其气者化之平，遇而异其气者化之逆。故曰："非其位则邪，当其位则正，邪则变甚，正则微也。"又曰："天符为执法，岁会为行令，太一天符为贵人。中执法者，其病速而危；中行令者，其病徐而持；中贵人者，其病暴而死。"虽天符岁会，皆得纯正之气，然其过亢，则未免中邪亦有轻重。故中岁会者为轻，以行令者之权轻也；中天符者为重，以执法者之权重也；中太一者为尤重，以三气皆伤而贵人之不可犯也。故《天元纪大论》曰："知迎知随，气可与期也。"

天符者，《天元纪大论》曰："应天为天符。"谓中运之气与司天之气相同者，命曰天符。符之为言，合也。如《六微旨大论》曰："木运之岁，上见厥阴；火运之岁，上见少阳、少阴；土运之岁，上见太阴；金运之岁，上见阳明；水运之岁，上见太阳"者是也。又《六元正纪大论》曰："戊子戊午太徵，上临少阴；

戊寅戊申太徵，上临少阳；丙辰丙戌太羽，上临太阳，如是者三。丁已丁亥少角，上临厥阴；己卯乙酉少商，上临阳明；己丑己未少宫，上临太阴，如是者三。"前三者言三太也，后三者言三少也。上者言司天也，临者天运相临也。二论之词不同，而义则一义。天符共十二年，而戊午、乙酉、己丑、己未四年，又是岁会。然既为天符，又为岁会，是天气、运气、岁支三者俱会，乃为太一天符也。如戊午年戊为火运，午年君火司天，又午属南方火位，故曰三合为治也。

太一天符者，尊之之号也。故太一天符称贵人，共四年，即戊午、己丑、己未、乙酉是也，详见前天符论中。

岁会者，《天元纪大论》曰："承岁为岁值。"乃中运之气，与岁支相同者是也。《六微旨大沦》曰："木运临卯，火运临午，土运临四季，金运临酉，水运临子，所谓岁会，气之平也。"不分阴年阳年，但取四正之支与运相合，乃为四值承岁。四正支者，子、午、卯、酉是也。如辰、戌、丑、未四年，土无定位，寄旺于四时之末，各一十八日有奇，则亦通论承岁也。岁会共计八年，而四年同于天符，是即太一天符也。按：八年之外，犹有四年类岁会而实非者，如壬寅皆木，庚申皆金，癸巳皆火，辛亥皆水，亦是运与年支相合，而不为岁会者，以不当四正之位故也。然除壬寅、庚申二阳年不相和顺者无论，至若癸巳、辛亥二阴年，虽不为岁会，而上下阴阳相佐，亦得平气，其物生脉应，亦皆合期也。

同天符同岁会者，言中运之气与在泉相合也。但分阳年曰同天符，阴年曰同岁会。《六元正纪大论》曰："甲辰甲戌太宫，下加太阴；壬寅壬申太角，下加厥阴；庚子庚午太商，下加阳明。如是者三。"三者谓三太之年为同天符也。又曰："癸巳癸亥少徵，下加少阳；辛丑辛未少羽，下加太阳；癸卯癸酉少徵，下加少阴。如是者三。"三者谓三少之年，为同岁会也。故又曰："太过而加同天符。"即三太之年也。"不及而加同岁会。"即三少之年也。下加者，在泉为下也。

前天符十二年，太一天符四年，岁会八年，同天符六年，同会岁六年，五者会而言之，共三十六年。然太一天符四年，已同在天符十二年中矣。岁会八年，亦有四年同在天符中矣。故合而言之，六十年中，只得二十八年也。《六元正纪大论》曰："凡二十四岁"者，盖只言天符十二年，同天符同岁会共十二年，总为二十四年，而不言岁会及太一天符也，亦所当审。

天符岁会总歌

天符中运同天气，太一全兼运会支。
岁会运支须四正，辰戌丑未亦相宜。
同天同岁泉同运，阴岁阳天不必疑。

甲子岁六气终始日刻图

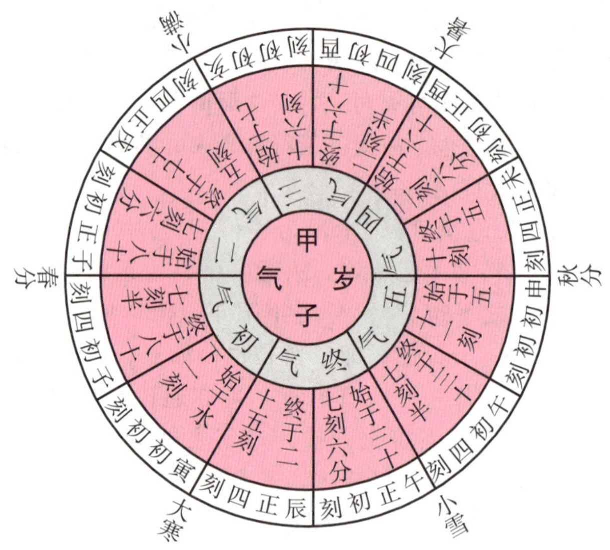

《六微旨大论》曰："甲子岁初之气，天数始于水下一刻，终于八十七刻半"者，言每岁六步，每步各得六十日又八十七刻半也。如甲子岁初之气，始于寅初初，终于子初四，乃交春分二之气，正合此数，余仿此。

图三十五

乙丑岁六气终始日刻图

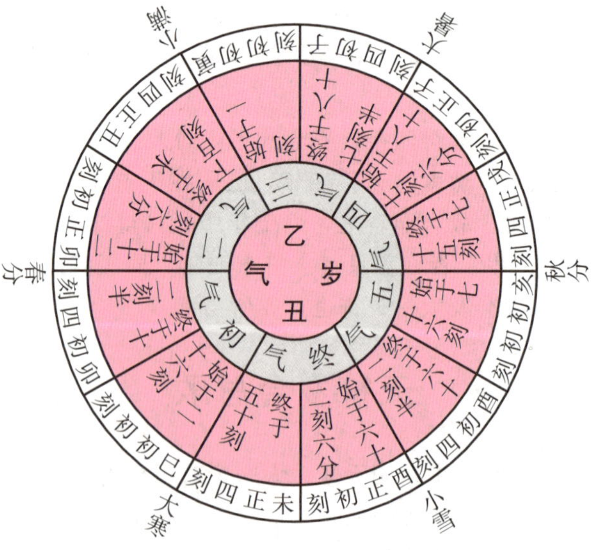

《六微旨大论》曰："乙丑岁初之气，天数始于二十六刻"者，言大寒日寅后二十六刻也，及六十日八十七刻半，乃交于春分节二之气，余步仿此。

图三十六

丙寅岁六气终始日刻图

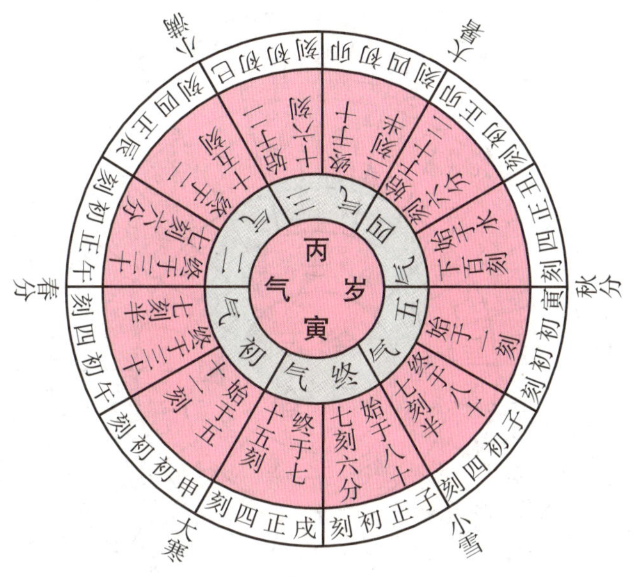

丙寅岁初之气，天数始于五十一刻者，言大寒日寅后五十一刻也，同前。

图三十七

丁卯岁六气终始日刻图

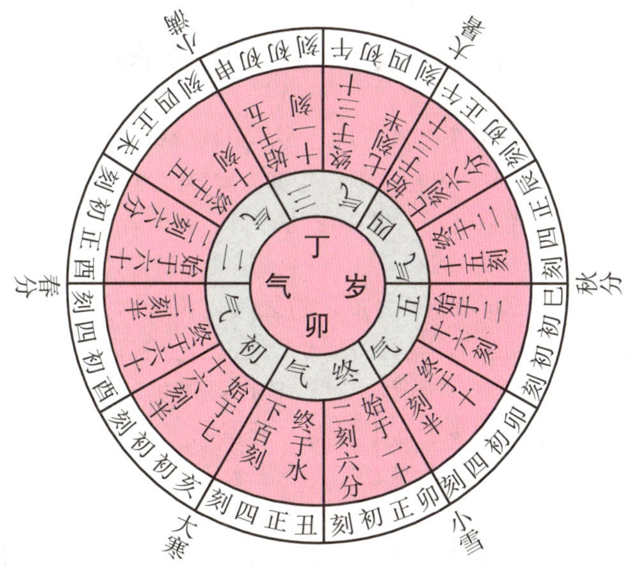

丁卯岁终之气，终于水下百刻，是子丑寅卯四年而一周之数已尽，至戊辰岁初之气，复始于水下一刻，而与甲子岁气同矣。详见《三合会同图解》。

图三十八

六十年岁气三合会同图

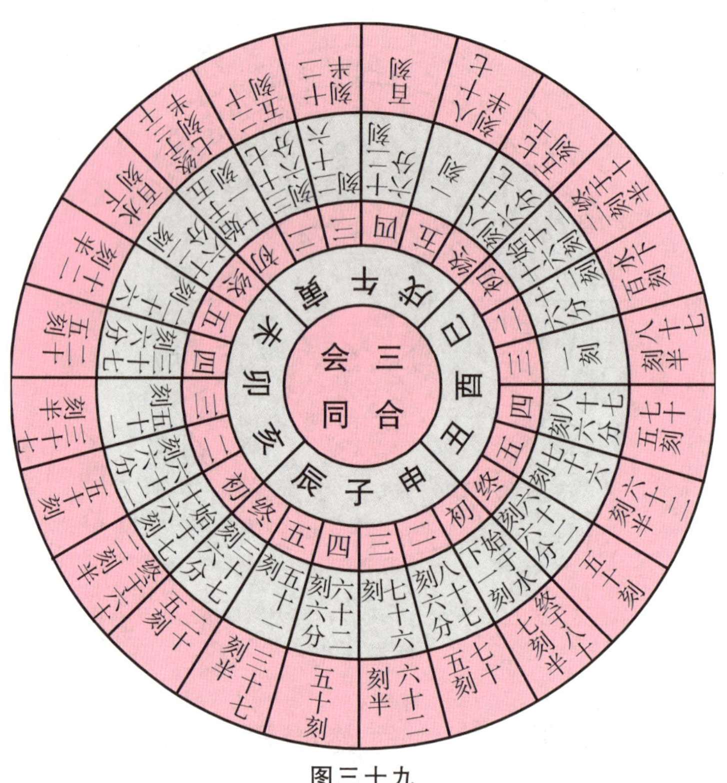

图三十九

水下一刻三合会同图解

《六微旨大论》曰：“甲子之岁，初之气，天数始于水下一刻，终于八十七刻半。”谓起于《艮》中之南，寅初一刻。盖寅为岁日之首，如《灵枢·卫气行篇》曰：“常以平旦为纪”者是也。一昼一夜凡百刻，司天者纪以漏水，故曰“始于水下一刻”。

岁气三合会同者，如“甲子之岁，初之气，始于水下一刻”，以至终之气“终于二十五刻，所谓初六”，日行一周也。“乙丑岁初之气，天数始于二十六刻”，终之气“终于五十刻，所谓六二”，日行再周也。“丙寅岁初之气，天数始于五十一刻”，终之气“终于七十五刻，所谓六三”，日行三周也。“丁卯岁初之气，天数始于七十六刻”，终之气“终于水下百刻，所谓六四”，日行四周也。四周谓之一纪，次至戊辰壬申岁，复皆始于一刻，与甲子岁同。所以申子辰，岁气会同三合也。此后巳年酉年，俱同丑年；午年戌年，俱同寅年；亥年未年，俱同卯年。故申子辰，巳酉丑，寅午戌，亥卯未，岁气皆同如此，所以谓之三合。

以是类推，则六十年气数，可指诸掌矣。

南北政图

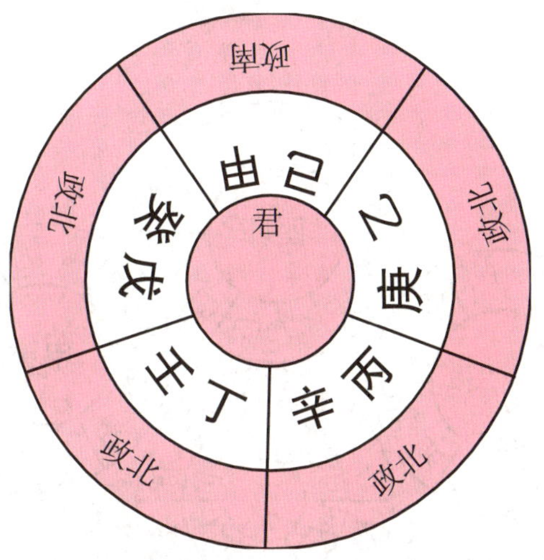

南北政者，五运以土为尊，居中央而统于金木水火，故十干以甲己年土运为君象，主南面行令而为南政。其余乙庚、丙辛、丁壬、戊癸八年为臣象，皆北面受令而为北政。南政北政，脉当各有应，若当应不应，不当应而应者，乃谓之阴阳交，尺寸反，斯为害矣。

图四十

南政年脉不应图

甲己年为南政

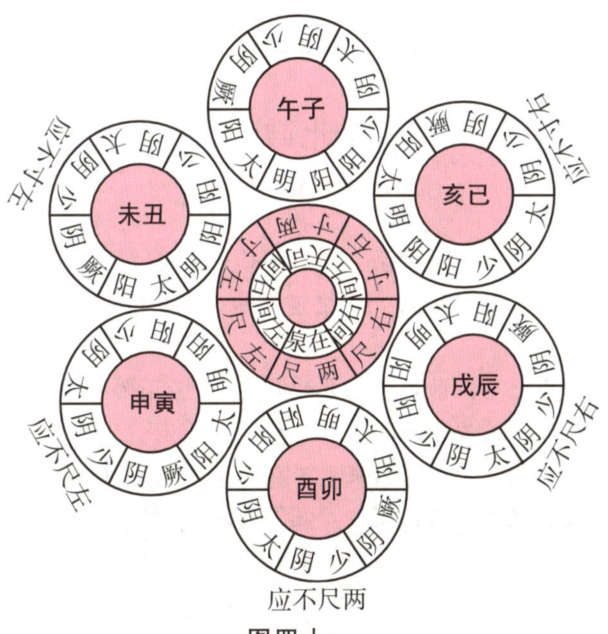

图四十一

北政年脉不应图

乙丁、辛癸、丙戊、庚壬年为北政

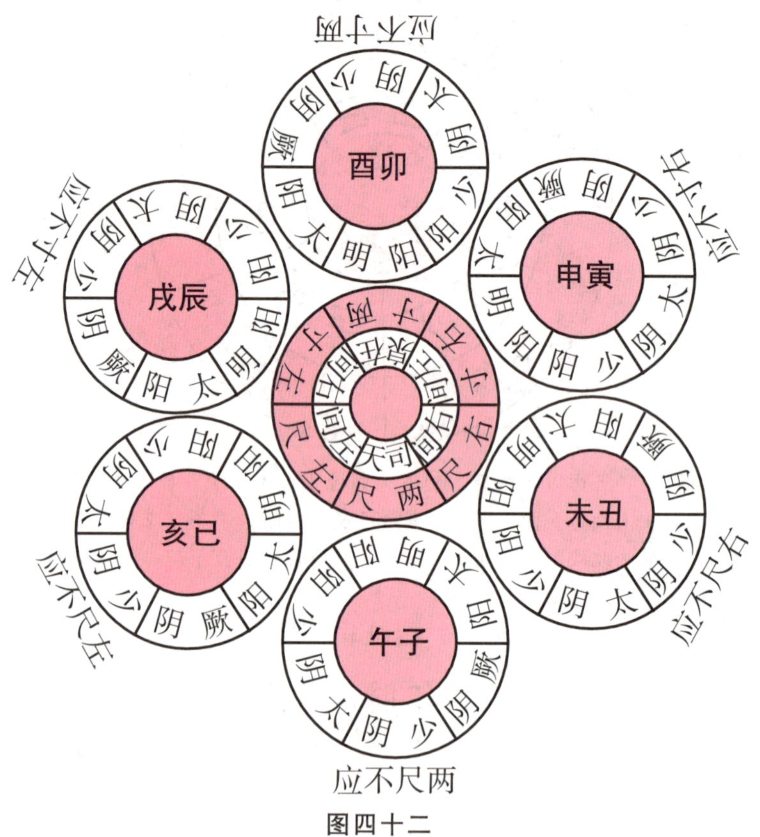

图四十二

南北政说

附阴阳交尺寸反

南北二政，运有不同，上下阴阳，脉有不应。《五运行大论》曰："先立其年，以知其气，左右应见，乃可以言死生之逆顺也。"倘粗工不知而呼寒呼热，妄施治疗，害莫大矣。

南北政者，即甲己为南政，余为北政是也。《至正要大论》曰："'阴之所在寸口何如?'岐伯曰：'视岁南北，可知之矣。'"谓南政之年，南面行令，其气在南，所以南为上，而北为下，司天在上，在泉在下。人气应之，故寸为上而尺为下，左右俱同。北政之岁，北面受令，其气在北，所以北为上而南为下，在泉应上，司天应下。人气亦应之，故尽应上而寸应下，司天应两尺，在泉应两寸，地之左间为右寸，右间为左寸，天之左间为右尺，右间为左尺，正与男子面南受气，女子面北受气之理同也。

脉有不应者，谓阴之所在，脉乃沉细，不应本脉也。阴者，言六气有三阴三阳，而三阴之位，则少阴居中，太阴居左，厥阴居右。脉之不应者，乃以三阴之中少阴所居之处言之，而又分南北二政以定其上下也。故《至正要大论》曰："北政之岁，三阴在下则寸不应，三阴在上则尺不应。南政之岁，三阴在天则寸不应，三阴在泉则尺不应。"又曰："北政之岁，少阴在泉，则寸口不应。"正以北政之年，司天应尺而在泉应寸也。"厥阴在泉，则右不应。"右者，右寸也。以少阴居厥阴之左，而以地之左间为右寸也。"太阴在泉，则左不应。"左者，左寸也。以少阴居太阴之右，而以地之右间为左寸也。"南政之年，少阴司天，则寸口不应。"寸口者，两寸也。正以南政之年，上为寸而下为尺也。"厥阴司天，则右不应。"右者，右寸也。以少阴居厥阴之左，而当右寸之位也。"太阴司天，则左不应。"左者，左寸也。以少阴居太阴之右，而当左寸之位也。此经文虽未尽言，然北举在泉，则天在其中矣；南举司天，则泉在其中矣。故又曰："诸不应者，反其诊则见矣。"反其诊者，谓南北相反而诊之，当自见矣。故北政之年，少阴司天，则两尺不应；太阴司天，则少阴在右，所以右尺不应；厥阴司天，则少阴在左，所以左尺不应。南政之年，少阴在泉则两尺不应；太阴在泉，则少阴在右，所以右尺不应；厥阴在泉，则少阴在左，所以左尺不应也。阴之所在，义详运气类五。

"阴阳交尺寸反"者，如其年少阴在左，当左脉不应，而反现于右；阳脉本在右，而反互移于左。是少阴所易之位也，非少阳则太阳脉也，故曰阴阳交。交者死，惟辰、戌、丑、未、寅、申、巳、亥八年有之。尺寸反者，如其年少阴在尺，当尺不应，而反现于寸，阳本在寸而反移于尺，故曰尺寸反。反者死，惟子、午、卯、酉年有之，然必也阴阳俱交，始为交也；尺寸俱反，始为反也。若但本位当应不应者，乃阴气之不应也，只疾而已，不在阴阳交尺寸反之例，不可胶柱。

南北政歌

前二句言寸，后二句言尺

南政子午两寸沉，丑未巳亥左右寻左右寸也。
卯酉两尺寅申左左尺，辰戌右尺真分明。
北政阳明沉两寸，太阳少阳左右应左右寸也。
少阴两尺厥阴左左尺，太阴右尺何须问。

南北政指掌图

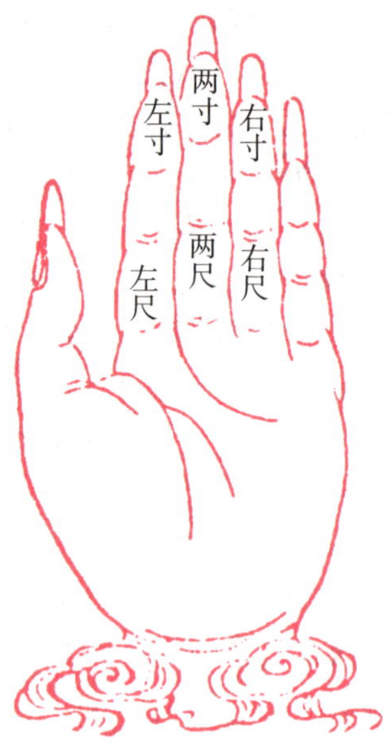

其法以南政子年起中指端，北政子年起中指根，俱逆行轮之，凡年辰所值之处，即其不应之位。如南政子起中指端，即两寸不应，丑年左寸，寅年左尺，右数到底，皆南政不应之位。北政子年起中指根，如前右数到底，皆北政不应之位。

图四十三

推原南北政说

愚按：南北政之义，诸说皆以甲己属土，为五行之尊，故曰南政，似属牵强。夫干支相合而成花甲，十干之中，复各有所统十干。如六甲干头，必起甲子，至戊末而六十花甲尽，及至六己，复起甲子，至癸末而六十花甲尽。故甲己年，必起于甲子月，甲己日必起于甲子时，此甲己二干，所以为十干之首，故象君而为南政，其余则北面象臣而为北政，人之血脉，故亦应之。即《奇门》诸家，亦独以甲己为符头。此花甲自然之理，不待土为五行之尊而分南北也，晰理者以谓然否？

九宫八风图

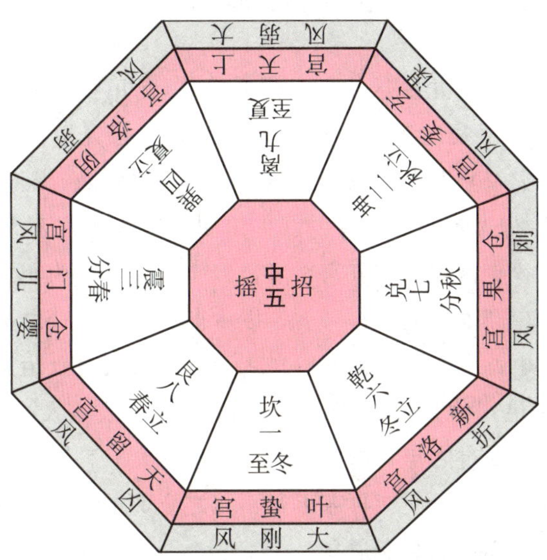

《九宫八风篇》曰：“太一常以冬至之日，居叶蛰之宫四十六日”，立春居天留，春分居仓门，逐年挨宫各居四十六日。惟巽、乾两宫只四十五日，至乾而复反于坎。如是无已，终而复始。

图四十四

九宫星野图

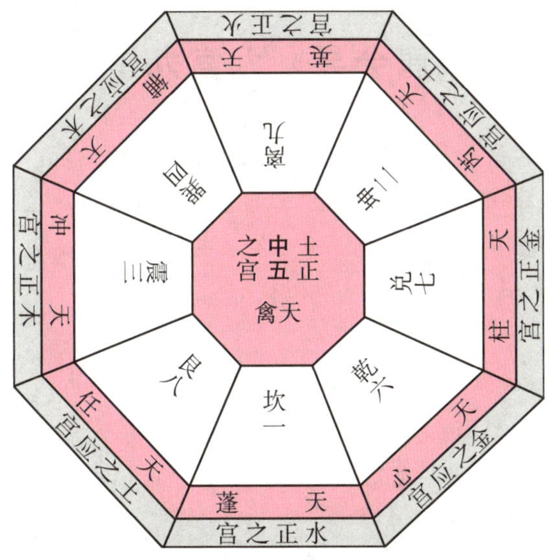

此即《洛书》数，戴九履一，左三右七，二四为肩，六八为足，五居中央也。此数上中下三层，横皆十五；左中右三层，纵皆十五；巽中乾，坤中艮，四隅皆十五。故《奇门》家曰：“纵横十五在其中也。”

图四十五

九宫星野说

《天元纪大论》曰："九星悬朗，七曜周旋。"此星曜之所以有象也，而《六元正纪大论》中，凡不及之年，则有所向灾宫，五行九星，咸有分野，不可不察。如少羽岁云"灾一宫"者，以少羽属辛，为水之不及，而一乃正北坎位，天蓬水星司也；少角岁"灾三宫"者，以少角属丁，为木之不及，而三乃正东震位，天冲木星司也；少宫岁"灾五宫"者，以少宫属己，为土之不及，而五乃中宫，天禽土星也；少商岁"灾七宫"者，以少商属乙，为金之不及，而七乃正西兑位，天柱金星司也；少徵岁"灾九宫"者，以少徵属癸，为火之不及，而九乃正南离位，天英火星司也。此皆以五运不及之方，故灾及之。若甲、丙、戊、庚、壬年，乃为岁运太过之年，则无灾宫矣。然经文只言五正之宫，而不详言九宫者，乃概举五方为言也，使能再兼五行不尽之意而推广之，则四隅之外，及五太之年，岂无所伤，亦可意会而通矣。

按：《天元玉册·九星注》曰："天蓬一，水正之宫也；天芮二，土神之应宫也；天冲三，木正之宫也；天辅四，木神之应宫也；天禽五，土正之宫也；天心六，金神之应宫也；天柱七，金正之宫也；天任八，土神之应宫也；天英九，火正之宫也。九星有位，以应九州之分野，即冀、兖、青、徐、扬、荆、豫、梁、雍，《禹贡》九州之次也。"

《唐会要》九宫九星

天蓬太一，坎水白。天芮摄提，坤土黑。天冲轩辕，震木碧。

天辅招摇，巽木绿。天禽天符，中土黄。天心青龙，乾金白。

天柱咸池，兑金赤。天任太阴，艮土白。天英天一，离火紫。

天地阴阳升降图

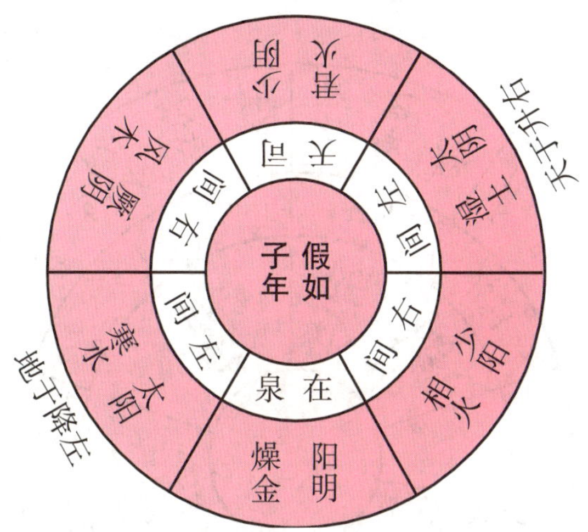

假如亥年，太阳寒水原在天之右间，太阴湿土原在地之右间，至子年则太阳降而入地为地之左间，太阴升而上天为天之左间，丑寅以后，循序皆然。此客气之一定者，举此子年为例，其他年司天在泉迁正退位之序，可类推矣。

图四十六

天地五星图

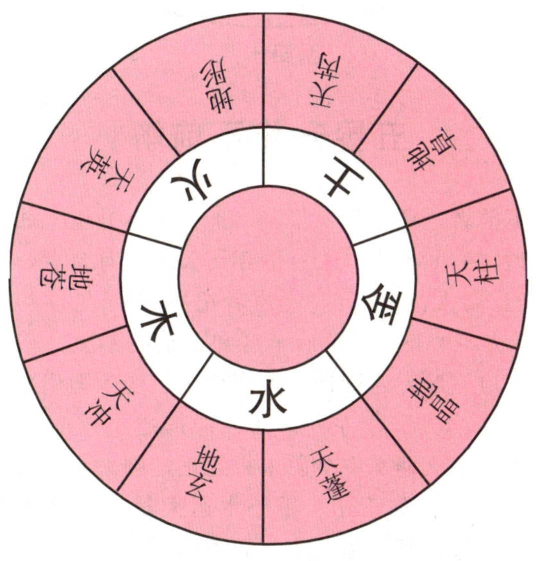

五星之在天地，名号各有不同。木星在天曰天冲，在地曰地苍；火星在天曰天英，在地曰地彤；土星在天曰天芮，在地曰地阜；金星在天曰天柱，在地曰地晶；水星在天曰天蓬，在地曰地玄，以分主东南西北中，而土则寄位西南也。

图四十七

五星窒抑不升不降图

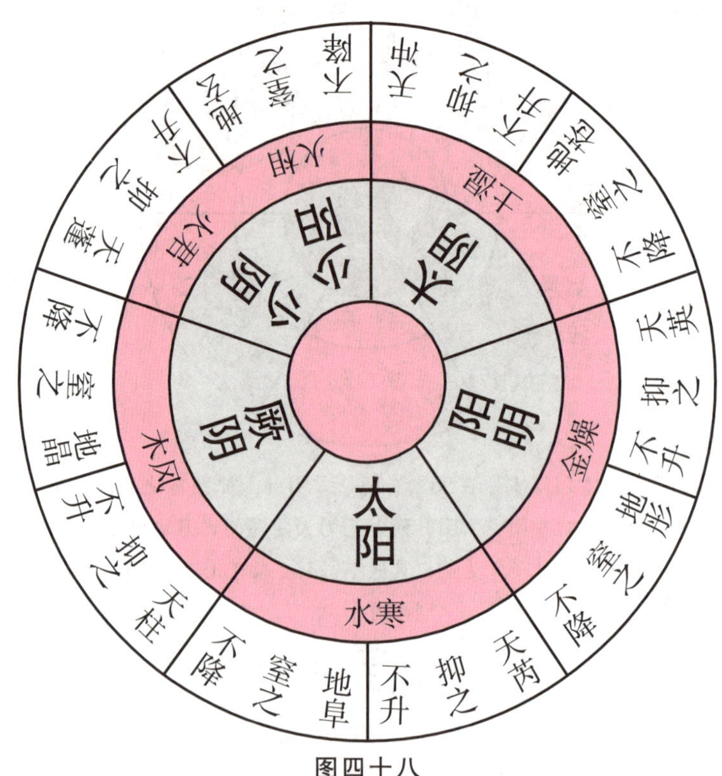

图四十八

五星升降不前解

凡气候有升降不前者，谓天气不得降，地气不得升也。如本年司天之气不及者，未得迁正，故地之右间不得升天；旧年司天之气有余者，不肯退位，故天之右间不得入地。《至正要大论》曰："主岁者纪岁。"可见逐年升降之权，皆由司天为主也。《六微旨大论》曰："至而至者和；至而不至，来气不及也；未至而至，来气有余也。""应则顺，否则逆，逆则变生，变生则病也。"

如子午之岁，太阴当升天之左间，而天冲抑之不得前；太阳当降为地之左间，而地阜窒之不得入。又遇本岁少阴未得迁正，则太阴不得升天；旧岁厥阴未得退位，则太阳不得降地。如壬子、壬午木运太过，则中运胜土，而太阴不得升；甲子、甲午土运太过，则中运胜水，而太阳不得降也。

如丑未之岁，少阳当升为天之左间，而天蓬抑之不得前；厥阴当降为地之左间，而地晶窒之不得入。又遇本岁太阴未得迁正，则少阳不得升天；旧岁少阴未得退位，则厥阴不得降地。如辛丑、辛未水运有余，则中运胜火，而少阳不得升；乙丑、乙未金运有余，则中运胜木，而厥阴不得降也。

如寅申之岁，阳明当升为天之左间，而天英抑之不得前；少阴当降为地之左间，而地玄窒之不得入。又遇本岁少阳未得迁正，则阳明不得升天；旧岁太阴未得退位，则少阴不得降地。如戊寅、戊申火运太过，则中运胜金，而阳明不得升；丙寅、丙申水运太过，则中运胜火，而少阴不得降也。

如卯酉之岁，太阳当升为天之左间，而天芮抑之不得前；太阴当降为地之左间，而地苍窒之不得入。又遇本岁阳明未得迁正，则太阳不得升天；旧岁少阳未得退位，则太阴不得降地。如己卯、己酉土运有余，则中运胜水，而太阳不得升；丁卯、丁酉木运有余，则中运胜土，而太阴不得降也。

如辰戌之岁，厥阴当升为天之左间，而天柱抑之不得前；少阳当降为地之左间，而地玄窒之不得入。又遇本岁太阳未得迁正，则厥阴不得升天；旧岁阳明未得退位，则少阳不得降地。如庚辰、庚戌金运太过，则中运胜木，而厥阴不得升；丙辰、丙戌水运太过，则中运胜火，而少阳不得降也。

如巳亥之岁，少阴当升为天之左间，而天蓬抑之不得前；阳明当降为地之左间，而地彤窒之不得入。又遇本岁厥阴未得迁正，则少阴不得升天；旧岁太阳未得退位，则阳明不得降地。如辛巳、辛亥水运有余，则中运胜火，而少阴不得升；癸巳、癸亥火运有余，则中运胜金，而阳明不得降也。

类经附翼之医《易》

河　图

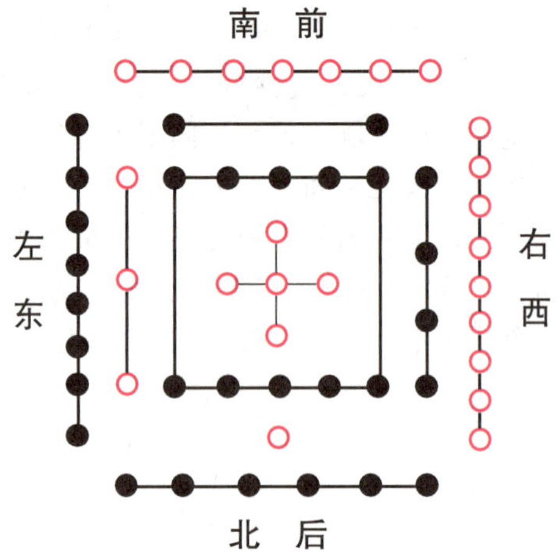

伏羲氏王天下，龙马负图出河，其数一六居下，二七居上；三八居左，四九居右；五十居中。伏羲则之，以画八卦。

图四十九

洛　书

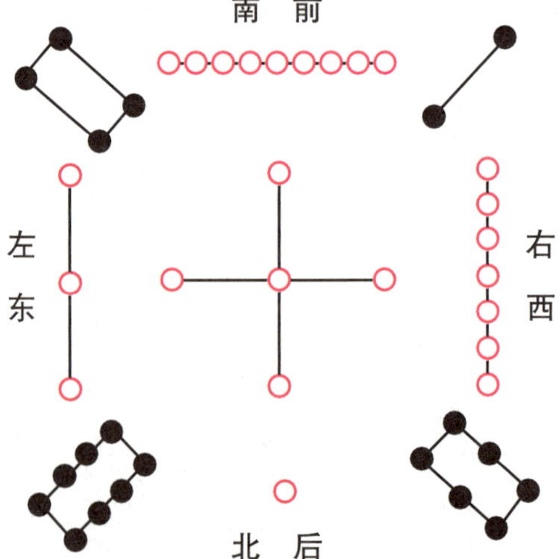

大禹治水，神龟负图出洛，文列于背。其数戴九履一，左三右七；二四为肩，六八为足；五居于中。禹因第之，以成《九畴》。

图五十

伏羲八卦次序图

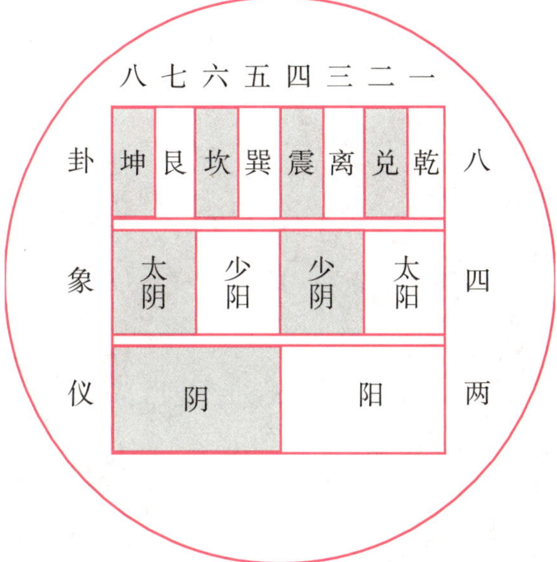

《易·系辞》曰："《易》有太极，是生两仪，两仪生四象，四象生八卦。"邵子曰："一分为二，二分为四，四分为八，是为八卦。自八而十六，十六而三十二，三十二而六十四，尤见法象自然之妙也。"

图五十一

伏羲八卦方位图

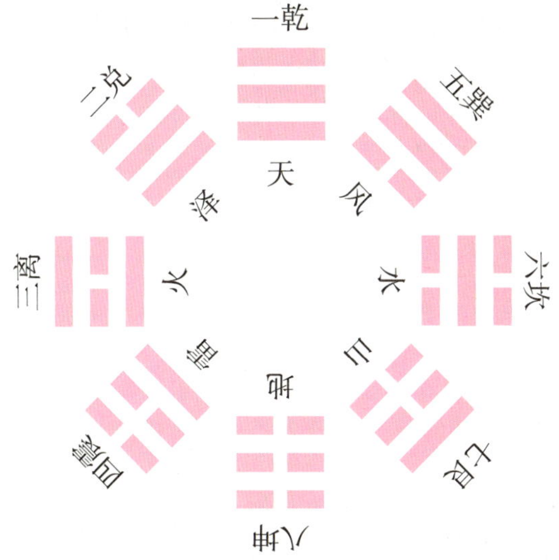

《易传》曰："天地定位，山泽通气，雷风相搏，水火不相射。八卦相错，数往者顺，知来者逆，是故《易》逆数也。"又曰："雷以动之，风以散之，雨以润之，日以晅之；艮以止之，兑以悦之，乾以君之，坤以藏之。"

图五十二

伏羲六十四卦圆图

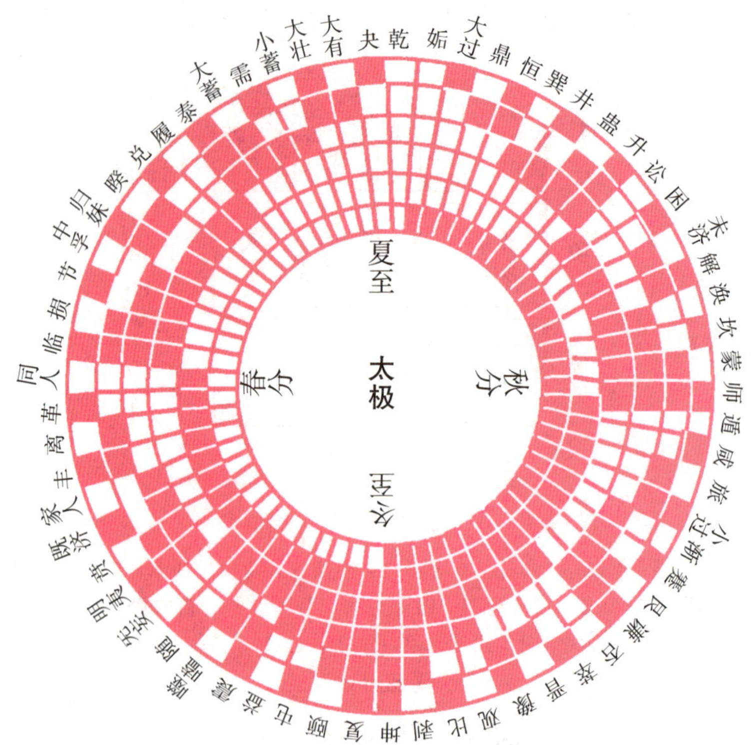

此图内为下卦，外为上卦。内卦之序，照前乾一、兑二之数，以定八卦方位。外卦之序，亦照前一二等数，挨次而加于内卦之上，遂成六十四卦。混然之妙，出自天成，固非可以造作为之者。

图五十三

伏羲六十四卦方图

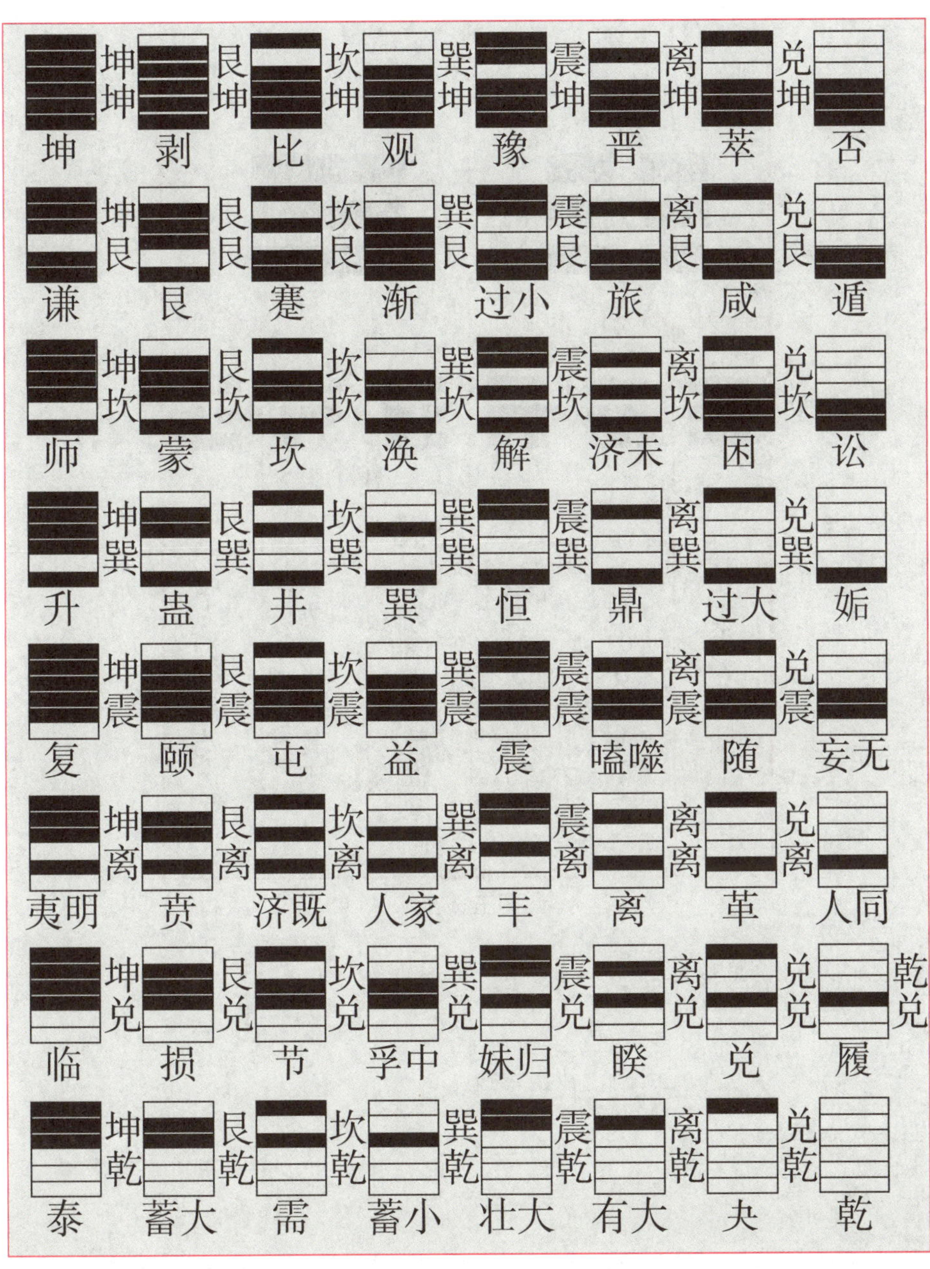

图五十四

文王八卦次序图

坤母 ☷ 兑 离 巽			乾父 ☰ 艮 坎 震		
☱	☲	☴	☶	☵	☳
兑为少女得坤上爻	离为中女得坤中爻	巽为长女得坤初爻	艮为少男得乾上爻	坎为中男得乾中爻	震为长男得乾初爻

图五十五

文王八卦方位图

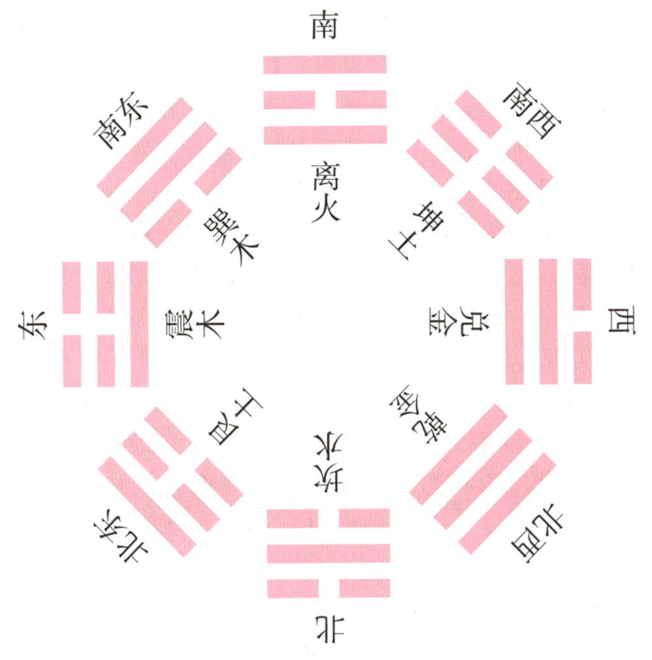

《易传》曰：“帝出乎震，齐乎巽，相见乎离，致役乎坤，悦言乎兑，战乎乾，劳乎坎，成言乎艮。”

图五十六

医《易》义

宾常闻之孙真人曰：“不知《易》，不足以言太医。”每窃疑焉，以谓《易》之为书，在开物成务，知来藏往；而医之为道，则调元赞化，起死回生。其义似殊，其用似异。且以医有《内经》，何借于《易》？舍近求远，奚必其然。而今也年逾不惑，茅塞稍开，学到知羞，方克渐悟。乃知天地之道，以阴阳二气，而造化万物；人生之理，以阴阳二气，而长养百骸。《易》者，易也，具阴阳动静之妙；医者，意也，合阴阳消长之机。虽阴阳已备于《内经》，而变化莫大乎《周易》。故曰天人一理者，一此阴阳也；医《易》同原者，同此变化也。岂非医《易》相通，理无二致，可以医而不知《易》乎？予因默契斯言，潜心有日，管窥一得，罔敢自私，谨摭《易》理精义，用资医学变通，不揣鄙俚，而为之论曰：

“《易》有太极，是生两仪，两仪生四象，四象生八卦。”“天尊地卑，乾、坤定矣；卑高以陈，贵贱位矣；动静有常，刚柔断矣；方以类聚，物以群分，吉凶生矣；在天成象，在地成形，变化现矣。”“天地设位，而《易》行乎其中矣。”

“是故，天生神物，圣人则之；天地变化，圣人效之；天垂象，现吉凶，圣人象之；河出图，洛出书，圣人则之。”“近取诸身，远取诸物，于是始作八卦，以通神明之德，以类万物之情。”“八卦成列，象在其中矣；因而重之，爻在其中矣；刚柔相推，变在其中矣；系辞焉而命之，动在其中矣。”“吉凶悔吝者，生乎动者也”而天地鬼神之为德，万物一体之为能，森乎昭著，而无所遁乎《易》矣。

伟哉人生！禀二五之精，为万物之灵，得天地之中和，参乾、坤之化育，四象应天，四体应地。天地之合辟，即吾身之呼吸也；昼夜之潮汐，即吾身之脉息也。天之北辰，为群动之本；人之一心，为全体之君也。由是观之，天之气，即人之气；人之体，即天之体。故康节曰：“思虑未起，鬼神未知，不由乎我，更由乎谁?”盖谓一念方萌，便达乎气，神随气现，便与天地鬼神相感通。然则天人相与之际，精哉妙矣！诚可畏矣。人身小天地，真无一毫之相间矣。今夫天地之理具乎《易》，而身心之理，独不具乎《易》乎？矧天地之《易》，外《易》也；身心之《易》，内《易》也。内外孰亲？天人孰近？故必求诸己而后可以求诸人，先乎内而后可以及乎外，是物理之《易》犹可缓，而身心之《易》不容忽。医之为道，身心之《易》也。医而不《易》，其何以行之哉？然《易》道无穷，而万生于一，一分为二，二分为四，四分为八，八分为十六，自十六而三十二，三十二而六十四，以至三百八十四爻，万有一千五百二十策，而交感之妙，化生之机，万物之数，皆从此出矣。

详而言之，则所谓一者，《易》有太极也。太极本无极，无极即太极。象数未形，理已具，万物所生之化原。故曰：“五行不到处，父母未生前。”又曰：“杳杳冥冥，其中有精；其精甚真，其中有信。”是为造物之初，因虚以化气，因气以造形，而为先天一气之祖也。医而明此，乃知生生化化，皆有所原，则凡吾身于未有之初，便可因之以知其肇基于父母，而预占其禀受之象矣。

所谓一分为二者，是生两仪也。太极动而生阳，静而生阴，天生于动，地生于静，阳为阴之偶，阴为阳之基。以体而言为天地，以用而言为乾、坤，以道而言为阴阳。一动一静，互为其根；分阴分阳，两仪立焉。是为有象之始，因形以寓气，因气以化神，而为后天体象之祖也。医而明此，乃知阴阳气血，皆有所钟，则凡吾身之形体气质，可因之以知其纯驳偏正，而默会其禀赋之刚柔矣。

所谓二分为四者，两仪生四象也。谓动之始则阳生，动之极则阴生；静之始则柔生，静之极则刚生。太少阴阳，为天四象；太少刚柔，为地四体。耳目口鼻以应天，血气骨肉以应地。医而明此，乃知阳中有阴，阴中有阳，则凡人之似阳非阳，似阴非阴，可因之以知其真假逆顺，而察其互藏之幽显矣。

所谓四分为八者，四象生八卦也。谓乾一、兑二、离三、震四、巽五、坎六、艮七、坤八也。乾，健也；坤，顺也；震，动也；巽，入也；坎，陷也；离，丽也；艮，止也；兑，悦也。伏羲八卦，分阴阳之体象；文王八卦，明五行之精微。医而明此，方知阴阳之中，复有阴阳，刚柔之中，复有刚柔；而其对待之体，消息之机，交感之妙，错综之义，昭乎已备；则凡人之性理、神机、形情、病治，可因之以得其纲领，而会通其变化之多矣。

自此而四象相交，成十六事，八卦相荡，为六十四。分内外以配六爻，推九六以成蓍数，人物由之而大成，万象因之以毕具。前阅圆图，即其精义。是图虽象乎万有，尤切夫人之一身。故曰先天图者，环中也；环中者，天之象也。六十四卦列于外，昭阴阳交变之理也；太极独运乎其中，象心为一身之主也。乾南坤北者，象首腹之上下也；离东坎西者，象耳目之左右也。自复至同人，当内卦，震、离之地，为阴中少阳之十六，在人为二八；临至乾，当内卦兑、乾之地，为阳中太阳之十六，在人为四八；自姤至师，当内卦巽、坎之地，为阳中少阴之十六，在人为六八；自遁至坤，当内卦艮、坤之地，为阴中太阴之十六，在人为八八。阳生于子而极于午，故复曰天根，至乾为三十二卦，以应前之一世；阴生于午而极于子，故姤曰月窟，至坤为三十二卦，以应后之半生。前一世，始于复之一阳，渐次增添，互乾而阳盛已极，乃象人之自少至壮；后半生，始于姤之一阴，渐次耗减，至坤而阳尽以终，乃象人之自衰至老。纵观之则象在初爻，其乾尽于午，坤尽于子，当二至之令，为天地之中，而左右以判。左主升而右主降，升则阳居东南，主春夏之发生，以应人之渐长；降则阴居西北，主秋冬之收敛，以应人之渐消。横观之，则象在二爻，其离尽于卯，坎尽于酉，当二分之中，为阴阳之半，而上下以分，上为阳而下为阴。阳则日出于卯，以应昼之为寤；阴则日入于酉，以应夜之寐焉。即此一图，而天人之妙，运气之理，无不具矣。

再阅方图，其义象地，乾始于西北，坤尽于东南。天不足西北，故圆图之阳在东南；地不满东南，故方图之刚在西北，此皆伏羲之卦也。又若文王八卦，位有不同。伏羲出自然之象，故乾上坤下，离左坎右；文王合《河图》之数，故火南水北，木东金西。此节自方图以下，并河洛数义，详方隅气数二论。质诸人身，天地形体也，乾、坤情性也，阴阳血气也，左右逢原，纤毫无间。详求其道，无往不然。

故以爻象言之

则天地之道，以六为节；三才而两，是为六爻；六奇六偶，是为十二，故天有十二月，人有十二脏；天有十二会，人有十二经；天有十二辰，人有十二节。知乎此，则营卫之周流，经络之表里，象在其中矣。

以脏象言之

则自初六至上六，为阴为脏，初六次命门，六二次肾，六三次肝，六四次脾，六五次心，上六次肺；初九至上九，为阳为腑，初九当膀胱，九二当大肠，九三当小肠，九四当胆，九五当胃，上九当三焦。知乎此，而脏腑之阴阳，内景之高下，象在其中矣。

以形体言之

则乾为首，阳尊居上也；坤为腹，阴广容物也；坎为耳，阳聪于内也；离为目，阳明在外也；兑为口，拆开于上也；巽为股，两垂而下也；艮为手，阳居于前也；震为足，刚动在下也。天不足西北，故耳目之左明于右；地不满东南，故手足之右强于左。知乎此，而人身之体用，象在其中矣。

以生育言之

则天地絪缊，万物化醇，男女媾精，万物化生。天尊地卑，乾父坤母；乾道成男，坤道成女。震、坎、艮，是为三男，巽、离、兑，是为三女。欲知子强弱，则震、巽进而前，艮、兑退而止；欲辨脉息候，则乾健在东南，坤顺向西北；欲为广嗣谋，则蓄坎填离宫，借兑为乾计；欲明布种法，则天地与地利，亏盈果由气，冬至始阳强，阴胜须回避。知乎此，而胎孕交感之道，存乎其中矣。

以精神言之

则北一水，我之精，故曰肾藏精；南二火，我之神，故曰心藏神；东三木，我之魂，故曰肝藏魂；西四金，我之魄，故曰肺藏魄；中五土，我之意，故曰脾藏意。欲知魂魄之阴阳，须识精神之有类。木火同气，故神魂藏于东南，而二八，三七同为十；金水同源，故精魄藏于西北，而一九、四六同为十；土统四气，故意独居中，其数惟五。知乎此，而脏腑五行之象，存乎其中矣。

以动静言之

则阳主乎动，阴主乎静。天圆而动，地方而静；静者动之基，动者静之机。刚柔推荡，《易》之动静也；阴阳升降，气之动静也；形气消息，物之动静也；昼夜兴寝，身之动静也。欲详求夫动静，须精察乎阴阳。动极者，镇之以静；阴亢者，胜之以阳。病治脉药，须识动中有静；声色气味，当知柔里藏刚。知刚柔动静之精微，而医中运用之玄妙，思过半矣。

以升降言之

则阳主乎升，阴主乎降；升者阳之生，降者阴之死。故日在于子，夜半方升，升则向生，海宇俱清；日在于午，午后为降，降则向死，万物皆鬼。死生之机，升降而已。欲知升降之要，则宜降不宜升者，须防剥之再进；宜升不宜降者，当培复之始生。畏剥所从衰，须从观始；求复之渐进，宜向临行。此中有个肯綮，最在形、情、气、味，欲明消长之道求诸此，而得之矣。

以神机言之

则存乎中者，神也；发而中者，机也。寂然不动者，神也；感而遂通者，机也。蕴之一心者，神也；散之万殊者，机也。知乎此，则才原其始，直要其终，我之神也；挥邪如匠石之斤，忌器若郢人之鼻，我之机也。见可而进，知难而退，我之神也；疾徐如轮扁之手，轻重若庖丁之刀，我之机也。神之与机，互相倚伏，故神有所主，机有所从；神有所决，机有所断。神为机之主，机为神之使。知神知机，执而运之，是即医之神也。

以屈伸言之

如寒往则暑来，昼往则夜来，壮往则衰来，正往则邪来。故难易相成，是非相倾，刚柔相制，冰炭相刑。知乎此，则微者甚之基，盛者衰之渐。大由小而至，远由近而遍。故安不可以忘危，治不可以忘乱。积羽可以沉舟，群轻可以折轴。是小事不可轻，小人不可慢，而调和相济，以一成功之道，存乎其中矣。

以变化言之

则物生谓之化，物极谓之变，阴可变为阳，阳可变为阴，只此一二交感生成。气有不齐，物当其会，而变化之由，所从出矣。故阳始则温，阳极则热；阴始则凉，阴极则寒。温则生物，热则长物，凉则收物，寒则杀物，而变化之盛，于斯著矣。至若夷父羌母，蛮男苗女；子之肖形，虬髯短股；杏之接桃，梨之接李；实必异常，多甘少苦。迨夫阴孕阳，以柔孕刚，以小孕大，以圆孕方，以水孕火，以紫孕黄，以曲孕直，以短孕长。知乎此，则可以和甘苦，可以平羶香，可以分经纬，可以调宫商，可以为蛇蝎，可以为鸾凰，可以为尧桀，可以为彭殇。庶胸次化同大象，而应用可以无方矣。

以常变言之

则常易不易，太极之理也；变易常易，造化之动也。常易不变，百能应变；变易不常，靡不体常。是常者，《易》之体；变者，《易》之用。古今不易，《易》之体；随时变易，《易》之用。人心未动，常之体；物欲一生，变之用。由是以推，则属阴属阳者，禀受之常也；或寒或热者，病生之变也。素大素小者，脉赋之常也；忽浮忽沉者，脉应之变也。恒劳恒逸者，居处之常也；乍荣乍辱者，盛衰之变也。瘦肥无改者，体貌之常也；声色顿异者，形容之变也。常者易以知，变者应难识。故以寒治热得其常，热因热用为何物？痛随利减得其常，塞因塞用为何物？检方疗病得其常，圆底方盖为何物？见病治病得其常，不治之治为何物？是以圣人仰观俯察，远求近取，体其常也；进德修业，因事制宜，通其变也。故曰不通变，不足以知常；不知常，不足以通变。知常变之道者，庶免乎依样画瓠芦，而可与语医中之权矣。

以鬼神言之

则阳之灵曰神，神者，伸也；阴之灵曰鬼，鬼者，归也。鬼神往来，都只是气，故曰鬼神者，二气之良能也。阳为天地之神，阴为天地之鬼；春夏为岁候之神，秋冬为岁候之鬼；昼午为时日之神，暮夜为时日之鬼。推之于人，则仁义礼智，君子之神；奸盗诈伪，小人之鬼。乐天知命，道德之神；阿谀谄容，势利之鬼。推之于医，则神圣工巧，得其神也；凡庸浅陋，类乎鬼也。精进日新，志为神也；苟且殃人，心犹鬼也。察之形声，则坚凝深邃，形之神也；轻薄娇柔，形之鬼也。长洪圆亮，声之神也；短促轻微，声之鬼也。诊之脉色，则绵长和缓，脉之神也；细急休囚，脉之鬼也；清苍明净，色之神也；浅嫩灰颓，色之鬼也。是皆鬼神之征兆也。至若鬼神之原，尚有所谓。夫天地之鬼神，既不能出天地之外，而人物之鬼神，又安能外乎人心？是以在天地，则有天地之鬼神；在人物，则有人物之鬼神。善恶出之吾衷，良心自然难泯，强弱皆由阳气，神鬼判乎其中。以故多阳多善者，神强而鬼灭；多阴多恶者，气戾而鬼生。然则神鬼从心，皆由我造，灵通变幻，非在他求。知乎此，而吉凶祸福之机，求诸心而尽之矣。

以死生言之

则人受天地之气以生，聚则为生，散则为死。故气之为物，聚而有形；物之为气，散归无象。《丹经》云："分阴未尽则不仙，分阳未尽则不死。"故原始而来属乎阳，是生必生于复，阳生而至乾；反终而归属乎阴，是死必死于坤，阳尽而归土。得其阳者生，故阳无十，阳无终也；得其阴者死，故阴无一，阴无始也。是以阳候多语，阴症无声；无声者死，多语者生。魂强者多寤，魄强者多眠；多眠者少吉，多寤者易安。故善操斯柄者，欲拯其死，勿害其生，将逐其寇，勿伤其君。阴阳聚散即其理，剥、复消长是其机，而死生之道，尽乎其中矣。

以疾病言之：则泰为上下之交通；否是乾坤之隔绝。既济为心肾相谐，未济为阴阳各别。大过、小过，入则阴寒渐深，而出为症痞之象；中孚、颐卦，中如土脏不足，而颐为膨胀之形。剥、复如隔阳脱阳，夬、姤如膈阴脱阴。观是阳衰之渐、遁藏阴长之因。姑象其概，无能赘陈。又若离火临乾，非头即脏。若逢兑卦，口肺相连。交坎互相利害，入东木火防炎。坤、艮虽然喜暖，太过亦恐枯干。坎为木母，震、巽相便，若逢土位，反克最嫌。金水本为同气，失常燥湿相干。坤、艮居中，怕逢东旺，若当乾、兑，稍见安然。此虽以卦象而测病情，以坎、离而分水火。惟是坎本属水，而阳居乎中；离本属火，而阴藏乎内。故北方水地，一反存焉；南是火乡，二偏居上。东方阳木，八在其中；西是阴金，九当其位。可见离阳属火，半为假热难猜；坎水是阴，岂尽真寒易识？云从龙，风从虎，消长之机；水流湿，火就燥，死生之窍。倘知逆顺堪忧，须识假真颠倒。是以事变之多，譬诸人面。面人人殊，而天下之面皆相殊，古今之面无不殊。人面之殊，即如人心之殊；人心之殊，所以人病亦皆殊。此疾患之生，有不可以数计，今姑举其大纲。而书不尽言，言不尽意，神而明之，存乎人耳。然神莫神于《易》，易莫易于医，欲该医《易》，理只阴阳。故天下之万声，出于一阖一辟；天下之万数，出于一偶一奇；天下之万理，出于一动一静；天下之万象，出于一方一圆。方圆也，动静也，奇偶也，阖辟也，总不出于一与二也。故曰天地形也，其交也以乾、坤；乾、坤不用，其交也以坎、离；坎、离之道，曰阴曰阳而尽之。

然合而言之，则阴以阳为主，而天地之大德曰生。夫生也者，阳也，奇也，一也，丹也。《易》有万象而欲以一字统之者，曰阳而已矣。生死事大而欲以一字蔽之者，亦曰阳而已矣。虽曰阳为阴偶，而乾阳健运，阴为阳基，而坤静常宁。然坤之所以得宁者，何莫非乾阳之所为。故曰如艮其止，止是静，所以止之便是动，是以阴性虽狡，未尝不听命乎阳，而因其强弱以为进退也。所以元贯四德，春贯四时，而天地之道，阳常盈，阴常亏，以为万物生生之本，此先天造化之自然也。惟是阳如君子，阴如小人。君子则正大光明，独立不倚而留之难；小人则乘衅伺隙，无所不为而进之易。安得春光长不去，君子长不死？惜乎哉！阳盛必变，逝者如斯。故日中则昃，月盈则亏，亦象夫阳一而阴二，反觉阴多于阳。所以治世少而乱世多，君子少而小人多，期颐少而夭折多，此后天人欲之日滋也。是以持满捧盈，君子惧之。故圣人作《易》，至于消长之际，淑慝之分，则未尝不致其扶阳抑阴之意。非故恶夫阴也，亦畏其败坏阳德，而戕伐乎乾、坤之生意耳。以故一阴之生，譬如一贼，履霜坚冰至，贵在谨乎微，此诚医学之纲领，生命之枢机也。

是以《易》之为书，一言一字，皆藏医学之指南；一象一爻，咸寓尊生之心鉴。故"圣人立象以尽意，设卦以尽情伪，系辞焉以尽言，变而通之以尽利，鼓之舞之以尽神。"虽不言医，而义尽其中矣。故天之变化，观《易》可见；人之情状，于象可验；病之阴阳，有法可按。丽于形者，不能无偶；施于色者，不能无辨。是以君子将有为也，察之以理，其应如响；神以知来，知以藏往；参伍以变，错综其数；通其变，极其数，寂然不动，感而遂通天下之故，非天下之至精至神，其孰能与于此？与于此者，大其道以合天地，廓其心以合至真，融其气以生万物，和其神以接兆民。是谓得天地之纲，知阴阳之房，见精神之窟，搜隐秘之藏。

然而易天地之《易》诚难，未敢曰斡旋造化；易身心之《易》还易，岂不可燮理阴阳？故《易》之变化参乎医，则有象莫非医，医尽回天之造化；以医之运用赞乎《易》，则一身都是《易》，《易》真系我之安危。予故曰《易》具医之理，医得《易》之用。学医不学《易》，必谓医学无难，如斯而已也。抑孰知目视者有所不见，耳听者有所不闻，终不免一曲之陋；知《易》不知医，必谓《易》理深玄，渺茫难用也，又何异畏寒者得裘不衣，畏饥者得羹不食，可惜了错过此生。然则医不可以无《易》，《易》不可以无医，设能兼而有之，则《易》之变化出乎天，医之运用由乎我。运一寻之木，转万斛之舟；拨一寸之机，发千均之弩。为虚为实者易之，为寒为热者易之，为刚为柔者易之，为动为静者易之。高下者易其升降，表里者易其浮沉，缓急者易其先后，逆顺者易其假真。知机之道者，机触于目，神应于心。无能见有，实能见虚；前知所向，后知所居。故可以易危为安，易乱为治，易亡为存，易祸为福，致心于玄境，致身于寿域。气数可以挽回，天地可以反覆，固无往而非医，亦无往而非《易》，《易》之与医，宁有二哉？然而，用《易》者，所用在变；用医者，所用在宜。宜中有变，变即宜也；变中有宜，宜即变也。第恐求宜于变，则千变万变，孰者为宜？求变于宜，则此宜彼宜，反滋多变。有善求者，能于纷杂中，而独知所归，千万中而独握其一，斯真知医、《易》之要者矣。

然而知归知一，岂易言哉？余忽于孔子之言，有以得之，曰"知止而后有定”也。夫止即归之根，一之极也。盖病之止，止于生；功之止，止于成；恶之止，止于去；善之止，止于积。事之得失也，必有际，际即止也；数之利钝也，必有垠，垠即止也。至若一动一静，一语一默之间，无不皆有所止。止之所在，即理之窟也，即化之基也，即不二之门也。能知止所，有不定乎？既定矣，有不静乎？既静矣，有不安乎？即安矣，有不虑乎？即虑矣，有不得乎？所得者何？得诸《易》，即得其变；得诸医，即得其宜。然则，得由乎虑，而虑由乎止。所谓止者，意有在而言难达也。姑拟其近似者曰：《易》有不易之易，宜有不疑之宜，即止所也。又拟之曰：必先于不摇不动处，立定脚根，然后于无二、无三处，认斯真一，亦止所也。夫止为得之本，得是止之末；得之生意萌乎止，止之实效归于得。观孟子曰：“不动心。”邵尧夫《不语禅》曰：“请观风急天寒夜，谁是当门定脚人。”此二子之功夫，谓不从止处得来耶？止之为义，神哉至矣！是诚医《易》之门路也。有能知此，则福胎于祸者，何祸不消？危生于安者，何危不却？夫是之谓养生主，何不可也？夫是之谓医国手，亦何不可也？又岂特以一匕之济，足云医《易》之义哉？

嗟乎！圣贤之心，千古一贯，乐吾斯道，仁爱无穷。秘发鬼神，二竖奚从逃遁；玄同天地，六宫焉有西东。醉造化于虚灵，弄壶中之日月，运阴阳于掌握，滴指上之阳春。至精至微，蒙圣人之教诲；其得其失，由自己之惰勤。五十学《易》，讵云已晚；一朝闻道，立证羲、黄。即道即心，谁无先觉。余虽不敏，犹企医旺，因尔重申其义曰：“不知《易》，不足以言太医。”亦冀夫掖斯道之门墙，谨纪夫著论之岁月，则皇明之万历，壬子之一阳。

卦气方隅论

天地之气，始于子中，子居正北，其名朔方，又曰幽都。幽者，隐也，微也，谓阴气之极，阳气之始也。邵子曰：“阳气自北方而生，至北方而尽。”故《尧典》谓北方为朔易，朔易者，除旧更新之谓也。盖其自子至亥，周而复始，以成东西南北，春夏秋冬之位。子午为阴阳之极，卯酉为阴阳之中，是为四正。四正定，而每隅间之以二，是为十二宫；每隅间之以五，是为二十四向。再按《洛书》九宫，位分八卦。伏羲八卦曰先天，其次则乾南坤北，离东坎西，以左右分数之，自南而东者曰：乾一兑二，离三震四；自西而北者曰：巽五坎六，艮七坤八也。文王八卦曰后天，离象火而居南，坎象水而居北，震象木而居东，兑象金而居西。以次而数，则乾起西北，顺而左旋，曰：“乾、坎、艮、震、巽、离、坤、兑，以周八宫也。”

先天以乾、坤分天地，而定上下之位；后天以坎、离分水火，而定南北之方。先天以乾居正南，坤居正北，其阳在南，阴在北；后天以乾居西北，坤居西南，其阳在北，其阴在南。故先天以巽、离、兑虽为阴卦，而本乎乾体，故位于上；震、坎、艮虽为阳卦，而本乎坤体，故位于下。后天以乾来交坤，化为坎水而居北；坤去交乾，变为离火而居南。天体倚北，而偏于西，故乾之退位于西北；地体属土而继乎火，故坤之寄位于西南。巽居东南，木先火地；艮止东北，因对坤方。乾父在北，故坎、艮、震三子，随之而居下；坤母在南，故巽、离、兑三女，随之而向前。先天以上下分左右，故以乾、坤为纵，六子为横；后天以东西界阴阳，故以震、兑为横，六卦为纵。先天以乾、坤之末交二至，离为日，故升于东；坎为月，故生于西。后天以震、兑之中当二分，自震而南，巽、离为木火之地；自兑而北，乾、坎为金水之乡。故《易传》曰："帝出乎震，齐乎巽，相见乎离，致役乎坤，悦言乎兑，战乎乾，劳乎坎，成言乎艮。"正以明东南春夏之盛，西北秋冬之衰。是先天者，所以言六合之象；后天者，所以明气候之详。故邵子曰："先天为《易》之体，后天为《易》之用也。"

夫天体正圆，面南背北，南北两极，乃其运转之枢，北极居上而为尊，南极居下而为对。邵子曰："天之阳在南阴在北，地之阴在南阳在北。天阳在南，故日处之；地刚在北，故山处之。"《河图·括地象》曰："西北为天门，东南为地户。"《内经》曰："天不足西北，地不满东南。"故曰天门无上，地户无下。又曰："东南方阳也，阳者，其精降于下；西北方阴也，阴者，其精奉于上。"故阳降于下，则阳盛阴微，而东南之方常多热；阴奉于上，则阴盛阳微，而西北之地常多寒。昆仑峙于西北，故西北高而多山；沧海浴于东南，故东南下而多水。高者多寒，下者多热，东南阳胜，则气为薰蒸，而春夏之气多烟雾；西北阴胜，则气为凛冽，而秋冬之气多风霾。

中国形胜，居昆仑之东南，故天下之山脉皆起于昆仑。山脉之所起，即水源之所发，是以中国之山，自西北而来；中国之水，亦自西北而发。朱子曰："大凡两水夹行，中间必有山；两山夹行，中间必有水。"试考中国舆图，其山脉发自昆仑，逶迤二万四千三百余里，而入中国，分大龙为三障于外，大河为两川于中，以成中国河山之胜概。由是四方立，而有十二辰之会；二十八宿辨，而有分野之详。三代分为九州，虞舜分为十二州，周末分为十二国，秦为三十六郡，汉为十三部，晋为十九州，宋为二十二州，唐为十道，宋为二十三路，元为十二省二十二道，至我朝则分为两直隶十三省，而天象舆图，古今一致矣。

类经附翼之律原

五音五行清浊图

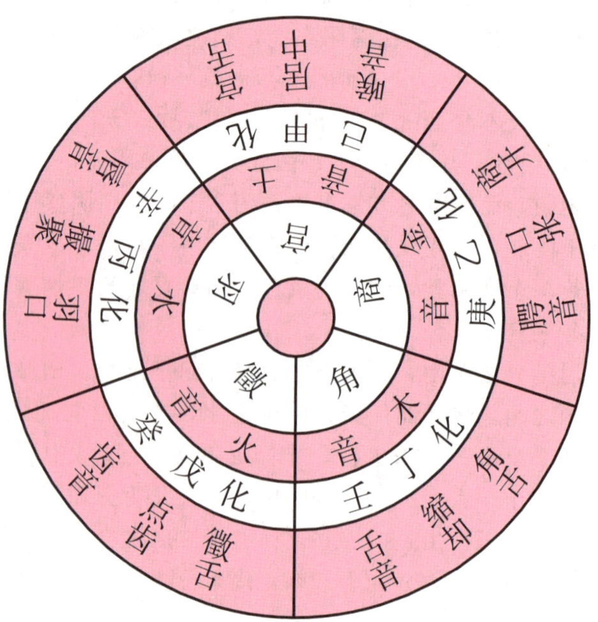

宫音，五音之首，其声极长极下极浊；徵音，宫所生，其声次短次高次清；商音，徵所生，其声次长次下次浊；羽音，商所生，其声极短极高极清；角音，羽所生，其声在长短高下清浊之间。

图五十七

律吕相生卦气图

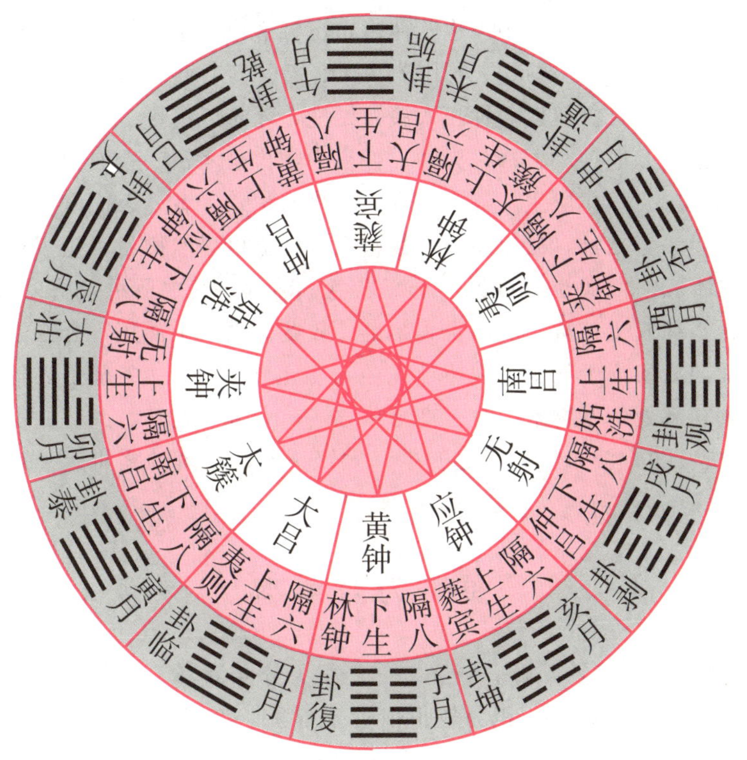

此图长律下生短律，短律上生长律，下生者皆左旋隔八，上生者皆右旋隔六。

图五十八

律　解

乐者，天地之和气也。律吕者，乐之声音也。盖人有性情，则有诗辞；有诗辞则有歌咏，歌咏生则被之五音而为乐，音乐生必调之律吕而和声。《书》曰：“诗言志，歌永言，声依永，律和声。”此之谓也。是律也者，出乎音声而为正乐之具也。《乐记》曰：“乐者，音之所由生也，其本在人心之感于物也。是故，其哀心感者，其声噍以杀；其乐心感者，其声啴以缓；其喜心感者，其声发以散；其怒心感者，其声粗以厉；其敬心感者，其声直以廉；其爱心感者，其声和以柔。六者非性也，感于物而后动也。”又曰：“治世之音安以乐，其政和；乱世之音怨以怒，其政乖；亡国之音哀以思，其民困。声音之道，与政通矣。”是故知律吕声音之道者，可以行天地人事也。律吕相感而声音生，天地万物之情见于此矣。“噍”，音焦。“杀”，音赛。“啴”，昌展切。

律 原

律乃天地之正气，人之中声也。律由声出，音以声生。《礼》曰："声成文谓之音。"音之数五，律之数六，分阴分阳，则音以宫、商、角、徵、羽，分太少而为十，故音以应日。律以黄钟、太簇、姑洗、蕤宾、夷则、无射为阳，是为六律；林钟、南吕、应钟、大吕、夹钟、仲吕为阴，是六吕。合而言之，是为十二律，故律以应辰。一律所生，各有五音，十律而生六十音，因而六之，六六三百六十音，以当一岁之日，故曰律历之数，天地之道也。然律吕皆生于黄钟，而黄钟为万事之本，一阳律也。黄者，土德之色；钟者，气之所种，所以言其本也。律生于冬至，气起于一阳，所以言其始也。故黄钟之声中而正，合德于土也；黄钟之音重而浊，发声于初也。观康节先生《冬至吟》曰："冬至子之半，天心无改移。一阳初起处，万物未生时。玄酒味方淡，太音声正希。此言如不信，更请问庖牺。"夫玄酒方淡，指天一之初生；太音正希，谓黄钟之将起。知乎此，则知黄钟之为义矣。

黄钟为万事本

欧阳子曰："造律者以黍，一黍之广，积为分寸以着于度；一黍多少，积为圭合以着于量；一黍铢两，积为轻重以着于权衡。三者皆起于黄钟，故曰万事之本。"

郑世子曰："夫度量权衡，所以取法于黄钟者，盖贵其与天地之气相应也，朱子所谓与先天图一般者。夫先天图者，《河图》、《洛书》也。《河图》之位十，天地之体数也。《洛书》之位九，天地之用数也。"盖一切万事，不离阴阳，图书二物，则阴阳之道尽矣，是为律历之本原，数学之鼻祖也。故古人算律之妙，惟此二种而已。一以纵黍之长为分，九分为寸，九寸为黄钟，九而九之，得八十一分，取象《洛书》之九，自相乘之数也，是为律本，此载于《淮南子》者。一以横黍之广为分，十分为寸，十寸为黄钟，十而十之，得百分，取象《河图》之十，自相乘之数也，是为度母，此载于太史公者。二术虽异，其律则同。盖纵黍之八十一分，适当横黍之百分；而横黍之广，适与纵黍之长相合耳。此《河图》之偶，《洛书》之奇，参伍错综而律度方备。诚天地自然之妙，非由人力安排者也。二法之外，本无九十分为黄钟者，至于刘歆、班固，乃以九十分为黄钟，是又合于斜黍度者，推原其误，盖自京房始，房时去古未远，明知古法九分为寸，以其布算颇烦，初学难晓，乃创为之法而变九为十。故《前汉志》皆云九寸，今人宗九寸不宗余法者，惑于《汉志》之偏见耳。苟能变通而不惑于一偏，则纵横斜黍，皆合黄钟之律矣。

辨黍

唐《礼乐志》曰："声无形而乐有器，古之作乐者，知夫器之必有敝，而声不可以言传，惧夫器失而声遂亡也，乃多为之法以著之。故求声者以律，而造律者以黍。自一黍之广，积而为分寸；一黍之多，积而为龠合；一黍之重，积而为铢两。是三物者亦必有时而敝，则又总其法而著之于数，使其分寸、龠合、铢两，皆起于黄钟，然后律度量衡相用为表里，使得律者可以制度量衡，因度量衡亦可以制律。"此古君子知物之终始，而忧世之虑深，其多为之法，而叮咛纤悉，可为至矣。然黄钟之律生于尺，而尺乃生于黍，累黍造尺，不过三法，皆自古有之。曰横黍者，一黍之广为一分也；曰纵黍者，一黍之长为一分也；曰斜黍者，非纵非横而斜倚相排也。凡黄钟之长，以横黍言之则为一百分，太史公所谓子一分是也；以纵黍言之则为八十一分，《淮南子》所谓其数八十一是也；以斜黍言之则为九十分，《前后汉志》所谓九十分是也。三法虽异，而律则同也。择黍之法，以上党境内土地肥处产者为佳，即今之糯小米，俗名黄米者是也。郑世子曰："古上党郡，即今山西潞安府，境内产五色黍。其黑色黍亦有数种，软黍堪酿酒者名秬，硬黍堪炊饭者名穄，一稃内两颗黍名秠。律家所用，惟秬而已。古云取秬黍中者，盖谓中用之黍，非中等之谓。如俗语选物曰中用不中用，亦非指中等也。或曰'中'字读去声，谓中式也，其义亦通。诗曰：'诞降嘉种，惟秬惟秠。'既用一'嘉'字，其义可见，则知异常者方为嘉种。且秬之为言巨也，盖谓最大者为佳。黍大则尺大，而黄钟之声遂浊；黍小则尺小，而黄钟之声遂清。夫黄钟之音宫音也，最长最浊，是其本音，然则黍之最大者乃为真秬黍耳。后人不知此理，而泥于《汉志》中黍之文，遂致所累之尺短，所造之乐哀，非中和之音矣，此不可不辨也。""龠"，音药。"秬"，音巨。"穄"，音祭。"稃"，音夫。"秠"，飘米切。

律候阴阳相生

郑世子曰："按：阳律生阴，下生；阴律生阳，上生，阴阳之分古有二说。其一说者，十二律吕，各照方位，在子午以东属阳，子午以西属阴。是故子黄钟，一阳复卦；丑大吕，二阳临卦；寅太簇三阳泰卦；卯夹钟，四阳大壮卦；辰姑洗，五阳夬卦；巳仲吕，六阳乾卦；午蕤宾，一阴姤卦；未林钟，二阴遁卦；申夷则，三阴否卦；酉南吕，四阴观卦；戌无射，五阴剥卦；亥应钟，六阴坤卦。乾为老阳，故仲吕亢极不生；坤为老阴，故应钟极短为终。大吕、夹钟、仲吕，以阴居阳，故皆属阳。蕤宾、夷则、无射，三律以阳居阴，故皆属阴。凡律清者，皆上生；浊者，皆下生。此一说也。又一说云：六律数奇属阳，六吕数偶属阴，是故子黄钟，乾之初九；寅太簇，乾之九二；辰姑洗，乾之九三；午蕤宾，乾之九四；申夷则，乾之九五；戌无射，乾之上九。此六律数奇，各居本位属阳也。丑林钟，坤之初六；卯南吕，坤之六二；巳应钟，坤之六三；未大吕，坤之六四；酉夹钟，坤之六五；亥仲吕，坤之上六。此六吕数偶，各居对冲属阴也。居本位者皆下生，居对冲者皆上生，此又一说。以上二说，自汉至今，是非不决。盖太史公《律书》兼有此二种，故汉、晋、梁、唐争执不定，而朱子《经世大训》，所解甚明。盖以一岁言，则冬至以后属阳，夏至以后属阴；以一日言，则子时以后属阳，午时已后属阴，所谓大阴阳也。子阳丑阴，寅阳卯阴之类，所谓小阴阳也。律吕阳下生阴，阴上生阳，盖指大者耳。凡阴吕居阳方，即皆属阳；阳律居阴方，即皆属阴。故别论小阴阳，乃变例也。其余诸律，则只论大阴阳乃正例也。朱子此论，非蔡元定所及。”一曰律左吕右，其行不同如筮法然，故黄钟至仲吕，子至巳阳升阴退，故律生吕言下生，吕生律言上生；蕤宾至应钟，午至亥阴升阳退，故律生吕言上生，吕生律言下生。至午而变，故蕤宾重上生。若论捷法，不出乾、坤六阳六阴者为便。子、寅、辰、午、申、戌，黄、太、姑、蕤、夷、无，一如乾之左旋，是之谓律而下生；未、巳、卯、丑、亥、酉，林、仲、夹、大、应、南，又如坤之右转，是之谓吕而上生。此郑玄筮法之言，得之《太玄》。

隔八隔六相生

郑世子曰：“律吕相生，左旋隔八，则右转隔六；右转隔八，则左旋隔六。何谓左旋隔八，右转隔六？如黄生林，林生太，太生南，南生姑，姑生应，应生蕤，蕤生大，大生夷，夷生夹，夹生无，无生仲，仲生黄是也。何谓右转隔八，左旋隔六？如黄生仲，仲生无，无生夹，夹生夷，夷生大，大生蕤，蕤生应，应生姑，姑生南，南生太，太生林，林生黄是也。右转左旋，左右逢源，周而复始，循环无端，乃律吕之妙。古人算律，往而不返，但晓左旋，不知右转，此所以未密也。律管有大小，大生小为下生，小生大为上生，一言尽之矣。黄钟至大而应钟至小，故为上下终始也。”

三分损益

天地之间，声之大者如雷霆，小者如蠓蚁，皆不得其和。故圣人设音律以调之，而后声之大者不过宫，声之小者不过羽，其于和阴阳赞化育之道，莫善于此，乃为三分损益之法，以正五音。然音止于五，犹不足以尽其变，由是截竹为管，作十二律以应十二月，而亦以三分损益之法正之。如黄钟为宫，宫者音之君也，一阳之律也。阳生于子而数始于九，因而九之，九九八十一而黄钟之数立焉。阳下生阴，长管生短管也，三损其一则为短；阴上生阳，短管生长管也，三益其一则为长。如黄钟九寸，分九为三而去其一，则为六寸，便为隔八下生林钟六月之管。又，三分林钟之六而益其一，以二加六得八寸，便为上生太簇正月之管。余律亦然。又以宫数数之，九九八十一，宫音也；三分去其一，分二十七，则得五十四，为徵音；以五十四为三，而又添一分十八，则得七十二，为商音；以七十二为三分，而损去一分二十四，则得四十八，为羽音；以四十八为三分，而又添一分十六，则得六十四，为角音。此音律三分损益之数，皆出于自然而然。

古人算律有三种：其一以黄钟为九寸，每寸九分，共计八十一分；其二以黄钟为十寸，每寸十分，共计百分；其三以黄钟为九寸，每寸十分，共计九十分。

其一：出《淮南子》，及《晋书》、《宋书》。此纵黍度也。

黄钟之数八十一一曰八寸一分，下同。宫音数也。

林钟之数五十四徵音同

太簇之数七十二商音同

南吕之数四十八羽音同

姑洗之数六十四角音同

应钟之数四十三

蕤宾之数五十七

大吕之数七十六

夷则之数五十一

夹钟之数六十八

无射之数四十五

仲吕之数六十

其二：出太史公《律书》。此横黍度也。

黄钟长十寸。整一百分，如前三分损益相生，得林钟之数，长六寸六分六厘六毫，太簇之数长八寸八分八厘八毫，而十二律之数自见。

其三：出京房《律准》，及《后汉志》。此斜黍度也。

黄钟长九寸。每寸十分，如前三分损益相生，各得十二律之数。

前古法，下生者三分减一，三减其一则为二，故用二因三归；上生者三分添一，以三添一则为四，故用四因三归。别法，下生者五十乘之，七十五除之；上生者一百乘之，七十五除之。所得与古同，而算法不同。

假如黄钟长十寸，古法置黄钟为实，下生者二因三归，得林钟。别法，以五十乘之，七十五除之，亦得林钟。

又如：林钟长六寸六分六厘六毫。古法，置林钟为实，上生者四因三归，得太簇。别法，以一百乘之，七十五除之，亦得太簇。余仿此。

一律生五音

十二律各就其宫以起四声，而后六十律之声备。非以黄钟定为宫，太簇定为商，姑洗定为角，林钟定为徵，南吕定为羽也。如黄钟属子，子有五焉，甲子徵，丙子羽，戊子宫，庚子角，壬子商，此黄钟五声也。大吕亦有五焉，乙丑、丁丑、己丑、辛丑、癸丑，五音亦如之。余律自寅至亥皆然；朱子曰："律凡十二，各以本律为宫而生四律。如黄钟为宫，则太簇为商，姑洗为角，林钟为徵，南吕为羽，是黄钟一宫之声也。若林钟为宫，则南吕为商，应钟为角，太簇为徵，姑洗为羽，是林钟一宫之声也。"

夫五音长短之序，则宫、商、角、徵、羽；五音相生之序，则宫、徵、商、羽、角。故黄钟之宫作而林钟之徵应，大吕之宫作而夷则之徵应，天然妙合，不假人为，所谓同声相应者也。

律吕夫妻母子

黄钟乾之初九，下生林钟为坤之初六；林钟上生太簇为乾之九二，太簇下生南吕坤之六二；南吕上生姑洗乾之九三，姑洗下生应钟坤之六三；应钟上生蕤宾乾之九四，蕤宾下生大吕坤之六四；大吕上生夷则乾之九五，夷则下生夹钟坤之六五；夹钟上生无射乾之上九，无射下生仲吕坤之上六。如初九生初六，一阳一阴也，是为同位，同位者象夫妻；初六生九二，一阴二阳也，是为异位，异位者象母子。所谓律娶妻而吕生子也。

声音翻切

邵子曰："律感吕而声生，吕感律而音生。故声为律，律为阳，律有辟翕；音为吕，吕为阴，吕有唱和。律随天而变，吕随地而化；辟随阳而出，翕随阴而入；唱随刚而上，和随柔而下。然后律吕随声音，宫徵羽角乏道，各得其正矣。"伊川先生曰："一辟一翕，而平、上、去、入备；一唱一和，而开、发、收、闭备。平、上、去、入备，而万声生；开、发、收、闭备，而万音生。"故康节以二百六十四字母，总括律吕声音之数。其内用一百五十二字括音，一百十二字括声。音与声互相翻切，各得一万七千二十四音声。音为母，声为韵；音分唇、舌、牙、齿、喉，声分平、上、去、入；音辨开、发、收、闭，声别内外八转，而音声之道尽之矣。

候气辨疑

候气之说，古之所无。埋管飞灰以候十二月之气，不经之谈也，学者惑之久矣。自宋元以来诸儒皆未尝辨论，近赖本朝二三儒臣，渐得辩明，今采其略以解后世之疑，或有不无少补者。

按：《王氏家藏集》曰："天地之气，有升有降。天气降，地气升，则达而为阳；天气升，地气降，则闭而为阴。时之寒暑其气也，日之进退其机也。气无微不入者也，达即不可御矣。岂拘拘于九寸之间哉？岂胶固留滞于方寸之差而月余始达以应耶？若曰夏至以前阳律应，冬至以前阴律应，是一岁之中，阴阳皆上升而不下降矣，天下古今，安有是理？故曰谬幽之说也。”

又按：刘氏《乐经元义》曰：“六律为阳，阳数九而始于子，故黄钟象阳，以次而短，至无射而极；六吕为阴，阴数六而始于未，故林钟象阴，以次而短，至仲吕而极。此十二律取象取义于十二月之微旨也。后世既不识《月令》肇造之原，又不识圣王造律简易之心，遂以十二律为神物，真可以通天地而合神明，及考其法。皆极为不通，然后知其非圣人之制也。夫一岁之气，有升有降，天气上升，地气下降，闭塞而为阴，秋冬之事也。升者上，降者下，埋管于地，将谁候乎？天气下降，地气上升，畅达而为阳，春夏之事也。氤氲两间，发育万物，地下无气不可候矣，气无微而不入者也。十二管飞则皆飞，不飞则皆不飞。若曰冬至动黄钟，夏至动蕤宾，其余皆以辰位应动不爽，是气有知，择管而入；管为有知，择气而施，天下古今有是理乎？其说始于张苍《定律》。推五胜之法，京房、刘歆又附会以五行幽谬之术，大叛于先王之教也。”

又按：何氏《乐律管见》曰：“律吕本为正五音而设，候气其用之一端耳。或问古有十二律管候气之法，其理何如？曰：此相传之讹也。候气只用黄钟之管，候子月冬至之气，余月则否。何以知之？盖古法占候，恒在岁始，冬至盖阳生之始也，气在地中，且无形可见，故以黄钟之管候之。当冬至之日，气至灰飞，则气节相应，是为和平。若气至灰飞在冬至之前，或在其后，则为太过不及，于是乎有占，与冬至登台望云物以占吉凶，盖同一意也。若谓余月皆候，则丑月阳气未出地中，候之犹可，寅月以后，阳气已出地上，又何候乎？况午月以后，阳气皆自上降下，又安有飞灰之理？然则谓十二月皆以律管候气者非也，其为相传之谬无疑矣。”

郑世子曰：“候气之说，六经不载，即邹衍吹律生黍，京房吹律知姓，亦无吹灰之说。或谓始于蔡邕，然邕《月令章句》，但云律，率也，率公之管也。截竹为管谓之律。律者，清浊之率法也，声之清浊以律长短为制，亦为按月奏乐言也。《前汉志》言律甚详，但云律吕唱和，以育生成化，歌奏用焉而已，初无吹灰之说，吹灰之说，其始于后汉乎！光武以谶兴，命解经从谶，汉儒遵时制，不得不然也。隋唐以后，疏家递相祖述，而遂为定论矣。按《后汉、晋、隋·志》所载候气之法，各有异同。既云以木为案，加律其上，又云埋之，上与地平。又云置于案上而以土埋之，上平于地，此置律有浅深高下，其说不一也。既云以葭莩灰抑其内端，气至者灰去，又云以竹莩灰实律中，以罗縠[1]覆律口，气至吹灰动縠，而有小动、大动、不动三说。又云灰飞冲素散出于外，而气应有早晚，灰飞有多少，其说又不一，总似道听途说，而未尝试验耳。又如后齐信都芳，埋轮

①縠：音胡，读 hú。

扇以测二十四气，尤为虚诞。孟子曰：‘尽信书，则不如无书。’儒家以格物穷理为要务，乃被无稽之辞，欺惑千载而未能觉，则格物致知之学安在哉?”“率”，音律，率之正体，约数也。

律管

郑世子曰：“八音之内，当以竹音为首；竹音之内，当以律管为首。律管之为器，吹之以候气，奏之以和声。《尧典》所谓‘律和声’，《月令》所谓‘律中某’之类，皆指律管而言，是知管即律，律即管，一物而二名也。形而上者谓之道，形而下者谓之器。律者其道也，管者其器也。《书》曰：‘下管鞉鼓’，《诗》曰：‘磬管将将，嘒嘒管声。’《礼》曰：‘下管新宫’，下而管象，与夫孤竹、孙竹、阴竹之管，皆是物也。然则，先王雅乐，何尝不用管哉?近代雅乐废之何也?盖由前儒不识管者，谓管如笛而小，并两而吹，《疏》引《广雅》云：‘管长尺围寸，八孔无底。’或云六孔，此汉大予乐官之双管，非古所谓管也。今按八孔双管，声如头管，俚俗有之，不入雅乐，旧说非是，后儒不识管者，谓管除叫子外，长六寸余，此系教坊俗乐之头管，亦非所谓管也。所谓管者无孔，凡有孔者非也。惟管端开豁口，状如洞箫，形似洞门，俗名洞箫者以此。《礼运》载孔子之言曰：“‘五声六律十二管，还相为宫。’据此明言管有十二，而世儒只知双管、头管何哉?”“鞉”，音桃。“嘒”，音讳。

按：《律吕精义》管制有三，即前纵黍、斜黍、横黍之谓。依纵黍尺，黄钟管长八寸一分，外径四分零五毫，内径二分八厘六毫，吹口广一分四厘三毫；斜黍尺长九寸；横黍尺长一尺，三制围径之数，及十二管详数，具载本书，兹不备录。

黄钟生度

历代尺度，皆本诸黄钟，而损益不同。有以黄钟之长均作九寸，而寸皆九分，此黄帝命伶伦始造律之尺也，是名古律尺，又名纵黍尺，选中式之秬黍，一黍之纵长，命为一分，九分为一寸，九寸共八十一分，是为一尺；有以黄钟之长，均作十寸，而寸皆十分者，此舜同律度量衡之尺，至夏后氏而未尝改，故名夏尺，《传》曰：“夏禹十寸为尺”，盖指此尺也，又名古度尺，又名横黍尺，选中式之秬黍，一黍之横广，命为一分，十分为一寸，十寸共计百分，是为一尺；有以黄钟之长，均作四段，加出一段而为尺者，此商尺也，适当夏尺十二寸五分，《传》曰：“成汤十二寸为尺”，盖指此尺也；有以黄钟之长，均作五段，减去一段而为尺者，此周尺也，适当夏尺八寸，《传》曰：“武王八寸为尺”，盖指此尺也；有以黄钟之长，均作九寸，外加一寸为尺者，此汉尺也；唐尺即成汤尺，而唐人用之，故名唐尺；宋尺即黄帝尺，而宋人用之，故又名宋尺。前七代，尺共五种。纵黍之尺，黄帝尺也，宋尺也；横黍之尺，夏尺也；斜黍之尺，汉尺也。互相考证，皆有补于律者。

蔡元定曰："周家十寸八寸，皆为尺，以十寸之尺起度，则十尺为丈，十丈为引；以八寸之尺起度，则八尺为寻，倍寻为常。"《说文》曰："十寸为尺，八寸为咫。"然则尺之与咫，二器之名也。今人但知八寸为咫，乃别是一物之名，而非尺也。

《礼记·王制》曰："古者以周尺八尺为步，今以周尺六尺四寸为步。"《礼记·王制》撰自汉文时，郑世子曰："今以周尺"，'周'字当作'夏'字。陈祥道曰："六尺四寸者，十寸之尺也。十寸之六尺四寸，乃八寸尺之八尺也。"

《小尔雅·广度篇》曰："跬，一举足也，倍跬谓之步。""跬"，音傀。《司马法》曰："六尺为步。"

郑世子曰："按唐虞及夏后氏之制步也，皆以夏尺六尺为步；商以夏尺一尺二寸五分为尺，故以五尺为步；周以夏尺八寸为尺，故以八尺为步。置一尺二寸五分为实，五因，得六尺二寸五分。置八寸为实，八因得六尺四寸。然则商之一步，乃夏尺六尺二寸五分。周之一步，乃夏尺六尺四寸也。今工部收藏宝源局所铸量地铜尺，五尺为步。今之五尺，乃夏尺之六尺四寸，周之八尺也。以夏尺八寸均作十寸，即周尺也，周尺最小；以夏尺一尺二寸五分，均作十寸，即商尺也，商尺最大，即今木匠所用曲尺也。盖自鲁般家传以至于唐，唐人谓之大尺。由唐至今用之，名曰今尺，又名营造尺。盖此尺即殷汤尺也，去二寸即夏禹之尺，夏禹之尺去二寸，即周武王之尺，是今一曲尺，包括三代之制，不待累黍而自明矣。且夫黄帝至于舜禹，历世因仍，未尝损益，惟殷周始改统易朔，而损益之道兴焉。故又因此以知黄帝针经孔穴，舜同律度量衡，皆与夏尺同，而禹之身为度者，亦因夏尺而可想见也。"

又曰："岐伯云'八尺之士'，与《周礼》云'人长八尺'相符，则是上自黄帝，下自成周，数千年间，人与尺度，未尝有异。此盖言魁伟丈夫之身，非众人之度也。故黄帝问于伯高曰'众人之度，长七尺五寸'是也。《外台》亦作七尺五寸，正与此同。梁陶弘景撰《本草序录》，一用累黍之法，孙思邈从而用之。其书言尺则用夏家古尺，而又参诸《司马法》六尺为步，以互证之。其立意之精，岂寻常医家者所及？但孙氏云夏尺古尺，即江、淮、吴、越所用八寸小尺是也，当唐尺八寸。《唐会要》云'唐高祖武德四年，行开元通宝钱，径八分，盖唐尺之八分也'夫一钱径八分，十钱径八寸，即孙氏所谓夏家古尺之一尺也。开元钱今固有之，以钱考尺，则尺可知矣。近世医家，取同身寸法，其说一出，无复考古，幸孙氏之方及《唐会要》可证耳。众人身度，当以黍尺七尺五寸为准，其如曹交之长，九尺为有余；晏子之短，六尺为不足。二者折衷之，亦得七尺五寸。故孔子、荀子皆谓七尺之体，为中人之率。黍尺七尺五寸，盖今曲尺六尺也。《素问》、《周礼》所谓八尺者，黍尺八尺，比今曲尺六尺四寸也，其伟人之度欤！故《素问》有八尺及七尺五寸二说，而庸俗弗晓古今尺度不同，乃谓古今人品有异，岂不谬哉？”

步法三种

夏尺：六尺为步比营造尺五尺短二寸。

商尺：五尺为步即今营造尺。

周尺：八尺为步比营造尺五尺长一寸二分。

今制三种尺

钞尺：即裁衣尺三尺，是夏四尺，用四因三归。

铜尺：即量地尺比裁衣尺短四分。

曲尺：即营造尺比裁衣尺短六分，即商汤尺。

古制三种尺

商尺：法天。五尺为步，象天中数。

夏尺：法地。六尺为步，象地中数。

周尺：法人。八尺为步，以象纲常。

黍法三种尺

此下三尺，于营造尺减去二寸，是为真黄钟。

纵黍尺九黍为寸，计八十一分，轩辕氏尺，宋尺宗之。

横黍尺十黍为寸，计一百分，夏后氏尺，唐尺宗之。

斜黍尺十黍为寸，九寸为尺，周景王尺，汉尺宗之。

黄钟生量

嘉量起于黄钟律龠，《前汉志》曰：“量本起于黄钟之龠，龠者，黄钟律之实也。”“律龠”，乐器也。尺寸之数与黄钟同，容黍一千二百粒，是为半合。“嘉量”，量器也。其形圆，以铜为之，下有圆足曰臀，上有两耳。量腹内径一尺，高深一寸；耳内径二寸五分，高深四寸。俱厚一分，造用夏尺。量腹容二十豆，是为一鬴；臀容四升，是为一豆；耳容二十龠，是为一升。二图具《律吕全书》。嘉量为器，端直以应绳者，表里上下，皆端直也。平正以应准者，内外中边，皆平正也。后世好古之士，欲为此器者，八法之义，不可不知。八法者，律、度、量、衡，规、矩、绳、准也。此器体圆应规，函方应矩，端直应绳，平正应准，容受应量，轻重应衡，声音应律。八法具焉，是为嘉量矣。

五量所起

六十黍为圭。旧云六十四黍，四字衍文，今删之。

四圭为撮。三指撮之，曰撮。五撮为一龠，一千二百黍也。

十撮为合。黄钟律龠，容千二百黍，二龠为合也。

十合为升。

十升为斗。

《孙子算法》以六粟为圭，十圭为抄，十抄为撮，十撮为勺，十勺为合。此流俗之鄙谈，非先王之法制，儒者所不道也。

五量正数

即黄帝所设也，周公嘉量，太公旧量并同。

四豆为区。四升曰豆，区为一斗六升，三百二十龠，“区”，或作瓯。

五区为釜。八斗也，为一千六百龠。釜，或作鬴，即所谓斛也。

倍釜为庾。十六斗也。庾，或作斞，又作逾，又作薮。

五庾为钟。八十斗也。

倍钟为秉。一百六十斗也。

陈氏三量

此非周制，而与汉制颇同。

五豆为区。二斗也，比旧区多四升。

五区为釜。十斗也，比旧釜多二斗。

十釜为钟。百斗也，比旧钟多二十斗。

我朝斛法

成化十五年奏准铸成斛法，依宝源局量地尺。斛口外方一尺，内方九寸；斛底外方一尺六寸，内方一尺五寸；深一尺，厚三分；平称一百斤。依古黍度尺算，斛口外方一尺二寸八分，内方一尺一寸五分有奇；底外方二尺零五分，内方一尺九寸二分；深一尺二寸八分，厚四分。郑世子曰：“按：古人未尝以五斗为斛，五斗为斛，盖自唐宋始也。算法依宝源局尺量，置斛口内方九寸，自乘，得八十一寸，置底一尺五寸自乘，得二百二十五寸，又以口底相乘，得一百三十五寸，三宗相并，得四百四十一寸，三归得一百四十七寸，以深一尺乘之，得一千四百七十寸，是为铁斛五斗实积，倍之得二千九百四十寸，是两铁斛，即十斗实积。然则今之斛法，非二千五百也。民间俗传算术，多以二千五百为斛法者，疑术士之杜撰也。”

黄钟生衡

衡曰平衡，谓欲得其平也。此器有小有大，总名曰衡，小者曰等，大者曰秤，古文作称。“称”，去声。

《虞书》曰“律、度、量、衡”，言衡不言权；《论语》曰“谨权量”，言权不言衡。盖权衡合德而相须为用，举其一则可以互见矣。吴韦氏曰：“衡有斤两之数，生于黄钟。黄钟之管，容秬黍千二百粒，是为一龠。二龠为合，合重一两。故律度量衡，于是乎生，而三代之制，权衡之起，信乎出于律矣。”夫一龠所容，千二百黍之重，是为半合，即古之半两也。两龠所容三千四百黍之重，是为一合，即古之一两也。然则一升之重为十两，一斗之重为百两，一斛之重为千两矣。故一斤之重为一升六合，一均之重乃四斗八升，一石之重，乃一斛九斗二升也。权量相合，未有得其量而不得其权者。今考羊头山秬黍，以时制等子秤之，其中者百粒得二分五厘整，积至两龠二千四百粒，称重六钱，可见今之六钱，为古一两，今之六斤为古十斤，其余可以类推。大率古之于今，乃五分之三耳，先儒以为三分之一非也。置今求古则用六归，以古求今则用六因，求度量亦如之。但率法不同耳，度以八为率，今之八寸，即古之一尺；量以三为率，今之三斗，即古一斛；权以六为率，今之六钱，即古一两也。凡度量衡，以今求古，皆置今为实而用归；以古求今，皆置古为实而用因，则得之矣。

古今衡数不同

郑世子曰：“按《淮南子》谓十二粟而当一分，十二分而当一铢，则一铢者，一百四十四粟也。《汉志》谓一千二百黍为十二铢，则一铢乃一百黍也。《后汉志》注又谓十粟重一圭，十圭重一铢，则一铢者亦惟百粟耳，更减《淮南》之数而不相合也。且汉制律度量衡，悉纷乱无纪。臣家有汉钱数十枚，凡若干种，每种虽度分寸仿佛，而厚薄轻重不匀，以《汉·食货志》校之，彼《志》云：‘货泉重五铢，货布重二十五铢，大泉重十二铢，大布重二十四铢。’臣以今时等子，将钱每种或十枚，或五枚，总秤之以均其轻重，而用算法求之，合其一两之数，则大泉合今三钱三分，货泉合今三钱五分，货布合今三钱七分，大布合今三钱八分。此皆汉时一两之数，而率皆乖异，与宋吕大临《考古图》之说相同。大率汉之一两，惟有今之三钱半强，是汉三两为今之一两强，其数与秬黍之法不同者，盖因刘歆误以秠黍为秬，故律、度、量、衡，四器皆失之小，其余器皿，率多舛谬矣。又，史言晋之秤两，不与古同，梁陈依古秤，齐以古秤一斤八两为一斤，后周玉秤四两，当古秤四两半，隋以古秤三斤为一斤，唐量衡与古校，皆三之一，然史文缺略，今不能得悉其数。唐孙真人《千金方》曰：‘古秤惟有铢两，而五分名，今则以十十当作百，传写之误。黍为一铢，六铢为一分，四分为一两。合今之六钱也。十六两为一斤，此则神农之称也。吴人以二两为一两，隋人以三两为一两，今依四分为一两秤为定。’此唐称十斤正合今之六斤。此说足以破其惑。而《肘后方鹿鸣山序》云：‘古方药品分两，灸穴分寸，与今不类，为古今人体大小或异，血脉亦有差焉。’此说非也，宋林亿等《千金方凡例》曰：‘无稽之言，莫此为甚者是也。’又如《千金方》所载药升之制，上径一寸，下径六分，深八分。此升甚小，不知何代之量有如此者。又云半夏一升，秤重五两，校之不同，即所云诸药权量大率类此，姑存其说，以见度量、权衡、长短、大小、轻重之不同耳。隋、唐、宋、元之度量，校之累黍则失于长大；汉、魏、南北朝之度量，校之累黍则失于短小。宋儒论乐律者，率舍高而取下；论度量者，又舍大而取小。夫岂知适中之道哉？今选羊头山秬黍中者一千二百粒，实于黄钟之龠无欠无余，以天平秤之，整三钱，乃古半两也。两龠之黍，当天平六钱，为古一两。然则，古秤一斤，当天平九两六钱。今之平秤一斤，是古一斤十两，盖三分两之二也。今大明钞尺七尺五寸，适合黍尺一丈；铁斛三升二合，适合黍量一斗；平秤九斤，适合黍权一秤。十五斤曰一秤。虽不同而实同，虽不用而实用，妙理存乎其间，而人未之知也。臣若不累黍亲验，亦不信有如此之妙。后世为钟律之学者，不可以其常用而忽之也。”

五权所起

五者，权之余也。

权起于黍黑色圆黍，一粒之重起。

十黍为累以今等子校之，重二厘半。

十累为铢百黍也，重二分半。

六铢为锱六百黍也，重一钱五分，出《说文》。

四锱为两黄钟两龠，二千四百黍也。

五权正数

五者，权之正也。

十六两为斤古量一升六合黍之重，为今秤九两六钱。

十斤为衡古量一斗六升黍之重，为今秤六斤。

三衡为均古量四斗八升黍之重，为今秤十八斤。

四均为石古量一石九斗二升黍之重，为今秤七十二斤。

四石为鼓古量七石六斗八升黍之重，为今秤二百八十八斤。

拟古天平法马数

十得今之六。

一铢：一百黍之重，今之二分半。二铢三铢以上，以递而增。

十铢：一千黍之重，今之二钱五分。

十二铢：即黄钟一龠，一千二百黍之重，古之半两，今之三钱。

一两：两龠黍之重，今之六钱也。

八两：十六龠黍之重，即古半斤，今之四两八钱也。

一斤：三十二龠黍之重，今之九两六钱也。

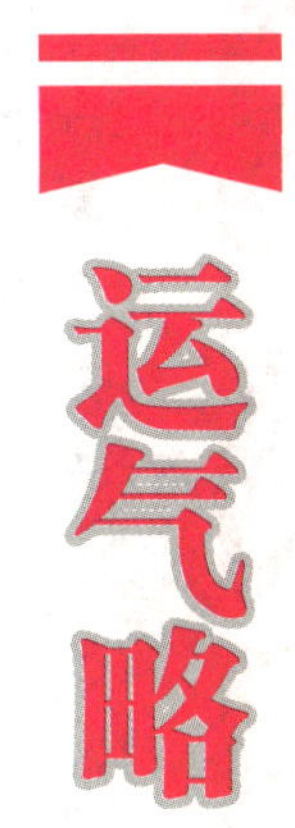

中医五运六气全书

运气略

明　张三锡　撰

目录

CONTENTS

整理说明

《运气略》共一卷，对运气作了精扼的论述，是运气专论中较为精辟的一部。

本次整理出版，是在王大姝、陈守鹏点校的《医学六要·运气略》的基础上进行的。同时，参考了其他版本，并根据《中医五运六气全书》统一体例作相应调整、选择、校勘、注释。

序

张三锡曰：运气有阴阳，时候有寒暑，平则为正，亢则为邪。人在气中，因虚而感，随感而变病矣。又久晴阳亢，燥热过极，治以润剂，忌行燥药。天久霪雨，湿令大行，宜燥脾土，润剂乃忌。故《素问》曰：不知年之所加，气之盛衰，虚实之所起，不可以为工。今搜采《素》、《难》各名家要言，为运气略。

五运起例诀

甲己化土乙庚金，丁壬化木尽成林。
丙辛水运分清浊，戊癸南方火运成。

十干属阴阳

甲丙戊庚壬属阳，乙辛己丁癸属阴。

十二支属阴阳

子寅辰午申戌属阳，丑卯巳未酉亥辰阴。

十干合

甲己合　乙庚合　丁壬合　丙辛合　戊癸合

每年交运日时

申子辰年，大寒日寅初交，亥卯未年，大寒日亥初交。
寅午戌年，大寒日申初交，巳酉丑年，大寒日巳初交。

五运要略

经曰：不知年之所加，气之盛衰，不可以为工也。又曰：先立其年，以明其气，左右应见，乃可以言死生之逆顺也。夫先立其年者，每年先立其运也。盖运者，动也，主行乎天地之间，管一年之化令也。故甲己二年为土运，乙庚二年为金运，丙辛二年为水运，丁壬二年为木运，戊癸二年为火运也。且夫土运太过，则雨湿流行，湿病乃生，肾水受邪，治当除湿以补肾。如金运太过，则燥气流行，燥病乃生，肝木受邪，治当清燥以补肝。如水运太过，则寒气大行，寒病乃生，而心火受邪，治当逐寒以补心。如木运太过，则风气大行，而风病乃生，脾土受邪，治当平木以补脾。如火运太过，热气大行，则热病乃生，而肺金受邪，治当降火以补肺也。凡五运不及，淫胜郁复，而能为病者，皆不出五行生克之理也。《内经》曰：未至而至，此谓太过，则薄所不胜，而乘所胜也，命曰气淫。至而不至，是谓不及，则所胜妄行，而所生受病，所不胜薄之也，命曰气迫。所谓求其至者，气至之时也。王注曰：凡候于立春前十五日以候之，如春气未应至而至者，来气太过也。立春已得甲子，春气应至而不至者，来气不及也。余三时，以此而推之也。凡五行之气，我克者为所胜，克我者为所不胜，生我者为所生也。假令肝木有余，是肺金不足，金不能制木，故木无所畏，其气有余，反薄肺金，而乘其脾土也。故曰：薄所不胜，而乘所胜也。此五脏之气，内相淫并为疾也。又如：肝木气少，不及则不能以制土，土无所畏，而遂妄行，乃凌其肾水矣。故曰：所胜妄行，而所生受病也。肝木之气不平，则肺金之气自薄，故曰：所不胜薄之也。盖木气不平，土金交薄，相迫为疾，故曰：气迫也。余皆仿此而推之。夫人在天地中，得冲气而和，触乖气而病，未有逃于五行者。然冲气者，乃岁运之气平和也。乖气者，胜复之气更作也。所以侮而乘之者，侮反受邪，出乎尔者，反乎尔，未有胜而不复者也。盖天地之气，有时而遍有时而胜，若无以救之，万物所存者几希矣。《内经》曰：亢则害，承乃制，此之谓也。夫亢者，过极也，物恶其极则害矣。制者，克胜也，制其胜则能生化也。经曰：木位之下，金气承之。土位之下，木气承之。金位之下，火气承之。火位之下，阴精承之。水位之下，土气承之。盖承者，随也，袭也。此皆五行生克制化之理，凡为太医，不可不知也。

六　气

风火暑湿燥寒，是天之六气也。

子午少阴君火，午属离为正化，子为对化。

丑未太阴湿土，土属申而奇坤以未为正化，丑为对化。

寅申少阳相火，火生子寅，以寅为正化，申为对化。

卯酉阳明燥金，金属酉为正化，卯为对化。

辰戌太阳寒水，水行地中以戌为正化，辰为对化。

司天在泉，主客胜负。

主气，以其年年不移，故谓之主。

厥阴风木初气，主大寒至春分。

少阴君火二气，主春分至小满。

少阳相火三气，主小满至大暑。

太阴湿土四气，主大暑至秋分。

阳明燥金五气，主秋分至小雪。

太阳寒水六气，主小雪至大寒。

客气，以其逐年迁转，故谓之客。

子午少阴君火司天，卯酉阳明在泉。

初气太阳加厥阴，寒风交作。

二气厥阴加少阴，风火相生。

三气少阴加少阳，火暑加临。

四气太阴加太阴，濛气流行。

五气少阳加阳明，火胜克金。

六气阳明加太阳，金水相生。

丑未太阴湿土司天，辰戌太阳在泉。

初气厥阴加厥阴，风淫太胜。

二气少阴加少阴，一火相炎。

三气太阴加少阳，湿热相蒸。

四气少阳加太阴，热生溽暑。

五气阳明加阳明，燥淫太胜。

六气太阳加太阳，寒极水冰。

寅申少阳相火司天，己亥厥阴在泉。

初气少阴加厥阴，风热早行。

二气太阴加少阴，湿热相搏。

三气少阳加少阳，伏暑肆虐。

四气阳明加太阴，清燥胜湿。

五气太阳加阳明，寒气早来。

六气厥阴加太阳，风寒相袭。

卯酉阳明燥金司天，子午少阴在泉。

初气太阴加厥阴，寒雨时作。

二气少阳加少阴，暑气早行。

三气阳明加少阳，清气间作。

四气太阳加太阴，寒雨霖淫。

五气厥阴加阳明，清风萧瑟。

六气少阴加太阳，湿气流行。

辰戌太阳寒水司天，丑未太阴在泉。

初气少阳加厥阴，风热早发。

二气阳明加少阴，凉风间作。

三气太阳加少阳，寒雨时作。

四气厥阴加太阴，风淫胜湿。

五气少阴加阳明，火夺金权。

六气太阴加太阳，寒雨阴沉。

巳亥厥阴风木司天，寅申少阳在泉。

初气阳明加厥阴，萧气害生。

二气太阳加少阴，寒雨妨物。

三气厥阴加少阳，风火交作。

四气少阴加太阴，湿热相蒸。

五气太阴加阳明，凉雨杀物。

六气少阳加太阳，湿气流行。

论曰：一定而不可易者，四时也。万变而莫测者，五气也。春温夏热秋凉冬寒，四时序而五气调，病安生焉。

春暖而反寒，夏热反凉，秋凉反热，冬寒反温，病斯作矣。乃以四时为主，而五气为客者，此也。又土地温凉高下不同，物性刚柔飡居亦异，诚能察天时，审地理，参人事，始可以言医。苟拘于一偏肤见，谬指运气为妄谈，或谓与上古不同，则不可矣。昔医和对晋侯之言曰：天有六气，淫生六疾，故阴淫寒疾，阳淫热疾，风淫末疾（即四肢偏枯也），雨淫腹疾即泻痢，晦淫惑疾，明淫心疾即火症。大抵随时占候，不可拘定支干为准。

《内经》曰：天有五行御五位，以生寒暑燥湿风，人有五脏化五气，以生喜怒忧思恐。

五运治政令于内，合于六气之治政令于外者也。五行者，金木水火土也。在天则为天干之五行，如甲乙属木之类是也。在运则为气化之五行，如甲己化土之类是也。在中运则为甲己太宫少宫之类。在地则为地支之五行，如子丑寅卯之类。在岁气则为子午，属少阴君火之类。故云有五行生六气，天之六气又生在地之五行，无非五行之妙用也。五位者，东西南北中央也。寒暑燥湿风火者，即六气也。五脏者，心肝脾肺肾也。五气者，五脏之气也。喜怒忧思恐者，五志也。

五日谓之候，如立春初五日东风解冻之类。三候谓之气半月为一气，六气谓之时三月为一时，四时谓之岁。

左右者，阴阳之道路。

左西也，右东也。上见厥阴，左少阴右太阳；见太阴，左少阳右少阴；见少阳，左阳明右太阴；见阳明，左太阳右少阳；见太阳，左厥阴右阳明。所谓面北而命其位，言其见也。帝曰：何谓下？岐伯曰：厥阴在上，则少阳在下，左阳明右太阴；少阴在上，则阳明在下，左太阳右少阳；太阴在上，则太阳在下，左厥阴右阳明；少阳在上，则厥阴在下，左少阴右太阳；阳明在上，则少阴在下，左太阴右厥阴；太阳在上，则太阴在下，左少阳右少阴。所谓面南而命其位，言其见也。王注曰：面北者，面向北而言之也。上，南也。下，北也。又云：主岁者位在南，故面北而言其左右。在下者位在北，故面南而言其左右也。上，天位也。下，地位也。面南，左东也，右西也，上下异而左右殊也。此在天三阴三阳之气，右旋于外以加地也。

水火者，阴阳之征兆。

征，信也，验也。兆，先也。以水火之寒热，彰信阴阳之先兆。

金木者，生成之始终。

木生发在春，春为生化之始。金主收敛应秋，秋为成实之终。

天以六气布其真灵，右旋于外，以加于地；地以五运左旋于内，以临于天。然天包地，而地随天，则乾元之资始，实所以总统坤元之资生也。

此在地五运之形，左转于内以临天也。天上之气有多少，地下之形有盛衰，故天上多少之气，与地下盛衰之形，相召而损益彰，以为物极之变也。其气之盛与形之盛相召者益，益为变之盛也。气之少与形之衰相召者损，损为变之虚也。盖上生之化者，天地之常气，在五运曰平气，在六气曰常化也。物极之变者，天地之变气在五运曰太过、不及；在六气曰淫胜、反胜、相胜。其变之盛者，则五运之太过，六气之淫胜也。其变之虚者，则五运之不及，六气之反胜、相胜也。此五运六气变化盛虚之大旨也。

五　煞

黄气横于甲己，故甲己为土运，而甲己之岁，土运统之。白气横于乙庚，故乙庚应金运，而乙庚之岁，金运统之。黑气横于丙辛，故丙辛应水运，而丙辛之岁，水运统之。青气横于丁壬，故丁壬应木运，而丁壬之岁，木运统之。赤气横于戊癸，故戊癸应火运，而戊癸之岁，火运统之。然子午之岁，上见少阴热气；丑未之岁，上见太阴湿气；寅申之岁，上见少阳相火；卯酉之岁，上见阳明燥金；辰戌之岁，上见太阳寒水；己亥之岁，上见厥阴木气。故天真元气分为六化，以统坤元生成之用，征其应用，止是真元之一气，故曰六元也。须知天地之数五，而火热居三，可见天地间热多于寒，火倍于水，而人之病化又可推也。

五运平气太过不及

五运平气，木曰敷和敷布其和气也，火曰升明火升而显明也，土曰备化土以化物为德，化及群品而周备也，金曰审平气至金而平定，水曰静顺水性本顺而气又沉静也。

木岁不及曰委和和气委屈也，火岁不及曰伏明明显有所伏也，土岁不及曰卑监则气之卑者得以制之也，金气不及曰从革则从彼气以变革也，水气不及曰涸流水少而流涸也。

岁木太过曰发生木盛则发生也，岁火太过曰赫曦曦乃日光，而其气尤烜赫也，岁上太过曰敦阜土本高厚，而其气尤敦厚也，岁金太过曰坚成金以成物为德，而气盛则坚也，岁水太过曰流衍水盛则泮衍洋溢也。

委和之纪：丁卯　丁酉　丁巳　丁亥　丁丑　丁未

是谓胜生，生气不政，化气乃扬，长气自平，收令乃早，凉雨时降，风雨并兴，草木晚荣，苍干凋落，物秀而实，肤肉内充，其气敛，其用聚，其动软戾拘缓，其发惊骇，其病摇动，注恐，从金化也。

热气者，木气也。化气者，土气也。长气者，火气也。收气者，金气也。木不及金乃胜之，是谓胜生，而生气失其政也。木不能制土，则化气扬。木衰则火不盛，故长气自平，木衰则金盛，故收令早。其动软戾拘缓。软，缩短也。戾，缭戾也。拘，急也。缓，不收也。木象屈伸而金胜之，故惊骇。

伏明之纪：癸卯　癸酉　癸丑　癸未　癸巳　癸亥

是谓胜长，长气不宣，藏气反布，收气自政，化令乃衡。寒清数举，暑令乃薄，承化物生，生而不长。成实而推，遇化已老。阳气屈伏，蛰虫早藏。其气郁，其发痛，其脏心，其病昏忽悲忘。

火不及水得以胜之，故长气失政，而水气反布也。寒清数举暑乃薄，水胜火也。物有生而不长，故有成实而犹有稚者。正遇土化之候，而物已老矣，故阳气屈伏而蛰虫早藏。其气郁，火不显明也。心为水伤，故发痛。阴胃阳火，故昏忽，而心气不足，故善悲善忘也。

卑滥之纪：己巳　己亥　己卯　己酉　己丑　己未

是谓减化，化气不令，生政独彰，长气整，雨乃愆，收气平，风寒并兴，草木荣美，秀而不实，成而秕也。其气散，其动疡涌分溃痈肿，其发濡滞，其病飧泄，邪伤脾也。

甲己为土运，而己乃土之不及，故木得以复之。其化气不令者，火失其令也。生政独彰者，木政独行也。木与火金无犯，故长气整而收气平。化气减，故雨愆期也。风为木，寒为水，土少则木胜土，土不胜水，故风寒并兴，而草木荣美，但化气不令，虽秀而不成实，纵成而亦秕也。其动为疮疡，呕涌，为裂溃，为痈肿，肉被风动也。邪伤脾，故为留滞痞塞，而为飧泄也。

从革之纪：乙丑　乙未　乙巳　乙亥　乙卯　乙酉

是谓折收，收气乃后，生气乃扬，长化合德，火政乃宣，庶类以蕃。其动铿禁瞀厥，其发咳喘，其嚏咳鼽衄，从火化也。

乙为金之不及，故火得以胜之。故失其政而收气后。金不能制木，故生气扬。火不犯土，故长化合德，火政乃宣。惟长化合德，故庶类以蕃。火之为病，则铿然而咳，为禁止而二阴不通，为瞀闷，气逆而厥，其发喘咳，乃嚏咳鼽衄，比从火化也。

涸流之纪：辛未　辛丑　辛卯　辛酉　辛巳　辛亥

是谓反阳，藏令不举，化气乃昌，长气宣布，蛰虫不藏，土润水泉减，草木條茂，荣秀满盛。其气滞，其用渗泄，其病痿厥坚下，从土化也。

阴水不及，阳反代之，故失其政而不藏。土胜水泉减。惟化气昌而宣布，故草木茂胜。其气凝滞，从土化也。其动为病则为坚止，以水少不濡，则便干而且止也。肾主骨，故痿厥。

太　过

发生之纪：壬寅　壬申　壬午　壬辰　壬戌

是谓启敕古陈字，起发陈物也，土疏泄，苍气达，阳和布化，阴气乃随，生气淳化，万物以荣。其化生，其气美，其动掉眩巅疾，其病吐痢，不务其德，其收气复，秋气劲切，甚则肃杀，清气大至，草木凋零，邪乃伤肝。

木色苍，故气上达而施布万物，所以荣盛也。诸风掉眩皆属肝木。掉眩，旋转也。巅疾，巅顶有疾也。木气胜，克脾土，所以吐或泻也。惟木不务其德，则金来复之。收气反胜生气，故反见清肃，草木凋零，而肝受伤矣。

赫曦之纪：戊辰　戊戌　戊子　戊午　戊寅　戊申

是谓蕃茂，阴气内化，阳气外荣，炎暑施行，物得以昌。其动炎灼妄扰，其病笑疟，疮疡血流，狂妄目赤。暴烈其政，藏气乃复，时见凝惨，甚变则雨水霜雹切寒，邪伤心也。

万物蕃盛而茂，笑狂火之象也。疮疡、目赤，心火盛也。暴烈其政，水乃复之。反见寒象，而心受伤矣。

敦阜之纪：甲子　甲午　甲辰　甲戌　甲寅　甲申

是谓广化，厚德清静，顺长以盈，至阴内实，物化充成，烟埃朦郁，见于厚土，大雨行时，湿气乃用，燥政乃避，其病四肢不举，腹满。大风迅至，邪伤脾也。

土德敦厚，广布其化，而湿气盈满，故腹胀。脾主四肢，脾湿盛，故不举。胜极则木气来复，故大风迅至而脾受伤也。

坚成之纪：庚子　庚午　庚寅　庚申　庚辰　庚戌

是谓收引，天气洁，地气明，阳气随阴治化，燥行其政，物以司成，收气繁布，化洽不终。其病喘咳，胸凭仰息，咳，政暴变则大火流，炎烁且至，蔓将槁，邪伤肺也。

收引者，阳气收敛而阴气引用也。燥气专政，至此时而有成也。肺主皮毛与声，故病则折暴，疡疰而发咳也。金气暴变而克木，火来救之，当七月流火之时，火转炎灼而乘金，肺受邪也。

流衍之纪：丙午　丙子　丙寅　丙申　丙辰　丙戌

是谓封藏，寒司物化，天地严凝，藏政以布，长令不扬。其化凛，其气坚，其病胀，政过则化气大举，而埃昏气郁，大雨时降，邪伤肾也。故曰：不恒其德，则所胜来复，政恒其德，则所胜同化。

封藏者，阴气以上，阳气以下，天地之化，至此而藏也。水气有余则胀，若暴政已过，土来复仇，则化气大举，而埃昏大雨，土邪伤肾也。

凡五气恃已有余，凌犯不胜，是谓不恒其德，则所胜来复。如不肆威刑，政有恒德，则所胜同化，如木胜而金土同化之义也。

按运气类注云：五运属阴，守于地内；六气属阳，周于天外。其化生于人也，五运化生五脏属内，六气化生六腑十二经属外。其变疾于人也，五运内变病于五脏，甚则兼外；六气外变病于六腑十二经，甚则入内，内外变极，然后死也。五运有平气、太过、不及之殊，六气有常化、淫胜、相胜之异。五运平气者，其岁化生皆当本位，如木平气敷和之纪，其色苍，其味酸之类是也。其变病皆在本脏，如木平气之病在肝也。太过者，岁变平气为太过，其化生皆兼非位。如太过发生之纪，其色青白黄，其味酸甘辛，如兼非位之土金是也。其变病皆在己所胜之脏，如木太过则木胜脾土而脾病也。其胜乃本气有余而胜，故不为他气报复，间有复者，是不务其德，暴虐失常也。不及者，岁变平气为不及，其化生亦兼非位。如木不及委和之纪，其果枣李，其味酸辛，亦兼非位之土金是也。其变病皆己所不胜者，乘虚胜之而本脏病。胜极则己所生者，报复其胜，而胜者之脏亦病。如木不及则金胜之而肝病，胜则火复金仇而肺亦病也。其胜乃乘我之虚而胜，胜之根本不固，故为他气报复。凡此五运之气，皆有定纪者也。六气常化者，天地六位之化，各守常位，生病各当本处。其天地之常化，如厥阴司天，少阳在泉之岁，风化居上，火化居下，风病行于上，热病行于下之类，而不出他位也。其六位之常化[①]，如厥阴司天之岁，初之气化风燥，民病寒于右之下；二之气化寒热，民病热于中之类，而不杂他气也。凡此六气之常化，皆有定纪，犹五运平气也。淫胜者，天地之气变常，内淫而胜也。天气内淫而上胜于下，则己所胜之脏，经受邪而病甚。如厥阴司天，风淫所胜，其病足太阴脾经也。地气内淫而外胜于内，其病在足阳明胃经也。凡此六气之淫胜，犹五运太过，皆有胜无复。其胜之胜，虽有定纪，其胜之动否，则无定纪，而不可必也。反胜相胜者，六位之左右变常，乘虚而胜也。其乘天地之虚而胜者，为反胜。左右自有相胜，乘虚而胜者，为相胜。皆视所虚之气，侮不胜己者胜之，胜极则仍为虚者之子复之。如所虚之气属太阴，则所胜之气属厥阴，而病在脾胃经。所复之气属阳明，而病在肝胆经。盖天地岁气犹王也，左右步气犹诸侯。左右胜天地，犹诸侯僭乱，故曰反胜。左右自相胜，犹诸侯自相攻伐，故曰相胜。凡此六气之反胜、相胜，五运不及，故皆有胜有复。其气其动皆无定纪，但随虚而胜，随胜而复也。诸五运皆有定纪者，阴静有常也。六气少有定纪者，阳动多变也。五运之平气之常化为常，其化生为常之常，变病为常之变。五运之太过、不及，与六气之淫胜、反胜、相胜为变。其化生为变之常，变病为变之变。太过、淫胜，为变之胜，不及、反胜、相胜，为变之虚。察其常变以定生死，详其虚实以断补泻。王注不得经旨，不分常变，释六气胜复，无定纪之变为有定纪之常；不分胜虚，释左右乘虚之相胜为司天之淫胜。是则运气之义不明，自此始矣。后虽有林氏校正，孙氏考误，与夫托名所著《玄珠密语》、《天元玉册》及诸家运气图说之类，然皆不能出王氏之右而救其失，反使运气之义愈晦而书愈繁。至于河间所注《病机》，其形容病化之情状，推究火热之众多，真有发前人未发之妙。奈何又以运气之所属，皆为胜，而不察其所属各有胜虚；以胜虚所兼非位之化，皆为似，而不察其所兼之胜者，似虚者，是为重失矣。夫王氏释变气为常气，相胜为淫胜，则人不识变，而占运气不应年辰。河间释运气之所属，皆为胜，所兼非位之化皆为似，则人不识虚，而施治法不对病症。遂使世俗皆愀然不信，而弃之也。其不知变者曰：某气司天属阴寒，今反炎热；某运合太过，今反不及，此乃上古之天道，非可占之于今世也。其不知虚者曰：某病属热，投寒剂不痊；某症当泻，施泻法反剧，此乃北方之治法，非可用之于南人也。惟戴人云：病如不是当年气，看与何年气运同，便向某年求活法。方知都在至真中之歌，似破世之惑，又引而不发。呜呼！有定纪之年辰，与无定纪之胜复相错常变，今独求年辰之常，不求胜复之变，岂得运气之真哉！六气之胜寒胜热，与虚寒虚热，同其所属，今独求寒热之所属，不求寒热之胜虚，岂得寒热之情哉！苟以常变虚胜，观运气寒热，则古今南北皆可一以贯之，而所谓参天地、赞化育，可知已。

亢则害，承乃制，制则生化，害则败乱，生化大病。

常观阴阳五行之在天地间也，一极则一生，而循环相承，无一息间断。一气

①化：原脱，据《运气类注》补。

过极，则必害作，承气乃生于下，制之使不过也。故经曰：相火之下，水气承之。水位之下，土气承之。土位之下，木气承之。木位之下，金气承之。金位之下，火气承之。君火之下，阴精承之。故制则从微化著，承者自外列胜，极者自外列衰，而生化循环。害作则败坏扰乱，而生大病也。亢者，过极也，物过极则害生。承，犹随也，袭也。制者，克胜之也，制其胜乃能生化也。

相火之下，水气承之者，夏相火极，水生承之，从微渐化，至冬著也。水位之下，土气承之者，冬水极，土生承之，从微渐化，至长夏著也。土位之下，木气承之者，长夏土极，木生承之，从微渐化，至春著也。木位之下，金气承之者，春木极，金生承之，从微渐化，至秋著也。金位之下，火气承之者，秋金极，火生承之，从微渐化，至夏著也。君火之下，阴精承之者，夏火极，阴精承之，从微渐化，至冬著也。其义与阴阳家水胎于午、金胎于卯等说，大同小异，而皆循环相承以为胎也。

五　郁

土郁之发，崖谷雷鸣，雷殷气交，埃昏黄黑，化为白气，飘骤高深，击石飞空，洪水乃从，川流漫衍，田收土驹。化气乃敷，善为时雨，始生始长，始化始成。故民心腹胀，肠鸣而为数后，甚则心痛胁䐜，呕吐霍乱，饮发注下，胕肿身重。云奔雨府，霞拥朝阳，山泽埃昏，其乃发也，以其四气。云横天山，浮游生灭，怫之先兆。

此言土郁之发，有气象，有气化，有民病，有时候，有先兆也。试言甲己土岁太过而不务其德，或不及之岁，皆木胜金复则郁，郁极乃发。其发何如？崖谷雷惊，雷殷气交，天地有声也。埃昏黄黑，天地易色也。化为白气，飘骤高深，击石飞空，土生金色，天地易气也。洪水乃从，川流漫衍，田收土驹，言洪水为灾，而嵬土如驹之牧于田野也。化气乃敷，善为时雨，始生始长，始化始成，言土郁既发，而气化始行也。故民病有为心腹胀，为肠鸣而数去其后，甚则为心痛，为胁䐜，为呕吐，为霍乱，为饮发，为注下，为胕肿，为身重也。然其发郁之候，云奔于雨府，霞拥于朝阳，而山泽埃昏，正六月中气大暑，日交土之四气，乃土郁之所发也。方其始时，云横天山，或浮或游，或生或灭，其气靡常，斯土气怫郁之先兆，后乃因之而郁极耳。

金郁之发，天洁地明，风清气切，大凉乃举，草树浮烟，燥气以行，霜雾数起，杀气来至，草木苍干，金乃有声。故民病咳逆，心胁满引少腹，善暴痛，不可反侧，嗌干面陈色恶。山泽焦枯，土凝霜卤，怫乃发也，其气五。夜零白露，林莽声凄，怫之兆也。

此言金郁之发，有气象，有气化，有民病，有时候，有先兆也。乙庚之岁，或太过而不务其德，或不及之岁，皆火胜，水复则郁，郁极乃发。其发何如？天洁地明，风清气切，大凉乃举，草树浮烟，此气象也。及燥气已行，霜雾数起，杀气乃至，草木苍干。凡物属金者，皆有其声，此气化也。故民病有为咳逆，为心胁满而下引少腹满，为善暴痛，不可反侧，为嗌干，为面尘色恶也。然其发郁之际，山泽焦枯，土凝其霜如咸卤，然正当八月中气秋分，日交金之五气，则怫郁之所发也。方其始时，夜零白露，林莽声凄，斯金气怫郁之先兆也，后乃随之而郁极也。

水郁之发，阳气乃辟，阴气暴举，大寒乃至，川泽严凝，寒雰结为霜雪，甚则黄黑昏翳，流行气交，乃为霜杀，水乃见祥。故民病寒客心痛，腰胁痛，大关节不利，屈伸不便，善厥逆，痞坚腹满。阳光不治，空积成沉阴，白埃昏暝，而乃发也，其气二火前后。太虚深玄，气犹麻散，微见而隐，色黑微黄，怫之先兆也。

此言水郁之发，有气象，有气化，有民病，有时候，有先兆也。丙辛之岁，或太过而不务其德，或不及之岁，皆土胜，土复则郁，郁极乃发。其发何如？阳气乃避，而阴气猝举，大寒乃至，川泽严凝，其寒雰之气结为霜雪，甚则黄黑昏翳，流行于气交之时，水郁既发，乃为霜杀，水祥亦见，此气变也。故民病为寒所客，当为心痛，为腰椎痛，为关节不利，屈伸不便，为厥逆，为痞坚，为腹满也。然其发郁之际，阳光不治，而沉阴积于空中，白埃之气为之昏暝。

二月中气春分，日交君火之二气，四月中气小满，日交相火之三气。君火之后，相火之前，大约六十日之内，乃水郁之所发也。方其始时，太虚深玄黯黑，气似散麻，色黑微黄，每于寅后卯时候之，此水气怫郁之先兆，后乃因之而郁极耳。

木郁之发，太虚埃昏，云物以扰，大风乃至，屋发折木，木有变。故民病胃脘当心而痛，上支两胁，膈咽不通，食饮不下，甚则耳鸣眩转，目不识人，善暴僵仆。太虚苍埃，天山一色，或为浊色黄黑，郁若横云不起雨，而乃发也，其气无常。长川草偃，柔叶呈阴，松吟高山，虎啸崖岫，怫之先兆也。

此言木郁之发，有气象，有气变，有民病，无定候，有先兆也。丁壬木岁，或太过而不务其德，或不及之岁，皆金胜火复，则郁，郁极则发。其发何如？太虚埃昏，云物以扰，大风乃至，以木郁属厥阴而为风也。屋必发，木必折，致木生状怪而为变。故民病有为胃脘当心而痛，为上支两胁，膈咽不通，食饮不下，甚则为耳鸣，为眩转，目不识人，为善暴死也。然则发郁之候，太虚苍埃，天山一色，或为浊色，黄黑郁若横云，虽不起雨，而乃发也。土郁发于四之气，金郁发于五之气，水郁发于二火前后，火郁发于四之气，发各有时，惟风气无常，不可以时定也。方其始时，长川草偃，柔叶呈阴，松吟高山，虎啸崖岫，此风气怫郁之先兆也，后乃因之而郁极耳。

火郁之发，太虚肿翳，大明不彰，炎火行，大暑至，山泽燔燎，材木流津，广厦腾烟，土浮霜卤，止水乃减，蔓草焦黄，风行惑言，湿化乃后。故民病少气，疮疡痈肿，胁腹胸背、面目四肢䐜愤胪胀，疡痱呕逆，瘈疭骨痛，节乃有动，注下温疟，腹中暴痛，血溢流注，精液乃少，目赤心热，甚则瞀闷懊侬，善暴死。刻终大温，汗濡玄府，其乃发也，其气四。动复则静，阳极反阴，湿令乃化乃成。华发水凝，山川冰雪，焰阳午泽，怫之先兆也。有怫之应而后报也，皆观其极而乃发也。木发无时，水随火也。谨候其时，病可与期，失时反岁，五气不行，生化收藏，政无恒也。

此言火郁之发，有气象，有气化，有民病，有时候，有先兆也。戊癸火岁，或太过而不务其德，或不及之岁，皆水胜土复则郁，郁极则发，其发何如？太虚迷曼，似肿而翳，大明不彰，炎火行，大暑至，山泽燔燎，林木流津，广厦腾烟，土浮咸卤如霜，止水减少，蔓草焦黄，风行惑言，湿气未布。故民病有为少气，为疡疮，为痈肿，为胁腹胸背、面目四肢䐜膹，为胪胀，为疡痱，为呕逆，为瘈疭，为骨痛，节乃有动，为注下，为温疟，为腹中暴痛，为血溢，为流注，为少精液，为目赤心热，甚则为瞀闷，为懊侬，为暴死也。若其发郁之际，百刻方终，而天气大温，汗濡玄府，正当六月中气大暑，日交土之四气，则其郁乃发也。上文言湿化乃后，而至此则动极复静，阳极阴生，湿令为化为成矣。方其始时，华发水凝，山川冰雪，焰阳当午而润，乃怫郁之先兆也，后乃郁久而极耳。故必有怫之应，而后有所报，皆观其极而乃发也。彼木发无时，不与四运同者，以水为阴，火为阳，而水火者为阴阳之征兆，自五行而言，则水生木，木生火，自相胜而言，则水胜火，水火相随。所以木不主时，而风行不常也。谨候五郁之时，而各病可以与合，否则不候其时，是谓先时反岁，五气不行，而凡生化收藏，皆不恒其政矣。

司天在泉歌

子午少阴君火天，阳明燥金应在泉。
丑未太阴湿土土，太阳寒水下联绵。
寅申少阳相火旺，厥阴风木地中连。
卯酉却与子午倒，辰戌即将丑未颠。
己亥乃向寅中转，六气循环上下迁。

盖司天者，司主行天之令，土之位也。岁运者，主天地之间，人物化生之气中之位也。在泉者，主地之化，行乎地中、下之位也。一岁之中，有此上、中、下三气，各行化令，气偶符会而同者，则通其化，其中于人则病矣。

厥阴司天之政，有主气，又加以客气，而天时民病，治法因之也。

凡此厥阴司天之政，则己亥之纪，曰：丁巳、丁亥、癸巳、癸亥、己巳、己亥、乙巳、乙亥、辛巳、辛亥乃不及岁，气化运行之生化成，当后天也。

初之主气，本厥阴风木也，而阳明燥金客气加之，则寒气始肃，杀气方至，民病寒于右之下，金主西方也。

二之主气，本少阴君火也，而太阳寒水客气加之，则寒不去，华雪水冰，杀气施化，霜降草焦寒雨数至，至于阳气复化，则民病当为热中也。

四之主气，本太阴湿土也，而少阴君火客气加之，则溽暑湿热相薄争于左之上，盖厥阴司天之在间，亦少阴热气，故争于左之上，民病当为黄瘅而胕肿也。

五之主气，本阳明燥金也，而太阴湿土客气加之，则燥湿更胜，沉阴乃布，寒气及体，风雨乃行。一云：民病肺受风，脾受湿，发为疟也。

终之主气，本太阳寒水也，而少阳相火客气加之，则畏火司令，阳乃大行，蛰虫出见，流水不冰，地气乃发，草乃生，人乃舒，其病为温疠也。

少阴司天之政，有主气，又加以客气，而天时民病治法因之也。

少阴司天之政，则子午之纪，曰：壬子、壬午、戊子、戊午、甲子、甲午、庚子、庚午、丙子、丙午皆岁运太过，其气化运行皆先天而至。

初之主气，本厥阴风木也，而太阳寒水客气加之，则地气迁燥将去。盖往年为己亥，己亥之在泉为少阳，则暑往而阳明在地，故燥将至也。去当作至。

初之客气，为太阳，故寒乃始，惟寒又始，故蛰藏水冰，霜复风至也。其阳气既郁民反周密，民病有为关节禁固，为腰椎痛，至炎暑将起又当为中外疮疡也。

二之主气，本少阴君火也，而厥阴风木客气加之，则阳布风行，春气已正，万物应荣或寒气时至，民病乃和。其病当作淋，为目瞑，为目赤，为气郁于上而热也。

三之主气，本少阳相火也，而少阴君火客气加之，则天政布，大火行，庶类蕃鲜，热气时至，民病当为气厥，为心痛，为寒热更作，为咳喘，为目赤也。

四之主气，本太阴湿土也，而太阴湿土客气加之，则溽暑至，大雨时行，寒热互至民病为寒热，为嗌干，为黄瘅，为鼽，为衄，为饮发也。

五之主气，本阳明燥金也，而少阳相火客气加之，则火乃金之所畏，故谓之畏火，临暑反至阳乃化，万物乃生长荣茂，民乃康，其有病则为温也。

终之主气，本太阳寒水也，而阳明燥金客气加之，则燥令行，余火内格，为肿于上，为咳，为喘，甚则为血溢也。且寒气数举，则霿雾成翳，外则病在皮腠，内则病舍胁下连小腹而作寒中，以其地气之将易也。

太阴司天之政，有主气，又加以客气，而天时民病，治法因之也。

则丑未之纪曰：丁丑、丁未、癸丑、癸未、己丑、己未、乙丑、乙未、辛丑、辛未皆气化运行后天者，以太阴司天之岁，皆不及也。司天以湿，在泉以寒。

初之主气，本厥阴风木也，而厥阴风木客气加之，则地气迁寒乃去，春气至风乃来，生气布，万物以荣，民气条舒。风湿相薄，雨湿乃后，民病有为血溢，为经络拘强，为关节不利，为身重，为筋痿也。

二之主气，本少阴君火也，而少阴君火客气加之，则大火正。盖以少阴居君火之位，故大火正也。物承化，民乃和，其病温疠大行，远近皆然。时则湿蒸相薄，时雨乃降也。

三之主气，本少阳相火也，而太阴湿土客气加之，则天政下布，湿气乃降也。气上腾，时雨乃降，寒亦随之，故感于寒湿，则民病为身重，为胕肿，为胸腹满也。

四之主气，本太阴湿土也，而少阳相火客气加之，则畏火临，溽蒸化，地气上腾，天气痞膈，寒风晓暮，蒸热相薄，草木凝烟，湿化不流，则白露阴布，以成秋令。民病为腠理热，为血暴溢，为疟，为心腹满热，为胪胀，甚则为胕肿也。

五之主气，本阳明燥金也，而阳明燥金客气加之，则惨令已行，霜露下降，草木黄落，寒气及体，而君子当周密，民病则在皮腠中也。

终之主气，本太阳寒水也，而太阳寒水客气加之，则寒大举，湿大化，霜积阴凝，水冰阳隐，民病感寒，为关节禁固，为腰椎痛。盖以寒湿持于气交，而为病也。

少阳司天之政，有主气，又加以客气，而天时民病，治法因之也。

凡此少阳司天之政，则寅申之纪曰：壬寅、壬申、戊寅、戊申、甲寅、甲申、庚寅、庚申、丙寅、丙申皆岁运太过，其气化运行，先天而至，少阳司天，故天气正，风木在泉故地气优。

初之主气，本厥阴风木也，而少阴君火客气加之，则地气迁，风胜乃摇，寒乃去，候乃大温，草木早荣，寒来不杀，温病乃起。其病气怫于上，为血溢，为目赤，为咳逆，为头痛，为血崩，为胁满，为肤腠中疮也。

二之主气，本少阴君火也，而太阴湿土客气加之，则火反郁，白埃四起，云趋雨府，风不能胜湿，雨乃零，民乃康。其有病者，热郁于上为咳逆，为呕吐，为疮发于中，为胸嗌不利，为身热，为头痛，为昏愦，为脓疮也。

三之主气，本少阳相火也，而少阳相火客气加之，则天政布，炎暑至，少阳临上，雨乃涯。民病有为热中，为聋，为瞑，为血溢，为脓疮，为呕，为鼽，为衄，为渴，为嚏，为欠，为喉痺，为咳，为目赤，为善暴死也。

四之主气，本太阴湿土也，而阳明燥金客气加之，则凉乃至，炎暑开化，白露降，民气和平。其有病者，为满，为身重也。

五之主气，本阳明燥金也，而太阳寒水客气加之，则阳乃去，寒乃来，雨乃降，气门乃闭气门者，玄府也，则木早凋。民避寒邪，君子则能周密矣。

终之主气，本太阳寒水也，而厥阴风木客气加之，则地气正，风乃至，万物反生，瞀雾已行。其病为关闭不禁，为心痛，为阳气不藏而咳。

阳明司天之政，有主气，又加以客气，而天时民病，治法因之也。

凡此阳明司天之政，则卯酉之纪曰：乙卯、丁卯、己卯、辛卯、癸卯、己酉、乙酉、丁酉、辛酉、癸酉皆主不及之气，其气化运行，后天盖六步之气，生长化收藏，皆后天时而至耳。

初之主气，本厥阴风木也，而太阴湿土客气加之，地气迁，阴始凝，气始肃，水乃冰，寒雨化。民病为中热，为胀，为面目浮肿，为善眠，为鼽，为衄，为涕，为嚏，为欠，为呕，为小便黄赤，甚则为淋也。

二之主气，本少阴君火也，而少阳相火客气加之，阳乃布，民乃舒，物乃生荣。民病则厉大至，善暴死也。以其臣位于君故耳。

三之主气，本少阳相火也，而阳明燥金客气加之，天政布，凉乃行，燥热交合，以致燥极而泽，民病为寒热也。

四之主气，本太阴湿土也，而火阳寒水客气加之，寒雨降。民病为暴仆，为振栗，为谵妄，为少气，为嗌干引饮及为心痛，为痈肿，为疮疡，为寒疟，为骨痿，为便血也。

五之主气，本阳明燥金也，而厥阴风木客气加之，春令反行，草乃生荣，民气则和也。

终之主气，本太阴寒水也，而少阴君火客气加之，阳气布，其候反温，蛰虫来见，流水不冰，民乃康平。其有病者，亦为温病耳。

太阳司天之政，有主气，又加以客气，而天时民病，治法因之也。

凡此太阳司天之政，则辰戌之纪，曰：壬辰、壬戌、戊辰、戊戌、甲辰、甲戌、庚辰、庚戌、丙辰、丙戌皆主太过之岁，其气化运行先天。盖太过者为先天，而六步之气，生长化收藏，皆先天而至耳。

初之主气，本厥阴风木也，而少阳相火客气加之，则往岁卯酉少阴在泉。终之主气，本太阳寒水，而客气乃少阴君火。今之客气，又少阳相火而地气迁，气乃大温，草木早荣。民病乃为疠，为温病，为身热，为头痛，为呕吐，为肌腠中疮疡也。

二之主气，本少阴君火也，而阳明燥金客气加之，大凉反至，民乃惨，草乃遇寒，火气遂抑矣。民病为气郁，为中满，寒气从兹始矣。

三之主气，本少阳相火也，而太阳寒水客气加之，故天政布，寒气行，雨乃降，民病寒热。相火为主，故民病反为热中，为痈疽，为注下，为心热瞀闷。若不治之则死也。

四之主气，本太阴湿土也，而厥阴风木客气加之，故风湿交争，风化为雨，在气候为长，为化，为成。民病为大热，为少气，为肌肉痿，为足痿，为注下。

五之主气，本阳明燥金也，而少阴君火客气加之，阳气复化，草乃长，乃化乃成，民气乃舒。其病为血热妄行，为肺气壅也。

终之主气，本太阳寒水也，而太阴湿土客气加之，故地气正，湿令行，阴凝太虚，埃昏郊野。民病惨凄，及寒风已至，则脾受湿肾衰。其病反者，孕乃死。

厥阴在泉甲寅、丙寅、戊寅、庚寅、壬寅、甲申、丙申、戊申、庚申、壬申风淫所胜，则地不明，平野昧（气色昏暗者），草乃早秀（上齐土化也），民病洒洒振寒，善呻数欠，为心痛，为支满，为两胁里急，饮食不下，膈咽不通食则呕（木邪乘胃也），腹胀善噫，得后与气谓大便及屁也则快然如衰，身体皆重木邪乘脾也。

少阴在泉乙卯、丁卯、己卯、辛卯、癸卯、乙酉、丁酉、己酉、辛酉、癸酉热淫所胜，则焰浮川泽，阴处反明（离明之象），民病腹中常鸣，气上冲胸，喘不能久立，寒热皮肤痛，目瞑齿痛，䪼肿，恶寒发热如疟，少腹中痛，大腹大（火邪乘大肠也），蛰虫不藏（火邪盛也）。

太阴在泉甲辰、丙辰、戊辰、庚辰、壬辰、甲戌、丙戌、戊戌、庚戌、壬戌湿淫所胜，草乃早荣，埃昏崖谷，黄反见黑，至阴之交土胜水而湿胜寒，故黄色于北方黑处是至阴之交，合其气色也，民病积饮为心痛耳聋浑浑焞焞，为嗌肿喉痹，阴病血见，少腹痛肿，不得小便（土邪乘肾也），病冲头痛，目似脱，项似拔，腰似折，髀不可曲，腘如结，腨如别土邪胜膀胱也。

少阳在泉乙巳、丁巳、己巳、辛巳、癸巳、乙亥、丁亥、己亥、辛亥、癸亥火淫所胜，则焰明郊野火胜金也，寒热更至忽寒忽热，民病注泄，赤白小腹痛溺赤，甚则便血，少阴同候。

阳明在泉甲子、丙子、戊子、庚子、壬子、甲午、丙午、戊午、庚午、壬午燥淫所胜，露雾清瞑，民病善呕。呕有苦，善太息，心胁痛，反侧不能，甚则嗌干，面尘皮无膏泽，足外反热。皆肝胆之为病也。

太阳在泉乙丑、丁丑、己丑、辛丑、癸丑、乙未、丁未、己未、辛未、癸未寒淫所胜，则凝肃惨剽水胜火，寒胜热，凝肃惨剽，寒之象也，民病少腹控睾引腰脊，上冲心痛，血见嗌痛颔肿。皆心与小肠之病也。

天符岁会

按六十年中，太乙天符四年，天符十二年，岁会八年，同天符六年，同岁会六年，五者分而言之共三十六年，合而言之止三十二。经言：二十四岁者，降岁会八年，为平气也。

天符

应天为天符，盖司天与运气相符也。戊子、戊午火运太征，上临少阴。戊寅、戊申太征，上临少阳。丙辰、丙戌木运太羽，上临太阳，如是太过者二。丁巳、丁亥木运少角，上临厥阴。乙卯、乙酉金运少商，上临阳明。己丑、己未土运少宫，上临太阴。此六者，自司天而论之，故皆名天符。

太乙天符

司天运气在泉，三气相合，为太乙天符，内有己丑、己未、戊午、乙酉，又为火乙天符，如火运上见少阴，年辰临午之类。

岁会

岁运与年辰相合，曰岁会，如木运临卯（即丁卯），火运临午（即戊午），土运临四季（甲辰甲未戊巳），金运临酉（即乙酉），水运临子（即丙子），此八岁与五运相会。

同天符

在泉与运气相合，太过而加曰同天符，如壬寅、壬申、甲辰、甲戌、庚子、庚午。

同岁会

不及而加曰同岁会，如癸卯、癸酉、辛丑、辛未、癸巳、癸亥。

《经》曰：天符为执法，岁会为行令，太乙天符为贵人。凡邪中执法者，其病速而危。中其行令者，其病徐而持。中其贵人者，其病暴而死。

太乙者，至尊无二之称。天符之岁，犹之执法之臣，法不可假，故邪中执法者，其病速而危。岁会之岁，犹之行令之臣，当有主之者在，故邪中行令，其病徐而持。太乙天符，犹之君主之贵人也，故邪中贵人，其病暴而死。

南北政

夫五运以湿主为尊，故甲己二年为南政，其余以臣事之，皆北政也。且人禀天地之气以生，天地之气升，则人之气亦升，降，人之气亦降。其运气太过、不及，淫胜郁复，人感之则病生，而生死应之矣。故经曰：从其气则和，违其气则病。不当其位者病，迭移其位者病，失守其位者危，尺寸反者死。北政之岁，人气面北，而寸北尺南，地左间之气在右寸，右间之气在左寸；天左间之气在左尺，右间之气在右尺。所以少阴在泉，则左间太阴，右间厥阴，而两寸之脉俱不应；“至真要大论”曰：北政之岁，少阴在泉，则寸口不应（不应谓脉沉也）。厥阴在泉，则左间少阴，右间太阳，而少阴在左，其右寸之脉不应；经曰：厥阴在泉，则右不应。太阴在泉，则左间少阳，右间少阴，少阴之脉在左，则左寸之脉不应。经曰：太阴在泉，则左不应。“至真要大论”曰：北政之岁，三阴在下，则寸不应者此也。少阴司天，则左间太阴，右间厥阴，而两尺之脉俱不应；厥阴司天，则左间少阴，右间太阳，而少阴在左，其左尺之脉不应；太阴司天，则左间少阳，右间少阴，少阴在右，其右尺之脉不应也。故“至真要大论”曰：北政之岁，三阴在上，则尺不应者此也。南政之岁，人气面南，而寸南尺北，左间之气在右寸，右间之气在左寸；地左间之气在左尺，右间之气在右尺。所以少阴司天，则左间太阴，右间厥阴，而两尺之脉俱不应；厥阴司天，则左间少阴，右间太阳，而少阴在左，其右寸之脉不应；太阴司天，则左间少阳，右间少阴，而少阴在右，其左寸之脉不应。故《经》曰：南政之岁，三阴在天，则寸不应者此也。少阴在泉，则左间太阴，右间厥阴，而两尺之脉俱不应；厥阴在泉，则左间少阴，右间太阳，而少阴在左，其左尺之脉不应；太阴在泉，则左间少阳，右间少阴，而少阴在右，其右尺之脉不应也。故经曰：南政之岁，三阴在泉，则尺不应者此也。从其气则和者，阴阳各当尺寸本位也。违其气则病者，则阴阳或不当其位，或迭移其位，或失守其位，或尺寸反，或阴阳交也。所谓不当其位者，乃阴阳之见，不当尺寸本位也。所谓迭移其位者，乃阴阳迭皆转移一位也。假如南政少阴司天，阴皆在寸，阳皆在尺。迭皆左转者，则阴皆移左，而左不应；阳皆移右，而右不应。迭皆右转者，则阴皆移右，而右不应；阳皆移左，而左不应之类是也。所谓失守其位者，谓本位他位皆失守不见也。如阴失守则尺寸皆无阴，阳失守则尺寸皆无阳，非如迭移，而相反相交见于他位也。所谓尺寸反者，假如北政少阴司天，阳在寸，阴在尺，而阳反见于尺、阴反见于寸之类是也。所谓阴阳交者，假如北政太阴司天，阳在左，阴在右，而阳反见于右，阴反见于左之类是也。

南政司天脉歌北政在泉同

南政司天北在泉，厥阴右寸不虚言。
太阴左寸休能应，少阴两寸尽沉潜。

北政司天脉歌南政在泉同

北政司天南在泉，厥阴左尺却空间。
太阴右尺不相应，少阴两尺尽萧然。

南北二政司天在泉脉宜应否歌

子午南少北卯酉，两手沉寸口。子午年南政少阴司天，卯酉年南政少阴在泉。

南政甲子、甲午，北政乙卯、乙酉、丁卯、丁酉、辛卯、辛酉、癸卯、癸酉，是少阴司天在泉，主两手寸脉俱不应。

子午北少南卯酉，两手尺欠有。子午年北政少阴司天，卯酉年南政少阴在泉。

北政丙子、丙午、戊子、戊午、庚子、庚午、壬子、壬午，南政己卯、己酉，少阴司天在泉，两手尺俱不应。

丑未南太北辰戌，左手寸不出。丑未年南政太阴司天，辰戌年北政太阴在泉。

南政己丑、己未，北政丙辰、丙戌、戊辰、戊戌、庚辰、庚戌、壬辰、壬戌，太阴司天在泉，左手寸不应。

丑未北太南辰戌，右尺脉无力。丑未年北政太阴司天，辰戌年南政太阴在泉。

北政乙丑、乙未、丁丑、丁未、辛丑、辛未、癸丑、癸未，南政甲辰、甲戌，太阴司天在泉，右手尺不应。

巳亥南厥北寅申，右寸脉潜形。巳亥年南政厥阴司天，寅申年北政厥阴在泉。

南政己巳、己亥，北政丙寅、丙申、戊寅、戊申、庚寅、庚申、壬寅、壬申，厥阴司天在泉，右寸不应。

巳亥北厥南寅申，左尺定无根。巳亥年北政厥阴司天，寅申年南政厥阴在泉。

北政乙巳、乙亥、辛巳、辛亥、癸巳、癸亥、丁巳、丁亥，南政甲寅、甲申，亦厥阴司天在泉，左手尺不应。

中医五运六气全书

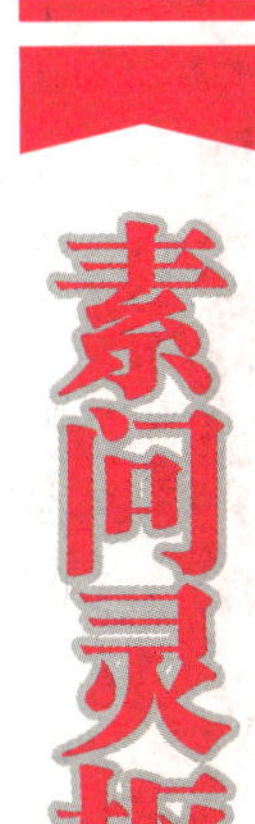

明 汪昂 撰

目录

CONTENTS

整理说明

《素问灵枢类纂约注》分为脏象、经络、病机、脉要、运气、审治、生死和杂论等九篇，从多方面阐述了五运六气对中医理论及临床实践的价值。

本次整理出版，是在项长生主编的《汪昂医学全书·素问灵枢类纂约注》的基础上进行的。同时，参考了其他版本，并根据《中医五运六气全书》统一体例作相应调整、选择、校勘、注释。

序

医学之有《素问》《灵枢》，犹吾儒之有六经《语》《孟》也。病机之变，万有不齐，悉范围之，不外是焉。古之宗工，与今之能手，师承其说，以之济世寿民，其功不可究殚。顾吾儒率专精制举，以是为方伎而莫之或习，即涉猎亦未尝及之。愚谓先王制六经，凡以为民也，有诗、书、礼、乐以正其德，复有刑政以防其淫，其间不顺于轨①者，虽杀之而罔或焉。然其要则归于生之而已。至于夭厉为灾，疾痛愁苦，坐视其转②，死而莫救，而礼、乐、刑、政之用于是乎或穷③。是以④上古圣人作为医术，用以斡旋气运，调剂群众，使物不疵疠，民不夭扎，举世之所恃赖，日用之所必需，其功用直与礼、乐、刑、政相为表里，顾安得以为方伎之书而忽之与？况其书理致渊深，包举宏博，上穷苍黔七政之精，下察风水五方之宜，中列人身赅存之数，与夫阴阳之阖辟，五行之胜复，可以验政治之得失，补造化之不齐，非深于性命之旨者，其孰能与于斯乎！第全书浩衍，又随问条答，不便观览，虽岐黄专家，尚望洋意沮，况于学士大夫乎？

余衡泌之人，无事弃日，不揣固陋，窃欲比类而分次之。偶见滑伯仁有《素问钞》一编，其用意颇与余同，然而割裂全文，更为穿贯，虽分门类而凌躐错杂，遂失原书之面目，得无疑误后学而获罪先圣也乎？又谓两经从未有合编者，特为珠联，以愚意条析，分为九类，虽有删节，段落仍旧。下注出于某篇，不敢谬为参错，其存者要以适用而止，且参酌诸注，务令简明，使读者了然心目，聊取反约之意，以就正于有道云尔。

时康熙己巳夏日讱菴汪昂题于延禧堂

①轨：原本作“转”，紫文阁藏板作“轨”。

②转：意为迁徙，转移。此处有不测、死亡之义。

③穷：似作研究或寻根究源解。

④以：此似作用、使用、运用解。

卷 一

脏象第一

【素】心者，君主之官也，神明出焉。肺者，相傅之官，治节出焉。分布阴阳，主行荣卫，如调元赞化，故曰“相傅”。风痹痿躄之人，心欲动而手足不随者，以肺病而失其治节故也。肝者，将军之官，谋虑出焉。肝藏血，故善谋虑。胆者，中正之官，决断出焉。膻中者，臣使之官，喜乐出焉。两乳之中名膻中，为气海。气舒则喜乐，不舒则悲愁。按《素问》本篇有膻中而无心包络。《灵枢·经脉篇》有心包络而无膻中。心包又名心主，居心之下，代心行事，其所生病亦与心同。臣使二字，正与君主相对。《灵枢·胀论》曰：膻中者，心主之宫城也。脾胃者，仓廪之官，五味出焉。大肠者，传导之官，变化出焉。小肠者，受盛之官，化物出焉。小肠居胃之下，受盛糟粕，传入大肠。肾者，作强之官，伎巧出焉。肾藏精，故多伎巧。三焦者，决读之官，水道出焉。引导阴阳，开通秘塞，上焦不治，水溢高原；中焦不治，水停中脘；下焦不治，水蓄膀胱。腔内上中下空处为三焦。马氏乃分割右肾为三焦，欠是。膀胱者，州都之官，津液藏焉，气化则能出矣。膀胱不能化气，则小便不通。凡此十二官者，不得相失也。故主明则下安，以此养生则寿；主不明则十二官危，使道闭塞而不通，形乃大伤。《灵兰秘典论》

【素】东方生风，风生木，木生酸，酸生肝，肝生筋，筋生心。肝主目，其在天为立，在人为道，在地为化。化生五味，道生智，玄生神。《五运行大论》多“化生气”句。神在天为风，在地为木，在体为筋，在脏为肝。《五运行大论》：其性为暄，其德为和，其用为动，其化为荣，其虫毛，其政为散，其令宣发，其变摧拉。在色为苍，在音为角，在声为呼，在变动为握。木曰“曲直”，之变也是为搐搦。在窍为目，《解精微论》又曰：心者，五藏之专精也；目者，其窍也。在味为酸，在志为怒。怒伤肝，悲胜怒。风伤筋，燥胜风。酸伤筋，酸能收缩。辛胜酸。皆五行相克。

南方生热，热生火，火生苦，苦生心，心生血，血生脾。心主舌，其在天为热，在地为火，在体为脉，在脏为心。《五运行大论》多“在气为息，其性为暑，其德为湿，其用为燥，其化为茂，其虫羽，其政为明，其令郁蒸，其变火烁。在色为赤，在音为征，在声为笑，在变动为忧。心有余则喜，不足则忧。在窍为舌，舌为心苗。《素问·金匮真言》又曰：南方色赤，入通手心。开窍于耳。昂按：耳为肾窍，然舌无窍，故心亦寄窍于耳，是以夜卧闻声，而心知也。在味为苦，在志为喜。喜伤心，大喜坠阳。恐胜喜。热伤气，即“壮火食气”之义。寒胜热。苦伤气，咸胜苦。

中央生湿，湿生土，土生甘，甘生脾，脾生肉，肉生肺。脾主口，其在天为湿。在地为土，在体为肉，在脏为脾。《五运行大论》多“在气为充，其性静廉，其德为濡，其用为化，其化为盈。其虫倮，其政为谧，其令云雨，其动变注。”在色为黄，在音为宫，在声为歌，在变动为哕。新校正云：王注“哕”作“噫”，非也。按杨上善云，“哕，气忤也。”即呃逆也。在窍为口，在味为甘，在志为思。思伤脾，怒胜思。湿伤肉，风胜湿。如物之湿，风吹即干，亦木克土之义。甘伤肉，酸胜甘。

西方生燥，燥生金，金生辛，辛生肺，肺生皮毛，在脏为肺。《五运行大论》多“在气为成，其性为凉，其德为清，其用为固，其化为敛，其虫介，其政为劲，其令雾露，其变肃杀。在色为白，在音为商，在声为哭，在变动为咳咳嗽。在窍为鼻，在味为辛，在志为忧。忧伤肺，喜胜忧。热伤皮毛，寒胜热。火素作燥，伤皮毛，热胜燥。辛伤皮毛，苦胜辛。

北方生寒，寒生水，水生咸，咸生肾。肾生骨髓，髓生肝。肾主耳，其在天为寒，在地为水，在体为骨，在脏为肾。《五运行大论》多“在气为坚，其性为凛，其德为寒，其化为肃，其虫鳞，其政为静，其变凝冽。”在色为黑，在音为羽，在声为呻呻吟。在变动为慄，在窍为耳，在味为咸，在志为恐。恐伤肾，思胜恐。寒伤血，寒则血凝。燥胜寒，咸伤血，咸能渗津。其胜咸。《阴阳应象大论》《五运行大论》亦有此段，而文尤详，故加录于注中。

【素】脑、髓、骨、脉、胆、女子胞，此六者地气之所生也。皆藏于阴而象于地，故藏而不泻，名曰“奇恒之府”。王注殊于六腑。胃、大肠、小肠、三焦、膀胱，此五者，天气之所生也。其气象天，故泻而不藏，此受五藏浊气，名曰“传化之府”。此不能久留，输泻者也。魄门肛门，大肠通肺，故曰“魄门”。亦为五脏使，水谷不得久藏。所谓五脏者，藏精气而泻也，故满而不能实；六腑者，传化物而不藏，故实而不能满也。《五脏别论》

【素】心藏神，肺藏魄，并精而出入者，为魄。肝藏魂，随神而往来者，为魂。脾藏意，心有所忆谓之意，故思虑过则伤脾。肾藏志，意之所存谓之志，故淫欲多则损志。是谓五脏所藏。

心为汗，肺为涕，肝为泪，脾为涎，肾为唾，是谓“五液”。心恶热，肺恶寒，肝恶风，脾恶湿，肾恶燥，是谓“五恶”。《宣明五气论》《灵枢》同。

【素】心者，生之本，神之变也。其华在面，其充在血脉。肺者，气之本，魄之处也，其华在毛，其充在皮。肾者主蛰，封藏之本，精之处也，其华在发，其充在骨。肝者，罢同疲极之本，魂之居也，肝主筋，筋主运动，故疲劳。其华在爪，爪者，筋之余。其充在筋，以生血气。肝属春，属木，为生发之本，故经文加此句。世医动言伐肝，益未究《内经》之旨耳。脾、胃、大肠、小肠、三焦、膀胱者，六府。仓廪之本，营之居也，营出中焦。名曰“器”，能化糟粕。

转味而入出者也，其华在唇四白，其充在肌。凡十一脏，取决于胆也。《六节藏象论》

【素】肝生于左，肺藏于右。肺虽为五脏华盖，而其用在右。心部于表，心属阳，应南方，居鬲上，部署视听言动各事，故曰表。肾治于里，肾主封藏。脾为之使，运行水谷，溉灌脏腑。胃为之市。容受百物，如贸易之市。鬲肓之上，中有父母。心下鬲上为肓。心为阳，主血；肺为阴，主气，父母之象。七节之傍，中有小心。傍者，两者也。中者，命门也。昂按：心者性之郛；肾者命之根，两肾之间，一点真阳，乃生身之根蒂，义取命门，盖以此也。中有相火，能代心君行事，故曰小心。杨上善云：脊有二十一节，肾在下第七之旁。吴鹤皋亦主其说。盖心君无为，吾人一日动作云为，皆命门之相火也。马注云：心在五椎之下，心下有包络，属手厥阴，自五椎之下而推之，则心包当垂至第七节而止，故曰"七节之傍中有小心"。若依此解，"傍"字似无着落。《刺禁论》

【灵】何谓德、气、生、精、神、魂、魄、心、意、志、思、智、虑？曰：天之在我者，德也；地之在我者，气也；德流气薄而生者也。初一作"故"。生之来谓之精，《易》曰：男女媾精，万物化生。两精相搏谓之神，阴阳合撰而神生焉。随神往来者谓之魂，魂属阳，肝藏魂，人之知觉属魂。并精而出入者谓之魄。魄属阴，肺藏魄，人运动属魄。所以任物者谓之心。《素问》曰：心者君主之官也，神明出焉。以下数端皆心之用也。非心，孰能任之？心有所忆谓之意，意之所存谓之志。专在于是则为志。因志而存变谓之思，图谋以成此志，则有思。因思而远慕谓之虑。因虑而处物谓之智。《本神》

【灵】两神相搏[①]阴阳夫妇。合而成形，常先身生是谓精。上焦开发，宣五谷味，薰肤充身泽毛，若雾露之溉溉灌，是谓气。腠理发泄，汗出溱溱，是谓津。谷入气满，淖泽注于骨，骨属屈伸，泄泽，补益脑髓，皮肤润泽，是谓液。《五癃精液别》曰：三焦出气，以温肌肉，充皮肤，为其津。其流而不行者，为液。中焦受气取汁，变化而赤，是谓血。壅遏营气，约束也。令无所避，是谓脉。精脱者耳聋，肾衰。气脱者目不明。清阳上升[②]。津脱者，腠理开，汗大泄。如油如珠者，谓之"绝汗"。液脱者，骨属屈伸不利，筋失所养。色夭，脑髓消，胫痠，耳数鸣。血脱者，色白，夭然不泽，其脉空虚。脉为血府。《决气》

【灵】人之血气精神者，所以奉生而周于性命者也；经脉者，所以行血气而营阴阳，濡筋骨，利关节者也；卫气者，所以温分肉，充皮肤，肥腠理，司开合者也；志意者，所以御精神，收魂魄，适寒温，和喜怒者也。是故血和则经脉流行，营复阴阳，筋骨劲强，关节清利矣。志意和则精神专直，魂魄不散，悔怒不起，五脏不受邪矣。圣贤养德养身之要语。寒温和则六腑化谷，风痹不作，经脉通利，肢节得安矣。此人之常平也。五脏者，所以藏精神血气魂魄者也；六腑者，所以化水谷而行津液者也。《本藏》

①搏：一本作"抟"。抟，聚也。

②清阳上升：清阳上升之"上"字，似为"不"字之误。

【灵】人有髓海，有血海，有气海，有水谷之海，凡此四者，以应四海也。胃者，水谷之海。其输穴俞上在气街，本经穴，即气冲，腹下夹脐相去四寸，动脉应手。《素问》曰：乃冲脉所起。《灵枢》曰：冲脉起于肾下，出于气街。下至三里。本经穴，在膝下三寸；下巨虚在上廉下三寸。膻中者，为气之海。《五味篇》：谷始入于胃，其精微者，先出于胃之两焦，以溉五脏，别出两行营卫之道，其大气之抟而不行者，积于胸中，命曰气海。"两行营卫"，谓行中焦生"营"，行下焦生"卫"也。大气即"宗气"也。其输上在柱骨之上下，督脉天柱骨，项后发际颈大筋外廉陷中。前在于人迎。结喉旁动脉，属胃经。脑为髓之海，其输上在于其盖，督脉经项后百会穴。下在风府。一名舌本。督脉经，项后入发一寸五分大筋中。《海论》

【灵】夫胸腹，脏腑之郭也。膻中者，心主之宫城也。胃者，太仓也。咽喉、小肠者，传送也。胃之五窍者，闾里门户也。胃有五窍、廉泉、玉英者，津液之道也。廉泉在颔下，结喉上。舌本阴维任脉之会。玉英即玉堂，在紫宫下一寸六分，俱任经。故五脏六腑者，各有界畔。《胀论》

【灵】明堂者，鼻也。阙者，眉间也。庭者，颜额也。蕃者，颊侧也。蔽者，耳门也。《五阅五使篇》：脉出于气口，色见于明堂。五色更出，以应五时。五官已辨，阙庭必张，乃立明堂。明堂广大。蕃蔽见外，方壁高基，引垂居外，五色乃治；平抟广大，寿中百岁。五官不辨，阙庭不张，小其明堂，蕃蔽不见，又埤其墙，墙下无基，垂角去外，如是者，虽平常，殆，况加疾乎？面之地部为基，耳为蔽为墙。《五色》

【灵】腰脊者，身之大关节也。肢胫者，人之管以趋翔也。茎垂者，阴器。身中之机，阴精之候，津液之道也。便溺所出。《刺节真邪》

【灵】天圆地方，人头圆，足方以应之。天有日月，人有两目；地有九州，人有九窍；天有风雨，人有喜怒；天有雷电，人有声音；天有四时，人有四肢；天有五音，人有五脏；天有六律，人有六腑；天有冬夏，人有寒热；天有十日，人有手十指；辰有十二，人有足十指茎垂、阴茎以应之。女子不足二节，无茎垂与睾丸。以抱人形。天有阴阳，人有夫妻；岁有三百六十五日，人有三百六十节；地有高山，人有肩膝；地有深谷，人有腋腘；肩臂下隐处为腋，膝下曲处为腘。地有十二经水，人有十二经脉；《经水篇》：足太阳合清水，足少阳合渭水，足阳明合海水，足太阴合湖水，足少阴合汝水，足厥阴合渑水，手太阳合淮水，手少阳合漯水，手阳明合江水，手太阳合河水，手少阴合济水，手心主合漳水。地有泉脉，人有卫气；地有草蓂，人有毫毛；天有昼夜，人有卧起；天有列星，人有牙齿；地有小山，人有小节；地有山石，人有高骨；地有林木，人有募筋；地有聚邑，人有䐃肉；岁有十二月，人有十二节；地有四时不生草，人有无子。此人与天地相应者也。《邪客》

【素】人皮应天，无所不包。肉应地，肉属脾土。脉应人，内营外卫。筋应时，声应音。阴阳合气应律，齿面目应星，出入气应风，九窍三百六十五络应野。《针解篇》

【素】天气通于肺，鼻受无形之天气，风、寒、暑、湿、燥、热也。地气通于嗌，口受有形之地气，臊、焦、香、腥、腐也。风气通于肝，肝木属风，雷气通于心，象火有声。谷气通于脾，虚能受纳。雨气通于肾。肾为水脏。六经为川，流通。肠胃为海，容受。九窍为水注之气。清明之气，上升头面；阴浊之气，下归二阴，象水流注。以天地为之阴阳：阳之汗，以天地之雨名之；阳之气，以天地之疾风名之。暴气象雷，逆气象阳。《阴阳应象大论》

【素】诸脉者，皆属于目；脉为血府，故久视伤血。《灵枢·口问篇》：目者，宗脉之所聚也。按：膀胱脉起目内眦，胃脉系目系，胆脉起目锐眦，小肠、三焦脉至目锐眦，心脉系目系，肝脉连目系也。诸髓者，皆属于脑；脑为髓海。诸经者皆属于节；节有三百六十五会，而筋络其间，故久行伤筋。诸血者，皆属于心；心生血，为血海。诸气者，皆属于肺。肺藏气。此四肢八谿之朝夕也。吴注即潮义，每肢有二谿。故人卧血归于肝，肝藏血，动则运，静则藏。肝受血而能视，目为肝窍。足受血而能步，掌受血而能握，指受血而能摄。血能养筋，滑利关节。卧出而风吹之，血凝于肤者为痹，顽痹。凝于脉者为泣涩，凝于足者为厥逆冷。此三者，血行而不得反其空孔，经隧也，故为痹厥也。人有大谷十二分，小迴三百五十四名。大经所会为大谷。十二分，十二经之部分也。小络所会为小谿，穴有三百六十五，除十二俞，止三百五十三名，肝俞、肾俞、厥阴俞、胆俞、胃俞、三焦俞、大肠俞，膀胱俞也。《五藏生成篇》

【灵】受谷者浊，受气者清，清者注阴，浊者注阳。浊而清者上出于咽，清而浊者则下行。清浊相干命曰“乱气”。夫阴清而阳浊，浊者有清，清者有浊。《本经》俱言“阳清阴浊”，此言“阴清阳浊”者，盖以脏阴而腑阳，脏清而腑浊也。清者上注于肺，浊者下走于胃，胃之清气，浊中有清，上出于口。肺之浊气，清中有清。下注于经，内积于海。气血诸海。手太阳小肠独受阳之浊，手太阴肺独受阴之清。其清者，上走空窍；耳目口鼻。其浊者，下行诸经。诸阴皆清，足太阴脾独受其浊。《阴阳清浊》

【灵】五脏六腑之精气，皆上注于目而为之精，精之窠音科为眼，骨之精为瞳子，肾。筋之精为黑眼，肝。血之精为络，心。其窠气之精为白眼，肺。肌肉之精为约束，脾。裹撷筋骨血气之精而与脉并为系，上属于脑，后出于项中。故邪中于项，因逢其身之虚，其入深，则随眼系以入于脑，则脑转①，脑转则引目系急，目系急则目眩以转矣，精散则视歧，视岐见两物。目者五脏六腑之精也，营卫魂魄之所常营也，神气之所生也。故神劳则魂魄散，志意乱，是故瞳子黑眼法于阴，白眼赤眼法于阳也，故阴阳合抟，而精明也。目者，心使也。心者，神之舍也。故精神乱而不转，卒然见非常处，精神魂魄，散不相得，故曰惑也。《大惑论》

【灵】手面与身形也，天寒则裂地凌冰，或手足懈堕，然而其面不衣，何也？曰：十二经脉，三百六十五络，其血气皆上于面而走空同孔。窍，其精阳气上走

①则脑转：据赵府居敬堂本《灵枢》，“则脑转”三字前有“入于脑”三字。

于目而为睛，其别气走于耳而为听，其宗气上出于鼻而为臭即气也，其浊气出于胃，走唇舌而为味，其气之津液皆上熏于面，而皮又厚，其肉坚，故天热甚寒，“天”当作“大”。不能胜之也。《邪气脏腑病形》《难经》曰：头者，诸阴之会也，诸阴脉皆至颈胸中而还，独诸阳脉皆上至头耳，故令面耐寒也。

【素】天不足西北，故人右耳目不如左明也；地不满东南，故人左手足不如右强也。东方阳也，阳者其精并于上，则上明而下虚，故使耳目聪明而手足不便也。西方阴也，阴者其精并于下，则下盛而上虚，故其耳目不聪明而手足使也。故俱感于邪，其在上则右甚，在下则左甚，此天地阴阳所不能全也。《阴阳应象大论》

【素】平旦至日中，天之阳，阳中之阳也；日中至黄昏，天之阳，阳中之阴也；合夜至鸡鸣，天之阴，阴中之阴也；鸡鸣至平旦，天之阴，阴中之阳也，故人亦应之。夫言人之阴阳，则外为阳，内为阴。言人身之阴阳，则背为阳，腹为阴。言脏腑中阴阳，五脏皆为阴，六腑皆为阳。故背为阳，阳中之阳心也，阳中之阴肺也；腹为阴，阴中之阴肾也，阴中之阳肝也，阴中之至阴脾也。此皆阴阳表里，内外雌雄相输应也，故以应天之阴阳也。《金匮真言论》

【灵】胃欲寒饮，恶热。肠欲热饮。恶寒。《杂病篇》：齿痛不恶清饮，取足阳明；恶清饮，取手阳明。《师传》

经络第二

【灵】人始生，先成精，精成而脑髓生。骨为干，脉为营，筋为刚，肉为墙，皮肤坚而毛发长，谷入于胃，脉道以通，血气乃行。经脉者，所以能决死生，处百病，调虚实，不可不通。

肺手太阴之脉，起于中焦中脘，下络大肠，肺与大肠为表里。还循胃口，胃之上脘。上膈，人心下有膈膜，遮隔浊气，不使上薰心肺。属肺。从肺系即喉咙横出腋肩下胁下曰腋下，下循臑肩肘之间为臑，音柔内，行少阴心主心包，之前，下肘臑尽处为肘中，循臂肘以下为臂内上骨上廉，入寸口关前动脉为寸口，上鱼，循鱼际，掌骨之前，大指之后，肉隆起处统谓之鱼。鱼际其间，穴名。出大指之端，至少商穴而止。《经别篇》又云：上出缺盆，循喉咙。其支者，从腕后臂骨尽处为腕直出次指内廉出其端。从腕后列缺穴，交手阳明经，以至商阳穴。是动则病肺胀满膨膨而喘欬，缺盆中痛，肩下横骨陷中，阳明胃穴。甚则交两手而瞀音茂，迷乱也，此为臂厥。是主肺所生病者，咳，上气，喘，本经病。渴，金不生水。烦心，心脉上肺。胸满，脉贯膈，布肺中，臑臂内前廉痛。脉循臑臂。厥，臂厥。掌中热。心包部分脉行少阴心主之前。气盛有余，则肩背痛。昔为手太阴部分，一作臂。风寒，汗出中风，小便数而欠。肺热则便数而短，为母病及子。气虚则肩背痛。一作臂寒，畏寒。少气不足以息，本经病。溺色变。母邪及子。

大肠手阳明之脉，起于大指次指之端，大指之第二指，即食指也。循指上廉，出合谷两骨之间，合谷俗名虎口，本经穴。上入两筋之中，阳谿穴。循臂上廉入肘外廉，上臑外前廉，上肩，出髃音鱼骨之前廉，肩髎骨，又穴名，在肩端两骨间。上出天柱骨之会上，天柱骨，膀胱经，至此会于大椎，下入缺盆，足阳明穴，肩下横骨陷中，络肺，大肠与肺为表里。下膈，属大肠；其支者，从缺盆上颈，贯颊，入下齿中，还出挟口，交人中，左之右，右之左，上挟鼻孔。至迎香穴而终。《经别篇》又云：循喉咙。本篇后又云：其别者入耳，合于宗脉。是动则病齿痛，脉入齿缝。头肿，脉上颈。是主津液所生病者，大肠主津液。目黄，大肠内热。口干，无津。鼽鼻流清涕衄鼻血、喉痹，金燥。肩前臑痛，大指次指痛不用。不能举用，皆脉所过。气有余则当脉所过者热肿，虚则寒慄不复。

胃足阳明之脉，起于鼻之交頞中山根。旁约一作纳太阳之脉，睛明之分，下循鼻外，上入齿中，上齿。还出挟口，环唇，下交承浆，下唇陷中，足阳明脉之会。却循颐后下廉，下为颌[①]，颌，下为颐。出大迎，颌，前本经穴。循颊车，耳下曲颊端。上耳前，过客主人，足少阳经穴，在耳前起骨。循发际，至额颅。发际下为额颅。其支者，从大迎前下人迎，一名五会，结喉旁一寸五分，动脉可以候五脏气。循喉咙，本篇又云：上络头项，下络喉咙。入缺盆，肩下横骨陷中。下膈，属胃，络脾。相为表里。昂按：此乃正经，何以反属支脉？其直者，从缺盆下乳内廉，下挟脐，入气街中。即气冲本经穴，在归来下一寸动脉。《卫气篇》云：胸气有街，腹气有街，头气有冲，胫气有街。街，犹路也。其支者，起于胃口，下循腹里，下至气街中而合。与前脉相合。以下髀关，抵伏兔，股内为髀，髀前膝上六寸，起肉处为伏兔，伏兔后为髀关，下膝膑中，挟膝筋中为膑。下循胫外廉，下足跗，足面。入中指[②]内间。其支者，下廉三寸而别，下入中指外间。其支者，别跗上，入大指间，出其端，至历兑穴而终，以交手太阴。昂按：此亦正经，何以又属支脉？《经别篇》又云：上通于心，循咽出口，上頞䪼，还系目系。是动则病洒洒振寒，《疟论》曰：阳明虚则寒慄，鼓颔。善呻，数欠，颜黑，土克水。病至则恶人与火。《阳明脉解篇》：阳明气血盛，热甚则恶人与火。闻木声则惕然而惊，心欲动，阳明土恶木也。独闭户塞牖而处，《素问·脉解篇》：阴阳相薄也，阳尽而阴盛，故欲独闭户牖而处也。甚则欲上高而歌，弃衣而走。《阳阴脉解篇》：四肢者，诸阳之本也，阳盛则四肢实，实则能登高也，热盛于身，故弃衣而走也。贲响腹胀，脉循腹里，水火相激，故有声及胀。是为骭厥，胫骨为骭。是主血所生病者，血分。狂疟温淫汗出，阳明法多汗。鼽衄，胃热上行。口㖞唇胗，疹，同唇疡也。"脉挟口环唇，头肿"。脉循颐出大迎。喉痹，脉循喉咙。大腹水肿，胃衰土不制水。膝膑肿痛，脉下膝膑。循膺蠹、乳、乳中、乳根者皆本经穴。气街、股、伏兔、骭外廉、足跗上皆痛，中指不用。皆经脉所过，气盛则身以前皆热。阳明行身之前。其有余于胃，则消谷善饥，火盛中消。溺色黄，胃热下入膀胱。气不足身以前皆寒慄，胃中寒则胀满。

①颌：疑即"颔"，"颃"。

②指：应作"趾"。

寒胀。

脾足太阴之脉，起于大指之端，足大指隐白穴。循指内侧白肉际，过核骨后，俗名孤拐骨，足跟后两傍起骨也。上内踝前廉，胫两傍内外曰踝。上踹内，踹音短。《玉篇》曰：足跟也。一作腨，音善，又名腓，足肚也。循胫骨内，交出厥阴之前，足厥阴脉。上膝股内前廉，入腹，属脾，络胃，相为表里，上膈，挟咽，连舌本，散舌下。其支者，复从胃别上膈，注心中。五脏皆入心中。是动则病舌本强，连舌本，食则呕，胃脘痛，络胃，腹胀善噫，即嗳，《口问篇》：寒气客于胃，厥逆从下上散，复出于胃，故噫。得后与气，大便出屁。则快然如衰，病衰。身体皆重，脾主肉，是主脾所生病者，舌本痛，体不能动摇，即主肢体重而甚者。食不下，脾主食。烦心，脉注心中。心下急痛，即胃脘痛，溏，便溏。瘕，泄，瘕积泄泻。水闭，黄疸，湿热不得泄。黄，脾色。不能卧，胃不和则卧不安。强立，股膝内肿，脾主四肢，脉行股膝。厥，足大指不用。经脉所起。

心手少阴之脉，起于心中，出属心系，心系上与肺通，由肺叶而下，曲折向后贯脊髓，通于肾。盖五脏皆通于心，而心亦通五脏。下膈，络小肠。小肠与心为表里。其支者，从心系，上挟咽，系目系。《经别篇》又云：走喉咙，出于面，合目内眦。本篇又云：别脉，系舌本。其直者，复从心系却上肺，下出腋下，极泉穴。下循臑内后廉，行太阴肺。心主心包。之后，下肘内，循臂内后廉，抵掌后锐骨之端，入掌内后廉循小指之内，出其端。至少冲穴而终，以交于手太阳。伯仁曰：心为君主，尊于他脏，故其交经授受不假支别，是动则病嗌干，挟咽。心痛，渴而欲饮，心火。是为臂厥。脉循臑臂。是主心所生病者，目黄，系目系，合目眦。胁痛，脉出胁下。臑臂内后廉痛，脉循臑臂后廉。厥，掌中热痛。心主包络，所属病同。

小肠手太阳之脉，起于小指之端，手小指少泽穴，接少阴心经，循手外侧，上腕，臂骨尽处为腕。出踝中，腕下兑骨为踝。直上循臂骨下廉，出肘内侧两筋之间。上循臑臂外后廉，出肩解，脊两旁为膂，膂上两角为肩解。绕肩胛，肩解下成片骨。交肩上，上会大椎，乃左右相交于肩上，入缺盆。络心，循咽下膈，抵胃，属小肠。小肠与心为表里。其支者，从缺盆循颈上颊，至目锐眦，目外角为锐眦。却入耳中，至本经听宫穴而终。其支者，别颊上䪼目下为䪼。抵鼻，至目内眦，内角。斜络于颧。而交足太阳经。是动则病嗌痛，颔肿，不可以顾。挟咽循颈，肩似拔，臑似折。出肩循臑。是主液所生病者，小肠主液。耳聋，脉入听宫。目黄，脉至目眦。颊肿，上颊。颈、颔、肩、臑、肘、外后廉痛。

膀胱足太阳之脉，起于目内眦，睛明穴，为手足太阳、少阳、阴明五脉之会。上额，交颠[①]，顶百会穴。其支者，从巅至耳上角。其直者，从巅入络脑，还出别下项，脑后为项，两旁为颈，前为喉。循肩膊内，肩后之下为膊。挟脊，行脊骨两旁，第一行相去各一寸五分。抵腰中，尻上横骨为腰。入循膂，挟脊肉为膂。《经

①颠：颠通巅，顶也。

别篇》又云：循膂，当心入散①。络肾，属膀胱。相为表里。其支者，从腰中下挟脊，贯臀，入腘中；脊中行上、次、中、下髎等处，膝后曲处为腘。其支者，从髆内左右别下，贯胛，挟脊内，脊两旁第二行，相去各三寸，自天柱而下从髆左右下贯髀膂，历尻臀，至髀枢。股外为髀，捷骨下为髀枢。循髀外，从后廉下合腘中，与前入腘者合。以下贯腨内，足肚。出外踝之后。循京骨，本经穴，足外侧赤白肉际。至小指外侧。至阴穴。以交足少阴肾经。是动则病冲头痛，上额交颠络脑。目似脱、项如拔、脉起目眦下项。脊痛，腰似折，挟背抵腰。髀不可以曲，脉过髀枢。腘如结，腨如裂，入腘贯腨。是为踝厥。脉行外踝，是主筋所生病者，主筋义未详，按太阳病多痉急。如上症，皆风伤筋也。痔，脉入肛。疟，太阳疟狂。癫疾，《癫狂篇》亦有刺太阳经者。头囟项痛，目黄，泪出，皆脉所过。鼽衄，清涕曰鼽衄，鼻血曰衄。太阳经气不能循经，上冲脑，下为鼽衄。项、背、腰、尻、腘、踹、脚皆痛，小指不用。足小指皆经脉所过。

肾足少阴之脉，起于小指之下，邪走足心，涌泉穴。出于然谷之下，本经穴，足踝前大骨陷中。循内踝之后，别入跟中。后跟。以上腨内，足肚。出腘内廉，膝后曲处。上股内后廉，贯脊，会于督脉长强穴。属肾络膀胱。相为表里，《经别篇》又云：当十四椎，出属带脉。其直者，从肾上贯肝膈，入肺中，循喉咙，挟舌本：络于横骨，终于会厌。其支者，从肺出络心，注胸中，胸之膻中，以交手厥阴心包经。是动则病饥不欲食，虚火盛则饥，脾弱则不饮食。面如漆柴，肾色黑柴，瘦也。咳吐则有血，脉入肺，故咳，唾中有血，为肾损。喝喝而喘，肾气上奔。坐而欲起，阴虚不宁。目䀮䀮如无所见，瞳子属肾，水亏故也。心如悬，若饥状。脉络心。气不足则善恐，恐为肾志。心惕惕，如人将捕之，是为骨厥。肾主骨。是主肾所生病者，口热舌干，咽肿，俱肾火。上气，肾水溢于皮肤而肿。嗌干及痛，循喉咙挟舌本。烦心，心痛，脉络心。黄疸，肾水反乘脾土，或为女劳疸。肠澼，《素问·大奇论》：肾脉小沉搏，为肠澼下血。脊股内后廉痛，经脉行足之后。痿骨痿。厥，下不足则厥而上。嗜卧，少阴病但欲寐。足下热而痛。脉起足心涌泉。

心主手厥阴心包络之脉，起于胸中，出，属心包络，居心之下。下膈，历络三焦。三焦心包相表里。《邪客篇》曰：入于胸中，内络于心肺。其支者，从胸中出胁，下腋三寸，天池穴自此至中冲，皆本经穴。上抵腋下，循臑内，天泉穴。行太阴肺少阴心之间，二经中间。入肘中，曲泽穴，肘内廉陷中。下臂，行两筋之间，大陵穴，掌后两筋间横纹陷中。入掌中，劳宫穴。循中指，出其端；中冲穴。其支者，别掌中，循小指次指，出其端。小指之次指，无名指也。至此，交手少阳之三焦。《经别篇》又云：循喉咙出耳后。是动则病手心热，臂肘挛急，腋肿，甚则胸胁支满，皆经脉所过。心中憺憺大动，心主上承心君，故病略同。面赤，赤为心色。目黄，目为心使。喜笑不休。心有余则笑不休。是主脉所生病者，心主脉。烦心，心痛，掌中热。本经病。

①散：疑为“肾”字之误。

三焦手少阳之脉，起于小指次指之端，无名指关冲穴。上出两指之间，循手表腕，臂骨尽处为腕，循本经阳池穴。出臂外两骨之间，天井穴。上贯肘，臑尽处为肘。循臑外，上肩，膊下对腋为臑。而交出足少阳：后，胆经，入缺盆，肩下横骨陷中。布膻中，上焦两乳中间。散落心包，下膈，循属三焦。与心包相表里。其支者，从膻中上出缺盆，上项，系耳后，直上出耳上角以屈，下颊，至𩓐；目下为𩓐。其支者，从耳后入耳中，出走耳前，过客主人前，足少阳穴，耳前上廉，起骨，交颊。至目锐眦。而交足少阳胆经。是动则病耳聋，浑浑焞焞，脉入耳中。嗌肿，喉痹。少阳相火。是主气所生病者，气分、三焦、心包，皆主相火。汗出，火蒸为汗。目锐眦痛，颊肿耳后、肩、臑、肘、臂外皆痛，小指次指不用。皆经脉所过。

胆足少阳之脉，起于目锐眦，瞳子髎穴，去眦五分。上抵头角，下耳后，循颈行手少阳之前，三焦。至肩上，却交出手少阳之后，入缺盆。其支者，从耳后入耳中，过小肠听宫穴。出走耳前，至目锐眦后；瞳子髎之分。其支者，别锐眦，下大迎，胃经穴，在颔前一寸三分动脉陷中。合于手少阳，三焦。抵于𩓐，下加颊车，下颈，合缺盆，与前入者相合。以下胸中，贯膈，络肝，属胆，相为表里。循胁里，腋下为胁，又名胠。出气街，出气冲、毛际两旁动脉。绕毛际，曲骨之外为毛际。横入髀厌中；即髀枢。其直者，从缺盆下腋，循胸，过季胁，胁骨之下为季胁，即肝经章门穴。下合髀厌中，以下循髀阳，循髀外，行太阴阳明之间。出膝外廉，下外辅骨之前，髀骨为辅骨。直下，抵绝骨之端。外踝上为绝骨。下出外踝之前，循足跗上，足面，入小指次指之间；足第四指窍阴穴而终。《经别篇》又云：上肝贯心，以上挟咽，出颐颔中，散于面，系目系。其支者，别跗上，入大指之间，循大指歧骨内，出其端，足大指本节后为歧骨。还贯爪甲，出三毛。大指抓甲后为三毛，以交于足厥阴肝经。是动则病口苦，胆味为苦，火赤作苦。善太息，木气不舒。心胁痛不能转侧。脉贯心胁，为肝胆往来之道，盖太阳行身后，阳明行身前，少阳行身侧也。甚则面微有尘，体无膏泽。木郁不能敷荣。足外反热，出膝外廉，外辅骨外踝。是为阳厥。少阳气逆。是主骨所生病者，骨病未泽。按：全元起云：少阳者，肝之表，肝主筋，筋会于骨是少阳之经气所荣故云。头痛，脉上头角，故偏头痛属少阳病。颔痛，脉加颊车。目锐眦痛，脉起锐眦。缺盆中肿痛，胁下肿，经脉所过。马刀侠瘿。颈项胁腋所生疮疡，少阳部分坚而不溃。汗出，少阳相火。振寒，疟。少阳居半表半里，故疟病寒热，必属少阳，胸、胁、肋、髀、膝、外至胫、绝骨、外踝前，及诸节皆痛，皆经脉所过。按：少阳行身侧，故本篇多用"外"字。

肝足厥阴之脉，起于大指撮毛之际大敦穴，上循足跗上廉，去内踝一寸中封穴，上踝八寸，交出太阴脾之后，上腘内廉，循股阴，股内之阴包、五里、阴廉穴。入毛中，过阴器，入阴毛中，左右环绕阴器。抵小腹，挟胃，属肝，络胆。相为表里，上贯膈，布胁肋，循喉咙之后，上入颃颡，《咽颡篇》后又曰：脉络于舌本。连目系，上出额，与督脉会于巅。顶上百会穴。其支者，从目系下颊里，环唇内；行任脉之外，交十环唇口。其支者，复从肝，别贯膈，上注肺。行中焦中脘之分，以交于太阴经。是动则病腰痛，肝肾为子母之脏，腰痛为母病及子。不可以挽仰。木曰曲直，筋病故然。丈夫㿉疝，脉络阴器。妇人少腹肿，脉抵小腹，妇人亦有疝，但不名疝而名瘕。甚则嗌干，脉循喉。面尘，脱色。本病不能生荣。是肝不能所生病者，本缺“主”字，胸满，脉上贯膈。呕逆，木火冲胃。飧泄，木盛克土。狐疝，脉环阴器。遗溺，肝虚，闭癃。肝火。《经脉篇》

【素】任脉者，任、冲、督皆奇经八脉之一。起于中极之下，脐下四寸，穴名中极。任脉在中极下，始于二阴之交。会阴之穴，任由会阴而行腹，督由会阴而行背。以上毛际，循腹里，中极穴。上关元，脐下三寸穴名。至咽喉，上颐，循承浆而络于齿龈。循面入目。入目下而络于承泣。

冲脉者，起于气街，足阳明经穴，在毛际两旁。并少阴之经，肾经，《灵枢·动输篇》：冲脉与肾之大络，起于肾下，出于气街。《难经》、《甲乙经》并作阳明经。挟脐上行，至胸中而散。任脉当脐中而上，冲脉挟脐旁而上。《灵枢·五音五味篇》：冲脉、任脉皆起于胞中，上循背里，为经络之海。其浮而外者，循腹右上行，会于咽喉，别而络唇口。血气盛，则充肤热肉；血独盛，则淡渗皮肤，生毫毛。

任脉为病，男子内结七疝，女子带下瘕聚。七疝：寒、水、筋、血、气、狐、㿗也。又《灵》、《素》有心疝、肺疝、肝疝、脾疝、肾疝，及厥疝、冲疝、溃疝、㿗疝、狐疝。是则五脏皆有疝，不独肾脉也。带下、瘕聚即妇人之疝。冲脉为病，逆气里急。冲任行腹里，故病在内，气有余故逆，血不足故急。督脉为病，脊强反折。督脉行背，故病在脊。冲、任、督之脉，一源而三，皆起于胞中，故《经》亦有谓冲脉为督脉者。古图经有以任脉循背者谓之督，自少腹直上者谓之任，亦谓之督也。今人率以行身背者为督，行身前者为任，从中起者为冲也。

督脉者，总督一身之阳。起于少腹以下骨中央，女子入系廷孔，阴廷之孔，即窍漏也。其孔，溺孔之端也。其络循阴器，络女子之阴器。合篡间，二阴之间。绕篡后，肛门之后。别绕臀，至少阴肾经与巨阳太阳膀胱中络者，合少阴上股内后廉，贯脊属肾，督脉之绕臀者，与太阳、少阴相合而行。与太阳起于目内眦，上额交巅上，入络脑，还出别下项，循肩膊内，侠脊抵腰中，入循膂络肾；此督脉并太阳而行者。其男子循茎，男子阴器。下至篡，与女子等；其少腹直上者，贯脐中央，上贯心入喉，上颐环唇，上系两目之下中央。此督脉并任脉而行者。王注云：由此观之，三脉异名而同体也。此生病，从少腹上冲心而痛，其气冲上。① 不得前后大小便，为冲疝。此督脉为病，同于冲脉者。其在女子不孕，冲为血海，任主胞胎，二经病，故不孕。癃、痔、遗尿、嗌干。此督脉为病。同于冲任者，以期循喉咙，下循阴器，合篡间，绕篡后，故然也。所谓任者，女子得之以任养也。冲者，气上冲也；督者，督领经脉之海也。《骨空论》

【灵】跻脉者，奇经八脉有阳跻、阴跻。少阴之别，阴跻为足少阴肾之别脉。起于然骨之后，足内踝大骨之下照海穴。上内踝之上，直上循阴股入阴，上循胸

①其气冲上：明顾从德刻本《重广补注黄帝内经素问》无此四字。当为夹注小字。

里，入缺盆，上出人迎之前，胃经穴，颈旁侠喉动脉。入頄，颧也。属目内眦，睛明穴合于太阳、阳跻而上行，阳脉始于膀胱经之申脉穴，足外踝下陷中。气并相还二气相并周旋则为濡润泽，目气不荣则目不合。《脉度》

【灵】脾之大络名曰大包，出渊液腋下穴，属胆经下三寸，布胸胁，实则身尽痛，虚则百节尽皆纵。《经脉》本篇又曰：手太阴之别曰列缺，手少阴之别曰通里，手心主之别曰内关，手太阳之别曰支正，手阳明之别曰偏历，手少阳之别曰外关，足太阳之别曰飞扬，足少阳之别曰光明，足阳明之别曰大钟，足厥阴之别曰蠡沟，任脉之别曰尾翳，督脉之别曰长强，合脾之大包名十五络。

【素】胃之大络名曰虚里，贯膈络肺，出于乳下，其动应衣，脉宗气也。宗，尊也，主也。土为物母，为十二经脉之宗。盛喘数绝者则病在中；结而横有积矣；绝，不至，曰死。乳之下，其动应衣，宗气泄也。动甚气泄。《平人气象论》

【素】圣人南面而立，前曰广明，后曰太冲，王注曰：南方火位，阳气盛大，故曰大明。在人则心脏在南，故谓前。太冲即冲脉，在下在北，故曰后，少阴肾脉与之合而盛大也。太冲之地，名曰少阴，少阴之上，名曰太阳，督脏为阴，脉行足小指之下，膀胱腑为阳脉，行足小指外侧，相为表里。太阳根起于至阴，穴在足小指外侧。结于命门，《灵枢》曰：目也，即睛明穴。名曰阴中之阳。中身而上，名曰广明，广明之下，名曰太阴，腰以上为天，腰以下为地。广明，心脏下。即太阴脾脏也。太阴之前，名曰阳明，阳明胃脉行太阴脾脉之前，相为表里。阳明根起于厉兑，穴在足大指次指之端，名曰阴中之阳。厥阴之表，名曰少阳。胆脉行肝脉之分外，肝脉行胆脉之位内，相为表里。少阳根起于窍阴穴在足小指次指之端，名曰阴中之少阳。是故三阳之离合也，吴注：行表行里谓之离，阴阳配偶谓之合。太阳为开，阳明为合，少阳为枢。太阳在表，敷布阳气。阳明在表之里，收纳阳气。少阳在表里之间，转输阳气。《灵枢》三句同。三经者。不得相失也，搏而勿浮，命曰一阳。吴注：搏手冲和，无复三阳之别。外者为阳，内者为阴，阳脉行表，阴脉行里。然则中为阴，阴主内。其冲在下，名曰太阴，脾脉在冲脉之上。太阴根起于隐白穴在足大指端，名曰阴中之阳。太阴之后，名曰少阴，肾脉行脾之后。少阴根起于涌泉穴在足心，名曰阴中之少阴。少阴之前，名曰厥阴，厥阴肝脉，上踝八寸，交出太阴脾经之后，始行少阴肾经之前，前此则否。厥阴根起于大敦穴在足大指三毛中，阴之绝阳，厥阴主十月，为阳之尽。是故三阴之离合也，太阴为开，厥阴为合，少阴为枢。太阴为至阴，敷布阴气；厥阴阴之尽，受纳阴气。肾气不充，则开合失常。故为枢。三经者，不得相失也，搏而勿沉，命曰一阴。阴阳数之可千，推之可万，然其要则本之一阴一阳，张子所谓“一故神，两故化”也。《阴阳离合论》

【素】阳明，两阳合明也。三月辰主左足阳明，四月巳主右足阳明，为两阳合明。厥阴，两阴交尽也。九月戌主右足厥阴，十月亥主左足厥阴，为两阴交尽。《至真要大论》

【素】三阳为交。三阳，太阳也，总督诸阳。二阳为卫，二阳，阳明也，御邪扶生。一阳为纪。一阳，少阳也，纲纪形气。三阴为母，三阴，太阴也，育养

资生。二阴为雌，二阴，少阴也，为牝脏。一阴为独使，二阴，厥阴也，善谋虑，为使。《阴阳类论》

【灵】营气之道，内谷为宝。气之清者为营，成于水，合所化精微之气。谷入于胃，乃传之肺，脾为传精于肺。流溢于中，布散于外，肺为传，相为布散于中外。精专者行于经隧，精之专者化为营，循行正经之隧道。常营无已，终而复始，是谓天地之纪。故气从太阴出营气之行，每日从手太阴肺始。注手阳明，大肠经。上行注足阳明，胃经。下行至跗上，足面。注大指间，与太阴合，足大指隐白穴，合足太阴。上行抵髀。股髀内廉。从脾注心中，循手少阴心出腋下臂，注小指，手小指心经少泽穴。合手太阳，至小指外侧，合小肠经。上行乘腋出䪼内，目下，注目内眦。睛明穴，足太阳膀胱经。上巅，下项，合足太阳，膀胱经循脊。下尻，脊骨尽处。下行注小指之端，足小指，膀胱经至阴穴。循足心，斜趋足心，肾经涌泉穴。注足少阴，上行注肾，从肾注心，手厥阴心包经。外散于胸中。循心主脉即心包络出腋下臂，出两筋之间，心包经大陵穴。入掌中，劳宫穴。出中指之端，中冲穴，心包经尽处。还注小指次指之端，手第四指关冲穴，属手少阳三焦经。合手少阳三焦上行注膻中，两乳中间。散于三焦，从三焦注胆，出胁注足少阳，胆经。下行至跗上，足面。复从跗注大指间，足厥阴肝经，大敦穴。合足厥阴，上行至肝，至此而终。从肝上注肺，复行肺经。上循喉咙，入颃颡之窍，咽颡。究于畜门未详。新校正云：疑即贲门。其支别者，上额，循巅，下项中，循脊入骶，音邸。脊骨尽处。是督脉也，络阴器，上过毛中，入脐中，上循腹里，入缺盆，马注：此任脉也。下注肺中，复出太阴。终而复始。此营气之所行也，逆顺之常也。顺行逆行，皆合常数。《营卫》

【灵】人受气于谷，谷入于胃。以传与肺，五脏六腑，皆以受气。胃升精于肺，肺散精于脏腑。其清者为营，浊者为卫，《素问》曰：营者，水谷之精气；卫者，水谷之悍气。营在脉中，阴性精专，随宗气以行经遂之中。卫在脉外，阳性慓悍滑利，不入于脉而自行于皮肤分肉之间。《卫气篇》曰：其浮气之不循经者，为卫气；其精气之行于经营，为营气。营周不休，五十而复大会，阴阳相贯，如环无端。卫气行于阴二十五度，行于阳二十五度，分为昼夜，故气至阳起，至阴而止。故曰：日中而阳陇如陇高起为重阳，夜半而阴陇为重阴。故太阴主内，太阳主外，各行二十五度，分为昼夜。夜半为阴陇，夜半后而为阴衰，平旦阴尽而阳受气矣。日中为阳陇，日西而阳衰，日入阳尽而阴受气矣。夜半而大会，阴阳交会。万民皆卧，命曰合阴。平旦阴尽而阳受气，如是无已，与天地同纪。《营卫生会》

【灵】阳主昼，阴主夜。故卫气之行，一日一夜五十周在，昼日行于阳二十五周，夜行于阴二十五周①，是故平旦阴尽阳气出于目，睛明穴，太阳经。目张则气上行于头，循项下足太阳膀胱经始循背下至小指之端。足小指至阴穴。其散者，在头而散者。别于目锐眦，下手太阳，小肠经。下至手小指之间外侧，本经

①夜行于阴二十五周：明·顾刻本《灵枢》此句之后有“周于五脏”四字。

少泽穴。其散者，别于目锐眦，下足少阳，胆经之瞳子髎。注小指次指之间，足第四指之窍阴穴。以上循手少阳之分，三焦经侧下至小指之间，小指次指之端，即无名指之关冲穴。别者以上至耳前，合于颔脉，注足阳明，胃经以下行至跗上，入五指当作次之间。本经厉兑穴。其散者，从耳下下手阳明，大肠经之迎香穴，在鼻旁。入大指当作次者之间，本经商阳穴。入掌中。其至于足也，入足心，少阴肾经涌泉穴，交于阴。出内踝下，行阴分，复会于目，夜行阴分，至明日复会于足太阳睛明穴。故为一周。一日一夜，水下百刻而五十度毕。……阳尽于阴，阴受气矣。其始于阴，常从足少阴注于肾，气行于阴则寐，故"少阴病但欲寐"。肾注于心，手少阴心注于肺，手太阴肺主于肝，足厥阴肝注于脾，足太阴脾复注于肾为周，阴分有五脏，而缺手厥阴心包经。按《邪客篇》言：少阴脉曰：诸邪之在心者，皆在于心包络，其余脉出入屈折，行之疾徐，皆如手少阴心主之脉行也。……人气行于阴脏一周，……亦如阳行之二十五周，而复合于目。又自睛明穴起。《卫气行》

【灵】营出于中焦，中脘穴为中焦，胃中谷气传化精微为血。卫出下焦，脐下一寸阴交穴为下焦，其阳气上升为卫气。愿闻三焦之所出。曰：上焦出于胃上口，上焦即膻中，宗气积焉，胃口上脘当其分。并咽上喉咙司呼吸以上贯膈，而布胸中，即膻中之分。走腋，循太阴之分而行，手太阴肺经，还至阳明，行手阳明大肠。上至舌，下足阳明，胃经又行脾、行心、行小肠、膀胱、肾、心包、三焦、胆、肝，复行于手太阴肺。常与营俱行二十五度，行于阴亦二十五度一周也。故五十度而复大会于手太阴矣。此言上焦宗气与营气同行经隧之中。中焦亦并胃中，胃之中脘。出上焦之后，之下，此所受气者，泌糟粕，泌别糟粕下行。蒸津液。蒸腾津液上行。化其精微，上注于肺脉，乃化而为血，以奉生身，莫贵于此，故独得行于经隧，命曰营气。所谓"营出中焦"也。

曰：夫血之与气。异名同类，何谓也？曰：营卫者，精气也。水谷之精气。血者，神气也。精能生神，神无所丽，必依精血。故血之与气异名同类焉。故夺血者无汗，夺汗者无血。故人有两死而无两生。汗者，心之液，即血也，凡脱血者，无再发其汗。发汗者，无再去其血，若两伤之，则有两死而无两生矣也。下焦者，别回肠，大肠，注于膀胱，而渗入焉。故水谷者，常并居于胃中，成糟粕，而俱下于大肠而成下焦，三停分之，此居下焉。渗而俱下，济泌别汁，循下焦而渗入膀胱焉。其浊气下行则为二便，其清气升于上中二焦者，则为卫气而流行于六阴六阳也。帝曰：善。

上焦如雾，如雾之氤氲。中焦如沤，如沤之上浮，下焦如渎，如渎之蓄密。按：本节仅言下焦如渎，而未及卫出于下焦。此之谓也。昂按：此岐黄所说三焦在上中下三空处，古人所谓"有名无形"者是也。马玄台乃云：此不得为三焦而割右肾以为三焦之腑，窃谓五脏六腑各有定位，肾居五脏之一，本有两枚，焉得割其右者，另为一腑乎？于三焦三字之义何以称焉？《营卫生会》

【灵】脉行之逆顺奈何？有自上而上者，有自下而上者。曰：手之三阴，从脏走手。为顺。手太阴肺从中府而走大指之少商；少阴心从极泉而走手小指之少冲；厥阴心包从天池而走手中指之中冲。手之三阳，从手走头。为顺。手阳明大肠从手四指商阳而走头。为顺。手阳明大肠从手四指商阳而走头之迎香；太阳小肠从手小指少泽而走头之听宫；少阳三焦从手四指关冲而走头之丝竹空。足之三阳，从头走足。为顺。足太阳膀胱从头晴明而走足小指之至阴；阳明胃从头头维而走足次指之厉兑，少阳胆从头瞳子髎走足四指之窍阴。足之三阴，从足走腹。为顺。足太阴脾从足大指隐白而走腹之大包；少阴肾从足心涌泉而走腹之俞府；厥阴肝从足大指大敦而走腹之期门。若如此转行者，则为逆行也。少阴之脉独下行何也？足之三阴从足手腹，独少阴肾脉下行，与肝、脾直行者别。曰：夫冲脉者，五脏六腑之海也，五脏六腑皆禀焉。冲为血海，故脏腑皆禀气。其上者，出于颃颡，咽颡。渗诸阳，灌诸精。自下冲上故曰冲。其下者，复有下行者。注少阴之大络，肾之大络名大钟穴。肾脉下行者，正以冲脉，入肾之络与之并行也。出于气街，冲脉起于肾下，出于阳明气冲穴，即气街。循阴股内廉，入腘中，膝后曲处，伏行骱一作骭。骨内，下至内踝之后，属而别。其下者，并于少阴之经，渗三阴；肝、脾、肾。其前者，伏行出跗属，下循跗，入大指间，循足面下涌泉，入足大指。渗诸络而温肌肉。冲脉上灌下渗，如是所以为脏腑之海，而肾脉因之下行也。《逆顺肥瘦》

【灵】手少阴之脉，独无腧，何也？无治病之俞穴。曰：少阴，心脉也。心者，五脏六腑之大主也，精神之所舍也，其脏坚固，邪弗能容也。心为君主，不易受邪。容之则心伤，心伤则神去，神去则死矣。邪中于心则立死。故诸邪之在于心者，皆在于心之包络，包络者，心主之脉也，故独无俞焉。包络同于心主之脉，故即以心主名之。少阴独无腧者，不病乎？曰：其外经病经络而脏心脏不病，故独取其经于掌后锐骨之端。治其络者，独取掌后锐骨。本经之神门穴而已。其余脉出入屈折，其行之疾徐，皆如手少阴心主之脉行也。故治手少阴者，即治心包络经。按：《九针篇》云：阳中之太阳，心也。其原出于大陵，大陵系心包经穴，以心包代君行事，故不曰本经之神门，而曰心包之大陵，在掌后两筋间横纹陷中。《邪客》

【素】春气在经脉，木气疏通。夏气在孙络，火气充满。长夏气在肌肉，土主肌肉。秋气在皮肤，肺主皮肤。其气轻清。冬气在骨髓中。肾主骨髓，其气深沉。《四时刺逆从论》

【素】夫人之常数，太阳常多血少气，少阳常少血多气，阳明常多气多血，少阴常少血多气，厥阴常多血少气，太阴常多气少血。张注：人之脏腑，雌雄相合，自有常数。阳有余则阴不足，阴有余则阳不足。故太阳多血少气，则少阴少血多气；少阳少血多气，则厥阴多血少气，惟阳明气血皆多，盖水谷之海，血气之所以生也。按：《灵枢·五音五味篇》：厥阴常多气少血，太阴常多血少气，与此不同，当以《素问》为正。足太阳与少阴为表里，膀胱、肾。少阳与厥阴为表里，胆、肝。阳明与太阴为表里，胃、脾。手太阳与少阴为表里，小肠、心。少阳与心主为表里。三焦、心包。阳明与太阴为表里。大肠、肺。凡腑皆属阳，主表，脏皆属阴，主里。一阴一阳，一腑一脏，相为配合。《血气形志篇》

【灵】五脏五腧，腧、穴也。五者，井、荣、俞、经、合也。五五二十五俞，六腑六俞，六府多原俞。六六三十六俞，经脉十二，络脉十五，五脏六腑，加心包为十二经，经有十二络穴，再加督之长强，肝之尾翳，脾之大包，为十五络。凡二十七气以上下，所出为井，如水始出，为井穴，肺少商，心少冲，肝大敦，脾隐白，肾涌泉，心包中冲，为木；大肠商阳，小肠少泽，胆窍阴，胃厉兑，膀胱至阴，三焦关冲，为金。所溜流为荣，流如小水为荣穴。肺鱼际，心少府，肝行间，脾大都，肾然谷，心包劳宫，为火；大肠二间，小肠前谷，胆侠谿，胃内庭，膀胱通谷，三焦液门，为水。所注为输，一作腧，从此而注为输穴。肺太渊，心神门，肝太冲，脾太白，肾太谿，心包大陵，为土；大肠三间，小肠后谿，胆临泣，胃陷谷，膀胱束骨，三焦中诸，为水。此下六腑多原穴：大肠合谷，小肠腕骨，胆丘墟，胃冲阳，膀胱京骨，三焦阳池。所行为经，又从而为经穴：肺经渠，心灵道，肝中封，脾商丘，肾复溜，心包间使，为金；大肠阳间，小肠阳谷，胆阳辅，胃解间，膀胱昆仑，三焦支沟，为火。所入为合，从此会合为穴：肺尺泽，心少海，肝曲泉，脾阴陵泉，肾阴谷，心包曲泽，为水；大肠曲泉，小肠少海，胆阳陵泉，胃三里，膀胱委中，三焦天井，为土。二十七气所行，皆在一腧也，节之交，三百六十五会，所言节者，神气之所游行出入也，非皮肉筋骨也。欲行针者，当守其神，欲守神者，当知其节。此言刺法，然经穴所过，凡医皆当知之，故次于此。《九针十二原》

【素】天有宿度，地有经水，地有十二水。人有经脉。十二经脉。天地温和，则经水安静；天寒地冻，则经水凝泣；涩。天暑地热，则经水沸溢；卒风暴起，则经水波涌而陇起。夫邪之入于脉也，寒则血凝泣，暑则气淖泽。虚邪因而入客，亦如经水之得风也。经水之动脉，其至也亦时陇起，其行于脉中循循然，其至寸口中手也，时大时小，大则邪至，小则平，其行无常处，在阴与阳，不可为度。《离合真邪论》

卷　二

病机第三

【素】五气更立，五行之气。各有所胜，盛虚之变，此其常也。春胜长夏，夏十八日为长夏，木克土。长夏胜冬，土克水。冬胜夏，水克火。夏胜秋，火克金。秋胜春，金克木。所谓得五行时之胜，五行皆以生时为胜。各以气命其脏。如春气与属肝之类。求其至也，皆归始春，至气至也。吴注：春为四时之长，其气不合于时则五脏更相克，胜邪僻多矣。《玉机真脏论》：春脉者肝也，东方木也，万物之所始生也。未至而至，此谓太过，则薄所不胜，而乘所胜也，命曰气淫。气有余则侮所不胜，而乘其所胜。如木气有余则反侮金，而乘脾土之类是也。至而不至，此谓不及，则所胜妄行，而所生受病，所不胜薄之也，命曰气迫。气不足则己所胜者，无所畏而妄行；生己者，遇妄行之克而受病。己所不胜者乘之，而贼薄我。如：木不足，不能制土，土无所畏而妄行，生我之水被土凌而生病，己所不胜之金，乘之而薄我也。《六节脏象论》

【素】夫邪气之客于身也，以胜相加，邪气感人，皆以气胜相凌。如：木病由金胜，土病由木胜之类。至其所生而愈，己所生者，如肝病愈于夏，心病愈于长夏之类。至其所不胜而甚，克己者，如肝病甚于秋，心病甚于冬之类。至其所生而持，生己者，如肝病持于冬，心病持于春之类。自得其位而起。逢己之王，如肝病起于春，心病起于夏之类。必先定五脏之脉，如弦、钩、软、毛、石之类。乃可言间甚之时，死生之期也。皆以生克为断。《脏气法时论》

【素】阴阳者，天地之道也，万物之纲纪，变化之父母，生杀之本始，神明之府也，治病必求其本。必先明于阴阳，凡人之脏腑气血，气之风寒暑湿，病之表里上下，脉之迟数浮沉，药之温平寒热，皆不外阴阳二义。故积阳为天，积阴为地。阴静阳躁，阳生阴长，阳杀阴藏。《天元纪大论》曰：天以阳生阴长，地以阳杀阴藏。新校正云：干阳也，位戌亥，九月十月万物之收杀也，孰谓无阳杀之理哉！阳化气，阴成形。寒极生热，热极生寒。阴阳之理，极则变生。即大《易》“老变而少不变”之义。寒气生浊，热气生清。清气在下，则生飧泄；浊气在上，则生䐜音嗔胀。此阴阳反作，病之逆从也。阴阳相反，清浊易位，则为逆，顺则为从矣。故清阳为天，浊阴为地；地气上为云，天气下为雨；雨出地气，云出天气。天地相交，雪行雨施，而后能生化万物。以人言之，饮食入胃，游溢精气，上输于脾，脾气散精，上归于肺，是地气上为云也。肺行下降之令，通调水道，下输膀胱，水精四布，是“天气下为雨”也。《六微旨大论》云：升已而降，降者谓地，是“雨出地气”也。降已而升，升者谓天，是“云出天气”也，此皆上下相输应也，故互言之。故清阳出上窍，耳、目、口、鼻。浊阴出下窍；前后三阴。清阳发腠理，阳主外。浊阴走五脏；阴主内。清阳实四肢，四肢为诸阳之本。浊阴归六腑。传化五谷。

水为阴，火为阳。人身之水火。阳为气，阴为味。味归形，形归气。气归精，精归化。王注：形食味，故味归形。气生形，故形归气。精食气，故气归精。化生精，故精归化。精食气，形食味。气和精生，味和形长。化生精，气生形。神能生精，气能生形。味伤形，气伤精。味太过则偏胜，故伤形。“气有余便是火”，故伤精。精化为气，气伤于味。食伤则气急。阴味出下窍，便溺。阳气出上窍，精神。味厚者为阴，薄为阴之阳；气厚者为阳，薄为阳之阴。味厚则泄，纯阴下降，故能泻火。薄则通。薄但通利，不至大泄。气薄则发泄，能发汗升散。厚则发热。气厚纯阳能补阳。壮火之气衰，少火之气壮。壮已必衰，少已则壮。壮火食气，气食少火；壮火散气，少火生气。火即气也。火壮则能耗散元气，故曰“气食少火”。盖人身赖此火以有生，亦因此火而致病，但可使之和平，而不可使之亢盛，以亢则必致害耳。马注：乃以此段解作药味，反訾王注为不明，引东垣《用药法象》以实之，而曰用气味太厚之药，壮火之品，则吾人之气不能当之而反衰矣。是桂、附永无可用之期也，有是理乎？叛经背道，贻误后学，不可不辨也。气味辛甘发散为阳，酸苦涌泄为阴。此处加“气味”二字别之，则上文专言气而不言味可知矣，安得以壮火属之药味乎？辛散甘缓，故发散为阳；酸收苦泄，故涌泄为阴。

阴胜则阳病，阳胜则阴病。阳胜则热，阴胜则寒。重寒则热，重热则寒。物极则反。

寒伤形，寒由形感。热伤气。热则气泄，亦犹壮火食气之义。

气伤痛，形伤肿。故先痛而后肿者，气伤形也；先肿而后痛者，形伤气也。

风胜则动，眩运搐搦。热胜则肿，痈疡痤疿。燥胜则干，津液枯涸，皮肤皴揭。寒胜则浮，寒变为热，神气乃浮。湿胜则濡泻。土不能防水，而水反侮土。

天有四时五行，以生长收藏，以生寒、暑、燥、湿、风；外感五邪，水寒、火暑、金燥、土湿、木风。人有五脏化五气，以生喜、怒、悲、忧、恐。内伤五邪，心喜、肝怒、肺悲、脾忧、肾恐。故喜怒伤气，寒暑伤形；暴怒伤阴，暴喜伤阳。厥气上行，满脉去形。逆气上行，能满溢于经络，而令神气离形。喜怒不节，内伤。寒暑过度，外感。生乃不固。故重阴必阳，重阳必阴。阴证反似阳，阳证反似阴。

故曰：冬伤于寒，春必病温；寒毒最为杀厉，伏藏内里，至春变为温病，至夏变为热病。春伤于风，夏生飧泄。风木克土。夏伤于暑，秋必痎疟；暑热伏藏，复感秋风，必为寒热之疟。秋伤于湿，冬生咳嗽。王注：秋湿既多，冬水复王，寒湿相搏，故嗽。喻嘉言改作秋伤于燥，多事。

故曰：天地者，万物之上下也；阴阳者，血气之男女也；左右者，阴阳之道路也；水火者，阴阳之征兆也；阴阳者，万物之能始也。资始成能。

故曰：阴在内，阳之守也；为阳营守。阳在外，阴之使也。为捍。阳胜则身热，腠理闭，喘粗，腠理不开而气并于鼻，故喘粗。为之俯仰，不安之貌。汗不出阳胜而腠理闭，故无汗面热，齿干，阳明热盛。以烦冤，腹满死，热胀，内外合邪，故死。能作耐冬不能夏；夏为火令，冬尚可耐。阴胜则身寒汗出，阴胜多汗，阳虚不能卫外。身常清，冷，数慄而寒，寒则厥，四肢逆冷。厥则腹满死，寒胀。能夏不能冬。冬为水令。《阴阳应象大论》

【素】阴阳异位，更实更虚，更逆更从，或从内，或从外，所从不同，故病异名也。阳者，天气也，主外；阴者，地气也，主内。阴阳异位。故阳道实，阴道虚。更实更虚。吴鹤皋加"阴道实，阳道虚"句。故犯贼风虚邪者，阳受之。食饮不节，起居不时者，阴受之。外感阳受，内伤阴受，所谓从内从外。阳受之则入六腑，阴受之则入五脏。腑属阳，脏属阴。入六腑则身热不时卧，上为喘呼；入五脏则䐜满闭塞，下为飧泄，久为肠澼。便血下痢。故喉主天气，咽主地气。肺系属喉，司呼吸，受气于鼻。胃系属咽，纳水谷，受气于口。故阳受风气，风为阳邪。阴受湿气。湿为阴邪。故阴气从足上行至头，而下行从臂至指端；阳气从手上行至头，而下行至足。《灵枢》曰：手三阴，从脏走手；手三阳，从手走头；足三阳，从头走足；足三阴，从足走腹。所谓逆从，更从也。故曰：阳病者，上行极而下；阴病者，下行极而上。故伤于风者，上先受之；风为天气，极则下行。伤于湿者，下先受之。湿为地气，极则上行。《太阴阳明论》

【素】阴虚则外寒，阳受气于上焦，以温皮肤分肉之间，今寒气在外，则上焦不通，上焦不通，则寒气独留于外，故寒慄。阳虚之人。无以卫外，虽不感邪，亦必畏寒。阴虚生内热。有所劳倦，形气衰少，谷气不盛，形劳，气虚，食少，此内伤之症。上焦不行，下脘不通，胃气热，虚而生热。热气熏胸中，故内热。阴虚之人，水不能制火，则内热自生。阳盛生外热，上焦不通利，则皮肤致密，腠理闭塞，玄府汗孔也不通，卫气不得泄越，故外热。此令人外感伤寒之症。阴盛生内寒，厥气上逆，寒气积于胸中而不泻，不泻则温气去，寒独留，则血凝泣，涩凝则脉不通，其脉盛大以涩，故中寒。昂按：阴盛中寒，血涩之人，何以反得盛大之脉？《调经论篇》①

【素】阳气者，若天与日，失其所则折寿而不彰。故天运当以日光明。人之有阳，犹天有日。是故阳因而上，卫外者也。因于寒，欲如运枢，如枢运动，则寒气散。起居如惊，神气乃浮。经曰：寒胜则浮。盖寒变为热，令人起居惊扰，而神气浮越。

因于暑，汗，暑多挟湿，挟虚，故多汗。烦则喘喝，静则多言。暑先入心，而热熏肺，故烦喘多言。体若燔炭，汗出而散。暑症无甚热，不宜汗。若热如燔炭，必汗以散之。

①《调经论篇》：汪氏于该篇所引"阴虚则外寒"、"阴虚生内热"、"阳盛生外热"、"阴盛生内寒"均黄、岐问对。此则省文引述。

因于湿，首如裹。头目昏重，如物裹之。湿热不攘，大筋耎音软短，小筋弛长，耎短为拘，弛长为痿。筋受热则缩而短，故拘急；受湿则弛而长，故痿躄。

因于气，为肿，气伤形而为肿。四维相代，阳气乃坏。王注：筋骨血肉，更代而坏。马注：四维，四肢也。按《至真要大论》：彼春之暖。为夏之暑；彼秋之忿，为冬之怒。谨按"四维斥候皆归"则四维乃四时也。二句总结上文四段，言感此邪者，更历寒暑之代谢，则阳气尽坏矣，非单指因气而言也。

阳气者，烦劳则张，精绝，气张于外，精绝于中。辟积于夏，如衣襞积。使人煎厥。煎烦厥逆。目盲不可以视，耳闭不可以听，精绝所致。溃溃乎若坏都，汩汩乎不容止。

阳气者，大怒则形气绝，常行之经气阻绝，不周于形体。而血菀郁同于上。使人薄厥。有升无降而厥逆。有伤于筋，纵，其若不容，纵缓不能为容止。汗出偏沮，使人偏枯。沮，止也。偏，不遍也。阳气不能周于一身，无汗之处，必有半身不隧之患。汗出见湿，乃生痤疿。痤，疖也；疿，风疹也。高同膏梁之变，足能也生大丁。受如持虚。王注：如持虚器以受邪毒。吴注：初起之时，不觉其重，劳汗当风，寒薄为皶粉刺，郁乃痤。久则为痤。

阳气者，精则养神，柔则养筋。开合不得，寒气从之，乃生大偻。身形拘急，俯偻。吴注：此阳气受伤，不能养筋也。陷脉为瘘，漏也，音闾，亦音漏。寒气陷入血中，而疡漏。留连肉腠，俞气化薄，传为善畏，及为惊骇。寒气留连于肉腠之间。由俞穴传化而薄于脏腑，则为恐畏惊骇。此阳气被伤，不能养神也。营气不从顺，逆于肉理，乃生痈肿。营血逆于肉之条理，热聚为痈。魄汗未尽，形弱而气烁，穴俞以闭，发为风疟。汗未止而为风暑之气所烁，闭于穴俞，则发为风疟，故下文接言风。

故风者，百病之始也。清静则肉腠闭拒，虽有大风苛毒，莫之能害，此因时之序也。

故阳气者，一日而主外，卫气昼行于阳二十五度。平旦人气生，日中而阳气隆，日西而阳气已虚，气门谓玄府，即汗孔乃闭，是故暮而收拒，阴气藏，宜收敛，无扰筋骨，无见雾露，反此三时旦、中、暮，形乃困薄。

风客淫气，风之客邪，淫乱于气。精乃亡，邪伤肝也。风气通于肝，风能生热，故伤精。因而饱食，筋脉横解，肠澼为痔。风木克制脾土，而为肠风、血痔之症。

因而大饮则气逆。饮多则肺布叶举，故气逆。因而强力，用力过度，或入房太甚，肾气乃伤，高骨乃坏。腰间命门穴上，有骨高起。

凡阴阳之要，阳密乃固。两者不和，若春无秋，若冬无夏，因而和之，是谓圣度。故阳强不能密，阴气乃绝；无阳则阴无从生。阴平阳秘，精神乃治；阴阳离决，精气乃绝。《生气通天论》

【素】五气所病：心为噫，嗳同。《脉解篇》云：上走心为噫者，阴盛而上走于阳明，阳明络属心也。肺为咳，肺属金，邪中之，则有声。肝为语，肝属木，木欲舒，故为语。脾为吞，坤土翕受为吞。肾为欠、为嚏，阴阳相引，故呵欠。人之阳气和利，备于心，出于鼻，而为嚏。盖肾络上通于肺也。胃为气逆、为哕、为恐。

哕，气牾也，俗作呃忒。寒盛气逆，故哕。肾志为恐，土下克水，故恐。大肠、小肠为泄，二经虚则泄利。下焦溢为水，不能蓄蓄，溢而为水。膀胱不利为癃，不约为遗溺，热实则隆闭，虚寒则遗溺。胆为怒，刚决善怒。是谓五病。

五精所并：精并于心则喜，并于肺则悲，并于肝则忧，并于脾则畏，并于肾则恐，是谓五并，虚而相并者也。

五病所发：阴病发于骨，骨属少阴。阳病发于血，阳动阴静，阳乘阴而发于血。阴病发于肉，肉属太阴。阳病发于冬，阳不能敌阴。阴病发于夏，阴不能胜阳。是谓五发。

五邪所乱：邪入于阳则狂，火盛狂颠。邪入于阴则痹，痹者，闭也。搏阳则为巅疾，头为六阳之会，邪搏阳分则为巅顶之疾。搏阴阳为瘖，三阴脉连舌循喉，邪搏之，则不能言。搏，《灵枢》俱作转。阳入之阴则静，阳邪传入阴分则静。阴出之阳则怒，阴邪传出阳分则怒。是谓五乱。

五劳所伤：久视伤血，目得血而能视，久卧伤气，久坐伤肉，久立伤骨，久行伤筋，是谓五劳所伤。《宣明五气篇》《灵枢·九针论》并同。

【素】春善病鼽衄，春病在头。鼻水曰鼽，鼻血曰衄。仲夏善病胸胁，长夏善病洞泄寒中，秋善病风疟，冬善病痹厥。《金匮真言论》

【素】神有余则笑不休，心藏神，心在声为笑，在志为喜。神不足则悲。气有余则喘咳上气，肺藏气。不足则息利少气。《灵枢·本神篇》作鼻息不利，少气。血有余则怒，肝藏血，在志为怒。不足则恐。形有余则腹胀，脾藏形。泾溲不利，土克水。不足则四肢不用。脾主四肢，虚则四肢不随人用。志有余则腹胀飧泄，肾藏志，为胃之关，故或胀或泻。不足则厥。《厥论》：阳气衰于下，则为寒厥；阴气衰于下则为热厥。

帝曰：余已闻虚实之形，不知其何以生？曰：气血以并，阴阳相倾，血为阴，气为阳。气乱于卫，血逆于经，血气离居，一实一虚。并则分离，阴阳不交。血并于阴，气并于阳，故为惊狂；血并于阳，气并于阴，乃为炅中。热中。血并于上，气并于下，心烦惋，善怒；马注：惋，当作悗，读为闷。血并于下，气并于上，乱而善忘。按：《灵枢·大惑论》：上气不足，下气有余，肠胃实而心肺虚，虚则营卫留于下，久之不以时上，故善忘。

血气者，喜温而恶寒，寒则泣涩不能流，温则消而去之，是故气之所并为血虚。有阳无阴。血之所并为气虚。有阴无阳。有者为实，无者为虚，故气并则无血，血并则无气，今血与气相失，故为虚焉。络之与孙脉，俱输于经，血与气并，则为实焉。血之与气，并走于上，则为大厥，下不足，故并走于上而厥逆。厥则暴死。气复反则生，不反则死。

夫邪之生也，或生于阴，或生于阳。其生于阳者，得之风雨寒暑；外感阳受。其生于阴者，得之饮食居处，阴阳喜怒。内伤阴受。

风雨之伤人也，先客于皮肤，传入于孙络，孙络满则传入于络脉，络脉满则输于大经脉。《皮部论》曰：百病之始生也，必先于皮毛。邪中之，则腠理开，开则入客于络脉，络脉满则注于络脉，经脉满则舍于脏腑也。血气与邪并客于分腠之间，其脉坚大，故曰实。实者外坚充满，不可按之，按之则痛。

寒湿之中人也，皮肤不收，全元起曰：不仁也。《甲乙》、《太素》无不字。肌肉坚紧，荣血泣，卫气去，故曰虚。虚者聂辟，聂皱襞积。气不足，按之则气足以温之，故快然而不痛。《调经论》

【灵】风雨寒热，外感之邪，不得虚，邪不能独伤人。卒然逢疾风暴雨而不病者，盖无虚，故邪不能独伤人。此必因虚邪之风，天有八方虚实之风，实风主长养万物，虚风伤人，主杀主害。与其身形，人有身形虚实之别。两虚相得，乃客其形。两实相逢，众人肉坚，其中虚邪也，因于天时，与其身形，参以虚实，大病及成。气有定舍，因处为名，因邪所舍之处属某经，则名为某病。上下中外，分为三员。马注：人身自从言之，则以上中下三部；自横言之，则以在表在里，在半表半里为三部，故病有中上、中下、中表、中里之异。是故虚邪之中人也，始于皮肤在表，皮肤缓则腠理开，开则邪从毛发入，入则抵深，深则毛发立竖，毛发立则淅然寒貌，故皮肤痛。留而不去，则传舍于络脉，在络之时，痛于肌肉，其痛之时息，大经乃代。络邪传经。留而不去，传舍于经，在经之时，洒淅喜惊，外则恶寒，内则善惊。留而不去，传舍于输。六经之俞穴。在输之时，六经不通四肢，邪气阻隔。则肢节痛，腰脊乃强。留而不去，传舍于伏冲之脉。《岁露篇》论疟曰：入脊内，注于伏冲之脉。《素问》又作"伏膂之脉"。王注：谓膂筋之间，肾脉之伏行者也。巢元方作"伏冲"。谓冲脉之上行者也。体重身痛[①]。留而不去，传舍于肠胃，经邪入府。贲奔响腹胀，多寒则肠鸣飧泄，食不化，多热则溏出糜。便溏如糜。留而不去传舍于肠胃之外，膜原之间，皮里膜外。留着于脉，稽留而不去，息而成积。邪气淫佚，不可胜论。

起居不节，用力过度，则络脉伤。阳络伤三阳之络则血外溢，血外溢则衄血鼻血，衄，女六切；阴络伤三阴之络则血内溢，血内溢则后血便血。肠胃之络伤，则血溢于肠外，肠外有寒，汁沫与血相搏，则并合凝聚不得散。而积成矣。《百病始生》

【素】风者百病之长也。今风寒客于人，使人毫毛毕直，皮肤闭而为热，当是之时，可汗而发也；或痹不仁，肿痛，风寒伤形则肿，伤气则痛。当是之时，可汤熨及火灸刺而去之。汤药、蒸熨、火灸、针刺四法。弗治，病入舍于肺，名曰肺痹，阳入之阴则痹，发咳，上气；弗治，肺即传而行之肝，金克木。病名曰肝痹，一名曰厥，王注：肝脉通胆，善怒，气逆故厥。胁痛出食，肝气逆，故食入反出。当是之时，可按按摩导引。若刺耳；弗治，肝传之脾，木克土。病名曰脾风，木盛生风。发瘅。王注：黄瘅。腹中热，烦心出黄，便出色黄。当此之时，可按，可药，可浴；弗治，脾传之肾，土克水，病名曰疝瘕，少腹冤热而痛，出白，便出色白，淫浊之类。一名曰蛊，如虫侵饮。当此之时，可按可药；弗治，肾传之心，水克火。病筋脉相引而急，病名曰瘈，音异，《灵枢》曰：心脉急甚，为瘈疭。肾水不生，心虚血燥，不能荣筋也。当此之时，可灸可药；弗

---

①体重身痛：明·顾刻本《灵枢》体重身痛四字前有"在伏冲之时"五字。

治，满十日，法当死。肾因传之心，心即复反传而行之肺，再传，火又克金。发寒热，法当三岁死。此亦言其大较耳。吴鹤皋改“三岁”作“三唠”，欠理。此病之次也。然其卒发者，不必治于传。卒暴之病，不必依传次治。或其传化有不以次者。忧恐悲喜怒，令不得以其次，五志之火，触发无常。故令人有大病矣。风寒为外感。五志为内伤，故病加重。因而喜大虚则肾气乘矣，喜为心志，肾因虚而乘之。怒则肝气乘矣，肝乘脾。悲则肺气乘矣，肺乘肝，恐则脾气乘矣，脾乘肾。忧则心气乘矣。心乘肺。此其通也。内伤不次之道。《玉机真脏论》

【灵】邪气之中人也，无有常，中于阴则溜流于府，中于阳则溜于经。……中于面则下阳明，手足阳明经。中于项则下太阳，手足太阳经。中于颊则下少阳，手足少阳经。其中于膺背两胁者亦中其经。三阳经分。中于阴者，常从臂胻始。手经手臂，足经足胻。此故伤其脏乎？曰：身之中于风也，不必动脏。故邪入于阴经，则其脏气实，邪气入而不能客①，故还之于府。故中阴溜府。

愁忧恐惧则伤心，形寒寒饮则伤肺。以其两寒相感，中外皆伤，故气逆而上行。形寒伤外，饮寒伤内。《素问·咳论》云：“其寒饮食入胃则肺寒，肺寒则外内合邪。”与此文义正同。今惟知形寒为外伤寒。而不知饮冷为内伤寒，论为阴证，非也。凡饮冷者，当从阳证论治，不得便指阴证也。若房事饮冷而患伤寒，亦有在三阳经者，当从阳证论治，不得便指为阴证也。世医不明，妄以热剂投入，杀人多矣，特揭出以告人。气逆上行，故有发热、头痛诸证。

有所堕坠，恶血留内，若有所大怒，气上而不下，积于胁下，则伤肝。肝藏血，胁为肝经部分，故血多积于两胁。有所击仆，若醉入房，汗出当风，则伤脾。有所用力举重，若入房过度，汗出浴水，则伤肾。

愿闻六腑之病。曰：面热者，足阳明病，胃脉上面。鱼络血者，手阳明病，按《脉经篇》，手大指后肉隆起处名鱼际，其间穴名属太阴肺经。大肠经无鱼络之名，“血”字亦未译是何病。两跗之上，脉陷竖者。足面之脉，或陷或竖。足阳明病，此胃脉也。大肠病者，肠中切痛而鸣濯濯，肠中水火相激，《四时气篇》曰：腹中常鸣，气上冲胸，喘，邪在大肠。冬日重感于寒即泄，当脐而痛，大肠部位当脐。不能久立，与胃同侯。胃脉入膝膑，下足跗，故不能久立。大肠、胃同属阳明燥金。胃病者，腹䐜胀，胃脘当心而痛，上肢支两胁，胁为肝部，土反侮木。膈咽不通，食饮不下。《四时气篇》曰：膈塞不通，邪在胃脘。在上脘则仰刺而去之，在下脘则散而去之。小肠病者，小腹痛，腰脊控睾而痛。《四时气篇》曰：小肠连睾，系属于脊，贯肝肺，络心系。气盛则厥逆上冲肠胃，熏肝，散于肓，结于脐。睾音皋，肾丸也。当耳前热，若寒甚。脉上颊，入耳中，故或热或寒。若独肩上热甚。脉绕肩胛，交肩上。三焦病者，腹气满，小腹尤坚，脉交膻中，络心包，下膈，属三焦。不得小便，窘。三焦为决渎之官，水道出焉。《本输篇》曰：三焦并太阳之正，入络膀胱，约下焦，实则闭癃，虚则遗溺。溢则水留，即为胀。外为水肿，内作鼓胀。膀胱病者，小腹偏肿而痛，以手按之，

①客：原本作“容”。

即欲小便而不得，膀胱主小便。肩上热。脉循肩髆。胆病者，善太息，木气不舒，口苦，呕宿汁。《四时气篇》曰：胆液泄则口苦，胃气逆则呕苦。心下澹澹，恐人将捕之，胆虚。嗌中介介然，少阳相火。数唾。胆病善呕，数呕亦喜呕之类，胆中有邪故也。《邪气脏腑病形》

【灵】肺气通于鼻，肺和则鼻能和臭香矣；心气通于舌，舌为心苗。心和则舌能知五味矣；肝气通于目，肝和则目能辨五色矣；脾气通于口，脾和则口能知五谷矣；口舌难分，共为一窍。肾气通于耳，肾和则耳能闻五音矣。五脏不和，则七窍不通，一脏各司一窍。六腑不和，则留为痈。故邪在腑则阳脉不和，阳脉不和则气留之，腑阳脏阴，气阳血阴，留滞也。气留之则阳气盛矣。

阳气大盛，则阴脉不利，阴脉不利则血留之，血留之则阴气盛矣。阴气太盛则阳气弗能荣也，故曰“关”。马注：关，六阳不得入内。阳气大盛，则阴气弗能荣也，故曰“格”。马注：格，六阴不得出外。阴阳俱盛，不得相荣，故曰“关格”，关格者，不得尽期而死也。马注曰：《难经·三十七难》误以六阴脉盛为格，六阳脉盛为关，致后不曰脉体，而指为膈症，误之误也。

昂按：关格二字，字面虽殊，而意义则一，《难经》虽颠倒，疑无伤也。如《素问·脉要精微论》：“阴阳不相应，病名曰关格。”是明以关格属之病矣。又仲景《平脉篇》：“下微本大者，则为关格不通，不得尿。”又曰：“趺阳脉伏而涩，伏则吐逆，水谷不化；涩则食不则入，名曰‘关格。’”是仲景亦以关格为病症，而二字之义，《内经》与仲景均未当细分也，又《难经·第三难》曰：关之前者，阳之动也，遂上鱼为溢，为外关内格，此阴乘之脉也。关以后者，阴之动也，遂入尺为覆，为内关外格，此阳乘之脉也。是亦以溢、覆言脉，而以关格言病也。今马氏既訾《难经》，复以仲景、东垣、丹溪为非是，而指关格为脉体，不亦併[1]皆《内经》乎？又曰：关为阳不得入，格为阴不得出。是两脉共为一病矣，于义亦难分也。《脉度》

【素】气实形实，气虚形虚，此其常也，反此者病。脉实血实，脉虚血虚，此其常也，反此者病。如何而反？气虚身热，此谓反也。此上缺“气盛身寒，此谓反也”句。谷入多而气少，此谓反也。谷不入而气多，此谓反也。脉盛血少，此谓反也，脉少血多，此谓反也。

气盛身寒，得之伤寒。“身寒”字，当指初感之寒言，非谓身体寒冷也，《热论》曰：人之伤于寒也，则为病热。气虚身热，得之伤暑。暑热伤气。谷入多而气少者，得之有所脱血，湿居下也。脱血则阴虚阳盛，故胃燥善消。湿居下则中气不运，故气少。谷入少而气多者，邪在胃与肺也。邪在胃则食少，邪在肺则气多，谓喘壅也。脉小血多者，饮中热也。吴注：有痰饮者，脉来弦小；中有热者，出血必多。按：《灵》、《素》皆无痰字，惟此处有饮字。脉大血少者，脉有风气，水浆不入也。有风故脉大，水浆不入则血无藉以生。

夫实者，气入也；虚者，气出也。邪入故实，正出故虚。气实者热也，气虚

[1]併：通屏，排斥，抛弃也。

者寒也。邪盛故热，正虚故寒。《刺志论》

【素】肝病者，两胁下痛引小腹，肝脉布胁肋，抵小腹。令人善怒，实则善怒。虚则目䀮䀮无所见，耳无所闻，血虚。善恐，如人将捕之，魂不安，又肝虚胆亦虚。气逆则头痛，厥阴与督脉会于巅。耳聋不聪，肝与胆相表里，胆脉入耳中。颊肿。脉下颊里。

心病者，胸中痛，胁交满，胁下痛，少阴心别脉，厥阴心主脉，皆循胸出胁。膺胸也。背肩甲间痛，两臂内痛，心脉循臂内，小肠脉循臂，绕肩胛，交肩上。虚则胸腹大，胁下与腰相引而痛。手心主脉，起胸中、下膈，络三焦。支者循胸出胁。少阴心脉下膈，络小肠，故皆引痛。

脾病者，身重，善肌肉痿，脾主肌肉，肉痿故身重，肌，一作"饥"。足不收行，善瘛脚下痛，脾主四肢，脉起于足。虚则腹满肠鸣，《灵枢》云：中气不足，腹为之善满，肠为之苦鸣。飧泄食不化。

肺病者，喘咳逆气，肩背痛。汗出，肺主皮毛，气逆于上，则痛连肩背而汗出。尻阴股膝髀腨音善，足肚，胻足皆痛，肺为肾母，母病子亦受邪，气逆于下，故下部皆痛。虚则少气不能报息，气不相续。耳聋嗌干。肺络会耳中，肾脉入肺中，循喉咙。肺虚则肾气不能上润，故耳聋嗌干。

肾病者，腹大胫肿，肾脉循足上膈，贯肝膈。喘咳，脉入肺中，身重，骨痿故重。寝汗出，憎风，肾属阴，阴虚故寝而盗汗出，腠理不固，故憎风，虚则胸中痛，脉注胸中。大腹、小腹痛，清厥，足冷气逆。意不乐。肾中真阳不舒。《脏气法时论》

【素】是以头痛巅疾，下虚上实，下正气虚，上邪气实。过在足少阴、巨阳，甚则入肾。肾与膀胱相表里，膀胱脉交巅上，肾虚不能行巨阳之气，其气逆而上行，故头痛巅疾，甚则乘肾虚而经邪入脏矣。徇蒙招尤，徇蒙，目徇物而蒙昧也；尤，过也。王注：徇，疾也。吴注：改徇为眴，未确。目冥耳聋，下实上虚，过在足少阳、厥阴，胆与肝相表里，胆脉起目锐眦，入耳中，目为肝窍，肝脉连目系。今肝胆在下而火实，耳目在上而血虚，故冥聋。甚则入肝。经邪入脏。腹满䐜胀，支鬲胠胁，胁上为胠。支络于鬲胠胁。下厥上冒，下逆冷，上昏冒。过在足太阴、阳明。脾与胃相表里，脾脉入腹，上鬲，胃脉下鬲循腹里。咳嗽上气，厥气逆在胸中，过在手阳明、太阴。大肠与肺相表里，肺脉络大肠上鬲，大肠脉络肺下鬲，又肺主咳主气。心烦头痛，病在鬲中，过在手巨阳、少阴。小肠与心相表里，小肠脉络心下鬲。其支者循颈上颊，心脉下鬲络小肠。《五脏生成论》

【素】二阳之病发心脾，有不得隐曲，女子不月。二阳，足阳明胃，手阳明大肠也。隐曲，隐蔽委曲之事也。心生血，脾统血。胃为水谷之海，大肠为传送之官，血之所以资生者也。二经病，则心脾之精血衰少，故男为房事不利，女为月事不下也。《厥论》曰：前阴者，宗筋之所聚，太阴、阳明之所合也。《痿论》曰：阴阳总宗筋之会，而阳明为长，故胃病则阳事衰也。其传为风消，其传为息贲者，死不治。脾病不已，风木乘虚克之，故肌肉日消；心病不已，火邪乘肺，故气息奔迫。

三阳为病发寒热，下为痈肿，及为痿厥腨痟。三阳，手太阳小肠，足太阳膀胱也。腨，音善，足肚也。痟，音渊，酸痛也。膀胱水化，小肠火化，故发寒热。寒热郁结，则为肿为痈。热胜则痿，寒胜则厥。或不痿厥则为酸痛。其传为索泽，小肠膀胱津液，津枯而色泽消索。其传为癞疝。邪传入肝，而见症于小肠膀胱，则为癞疝。

一阳发病，少气，善咳，善泄，一阳手三阳三焦，足少阳胆也。二经者皆有相火，壮火食气，故少气。火邪乘肺故咳。大肠燥金受克，故泄也。其传为心掣，其传为隔。火邪乘心故掣；三焦火盛，食入还出，故隔。

二阳一阴病，主惊骇，背痛，善噫，善欠，名曰风厥。二阳大肠胃也，一阴心包肝也。风火相搏故惊骇。按：四经皆与背无涉。而云背痛未详。心为噫，阳明络属心，故善噫。阴阳相引故欠，肝木干胃上故厥。

二阴一阳发病，善胀，心满善气。二阴心肾也，一阳三焦胆也。心肾俱病则水火不交，胆、三焦俱病，则上下不通，故胀满善气，善气，气逆也。

三阳三阴发病，为偏枯痿，四肢不举。三阳，小肠膀胱；三阴脾肺也。小肠行手主液。膀胱行足主筋。脾主四肢，肺行诸气，四经并病故然。

二阳结谓之消。胃、大肠热结，则消谷善饥，所谓"瘅成为消中"也。三阳结谓之隔，小肠主液，膀胱主津，二经热结，故隔塞不便，一作隔症，饭食不下。三阴结谓之水。肺不能行下降之令，使水精四布，脾失其运行之职，而无以制防，遂令阴气停凝而为水。一阴一阳结谓之喉痹。肝、胆、心包、三焦皆有相火，脉循喉侠咽，故喉痹。

阴搏阳别，谓之有子。以下阴阳指尺寸言，尺脉搏手，异于寸口，阴中别有阳也。

阴阳虚，肠死。尺寸俱虚，下痢不止，故死。阳加于阴谓之汗。阳气搏阴，蒸而为汗。

阴虚阳搏谓之崩。阴虚而阳火搏之，能逼血妄行。《阴阳别论》

【灵】胃中热，则消谷，令人悬心善饥，脐以上皮热；肠中热，则出黄如糜，脐以下皮寒。胃中寒，则腹胀；肠中寒，则肠鸣飧泄。胃中寒肠中热，则胀而且泄；胃中热肠中寒，则疾饥，胃热。小腹痛胀。肠寒。《师传》

【素】太阳所谓肿，腰脽臀也痛者，寅，太阳也。太阳为三阳，寅月亦为三阳。正月阳气出在上，而阴气盛，阳未得其次也，故肿腰脽痛也。病偏虚为跛者，足不能履。正月阳气冻解地气而出也，冬寒颇有不足者，故偏虚为跛也。所谓强上头项强急引背者，阳气太上而争，故强上也。所谓耳鸣者，阳气万物盛上而跃也。太阳耳鸣属外感，非肾虚。所谓甚则狂巅疾者，或狂，或头痛。阳尽在上，而阴气从下，下虚上实也。正月三阴三阳平等，今尽出在上，则下虚上实也。故有颠狂脑痛之病。所谓浮为聋者，皆在气也。膀胱脉至耳上角，气逆故聋。所谓人中为瘖者，太阳与少阳为表里，表邪传里，则瘖不能言。阳盛已衰也，如下文夺于内事，故阳虚不能言。内夺而厥，则为瘖俳，俳，当作痱，手足发也。内夺，房劳也。下虚故厥逆四肢不收。肾脉侠舌本，故瘖。此肾虚也。

少阴不至者，厥也。肾虚，故少阴之脉不至，少阴不能行巨阳之气，故厥。

少阳所谓心胁痛者。少阳脉循胸胁。言少阳盛也。盛者，心之所衰也。心属君火无为，用少阳相火而表著。九月阳气尽而阴气盛，故心胁痛也。火墓于戌，阴盛故痛。所谓不可反侧者，阴气藏物也，物藏则不动也。

阳明所谓洒洒振寒者，阳明者午也，五月盛阳之阴也，五阳一阴。阳盛阴气加之，故洒洒振寒也。所谓胫肿而股不收者，……阳者衰于五月，而一阴气上，与阳始争故也。胃脉下髀关，抵伏兔，入膝膑，循胫，下足跗。所谓上喘而为水者，阴气下而复上，上则邪客于脏腑间，故为水也。脏一云"肺"，谓邪在肺，不能通调水道。邪一云"脾"，谓脾不能为胃行其津液。邪腑，胃腑也。肺伤故上喘少气。所谓胸痛少气者，水气在脏腑也。水者阴气也，阴气在中，故胸痛少气也。此下仍有"甚则厥，恶人与火"一段，与《阳明脉解篇》同见后。

太阴所谓胀者，太阴子也，十一月万物气皆藏于中，故曰病胀。所谓上走心为噫者。阴盛而上走于阳明，阳明络属心也。噫，俗作嗳。太阴之气从阳明上出于心则为噫。《灵枢》说噫，见后《口问篇》。所谓食则呕者，万物盛满而上溢也。十二月阴气下衰而阳气且出，故曰得后与气则快然如衰也。后，大便；气，嗳气；衰，病衰也。噫为气上散，后为气下通。

少阴所谓腰痛者，少阴者肾也，腰为肾府。十月万物阳气皆伤故也。所谓呕咳上气喘者。阴气在下，阳气在上，诸阳气浮，无所依从也。肾脉贯膈入肺，十月阳气潜藏而反上浮，故有呕咳气喘之症。所谓色色不能久立久坐，起则目𥆨𥆨无所见者，万物阴阳不定，未有主也。所谓少气善怒者，阳气不治，则阳气不得出，肝气当治而未得，故善怒，名曰煎厥。冬阳不治，肾水不能生肝木，木气不舒，故煎烦厥逆而善怒。所谓恐如人将捕之者，阴气少，阳气入，阴阳相薄，故恐也。恐为肾志，阴虚而阳薄之。所谓恶闻食臭气也者，胃无气也。肾命相为不足以生胃土，故胃气败。所谓面黑如地色者，秋气内夺，故变于色也。秋金不能生肾水。所谓咳则有血者，阳脉伤也。阳气未盛于上而脉满，满则咳，故血见于鼻也。阳未盛而脉满，是盛阳上攻。肾脉入肺中故咳，鼻为肺窍故出血。

厥阴所谓㿉疝，妇人少腹肿者，厥阴脉络阴器，抵小腹。厥阴者辰也，三月阳中之阴，邪在中攻也。阴邪伏于阳中。所谓甚则嗌干热中者，阴阳相薄而热，故嗌干也。三月五阳与一阴相薄，厥阴脉循喉咙。《脉解篇》

【素】足阳明之脉病，恶人与火，钟鼓不动，闻木音而惊何也？阳明者胃脉也，胃者土也，故闻木音而惊者，土恶木也。阳明主内，其脉血气盛，阳明多气多血。邪客之则热，热甚则恶火。阳明厥则喘胃热伤肺而惋，热郁而不能安。惋则恶人，或喘而死，或喘而生者何也？厥逆连脏则死，连经则生。经邪浅脏邪深。病甚则弃衣而走，登高而歌，或至不食数日，踰垣上屋，所上之处，皆非其素所能也，病反能者何也？四肢者，诸阳之本也，阳盛则四肢实，实则能登高也。热盛于身，故弃衣欲走也。阳盛则使人妄言，骂詈不避亲疏，而不欲食也。

《阳明脉解篇》

【素】脾病而四肢不用，何也？痿躄不为人用。四肢禀气于胃，胃为水谷之海，而不得至经，必因于脾，乃得禀也。脾传水谷精气，四肢乃得禀受。张注：畅于四肢，坤之德也。今脾病不能为胃行其津液，四肢不得禀水谷气，气日以衰，脉道不利，筋骨肌肉，皆无气以生，故不用焉。

脾不主时何也？脾者土也，治中央，常以四时长四脏，各十八日寄治，不得独主于时也。四季之月，土王各十八日。脾脏者，常著彰著胃土之精也，土者生万物而法天地，故上下至头足，不得主时也。土贯五行，无所不治。

脾与胃以膜相连耳，而能为之行其津液何也？足太阴者三阴也，肝为一阴，肾为二阴，脾为三阴。其脉贯胃、属脾、络嗌，故太阴为之行气于三阴。脾为胃也，三阴太、少、厥也。阳明者表也，为脾之表。五脏六腑之海也，亦为之行气于三阳。胃为脾也，三阳太、少、阳明也。脏腑各因其经，脾经而受气于阳明，胃故为胃行其津液。四肢不得禀水谷气，日以益衰，阴道不利，筋骨肌肉，肝主筋，肾主骨，肺主肌，脾主肉，无气以生，故不用焉。《太阴阳明论》

【素】肾何以主水？肾者至阴也，至阴者盛水也，肺者太阴也，少阴者冬脉也，故其本在肾，其末在肺，皆积水也。肺肾为子母之脏，肺生水，肾主水，故二脏皆能积水。肾脉入肺中，肾气上逆，则水客肺中而为病，故云肾本肺标。

肾何以能聚水而生病？肾者胃之关也，前阴利水，后阴利谷。关门不利，故聚水而从其类也。膀胱为肾之府，不能化气，则关闭而水积肾属阴，而体为坎，故水从而聚之也。上下溢于皮肤，故为跗肿。

肾者牝脏也，地气上者属于肾，而生水液也，故曰至阴。勇而劳甚则肾汗出，肾汗出逢于风，内不得入于脏腑，外不得越于皮肤，客于玄府，行于皮里，传为胕肿，名曰风水。吴注：水因风得，故名风水。所以治水，必兼风药，若但腹中坚胀，而身不肿，病名蛊胀，与此不同。所谓玄府者，汗空孔同也，故水病下为胕肿大腹，上为喘呼，不得卧者，标本俱病，肾本肺标，故肺为喘呼，肾为水肿，肺为逆不得卧。水气上逆。《水热穴论》

【素】肾移寒于脾，肾伤于寒而传之脾，薄其胜己，旧作“肝”，误。痈肿少气。寒变为热而痈肿，脾不能运而少气。脾移寒于肝、薄其胜己。痈肿筋挛。肝主血，寒则凝而为之肿。肝主筋。寒则变缩。肝移寒于心，传于所生。狂，隔中。神为寒薄，木火相扇故狂；寒结于中，故隔塞不通。心移寒于肺，乘其所胜。肺消，肺消者饮一溲二，死不治。此为上消，心火铄金，肺不能主气，有降无升，故饮一溲二。未至死，此甚犹可治者。

昂按：痈肿、狂、隔、肺消之症，多属火热，而经文俱云“移寒”，若作热解，则下文又有移热一段，诸注随症训释，或言热，或言寒，语虽不一，义实难移。窃谓“移寒”，寒字当作受病之始。言如隔塞多属热结，若云隔症无有寒隔，痈肿间有寒疡，然属热者多，与狂颠、肺消均当作寒久变热解，于义始通。若下文移肾涌水，则始终均属阴寒也。

肺移寒于肾，传于所生。为涌水，涌水者按腹不坚，水气客于大肠，疾行则鸣，濯濯如囊裹浆，水之病也。肺生水，大肠为肺之腑，肾至阴为水脏，肾本肺标，故聚水为病。脾移热于肝，薄其胜己。则为惊衄。肝藏血而主惊，肝脉与督脉会于巅，血随火溢，上脑而出于鼻则衄。肝移热于心，传于所生。则死。心为君主，不易受邪。况肝气燥烈，木火相燔，故死。心移热于肺，乘其所胜。传为鬲消。此与上文移寒意同。但鬲消为中消，且未至饮一溲二之甚耳，或曰膈症、消中为二病。肺移热于肾，传于所生，传为柔痓。气骨皆热，则髓不生，故骨强而为痓，筋痿而为弛也。肾移热于脾，薄其胜己。传为虚，肠澼死。水反制土，脾肾俱虚，下痢不禁，故死。胞移热于膀胱，以下六腑相移。则癃，溺血。膀胱者，胞之室，热则癃闭。《正理论》曰：热在下焦则溺血。膀胱移热于小肠，鬲肠不便，上为口糜。膀胱上口连于小肠，小肠脉循咽下鬲。热结鬲、肠，故下不得便，逆上而为口疮。小肠移热于大肠，为虙伏。瘕，为沉。津血结而为瘕。沉，深意，一云疝字之误。大肠移热于胃，善食而瘦，又谓之食㑊。虽食亦瘦，中消之类。胃移热于胆，亦曰食㑊。胆移热于脑，则辛頞山根为頞，鼻頞辛辣。鼻渊。鼻渊者，浊涕下不止也。《解精微论》脑渗为涕。传为衄鼻血。衄衊，汗血，瞑目，目昏。故得之气厥也。皆为气逆然。《气厥论》

【灵】真头痛，头痛甚，脑尽痛，手足寒至节，死不治。头半寒痛，先取手少阳、阳明。此言刺法，偏头痛属少阳病，以脉行头侧也。

厥心痛，与背相控，善瘈疭，如从后触其心。伛偻者，肾心痛也。腹胀胸满，心尤痛甚，胃心痛也。痛如以锥刺其心，心痛甚者，脾心痛也。色苍苍如死状，终日不得太息，肝心痛也。卧若徒居，心痛，间动作，痛益甚，色不变，肺心痛也。

真心痛，手足清一作青冷，至节，心痛甚，旦发夕死，夕发旦死。心君不易受邪。《厥病》

【素】颈脉动结喉旁人迎脉喘疾咳，曰水。水溢于肺，故头脉上鼓而喘咳。目裹眼胞属脾微肿如卧蚕起之状，曰水。《评热病论》：水者，阴也，目下亦阴也，腹者至阴之所居，故水在腹者，必使目下肿也。溺黄赤安卧者，嗜卧。黄疸。已食如饥者，胃疸。谷疸。面肿曰风。面为诸阳之会，风属阳，上先受之，故肿不专于上也。足胫肿曰水。目黄者曰黄疸。湿热上蒸。《平人气象论》

【素】人身非常温也，非常热也，为之热而烦满者，何也？阴气少而阳气胜也。

人身非衣寒也，中非有寒气出，寒从中生者何？是人多痹气也，气不流通。阳气少，阴气多，故身寒如从水中出。

人有四肢热，逢风寒如炙如火者，何也？是人者阴气虚，阳气盛，四肢者阳也，两阳相得，而阴气虚少，少火不能灭盛火，而阳独治，独治者，不能生长也，独胜而止耳。孤阳不长，殆能为病。逢风而如炙如火者，是人当肉烁也。风火相扇，能消烁肌肉。

人身有寒，汤火不能热，厚衣不能温，然不冻慄，是为何病？是人者，素肾气胜，以水为事，欲盛房劳。太阳膀胱气衰，肾脂枯不长，一水不能胜两火，肾者水也。而生于骨，肾不生则髓不能满，故寒甚至骨也。所以不能冻慄者，肝一阳也，心二阳也，肝木生火，心为君火。肾孤脏也，一水不能胜二火，故不能冻慄，病名曰骨痺，冻慄为外寒，此为骨痹。是人当挛节也。髓枯则筋缩，故挛节。

人之肉苛者，麻木不仁。虽近衣絮，犹尚苛也，荣气虚，卫气实也。实为偏胜，过犹不及。荣气虚则不仁，不知痛痒。口气虚则不用，手足不随人用。荣卫俱虚，则不仁且不用，肉如故也，人身与志不相有，曰死。

人有逆气，不得卧而息有音者，是阳明之重也，足三阳者下行，足三阳从头走足。今逆而上行故息有音也。阳明者，胃脉也，胃者，六腑之海，其气亦下行，阳明逆，不得从其道，故不得卧也，《下经》曰：胃不和则卧不安，此之谓也。夫起居如故而息有音者，此肺之络脉逆也。肺主气，同呼吸。络脉不得随经上下，故留经而不行，络逆不能行于别经。络脉之病人也微，故起居如故而息有音也。夫不得卧，卧而喘者，是水气之客也，夫客者，循津液而流也，肾者水脏，主津液，主卧与喘也。肺主气，肾纳气，肾脉入肺中，故主喘，夜卧则气行于阴，然必自少阴始，故主卧。《逆调论》

【灵】人目不瞑不卧出者，何气使然？曰：五谷入于胃也，其糟粕、津液、宗气分为三隧。糟粕入大小肠为一隧。故宗气积于胸中，膻中气海。出于喉咙。以贯心脉，而行呼吸焉。营气者，泌其津液，注之于脉，化以为血，以荣四末，内注五脏六腑，以应刻数焉。宗气合荣气行脉中为一隧，应漏水百刻。卫气者，出其悍气之慓疾，而先行于四末，分肉皮肤之间，而不休者也。卫行脉外不一隧。昼日行于阳，夜行于阴，常从足少阴之分。其行阴也，必自足少阴始。间行于五腑六腑，今厥气逆邪客于五脏六腑，则卫气独卫其外，行于阳不得入于阴。行于阳则阳气盛，阳气盛则阳跻陷，阳鱼之脉。不得入于阴，阴虚，故目不瞑。《大惑论》作“阳气满则阳蹻盛”。盛字是又曰卫气留于阴，不得行于阳，则阴气盛，阴气盛则阴跻满阳气虚，故目闭也。治之奈何？饮以半夏汤一剂，阴阳已通，其卧立至。以千里长流水扬万遍，取五升，以秫米一升，半夏五合，煮为升半，饮一小杯，稍益以知为度，覆杯则卧，汗出则已矣。按：半夏能和胃而通阴阳，今人率以为燥而不敢用，误矣。《邪客》

【素】有病温者，汗出辄复热，而脉躁疾不为汗衰，狂言不能食，病名阴阳交，王注：阴阳之气不分别。张注：汗乃阴液，外出之阳，阳热不从汗解，复入之阴，名阴阳交。又按《五运行大论》“尺寸反者死”、“阴阳交者死”，盖言脉也。交者死也。人所以汗出者，皆生于谷，谷生于精，今邪气交争于骨肉而得汗者，是邪却而精胜也，精胜则当能食而不复热。复热者邪气也，汗者精气也，今汗出而辄复热者，是邪胜也，不能食者，精无俾也，无所俾倚。病而留者，留邪不退。其寿可立而倾也。

且夫《热论》曰：汗出而脉倘躁盛者死。《灵枢·热病论》：热病已得汗而脉尚躁盛，此阴脉之极也，死。其得汗而脉静者生。热病脉尚盛，躁而不得汗者，此阳脉之极也，死。脉盛躁得汗，静者生。今脉与汗应，此胜其病也。邪盛正衰。狂言者是失志，肾藏志，精衰故失志。失志者死。今见三死，汗出复热，脉躁疾，狂言不能食。不见一生，虽愈必死也。

有病身热，汗出烦满。不为汗解，此为何病？汗出而身热者风也，风邪未退。汗出而烦满不解者厥也，病名曰风厥。巨阳太阳主气，故先之受邪，少阴与其为表里也，得热则上从之，从之则厥也。太阳主表，故先受邪。阳邪传入少阴之里，少阴经气随太阳而逆上。

劳风法在肺下，肾劳因风而得，故名劳风。肾脉入肺，受风邪在肺下。使人强上瞑视，头项强，好闭目。唾出若涕，肾为唾，肺为涕，肾热薰肺故然。恶风而振寒，阳气内伐，不能卫外，故内发热而外恶寒。咳出青黄涕，其状如脓，大如弹丸，蕴热所结。从口中若鼻中出，不出则伤肺，伤肺则死也。

有病肾风者，面胕庞然，头面足胕庞然而肿。壅害于言，肾脉循喉咙，挟舌本。可刺否？曰：虚不当刺。不当刺而刺，后五日其气必至。至必少气时热，从胸背上至头，汗出手热，口干苦渴，小便黄，目下肿，腹中鸣，身重难以行，月事不来，烦而不能食，不能正偃，正偃则咳，病名曰风水。

邪之所凑，其气必虚。阴虚者阳必凑之，少阴气虚，太阳之热凑之。故少气时热而汗出也。小便黄者，少腹中有热也。热邪传入膀胱之府。不能正偃者，胃中不和也，胃不和则卧不安。正偃则咳甚，上迫肺也。肾中水气上迫于肺。《水热穴论》：本在肾，末在肺。《示从容论》：咳嗽烦闷者，是肾气之逆也。

诸有水气者，微肿先见于目下也。水者阴也，目下亦阴也，腹者至阴之所居，背为阳，腹为阴。故水在腹者，必使目下肿也。真气上逆，故口苦舌干，卧不得正偃，正偃则咳出清水也。诸水病者，故不得卧，卧则惊，惊则咳甚也。腹中鸣者，病本于胃也，薄脾则烦不能食，食不下者，胃脘膈也。身重难以行者，胃脉在足也。他脉亦有行足者，然胃主润宗筋，宗筋主束骨而利机关也。月事不来者，胞脉闭也。胞脉者属心而络于胞中，今气上迫肺，气即火也。心气不得下通，心主血。故月事不来也。《评热病论》

【素】有病心腹满，旦食则不能暮食，名为鼓胀。虚胀如鼓，亦名蛊胀。治之以鸡矢醴，一剂知，药病相知。二剂已。其方用羯鸡矢干者，入合炒香，以无灰酒三碗煎至一半，滤渣，五更热饮则腹鸣，辰巳时行黑水二三次，次日觉足面渐有皱纹，又饮一次，渐皱至膝上则愈矣。吴鹤皋曰：朝宽暮急，病在营血。鸡矢秽物从阴化，可入营血，又气悍能杀虫。又说羽虫无肺，故无前阴。其矢中之白者，精也。又云：醴乃热谷之精，能补中土而行营卫。

有病胸胁支满者，妨于食，病至则先闻腥臊胀臭，肝气臊，肺气腥，臭气也。出清液，鼻流清涕，肺虚。先唾血，肝肾虚，四肢清，冷也，脾虚。目眩，肝血不足。时时前后血，二便便血。病名血枯。此得之年少之时，有所大脱血，若醉入房中，气竭肝伤，故月事衰少不来也。肾主闭藏，肝司疏泄，酒色无节，故男为精血衰少，女为月事不来。

病有少腹盛，上下左右皆有根，病名曰伏梁。此脏之阴气，诸注皆云与心积伏梁不同。昂按：《脉要精微论》以少腹有形为心疝，亦与此不同。裹大脓血，居肠胃之外，冲、带二脉部分。不可治，治之每切按之致死。此下则因阴前后二阴必下脓血。上则迫胃脘，生膈，“生”当作“出”。侠《太素》作“吏”胃脘内痈。此本有大脓血在肠胃之外也。此久病也，难治。居脐上为逆。居脐下为从，勿动及夺。脐下去心稍远，犹可渐攻。

人有身体髀股䯒皆肿，环脐而痛，病名伏梁，王注谓：亦冲脉为病。冲脉并少阴之经。侠脐，上行髀股䯒，皆其经脉所过。此风根也。其气溢于大肠，而着于肓，肓之原在脐下，故环脐而痛也。腔中空掖处，名膏肓之原，出于脖胦，一名气海，一名下肓，故曰脐下。不可动之，动之则为水溺涩之病。动之，以毒药攻之也。当渐施升散之法。此段与《奇病论》同。《腹中论》

【素】人有重身，怀妊。九月而喑，痖也。九月足少阴脉养胎。此胞之络脉绝也。为胎所碍，而脉阻绝。胞络者，系于肾；少阴之脉，贯肾系舌本，故不能言。无治也，当十月复。十月分娩，则阻者通。

人有病头痛，以数岁不已，此当有所犯大寒，内至骨髓，髓者，以脑为主，脑为髓海。脑逆，寒气上逆。故令头痛齿亦痛，齿为骨余。病名曰厥逆。

有病口甘者，此五气之溢也，五味之气。名曰脾瘅。热也。夫五味入口，藏于胃，脾为之行其精气，津液在脾，故令人口甘也，脾在味为甘。此肥美之所发也，此人必数食甘美而多肥也，肥者令人内热。甘者令人中满，故其气上溢，转为消渴。久则成消渴病。治之以兰，兰草。除陈气也。陈郁之气。

有病口苦者，名曰胆瘅。胆热。夫肝者，中之将也，取决于胆，咽为之使，胆脉挟咽，肝脉循喉。此人者，数谋虑不决，故胆虚，肝主谋虑，胆主决断，虚，故不决。气上溢，胆热上逆。而口为之苦。吴鹤皋改胆虚作“胆嘘”，欠通。气溢即嘘字之义。

有癃者，一日数十溲，此不足也，身热如炭，头膺如格，人迎躁盛，经曰：人迎者，胃脉也。喘息气逆，此有余也。

太阴脉微细如发者，此不足也，病在太阴，右手气口，太阴肺脉反细，病有余而脉不足，是脉与病相反也。其盛在胃，左寸口人迎躁盛，热如炭，头膺格，所谓三盛，病在阳明也。颇在肺，喘息气逆，偏颇在肺。病名曰厥，死不治。此所谓得五有余，身如炭，头膺格，人迎盛，喘息，气逆。二不足，溲数，脉微。外得五有余，内得二不足，此其身不表不里，亦正死明矣。欲泻则里虚，欲补则表盛。

人生而有病巅疾者，此得之在母腹中时，其母有所大惊，气上而不下，精气并居，故令子发的巅疾也。王注作首之疾。昂按：病由惊起，巅当作癫，若云巅顶，不知是何病也。《奇病论》

【素】人病胃脘痈者，当候胃脉，沉细者气逆，右关阳明多血多气，不当沉细。逆者人迎甚盛，甚盛则热，右关胃本脉沉细，而左寸人迎反盛，所谓三盛，病在阳明也。人迎者胃脉也。王注：结喉旁，人迎穴动脉属胃经，今作左寸口脉。逆而盛，则热聚于胃口而不行，故胃脘为痈也。

人之不得偃卧者何也？肺者脏之盖也，《灵枢·九针篇》：五脏之应天者肺，肺者五脏六腑之盖也。肺气盛则脉大，脉大则不得偃卧。肺火盛则喘促奔迫。

有病怒狂者，生于阳也，治之奈何？夺其食即已。夫食入于阴，长气于阳，故夺其食即已。《病能论》

【灵】夫百病之始生也，皆生于风雨寒暑，阴阳喜怒，饮食居处，大惊卒恐。则血气分离，阴阳破散，经络厥绝，脉道不通，阴阳相逆，卫气稽留，经脉虚空，血气不次，乃失其常。

人之欠者，俗名呵欠。何气使然？卫气昼日行于阳，夜半则行于阴，阴者主液，夜者卧。阳者主上，阴者主下。故阴气积于下，阳气未尽，夜卧之余，阳气未尽得上。阳引而上，阴引而下，阴阳相引，故数欠。阳气尽，阴气盛，则目瞑；阴气尽，而阳气盛，则寤矣。

人之哕者，何气使然？《说文》曰：哕，气牾①也。辨者谓是呃逆。东垣以哕为干呕之甚者，人或非之。按《素问·宝命全形篇》曰：病深者，其声哕。哕主声言，则非呕吐明矣。古方书无"呃"字，或作咳逆，俗名呃忒。谷入于胃，胃气上注于肺。今有故寒气与新谷气。俱还入于胃，新故相乱，真邪相攻，气关相逆，复出于胃，故为哕。昂按：呃逆有实有虚，有寒有热，病原病候，种种不同，此特言总一端耳。若以哕作呕吐，则呃逆亦病中要症，二经岂漫无一字及之哉！

人之噫者何气使然？俗作嗳，气阻而嗳以通之。寒气客于胃，厥逆从下上散，复出于胃，故为噫。经曰：心为噫。阳明络属心，阴气盛而上走阳明故噫。

人之嚏者何气使然？阳气和利，满于心，出于鼻，故为嚏。鼻为肺窍，心脉入肺，嚏则肺气通。

人之而泣涕出者，何气使然？心者，五脏六腑之主也。目者，宗脉之所聚也。耳目皆宗脉所聚。上液之道也。液上升之道路。口鼻者，气之门户也。故悲哀愁忧则心动，心动则五脏六腑皆摇，摇则宗脉感，感则液道开，开，故泣涕出焉。液者，所以灌精濡空孔窍者也，故上液之道开则泣。泣不止则液竭，液竭则精不灌。精不灌则目无所见矣，故命曰夺精。《素问》言泣涕，见后《解精微论》。

人之太息者何气使然？忧思则心系急，急则气道约，约则不利，故太息以伸出之。

人之涎下者何气使然？饮食者，皆入于胃，胃中有热则虫动，虫动则胃缓，胃缓则廉泉开，故涎下。廉泉，舌本穴，名阴维，任脉之会。昂按：风中舌本，则舌纵难言。廉泉开而流涎沫，此云虫动，尚有未该。

人之耳中鸣者，何气使然？耳目宗脉之所聚也。此论他书不载，仅见于此。昂按：人夜卧之时，五官皆不用事，惟耳能听，岂非以宗脉所聚，故能有所警觉也乎。又人在母腹中，仅一血胚，闻雷霆火爆之声，则惊而跳，此时五官未备，而闻性已与外物相通，故《楞严》二十五园通独重耳根。孔子亦言：六十而耳顺。则耳之于诸官也明矣。故胃中空则宗脉虚，虚不溜流脉有所竭者故耳鸣。即下文"上气不足，耳为之若鸣"之义。

人之自啮舌者，何气使然？此厥逆走上，火气上逆。脉气使然也。使然一作"辈至"。少阴气至则洁舌，舌为手少阴心之窍。少阳气至则啮颊，手少阳三焦脉下颊，足少阳胆脉加颊车。阳明气至则啮唇矣。手阳明大肠脉侠口，足阳明胃脉

①牾：通忤，逆也。

环唇。故邪之所在，皆为不足。故上气不足，脑为之不满，耳为之若鸣，头为之苦倾，目为之眩。中气不足，溲便为之变，按：《内经》无遗精、白浊之文，但书云白，溲白，白淫。溲便变。又云水液浑浊。皆属于热。肠为之苦鸣。下气不足，则乃为痿厥心悗。《字汇》：悗，废忘也。音门，上声。《口问》

【灵】人之善忘者何气使然？上气不足，下气有余，肠胃实而心肺虚，虚则营卫留于下，久之不以时上，故善忘也。《素问·调经论》：血并于下，气并于上，乱而善忘。

人之善饥而不嗜食者，何气使然？饥当嗜食。精气併于脾，热气留于胃，胃热则消谷，谷消故善饥。胃气逆上，则胃脘寒，故不嗜食也。上脘热故善消谷，中寒故不嗜食。《大惑论》

【灵】人之卒然忧恚，而言无音者，何道之塞？曰：喉咙者，气之所以上下者也。气喉管在前，通于肺。会厌者，音声之户也。气喉之蔽，以掩饮食，使不错入气喉。口唇者，音声之扇也。舌者，音声之机也。悬雍垂者，上腭。音声之关也。颃颡者，颃颈也，又咽也。分气之所泄也。横骨者，未详。神气之所使，主发舌者也，故人之鼻洞涕出不收者，颃颡不开，分气失也。气无所分。是故厌小而疾薄，则发气疾，其开合利。其出气易；其厌大而厚，则开合难，其气出迟，故重言也。人卒然无音者，寒气客于厌，则厌不能发，发不能下，至其开合不致，故无音。《忧恚无言论》

【素】诊得心脉而急，病名心疝，诸急为寒，寒气积而为疝。少腹当有形也。心为牡脏，《金匮真言》：阳中之阳心也。小肠为之使，故曰少腹当有形也。心君不易受邪，故脏病而见形于腑。

胃脉病形何如？胃脉实则胀，虚则泻。

病成而变何谓？风成为寒热，《生气通天论》：因于露风，乃生寒热。瘅成为消中，邪热在胃，则善食而饥。厥成为巅疾，脏气下虚，厥逆而上，则巅顶眩运，忽然颠仆。久风为飧泻，肝风贼胃土，则食不化而泄利，脉风成为疠，音癞。脉为血府，受风邪久则血肉瘀坏而为癞。病之变化，不可胜数。不特此数端。

诸痈肿筋挛骨痛，此寒气之肿，八风之变也。此皆风寒为病。《灵枢·九宫八风篇》：风从南方来，名大弱风，伤人内舍于心，外在于脉。从西南方来，名谋风，伤人内舍于脾，外在于肌。从西方来，名刚风，伤人内舍于肺，外在于皮肤。从西北方来，名折风，伤人内舍于小肠，外在于手太阳脉。从北方来，名大刚风，伤人内舍于肾，外在于骨与肩背之膂筋。从东北方来，名凶风，伤人内舍于大肠，外在于两胁腋骨下及肢节。从东方来，名婴儿风，伤人内舍于肝，外在于筋纽。从东南方来，名弱风，伤人内舍于胃，外在于肌肉。《脉要精微论》

【灵】足之阳明，手之太阳，筋急则口目为噼，眦急不能卒视。《本篇》云：足阳明之筋，上颈挟口，腹筋急，引缺盆及颊，卒口噼急者，目不合，热则筋纵，目不开。寒则急，引颊移口。手太阳之筋属目外眦，应耳中鸣痛引颔，目瞑

良久乃得视。《经筋篇》

【灵】手屈而不伸者，其病在筋，筋挛。伸而不屈者，其病在骨。胃瘴[①]。

【灵】人有八虚，各何以候？曰：以候五脏。肺心有邪，其气留于两肘；肺脉自胸之中府，入肘之侠白等穴。心脉自腋之极泉，行肘之少海等穴。肝有邪，其气流于两腋；肝脉布胁肋，行腋下期门等穴。此独作流，余皆留字。脾有邪，其气留于两髀；脾脉上膝股内前廉。《经筋篇》：上循阴股，结于髀。肾有邪，其气留于两腘。膝后曲处。肾脉上出腘出内廉。凡此八虚者，皆机关之室，真气之所以过，血络之所游，邪气恶血，固不得住留，住留则伤经络骨节，机关不得屈伸，故病挛也。《邪客》

【灵】诊目痛，赤脉从上下者，太阳病；从下上者，阳明病；火热则有赤脉。《经筋篇》：太阳为“目上纲”，阳明为“目下纲”。从外走内者，少阳病。少阳脉行目外眦，瞳子之分。婴儿病，其头毛皆逆上者，必死。血不能濡，如草木将死，枝叶先枯也。《论疾诊尺》

【素】阴盛则梦涉大水恐惧，阳盛则梦大火燔灼，阴阳俱盛则梦相杀毁伤；阴阳交争。上盛则梦飞，下盛则梦坠；甚饱则梦予，甚饥则梦取；按：饥饱梦饮食者多，亦犹便急而梦溺也。人之心劳者梦作苦；足酸者梦急行，亦其类也。肝气盛则梦怒，肺气盛则梦哭。肝志为怒，肺志为悲，此皆病梦也。《药广论》：梦，为相为因。尚未昼，梦之变。凡人之梦，病梦为多也。《灵枢·淫邪发梦篇》与此略同。本篇下文仍有一段，于义无当。故删之。《方盛衰论》亦有说梦一段，不录。《脉要精微论》

【灵】五脏身有五部：伏兔一；足阳明胃经穴，膝上六寸起肉，一曰膝盖上七寸，以左右各三指，按捺，上有肉起如兔状。腓二，腓者腨也；足肚，一名腨肠，足太阳膀胱经。背三，中督脉，左右四行，皆膀胱经脉。五脏之腧四；心、肝、脾、肺、肾五俞，皆膀胱经穴，膀胱虽主表，而十二俞内，通于五脏六腑。项五。亦督脉足太阳经。比五部有痈疽者，死。昂按：阳毒发起者尚可治，若阴毒不起者，断难治也。《寒热病》

【灵·胀论】夫胀者，皆在于脏腑之外，排脏腑而郭胸胁，胀皮肤。……营气循脉，卫气逆，为脉胀；卫气并脉循分为肤胀。马注：营气阴性精专，随宗脉行，不能为胀，惟卫气逆行，并脉循分肉，能为脉胀、肤胀。心胀者，烦心短气，卧不安；肺胀者，虚满而喘咳；肝胀者，胁下满而痛引小腹；脾胀者，善哕，四肢烦悗，体重不能胜衣，卧不安；肾胀者，腹满引背央央然，腰髀痛；胃胀者，腹满，胃脘痛，鼻闻焦臭，心为焦，火气也。妨于食，大便难；大肠胀者，肠鸣而痛濯濯，冬日重感于寒，则飧泄不化；小肠胀，少腹䐜胀，引腰而痛；膀胱胀者，少腹满而气癃淋闭；三焦胀者，气满于皮肤中，轻轻然而不坚；胆胀者，胁下痛胀，口中苦，善太息。

① 瘴：疑作“痹”。

【灵·水胀篇[1]】水与肤胀、鼓胀、肠覃、石瘕、石水，何以别之？曰：

水始起也，目巢上微肿，如新卧起之状，其颈脉动，时咳，阴股间寒，足胫肿，腹乃大，其水已成矣。以手按其腹，随手而走，如裹水之状，此其侯也。《五癃津液别论》曰：阴阳气道不通，四海闭塞，三焦不泻，津液不化，水谷并于肠胃之中，别于廻肠，留于下焦，不得入膀胱，则下焦胀，水溢则为水胀。

肤胀者，寒气客于皮肤之间，鼟鼟然不坚，腹大身尽肿，皮厚，按其腹，窅而不起，腹色不变，此其候也。

鼓胀何如？腹胀身皆大，大与肤胀等也，色苍黄，腹筋起，此其候也。以腹筋起与腹胀异。

肠覃何如？寒气客于肠外，与卫气相搏，气不得营，因有所系，癖而内着，恶气乃起，瘜肉乃生。其始生也，大如鸡卵，稍以益大，至其成，如怀子之状，久者离岁，历岁。按之则坚，推之则移，月事以时下。覃客肠外为气病，故月事时下。

石瘕生于胞中，寒气客于子门，子门闭塞，气不得通，恶血当泻不泻，衃以留止，衃音胚。凝血也。日以益大，状如怀子，月事不以时下，瘕在胞中为血病，故月事不下。皆生于女子，可导而下。

石水。经无明文。

【素·热论】今夫热病者，皆伤寒之类也。冬月感风寒而即发者，为正伤寒，或寒毒郁积于内，至春变为温病，至夏变为热病，然其始皆自伤寒致之，故曰“伤寒之类”。或愈或死，其死皆以六、七日之间，其愈皆以十日以上者何也？曰：巨阳者，诸阳之属也，太阳为诸阳之所宗属。其脉连于风府，故为诸阳主气也。风府，督脉穴，在脑后，督脉总督诸阳。

人之伤于寒也，则为热病，寒气怫郁，反发为热。热虽盛不死。热盛为在表，为阳证。其两感于寒而病者，必不免于死。一阴一阳，一脏一腑，表里俱病故死。

伤寒一日，巨阳受之，太阳主表，伤寒必由表传里，若郁久而成温病，则又有自内达外者。故头项痛，腰脊强。太阳脉从巅络脑，下项挟脊抵腰。

二日阳明受之，传入阳明，为表之里。阳明主肉，其脉扶鼻，起鼻頞，循鼻外。络于目，《经别篇》：阳明系目系。故身热目痛而鼻干，金燥故干。不得卧也。阳明主胃，胃不和则卧不安。

三日少阳受之，传入少阳，为半表半里。少阳主胆，其脉循胁络于耳，故胸胁痛而耳聋。

三阳经络皆受其病，而未入于脏者，故可汗而已。邪在三阳之络，尚属表，故宜汗。此脏字非五脏，乃三阴经也。马注：以三阴属五脏，故亦谓之脏。

四日太阳受之，阳邪传阴而入里。太阴脉布胃中，终于嗌，故腹满而嗌干。

五日少阴受之，少阴脉贯肾，络于肺，系舌本，故口燥舌干而渴。阳邪虽入里阴而皆为热症。

六日厥阴受之，厥用脉循阴器而络于肝，故烦满而囊缩。《灵枢·经筋篇》：

[1] 灵·水胀篇：原本无“灵”字，据上体例增入。

厥阴筋循阴股，结于阴器，伤于内则不起，伤于寒则阴缩入，伤于热则挺纵不收。昂按：阴症忌用寒药，然舌卷囊缩有寒极而缩者，宜用四逆、吴萸，火炙葱熨等法。又有阳明之热，陷入厥阴，阳明主润宗筋，宗筋为热所攻，弗荣而急，亦致舌卷囊缩。此为热极，宜大承气以泻阳救阴，不可不知。

三阴三阳，五腑六腑皆受病，荣卫不行，五脏不通，则死矣。《内经》言伤寒，分足经而不列手经，仲景《伤寒论》宗之，遂有"伤寒传足不传手"之说。昂按：仲景分经虽主于足，至其用药亦未当遗手经也。先正以麻黄、桂枝皆肺经药，承气、白虎亦三焦、大肠之药，至泻心汤则明言泻心矣。刘草窗曰：足太阳少阴属水，水得寒而冰；足阳明、太阴属土，土得寒而坼；足少阳、厥阴属木，木得寒而凋。故寒喜伤之。手六经则属火与金，火得寒而愈烈，金得寒而愈刚。故寒不能伤。创论新异。世多奇之。一阳子何东辨之曰：刘子将人身营卫经络上下截断，下一段受病，上段无干，失血气周流，瞬息罔间之旨矣。《内经》云：五脏六腑皆受病，谓五脏六腑而无手六经可乎？《经》又云：人之伤寒则为热病。既曰热，则无"水冰、土坼、木凋"之说，而有"金烁、火亢"之征矣。且列手经受病甚晰。见《医方集解》。

其不两感于寒者，七日巨阳病衰，头痛少愈。此亦七日来复之义。马注曰：世有"再传经"说，本篇及《伤寒论》原无此义，乃成无已注释之谬也。阳表阴里，自太阳以至厥阴，犹入户升堂以入室矣，厥阴复传太阳，尚有数经隔之，岂有远出而传之之理？本篇"衰"字最妙，谓初感之邪尚未尽衰，则可断非再出而传太阳也。

八日阳明病衰，身热少愈。

九日少阳病衰，耳聋微闻。

十日太阴病衰，腹减如故，则思食。

十一日少阴病衰，渴止不满，舌干已而嚏。嚏为阳气和利。

十二日厥阴病衰，囊纵，少腹微下，大气皆去，病日已矣。

治之各通其脏脉，病日衰已矣。其未满三日者，可汗而已；其未满三日者，可泄而已。此言表里之大凡也。伤寒有循经传者，有越经传者，有表里传里，有传二三经而止者，有始终止在一经者，故有八九日之而仍在表，有二三日即已传里，又有不由表而直中里首，可汗可泄，当审证察脉，不可执泥。王注：易日过多，但有表症而脉大浮数，犹宜发汗。日数虽少，即有里症，而脉沉细数，犹宜下之。

热病已愈，时有所遗者遗邪，何也？热甚而强食之，故有所遗也。若此者，皆病已衰而热有所藏，余热未尽。因其谷气相搏，两热相合，故有所遗也。脾胃尚弱，不能消谷。病热少愈，食肉则复，肉甚于谷，故病复。多食则遗，此其禁也。

两感于寒者，病一日，则巨阳与少阴俱病，则头痛，口干而烦满；二日则阳明与太阴俱病，则腹满身热，不欲食，谵言；三日则少阳与厥阴俱病，则耳聋囊缩而厥，水浆不入不知人，六日死。

五脏已伤，六腑不通，荣卫不行，如是之后，三日乃死何也？曰：阳明者，十二经脉之长也，其血气盛，阳明多血多气。故不知人，三日其气乃尽，故死矣。胃气绝乃死。

凡病伤寒而成温者，先夏至日者为病温，后夏至日者为病暑，暑当与汗皆出，勿止。

【素·疟论】夫笏疟皆生于风，王注：疟犹老也。杨上善云：此经或云疟疟。或但云疟，不必以日发，间日以定疟也。其畜作有时者，何也？曰：疟之始发也，先起于毫毛，伸欠毫毛属表，伸欠为阴阳相引乃作，寒慄鼓颔，腰脊俱痛，寒去则内外皆热，头痛如破，渴欲冷饮。

何气使然？曰：阴阳上下交争，虚实更作，阴阳相移也。阳病者，上行极而下；阴病者，下行极而上。阳虚生外寒，阴盛生内寒；阳盛生外热，阴虚生内热。故有交争更作，相移之患。阳并于阴则阴实而阳虚，阳明虚则寒慄鼓颔也；阳明胃脉循颅，出大迎，循颊里。巨阳虚则腰背头项痛；太阳经脉所过，按疟邪居半表半里，属少阳经。本篇言阳明、太阳而不及少阳，下文又曰三阳俱虚，盖太阳为开，阳明为合，少阳为枢也。又说太阳寒水，行身后为表；阳明燥金，行身前为表之里，邪在于中，近后膀胱水则寒，近前阳明燥金则热也。三阳俱虚，则阴气胜，阴气胜则骨寒而痛，阴主骨，寒主痛。寒生于内，故中外皆寒。阳虚外寒，阴盛内寒。阳盛则外热，阴虚则内热，外内皆热，阴寒既极，则复并出之阳，阳实阴虚，故外内皆热。则喘而渴，热伤气故喘，热伤津故渴。故欲冷饮也。此皆得之夏伤于暑，暑邪。热气盛，藏于皮肤之内，肠胃之外，此营气之所舍也，表之内，里之外，营气之所居，热伤营气，遇卫气应乃作。此指暑气。令人汗空孔疏，腠理开，因得秋气，汗出遇风，风邪。及得之以浴，水气湿邪舍于皮肤之内，与卫气并居，邪伤于卫。卫气者，昼行于阳，六阳经。夜行于阴，六阴经。此气得阳而外出，得阴而内薄，外出故热，内薄故寒。内外相搏，疟邪居半表半里，致内外相搏。是以日作。一日一发。

其气邪气之舍深，内薄于阴，阳气独发，阴邪内著，阴与阳争不得出，是以间日而作也。人有慓悍之气。行于大经之隧为卫气，邪气感人，藏于分肉，不与大经之气会遇则不发。邪气出于分肉，流于大经，邪正相遇，不能相容而交争则发矣。邪入于阳则感浅而道近，故日作。邪入于阴则感深而道远，阴邪与卫气相争，不能与卫气俱行，故间日作。

其作日晏与其日早者，何气使然？曰：邪气客于风府，循膂而下，脊两膀为膂，夹脊而下行至尾骶骨。卫气一日一夜大会于风府，督穴在项后，入发际一寸，项骨有三椎，其下乃是大椎，又名百劳。大椎以下，至尾骶有二十一节，共二十四节，云应二十四气。疟一日行一节，其明日日下一节，故其作也晏，阳邪传入阴分，则作日晏。此先客于脊背也，每至于风府，则腠理开，开则邪气入，入则病作，以此日作稍晏①也。日下一节，则上会风府也益迟。其出于风府，日下一节，二十五日下至骶骨，脊骨尽处。二十六日入于脊内，复行上脊。注于伏膂之脉。王注：谓膂筋之间，肾脉之伏行者也。《甲乙经》作太冲之脉，巢元方

①晏：明·顾刻本《黄帝内经素问》晏字前尚有一“益”字。

作伏冲，谓冲脉之上行者也。按：冲脉入肾之络，亦与肾脉并行。张注作伏冲、膂筋二脉。其气上行，九日出于缺盆之中，足阳明穴，肩下横骨陷中。其气日高，故作益早也。阴分传出阳分，则作日早，病易愈矣。其间日发者，由邪气内薄于五藏，疟有经疟、脏疟，邪深者则入肚。横连募原也，鬲膜之原。其道远，其气深，其行迟，不能与卫气俱行，不得皆出，故间日乃作也。

卫气日下一节，其气之发也，不当风府，其日作者奈何？曰：虚实不同，邪中异所，则不得当其风府也。故邪中于头项者，气至头项而病；中于背者，气至背而病；中于腰脊者，气至腰脊而病；中于手足者，气至手足而病。卫气之所在，与邪气相合，则病作。故风无常府，卫气之所发，必开其腠理，邪气之所合，则其府也。

夫风风疟之与疟也，相似同类，而风独常在，疟得有时而休者何也？曰：风气留其处，故常在；疟气随经络沉以内薄，故卫气应乃作。昂按：卫为阳主表，疟疾虽有陷入阴经者，然必待卫气应乃作，是为阴中有阳，故虽甚而不至于杀人也。《灵枢・岁露论》与此篇略同。

疟先寒而后热者何也？夏伤于大暑，其汗大出，腠理开，因遇夏气凄沧之水寒，《甲乙》、《太素》并作小寒，阴邪。风者阳气也，阳邪。先伤于寒而后作于风，故先寒而后热也，病以时作，名曰寒疟。

先热而后寒者何也？此先伤于风，而后伤于寒，故先热而后寒也，亦以时作，名曰温疟，其但热而不寒，阴气先绝，阴气独发，则少气烦冤，手足热而欲呕，名曰瘅疟。

温疟者，得之冬中于风，寒气藏于骨髓之中，至春则阳气大发，邪气不能自出，因遇大暑，脑髓烁，肌肉消，腠理发泄，或有所用力，邪气与汗皆出，此病藏于肾，经其气先从内出之于外也。昂按：此即春温之症，寒气积久自内达外，非犹伤寒之由表传里也。王安道曰：每见治温热病，误攻其里，亦无大害，误发其表，变不可言，此足明其热之自内达外矣。如是者，阴虚而阳盛，阳盛则热矣，衰则气复反入，入则阳虚，阳虚则寒矣，故先热而后寒，名曰温疟。

瘅疟者，肺素有热，气盛于身，厥逆上冲，中气实而不外泄，因有所用力，腠理开，风寒舍于皮肤之内，分肉之间而发，发则阳气盛，阳气盛而不衰，则病矣。其气邪气不及于阴，故但热而不寒，气内藏于心。昂按：此病当是肺瘅、心瘅之类，与前脾瘅、胆瘅同，瘅，热也。而外舍于分肉之间，令人消烁脱一作肌肉，故命曰瘅疟。李士材曰：温疟舍于肾，瘅疟舍于肺与心，温疟即伤寒也。故《伤寒论》有温疟一症，瘅疟则火盛乘金，阴虚阳亢，两者皆非真疟也。

夫疟之始发也，阳气并于阴，当是之时，阳虚而阴盛，外无气，故先寒慄也。阳气逆极，则复出之阳，阳与阴复并于外，则阴虚而阳实，故先热而渴。王注：阴盛则胃寒，故战慄；阳盛则胃热，故欲饮。夫疟气者，并于阳则阳胜，并于阴则阴胜，阴胜则寒，阳胜则热。疟者风寒之气不常也，病极则复，发已则复如平人，如后文极则阴阳俱衰也。至病之发也，至字有连上句，读者言寒热复至，今从王氏。如火之热，如风雨不可当也，故经言曰：方其盛时必毁，方盛而泻之，必毁伤真气。因其衰也，事必大昌，此之谓也。

夫疟之未发也，阴未并阳，阳未并阴，因而调之，真气得安，邪气乃亡，故工不能治其已发，为其气逆也。疟正发时，不可服药，若服药，则寒药助寒，热药助热，反增其病。

疟气者，必更盛更虚，当气之所在也。病在阳则热而脉躁，在阴则寒而脉静，极则阴阳俱衰，卫气相离，故得休；卫气集则复病也。

时有间二日，或至数日发，或渴、或不渴何也？其间日者，邪气与卫气客于六腑，而有时相失不能相得，故休数日乃作也。

疟者，阴阳更胜也，或甚或不甚，故或渴或不渴。阳盛则渴，阴盛则不渴。

疟之且发也，阴阳之且移也，必从四末始也。手足十指为三阴三阳经脉所从起，故后《刺疟篇》曰：诸疟而脉不见，刺十指间出血，血出必已。

以其秋病者寒甚，秋气凛烈。以冬病者寒不甚，阳气内藏。以春病者恶风，阳方升而腠理开。以夏病者多汗。气热而津外泄。

【素·刺疟篇[①]】足太阳之疟，令人腰痛头重，寒从背起，经脉所过。先寒后热，熇熇暍暍音竭然热貌，热止汗出难已。

足少阳之疟，令人身体解㑊，寒不甚，热不甚。即解㑊也。恶见人，胆木盛刚克胃土。胃热甚则恶人。见人心惕惕然，胆虚。热多汗出甚。

足阳明之疟，令人先寒洒淅，洒淅寒甚，阳虚生外寒。久乃热，热去汗出，喜见日月光、火气乃快然。阳明多血多气，热盛则恶人与火，令反喜之者，胃虚故也。

足太阴之疟，令人不乐，好太息，脾不运而气不舒。不嗜食，多寒热，脾虚恶寒，胃虚恶热，故疟疾又谓之脾寒。汗出病至则善呕，脾脉络胃挟咽。呕已乃衰。

足少阴之疟，令人呕吐甚，肾脉贯膈入肺，循喉咙。多寒热，热多寒少，水衰火王。欲闭户牖而处，其病难已。阳明胃脉病，欲独闭户牖而处，今胃病见肾中，为土刑于水，故难已。

足厥阴之疟，令人腰痛，小便不利，如癃状，癃闭，厥阴脉环阴器，抵小腹。非癃也，数便意恐惧，气不足，肝气有余则怒，不足则恐。腹中悒悒。木气不舒。昂按：伤寒言足经而不及手经，本篇论疟亦言足而不及手经，岂疟邪亦传足不传手乎？抑足经可以该手经？篇后言腑疟仅胃腑，而不及他腑，又岂以胃为六腑之长乎？

肺疟者，令人心寒，肺为心盖，脉入心中，邪反乘其胜已。寒甚热，肺主皮毛主表，亦能作寒作热。热间善惊，肝主惊。而金克木。如有所见者。心气不足，肺邪有余。

心疟者，令人烦心，甚欲得清水，反寒多不甚热。寒多不甚热，而嗜水未详。按《太素》云：欲得清水反寒多，寒不甚，热甚也。

肝疟者，令人色苍苍然，太息，本气不舒。其状若死者。生气不荣。

脾疟者，令人寒，脾虚恶寒。腹中痛，热则肠中鸣，火气冲击。鸣已汗出。

---

①素·刺疟篇：原本篇目前无“素”字，据《内经》补。

热蒸为汗。

肾疟者，令人洒洒然，寒意。腰脊痛，腰为肾府，膀胱与肾相表里，脉贯腰脊。宛转大便难，肾主二便。目眴眴然，水亏。手足寒。阳虚。

胃疟者，令人且病也，善饥而不能食，胃热故善饥，脾虚故不能食。食而支满腹大。脉循腹里。

诸疟而脉不见，刺十指间出血，血出必已。刺井穴，脉始出处。

【素·咳论】肺之令人咳何也？肺属金而主气，其变动为咳。曰：五脏六腑皆令人咳，非独肺也。张注：五脏六腑之邪，皆能上归于肺而为咳也。皮毛者，肺之合也，皮毛先受邪气，邪气以从其合也。共寒饮食入胃，皮毛受寒为外伤寒，食寒饮冷为内伤寒，今人惟知外伤寒，而不知有内伤寒。讹为阴症者是也，不读《内经》乌能知此？从肺脉上至于肺则肺寒，肺恶寒。肺寒则外内合邪，因而客之，则为肺咳。五脏各以其时受病，非其时各传以与之。时，王月也，非其时则各传与肺而作咳。昂按：心、小肠、肝、胆、三焦之火，脾、肾、膀胱之湿，胃、大肠之燥，传入于肺皆能作咳，不独风寒也。马注：作肺传邪于五脏而咳。李士材宗之。谬观篇首，肺之令人咳，篇后关于肺二语，则咳之必由于肺明矣。时感于寒则受病，微则为咳，凡伤风寒，以咳嗽者为轻。甚者为泄、为痛。寒邪入里，则为泄为痛。不传于肺而不作咳矣。乘秋则肺先受邪，乘春则肝先受之，乘夏则心先受之，乘至阴四季则脾先受之，乘冬则肾先受之。张注：言先受者，谓次则传及于肺作咳也。昂按：若不传则各为本脏之病，若移邪于他脏，则又为他病矣。

肺咳之状，咳而喘息有音，肺藏气而主喘主音。甚则唾血。肺络伤则唾血，此本经自病。

心咳之状，咳则心痛，喉中介介如梗状，甚则咽肿喉痛。此五脏移邪。心脉挟咽，火旺克金。

肝咳之状，咳则两胁下痛，肝脉布胁肋，上注肺。甚则不可以转，转则两胠即胁下满。

脾咳之状，咳则右胁下痛，脾主右。阴阴引肩背，俞在肩背。甚则不可以动，动则咳剧。

肾咳之状，咳则腰背相引而痛，肾脉入肺贯脊，腰为肾府。甚则咳涎。脾为涎，肾为唾，涎唾相近。马注：东垣治五脏咳，肺用麻黄汤，心用桔梗汤，肝用小柴胡汤，脾用升麻汤，肾用麻黄附子细辛汤。虽未必尽中，姑备采择。

五脏之久咳，乃移于六腑。脾咳不已，则胃受之，胃咳之状，咳而呕，胃寒则呕。呕甚则长虫出。

肝咳不已，则胆受之，胆咳之状，则呕胆汁。肺咳不已，则大肠受之，大肠咳状，咳而遗矢。《甲乙》作失。大肠为传导之官，寒入则遗矢。

心咳不已，则小肠受之，小肠咳状，咳而失气，气与咳俱失。气下奔而出屁。

肾咳不已，则膀胱受之，膀胱咳状，咳而遗溺。

久咳不已，则三焦受之，三焦咳状，咳而腹满。不欲饮食，上中二焦。脉循胃口。此皆聚于胃，胃为五脏六腑之海。关于肺，昂按：肺主气又属金，主声，故咳必由于肺也。凡伤风寒而咳嗽者为轻，以肺主皮毛而在表也。若风寒伤经络脏腑，而不传于肺则不咳，不咳者重，如真伤寒类伤寒之属是也。又有久病火热伤肺，而为咳痰咳血，声哑声嘶者，此病久，传变之咳，亦重症也。使人多涕唾，凡咳嗽必多涕唾。而面浮肿，气逆也。气逆故咳而面亦肿。马注：东垣治六腑咳，胃用乌梅丸；胆用黄芩加半夏生姜汤；大肠用赤石脂禹余粮汤、桃花汤，不止，用猪苓汤分水；小肠用芍药甘草汤；膀胱用茯苓甘草汤；三焦用钱氏异功散。

【素·举痛论】举痛者，举风痛而为言也，吴鹤皋改作卒，亦有痛而不卒者又何以说焉？

经脉流行不止，环周不休，寒气入经而稽迟，泣涩而不行，客于脉外则血少，客于脉中则气不通，故卒然而痛。其痛或卒或而止者，或痛甚不休者，或痛甚不可按者，或按之而痛止者，或按之无益者，或喘动应手者，或心与背相引而痛者，或胁肋与少腹相引而痛者，或腹痛引阴股者，或痛宿昔而成积者，或卒然痛死不知人，有少间复生者，或痛而呕者，或腹痛而后泄者，或痛而闭不通者。

寒气客于脉外则脉寒，脉寒则缩踡，缩踡则脉绌急，逢寒则急。绌急则外引小络，故卒然而痛，得炅则痛立止，炅，音炯，热也。热则血气行而寒邪散。因重中于寒，则痛久矣。

寒气客于经脉之中，与炅气相薄则脉满，脉满则痛而不可按也。

寒气客于肠胃之间，膜原之下，鬲之膜，肓之原。血不得散，寒则血凝。小络急引故痛。按之则血气散，故按之痛止。

寒气客于挟脊之脉，督脉。则深按之不能及，故按之无益也。

寒气客于冲脉，冲脉起于关元，穴在脐下三寸，其本起于肾下，由关元而上。随腹直上，会于咽喉。寒气客则脉不通，脉不通则气因之，故喘动应手矣。冲脉与少阴肾脉并行，少阴之气因之上满，故喘动应手。

寒气客于背俞之脉，背之心俞。则脉泣，脉泣则血虚，血虚则痛，其俞注于心，心主血，背俞属膀胱经，凡五脏六腑之俞皆属膀胱经，而内通于脏腑。故相引而痛。按之则热气至，热气至则痛止矣。

寒气客于厥阴之脉，厥阴之脉者，络阴器，系于肝，寒气客于脉中则血泣脉急，故胁肋与少腹相引痛矣。肝脉布胁肋，抵小腹。厥气客于阴股，厥阴脉循阴股。寒气上及少腹，血泣在下相引，故腹痛引阴股。

寒气客于小肠膜原之间，络血之中，血泣不能注于大经，血气稽留不得行，故宿昔而成积矣。按：此即今之小肠气也。

寒气客于五脏，厥逆上泄呕吐，阴气竭，阳气未入，故卒然痛死不知人，气复返则生矣。

寒气客于肠胃，厥逆上出，故痛而呕也。此为寒呕，亦有胃热上冲而呕者。

寒气客于小肠，小肠不得成聚，故后泄腹痛矣。小肠为受盛之官，寒客之故不能成聚，传入大肠而泄也。热气□[①]于小肠，肠中痛、瘅热焦渴，则坚干不得出，热伤津。故痛而闭，不通矣。通则不痛，痛则不通。

视其五色，黄赤为热，白为寒，青黑为痛。

百病生于气也。怒则气上，喜则气缓，悲则气消，恐则气下，寒则气收，炅则气泄，惊则气乱，劳则气耗，思则气结，九气不同，何病之生？曰：

怒则气逆，甚则呕血，火逼血，随气而上升。乃飧泄，木上盛克土，故下为飧泄。故气上矣。

喜则气和志达，荣卫通利，故气缓矣。和缓。

悲则心系急，肺布叶举，肺叶随心系而开布张举。而上焦不通，荣卫不散，上焦宗气不得布散于荣卫。热气在中，则气消矣。热伤气。

恐则精却，恐伤肾，故精气却退。却则上焦闭，闭则气还，还则下焦胀，不能上行还而为胀。故气不行矣。新校正云："气不行"当作"气下行"。

寒则腠理闭，气不行，故气收矣。王注：腠谓津液渗泄之所。理谓文理逢会之中。昂按：凡伤寒必卫气闭拒。故治寒疾者，多用发散之剂。

炅则腠理开，荣卫通，汗大泄，故气泄矣。

惊则心无所倚，神无所归，虑无所定，故气乱矣。

劳则喘息汗出，外内皆越，越其常度。故气耗矣。

思则心有所存，神有所归，正气留而不行，故气结矣。志之所至，气亦至焉。

【素·风论】风之伤人也，或为寒热，或为热中，或为寒中，或为疠癞风，或为偏枯，或为风也，下文诸风。其病各异。其名不同，或内至五脏六腑，愿闻其说。曰：

风气藏于皮肤之间，内不得通，外不得泄，此风邪初感于表，玄府封闭，故内不得通，外不得泄。昂按：寒邪有饮冷而内伤者，风邪则俱从外入。风者善行而数变，腠理开则洒然寒，闭则热而闷，风内郁而为热。其寒也则衰饮食，胃中寒则食少。其热也则消肌肉，热入内则肉消。故使人怢音突慄寒意而不能食，名曰寒热。

风气与阳明入胃，循脉而上至目内眦，其人肥则风气不得外泄，则为热中而目黄；风内郁而为热为黄。人瘦则外而寒，则为寒中腠理疏而外泄，故中寒而泣出多泪。

风气与太阳俱入，行诸脉俞，脏腑十二俞穴皆在眦而属太阳经。散于分肉之间，卫气行处。与卫气相干，其道不利。风气与卫气相搏。为所持阻。故使肌肉愤䐜音嗔而有疡疮痈，卫气有所凝而不行，故其肉有不仁也。卫气久不流通则肉顽痹，不知痛痒。

疠者，有荣气热胕，腐同：荣行脉中，风入营血变为热，而血肉腐坏。其气不清，故使其鼻柱坏鼻为呼吸出入之处。而色败，皮肤疡溃。风寒客于脉而不

①□：原文缺字。

去，名曰疠风，或名曰寒热。王注：始为寒热，成为疠风。

以春甲乙属木伤于风者为肝风；以夏丙丁属火伤于风者为心风；以季夏戊己属土伤于邪者为脾风；以秋庚辛属金中于邪者为肺风；以冬壬癸属水中于邪者为肾风。

风中五脏六腑之俞穴俞，亦为脏腑之风，故有中经、中腑、中脏之来。各入其门户所中，则为偏风。或左或右，或上或下，偏中一处则为偏枯。

风气循风府而上，脑后穴名。则为脑风。风入系头，则为目风眼寒。眼当畏寒。目在前而系在脑后，故曰系头。《灵枢·终始篇》：足太阳有通顶入脑者，正属目，本名曰眼系，头目苦痛取之。饮酒中风，则为漏风。入房汗出中风，则为内风。令人遗精、咳血、寝汗、骨蒸。新沐中风，则为首风。久风入中，则为肠风便血飧泄。食不化而泄泻。外在腠理，则为泄风。多汗。

故风者，百病之长也，至其变化，乃为他病也，无常方，然致有风气也。致有风气诸病。

肺风之状，多汗恶风，伤寒无汗，伤风有汗。故伤风皆有汗恶风，汗出皮腠疏，故恶风，色皏音烹，上声然白，时咳短气，本经病。昼日则差，暮则甚。暮则阳气入里，风内应之，故甚。或日昼则肺垂而顺，夜则偏壅。诊在眉上，其色白。眉上阙庭之部。《灵枢·五色篇》：阙中者，肺也。

心风之状，多汗、恶风，焦绝善怒吓，赤色，病甚则言不可快，心脉挟咽喉而主舌，风中之故难言。诊在口唇，其色赤。

肝风之状，多汗恶风，善悲，悲为肺志，金来克木，色微苍，嗌干，脉循喉咙。善怒，肝志怒。时憎女子，肝脉络阴器而主筋，肝衰则恶色。凡阳痿者，皆筋衰也。诊在目下，其色青。

脾风之状，多汗恶风，身体怠惰，四肢不欲动，脾主四肢。色薄微黄，不嗜食，诊在鼻上，其色黄。鼻居中央，主土。

肾风之状，多汗恶风，面痝然浮肿，肾在水则面肿，有风面亦肿。《平人气象论》：面肿曰风。脊痛肾脉贯脊。不能正立，骨衰。其色炲，音台，黑色。隐曲不利，肾精衰则不能交接。诊在肌上，精衰则肌不泽。其色黑。

胃风之状，颈多汗恶风，胃脉从颐循喉咙。下缺盆。食饮不下，鬲塞不通，胃脉下鬲属胃，络脾。腹善满，脉循腹里。失衣则䐜胀，外寒则胀。食寒则泄，诊形瘦而腹大。

首风之状，头面多汗恶风，当先风一日则病甚，人身阳气外应于风。头痛不可以出内，至其风日则病少愈。

漏风之状，或多汗，常不可单衣，汗多腠疏，故常畏寒。马注：作畏热，虽衣亦欲却之。昂按：既云畏热，下何以又恶风乎？食则汗出，甚则身汗，喘息恶风，衣常濡，口干善渴，外多汗则中干。不能劳事，漏风，即酒风也。《病能论》有夹身热解堕，汗出如浴，恶风少气，病名酒风。

泄风之状，多汗，汗出泄衣上，口中干，上渍，其风不能劳事，身尽痛则寒。有"风"改"痛"。汗多亡阳故寒。

按：《素问》、《风论》、《痹论》、《痿论》分为三篇，病原不同，治法亦异，今世多混同论治，故丹溪著论辨之。又按：中风大法有四：一曰偏枯，半身不遂也；二曰风痱，身无痛痒，四肢不收也；三曰风癔，奄忽不知人也；四曰风痹，诸痹类风状，大抵风、痹、痿、厥四症多有相似之处。

又按：《灵枢·寿夭刚柔篇》：病在阳者曰风病，在阴者曰痹，阴阳俱病曰风痹。病有形而不痛者，阳之类；无形而痛者，阴之类也。

【素·痹论】风、寒、湿三气杂至，合而为痹也。合中有分，分中有合。其风气胜者为行痹，三气各以一气主痹，合中有分。风者，善行数变，故走易不定为行痹，俗谓之流火①。寒气胜者为痛痹，阴寒为痛。湿气胜者为着痹也。着而不移。

其有五者何也？以冬遇此者为骨痹，肾主骨，此指风、寒、湿也。《灵枢·长刺节论》②：骨重不可举，骨髓酸痛名骨痹。以春遇此者为筋痹，肝主筋。《长刺节论》：筋挛骨痛不可以行，名筋痹。以夏遇此者为脉痹，心主脉。以至阴四季遇此者为肌痹，脾主肌肉。《长刺节论》：肌肤尽痛名曰肌痹。以秋遇此者为皮痹。肺主皮。

内舍五脏六腑，何气使然？曰：五脏皆有合，病久而不去者，内舍于其合也。如肝合筋，心合脉等，凡病皆然，久而内舍，则为脏腑之痹矣。故骨痹不已，复感于邪，内舍于肾。经邪入脏，下同。筋痹不已，复感于邪，内舍于肝。脉痹不已，复感于邪，内舍于心。肌痹不已，复感于邪，内舍于脾，皮痹不已，复感于邪，内舍于肺。

所谓痹者，各以其时，气王之月。重感于风寒湿之气也。

肺痹者，烦满王海藏曰：烦出于肺，盖心火旺则金燥也。喘而呕。肺主气故喘，循胃口故呕。

心痹者，脉不通，心主脉。烦则心下鼓，火扰故烦，血不足则心下鼓动。暴上气而喘，心脉上肺，火盛克金，故上气而喘。嗌干心脉循咽。善噫，心为噫，厥气上则恐。肾志恐。肾水上逆而凌心。

肝痹者，夜卧则惊，肝主惊，寐则神藏于肝。多饮数小便，上为引如怀。肝脉环阴器，抵小腹，故便数，痛引小腹，状如怀妊。

肾痹者，善胀，肾者胃之关，关门不利故胀。尻以代踵，脊以代头，尻，苦高，臀也。肾脉起足下，足不能行而以尻代之；肾脉贯脊，头反下而脊高，皆踡屈之状也。

脾痹者，四肢解堕，脾主四肢。发咳呕汁，上为大塞。脾脉络胃，上鬲挟咽，故呕咳而上焦隔塞。

肠痹者，数饮而出不得，肠中有热，故多饮而小便复难。中气喘争，时发飧泄。邪正奔喘交争，时或通利，则又为飧泄。

胞痹者，少腹膀胱按之内痛，若沃以汤，涩于小便，膀胱在少腹之内，胞在膀胱之内，胞受风寒湿气，郁而为热故然。上为清涕。精室与髓海相通，小便既

①流火：乃地方俗称之病名。

②《灵枢·长刺节论》：当是《素问》一书篇名。

涩，太阳经气不得下行，故上塞其脑，而为清涕。

阴气者，静则神藏，躁则消亡。五脏皆属阴而藏神。王注：此言五脏受邪而为痹也。饮食自倍，肠胃乃伤。王注：此言六腑受邪而为痹也。脏以躁动致伤，腑以饮食见损。

淫气气妄行而过者喘急，痹聚在肺；淫气忧思，痹聚在心；淫气遗溺，痹聚在肾；淫气竭乏，阴血枯竭。痹聚在肝；淫气肌绝，肌气阻绝，不知痛痒，痹聚在脾。

诸痹不已，亦益内也。即前内合数条。

其风气胜者，其人易已也。风为阳邪，寒湿为阴邪。其入脏者死，一脏痹，则五脏不能流通，故死。其留连筋骨间者痛久，其留皮肤间者易已。

六腑亦各有俞，俞穴。王注：谓膀胱经六俞，内通六腑。马注：凡六腑之穴，皆可入邪。风寒湿气中其俞，而食饮以应之，饮食失节。循俞而入，各舍其腑也。六腑痹。昂按：六腑前文只列肠痹、胞痹，三焦有名无形，胆附于肝，胃为脏腑之海，故不复别言痹也。

痹，或痛、或不痛，或不仁，或寒、或热、或燥、或湿，何也？曰：痛者，寒气多也，有寒故痛也。阴寒凝聚而作痛。其不痛不仁者，病久入深，营卫之行涩，气血不足。经络时疏空疏故不痛。《素问》作"不通"，疑误。《甲乙经》作"不痛"，今从之。不痛者重。皮肤不营，无血充养。故为不仁。顽痹麻木，其寒者，阳气少，阴气多，与病相益，故寒也；本感寒湿，而阴气复益之。其热者，阳气多，阴气少，病气胜，阳遭阴，故为痹热。风为阳邪，卫气又胜，阴不能胜阳。其多汗而濡者，此其逢湿甚也，阳气少，阴气盛，两气相感，阴气湿气。故汗出而濡也。

痹病不痛何也？痹在于骨则重，在于脉则凝而不流，在于筋则屈不伸，在于肉则不仁，在皮则寒，故具此五者，故不痛也。痛则血气犹能周流，五者为血气不足，皆重于痛，故不复作痛，诸解欠明。

凡痹之类，逢寒则急，寒则筋急，急字《素问》作"虫"。王注：虫行皮中。《甲乙经》作急，今从之。逢热则纵。热则筋弛。故《痿论》专言热。

营卫之气，亦令人痹乎？曰：营者，水谷之精气也，和调于五脏，六阴经。洒陈于六腑，六阳经。乃能入于脉也。《正理论》曰：谷入于胃，脉道乃行，水入于经，其血乃成。故循脉上下，贯五脏，络六腑也。荣行脉中。

卫者，水谷之悍气也，其气慓疾滑利，不能入于脉也。卫生脉外。故循皮肤之中，分肉之间，肉之腠理，薰于膏膜，膏肓膈膜。散于胸腹。此卫气所行之处。《灵枢·本藏篇》：卫气者，所以温分肉，充皮肤，肥腠理，司开合者也。逆其气则病，二气有所阻逆。从顺也其气则愈，不与风寒湿气合，故不为痹。

【素·痿论】肺热叶焦，则皮毛虚弱急薄，着则生痿躄也。肺主皮毛，传精布气，肺热叶焦，则不能输精于皮毛，故虚弱急薄，皮肤燥着而痿躄不能行，犹木皮剥则不能行津于枝干而枯也。

心气热，则下脉厥而上，心热盛则火独光，肾脉下行者，随火厥逆而上。上则下脉虚。虚则生脉痿，心主脉。枢折挈，枢纽之间，如折如挈。胫纵而不任地也。

肝气热，则胆泄口苦，胆为肝之府，热则胆汁溢。筋膜干，筋膜干则筋急而挛，发为筋痿。肝主筋。

脾气热，则胃干而渴，不能为胃行其津浪。肌肉不仁，不知痛痒。发为肉痿。脾主肉。

肾气热，则腰脊不举，腰为肾府，肾脉贯脊。骨枯而髓减，发为骨痿。肾主骨。

何以得之？曰：肺者，脏之长也，为心之盖也，有所失亡，所求不得，则发肺鸣，心志不遂，火上炎而烁肺，金受火克，故喘息有音也。鸣则肺热叶焦，故五脏因肺热叶焦，发为痿躄也。肺者相傅之官，为气之主，治节出焉。人身之运动皆由于肺，肺热叶焦则气无所主，而失其治节，故痿躄而手足不随也。悲哀太甚，则胞络绝，绝则阳气内动，胞络属心，而络于胞中，悲则心系急，肺布叶举，胞络阻绝，卫气不得外出而内动。发则心下崩，数溲溺血也。故大经空虚，亡血故虚。发为肌痹，传为脉痿。先为肌肉顽痹，次为脉痿，胫不任地。

思想无穷，所愿不得，意淫于外，妄想。入房太甚，宗筋弛纵，发为筋痿，及为白淫。白物淫溢而下，浊带之类。生于肝，肝主筋，使内也。房劳。

有渐于湿，渐渍水湿。以水为事，好饮酒浆。若有所留，水湿留着，居处有湿，肌肉濡渍，痹而不仁，发为肉痿，得之湿地也。地之湿气感则害皮肉筋脉。

有所远行劳倦，逢大热而渴，渴则阳气内伐，内伐则热舍于肾，肾者水脏也，今水不胜火，则骨枯而髓虚，故足不任身，发为骨痿。生于大热也。肾恶燥。

肺热者，色白而毛败；心热者，色赤而络脉溢；肝热者，色苍而爪枯，爪者筋之余。脾热者，色黄而肉蠕音茹动；肾热者色黑而齿槁。齿者骨之余。

治痿者独取阳明，何也？阳明者，五脏六腑之海，胃为水谷之海，主闰润宗筋，阴毛横骨上下之竖筋，络胸膜，经腹背，上头项，下髋臀。宗筋主束骨而利机关也。冲脉者，经脉之海也，受十二经之血，为血海。主渗灌谿谷肉之大会为谷，小会为谿，与阳明合于宗筋，冲脉循腹，挟脐旁五分而上，阳明脉挟肋旁一寸五分而上，宗筋脉于中。阴阳三阴三阳总宗筋之会，会于气街阴毛两旁动脉处，而阳明为之长，皆属于带脉，而络于督脉。带脉起于季肋，周回一身，如束带然。阳明与带脉相属而复络于督脉。故阳明虚，则宗筋纵，带脉不引。故阳明虚，则宗筋纵，带脉不引，故足痿不用也。不为人用。

【素·厥论】阳气衰于下，则为寒厥；阴气衰于下，则为热厥。下不足则厥逆而上。

热厥之为热也，必起于足下者，何也？阳气起于足五指之表，足三阳脉。阴脉者，集于足下而聚于足心，足三阴脉。故阳气胜，则足下热也。阴不足。

寒厥之为寒也，必从五指而上于膝者，何也？阴气起于足五指之里，足三阴脉。集于膝下而聚于膝上，故阴气胜，则从五指至膝上寒，其寒也，不从外，皆从内也。阴盛生内寒，不由外感。

寒厥何失而然？前阴者，宗筋所聚，太阴、阳明之所合也。脾胃之脉皆辅宗筋。《甲乙经》作厥阴者，众筋之所聚，亦自一说。春夏则阳气多而阴气少，秋冬则阴气盛而阳气衰，此人者质壮，以秋冬夺于所用，多欲夺阴。下气上争不能复，不能归经。精气溢下，阴精下泄。邪气因从之而上也，气因于中，寒从内发，即前不从外之意。张注：言人之气出中焦，水谷所生亦通。阳气衰，不能渗营其经络，阳气日损，阴气独在，故手足为之寒也。

热厥何如而然也？酒入胃中，则络脉满而经脉虚，脾主为胃行其津液者也，阴气虚则阳气入，阳主卫外，阴虚则阳内伐，所谓阴不足则阳凑之也。阳气入则胃不和，胃不和则精气竭，不能生精生气。精气竭则不营其四肢也。此亦独取阳明之义。此人必数醉若饱以入房，气聚于脾中不得散，酒气与谷气相薄，热盛于中，故热偏于身，内热而溺赤也。夫酒气盛而慓悍，肾气日衰，耗其阴精。阳气独胜，故手足为之热也。

厥，或腹满，或暴不知人，或至半日，远至一日乃知人者，何也？阳气盛于上则下虚，下虚则腹胀满，寒盛则胀。阳气盛于上，则下气重上，而邪气逆，逆则阳气乱，阳气乱则不知人也。热盛则不知人。

巨阳之厥，则肿首头重，足不能行，脉上巅下腘贯腨。发为眴仆。上重下轻。

阳明之厥，则癫疾欲走呼，腹满不得卧，面赤而热，妄见妄言。昂按：阳明多血多气，详本症病皆有余，与湿而厥者不同。

少阳之厥，则暴聋颊肿而热，胁痛，䯒足骨。不可以运。皆经脉所过。

太阴之厥，则腹满䐜胀，后不利，不饮食，食则呕，不得卧。皆脾病兼胃。

少阴之厥，则口干溺赤，肾热。满心痛。脉络注心胸中。

厥阴之厥，则少腹肿痛，脉抵小腹。腹胀，肝主胀。为木盛克土，泾溲不利，肝火。好卧屈膝、筋衰。阴缩肿，胻内热。脉络阴器，上腘内廉。

【灵】夫百病者，多以旦慧昼安，夕加夜甚，何也？曰：春生夏长，秋收冬藏，是气之常也，人亦应之。以一日分为四时，朝则为春，日中为夏，日入为秋，夜半为冬。朝则人气始生，病气衰，故旦慧；日中人气长，长则胜邪，故安；夕则人气始衰，邪气始生，故加；夜半人气入脏，邪气独居于身，故甚也。

其时有反者何也？是不应四时之气，独主其病者，一脏独主其病，故不能应一日分四时之气。是必以脏气之所不胜时者甚，如脾病不能胜旦之木，肺病不能胜昼之火，肝病不能胜夕之金，心病不能胜夜之水，故至其时反加甚也。以其所胜时者起也。如肺气能胜旦之木，肾气能胜昼之火，心气能胜夕之金，脾气能胜夜之水，至其所胜之时，则慧且安，不能拘于“旦慧昼安，夕加夜甚”之说也。《顺气一日分为四时》

卷　三

脉要第四

【素】人一呼脉再动，一吸脉亦再动，呼吸定息脉五动，闰以太息，命曰平人。《灵枢·脉度》、《五十营》等篇：人身脉长一十六丈二尺，一呼脉行三寸，一吸脉行三寸，昼夜一万三千五百息。气行五十营，漏水下百刻，凡行八百一十丈，即一十六丈二尺而积之也。《难经》曰：呼出心与肺，吸入肾与肝，呼吸之间，脾受谷味也。其脉在中，是五动，亦以应五脏也。平人者，不病也，常以不病调病人，医不病，故为病人平息以调之为法。

人一呼脉一动，一吸脉一动，曰少气。《脉诀》以为败脉，《难经》以为离经脉，正气衰也。人一呼脉三动，一吸脉三动而躁，躁，动，《脉诀》为数脉。尺热曰温病，尺为阴位，寸为阳位，阴阳俱热，故为病温。尺不热脉滑曰病风，脉涩曰痹。滑为阳盛，涩为血少。

人一呼脉四动以上曰死。一息八至，《脉诀》以为脱脉，《难经》以为夺精。脉四动以上则九至矣，为死脉。脉绝不至曰死，乍疏乍数曰死。

平人之常气禀于胃，胃者平人之常气也。人无胃气曰逆，逆者死。

春胃微弦曰平，弦多胃少曰肝病，但弦无胃曰死。胃而有毛曰秋病，毛为肺脉，为金克木。毛甚曰今病，即病。脏真散于肝，肝藏筋膜之气也。

夏胃微钩曰平，钩多胃少曰心病，但钩无胃曰死。胃而有石曰冬病，木克火。石甚曰今病。脏真通于心，心藏四脉之气也。

长夏胃微耎音软弱曰平，弱多胃少曰脾病，但代无胃曰死。动而中止曰代。软弱有石曰冬病，为水反侮土，次其胜克，当作弦脉。弱甚曰今病。藏真濡于脾，脾藏肌肉之气也。

秋胃微毛曰平，毛多胃少曰肺病，但毛无胃曰死。毛而有弦曰春病，为木反侮金。吴注：虽曰我克者为微邪，然木气泄，至春无以生荣，故病。次其胜克当为钩脉。弦甚曰今病。脏真高于肺，以行营卫阴阳也。肺为傅相，营卫阴阳皆赖之以分布。

冬胃微石曰平，石多胃少曰肾病，但石无胃曰死。石而有钩曰夏病，为火极侮水，次其脏克。钩当云耎弱。钩甚曰今病。脏真下于肾，肾藏骨髓之气也。

夫平心脉来，累累如连珠，如循琅玕，美玉。曰心平，夏以胃气为本。病心脉来，喘喘连属，喘喘则有不足之意。其中微曲曰心病。死心脉来，前曲后居，停滞。如操带钩曰心死。

平肺脉来，厌厌聂聂，如落榆荚曰肺平，秋以胃气为本。病肺脉来，不上不下，如循鸡羽曰肺病。王注：中坚傍虚。吴注：涩难。死肺脉来，如物之浮，如风吹毛曰肺死。

平肝脉来，耎弱招招，如揭长竿末稍曰肝平，长而耎。春以胃气为本。病肝脉来，盈实而滑，如循长竿曰肝病。长而不软。死肝脉来，急益劲，如张新弓弦曰肝死。

平脾脉来，和柔相离，如鸡践地曰脾平，长夏以胃气为本。病脾脉来，实而盈数，如鸡举足曰脾病，践地，形其轻缓；举足，形其拳实。死脾脉来，锐坚如鸟之喙，如鸟之距，如屋之漏，如水之流，曰脾死。

平肾脉来，喘喘累累如钩，按之而坚曰肾平，冬为石脉，坚亦石意也。钩为心脉，肾中带钩，为水火阴阳相济。冬以胃气为本。病肾脉来，如引葛，按之益坚曰肾病。死肾脉来，发如夺索，辟辟如弹石，曰肾死。《平人气象论》

【素】春脉如弦，春脉者肝也，东方木也，万物之所以始生也，故其气来，软弱轻虚而滑，端直以长，故曰弦，反此者病。其气来实而强，此谓太过，病在外；其气来不实而微，此谓不及，病在中。有余为外感，不足为内伤。太过则令人善忘，当作"善怒"，《气交变大论》：木太过则忽忽善怒。忽忽眩冒而巅疾；眩，目转也；冒，瞀闷也。厥阴与督脉会于巅。其不及则令人胸痛引背，《金匮》曰：胸痛引背而阴弦也。下则两胁胠满。肝脉贯膈布胁肋。

夏脉如钩，心也，南言方火也，万物之所以盛长也，故其气来盛去衰，故曰钩，反此者病。其气来盛去亦盛，此谓太过，病在外；其气来不盛去反盛，此谓不及，病在中。太过则令人身热而肤痛，为浸淫；阳有余故身热不得越；热，故肤痛浸淫，蒸热不已也。其不及则令人烦心，不足故内烦。上见咳唾，下为气泄。心脉上肺，故咳唾；络小肠，故气泄。

秋脉如浮，秋脉者肺也，西方金也，万物之所以收成也，故其气来，轻虚以浮，来急去散，故曰浮，反此者病。其气来毛而中央坚，两傍虚，此谓太过，病在外；其气为毛而微，此谓不及，病在中。太过则令人逆气而背痛，肺系属背。愠愠然；其不及则令人喘，呼吸少气而咳，上气见血，咳血。下闻病音。呻吟。

冬脉如营，有营守乎中之象。冬脉者肾也，北方水也，万物之所以合藏也，故其气来沉以搏，故曰营，反此者病。其气来如弹石者，此谓太过，病在外；其去如数者，数疾。此谓不及，病在中。太过则令人解㑊，寒不寒，热不热，弱不弱，壮不壮。脊脉痛肾脉贯脊而少气不欲言；吴注：人之声音修长为出于肾。其不及则令人心悬如病饥，肾水不能济心火，䏚中清。侠脊两傍空软处，名䏚清，冷也。肾外当䏚。脊中痛，少腹满，小便变。络膀胱。

脾脉者，土也，孤脏以灌四傍者也。善者不可得见，恶者可见。脾有功于四脏，善则四脏之善，脾病则四脏亦病矣。其来如水之流者，此谓太过，病在外；如鸟之喙者，此谓不及，病在中。太过则令人四肢不举，脾主四肢，湿胜故不举。其不及则令人九窍不通，不能灌溉五脏，故九窍不通。名曰重强。脏气皆不和顺。

真肝脉至，即真脏脉。中外急，如循刀刃责责然，如按琴瑟弦，色青白不泽，毛折乃死。卫气败绝。

真心脉至，坚而搏，如循薏苡子，累累然，色赤黑不泽，毛折乃死。

真肺脉至，大而虚，如以毛羽中人肤，色白赤不泽，毛折乃死。

真肾脉至，搏而绝，如指弹石辟辟然，色黑黄不泽，毛折乃死。

真脾脉至，弱而乍数乍疏，色黄青不泽，毛折乃死。

见真脏曰死，何也？五脏者，皆禀气于胃，胃者五脏之本也。脏气者，不能自致于手太阴，肺必因于胃气，乃至于手太阴也。脉必先会于手太阴，而后能行于诸经。故五脏各以其时，自为而至于手太阴也。弦、钩、毛、石等，因时各为其状，而至于手太阴寸部。所谓"肺朝百脉"也。故邪气胜者，精气衰也，故病甚者，胃气不能与之俱至于手太阴，故真脏之气独见，独见者，病胜脏也，故曰死。《玉机真脏论》

【素】脉有阴阳，知阳者知阴，知阴者知阳。王注：深知则备识其变易。凡阳有五，五五二十五阳。阴阳和之脉也，五脏心、肝、脾、肺、肾，形为弦、钩、耎、毛、石五脉。当王之时，各形本脉，一脉之中，又各兼五脉，无过不及者，皆为阳脉也。所谓阴者，真脏也，见则为败，败必死也。真脏，即前"真肝脉至"之类。脏者藏也，脏真见而不藏，全失阳和之气，为阴脉也。所谓阳者，胃脘之阳也。有胃气则脉和缓，为阳脉；无胃气则为阴脉。王注解作人迎胃脉，在结喉傍，动脉应手处，左小常以候脏，右大常以候腑。于经文似觉欠贯。别于阳者，脉虽病而有胃气者。知病处也；某脉不和，则知病在某处。别于阴者，真脏阴脉。知死生之期。阴阳生克，推而知之。《阴阳别论》

【素】脉从阴阳，病易已；脉逆阴阳，病难已。左人迎为阳，春夏洪大为顺，沉细为逆。右气口为阴，秋冬沉细为顺，洪大为逆。男子左大为顺，女子右大为顺。凡外感症，阳病见阳脉为顺，阳病见阴脉为逆；阴病见阳脉为顺。内伤证，阳病见阳脉为顺，阳病见阴脉为逆；阴病见阴脉为顺，阴病见阳脉亦为逆。脉得四时之顺，曰病无他；如春弦夏钩等是也。脉反四时及不间脏，曰难已。春得肺脉，夏得肾脉，为反四时间脏，如肝病乘土当传脾，乃不传脾而传心，则间其所胜之脏，而传于所生之脏矣。《难经》所谓"间脏者生"是也。

脉有逆从四时，未有脏形，当王之时，本脏之脉求未至。春夏而脉瘦，《玉机真脏论》作"沉涩"。秋冬而脉浮大，命曰逆四时也。风热而脉静，伤风热者，脉宜浮大，泄而脱血脉实。脉宜沉细而反实大。病在中脉虚，内伤病而脉无力。病在外脉涩坚者，外感病脉宜浮滑而反涩坚，皆难治。按《玉机真脏论》"病在中脉实坚，病在外。脉不实坚者，皆难治"。与此相反。新校正云：此得而彼误。命曰反四时也。与反四时者相类。《平人气象论》

【素】五邪所见：春得秋脉，夏得冬脉，长夏得春脉，秋得夏脉，皆五行相克。名曰阴出之阳。病善怒，不治。新校正：阴出之阳，病善怒。疑错简。吴注云：谓真脏阴脉出于阳和，脉之上再加善怒，则东方生，生之本死矣。《宣明五

气论》

【素】春不沉，夏不弦，冬不涩，秋不数，是谓四塞。吴注：言脉虽待时而至，亦不可绝类而至，若春至而全无冬脉，夏至而全无春脉，已虽专王，而早绝其母气，是五脏不相贯通也。……参见曰病，复见曰病，未去而去曰病，去而不去曰病。吴注：一部而参见诸部，此乘侮交至也。既见于本部，复见于他部，此淫气太过也。未去而去为本气不足，来气有余；去而不去为本气有余，来气不足。王注：复见谓再见已衰已死之气也。《至真要大论》

【灵】经脉为里，如手太阴肺经自中府至少商，乃直行于经隧五里者也。支而横者为络，如肺经之列缺穴，横行于手阳明大肠经者，为络脉也。络之别者为孙。络之歧者，犹子又生孙也。《脉度》

【灵】经脉者，常不可见也，其虚实也，以气口知之。十二经脉伏行分肉之间，深而不见必诊气口寸脉，然后知其虚实，故诊脉者，必以气口为主也。脉之见者，皆络脉也。络脉如肺列缺、大肠偏历之类，其脉常动，不必于气口知之。凡诊络脉，脉色青则寒且痛，赤则有热。鱼际络赤，鱼际亦肺经穴。其暴黑者，留久痹也。其有赤、有黑、有青者，寒热气也。其青短者，少气也。《经脉》

【素】气口何以独为五脏主？气口即寸脉，亦曰脉口，可以候气之盛衰，故名气口。若分言之，则左为人迎，右为气口。曰：胃者，水谷之海，六腑之大源也。言脉虽见于气口，而实本之于脾胃。五味入口，藏于胃，以养五脏气，气口太阴也。脾为足太阴，为胃行其津液，以传于肺，而肺气口亦手太阴也。是以五脏六腑之气味，皆出于胃，变见于气口。气味由胃传肺，肺为转输于诸经，故诸经之脉皆变见于此。故五气入鼻，藏于心肺，五味入口入于腑，五气入鼻入于脏，惟心肺居膈上，故先受之。心肺有病，而鼻为之不利也。《五脏别论》

【素】食气入胃，此段专言食。散精于肝，淫气于筋。肝主筋，其精淫溢入肝以养筋。

食气入胃，浊气归心，淫精于脉。谷肉皆粗浊之物，其气上归于心，其精微者，则淫入于脉，心主脉，即血也。脉气流经，经气归于肺，肺朝百脉，输精于皮毛。脉气流行于十二经，十二经之气皆归于肺，肺居高而为百脉之朝会，乃转输精气布散于皮毛，如木之行津，必由于皮也。毛脉合精，行气于腑。腑，王注作膻中，谓宗气之所聚也。张注作六腑。腑精神明，留于四脏，六脏之精气神明，上输于肺，以养心、肝、脾、肾四脏。气归于权衡，权衡以平，肺主治节，分布气化，使四脏安全，三焦均平，上下中外各得其所也。气口成寸，以决死生。此脉所由来也。气口亦名寸口，百脉之大要会也。马注：上鱼际相去一寸故名成寸。张注：分尺为寸也。按：脉前为寸，后为尺，中为关。此云："成寸"，盖兼关尺而言之也。医者由此察脉，知病以决人之死生也。

饮入于胃，此段专言饮，与上文食之相对，故此下有"通调水道，水精四布"之义。东垣、丹溪改作"饮食入胃"，后人宗之，失经旨矣。游溢精气，上输于脾。脾气散精，上归于肺，脾主为胃行其津液，所谓上焦如雾，中焦如沤也。通调水道，下输膀胱。肺行下降之令，转输而入膀胱，所谓下焦如渎也。水精四布，五经并行，合于四时脉道之行，因时而呈其状。五脏阴阳，《礼记》：饮以养阳，食以养阴。此合饮食而言之也。揆度以为常也。《病能论》：揆者，言切求其脉理也；度者，得其病处以四时度之也。医者因此揆而度之，以知病情，为常法也。《经脉别论》

【素】夫脉者，血之府也。荣行脉中，《刺志论》曰：脉实血实，脉虚血虚。长则气治，长为气足。短则气病，短为不足。数则烦心，数疾为热。大为病进，大为邪盛。上盛寸口则气高，下盛尺中。马注谓"寸下"，即关也。盖以属中部。昂按：肾亦有胀则气胀，肾者胃之关，关门不利则胀。代则气衰，动而中止曰代。细则气少，涩则心痛，涩为血少。浑浑革至如涌泉，《甲乙》、《脉经》皆作"浑浑革革至如涌泉"。病进而色弊，绵绵其去如弦绝，死。脉微而复绝。《脉要精微论》

【素】何谓虚实？曰：邪气盛则实，精气夺则虚。虚实何如？曰：气虚者肺虚也，肺主气。气逆者足寒也。上盛下虚。非其时则生，非相克之时，当其时则死。遇相克之时。余脏皆如此。

所谓重实者，言大热病，气热，脉满，是谓重实。经络皆实，是寸脉急而尺缓也，寸急为阳经实，尺缓为阴络实。王注：阴分主络，阳分主经。滑则从，涩则逆也。故五脏骨肉滑利，可以长久也。凡物死同枯涩。络气不足，经气有余，脉口热寸口。而尺寒也。秋冬为逆，春夏为从，治主病者。春夏阳气高，故脉口宜热，尺中宜寒。当察其何经何络所主而治之。经虚脉满者，尺脉满，脉口寒涩也。此春夏死，秋冬生也。秋冬阳气下，故尺中宜热，脉口宜寒。

何谓重虚？曰：脉气上虚尺虚，是谓重虚。寸尺皆虚。如此者，滑则生，涩则死也。

肠澼便血如何？肠风下痢皆名肠澼。此问似专指下痢，观下文可见便血、纯血也，为热伤血分。身热则死，寒则生。肠澼下白沫，何如？非脓非血而下白沫，为热伤气分。脉沉则生，脉浮则死。浮为阴证见阳脉，大抵痢疾忌身热脉浮。

肠澼下脓血何如？赤白相兼，气血俱伤。脉悬绝则死，滑大则生。滑为阴血，大为阳气。

癫疾何如？脉搏大滑，久自已；阳证得阳脉。脉小坚急，死不治。阳证得阴脉。癫疾之脉，虚实何如？虚则可治，实则死。实为邪盛。

消瘅胃热消谷善饥虚实如何？脉实大，病久可治；血气尚盛。脉悬小坚，病久不可治。《通评虚实论》

【素】寸口之脉中手短者，曰头痛。中手长者，曰足胫痛。王注：短为阳不足，故病在头；长为阴太过，故病在足。寸口脉中手促上击者，曰肩背痛。阳盛于上。

寸口脉沉而坚者，曰病在中。浮而盛者，曰病在外。

寸口脉沉而横，曰胁下有积，腹中有横积痛。

寸口脉沉而喘，曰寒热。沉为阴，喘为阳，当寒热往来。脉盛滑坚者，曰病在外；脉小实而坚者，曰病在内。脉小弱以涩，谓之久病。小弱为气虚，涩为血虚。脉滑浮而疾者，谓之新病。气足阳盛。

脉急者，曰疝瘕少腹痛。急为寒为痛。脉滑曰风。滑为阳脉，风亦阳邪。脉涩曰痹。涩为无血故痹。缓而滑曰热中。胃热。盛而紧曰胀。紧为寒胀。

尺脉缓涩，谓之解㑊。张注：懈堕。安卧脉盛，谓之脱血。安卧脉应微而反盛，血去而气无所主。尺涩脉滑，谓之多汗。血少而阳有余。尺寒脉细，谓之后泄。肾主二便，虚寒则不能禁固。尺粗常热者，谓之热中。王注：中谓下焦。《平人气象论》

【素】心脉搏坚而长，当病舌卷不能言；脉击手曰搏，舌为心苗，心火盛故然。其软而散者，当消环自已。王注：诸脉软散，为气实血虚。消谓消散，环谓环周。张注：消谓消渴。非。

肺脉搏坚而长，当病唾血；血随火而逆上。其软而散者，当病灌汗，至令一作今不复散发也。脉虚多汗将惧亡阳，不能更在发散。马注：作一散之则病已。非。

肝脉搏坚而长，色不青，当病坠堕搏，坠堕搏击所伤，色不应脉，病在外伤。因血在胁下，令人喘逆；肝主胁，损伤血积胁下，上薰于肺，则喘逆。其软而散，色泽者，当病溢饮。溢饮者渴暴多饮，而易入肌皮肠胃之外也。血虚中湿，水液不消。

胃脉搏坚而长，其色赤，常病折髀；胃脉下髀，故髀如折。其软而散者，当病食痹。胃虚故痹闷难消。

脾脉搏坚而长，其色黄，当病少气；脾不和肺无所养，故少气。其软而散，色不泽者，当病足胕肿，若水状也。脾主四肢，脉下足痁，脾虚不运故肿。

肾脉搏坚而长，其色黄而赤者，当病折腰；王注：色黄而赤，是心脾与肾。腰为肾府，故如折。其软而散者，当病少血，至令一作今不复也。

粗大者，阴不足，阳有余，为热中也。来疾去徐，上实下虚，上实故来疾，下虚故去迟。为厥、巅疾；邪气上实，为眴仆及巅顶之疾。来徐去疾，上虚下实，为恶风也。故中恶风者，阳气受也。风为阳邪，上虚故先受。

有脉俱沉细数者，少阴厥也。沉细为肾脉，数为热。王注：尺脉不当见数。沉细而数当为热厥。沉细数散者，寒热也。沉细为阴，数散为阳，当病寒热。浮而散者，为眴仆浮为虚，散为无神，故眴仆。

诸浮不躁者，虽浮而未至躁。皆在阳，则为热；浮为阳，浮而不躁为阳中之阴，其病在足阳经。其有躁者在手。若兼躁则火上升，为阳中之阳，病在手经矣。躁即浮之甚也。诸细而沉者，皆在阴，则为骨痛；沉细为阴脉，阴主骨主痛。其有静者在足。静，沉之甚也，则病在下部足阴经矣。

数动一代者，病在阳之脉也，泄及便脓血。代为气衰，然有积者亦脉代，故主泄便血。马注：数字读作入声，数为热，故便血。非。

涩者，阳气有余也；滑者，阴气有余也。阳气有余，为身热无汗；气多血少。阴气有余，为多汗身寒；阳虚阴虚。阴阳有余，则无汗而寒。阳有余故汗；

阴有余故身寒。《脉要精微论》

【素】心脉满大，痫瘛筋挛。痫瘛音酣异。大盛生风，而眩仆抽掣也。肝脉小急，痫瘛筋挛，血虚故小，受寒故急，血虚火盛为痫，瘛急为筋挛。肝脉惊暴，驰惊暴乱。有所惊骇，脉不至若喑，不治自已。惊骇则脉阻而气壅，故不能言，气复自已。

肾脉小急，肝脉小急，心脉小急不鼓，皆为瘕。小急为虚寒，不鼓为血不流，故内凝为瘕。

肾肝并沉为石水。沉为在里，小腹坚胀如石。

并浮为风水。浮为在表，畜水冒风，发为浮肿。并虚为死。肾为五脏六根，肝为生发之主。并小弦欲惊。弦小为虚。

肾脉大急沉，肝脉大急沉，皆为疝。瘕、疝皆为寒气之所结聚，脉大为虚，急为寒，沉为在里，故前小急者为瘕，此大急沉者，亦为疝也。

心脉搏，滑急为心疝，《脉要精微论》：心脉急为心疝，有形在于少腹，其气上搏于心。肺脉沉搏为肺疝。肺脉当浮，今沉而搏，为寒气薄于脏。

三阳急为瘕，三阴急为疝，三阳太阳膀胱，三阴大阴脾也。王注：受寒血聚为瘕，气聚为疝。马注：二病皆气血相兼。二阴急为痫厥，二阳急为惊。二阴少阴肾，二阳阳明胃也。皆为寒。

脾脉外鼓沉，为肠澼，久自已。吴注：沉为在里，外鼓有出表之象。肝脉小缓，为肠澼，易治。缓为脾脉，脾乘肝为微邪，小缓为肝渐和。肾脉小搏沉，为肠澼，下血，小为阴气不足，搏为阳热乘之，沉为在下，故下血。血温身热者死。凡下痢、下血、下沫，皆名肠澼，俱忌身热。心肝澼亦下血，心生血，肝藏血，移热于肠而溅。二脏同病者可治。木火相生。其脉小沉涩为肠澼，心、肝二脉小而沉涩亦为寒澼。其身热者死。阴气内绝，虚阳外脱。

胃脉沉鼓涩，沉不当鼓，鼓不当涩，是血虚而有火也。胃外鼓大，是阳盛而阴不足也。心脉小坚急，小为血虚，坚为不和，急为寒盛。皆膈偏枯。人身前齐鸠尾后，齐十一椎有膈膜。所以遮盖浊气，使不上熏心肺，今膈有病，则膈拒饮食，故即以膈名病也。偏枯者，半身不遂，血气不能周通，胃病则不能纳谷，心病则不能生血，故为膈症偏枯也。男子发左，女子发右，不喑、舌转，可治。少阴之脉挟舌本，邪未入肾犹可治。

脉至而搏，血衄身热者死。鼻血曰衄，亡血阴虚，脉最忌搏，身最忌热。

脉来悬钩浮，为常脉。为邪在表，乃衄家之常脉。《大奇论》

【灵】诸病皆有逆顺，可得闻乎？腹胀、身热、脉大，是一逆也；腹鸣而满，四肢清冷泄，其脉大，是二逆也；衄而不止，脉大，是三逆也；皆为阴证见阳脉。咳且溲小便血脱形，其脉小劲，小不宜劲。是四逆也；咳脱形，身热，脉小以疾，小不宜疾。是谓五逆也。如是者，不过十五日而死矣。

其腹大胀，四末清，脱形，泄甚，是一逆也；腹胀便血，其脉大，时绝，是二逆也；咳上。溲血，下。形肉脱，外。脉搏，内。是三逆也；呕血，胸满引前，脉小而疾，虚火盛。是四逆也；咳呕，上。腹胀，中。且飧泄，下。其脉

绝，是五逆也。如是者，不及一时而死矣。《玉版》

【灵】何谓五逆？热病脉静，阳症见阴脉，汗已出，脉盛躁，病不为汗衰。是一逆也；病泄，脉洪大，是二逆也；着痹不移，䐃肉破，身热，脉编绝，是三逆也；淫而夺形，身热，色夭然白，及后下血衃凝血，血衃重笃，是谓四逆也；寒热夺形，脉坚搏，真脏脉见。是谓五逆也。《五禁》

【灵】诸急者脉急多寒；缓者多热；按热当属数。大者多气少血；小者气血皆少；滑者阳气盛，微有热；涩者多血少气，按涩当为血少。微有寒；诸小者，阴阳形气俱不足。《邪气脏腑病形》

【灵】一日一夜五十营，昼行阳二十五度，夜行阴二十五度。以营五脏之精，不应数者，名曰狂生。犹言幸生。所谓五十营者，五脏皆受气，持其脉口，数其至也。五十动而不一代者，五脏皆受气；动而中止为代。四十动一代者，一脏无气；三十动一代者，二脏无气；二十动一代者，三脏无气；十动一代者，四脏无气，不满十动一代者，五脏无气，予之短期。知其将死。《根结》

【素】脉从而病反者，其诊何如？曰：脉至而从，按之不鼓，诸阳皆然。此阳盛格阴之证也，内热盛而脉反不鼓，是阳盛极，格阴于外，非真寒也。王注：此作非热也，不作非寒也。似与经文颠倒。诸阴之反，其脉如何？曰：脉至而从，按之鼓甚而盛也。此阴盛格阳之症也。内寒而脉反鼓甚，是阴盛极格阳于外，非真热也。二症最为惑人，医者慎之。《至真要大论》

【素】人迎一盛病在少阳，二盛病在太阳，三盛病在阳明，左手寸口脉名人迎，主手足六阳经腑病。四盛以上为格阳。一盛，人迎大于气口一倍也。仲景云：格则吐逆。王注：阳盛之格，格拒食不得入。东垣云：格者，甚寒之气。马注：格，六阴在内，使不得出。

寸口一盛，病在厥阴，二盛病在少阴，三盛病在太阴，四盛以上为关阴。右手寸脉为寸口，主手足六经脏病。一盛，寸口大于人迎一倍也。仲景云：关则不得小便。王注：阴盛之极，关闭，溲不得通。东垣云：关者，甚热之气。马注：关，六阳在外，使不得入。

人迎与寸口俱盛四倍以上为关格，关格之脉羸，不能极于天地之精气，则死矣。

新校正云：羸得作盈，乃盛极也，非弱也。

《灵枢·禁服篇》：寸口主中，人迎主外，两者相应，俱往俱来若引绳，大小齐等。春夏人迎微大，秋冬寸口微大，名曰平人。

又《终始篇》：人迎一盛病在足少阳，一盛而躁病在手少阳。人迎二盛病在足太阳，二盛而躁病在手太阳。人迎三盛病在足阳明，三盛而躁病在于手阳明。人迎四盛，且大且数，名曰溢阳，溢阳为外格。

脉口一盛，病在足厥阴；一盛而躁在手心主。脉口二盛，病在足太阴；二盛而躁在手太阴。脉口三盛，病在足太阴；三盛而躁在手太阴。脉口四盛，且大且数者。名溢阴，溢阴为内关，内关不通，死不治。人迎与太阴脉口俱盛四倍以上命曰关格，关格者，与之短期。

王冰《素问注》言足经而不及手经。仲景、东垣、丹溪皆以关格为病证，马玄台非之，而以关格为脉体。

昂谓：若以为病症，当不止于膈食、便闭二证；若以为脉体，则《内经》、《脉经》及诸家经论并无所依据，且有是脉者必有是病，马氏何不实指其病为何等乎？《六节脏象论》

【素】何以知怀子之且生也？身有病而无邪脉也。病字，王注解作经闭。昂按：妇人怀子，多有呕恶、头痛诸病，然形虽病而脉不病，若经闭，其常耳，非病也。《腹中论》

【素】妇人手少阴脉动甚者，妊子也。王解作有子，马注解作男妊。昂按：此当指欲娩身时而言也。手少阴言手中之少阴，乃肾脉，非心脉也。《平人气象论》

【灵】经脉十二，而手太阴、足少阴、阳明，独动不休何也？肺之太渊，肾之太豁，胃之人迎，皆动不休。按：胃之动脉，马注作足之冲阳，然下文并未说到足上，惟云“上冲头并下人迎，别走阳明”，似当以人迎为是。曰：是明胃脉也。先明胃脉方知肺脉，故脉中有胃气者生。胃为五脏六腑之海，其清气上注于肺，受水谷而化精微之气，以上注于肺。肺气从太阴而行之，此营气也，营行脉中，从手太阴始而遍行于五脏六腑。其行也，以息往来，故人一呼脉再动，一吸亦再动，呼吸不已，故动而不止。十二经脉皆会于寸口，故动而不休。即手太阴肺之太渊穴也。注：掌后陷中。《九针篇》曰：阳中之少阴肺也，其原出于太渊。

足之阳明何因而动？曰：胃气上注于肺，此前段行于肺之营气。其悍气上冲头者，此言胃中慓悍之卫气。循咽，上走空窍，循眼系，入络脑，循足太阳膀胱经睛明穴，上络于脑。出顑同领。下客主人，足少阳胆经穴耳，前起骨上廉。循牙车，即颊，重胃经。合阳明，阳明胃经。并下人迎，胃经穴，挟结喉两傍一寸五分动脉。此胃气别走于阳明者也。胃府之气循三阳而别，走阳明之经，此虽为卫气，实本胃内之气而行。故阴阳上下，其动也若一。或行于阴，或行于阳，或升于上，或降于下，而形为弦、钩、毛、石等脉，虽各不同，然其合于时，应于脏，其动也则若一矣。

故阳病而阳脉小者为逆；阳症脉宜浮大，小为阳症见阴脉。阴病而阴脉大者为逆。阴症脉宜沉细，大为阴症见阳脉。故阴阳俱静俱动，若引绳相倾者病。言阴阳动静常如引绳平等，所谓脉有胃气者生也，若相倾则病矣。马注：作引绳以相倾。谬。

足少阴何因而动？曰：冲脉者，十二经之海也，与少阴之大络，足少阴肾。起于肾下，出于气街，即阳明胃经气冲穴，侠脐相去四寸，动脉应手。循阴股内廉，邪[①]入腘中，膝后曲处。循胫骨内廉，并少阴之经，肾经。下入内踝之后，入足下；其别者，邪入踝，胫两旁。出属跗上，足面。入大指之间，肾脉并行者作小指。注诸络，以温足经，此脉之常动者也。

①邪：通“斜”。

按：诸篇俱言冲脉上冲，惟此篇及《顺逆肥瘦论》言：冲脉并肾脉下行。马注云：由此观之，肺脉之动不休者，以营气随肺气而行诸经，诸经之脉朝于肺也。胃脉之动不休者，以卫气由胃循三阳而行不已也。肾脉之动不休者，以与冲脉并行，灌诸络而行不已也。《动输》

【素】论言人迎与寸口相应，若引绳小大齐等，命曰平。见《灵枢·禁服篇》：阴之所在，寸口如何？王注：阴之所在，脉沉不应，引绳齐等，其候颇乖。张注：阴，手、足少阴也。曰：视岁南北，可知之矣，甲乙二岁为南政，余八岁为北政。五运以甲乙土运为尊，六气以少阴君火为莫①。张注：五运之中惟少阴不司气化。

北政之岁，少阴在泉，则寸口不应；北政而北以定其上下，则尺主司天，寸主在泉，少阴在泉则寸口不应。不以尺为主而以寸主者，从君而不从臣也。厥阴在泉，则右不应；少阴间气在右故。太阴在泉，则左不应。少阴间气在左故。

南政之岁，少阴司天，则寸口不应；南政而南以定其上下，则寸主司天，尺主在泉，少阴司天则寸口不应。厥阴司天，则右不应；太阴司天，则左不应。左右与前义同。

诸不应者，反其诊则见矣。王注：不应皆为脉沉，仰手而沉，覆其手则沉为细为大也。马注：诸不应者，即南北二政而相反以诊之，则南政主在寸者，北政主在尺；南政主在尺者，北政主在寸。其脉自明矣。凡左右二间，其相反与尺寸同。吴注：反变也，诊候也，诸不应者，岁运经候之常也。今乃见其，其候变也。变则不应者斯应矣。

尺候如何？曰：北政之岁，三阴在下。则寸不应；三阴在上，则尺不应。司天曰上，在泉曰下。南政之岁，三阴在天，则寸不应；三阴在泉，则尺不应。左右同。吴注：惟少阴所在则不应，以少阴君也，有端拱无为之象，然善则不见，恶者可见，犹无道而失君象。《至真要大论》

【素】脉至浮合，浮合如数，一息十至以上，是经气予不足也，微见九十日死。

脉至如火薪然，瞥瞥不定。是心精之予夺也，草干而死。

脉至如散叶，是肝气予虚也，木叶落而死。

脉至如省客，省问之客，倏去倏来。省客者，脉塞而鼓，是肾气予不足也，悬去枣华而死。枣华于夏。

脉至如泥丸，是胃精予不足也，榆荚落而死。深。

脉至如横格，是胆气予不足也，禾熟而死。

脉至如弦缕，是胞精予不足也，病善言，下霜而死，不言可治。王注：胞脉系于肾，肾脉侠舌本，胞气不足当不能言，今仅善言，是真气内绝而外出也。

脉至如交漆，交当作绞。交漆者，左右傍至也，微见三十日死。

脉至如涌泉，有出无入。浮鼓肌中，太阳气予不足也，小气，味韭英而死。

①莫：检诸书，无此字。疑为皋字之误。

气不足而口无味，长夏韭英。马注：以其气为何，味韭英而死，为句谬。

脉至如颓土之状，按之不得，是肌气予不足也，五色先见黑白，垒发死。瘾疹见于肌上。

脉至如悬雍，人土名悬雍。悬雍者，浮揣切之益大，是十二俞之予不足也。皆有十二经之俞穴。水凝而死。

脉至如偃刀，偃刀者，浮之小急，按之坚大急，五脏菀郁热熟，寒热独并于肾也，如此其人不得坐，立春而死。

脉至如丸滑不直手，不直手者，按之不可得也，是大肠予不足也，枣叶生而死。初夏。

脉至如华者，虚弱之意。令人善恐，不欲坐卧，行立常听，小肠脉入耳中。是小肠气予不足也，季秋而死。此篇脉名脉状，不必强解，以意会之可也。《大奇论》

脉要第五

诊，非独脉也，有自言脉者，有自言证者，有自言形者，有自言色者，有自言声者。经中五过四失皆言诊也，故分诊候另为一门。

此篇皆出《素问》，故文上不加别识。

诊法常以平旦，阴气未动，阳气未散，饮食未进，经脉未盛，络脉调匀，气血未乱，故乃可诊有过之脉。过，差也，即病也。切脉动静，脉诊。而视精明，精气神明，神诊。王注：作目眦睛明穴，未确。察五色，色诊。观五脏有余不足，六腑强弱，证诊。形之盛衰，形诊。以此参伍，决死生之分。

万物之外，六合之内，天地之变，阴阳之应，彼春之暖，为夏之暑，阳生而之盛。彼秋之忿，为冬之怒，阴少而至壮。四变之动，脉与之上下，脉因时变。以春应中规，圆滑。夏应中矩，方大。秋应中衡，涩毛。冬应中权。沉石。……阴阳有时，与脉为期，期而相失，知脉所分，分之有期，故知死时。脉与时不相应，与脏不相应者，皆曰相失，分其生克之期，曰“则可以知死时”矣。微妙在脉，不可不察，察之有纪，从阴阳始，始之有经，从五行生，生之有度，四时为宜，补泻勿失，与天地如一，得一之情，以知死生，是故声合五音，色合五行，脉合阴阳。

持脉有道，虚静为保。心欲虚，神欲静。春日浮，如鱼之游在波；夏日在肤；泛泛乎万物有余；秋日下肤，蛰虫将去；阳气渐降，如虫之欲蛰藏。冬日在骨，蛰虫周密，君子居室。知内者按而纪之，内而在脏在腑。知外者终而始之。外而在表在经。此六者，持脉大法。四时表里必须明辨。王注：知外谓知色象，似与持脉不合。

尺内两傍，则季胁也，胁骨尽处名季胁，季胁近肾，尺主之。尺外以候肾，尺里以候腹。少腹。王注：外谓外侧，里谓内侧。李士材曰：外谓前半部，里谓后半部。中附上，中部关脉。左外以候肝，内以候鬲；左手关脉，鬲谓鬲中。右外以候胃，内以候脾。右手关脉。上附上，上部寸脉。右外以候肺，内以候胸中；右手寸脉。左外以候心，内以候膻中。左手寸脉。前以候前，后以候后。关前以候前，关后以候后。吴注：前指候前，后指候后。亦此义也。上竟上者，由尺至寸。胸喉中事也；下竟下者，自寸至尺。少腹腰股膝胫足中事也。此《内经》诊法也。

吴注曰：尺外以候肾，内以候腹。小肠膀胱居少腹也；左外以候肝，内以候鬲，不及胆者，寄于肝也；左外以候心，内以候膻中，膻中即心包也。

高阳生以大小肠列于寸，三焦配于左尺，命门列于右尺，而膻中则不与焉，特以心与小肠为表里，肺与大肠为表里耳，不知经络虽为表里，而大小肠皆在下焦，焉能越中焦而见脉于寸上乎？滑伯仁以左尺主小肠、膀胱、前阴之病，右尺主大肠、后阴之病，可称只眼。

又《灵枢》云：宗气出于上焦，营气出于中焦，卫气出于下焦。上焦在于膻中，中焦在于中脘，下焦在脐下阴交，故寸主上焦，以候胸中；关主中焦，以候鬲中；尺主下焦，以候腹中。此定论也。今列三焦于右尺，不亦妄乎？又肾虽一脏，而有左右两枚，命门穴在督脉第七椎两肾之间，一阳居二阴之中，所以成乎坎也。《内经》并无命门之经，何以循经而见脉于寸口乎？

推而外之，内而不外，有心腹积也。吴注：浮取之而脉沉，为病在里。推而内之，外而一内，身有热也。沉取之而脉浮，为病在表。推而上之，上而不下，腰足清也。上部盛而下无阳气，升而不降，故腰足冷。推而下之，下而不上，头项痛也。下部盛而上无阳，气降而不升，故头项痛。《甲乙经》作推而上之，下而不上；推而下之，上而不下。文尤顺而义同。

昂按：此即《五常政大论》所谓上取下取，内取外取，以求其过是也。

按之至骨，脉气少者，腰脊痛而身有痹也。脉少血少，故有腰脊痛，不仁不用等病。《脉要精微论》

诊病之始，五绝为纪。以五脏之脉为生死之纲纪。欲知其始，先建其母。始，病源也；母，应时主气也。所谓五决者，五脉也。

夫脉之小、大、滑、涩、浮、沉，可以指别；五脏之象，可以类推；五脏相音，相，犹色也。可以意识；五色微诊，可以目察。能合色脉，可以万全。

赤，色赤。脉之至也。喘脉来喘急而坚，诊曰有积气在中，时害于食，名曰心痹。心肺脏高，故皆言喘，喘为心气不足，坚为病气有余。痹者，脏气不宣行也。得之外疾思虑而心虚，故邪从之。

白，脉之至也。喘而浮，上虚下实，惊，有积气在胸中，喘而虚，名曰肺痹，寒热。金火相战。得之醉而使内也。酒味辛热，助火克金。加之使内则肾气虚，虚心盗母气以自养，肺金益衰而不能行气，故气积于胸中也。

青，脉之至也，长而左右弹，长而弹手，为弦紧为寒。有积气在心下，支嘡胠。支于胠胁。肝主胁，胁近心，故曰心下。名曰肝痹。得之寒湿，与疝同法，脉络阴器，故疝亦属肝病。腰痛，足清，头痛。肝脉所过。阴脉者，下行极而上，故头痛。

黄，脉之至也，大而虚，有积气在腹中，有厥气，名曰厥疝，王注：若肾气逆上，则为厥疝，不上则但为脾积，女子同法。女子亦有疝，但不名疝而名瘕。得之疾使四肢汗出当风。脾主四肢，风木克土。

黑，脉之至也，上坚而大，上字未译。马注：尺脉之上，坚而且大。有积气在少腹与阴，阴器。名曰肾痹。得之沐浴清水而卧。湿气趋下，必归于肾。《五脏生成论》

天地之至数，合于人形气血，通决死生，为之奈何？曰：天地之至数，始于一，终于九焉。九为青数之极。一者天，二者地，三者人，因而三之，三三者九，以应九野。故人有三部，部有三候，以决死生，以处百病，以调虚实，而除邪疾。

上部天，两额之动脉；额两傍动脉。王注：足少阳脉气所在。上部地，两颊之动脉；鼻之两傍，近巨髎之分动脉，足阳明脉气所行。上部人，耳前之动脉。耳前陷中动脉，手少阳脉气所行。

中部天，手太阴也；谓肺也，寸口中经渠穴动脉。中部地，手阳明也；谓大肠手大指次指歧骨间合谷之分动脉。中部人，手少阴也。谓心掌后锐骨之下，神门之分动脉。

下部天，足厥阴也；谓肝脉毛际外，羊矢下一寸半陷中，五里之分阴股中动脉。女子取太冲，在足大指本节后二寸陷中。下部地，足少阴也；谓肾脉足内踝后跟骨上陷中，太谿之分动脉。下部人，足太阴也。谓脾脉足鱼腹上越两筋间，阴股内箕门之分动脉。

故下部之天以候肝，地以候肾，人以候脾胃之气；中部天以候肺，地以候胸中之气，肠胃，人以候心；上部天以候头角之气，地以候口齿之气，人以候耳目之气。三而成天，三而成地，三而成人，三而三之，合则为九，九九为九野，九野为九脏，故神脏五，形脏四，合为九脏。王注：肝藏魂，肺藏魄，心藏神，脾藏意，肾藏志，是谓神脏五；一头角，二耳目，三口齿，四胸中，是谓形脏四。张注：形脏四，谓胃、大小肠、膀胱，藏有形之物也。胆无出无入，三焦有名无形，皆不藏有形者也。于理亦通，但于本文欠贯。马注：古人诊脉，凡头面、手足之动脉，无不诊之，犹《伤寒论》多以趺阳脉言之也。其九候法亦以三部中有天、地、人，与后世之浮、中、沉不同也。

必先度其形之肥瘦，大抵肥人脉沉，瘦人脉浮。调其之虚实，肥人血实气虚，瘦人气实血虚。实则泻之，虚则补之。此言刺法统肥瘦而言。必先去其血脉，刺去留邪。而后调之，无问其病，以平为期。

形盛脉细，少气不足以息者危；形瘦脉大，胸中多气喘喘者死。形气不相得。形气相得者生。参伍不调者病。三部九候皆相失者死。……目内陷者死。诸脉皆属于目。

察九候独小者病，九部之中一部独小不同。独大者病，独疾者病，独迟者病，独热者病，独寒者病，独陷下者吴注：沉伏病。此九候中又有七诊之法。

九候之脉，皆沉细悬绝者为阴，主冬，故以夜半死；盛躁喘数者为阳，主夏，故以日中死；寒热病者，以平旦死；吴注：寒死夜半，热死日中。平旦为阴阳交会之中。热中及热病者，以日中死；火王于午。病风者，以日夕死；风属卯木，日入申酉属金，金克木。病水者，以夜半死；水主亥子。其脉乍疏乍数、乍迟乍疾者，日乘四季死。辰、戌、丑、未土日脾绝故也。

形肉已脱，九候虽调，犹死。七诊虽见，九候皆从者，不死。所言不死者，风气之病及经月之病，似七诊之病而非也，故言不死。风病之脉有独大独疾者，经血不足有独小独迟者。若有七诊之病，其脉候亦败者死矣，必发哕噫。胃为哕，垢逆也；心为噫，气也。《三部九候论》

色多青则痛，多黑则痹，黄赤则热，多白则寒，五色音见则寒热也。《皮部论》

人之居处、动静、勇怯，脉亦为之变乎？曰：凡人之惊恐、恚劳、动静，皆为变也。是以夜行则喘出于肾，淫气病肺。子病及母。有所堕恐，喘出于肝，淫气害脾。木邪克土。有所惊恐，喘出于肺，淫气伤心。惊则气乱，神无所依，故喘出肺而伤心。度水跌仆，喘出于肾与骨。水通肾。当是之时，勇者气行则已。怯者则着而为病也。

故曰：诊病之道，观之勇怯、骨肉、皮肤、能知其情，以为诊法也。

故饮食饱甚，汗出于胃；惊而夺精，汗出于心；持重远行，汗出于肾；疾走恐惧，汗出于肝；摇体劳苦，汗出于脾。

故春秋冬夏，四时阴阳生，病起于过用，此为常也。《经脉别论》

凡未诊病者，必问尝贵后贱，虽不中邪，病从内生，名曰脱营。心志不乐，营血不生。尝富后贫，名曰失精。富则高梁，贫则藜藿，精液不生。五气留连，病有所并。医工诊之，不在脏腑，不变躯形，内无可求，外无可验。诊之而疑，不知病名。身体日减，气虚无精，病深无气，洒洒然恶寒之貌。时惊，病深者，以其外耗于卫，内夺于营。王注：血为忧煎，气随悲减。良工所失，不知病情，此治之一过也。

凡欲诊病者，必问饮食居处，暴乐暴苦，始乐后苦，皆伤精气，精气竭绝，形体毁沮。暴怒伤阴，暴喜伤阳，厥气上行，满脉去形。逆气上行，满于经络，使神气离散。愚医治之，不知补泻，不知病情，精华日脱，邪气乃并，此治之二过也。

善为脉者，必以此类奇恒，《病能论》：奇恒者，言奇病也。从容知之，为工而不知道，此诊之不足贵，此治之三过也。

诊有三常，必问贵贱，封君败伤，失势。及欲侯王，妄念。故旧也。贵脱势，虽不中邪，精神内伤，身心败之。始富后贫，虽不伤邪，皮焦筋屈，痿躄为挛。不得志而气血伤，筋骨挛。医不能严，不能动神，外力柔弱，委曲随顺。乱至失常，病不能移，此治之四过也。

凡诊者，必知终始，有知余绪，吴注：始病、今病以及余事。切脉问名。当合男女。王注：男阳气多，左大为顺；女阴气多，右大为顺。离绝菀郁结，犹恐喜怒，王注：离，间其亲爱也；绝，断其所怀也；菀，思虑郁积也；结，怫郁不解也。忧则志苦，恐则气下。喜则惮散，怒则逆乱。五脏空虚，血气离守，工不能知，何术之语？尝富大伤，斩筋绝脉，身体复行，今泽不息。身虽复旧而色泽尚欠滋息。故旧也伤败结，留薄归阳，王注：谓阳经及六腑。张注：由阴伤而及于阳。脓积寒炅，内积脓血，外为寒热。粗工治之，极刺阴阳，不别阴阳而妄刺之。身体解散，四肢转筋，死日有期，医不能明，此治之五过也。

故曰：圣人之治病也，必知天地阴阳，四时经纪，五脏六腑，雌雄表里，刺灸砭石，毒药所主，从容人事，以明经道。贵贱贫富，各异品理，问年少长，勇怯之理，审于分部，知病本始，八正九候，诊必副矣。《八正神明论》：八正者，所以候八风之虚邪，以时至得也。九候，前篇。《疏五过论》

运气第六

按：运气一书，后有信其说者，有不信其说者，愚伏读其书，析理渊深，措辞奇伟，上穷天文，下察地气，中究人事，孰能创是鸿篇乎？所以历百世而咸宗之，率不可废也。今量取其精要说理者，至其图说错综，纤悉言数者，不能尽录。欲深造者，当统观其全书可也。

夫五运阴阳者，天地之道也，金、木、水、火、土为五运，风、寒、暑、湿、燥、火为六气。万物之纲纪，变化之父母，生杀之本始，神明之府也。可不通乎？故物生谓之化，物极谓之变；阴阳不测谓之神，神用无方谓之圣。夫变化之为用也。在天为玄，在人为道，在地为化；化生五味，道生智，玄生神。神在天为风，在地为木；在天为热，在地为火；在天为湿，在地为土；在天为燥，在地为金；在天为寒，在地为水；故在天为气，在地成形，形气相感而化生万物矣。

然天地者，万物之上下也；左右者，阴阳之道路也；阳左旋，阴右旋。水火者，阴阳之征兆也；火阳水阴。金木者，生成之终始也。春木发生，秋金成实。气有多少，形有盛衰，上下相召，而损益彰矣。太过不及，昭然可见。

何谓气有多少？形有盛衰？曰：阴阳之气，各有多少，故曰三阴三阳也。王注：太阴为正阴，太阳为正阳，次少者为少阴，少阳又次少者，为厥阴、阳明也。形有盛衰，谓五行之治，各有太过不及也。故其始者，有余而往，不足随之；不足而往，有余从之。言盈亏无常，不足即伏于有余之中，所以有胜复之相乘也。知迎知随，气可与期。运有盛衰，气有虚实，更相迎随，以司岁也。

甲己之岁，土运统之；甲己化土。乙庚之岁，金运统之；乙庚化金。丙辛之岁，水运统之；丙辛化水。丁壬之岁，木运统之；丁壬化木。戊癸之岁，火运统之。戊癸化火。

子午之岁，上见少阴；上谓司天，少阴司天，则阳明在泉。丑未之岁，上见太阴；太阴司天，太阳在泉。寅申之岁，上见少阳；少阳司天，厥阴在泉。卯酉之岁，上见阳明；阳明司天，少阴在泉。辰戌之岁，上见太阳；太阳司天，太阴在泉。巳亥之岁，上见厥阴。厥阴司天，少阳在泉。少阴所谓标也，厥阴所谓终也。自子午少阴始，至巳亥厥阴终。

厥阴之上，风气主之；风木。少阴之上，热气主之；热火。太阴之上，湿气主之；湿土。少阳之上，相火主之；火热。阳明之上，燥气主之；燥金。太阳之上，寒气主之。寒水。所谓本也，六气为三阴三阳之本。《六微旨大论》：言天者，求之本。是谓六元。是真元一气化而为六也。

应天为天符，如木运之岁，上见厥阴；火运之岁，上见少阳。岁运与司天相合，故曰天符。承岁为岁直，如木运临寅卯，火运临巳午；运气与地支年辰相直，故曰岁直，亦曰岁会。三合为治。如火运之岁，上见少阴，年辰临午，即戊午岁也；土运之岁，上见少阴，年辰临丑未，即己丑、己未岁也；金运之岁，上见阳明，则年辰临酉，即乙酉岁也。天气、运气、年辰俱会，故曰三合。《天元纪大论》，运气书，凡七篇俱见下。马注：《六节脏象论》但论五运，不及六气，但论主时，不及治岁。《天元纪大论》①

夫变化之用，天垂象，地成形，七曜纬虚，日月五星。五行丽地。地者，所以载生成之形类也。虚者，所以列应天之精气也。形气之动，犹根本之与枝叶也，仰观其象，虽远可知也。太过、不及可观象而知之。

地为人之下，太虚之中者也。

帝曰：凭乎？有凭着否？曰：大气举之也。燥以干之，暑以蒸之，风以动之，湿以润之，寒以坚之，火以温之。故风寒在下，燥热在上，湿气在中，火游行其间，寒暑六入，此句者解未确。

昂按：寒暑二字乃省文。盖兼六气而言者也。张注：是之皆入于地中，故今有形之地，受无形之虚气而化生万物也。又按：此即乾坤专任六子即成万物之义。

故今虚而化生也。化生万物，赖此六气，惟亢害然后为病，故下文言其太过。故燥胜则地干，暑胜则地热，风胜同地动，山崩地震。湿胜则地泥，寒胜则地裂，火胜则地固矣。犹土得火而或瓦埴，此六入而太过者也。

天地之气，何以候之？曰：天地之气，胜复之作，不形于诊也。《脉法》曰：天地之变，无以脉诊。此之谓也。言司天在泉，胜复之气，皆岁运主之，不形于脉中。王注：当以形症观察之。

五气更立，各有所先，应运之气。非其位则邪，水居火位，金居木位之类，当其位则正。水位。气相得则微，子居母位，母居子位。不相得则甚。胜己者与己所胜者。气有余，则制己所胜，而侮所不胜；如木既克土而反侮金之类。其不及，则己所不胜侮而乘之，己所胜轻而侮之。如金既克木而土反凌木之类。侮反受邪，始于侮彼求胜，终则己反受邪。侮而受邪，寡于畏也。畏谓克制也。五行之气，必有所畏惮，乃能守位，即下文承、制之义。《五运行大论》

愿闻地理之应六节气位何如？曰：显明之右，君火之位也；日出显明，卯地之右，属东南方，时应春分六步，退行至东北止。君火之右，退行一步，相火治

①《天元纪大》：原本无此，据经文补。

之；复行一步，土气治之；复行一步，金气治之；复行一步；水气治之；复行一步，木气治之；复行一步，君火治之。地之四方，分为六步，一岁之中，更治时令，以应天外六节气位之治。相火之下，水气承之；夏相火之极，水气承之，从微渐化，至冬而著，下同。水位之下，土气承之；土位之下，风气承之；风木，风位之下。金气承之；金位之下，火气承之；君火之下，阴精承之。马注：其说与阴阳水胎于午，金胎于卯略同。皆循环相承以为胎也。

亢则害，承乃制。六气各专一令，专令者，常太过，故各有所承以制其过，不使亢甚为害也。制则生化，外列盛衰；外列即“损益彰矣”之义。按古文作“制生则化”言。有制之者生于其间，则亢害者可化为和平，如：甲己化土，乙庚化金之化也。后人改作“制则生化”，似可不必。害则败乱，生化大病。

此段言运气有“生克”，而又有“制化”也。盖五行之理不独贵在“相生”而犹妙于“相克”，有克之者以制其太过，则亢害者可化为和平，而盛衰之故，然外列而可见。若之任亢害，必至于败乱，而生化之原，由此大病矣。盖生克者，运气之常数。而制之化之又所以转五运而调六气也。圣人作经，参赞化育，义专在此数句，实为全经之要义。王氏略而不注，林氏、河间引证纷然，求明而反晦。惟马注云：六位之气过极，则必害作，承气乃生于下，制之使不过也。只照本文解，反觉明白直捷。

盛衰何如？曰：非其位则邪，当其位则正。邪则变甚，正则微。

何谓当位？曰：木运临卯，丁卯岁。火运临午，戊午岁。土运临四季，甲辰、甲戌、己丑、己未岁。金运临酉，乙酉岁。水运临子，丙子岁。所谓岁会，气之平也。天干之化运与地支之主岁相合，为岁会。

非位何如？曰：岁不与会也。则有过、不及之气矣。土运之岁，上见太阴；己丑、己未岁，上谓司天。火运之岁，上见少阳、戊寅、戊申岁。少阴；戊子、戊午岁。金运之岁，上见阳明；乙卯、乙酉岁。木运之岁，上见厥阴；丁巳、丁亥岁。水运之岁，上见太阳。丙辰、丙戌岁。天之与会也，故曰天符。司天与运气相会。

天符、岁会何如？曰：太一天符之会也。天符岁中之己丑、己未、戊午、乙酉，乃天符、岁会相同，又名太乙天符。太一者，至尊无二之称，即《天元纪大论》所谓“三合为治”，一者天会，二者岁会，三者运会。其贵贱何如？曰：天符为执法，岁位为行令，太一天符为贵人。

邪之中也奈何？中执法者，其病速而危；中行令者，其病徐而持；中贵人者，其病暴而死。谓以天符、岁会、太一之日得病。

六气应五行之变何如？位有终始，气有初中，上下不同，求之亦异也。张注：位有终始者，谓厥阴风木主初气，君相二火主二气、三气，太阴湿土主四气，阳明燥金主五气，太阳寒水主六气。此主时之五行，守定位而不移者也。气有初中者，谓加临之六气始于地之初气，而终于天之中气也。上下不同者，谓客气加于上，主气主于下，应各不同也。

求之奈何？曰：天气始于甲，天干。地气始于子，地支。子甲相合，命曰岁立。从甲子岁始，注之有六十甲子。谨顺其时，气可与期。先立其岁，以候其时，则加临之气可期而定矣。

言天者求之本，风、寒、暑、湿、燥、火，六元本气。言地者求之位，三阴三阳，五行之步位。言人者求之气交。

何谓气交？曰：上下之位，气交之中，人之成也。故曰：天枢之上，天气主之；天枢之下，地气主之；气交之分，人气从之。万物由之，此之谓也。天枢，脐旁穴名，胃经。

初中何也？初者，地气也，中者天气也。王注：初之气，天用事，则地气上腾于太虚之内。气之中，地主之，则天气下降于地气之中。气之升降，天地之更用也。升已而降，降者谓天；降已而升，升者谓地。天气下降，气流于地，地气上升，气腾于天，故高下相召，升降相因，而变作矣。因是而有胜复之变。

夫物之生，从于化，物之极，由乎变，变化之相薄，成败之所由也。故气有往复，用有迟速，四者之有，而化而变，风之来也。化则正风生，变则邪风生。

成败倚伏生乎动，动而不已，则变作矣。

出入废，则神机化灭；升降息，则气立孤危。《五常政大论》：根于中者，命曰神机，神去则机息；根于外者，命曰气立，气止则化绝。故非出入。则无以生、长、壮、老、已；非升降。则无以生、长、化、收、藏。是以升降出入，无器不有。有情、无情皆有四者。故器者，生化之宇，凡有形者，皆谓之器。器散则分之，生化息矣。人之生也有涯，故器散而分，则阳归于天，阴反于地，而生化息矣。故无不出入，无不升降。化有小大，小物大物。期有远近，小年大年。四者之有，升降出入。而贵常守，反常则灾害至矣。

故曰：无形无患，《道德》中粹语。此之谓也。

有不生化乎？与道合同，惟真人也。经以合道，真人为至，非圣，其孰能与于此？《六微旨大论》

平气何如而名？木曰敷和。火曰升明，土曰备化，金曰审平，水曰静顺。

其不及奈何？木曰委和，火曰伏明，土曰卑监，金曰从革，水曰涸流。

太过何谓？木曰发生，火曰赫曦，土曰敦阜，金曰坚成，水曰流衍。

不恒其德，恃已而凌化他位。则所胜来复，所胜者，必来复仇。政恒其理，则所胜同化。若不肆威刑，政理和恒，则胜己与己所胜者皆同治化。由是言之，则医道与治道亦有相会通者矣。

故气主有所制，五运主气各有克制。岁立有所生，每岁年辰各有生化。地气制己胜。在泉之气制己所胜者。天气制胜己，吴注：司天在上，义不可胜，故制胜己。天制色，天虚，故制色之盛衰。地制形，地实，故制形之盛衰。五类衰盛，各随其气之所宜也。五类，毛、羽、鳞、介、倮也，倮虫属土，毛虫属木，羽虫属火，鳞虫属水，介虫属金。各随气运生克以为成耗也。故有胎孕不育，治之不全。此气之常也，虽治之，亦不能全此气化之常，非治之过。所谓中根也。凡血气之属，中必有根，成耗之理，皆根于中。在人则两肾中间。命门之元阳也。根于外者亦五，如五味五色之类，凡有生而无知者。故生化之别，有五气、五味、五色、五类、五宜也。

根于中者，命曰神机，神去则机息；禀乎天者，以神为主，神为机发之本。根于外者，命曰气立，气止则化绝。禀于地者，以气为主，气为生化之源。故各有制，各有胜，各有生，各有成。

故曰：不知年之所加，五运六气之加临。气之同异，主客胜复之同异。不足以言生化也。《五常政大论》

六气分治，司天地者，其至何如？曰：厥阴司天，其化以风；少阴司天，其化以热；太阴司天，其化以湿；少阴司天，其化以火；阳明司天，其化以燥；太阴司天，其化以寒。以所临脏位，命其病者也。王注：肝木位东方，心火位南方，脾土位中央及四维，肺金位西方，肾水位北方，是五脏定位。然五运御六气所至，气相得则和，不相得则病，故先以六气所临，后言五脏之病也。

地化奈何？在泉地化。曰：司天同候，同气皆然。虽易位而治法皆同。

间气何谓？曰：司左司右者，是谓间气也。六有六气，以一气司天，一气在泉。余气曰一为司天左间，一为右间；一为在泉左间，一为右间。《五运行大论》：诸上见厥阴，左少阴，右太阳；见少阴，左太阴，右厥阴；见太阴，左少阳，右少阴；见少阳，左阳明，右太阴；见阳明，左太阳，右少阳；见太阳，左厥阴，右阳明。所谓面北而命其位也。诸厥阴等在泉，左右间气亦同，所谓面南而命其位也。

何以异之？主气者纪岁，间气者纪步也。司天、在泉主一岁之气，间气分主四时之气，以一岁分为六步。周流循环更治时令，以应六节气位之治。每步治六十日，余八十七刻半，积六步而成岁，则三百六十五日有奇也。《六微旨大论》：君火之右，退行一步，相火治之；复行一步，土气治之；复行一步，金气治之；复行一步，水气治之；复行一步，木气治之；复行一步，君火治之。六气循天右转，以应六节也。

岁厥阴在泉，寅申之年。风淫所胜，民病洒洒振寒，伤风故寒。善呻数欠，《甲乙经》作胃病。心痛支满，两胁里急，肝病。饮食不下，鬲咽不通，食则呕，腹胀肝病善噫风木干心。得后与气，大便嗳气。则快然如衰，木气得畅。身体皆重，厥阴主筋，筋弱则身重。大要风木肝脾土为病。

岁少阴在泉，卯酉之年。热淫所胜，民病腹中常鸣，气上冲胸，喘火克肺、大肠金不能久立，骨病。寒热皮肤痛，火热乘肺。目瞑少阴病，但欲寐齿痛火乘阳明䪼肿，目下曰䪼，少阴有水气。恶寒发热如疟，金火相战。少腹中痛，腹大。热在中下二焦。

岁太阴在泉，辰戌之年。湿气所胜，至阴之交，民病饮积，心痛耳聋，吴注：火遇湿则畏，窍遇湿则障。嗌肿喉痹，阴病血见，湿变热而动血，又脾虚不能统血。少腹痛肿，不得小便，病冲头痛，土克膀胱水，太阳经气不能下行，故上冲头痛。目似脱，项似拔，腰似折，髀不可以回，腘如结，腨如别。膝后为腘，足肚为腨，皆膀胱经脉所为，为湿土伤太阳寒水。

岁少阳在泉，乙亥之年。火淫所胜，寒热更至。民病注泄赤白，火甚则水来复，故寒热便至，热伤血，泄赤；伤气，泄白。少腹痛，溺赤，甚则血便。少阴同候。少阴热淫与火淫同。

岁阳明在泉，子午之年。燥淫所胜，民病喜呕，呕有苦，舍乘甲胆故呕苦。善太息，心胁痛，不能反侧，甚则嗌干面尘，身无膏泽，皆燥之故。足外反热。《灵枢》：以诸症为少阳胆病，嗌干面尘为厥阴肝病，皆金胜木也。

岁太阳在泉，丑未之年。寒淫所胜，民病少腹控睾音皋，肾子引腰脊，上冲心痛，水上凌火。血见，嗌痛颔仲。《灵枢》：以嗌痛颔肿为小肠病，皆水克火也。

厥阴司天，乙亥之年。风淫所胜，民病胃脘当心而痛，胃土受病。上支两胁，木盛肝病，鬲咽不通，饮食不下，舌本强，脾脉连舌本。食则呕，冷泄腹胀，溏泄，瘕，脾不运而成瘕。病本于脾，皆木胜而土病。冲阳绝，死不治。足上动脉，胃之气。

少阴司天，子午之年。热淫所胜，民病胸中烦热，嗌干，少阴火。右胠满，主右胁。皮肤痛，肺主皮肤，热不得越而痛。寒热咳喘，唾血，血泄，火克大肠，鼽衄，鼻流清涕曰鼽，音求；鼻血曰衄，音女六切。鼻为肺窍。嚏呕，溺色变，肺热。甚则疮疡胕肿，肺主皮肤故疮疡，肺不能通调水道故胕肿。肩背臂臑及缺盆中痛，肺脉所过。心痛，心脉上肺。肺瞋，音嗔，胀也。腹大满膨膨而喘咳，病本于肺。皆火盛克金。尺泽绝，死不治。肘内廉大纹中动脉，肺之气也。

太阴司天，丑未之年。湿淫所胜，胕肿，肾为土克，不能行水。骨痛，肾主骨。阴痹，阴痹者按之不得知。腰脊头项痛，肾主督脉。时眩下元不足大便难，肾病乏液。阴气不用，不举。饥不欲食，胃热消谷善饥，脾虚又不欲食。咳唾有血，肾损。心如悬，水不济火。病本于肾。皆土胜克水。太谿绝，死不治。足内踝后跟骨上动脉，肾之气也。

少阳司天，寅申之年。火淫所胜，民病头痛，发热恶寒而疟，少阳居半表半里，故寒热相并为疟。热上皮肤痛，肺主皮毛。色变黄赤，传而为水，肺不能通调水道，少阳相火冲逆而上，水随火溢，散于阴络而为水肿。故本篇又云：诸病胕肿，皆属于火也。身面胕肿，腹满仰息，泄注赤白，疮疡热传肌肤咳唾血，烦心，烦出于肺，火克金也。胸中热，甚则鼽衄，病本于肺。皆火胜过金。天府绝，死不治。腋下三寸，臂臑内廉动脉，肺之气也。

阳明司天，卯酉之年。燥淫所胜，筋骨内变，民病左胠胁痛，肝居左。清寒于中，感而疟，疟乃肝胆之邪。大凉革候，咳，腹中鸣，凉气内伐。注泻鹜溏，如鸭类之溏，名木敛生，菀郁于下，木之生气不得畅达，故有下文诸症。心胁暴痛，不可反侧，嗌干面尘，腰痛，丈夫㿗疝，妇人少腹痛，目昧眦疡，疮痤痈，病本于肝，皆金胜而木病。太冲绝，死不治。足大指本节后二寸动脉，肝之气也。

太阳司天，辰戌之年。寒淫所胜，血变于中，发为痈疡，诸痛痒疮，皆属心火。民病厥心痛，呕血血泄，鼽衄，善悲，心主喜乐，不足则悲。时眩仆。运火炎烈。王注：若乘火运而炎烈。马注：以时眩仆运为句，火类烈为句。

昂按：既云眩仆，何必又加运字乎？

胸腹满，手热，心色脉行手心。肘挛，腋肿，心澹澹大动，水上凌火。胸胁胃脘不安，面赤目黄，善噫，心为嗳。嗌干，甚则色炲，音台，黑色，象水。渴而欲饮，病本于心。皆水胜而病。神门绝，死不治。手掌后锐骨之端动脉，心之气也。

身半以三，其气三矣，天之分也，天气主之。身半以下，其气三矣，地之分也，地气主之。马注：少阴君火应心、小肠，阳明燥金应心肺、大肠，少阳相火应心包、三焦，为天之分。太阴湿土应脾、胃，厥阴风木应肝、胆。太阳寒水应肾、膀胱，为地之分。

昂按：天气三，谓司天及左右二间气也。本篇后又云：初气终三气，天气主之，四气尽终气，地气主之，亦上下各三气也。若大肠、小肠皆在下部，何以能应身半以上之天气乎？以名命气，以气命处，而言其病。半，所谓天枢也。天枢穴在脐两旁，为身上下之分，以厥阴、阳明等名而命其气，以气属某经某腑某脏而命其处，合气与处而言其属某病也。故上胜而下俱病者，以地名之；下胜而上俱病者，以天名之。王注：彼气既胜，此未能复行，无所进退而怫郁，上胜下病，地气郁也，以地名之；下胜上病，天气寒也，以天名之。《六元正纪大论》"上胜则天气降而下，下胜则地气迁而上"是也。所谓胜至，报气屈伏而未发也，胜气已至，而报复之气伏而未发。复至则不以天地异名，皆如复气为法也。病有天地异名，而治胜复之法则无异。

胜复之动，时有常乎？气有必乎？曰：时有常位，而气无必也。时位有常，气之发动难定。初气终三气，天气主之，胜之常也。司天主上半岁。四气尽终气，地气主之，复之常也。在泉主下半岁，如上半岁之木火胜，则下半岁之金水来复。有胜则复，无胜则否。所以气不可必。

复已而胜何如？曰：胜至则复。无常数，衰乃止耳。王注：胜微则复微，胜甚则复甚，无有定数，至其衰谢则胜复皆自止也。复已而胜，不复则害，此伤生也。有胜而不能复，是真气伤败而生意尽矣。言胜之不可无复也。

复而反病何也？居非其位，不相得也。大复其胜，则主胜之，故反病也。王注：舍己宫观，适于他邦，己力已衰，主不相得。怨随其后，故力极而复，主反袭之，反自病也。所谓火燥热也。王注：少阳火也，阳明燥也。少阴热也。少阴少阳在泉为火居水位，阳明司天为金居火位，金复其胜则火主胜之，火复其胜则水主胜之。马注：此正居非其位，气不相得，大复其胜，则主反胜之。惟火、燥、热三气乃尔也。《至真要大论》

天地之数，起于上而终于下，起于司天而终于在泉。岁半之前，天气主之，大寒至小暑，司天主之。岁半之后，地气主之。大暑至小寒，在泉主之。上下交互，气交主之。上下之中，又有互体。

春气始于下，秋气始于上，夏气始于中，由中而长。冬气始于标。由标而敛于本。故至高之地，冬气常在，至下之地，春气常在。西北高燥故多寒，东南低湿故常温。《五常政大论》曰：崇高则阴气治之，污下则阳气治之。

少阴所至，俱主岁气言。为里急，为支痛，支格而痛。为萸软戾，厥阴主筋，寒则急，热则驰。为胁痛、呕泄，木邪克土。病之常也。

厥阴所至，为疡胗，心火。身热，为惊惑，恶寒战慄，谵妄，妄言妄见。为悲妄，皆心气不足。衄衊，为语笑，皆心火。病之常也。

太阴所至，为积饮否隔，湿土为病。为傍满，为中满，脾土不运。霍乱吐下，中宫不和，为重胕肿，湿胜。病之常也。

少阳所至，为嚏呕，为疮疡，为惊躁，胆主惊，瞀昧、暴病，皆火邪。为喉痹，相火。耳鸣呕涌，为暴泄，火泄。瞤，肉动；瘈，抽掣。暴死皆火病也。病之常也。

太阳所至，为屈伸不利，为腰痛，脉行腰脊头项，故不利而痛。为寝汗，梦中溢汗，表益。痉，头项强直，乃屈伸不利甚者。为流泄，禁止，流泄象水，禁止象寒。病之常也。

此段病形，分经并合，不依原文，因于文理无碍，用以便人观览也。

气高则高，气下则下，气后则后，气前则前，气中则中，气外则外，位之常也。王注：手阴阳位高，足阴阳位下，太阳行身后，阳明行身前，太阴、少阴、厥阴在中，少阳行身侧，各随其位以言病象。

故风胜则动，热胜则肿，燥胜则干，寒胜则浮，湿且则濡泄，甚则水闭胕肿，随气所在，以言其变耳。察大气胜复所在。以言病变也。《六元正纪大论》

岁木太过，风气流行，脾土受邪。民病飧泄，食减，体重烦□[1]，肠鸣，腹支满。皆木盛克土。上应岁星。木盛则木星光明。甚则忽忽善怒，眩冒巅疾。反胁痛而吐甚。肝实自病，金来为母复仇，木又制平金了也。上应太白星，金星光明。

岁火太过，炎暑流行，金肺受邪。民病疟，金火相战。少气壮火食气。咳喘，火气乘肺。血溢血出上窍血泄，血出二便。注下，火入大肠而泄。嗌燥火尖肺系耳聋，耳为肾窍，火盛则水耗。中热胸中肩背热。背者胸中之府。上应荧惑星。火星光明。甚则胸中痛，胁支满，胁痛。膺背肩胛间痛，两臂内痛，皆心主经脉所过。《脏气法时论》言心病与此同。身热骨痛为浸淫。《玉机真脏论》作"身热肤痛"，肺主皮肤。上应辰星。水星为母复仇。

岁土太过，雨湿流行，肾水受邪。民病腹痛，湿胜。清厥足逆冷。意不乐，脾不运行。体重，湿胜。烦冤。《脏气法时论》：肾病者身重，肾虚者大小腹痛，清厥意不乐。上应镇星。土星。甚则肌肉萎，土主肌肉。足萎不收，行善瘈，脚下痛。胃脉在足。饮水饮发中满，土不制水。食减，四肢不举，脾主四肢。腹满溏泄，肠鸣，反下甚，皆本经自病。上应岁星。木复仇而刑土。

岁金太过，燥气流行，肝木受邪。民病两胁下少腹痛，肝脉布胁抵小腹。目赤痛，眦疡，目为肝窍。耳无所闻。肝藏血，耳得血而能听。《脏气法时论》：肝虚则目䀮䀮无所见，耳无所闻。肃杀而甚，则体重，肝主筋，筋衰则身重。烦冤，

[1]□：原文缺字。

胸痛引背，两胁满且痛行少腹。《玉机真脏论》：肝脉不及则胸痛引背。下则两胁胠满。上应太白星。金星克木。甚则喘咳逆气，肩背痛，尻阴股膝髀腨胻足皆病，火来复仇而金反病，下部皆痛，母病及子也。《脏气法时论》言肺病同。上应荧惑星。收气峻，生气下，病反暴痛，胠胁不可反侧，金盛刑木。咳逆甚而血溢，肺经自病。上应太白星。金星。

岁水太过，寒气流行，邪害心火。民病身热烦心躁悸，躁，烦甚也；悸，心动也。火属于水则躁，火畏水则悸。阴厥阴盛厥逆。上中下寒外热内寒谵妄妄言妄见心痛，上应辰星。水星。甚则腹大胫肿，喘咳，肾脉起足下，贯鬲入肺。寝汗出憎风。阴盛阳虚。《脏气法时论》言肾病同。上应镇星。土复仇而乘水。湿气土变物，病反腹满，肠鸣溏泻，食不化，土气未复，反见脾病。渴而妄冒、脾不能行津液而渴，火被湿郁而妄冒。上应荧惑、辰星。火星减耀，水星明莹。

按：五运、六气，太过、不及，胜复淫郁经文，言之至为详悉，本集不能多录，然大旨略同。故量取数段，可概其余矣。

岁运太过，畏星失色而兼其母，借母气以自助。不及则色兼其所不胜。为所凌侮而兼其色。《气交变大论》

木得金而伐，火得水而灭，土得木而达。昂按：木树根于土，是土为生木之母，何以木反克土乎？盖土竭其膏液以营养乎木，若或克之耳，使土而无木，则无花叶之菁葱，无果谷之成熟，人民无所资养，天地黯淡无章，不过顽然坌块而已，土何水之有焉？木者，所以疏土之气，又以成土之德也，故经文独言达，而不同于伐、灭、缺、绝四条也。赵养葵曰：世人皆言木克土，而余独作木以培土。其有会于斯旨也欤？金得火而缺，水得土而绝，万物尽然，不可胜竭。《宝命全形论》

审治第七

诸风掉眩，皆属于肝；风木动摇。诸寒收引，皆属于肾；寒性缩急。诸气膹郁，皆属于肺；肺主气。诸湿肿满，皆属于脾；脾不运行。诸痛痒疮，皆属于心。火微则痒，火甚则痛。诸厥固泄，皆属于下；吴注：下谓肾也，兼水火之司，阴精水衰，则有热厥；命门火衰，则有寒厥。肾开窍于二阴，水衰火实，则二便不通而为固；火衰水实，则二便不禁而为泄。诸痿喘呕，皆属于上；上谓肺也，肺主气，肺热叶焦，则诸脏无所禀气，故有肺痿，及筋、脉、骨、肉诸痿。喘呕亦属上焦。诸热瞀音茂。瘛，昏乱抽掣。皆属于火；诸禁噤鼓慄，如丧神守，皆属于火；内热而外反寒，盖火性干燥，内热既甚，卫外之阳皆凑入内，热外反鼓痓也。诸逆冲上，皆属于火；诸躁狂越，皆属于火；诸病胕肿，热盛于内，水随火溢。痛酸惊骇，皆属于火；诸胀腹大，皆属于热；热郁于内，为热胀，亦有寒郁而生寒胀者。东垣曰：大抵热胀少寒胀多，故立中满分消丸治热胀，中满分消汤治寒胀。诸病有声，肠鸣。鼓之如鼓，鼓胀。皆属于热；李士材曰：二病多有属寒者。诸转反戾，转筋之类。水液浑浊，小便。皆属于热；诸呕吐酸，暴注下迫，火泻里急。皆属于热；诸痉项强，皆属于湿；湿甚则兼风木之化。诸暴强直，皆属于风；风性劲急，二证相类，而一属湿，一属风。诸病水液、澄彻清冷，吐、溺。皆属于寒。

故大要曰：谨守病机，各司其属，有者求之，或有热、有湿、有风、有寒。无者求之，或无水，或无火，或非热，或非寒。盛者责之，虚者责之。河间著《原病式》，用病机十九条。而未及十六字，似属缺典。必先五胜，五行胜气。疏其血气，令其调达，而致和平，此之谓也。此段次序稍易，以火从火，以热从热，用便观觉。因于大义无害，故敢尔也。

昂按：病机十九条，而火居其五，热居其四，可见诸病火热为多，盖风、寒、暑、湿皆能为火为热也。宇宙间天地万物，皆赖此阳火以生发之本，若无此火，则天地或几乎息矣。巢子所谓“火传不知其尽”，而释氏相宗亦以煖与常并举也，但平则为恩，亢则为害，生杀之机，互相倚伏，凡物皆然。故火能生人，而亦能杀人也。

诸气在泉，司天略同，稍有异者，译本注中，经文在泉每居司天之前。风淫于内，治以辛凉，佐以苦甘，旧本无甘字，司天有甘字。以甘缓之，以辛散之，金能胜木，故治以辛凉，辛过甚恐伤气，故佐以苦甘。甘胜辛，甘益气也。木性急，故甘以缓之，木喜条达，故辛以散之。司天多“酸以泻之”，无“辛散”句。

热淫于内，治以咸寒，佐以甘苦，以酸收之，以苦发之。水胜火，故治以咸寒；甘胜咸，佐之所以防其过也；心苦缓，故以酸收之；热郁于内，故以苦发之。司天无“苦发”句。

湿淫于内，治以苦热，佐以酸淡，司天作酸辛，又云“湿上甚而热，治以苦温，佐以甘辛，以汗为故而止”。以苦燥之，以淡泄之。苦热能燥湿，酸木能制土，淡能利水。吴注：使酸而非淡，则味厚滋湿矣，泄渗与汗也。

火淫于内，治以咸冷，佐以苦辛，司天作苦甘，相火畏火也，故治以咸冷，苦能泄热，辛能散能润。以酸收之，以苦发之。与治热淫同。

燥淫于内，治以苦温，佐以甘辛，司天在作酸辛。以苦下之。火能胜金，故治以苦温，甘辛能润燥，燥热内结，以苦泻之可也。

寒淫于内，治以甘热，佐以苦辛，司天作“平以辛热，佐以甘苦”。以咸泻之，以辛润之，以苦坚之。土能制水，热能胜寒，故治以甘热。苦而辛亦热品也，伤寒内热者，以咸泻之；肾苦燥，以辛润之；肾欲坚，以苦坚之。

治诸胜复，寒者热之，热者寒之，温者清凉之，清者温之，散者收之，抑郁者散之，燥者润之，急者缓之，坚者耎软之，脆者坚之，衰者补之，强者泻之，各安其气，必清必静，则病气衰去，归其所宗，此治之大体也。

气之胜也，微者随之，甚者制之。气之复也，和者平之，暴者夺之。皆随胜气，胜复之气。安其屈伏，屈伏之气。无问其数，以平为期，此其道也。

寒者热之，热者寒之，微者逆之，甚者从之，王注：微者，犹人火也，可以湿伏，可以水折；甚者犹龙火也，激则愈焰。当类其性而散之。按：此与上文微者随之，甚者制之相反，而多有其妙。

坚者削之，客者除之，劳者温之，温养。结者散之，留者攻之，燥者濡之，急者缓之，散者收之，损者益之，逸者行之，惊者平之，上之吐下之泻，摩之浴之，薄之渐磨劫之，开之发之，适事为故。

何谓逆从？申明上文逆之、从之二义。曰：逆者正治，从者反治，以寒治热，以热治寒，逆病气者谓之正治。以寒治热，而佐以热药，以热治寒而佐以寒药。顺病气者谓之反治。从少从多，观其事也。视病之轻重，为药之多少。

反治何谓？反治为治法立。故再三辨证。曰：热因寒用，寒因热用，塞因塞用，通因通用。必伏其所主，所主之病。而先其所因。所因之法。其始则同，其终则异，可使破积，可使溃坚，可使气和，可使必已。王、林注曰：势因寒用者，如大寒内结，以热攻除，寒甚格热不得，前则以热药冷服，下嗌之后，冷体既消，热胜便发，情且不违，而致大益，是热因寒用之例也。寒因热用者，如大热在中，以寒攻治则不入，以热攻治则病增，乃以寒药热服，入腹之后，热气既消，寒性遂行，情且协和，而病以减。是寒因热用之例也。《五常政大论》："治热以寒温而行之，治寒以热凉而行之。"既此义也。塞因塞用者，如下焦虚乏，中焦气壅，胠胁满盛，欲散满则益虚其下，欲补下则满甚于中，病人告急，不救其虚，且攻其满，药入则减，药过依然，故中满下虚，其病益甚，不知疏启其中，峻补其下，少服则资壅，多服则宣通，下虚既实，中满自除，此塞因塞用也。通因通用者，如大热内结，注泻不止，以热涩之，结复未除；以寒下之，结散利止。此通因通用也。其积实久泻，以热下之。同此法。

平气何如？曰：谨察阴阳所在而调之，以平为期。正者正治，反者反治。王注：阴病阳不病，阳病阴不病，是为正病，则以寒治热，以热治寒，正治也。如阴位见阳脉，阳位见阴脉，是谓反病，则以寒治寒，以热治热，此反治也。

论言治寒以热，治热以寒，方士不能废绳墨而更其道也。有病热者，寒之而热；有病寒者，热之而寒；二者皆在，新病复起，寒热二症皆在，因服寒热之药反增新病。奈何治？欲依标格则病势不除，若废绳墨则更无新法。曰：诸寒之而热者取之阴，热之而寒者取之阳，所谓求其属也。王注：言益火之源以消阴翳，壮水之主以制阳光，故曰求其属也。又曰：脏腑之源有寒热温凉之主，取心者不必齐以热，取肾者不必齐以寒；但益心之阳寒亦通行，强肾之阴热之犹可。观斯之故，或治热以热，治寒以寒，万举万全，孰知其意。

服寒而反热，服热而反寒，其故河也？曰：治其王气，是以反也。气当王之时而复补助之。马注：假如小寒之气温以和之，大寒之气热以取之，甚寒之气则下夺之，夺之不已则逆折之，折之不尽则求其属以衰之。小热之气凉以和之，大热之气寒以取之，甚热之气则汗发之，发之不尽则逆制之，制之不尽则求其属以衰之。

病之中外何如？曰：从内之外者，调其内；皆先治其本，后治其标。从外之内者，治其外；从内之外而盛于外者，先调其内而后治其外；从外之内而盛于内者，先治其外而后调其内；中外不相及，则治主病。中不出外，外不入中，则治其病。

五味阴阳之用何如？辛甘发散为阳，酸苦涌泄涌吐泄下为阴，咸味涌泄为阴，淡味渗泄为阳。利小便。六者或收，酸或散，辛或缓，甘或急，咸苦或燥，苦或润，辛或痫，咸或坚，苦以所利而行之，调其气，使其平也。《至真要大论》

补上下者，从之；治上下者，逆之。王注：上下谓司天、在泉也，气不及则顺其味以和之，气太过则逆其味以折之。以所在寒热盛衰而调之。地有寒热异宜，人有盛衰异质。故曰：上取涌吐，一曰头而胸喉下取，泄利，一曰少腹胫足，一曰二便通塞。内取药饵，一曰切脉虚实，一曰沉以候里外取形色，一曰按摩针灸，一曰渍形为汗，一曰浮以候表。以求其过。

能耐毒者，以厚药，不胜毒者，以薄药。视其人之强弱。

气反者，病在上，取之下；通其下而上病愈。病在下。取之上；升其上而下病愈。病在中，傍取之。病在中而经脉行于左右，针灸熨药而旁取之。《灵枢·终始篇》：病在上者下取之，病在下者高取之，病在头者取之足，病在腰者取之腘。此言刺法，然药饵亦有此理。李东垣曰：《灵枢》曰：头有疾取之足，谓阳病取阴也；足有疾取之上，是阴病取阳也；中有疾旁取之。中者，脾胃也，旁者，少阳甲胆也。胆风木也，东方春也。胃中谷气者，便是风化也。胃风而成泄泻，宜助甲胆，风胜以克之，又是升阳助清气，上行之法也。

治热以寒，温而行之；热服。治寒以热，凉而行之；热药凉服，二者为反治。治温以清，冷而行之；清药冷服。治清以温，热而行之。温药热服，二者为正治。故消之，削之，吐之，下之，补之，泻之，久新同法。

病有久新，方有大小，有毒无毒，药之有毒无毒者。固宜常制度矣。大毒治病。十去其六；过之则伤正气。常毒治病，十去其七；小毒治病，十去其八；无毒治病，十去其九。张子和曰：凡药皆毒也，虽苦参、甘草不可不谓之毒，久服必偏胜为害。谷肉果菜，食养尽之。饮食调养，以尽病邪。《脏气法时论》：毒药攻邪，五谷为养，五果为助，五畜为益，五菜为充。无使过之，伤其正也。不尽，行复如法。余邪未尽，复行前法。

必先岁气，无伐天和。必察岁运时令之气，逆之则伤天和。无盛盛，无虚虚，当泻而补为盛盛，当补而泻为虚虚。而遣人夭殃。无致邪，无失正，助邪气，伐正气。绝人长命。

天不足西北，左寒而右凉；地不满东南，右热而左温。其故何也？曰：阴阳之气，高下之理，太少一作大小之异也。东南方，阳也。阳者，其精降于下，故右热而左温。阳生于东而盛于南，故东温而南热。西北方，阴也。阴者，其精奉于上，故左寒而右凉。阴生于西而盛于北，故西凉而北寒。是以地有高下，气有温凉。高者气寒，下者气热，故适寒凉者胀，感阴寒而成胀。之温热者疮，感湿。热而生疮。下之则胀已，汗之则疮已，此腠理开闭之常，太少之异耳。

阴精所奉其人寿，阳精所降其人夭。西北之气，散而寒之，东南之气，收而温之，所谓同病异治也。王注：西北人腠理密而食热，故宜散宜寒；东南人腠理疏而食冷，故宜收宜温。吴注：西北气寒，寒固于外则热郁于内，故宜散其外寒，清其内热；东南气热，热则气泄于外，寒生于内，故宜收其外泄，温其内寒。是以有病同而治异者，此天气与地宜不同也。

故曰：气寒气凉，治以寒凉，行水渍之；药治其内，汤渍其外。气温气热，治以温热。二义解者俱欠明确，岂即上文所谓西北散而寒之，东南收而温之之意乎？强其内守，必同其气，即气寒气凉，治以寒凉之义。可使平也，假者反之。或有反此为治者，乃假借之，以为反治也。《五常政大论》

木郁达之，宣吐。火郁发之，升散。土郁夺之，泻下。金郁泄之，解表利小便。水郁折之，制其冲逆。然调其气，过者折之，以其畏也，所谓泻之。过，太过也，折之以其所畏，即泻之是也。王注：咸泻肾，酸泻肝，辛泻肺，甘泻脾，苦泻心。

必折其郁气，先资其化源，吴注：如寒水司天则火受郁，火失其养则资其木也。抑其运气，主运胜气。扶其不胜，无使过暴而生其疾。

论言：热无犯热，寒无犯寒，时热病，热无犯热药；时寒病，寒无犯寒药。余欲不远寒，不远热奈何？曰：发表不远热，攻里不远寒。吴注：发表利用热，夏日发表不远热也；攻里利用寒，冬月攻里不远寒也。

热无犯热，寒无犯寒。及胜其主则可犯，以平为期，而不可过，是谓邪气反胜者。邪气胜主气，如夏应热而反寒甚，则可以热犯热，余准此。

故曰：无失天信，无失气宜，无翼其胜。无赞其复，是谓至治。吴注：天信，春温，夏热，秋凉，冬寒也。气宜，治温以清，治热以寒也。翼胜，赞复，禁助邪也。

妇人重身，怀妊。毒之何如？可用毒药否？曰：有故无殒，亦无殒也。有故，如下文大积大聚是也。内既有故，则毒药百病当之，故母与胎皆无患也。其故何谓也？大积大聚，其可犯也，衰其大半而止，过者死。积聚必须攻以毒药，太过则真气被伤。《六元正纪论》

有在标病求之于标，有其在本而求之于本，有其在本而求之于标，有其在本而求之于本。故治有取标而得者，有取本而得者，有逆取而得者，有从取而得者。

治反为逆，治得为从。大小不利，谓二便，《灵枢》有便字。治其标；大小利，治其本；病发而有余，本而标之，先治其本，后治其标；病发而不足，标而本之，先治其标，后治其本。谨察间甚，以意调之。《标本病传论》《灵枢·病本篇》略同。

凡治病，察其形气色泽、脉之盛衰，病之新故，乃治之，无后其时，形气相得，形盛气盛，形虚气虚。谓之可治。色泽以浮，谓之易已；脉从四时，谓之可治；春弦、夏钩、秋浮、冬营。脉弱以滑。是有胃气，命曰易治。取之以时，合于时令，又勿后时。形气相失，谓之难治；形盛气虚，形虚气盛。色夭不津，谓之难已；脉实以坚，邪盛。谓之益甚；脉逆四时，为不可治。所谓逆四时者，春得肺脉，夏得肾脉，秋得心脉，冬得脾脉，皆五行相克。其至皆悬绝沉涩者，命曰逆四时。《玉机真脏论》

善治者治皮毛，邪在表而浅。其次治肌肤，其次治筋脉，其次治六腑，其次治五脏。治五脏者，半死半生也。邪入脏则深且重矣。故天之邪气感，六气八风。则害人五脏；水谷之寒热感，饮食不节，寒热失时。则害于六腑；地之湿气感则害皮肉筋脉。湿自下受，先入皮肉，湿流关节则伤筋脉。

善诊者，察色按脉，先别阴阳；脉症声色各有阴阳。审清浊而知部分；脏腑有病，皆形于身面之部分，可以观气色而得之。视喘息、听音声而知所苦；观权衡规矩而知病所主。言脉，春应中规，夏应中矩，秋应中□[①]，冬应中权。按尺寸，观浮、沉、滑、涩，而知病所生。以治无过，以诊则不失矣！

故曰：病之始起也，可刺而已；其盛，可待衰而已。

故因其轻而扬之，汗而散之，不使传变。因其重而减之，病之重者，药难猝去，当以渐而减之，即衰其半之意。因其衰而彰之。正气偏衰，济而彰之。

形不足者，温之以气；精不足者，补之以味。气以养阳，味以养阴，一句即彰之之义。其高者，因而越之；升之吐之。其下者，引而竭之；利其二便。中满者，泻之于内；实满者，以下药泻之；虚满者，补之即所以泻之。其有邪者，渍形以为汗；如用桃枝煎汤液以蒸浴之，汗难出者，每用此法。其在皮者，汗而发之；其慓悍者，按而收之；按摩收引。其实者，散而泻之。表实散之，里实泻之，阴病治阴，阴病治阳，吴注：即本篇从阴引阳，从阳引阴，以右治左，以左治右之义。吴注：济所不胜。定其血气，各守其乡。血实宜决之；行之。气虚宜掣引之。导实济虚。《阴阳应象大论》

毒药攻邪，攻邪则用毒药。苏子瞻曰：药能治病，不能养人；食能养人，不能治病。五谷为养，稻、麻、豆、麦、黍。五果为助，枣、杏、桃、李、栗。五畜为益，牛、羊、犬、豕、鸡。五菜为充，葵、藿、葱、薤、韭。气味合而服之，以补益精气。此五者，有辛、酸、甘、苦、咸，前五物应五行，各具一味。各有所利，或散辛或收酸，或缓甘或急苦，或坚苦或耎咸，四时五脏，病随五味所宜也。

肝苦急，肝者，怒生之气，又血燥则肝急。急食甘以缓之。

心苦缓，缓为心虚，则神气散逸。急食酸以收之。

脾苦湿，湿则不运。急食苦以燥之。

肺苦气上逆，火盛克金。急食苦以泄之。

肾苦燥，肾脂枯则燥。急食辛以润之。

开腠理，致津液，通气也。三语有专主辛润解者。昂谓：当通结上文。

肝欲散，急食辛以散之，用辛补之，酸泻之。木喜条达，故以散为补，收为泻。

心欲耎火脏炎燥急食咸以耎之。用咸补之，甘泻之，心属火，咸属水，水能克火而云补者，取既济之义也。心苦缓，故以甘为泻。

脾欲缓，土德和缓。急食甘以缓之，用苦泻之，甘补之。

肺欲收，急食酸以收之，用酸补之，辛泻之。辛散酸收。

---

①□：原文缺字。

肾欲坚，坚固则无狂荡之患。急食苦以坚之，用苦补之，苦能坚肾，咸泻之。咸能软坚。能渗津，故云泻。然咸为肾本味，故补肾药用咸为引。《五脏生成论》曰：肾欲咸。未可专言泻也。甘能伤肾，土克水也。《脏气法时论》

五味所禁：辛走气，气病无多食辛；《灵枢·五味论》：辛入胃，其气入于上焦，上焦者，受气而营诸阳者也。辛与气俱行，故辛入而与汗俱出。咸走血，渗津。血病无多食咸；《灵枢》曰：血与相得则凝，凝则胃中汗注之，注之则胃中渴，渴则咽路焦，故舌本干而善渴。苦走骨，骨病无多食苦；甘走肉，肉病无多食甘，骨得苦则阴益甚，重而难举；肉得甘则壅气，霉肿益甚。《灵枢》二义无当，故不录。酸走筋，筋病无多食酸。《灵枢》曰：酸气清以收，膀胱得酸则缩踡，约而不通，水道不行，故癃。阴者，积筋之所终也，故酸入而起筋矣。《宣明五气论》

多食咸，则脉泣涩而色变；脉即血也，心合脉，水克火。多食苦，则皮槁而毛拔；肺合皮毛，火克金。多食辛，则筋急而爪枯；肝合筋，爪者筋之余，为金克木。按：肝喜散，故辛能补肝，惟多则为害。多食酸，则肉胝胎而唇揭；脾合肉，其华在唇。木克土。胝音支，皮厚也。多食甘，则骨痛而发落。肾合骨，其华在发，土克水。此五味所伤也。《五脏生成论》

阴之所生，本在五味；味能养阴。阴之五宫，伤在五味。味过于酸，肝气以津，酸能生津。脾气乃绝；木克土。味过于咸，大骨气劳，短肌，入骨，能软缩肌肤。心气抑；水克火，然《脏气法时论》又云咸补心。味过于甘，心气喘满，甘性留滞。色黑，肾气不衡；平也，土克水。味过于苦，脾气不濡，胃气乃厚；苦能燥脾而厚胃、火生土也。王注：同马注。厚字解作胀字，已觉欠理，而治之复用芩、连苦剂，不自相矛盾乎？味过于辛，筋脉沮弛，精神乃央。新校正：央，殃也，古文通用。辛润故弛，辛散故殃也。马注解作中央，尤觉欠理。昂按：酸、咸、甘、辛言其害，而不及其利也，味苦言其利而未及其害也，故不拘一例，不必穿凿强解。《生气通天论》

热中、消中，多饮数溲为热中，多食数溲为消中。不可服高膏梁、肥甘之味。芳草、辛香之品。石药。英乳之类。石药发逯癫，芳草发狂，多喜曰癫，多怒曰狂。夫芳草之气美，石药之气悍，二者其气急疾坚劲，夫热气慓悍，药气亦然，内热既盛，药后助之，二者相遇，恐内伤脾。《腹中论》

凡刺之法，必候日月星辰四时八正八节正气以候八风之气，气定乃刺之。是故天温日明，则人血淖液，而卫气浮，故血量泻，气易行；天寒日阴，则人血凝泣，而卫气沉。月始生，则血气始精，卫气始行；月郭满，月之四围为郭。则血气实，肌肉坚；月部空，则肌肉减，经络虚，卫气去，形独居。是以天寒无刺，天温无凝，血淖而气易行。月生无泻，月满无补，月郭空无治，是谓得时而调之。此言刺法，然人身血气如是，不可不知。《八正神明论》

圣人不治已病治未病，不治已乱治未乱，夫病已成而后药之，乱已成而后治之，譬犹渴而穿井，斗而铸兵，一作锥。不亦晚乎！《四气调神大论》

拘于鬼神者，不可与言至德；恶于针石者，不可与言至巧；病不可治者，病

必不治，治之无功矣。病不许治，即病症也。《五脏别论》

【灵】形肉已夺，是一夺也；大夺血之后，是二夺也；大汗出之后，是三夺也；大泄之后，是四夺也；新产及大血之后，是五夺也。此皆不可泻。《五禁》

生死第八

【素】五脏受气病气于其所生，我所生者。传之于其所胜，我所克者。气舍于其气生，生我者。经曰：至其所生而持。死于其所不胜。克我者，病之且死，必先传行至其所不胜，病乃死。此言气之逆行也，故死。五脏顺行则生。

肝受气于心，我生者，子盛极乘其母，故为逆行。传之于脾，我克者，木克土。气舍于肾，生我者，水生木，然脾传肾，为土克水。至肺而死。克我者，金克木，下同。

心受气于脾，传之于肺，气舍于肝，至肾而死。

脾受气于肺，传之于肾，气舍于心，至肝而死。

肺受气于肾，传之于肝，气舍于脾，至心而死。

肾受气于肝，传之于心，气舍于脾，至脾而死。

此皆逆死也，逆行。一日一夜五分之，此所以占死生之早暮也。朝甲乙寅卯，昼丙丁己午，四季戊巳、辰戌、丑未，脯庚辛申酉，夜壬癸亥子。《甲乙》生字作者，王氏改者作生。

五实死，五虚死。脉盛，心实。皮热，肺实。腹胀，脾实。前后不通，肾实。闷瞀，肝实。此谓五实。脉细，心虚。皮寒，肺虚。气少，肝虚，泄利前后，肾虚。饮食不入，脾虚。此谓五虚。

其时有生者，何也？浆粥入胃，泄注止，则虚者活。身汗得后利，则实者活，此其候也。

大骨枯槁，肾衰。大肉陷下，脾衰。胸中气满，喘息不便，肺衰。其气动形，气不相续，还求极气，故耸肩而动形。期六月死。真脏脉见，乃与之期日。死日。

急虚身中卒至，卒急中于虚邪，身闪仆。五脏绝闭，脉道不通，气不往来，譬于堕溺，不可为期。暴死之候与堕溺同。《玉机真脏论》

【素】五脏者，中之守也，王注：五神安守之所。中盛脏满，气胜伤恐者，声如从室中言，是中气之湿也。腹中气盛，肺脏充满，气胜息高，伤于忧恐，故声不发扬，湿土刑肾则恐。言而微，终日乃复言者，此夺气也。

衣被不敛，言语善恶不避亲疏者，此神明之乱也。

仓廪不藏者，是门户不要也。仓禀，脾胃。胃之下口为幽门，大小肠之变为阑门，肛门为魄门。

水泉不止者，是膀胱不藏也。

得守者生，失守者死。

夫五脏者，身之强也。

头者，精明之府，头倾视身，精神将夺矣。

背者，胸中之府，脏腑之俞，皆属于背。背曲肩随，府将坏矣。

腰者，肾之府，转摇不能，肾将惫矣。

膝者，筋之府，屈伸不能，行则偻附，筋将惫矣。

骨者，髓之府，不能久立，行则振掉，骨将惫矣。

得强则生，失强则死。

夫精明五色者，气之华也，赤欲如白裹朱，不欲如赭；白欲如鹅羽，不欲如盐；青欲如苍碧之泽，不欲如蓝；黄欲如罗裹雄黄，不欲如黄土；黑欲如重漆色，不欲如地苍。五色精微象见矣，其寿不久也。《脉要精微论》

【素】色见青如草兹者死，黄如枳实者死，黑如炲音苔，烟煤者死，赤如衃血败血凝聚者死，白如枯骨者死，此五色之见，死也。

青如翠羽者生，赤如鸡冠者生，黄如蟹腹者生，白如豕膏者生，黑如乌羽者生，此五色之见，生也。《五脏生成论》

【素】太阳之脉，其终也，戴眼，上视。反折，身反向后。瘈疭，音炽纵，手足抽掣也。足太阳起目内眦，上额交巅，下循肩髆，挟脊抵腰。手太阳交肩循项，出目锐眦，故戴眼反折。足太阳起足，手太阳起于手，故腘躄。其色白，绝汗乃出，如珠不流。出则死矣。小肠主液，膀胱者，津液藏焉，津液外脱则血内亡。《灵枢》曰：阴阳相离，则腠理发泄，绝汗乃出。

少阳终者，耳聋，手足少阳脉皆入耳。百节皆纵，甲木主筋，筋痿故纵。目环绝系，绝系一日半死，手足少阴脉皆出目锐眦，故环视，目系属心，未绝则止，视已绝则环视矣。色先青，白乃死矣。金克木。

阳明终者，口目动作，足阳明挟口交人中，足阳明挟口环唇系目系。善惊，妄言，足阳明胃病，闻木音而惊，骂詈不避亲疏。色黄，其上下经盛，不仁，则终矣。阳明主肌肉，不仁为肉绝。

少阴终者，面黑，心之华在面，黑为肾色。齿长而垢，肾主骨，齿者骨之余。牙龈显露故长。腹胀闭，上下不通而终矣。肾开窍于二阴，下闭故上腹，如是则心肾不交，上下否膈而死矣。

太阴终者，腹胀闭，不得息，善噫善呕，呕则逆，逆则面赤，不逆则上下不通，不通则面黑，皮毛焦而终矣。吴注：足太阴脾主行气于三阴，手太阴肺主治节而降下，二经病则升降之令不行，故胀闭；升降难，故不得息而噫呕以通之，苦不呕逆，则上下不通；上实克木，故面黑；肺主皮毛，故焦。

厥阴终者，中热嗌干，善溺心烦，甚则舌卷卵上缩而终矣。手厥阴心包脉，起胸中，属心包。足厥阴肝脉，循喉咙，入颃颡，故中热嗌干而心烦。肝脉环阴器，故善溺，甚则囊缩而舌卷也，舌为心苗。《灵枢·经脉篇》：肝者，筋之合，聚于阴而脉络于舌本。《经要经终篇》《灵枢·终始篇》与此同。

【素】脉不往来者死，皮肤著者死，血液枯亡。瞳子高者，太阳不戴眼者，太阳已绝，此决死生之要也。《三部九候论》

【灵】手太阴气绝，肺。则皮毛焦。太阴者，行气温于皮毛者也，故气不荣则皮毛焦，皮毛焦则津液去皮节，津液去皮节者，则爪枯毛析，毛析者则毛先死，丙笃丁死，火胜金也。

手少阴气绝，心。则脉不通，脉不通则血不流，血不流则毛色不泽，故其面黑如漆紫者，血先死，壬笃癸死，水胜火也。

足太阴气绝者，脾。则脉血不荣肌肉。唇舌者肌肉之本也，脉不荣则肌肉软，肌肉软则舌痿人中满，人中满则唇反，唇反者肉先死，甲笃乙死，木胜土也。

足少阴气绝，肾。则骨枯，少阴者冬脉也，伏行而濡骨髓者也。故骨不濡而肉不能着也。骨肉不相亲则肉软却，肉软却故齿长而垢发无泽，发无泽者骨先死，戊笃己死，土胜水也。

足厥阴气绝则筋绝，厥阴者肝脉也，肝者筋之合也。筋者聚于阴气，当作器，而脉络于舌本也，故筋弗荣筋急，筋急则引舌与卵，故唇青舌卷卵缩则筋先死，庚笃辛死，金胜木也。

五阴气俱绝，则目系转，转则目远。五阴属五脏，目受五脏之专精。目远者，为志先死，志先死则远一日半死矣。

六阳六腑气绝，则阴与阳相离，离则腠理发泄，绝汗乃出，故旦占夕死，夕占旦死。《经脉篇》

【素】肝见庚辛死，心见壬癸死，脾见甲乙死，肺见丙丁死，肾见戊己死。五行相克，死于其所不胜。是谓真脏见，皆死。《平人气象论》

【灵】三虚者，其死暴疾也；得三实者，邪不能伤人也。年盛、月满、时和。乘年之衰，岁气不足则外邪凑之，如火不足则外有寒邪，土不足则外有风邪也。逢月之空，本篇曰：月满则海水西盛，人血气积，肌肉充，皮肤缴，毛发坚，虽遇贼风，入浅不深。月郭空，则海水东盛，人气血盛，其卫气去，形独居，肌肉减，皮肤纵，腠理开，遇贼风则其入深，其病人也卒暴。失时之和，如夏应热而反寒，冬应寒而反温。因为贼风所伤。本经《九宫八风篇》有大弱风、谋风、刚风、折风、大刚风、凶风、婴儿风、弱风，谓之八风之邪，圣人避风，如避矢石焉。是谓三虚。《素问·至真要大论》：乘年之虚，则邪甚也，失时之和亦邪甚也。遇月之空，亦邪甚也。重感于邪，则病危矣。《岁露篇》

杂论第九

【素】上古之人，其知道者，法于阴阳，和于术数，养生之法。食饮有节，起居有常，不妄作劳，故能神与形俱，神去其形则死。而尽终其天年，度百岁乃去。今时之人不然也。以酒为浆，以妄为常，醉以入房，以欲竭其精，以耗散其真，不知持满，持满，恐倾之意。不时御神，务快其心，逆于生乐。纵嗜欲之心，逆生养之乐。起居无节，故半百而衰也。

夫上古圣人之教下也，皆谓虚邪贼风，避之有时，恬淡虚无，真气从之。即老氏"恍忽有象，杳冥有精"之义。精神内守，病安从来？

女子七岁，王注：老阳之数穷于九。女子少阴，故以少阳之数合之。肾气盛，齿更发长。肾主骨，为精血之府。齿者，骨之余，发者血之余。二七而天癸至，经水属北方壬癸。任脉通，太冲脉盛，月事以时下，故有子。冲为血海，任主胞胎。二经相资，故能有子。经水一月一至，其行有常，故曰经水，亦曰月水，愆期则有病。男子冲、任脉盛，则上荣而生髭须；女子冲、任脉盛，则下行而为月水，故无须也。三七，肾气平均，故真牙生而长极，牙之最后生者，人生之长，至此而止。四七，筋骨坚，发长极，身体盛壮。五七，阳明脉衰，面始焦，发始堕。足阳明之脉，起于鼻交頞中，下循鼻外，上入齿中，还出侠口，环唇，下交承浆，循颐后，出大迎，循颊车，上耳前，过客主人，循发际，至额颅。手阳明之脉，上颈。贯颊，入下齿中，还出挟目之脉，皆营于面，故焦，发堕。六七，三阳脉衰于上，面皆焦，发始白。三阳之脉俱上头面。七七任脉虚，太冲脉衰少，天癸竭，地道不通，至此而经水断。故形坏而无子也。女子气有余而血不足。以其数脱泄之也。

丈夫八岁，王注：老阴之数尽于十，男子为少阳，故以少阴之数合之。《易》曰：天九地十，即其数也。肾气实，发长齿更。二八，肾气盛，天癸至，阳精，精气溢泻，阴阳和，故能有子。三八，肾气平均，筋骨劲强，故真牙生而长极。四八，筋骨隆盛，肌肉满壮。五八，肾气衰，发堕齿槁。六八，阳气衰竭于上，面焦，发鬓斑白。七八，肝气衰，筋不能动，天癸竭，精少，肾脏衰，形体皆极。八八，则齿发去。卦气已尽。

肾者主水，受五脏六府之精而藏之，故五脏盛，乃能泻。今五脏皆衰，筋骨解堕，天癸尽矣。故发鬓白，身体重，行步不正而无子耳。

有其年已老而有子者，何也？此其天寿过度，气脉常通，而肾气有余也。此虽有子，男不过尽八八，女不过尽七七，而天地之精气皆竭矣。王注：生子之寿，不过此数，焉云非？《上古天真论》

【素[①]】春三月，此谓发陈，天地俱生，万物以荣，天地交，万物通。夜卧早起，广步于庭，被发缓形，以使志生，生而勿杀，予而勿夺，赏而勿罚，此春气之应，养生之道也。逆之则伤肝，夏为寒变，奉长者少。火为木子，寒变则木不能生火，无以奉夏之长令。

夏三月，此谓蕃秀，天地气交，万物华实，夜卧早起，无厌于日，厌，足也。无过行日中，而伤暑，与冬必待日光相反。使志无怒，使华英成秀，使气得泄，若有所爱在外，顺阳而主外。此夏气之应，养生之道也。逆之则伤心，秋为痎疟，奉收者少。无气以奉秋收之令。冬至重病。水又克火。

秋三月，此谓容平，万物容状平定。天气以急，地气以明，早卧早起，与鸡俱兴，使志安宁，以缓秋刑，收瘟神气，使秋气平，无外其志，使肺气清，此秋气之应，养收之道也，逆之则伤肺，冬为飧泄，奉藏者少。无气以奉冬藏之令。

冬三月，此谓闭藏，水冰地坼，无扰乎阳，阳气潜藏。早卧晚起，必待日

①素：原本未标此字，据原本体例补。

光，使志若伏若匿，若有私意，若已有得，去寒就温，无泄皮肤，使气亟夺，戒勿妄汗，故泄阳气。此冬气之应，养藏之道也。逆之则伤肾，春为痿厥，奉生者少。无气以奉春生之令。《四气调神大论》

【素】天食人以五气，吴注：五气非独臊、焦、香、腐、腥也，风、寒、暑、湿、燥，分主五脏受之，而不无不害，则皆养人矣。地食人以五味。五气入鼻，鼻受无形之天气。藏于心肺，上使五色修明，音声能彰，心荣颜色，肺发音声。五味入口，口受有形之地气。藏于肠胃，味有所藏，以养五气，气和而生，津液相成，神乃自生。积精生神。《六节脏象论》

【灵】水谷入于口，输于肠胃，其液别为五，天寒衣薄则为溺与气，前溺后气。天热衣厚则为汗，悲哀气并则为泣，中热胃缓则为唾。邪气内逆则气为之闭塞而不行，则为水胀，愿闻其道。曰：水谷皆入于口，其味有五，各注其海，分注五脏。津液各走其道，故三焦出气，宗气出上焦，营气出中焦，五气出下焦。以温肌肉，充皮肤，为其津；其流而不行者，为液。

天暑衣厚则腠理开，故汗出；寒留于分肉之间，聚沫则为痛。天寒则腠理闭，气湿不行，不行于肌表，故下流为溺。水下流于膀胱则为溺与气。

五脏六腑，心为之主，耳为之听，目为之候，肺为之相，肝为之将，脾为之卫，肾为之主外。肾为作强之官。《师传篇》：肾者，主为外，使之远听，视耳好恶，以知其性。

故五脏六腑之津液，尽上渗于目，心悲气并，则心系急则肺举，肺举则液上溢。夫心系与肺，不能常举，乍上乍下，故咳而泣出矣。

中热，则胃中消谷，消谷则虫上下作，肠胃充郭，宽意。故胃缓；胃缓则气逆，故唾出。《五癃津液别论》

【素】问：不知水所从生，津所从出也？曰：夫心者，五脏之专精也，五脏各有其精，而心专之。目者其窍也，目为肝窍，然能辨别事物，故又为心窍。华色者其荣也，是以人之有德也，则气和于目，有亡忧知于色。是以悲哀则泣下，泣下，水所由生。

水宗者，积水也。积水者，至阴也。至阴者，肾之精也。宗精之水所以不出者，精持之也。辅之裹之，故水不行也。

夫水之精为志，火之精为神，水火相感。神志俱悲，是以目之水生也。故谚曰：心悲名曰志悲。志与心精，共凑于目也。

泣涕者脑也，脑者阴也，髓者骨之充也，故脑渗为涕。志者骨之主也，是以水流而涕从之者，其行类也。脑与髓海，与肾流通。

夫泣不出者，哭不悲也。不泣者，神不慈也。神不慈则志不悲，阴阳相持，泣安能独来？夫志悲者惋，惋则冲阴，冲阴则志去目，志去则神不守精，精神去目，涕泣出也。

且子独不诵夫经言乎，“厥则目无所见”。夫人厥则阳气并于上，阴气并于下，阳并于上，则火独光也；阴并于下，则足寒。足寒则胀也。夫一水不能胜五火，五脏之火。故目眦盲。是以冲风，泣下而不止。

夫风之中目也，阳气内守于精，是火气燔目，故见风则泣下也。内有火气，则冲于风。夫火疾风生乃能雨，此之类也。《解精微论》

【灵】妇人无须者，无血气乎？曰：冲脉、任脉皆起于胞中，上循背里，此又言冲、任循背，按《素问·骨空论》言：任脉，循腹里上关元。冲脉，挟脐上行，至胸中而散。督脉贯脊。然三脉同源，经文多有参错言者。为经络之海。其浮而外者，循腹右上行，会于咽喉，别而络唇口。血气盛则充肤热肉，血独盛则淡渗皮肤，生毫毛，今妇人之生，有余于气，不足于血，以其数脱血也。冲、任之脉，不荣口唇，故须不生焉。

士人有伤于阴，阴气绝而不起，然其须不去，宦者独去，何也？曰：宦者去其宗筋，阴器。伤其冲脉，血泻不复，皮肤内结，不荣口唇，故须不生焉。其有天宦者，天生阳气不举，不能御妇。未尝被伤，不脱于血，然其须不生，其故何也？曰：此天之所不足，其冲任不盛，宗筋不成，有气无血，唇口不荣，故须不生。《五音五味篇》

中医五运六气全书

四圣心源（节选）

清　黄元御　撰

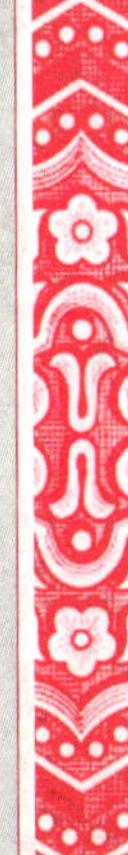

目录

CONTENTS

整理说明

《四圣心源》最大的贡献是把运气气化理论应用于人体脏腑气化及六经气化，为以运气理论开拓中医理论做出了典范。论述极为精辟，对研究运气的应用、六经理论、升降理论具有甚高的参考价值。

本次《四圣心源（节选）》的整理出版，是在孙洽熙主编的《黄元御医学全书·四圣心源》的基础上进行的。同时，参考了其他版本，并根据《中医五运六气全书》统一体例作相应调整、选择、校勘、注释。

序

医有黄帝、岐伯、越人、仲景，四圣之书，争光日月。人亡代革，薪火无传，玉楸子悯后世作者不达其意，既解《伤寒》《金匮》，乃于己巳①二月，作《四圣心源》，解内外百病，原始要终，以继先圣之业。创辟大略，遇事辍笔。庚午②四月，北游帝城。十一月终，南赴清江。辛未③二月，随驾武林。四月还署，研思旧草，十得其九，厥功未竟。八月十五，开舟北上，再客京华。壬申④十月，作天人之解，续成全书。癸酉⑤二月，解长沙药性⑥，五月删定《伤寒》，七月笔削《金匮》，八月修温疫痘疹，成于九月十七。维时霖雨初晴，商飙徐发，落木飘零，黄叶满阶。玉楸子处萧凉之虚馆，坐寂莫之闲床，起他乡之遥恨，生故国之绵思。悲哉！清秋之气也，黯然远客之心矣，爰取《心源》故本，加之润色。

嗟乎！往者虞卿⑦违赵而著《春秋》⑧，屈原去楚而作《离骚》。古人论述，往往失地远客，成于羁愁郁闷之中，及乎书竣业就，乃心独喜，然后知当时之失意，皆为后此之得意无穷也。向使虞卿终相赵国，屈原永宦楚邦，则《离骚》不作，《春秋》莫著，迄于今，其人已朽，其书不传，两人之得意，不如其失意也。

当世安乐之人，其得天者诚厚，然隙驷不留，尺波电谢，生存而处华屋，零落而归山丘，身与夕露同晞，名与朝华并灭，荆棘狐兔之中，樵牧歌吟之下，其为安乐者焉在！窃以为天之厚安乐之人，不如其厚羁愁之士，丈夫得失之际，非俗人之所知也。顾自己巳，以至壬申，历年多矣，元草未就，是天既长与以穷愁之境，而不频假以消闲之日。帝眷之隆，何可恃也，良时非多，勖之而已。

癸酉九月甲戌昌邑黄元御

①己巳：乾隆十四年己巳，即公元1749年。

②庚午：乾隆十五年庚午，即公元1750年。

③辛未：乾隆十六年辛未，即公元1751年。

④壬申：乾隆十七年壬申，即公元1752年。

⑤癸酉：乾隆十八年癸酉，即公元1753年。

⑥长沙药性：指《长沙药解》。

⑦虞卿：战国时游说之士，姓虞，其名不传，说赵孝成王，赵以为上卿，受相印，乃号虞卿，主张以赵为主，合纵以抗秦。后因拯救魏相魏齐，弃相印，与魏齐同去赵，因困于大梁，已而魏齐死，虞卿穷愁著书。世传为《虞氏春秋》。已佚。

⑧《春秋》：指《虞氏春秋》。

卷　一

昔在黄帝，咨于岐伯，作《内经》，以究天人之奥。其言曰：善言天者，必有验于人。然则善言人者，必有验于天矣。天人一也，未识天道，焉知人理！

慨自越人、仲景而后，秘典弗著，至教无传。叹帝宰之杳茫，怅民义之幽深，徒托大象，不测其原，空抚渺躬①，莫解其要。人有无妄之疾，医乏不死之方，群称乳虎②，众号苍鹰。哀彼下泉之人，念我同门之友，作天人解。

天人解

阴阳变化

阴阳未判，一气混茫。气含阴阳，则有清浊，清则浮升，浊则沉降，自然之性也。升则为阳，降则为阴，阴阳异位，两仪分焉。清浊之间，是谓中气，中气者，阴阳升降之枢轴，所谓土也。

枢轴运动，清气左旋，升而化火，浊气右转，降而化水，化火则热，化水则寒。方其半升，未成火也，名之曰木。木之气温，升而不已，积温成热，而化火矣。方其半降，未成水也，名之曰金。金之气凉，降而不已，积凉成寒，而化水矣。

水、火、金、木，是名四象。四象即阴阳之升降，阴阳即中气之浮沉。分而名之，则曰四象，合而言之，不过阴阳，分而言之，则曰阴阳，合而言之，不过中气所变化耳。

四象轮旋，一年而周，阳升于岁半之前，阴降于岁半之后。阳之半升则为春，全升则为夏，阴之半降则为秋，全降则为冬。春生夏长，木火之气也，故春温而夏热，秋收冬藏，金水之气也，故秋凉而冬寒。土无专位，寄旺于四季之月，各十八日，而其司令之时，则在六月之间。土合四象，是谓五行也。

五行生克

五行之理，有生有克，木生火，火生土，土生金，金生水，水生木，木克土，土克水，水克火，火克金，金克木。其相生相克，皆以气而不以质也，成质

①躬：犹己也。

②乳虎：育子之母虎，性尤凶猛。

则不能生克矣。

盖天地之位，北寒南热，东温西凉。阳升于东，则温气成春，升于南，则热气成夏，阴降于西，则凉气成秋，降于北，则寒气成冬。春之温生夏之热，夏之热生秋之凉，秋之凉生冬之寒，冬之寒生春之温。土为四象之母，实生四象，曰火生土者，以其寄宫在六月火令之后，六月湿盛，湿为土气也。其实水火交蒸，乃生湿气，六月之时，火在土上，水在土下，寒热相逼，是以湿动，湿者，水火之中气。土寄位于西南，南热而西凉，故曰火生土，土生金也。

相克者，制其太过也。木性发散，敛之以金气，则木不过散，火性升炎，伏之以水气，则火不过炎，土性濡湿，疏之以木气，则土不过湿，金性收敛，温之以火气，则金不过收，水性降润，渗之以土气，则水不过润，皆气化自然之妙也。

脏腑生成

人与天地相参也。阴阳肇基，爰有祖气，祖气者，人身之太极也。祖气初凝，美恶攸分，清浊纯杂，是不一致，厚薄完缺，亦非同伦，后日之灵蠢寿夭，贵贱贫富，悉于此判，所谓命秉于生初也。

祖气之内，含抱阴阳，阴阳之间，是谓中气，中者，土也。土分戊己，中气左旋，则为己土，中气右转，则为戊土，戊土为胃，己土为脾。己土上行，阴升而化阳，阳升于左，则为肝，升于上，则为心，戊土下行，阳降而化阴，阴降于右，则为肺，降于下，则为肾，肝属木而心属火，肺属金而肾属水。是人之五行也。

五行之中，各有阴阳，阴生五脏，阳生六腑。肾为癸水，膀胱为壬水，心为丁火，小肠为丙火，肝为乙木，胆为甲木，肺为辛金，大肠为庚金。五行各一，而火分君相，脏有心主相火之阴，腑有三焦相火之阳也。

气血原本

肝藏血，肺藏气，而气原于胃，血本于脾。盖脾土左旋，生发之令畅，故温暖而生乙木，胃土右转，收敛之政行，故清凉而化辛金。午半阴生，阴生则降，三阴右降，则为肺金，肺金即心火之清降者也，故肺气清凉，而性收敛，子半阳生，阳生则升，三阳左升，则为肝木，肝木即肾水之温升者也，故肝血温暖而性生发。肾水温升而化木者，缘己土之左旋也，是以脾为生血之本，心火清降而化金者，缘戊土之右转也，是以胃为化气之原。

气统于肺，凡脏腑经络之气，皆肺气[1]之所宣布也，其在脏腑则曰气，而在经络则为卫。血统于肝，凡脏腑经络之血，皆肝血之所流注也，其在脏腑则曰血，而在经络则为营。营卫者，经络之气血也。

①气：原作“金”，据上下文义改。

精神化生

肝血温升，升而不已，温化为热，则生心火，肺气清降，降而不已，清化为寒，则生肾水。水之寒者，五脏之悉凝也，阴极则阳生，故纯阴之中，又含阳气，火之热者，六腑之尽发也，阳极则阴生，故纯阳之中，又胎阴气。阴中有阳，则水温而精盈，阳中有阴，则气清而神旺。

神发于心，方其在肝，神未旺也，而已现其阳魂，精藏于肾，方其在肺，精未盈也，而先结其阴魄。《素问》：随神往来者谓之魂，并精出入者谓之魄。盖阳气方升，未能化神，先化其魂，阳气全升[①]，则魂变而为神。魂者，神之初气，故随神而往来。阴气方降，未能生精，先生其魄，阴气全降，则魄变而为精。魄者，精之始基，故并精而出入也。

形体结聚

肝主筋，其荣爪，心主脉，其荣色，脾主肉，其荣唇，肺主皮，其荣毛，肾主骨，其荣发。凡人之身，骨以立其体干，筋以束其关节，脉以通其营卫，肉以培其部分，皮以固其肌肤。

皮毛者，肺金之所生也，肺气盛则皮毛致密而润泽。肌肉者，脾土之所生也，脾气盛则肌肉丰满而充实。脉络者，心火之所生也，心气盛则脉络疏通而条达。筋膜者，肝木之所生也，肝气盛则筋膜滋荣而和畅。髓骨者，肾水之所生也，肾气盛则髓骨坚凝而轻利。五气皆备，形成而体具矣。

五官开窍

肝窍于目，心窍于舌，脾窍于口，肺窍于鼻，肾窍于耳。五脏之精气，开窍于头上，是谓五官。

手之三阳，自手走头，足之三阳，自头走足，头为手足六阳之所聚会。五脏阴也，阴极生阳，阳性清虚而亲上，清虚之极，神明出焉。五神发露，上开七窍，声色臭味，于此攸辨。

官窍者，神气之门户也。清阳上升，则七窍空灵，浊阴上逆，则五官窒塞。清升浊降，一定之位。人之少壮，清升而浊降，故上虚而下实，人之衰老，清陷而浊逆，故下虚而上实。七窍之空灵者，以其上虚，五官之窒塞者，以其上实，其实者，以其虚也，其虚者，以其实也。

五气分主

肝属木，其色青，其臭臊，其味酸，其声呼，其液泣。心属火，其臭焦，其味苦，其声笑，其液汗，其色赤。脾属土，其味甘，其声歌，其液涎，其色黄，其臭香。肺属金，其声哭，其液涕，其色白，其臭腥，其味辛。肾属水，其液

①升：原作“生”，据下文“阴气全降”改。

唾，其色黑，其臭腐，其味咸，其声呻。

盖肝主五色，五脏之色，皆肝气之所入也，入心为赤，入脾为黄，入肺为白，入肾为黑。心主五臭，五脏之臭，皆心气之所入也，入脾为香，入肺为腥，入肾为腐，入肝为臊。脾主五味，五脏之味，皆脾气之所入也，入肺为辛，入肾为咸，入肝为酸，入心为苦。肺主五声，五脏之声，皆肺气之所入也，入肾为呻，入肝为呼，入心为言，入脾为歌。肾主五液，五脏之液，皆肾气之所入也，入肝为泪，入心为汗，入脾为涎，入肺为涕。

五味根原

木曰曲直，曲直作酸，火曰炎上，炎上作苦，金曰从革，从革作辛，水曰润下，润下作咸，土爰稼穑，稼穑作甘[①]。火性炎上，上炎则作苦，水性润下，下润则作咸，木性升发，直则升而曲则不升，郁而不升，是以作酸，金性降敛，从则降而革则不降，滞而不降，是以作辛。

使坎离交姤，龙虎回环，则火下炎而不苦，水上润而不咸，木直升而不酸，金从降而不辛。金木者，水火所由以升降也，木直则肾水随木而左升，金从则心火随金而右降，木曲而不直，故肾水下润，金革而不从，故心火上炎。而交济水火，升降金木之权，总在于土，土者，水火金木之中气，左旋则化木火，右转则化金水，实四象之父母也。不苦、不咸、不酸、不辛，是以味甘。己土不升，则水木下陷，而作酸咸，戊土不降，则火金上逆，而作苦辛，缘土主五味，四象之酸苦辛咸，皆土气之中郁也。四象之内，各含土气，土郁则传于四脏，而作诸味，调和五脏之原，职在中宫也。

五情缘起

肝之气风，其志为怒。心之气热，其志为喜。肺之气燥，其志为悲。肾之气寒，其志为恐。脾之气湿，其志为思。盖阳升而化火则热，阴降而化水则寒。离火上热，泄而不藏，敛之以燥金，则火交于坎府，坎水下寒，藏而不泄，动之以风木，则水交于离宫。木生而火长，金收而水藏，当其半生，未能茂长，则郁勃而为怒，既长而神气畅达，是以喜也，当其半收，将至闭藏，则牢落[②]而为悲，既藏而志意幽沦，是以恐也。

物情乐升[③]而恶降，升为得位，降为失位。得位则喜，未得则怒，失位则恐，将失则悲，自然之性如此，其实总土气之回周而变化也。

己土东升，则木火生长，戊土西降，则金水收藏，生长则为喜怒，收藏则为悲恐。若轮枢莫运，升降失职，喜怒不生，悲恐弗作，则土气凝滞，而生忧思。

心之志喜，故其声笑，笑者，气之升达而酣适也。肾之志恐，故其声呻，呻

①木曰曲直……稼穑作甘：语出《尚书·洪范篇》。
②牢落：孤寂也。
③升：原作“生”，据下文“升为得位”改。

者，气之沉陷而幽郁也。肝之志怒，故其声呼，呼者，气方升而未达也。肺之志悲，故其声哭，哭者，气方沉而将陷也。脾之志忧，故其声歌，歌者，中气结郁，故长歌以泄怀也。

精华滋生

阴生于上，胃以纯阳而含阴气，有阴则降，浊阴[①]下降，是以清虚而善容纳。阳生于下，脾以纯阴而含阳气，有阳则升，清阳上升，是以温暖而善消磨。水谷入胃，脾阳磨化，渣滓下传，而为粪溺，精华上奉，而变气血。

气统于肺，血藏于肝，肝血温升，则化阳神，肺气清降，则产阴精。五脏皆有精，悉受之于肾，五脏皆有神，悉受之于心，五脏皆有血，悉受之于肝，五脏皆有气，悉受之于肺，总由土气之所化生也。

土爰稼穑，稼穑作甘，谷味之甘者，秉土气也。五谷香甘，以养脾胃，土气充盈，分输四子，己土左旋，谷气归于心肺，戊土右转，谷精归于肾肝。脾胃者，仓廪之官，水谷之海，人有胃气则生，绝胃气则死。胃气即水谷所化，食为民天，所关非细也。

糟粕传导

水谷入胃，消于脾阳。水之消化，较难于谷。缘脾土磨化，全赖于火，火为土母，火旺土燥，力能克水，脾阳蒸动，水谷精华，化为雾气，游溢而上，归于肺家，肺金清肃，雾气降洒，化而为水，如釜水沸腾，气蒸为雾也。

气化之水，有精有粗，精者入于脏腑，而为津液，粗者入于膀胱，而为溲溺。溲溺通利，胃无停水，糟粕后传，是以便干。

《灵枢·营卫生会》：上焦如雾，中焦如沤，下焦如渎。气水变化于中焦，沤者，气水方化，而未盛也，及[②]其已化，则气腾而上，盛于胸膈，故如雾露，水流而下，盛于膀胱，故如川渎。

川渎之决，由于三焦，《素问·灵兰秘典》：三焦者，决渎之官，水道出焉。盖三焦之火秘，则上温脾胃而水道通，三焦之火泄，则下陷膀胱而水窍闭。《灵枢·本输》：三焦者，足太阳少阴之所将，太阳之别也，上踝五寸，别入贯腨肠，出于委阳，并太阳之正，入络膀胱，约下焦，实则闭癃，虚则遗溺。以水性蛰藏，太阳寒水蛰藏，三焦之火秘于肾脏，则内温而外清，水府清通，上窍常开，是以气化之水渗于膀胱，而小便利。若太阳寒水不能蛰藏，三焦之火泄于膀胱，膀胱热癃，水窍不开，脾胃寒郁，但能消谷，不能消水，水不化气上腾，爰与谷滓并入二肠，而为泄利。泄利之家，水入二肠而不入膀胱，是以小便不利，所谓实则闭癃者，三焦之火泄于膀胱也。

①阴：作“气”，据下文“清阳上升”改。

②及：原作“既”，据上下文义改。

经脉[①]起止

胆、胃、大肠、小肠、三焦、膀胱，是谓六腑，肝、心、脾、肺、肾、心包，是谓六脏，六脏六腑，是生十二经。经有手足不同，阳明大肠、太阳小肠、少阳三焦，是谓手之三阳经，阳明胃、太阳膀胱、少阳胆，是谓足之三阳经，太阴脾、少阴肾、厥阴肝，是谓足之三阴经，太阴肺、少阴心、厥阴心主，是谓手之三阴经。

手之三阳，自手走头。手阳明，自次指，出合谷，循臂上廉，上颈，入下齿，左之右，右之左，上挟鼻孔。手太阳，自小指，从手外侧循臂下廉，上颈，至目内眦。手少阳，自名指[②]，循手表，出臂外，上颈，至目锐眦。三经皆自臂外而走头，阳明在前，太阳在后，少阳在中。

足之三阳，自头走足。足阳明行身之前，自鼻之交頞，循喉咙，入缺盆，下乳，挟脐，循胫外，入大指次指。足太阳行身之后，自目内眦，上额，交巅，下项，挟脊，抵腰，贯臀，入腘中，出外踝，至小指。足少阳行身之侧，自目锐眦，从耳后下颈，入缺盆，下胸，循胁，从膝外廉出外踝，入名指[③]。三经皆自腿外而走足，阳明在前，太阳在后，少阳在中。

足之三阴，自足走胸。足太阴行身之前，自大指，上内踝，入腹，上膈。足少阴行身之后，自小指，循内踝，贯脊，上膈，注胸中。足厥阴行身之侧，自大指，上内踝，抵小腹，贯膈，布胁肋。三经皆自腿里而走胸，太阴在前，少阴在后，厥阴在中。

手之三阴，自胸走手。手太阴，自胸，出腋下，循臑内前廉，入寸口，至大指。手少阴，自胸，出腋下，循臑内后廉，抵掌后，至小指。手厥阴，自胸，出腋下，循臑内，入掌中，至中指。三经皆自臂里而走手，太阴在前，少阴在后，厥阴在中。

手三阳之走头，足三阳之走足，皆属其本腑而络其所相表里之脏，足三阴之走胸，手三阴之走手，皆属其本脏而络其所相表里之腑。手阳明与手太阴为表里，足阳明与足太阴为表里，手太阳与手少阴为表里，足太阳与足少阴为表里，手少阳与手厥阴为表里，足少阳与足厥阴为表里。六阳六阴，分行于左右手足，是谓二十四经也。

奇经部次

奇经八脉，督、任、冲、带、阳跷、阴跷、阳维、阴维。督脉行于身后，起于下极之腧，并入脊里，上至风府，入属于脑，诸阳之纲也。任脉行于身前，起于中极之下，循腹里，上关元，入目，络舌，诸阴之领也。冲脉起于气冲，并足

①脉：原作“络”，据上下文义改。
②名指：即手无名指。
③名指：即足无名趾。

少阴，挟脐上行，至胸中而散，诸经之海也。带脉起于季胁，回身一周，环腰如带，诸经之约也。阳跷起于跟中，循外踝上行，入于风池，主左右之阳也。阴跷起于跟中，循内踝上行，交贯冲脉，主左右之阴也。阳维起于诸阳会，维络于身，主一身之表也。阴维起于诸阴交，维络于身，主一身之里也。阳跷、阳维者，足太阳之别。阴跷、阴维者，足少阴之别。

凡此八脉者，经脉之络也。经脉隆盛，入于络脉，络脉满溢，不拘于经，内溉脏腑，外濡腠理，别道自行，谓之奇经也。

营气运行

水谷入胃，化生气血，气之剽悍者，行于脉外，命之曰卫，血之精专者，行于脉中，命之曰营。

营卫运行，一日一夜周身五十度。人一呼，脉再动，一吸，脉再动，呼吸定息，脉五动，闰以太息，脉六动，一息六动，人之常也。一动脉行一寸，六动脉行六寸。

《灵枢·脉度》：手之六阳，从手至头，长五尺，五六三丈。手之六阴，从手至胸，长三尺五寸，三六一丈八尺，五六三尺，合二丈一尺。足之六阳，从足至头，长八尺，六八四丈八尺。足之六阴，从足至胸，长六尺五寸，六六三丈六尺，五六三尺，合三丈九尺。跷脉从足至目，长七尺五寸，二七一丈四尺，二五一尺，合一丈五尺。督脉、任脉，长四尺五寸，二四八尺，二五一尺，合九尺。凡都合一十六丈二尺。平人一日一夜一万三千五百息，一息脉行六寸，十息脉行六尺。一日百刻，一刻一百三十五息，人气半周于身，脉行八丈一尺，两刻二百七十息，人气一周于身，脉行十六丈二尺，百刻一万三千五百息，人气五十周于身，脉行八百一十丈。

营气之行也，常于平旦寅时从手太阴之寸口始，自手太阴注手阳明，足阳明注足太阴，手少阴注手太阳，足太阳注足少阴，手厥阴注手少阳，足少阳注足厥阴，终于两跷、督、任，是谓一周也。二十八脉，周而复始，阴阳相贯，如环无端。五十周毕，明日寅时，又会于寸口。此营气之度也。

卫气出入

卫气昼行阳经[①]二十五周，夜行阴脏二十五周。

卫气之行也，常于平旦寅时从足太阳之睛明始，睛明在目之内眦，足太阳之穴也。平旦阳气出于目，目张则气上行于头，循项，下足太阳，至小指之端，别入目内眦，下手太阳，至小指之端，别入目锐眦，下足少阳，至小指次指之端，上循手少阳之分侧，下至名指[②]之端，别入耳前，下足阳明，至中指之端，别入耳下，下手阳明，至次指之端，其至于足也，入足心，出内踝，下入足少阴经，

①经：原作“气”，据下文“夜行阴脏”改。

②名指：即手无名指。

阴跷者，足少阴之别，属于目内眦，自阴跷而复合于目，交于足太阳之睛明，是谓一周。如此者二十五周，日入阳尽，而阴受气矣，于是内入于阴脏。其入于阴也，常从足少阴之经而注于肾，肾注于心，心注于肺，肺注于肝，肝注于脾，脾复注于肾，是谓一周。如此者二十五周，平旦阴尽而阳受气矣，于是外出于阳经。其出于阳也，常从肾至足少阴之经，而复合于目。卫气入于阴则寐，出于阳则寤。一日百刻，周身五十。此卫气之度也。

《难经》营卫相随之义，言营行脉中，卫行脉外，相附而行，非谓其同行于一经也。

卷　二

内外感伤，百变不穷，溯委穷源，不过六气，六气了彻，百病莫逃，义至简而法至精也。仲景既没，此义遂晦，寒热错讹，燥湿乖谬，零素雪于寒泉，飘温风于阳谷，以水益水而愈深，以火益火而弥热。生灵夭札，念之疚心，作六气解。

六气解

六气名目

厥阴风木	足厥阴肝	乙木
	手厥阴心主	相火
少阴君火	手少阴心	丁火
	足少阴肾	癸水
少阳相火	手少阳三焦	相火
	足少阳胆	甲木
太阴湿土	足太阴脾	己土
	手太阴肺	辛金
阳明燥金	手阳明大肠	庚金
	足阳明胃	戊土
太阳寒水	足太阳膀胱	壬水
	手太阳小肠	丙火

六气从化

天有六气，地有五行，六气者，风、热、暑、湿、燥、寒，五行者，木、火、土、金、水。在天成象，在地成形，六气乃五行之魂，五行即六气之魄。人为天地之中气，秉天气而生六腑，秉地气而生五脏。六气五行，皆备于人身，内伤者，病于人气之偏，外感者，因天地之气偏，而人气感之。

内外感伤，总此六气。其在天者，初之气，厥阴风木也，在人则肝之经应之，二之气，少阴君火也，在人则心之经应之，三之气，少阳相火也，在人则三焦之经应之，四之气，太阴湿土也，在人则脾之经应之，五之气，阳明燥金也，在人则大肠之经应之，六之气，太阳寒水也，在人则膀胱之经应之。

天人同气也，经有十二，六气统焉。足厥阴以风木主令，手厥阴火也，从母化气而为风，手少阳以相火主令，足少阳木也，从子化气而为暑，手少阴以君火主令，足少阴水也，从妻化气而为热，足太阳以寒水主令，手太阳火也，从夫化气而为寒，足太阴以湿土主令，手太阴金也，从母化气而为湿。手阳明以燥金主令，足阳明土也，从子化气而为燥。

盖癸水上升，而化丁火，故手少阴以君火司气，而足少阴癸水在从化之例，丙火下降，而化壬水，故足太阳以寒水当权，而手太阳丙火在奉令之条。木之化火也，木气方盛，而火气初萌，母强子弱，故手厥阴以相①火而化气于风木，火气既旺，而木气已虚，子壮母衰，故足少阳以甲木而化气于相火。土之化金也，土气方盛，而金气初萌，母强子弱，故手太阴以辛金而化气于湿土，金气方旺，而土气已虚，子壮母衰，故足阳明以戊土而化气于燥金。母气用事，子弱未能司权，则子从母化，子气用事，母虚不能当令，则母从子化，所谓将来者进，成功者退，自然之理也。

六气偏见

人之六气，不病则不见，凡一经病，则一经之气见。平人六气调和，无风、无火、无湿、无燥、无热、无寒，故一气不至独见，病则或风、或火、或湿、或燥、或寒、或热，六气不相交济，是以一气独见。如厥阴病则风盛，少阴病则热盛，少阳病则暑盛，太阴病则湿盛，阳明病则燥盛，太阳病则寒盛也。

以此气之偏盛，定缘彼气之偏虚，如厥阴风盛者，土金之虚也，少阴热盛、少阳暑盛者，金水之虚也，太阴湿盛者，水木之虚也，阳明燥盛者，木火之虚也，太阳寒盛者，火土之虚也。以六气之性，实则克其所胜而侮所不胜，虚则己所不胜者乘之，而己所能胜者亦来侮之也。

究之一气之偏盛，亦缘于虚。厥阴能生，则阳气左升而木荣，其风盛者，生意之不遂也。少阴能长，则君火显达而上清，其热盛者，长气之不旺也。阳明能收，则阴气右降而金肃，其燥盛者，收令之先政也。太阳能藏，则相火闭蛰而下暖，其寒盛者，藏气之不行也。土为四维之中气，木火之能生长者，太阴己土之阳升也，金水之能收藏者，阳明戊土之阴降也，中气旺则戊己转运而土和，中气衰则脾胃②湿盛而不运。

土生于火而火灭于水，土燥则克水，土湿则水气泛滥，侮土而灭火。水泛土湿，木气不达，则生意盘塞，但能贼土，不能生火以培土，此土气所以困败也。血藏于肝而化于脾，太阴土燥，则肝血枯而胆火炎，未尝不病。但足太阴脾以湿土主令，足阳明胃从燥金化气，湿为本气而燥为化气，是以燥气不敌湿气之旺。阴易盛而阳易衰，土燥为病者，除阳明伤寒承气证外不多见，一切内外感伤杂病，尽缘土湿也。

①相：原作“丁”，据改。

②脾胃：原脱，据上文“戊己”补。

本气衰旺

经有十二，司化者六经，从化者六经。从化者不司气化，总以司化者为主，故十二经统于六气。病则或见司化者之本气，或见从化者之本气，或司化者而见从化之气，或从化者而见司化之气，全视乎本气之衰旺焉。

手少阴以君火司化，足少阴之水从令而化热者，常也，而足少阴之病寒，是从化者自见其本气，以水性原寒，手少阴之病寒，是司化者而见从化之气，以君火原从水化也。足太阳以寒水司化，手太阳之火从令而化寒者，常也，而手太阳之病热，是从化者自见其本气，以火性原热，足太阳之病热，是司化者而见从化之气，以寒水原从火化也。足厥阴以风木司化，手厥阴之火从令而化风，手少阳以相火司化，足少阳之木从令而化暑者，常也，而手厥阴之病暑，足少阳之病风，是从化者自见其本气，以火性生暑而木性生风也。足太阴以湿土司化，手太阴之金从令而化湿，手阳明以燥金司化，足阳明之土从令而化燥者，常也，而手太阴之病燥，足阳明之病湿，是从化者自见其本气，以金性本燥而土性本湿也。

大抵足太阳虽以寒化，而最易病热。手少阴虽以热化，而最易病寒。厥阴原以风化，而风盛者固多。少阳[1]虽以火化，而火败者非少。金性本燥，而手太阴从土化湿者，常有七八。土性本湿，而足阳明从金化燥者，未必二三也。

厥阴风木

风者，厥阴木气之所化也，在天为风，在地为木，在人为肝。足厥阴以风木主令，手厥阴心主以相火而化气于风木，缘木实生火，风木方盛，子气初胎，而火令未旺也。

冬水闭藏，一得春风鼓动，阳从地起，生意乃萌。然土气不升，固赖木气以升之，而木气不达，实赖土气以达焉。盖厥阴肝木，生于肾水而长于脾土，水土温和，则肝木发荣，木静而风恬，水寒土湿，不能生长木气，则木郁而风生。

木以发达为性，己土湿陷，抑遏乙木发达之气，生意不遂，故郁怒而克脾土，风动而生疏泄，凡腹痛下利，亡汗失血之证，皆风木之疏泄也。肝藏血而华色，主筋而荣爪，风动则血耗而色枯，爪脆而筋急，凡眦黑唇青，爪断筋缩之证，皆风木之枯燥也。及其传化乘除，千变不穷。故风木者，五脏之贼，百病之长，凡病之起，无不因于木气之郁，以肝木主生，而人之生气不足者，十常八九，木气抑郁而不生，是以病也。

木为水火之中气，病则土木郁迫，水火不交，外燥而内湿，下寒而上热。手厥阴，火也，木气畅遂，则厥阴心主从令而化风，木气抑郁，则厥阴心主自现其本气，是以厥阴之病，下之则寒湿俱盛，上之则风热兼作，其气然也。

---

①阳：原作“阴”，据上下文义改。

少阴君火[1]

热者，少阴君火之所化也，在天为热，在地为火，在人为心。少阴以君火主令，手少阴心，火也，足少阴肾，水也，水火异气，而以君火统之，缘火位于上而生于下。坎中之阳，火之根也，坎阳升则上交离位而化火，火升于水，是以癸水化气于丁火。水化而为火，则寒从热化，故少阴之气，水火并统，而独以君火名也。

君火虽降于手而实升于足，阳盛则手少阴主令于上而癸水亦成温泉，阴盛则足少阴司气于下而丁火遂为寒灰。以丁火虽司气化，而制胜之权，终在癸水，所恃者，生土以镇之。但土虽克水，而百病之作，率由土湿，湿则不能克水，而反被水侮。土能克水者，惟伤寒阳明承气一证，其余则寒水侮土者，十九不止。土溃则火败，胡少阴一病，必寒水泛滥而火土俱负，其势然也。至于上热者，此相火之逆也。火中有液，癸水之根，相火上逆，灾及宫城，心液消亡，是以热作。凡少阴病热，乃受累于相火，实非心家之过。而方其上热，必有下寒，以水火分离，而不交也。见心家之热，当顾及肾家之寒。盖水火本交，彼此相交，则为一气，不交则离析分崩，逆为冰炭。究之火不胜水，则上热不敌下寒之剧，不问可知也。

血根于心而藏于肝，气根于肾而藏于肺，心火上热，则清心家之血，肾水下寒，则暖肾家之气。故补肝之血则宜温，补心之血则宜清，补肺之气则宜凉，补肾之气则宜暖，此定法也。

少阳相火

暑者，少阳相火之所化也，在天为暑，在地为火，在人为三焦。手少阳以相火主令，足少阳胆以甲木而化气于相火，缘火生于木，相火既旺，母气传子，而木令已衰也。

三焦之火，随太阳膀胱之经下行，以温水脏，出腘中，贯腨肠，而入外踝。君火升于足而降于手，相火升于手而降于足，少阳之火降，水得此火，而后通调，故三焦独主水道。《素问·灵兰秘典》：三焦者，决渎之官，水道出焉。膀胱者，州都之官，津液藏焉，气化则能出矣。盖水性闭蛰而火性疏泄，闭蛰则善藏，疏泄则善出。《灵枢·本输》：三焦者，入络膀胱，约下焦，实则闭癃，虚则遗溺。相火下蛰，水脏温暖而水腑清利，则出不至于遗溺，藏不至于闭癃，而水道调矣。水之所以善藏者，三焦之火秘于肾脏也，此火一泄，陷于膀胱，实则下热而闭癃，虚则下寒而遗溺耳。

手之阳清，足之阳浊，清则升而浊则降，手少阳病则不升，足少阳病则不降，凡上热之证，皆甲木之不降，于三焦无关也。相火本自下行，其不下行而逆升者，由于戊土之不降。戊土与辛金，同主降敛，土降而金敛之，相火所以下潜

---

①少阴君火：此节原在“少阳相火”之下，诸本均同，据目录、六卷名目改。

也，戊土不降，辛金逆行，收气失政，故相火上炎。足少阳虽从三焦化火，而原属甲木，病则兼现其本气。相火逆行，则克庚金，甲木上侵，则贼戊土，手足阳明，其气本燥，木火双刑，则燥热郁发，故少阳之病，多传阳明。然少阳之气，阴方长而阳方消，其火虽盛，而亦易衰。阴消阳长则壮，阴长阳消则病，病于相火之衰者，十之八九内伤惊悸之证，皆相火之衰也，病于相火之旺者，十之一二而已。伤寒少阳有之。

太阴湿土

湿者，太阴土气之所化也，在天为湿，在地为土，在人为脾。太阴以湿土主令，辛金从土而化湿，阳明以燥金主令，戊土从金而化燥。己土之湿为本气，戊土之燥为子气，故胃家之燥不敌脾家之湿，病则土燥者少而土湿者多也。

太阴主升，己土升则癸水与乙木皆升。土之所以升者，脾阳之发生也，阳虚则土湿而不升，己土不升，则水木陷矣。火金在上，水木在下，火金降于戊土，水木升于己土，戊土不降，则火金上逆，己土不升，则水木下陷，其原总由于湿盛也。

《子华子》[①]：阴阳交，则生湿。湿者，水火之中气，上湿则化火而为热，下湿则化水而为寒，然上亦有湿寒，下亦有湿热。湿旺气郁，津液不行，火盛者，熏蒸而生热痰，火衰者，泛滥而生寒饮，此湿寒之在上者。湿旺水郁，膀胱不利，火衰者，流溢而为白淫，火盛者，梗涩而为赤浊，此湿热之在下者。

便黄者，土色之下传，便赤者，木气之下陷。缘相火在水，一线阳根，温升而化乙木。木中温气，生火之母，升则上达而化火，陷则下郁而生热。木气不达，侵逼土位，以其郁热，传于己土，己土受之，于是浸淫于膀胱，五行之性，病则传其所胜，其势然也。

阴易盛而阳易衰，故湿气恒长而燥气恒消。阴盛则病，阳绝则死，理之至浅，未尝难知。后世庸愚，补阴助湿，泻火伐阳，病家无不夭枉于滋润，此古今之大祸也。

阳明燥金

燥者，阳明金气之所化也，在天为燥，在地为金，在人为大肠。阳明以燥金主令，胃土从令而化燥，太阴以湿土主令，肺金从令而化湿。胃土之燥，子气而非本气，子气不敌本气之旺，故阴盛之家，胃土恒湿，肺金之湿，母气而非本气，母气不敌本气之旺，故阳盛之家，肺金恒燥。

太阴性湿，阳明性燥，燥湿调停，在乎中气。中气旺则辛金化气于湿土而肺不伤燥，戊土化气于燥金而胃不伤湿，中气衰则阴阳不交而燥湿偏见，湿胜其燥，则饮少而食减，溺涩而便滑，燥胜其湿，则疾饥而善渴，水利而便坚。

阴易进而阳易退，湿胜者常多，燥胜者常少，辛金化湿者，十之八九，戊土化燥者，百不二三。阳明虽燥，病则太阴每胜而阳明每负，土燥而水亏者，伤寒

①《子华子》：书名，旧题宋·程本撰。

阳明承气证外绝无而仅有，是以仲景垂法，以少阴负趺阳者为顺。缘火胜则土燥，水胜则土湿，燥则克水，湿则反为水侮。水负则生，土负则死，故少阴宜负而趺阳宜胜，以土能胜水，则中气不败，未有中气不败而人死者。

燥为寒热之中气，上燥则化火而为热，下燥则化水而为寒。反胃噎膈之家，便若羊矢，其胃则湿而肠则燥。

湿为阴邪，阴性亲下，故根起于脾土而标见于膝踝，燥为阳邪，阳性亲上，故根起于大肠而标见于肘腕。所谓阴邪居下，阳邪居上[①]，一定之位也。

然上之燥亦因于下之湿，中风之家，血枯筋缩，其膝踝是湿，而肘腕未尝非燥。使己土不湿，则木荣血畅，骨弱筋柔，风自何来！医家识燥湿之消长，则仲景堂奥可阶而升矣。

太阳寒水

寒者，太阳水气之所化也，在天为寒，在地为水，在人为膀胱。太阳以寒水主令，足太阳膀胱，水也，手太阳小肠，火也，火水异气，而以寒水统之，缘水位于下而生于上。离中之阴，水之根也，离阴降而下交坎位而化水，水降于火，是以丙火化气于壬水。火化而为水，则热从寒化，故太阳之气，水火并统，而独以寒水名也。

水性本寒，少阳三焦之火，随太阳而下行，水得此火，应当不寒，不知水之不寒者，癸水而非壬水也。盖水以蛰藏为性，火秘于内，水敛于外，是谓平人。木火主里，自内而生长之，故里气常温，金水主表，自外而收藏之，故表气常清。血生于木火，故血温而内发，气化于金水，故气清而外敛。人之经脉，厥阴在里，春气之内生也，次则少阴，夏气之内长也，次则阳明，秋气之外收也，太阳在表，冬气之外藏也。阳藏则外清而内温，阳泄则内寒而外热，外易寒水而为热火，内易温泉而为寒冰，外愈热而内愈寒，生气绝根，是以死也。

癸水温而壬水寒则治，癸水寒而壬水热则病。癸水病则必寒，壬水病则多热，以丁火化于癸水，故少阴之脏，最易病寒，壬水化于丙火，故太阳之腑，最易病热。是以病寒者，独责癸水而不责壬水，病热者，独责壬水而不责癸水也。

仲景《伤寒》，以六经立法，从六气也。六气之性情形状，明白昭揭，医必知此，而后知六经之证。六经之变化虽多，总不外乎六气，此义魏晋而后，绝无解者，先圣之法，一线莫传，凌夷至于今日，不堪问矣。

六气治法[②]

治厥阴风木法

桂枝苓胶汤

甘草　桂枝　白芍　茯苓　当归　阿胶　生姜　大枣

---

①阴邪居下，阳邪居上：原作“阳邪居下，清邪居上”，据上下文义改。

②六气治法：原脱，据目录补。

上热加黄芩。下寒加干姜、附子。

治少阴君火法

黄连丹皮汤

黄连　白芍　生地　丹皮

少阴病，水胜火负，最易生寒。若有下寒，当用椒、附。

治少阳相火法

柴胡芍药汤

柴胡　黄芩　甘草　半夏　人参　生姜　大枣　白芍

治太阴湿土法

术甘苓泽汤

甘草　茯苓　白术　泽泻

治阳明燥金法

百合五味汤

百合　石膏　麦冬　五味

治太阳寒水法

苓甘姜附汤

甘草　茯苓　干姜　附子

太阳病，最易化生湿热，以化气于丙火，而受制于湿土也。若有湿热，当用栀、膏之类。

运气要诀

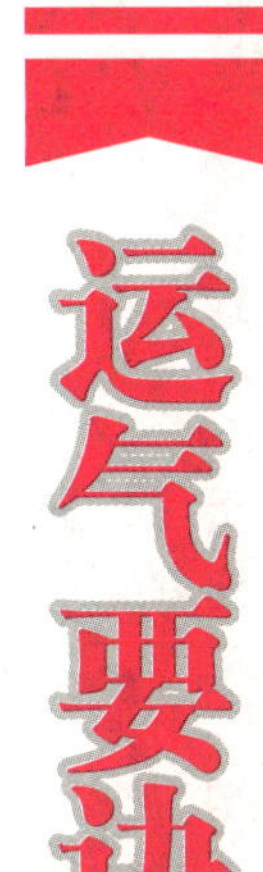

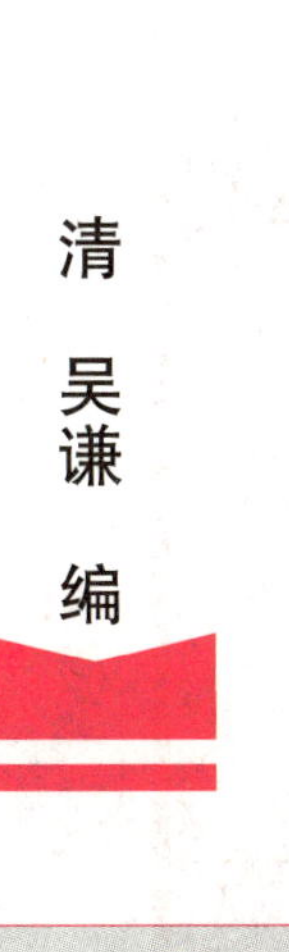

中医五运六气全书

清　吴谦　编

目录

CONTENTS

整理说明

《运气要诀》共一卷，以歌诀和解析的文体对运气理论以及与疾病的关系作了精辟的论述。各种歌诀甚为精当，便于记忆。理论阐述极为精辟，参考价值甚高。

本次整理出版，是在郑金生整理的《医宗金鉴·编辑运气要诀》的基础上进行的。同时，参考了其他版本，并根据《中医五运六气全书》统一体例作相应调整、选择、校勘、注释。

经曰：夫五运阴阳者，天地之道也，万物之纲纪，变化之父母，生杀之本始，神明之府也。可不通乎？又曰：治不法天之纪、地之理，则灾害至矣。又曰：不知年之所加，气之盛衰，虚实之所起，不可以为工矣。由是观之，不知运气而为医，欲其无失者鲜矣。兹将《内经》运气要语，编成歌诀，并列图于前，使学者一览即明其大纲旨要之所在，然后遍求全经精义，庶乎有得云。

太虚理气天地阴阳歌

无极太虚气中理，太极太虚理中气。乘气动静生阴阳，阴阳之分为天地。未有天地气生形，已有天地形寓气。从形究气曰阴阳，即气观理曰太极。

太者，极其至大之谓也；虚者，空虚无物之谓也。盖极大极虚，无声无臭之中，具有极大极至之理气焉。理气未分，而混沌者，太虚也。太虚曰无极者，是主太虚流行之气中主宰之理而言也。太虚曰太极者，是主太虚主宰之理中流行之气而言也。故周子曰：无极而太极者，亦是以极无而推极有也。盖极无中无是而非理，极有中无是而非气。不以极无之理而推极有之气，何以知有是气也。不以极有之气，而推极无之理，何以知有是理也。是则可知理气以其分殊而言之二也，以其浑合而言之一也。有是理则有是气，有是气则有是理，名虽有二，其实则一，本无有无、一二、先后之可言也。乘气动静生阴阳者，谓太极乘气机之动而生阳，乘气机之静而生阴，即周子曰：太极动而生阳，静而生阴之谓也。然不曰无极动而生阳，静而生阴，而曰太极动而生阳，静而生阴者，盖以无极专主乎理，言理无动静故也。太极兼主乎气，言气有动静故也。阴阳之分为天地者，谓阴阳流行，相生不已，积阳之清者为天，积阴之浊者为地。故周子曰：分阴分阳，两仪立焉也。未有天地气生形者，谓未有天地，惟太虚中之一气化生天地之形也。已有天地形寓气者，谓已有天地，而太虚之气即已寓于天地之形也。是以天得之以资万物之始，地得之以资万物之生也。从形究气曰阴阳者，阴阳即理中流行之气也。即气观理曰太极者，太极即气中主宰之理也。故周子曰：阴阳一太极者，是指气之极者而言也；太极本无极者，是指理之极者而言也。（图一、二）

〔按〕吴澄曰：太极无动静，动静者气机也，是以太极专主乎理言也。朱子曰：太极之有动静，是天命之流行也，是以太极兼主乎气言也。又曰：太虚者，本然之妙也。动静者，所乘之机也。本然之妙即太极，指其本然主宰，是动是静之妙之理也。所乘之机即动静，指其天命流行，乘动乘静之机之气也。当依朱子为是。

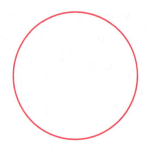

太虚者，太极也，太极本无极，故名曰太虚。《素问·天元纪大论》曰：太虚寥廓，肇基化元。万物资始，五运终天。布气真灵，总统坤元。九星悬朗，七曜周旋。曰阴曰阳，曰柔曰刚。幽显既位，寒暑弛张。生生化化，品物咸章。

图一 太虚图

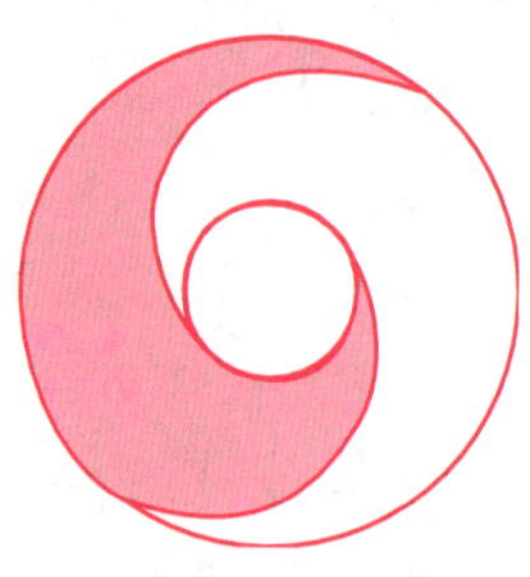

来知德《易经注》曰：对待者数，流行者气，主宰者理。即此三句，而天地万物，无不包括其中矣。

图二 阴阳图

五行质气生克制化歌

天地阴阳生五行，各一其质各一气。质具于地气行天，五行顺布四时序。木火土金水相生，木土水火金克制。亢害承制制生化，生生化化万物立。

天地既立，而阴阳即在天地之中。阳动而变，阴静而合，生五行也。天一生水，地六成之；地二生火，天七成之；天三生木，地八成之；地四生金，天九成之；天五生土，地十成之，是五行各一其质也。东方生木，木之气风；南方生火，火之气热；中央生土，土之气湿；西方生金，金之气燥；北方生水，水之气寒，是五行各一其气也。在地曰木，在天曰风；在地曰火，在天曰热；在地曰土，在天曰湿；在地曰金，在天曰燥；在地曰水，在天曰寒，是五行质具于地，气行于天也。木位东方，风气布春；火位南方，热气布夏；土位中央四维，湿气布长夏；金位西方，燥气布秋；水位北方，寒气布冬，是五气顺布四时之序也。即周子曰：阳变阴合，而生水、火、木、金、土。五气顺布，四时行焉。木生火，火生土，土生金，金生水，水复生木，是五行相生，主生养万物者也。木克土，土克水，水克火，火克金，金克木，木复克土，是五行相克，主杀害万物者也。相克则死，相制则生。木亢害土，土亢害水，水亢害火，火亢害金，金亢害

木，此克其所胜者也。然我之所胜之子，即我之所不胜者也。我畏彼子出救母害，不敢妄行，承受乃制，制则生化，则各恒其德，而生化万物，无不具也。假如木亢太过，土受害矣，是我胜其我之所胜者也。土之子金，承而制焉，则我畏我之所不胜，自然承受乃制，制则生化矣。火亢太过，金受制矣，金之子水，承而制焉。土亢太过，水受制矣，水之子木，承而制焉。金亢太过，木受制矣，木之子火，承而制焉。水亢太过，火受制矣，火之子土，承而制焉。五行皆若此也。此所以相生而不害，相制而不克也。而生生化化，万物立命之道，即在于是矣。此五行生克制化之理，不可不知者也。（图三、四）

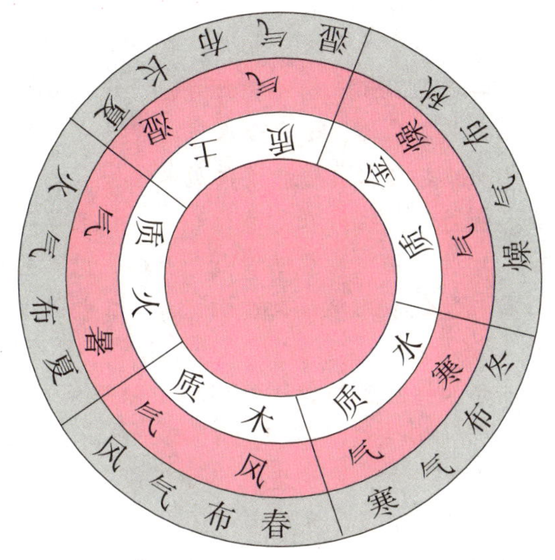

图三　五行图

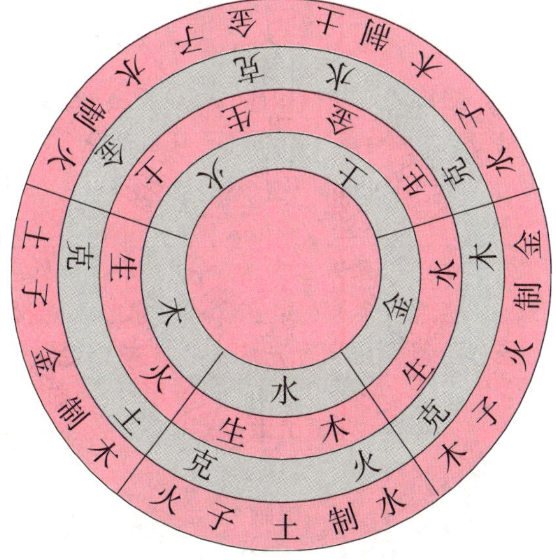

图四　五行生克制化图

运气合脏腑十二经络歌

医明阴阳五行理，始晓天时民病情。五运五行五气化，六气天地阴阳生。火分君相气热暑，为合人之脏腑经。天干起运地支气，天五地六节制成。

学医业者，必要明天地阴阳、五行之理，始晓天时之和不和，民之生病之情由也。人皆知五运化自五行、五质、五气也，而不知六气化自天地阴阳、六质、六气也。六质者，即经曰木、火、土、金、水、火，地之阴阳也，生、长、化、收、藏下应之也。六气者，即经曰风、暑、湿、燥、寒、火，天之阴阳也，三阴三阳上奉之也。是以在地之火分为君火、相火；在天之气分为热气、暑气，为合人之五脏六腑，包络十二经也。天干阴阳合而为五，故主五运。甲化阳土，合人之胃。己化阴土，合人之脾。乙化阴金，合人之肺。庚化阳金，合人大肠。丙化阳水，合人膀胱。辛化阴水，合人之肾。丁化阴木，合人之肝。壬化阳水，合人之胆。戊化阳火，合人小肠。癸化阴火，合人之心。相火属阳者，合人三焦。相火属阴者，合人包络。此天干合人之五脏六腑十二经也。地支阴阳合而为六，故主六气。子午主少阴君火，合人之心与小肠也。丑未主太阴湿土，合人之脾与胃也。寅申主少阳相火，合人之三焦包络也。卯酉主阳明燥金，合人之肺与大肠也。辰戌主太阳寒水，合人之膀胱与肾也。巳亥主厥阴风木，合人之肝与胆也。此地支之合人之五脏六腑十二经也。天数五，而五阴、五阳，故为十干。地数六，而六阴、六阳，故为十二支。天干之五，必得地支之六以为节，地支之六，必得天干之五以为制，而后六甲成，岁气备。故一岁中运，以七十二日五位分主之，六气以六十日六步分主之也。（图五，六）

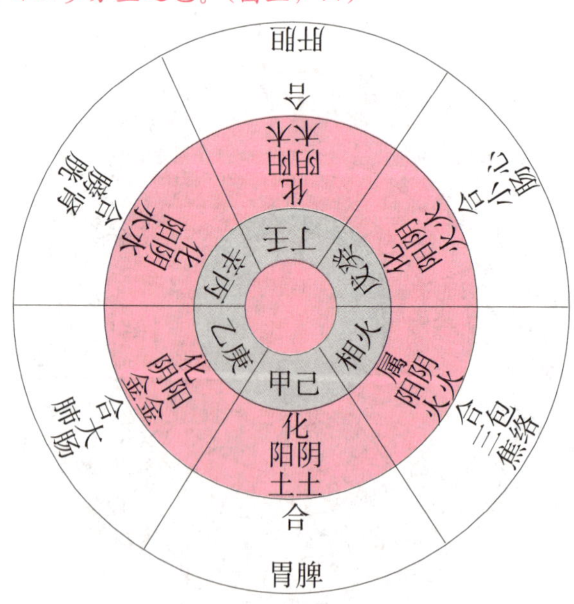

图五　五运合脏腑十二经络图

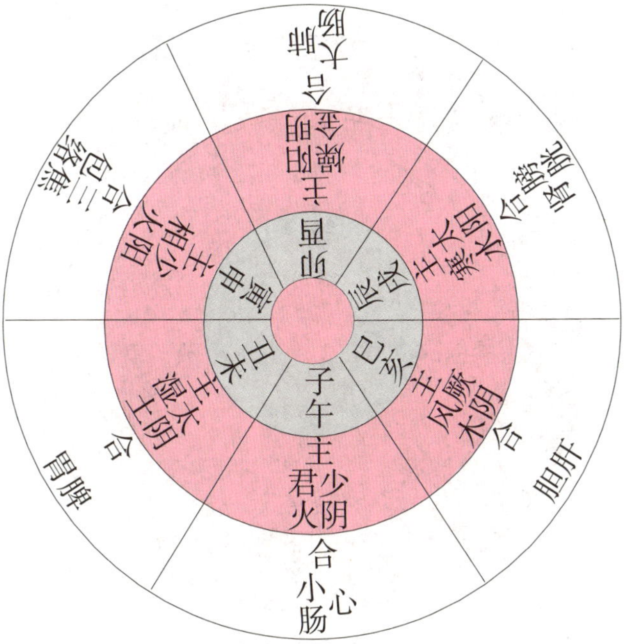

图六　六气合脏腑十二经络图

〔按〕十二经天干歌内云：甲胆乙肝丙小肠，丁心戊胃己脾乡，庚属大肠辛属肺，壬属膀胱癸肾脏，三焦亦向壬中寄，包络同归入癸方。此以方位言天干所属，配合脏腑，岁岁之常也。今以五运言天干所化，配合脏腑，年年之变，所以不同也。

十二经地支歌内云：肺寅大卯胃辰宫，脾巳心午小未中，申胱酉肾心包戌，亥焦子胆丑肝通。此以流行言地支所属，配合脏腑，日日之常也。今以六气言地支所化，配合脏腑，年年之变，所以不同也。读者审之。

主运歌

五运五行御五位，五气相生顺令行。此是常令年不易，然有相得或逆从。运有太过不及理，人有虚实寒热情。天时不和万物病，民病合人脏腑生。

主运者，主运行四时之常令也。五行者，木、火、土、金、水也。五位者，东、南、中、西、北也。五气者，风、暑、湿、燥、寒也。木御东方风气，顺布春令，是初之运也。火御南方暑气，顺布夏令，是二之运也。土御中央四维湿气，顺布长夏之令，是三之运也。金御西方燥气，顺布秋令，是四之运也。水御北方寒气，顺布冬令，是五之运也。此是天以五为制，分五方主之，五运五气相生，四时常令，年年相仍而不易也。然其中之气化，有相得或不相得，或从天气，或逆天气，或从天气而逆地气，或逆天气而从地气。故运有太过不及、四时不和之理，人有脏腑经络、虚实寒热不同之情，始召外邪令化而生病也。天时不和，万物皆病，而为民病者，亦必因其人脏腑不和而生

也。（图七）

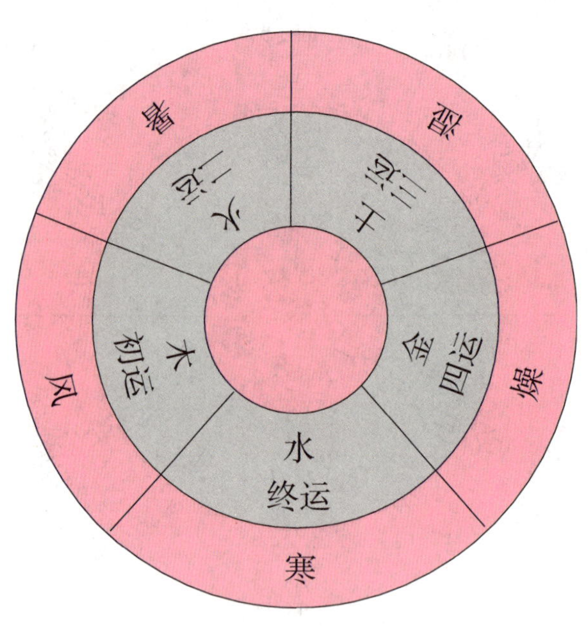

图七　主运图

主气歌

主气六位同主运，显明之右君位知。退行一步相火治，复行一步土治之，复行一步金气治，复行一步水治之，复行一步木气治，复行一步君治之。

主气者，厥阴风木，主春初之气也；少阴君火，主夏二之气也；少阳相火，主盛夏三之气也；太阴湿土，主长夏四之气也；阳明燥金，主秋五之气也；太阳寒水，主冬六之气也。此是地以六为节，分六位主之。六气相生，同主运五气相生，四时之常令也。显明者，正南之位，当君位也。而君火不在位治之，反退位于次，以相火代君火，司化则当知，即经云：少阴不司气化之义也。正南客气，司天之位也，司天之右，天之右间位也；在主气为二之气位，是少阴君火之位，主行夏令之气也。故曰：显明之右，君火之位也。君火之右，退行一步，乃客气司天之位也；在主气为三之气位，是少阳相火之位，主行盛夏之令之气也。不曰复行，而曰退行者，以臣对君之面，承命司化，不敢背行，故曰退行一步，即复行一步也。复行一步，土气治之，乃客气天之左间位也；在主气为四之气位，是太阴湿土之位，主行长夏令之气也。复行一步，金气治之，乃客气地之右间位也；在主气为五之气位，是阳明燥金之位，主行秋令之气也。复行一步，水气治之，乃客气在泉之位也；在主气为六之气位，是太阳寒水之位，主行冬令之气也。复行一步，木气治之，乃客气地之左间位也；在主气为初之气位，是厥阴风木之位，主行春令之气也。复行一步，君火治之，即前君火之位治之也。（图八）

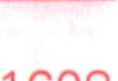

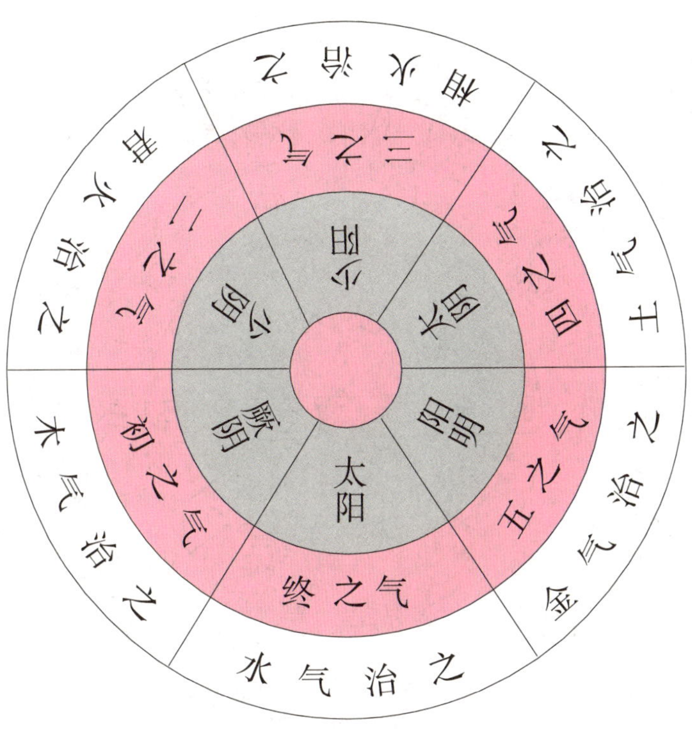

图八　主气图

客运歌

五天苍丹黅玄素，天气天干合化临，甲己化土丙辛水，丁壬化木乙庚金，戊癸化火五客运，起以中运相生轮。阴少乙丁己辛癸，阳太甲丙戊庚壬。

五天者，苍天，天之色青者也；丹天，天之色赤者也；黅天，天之色黄者也；玄天，天之色黑者也；素天，天之色白者也。天气者，苍天之气，木也；丹天之气，火也；黅天之气，土也；玄天之气，水也；素天之气，金也。天干者，甲、乙、丙、丁、戊、己、庚、辛、壬、癸也。古圣仰观五天五气，苍天木气下临丁壬之方，故识丁壬合化而生木运也；丹天火气下临戊癸之方，故识戊癸合化而生火运也；黅天土气下临甲己之方，故识甲己合化而生土运也，玄天水气下临丙辛之方，故识丙辛合化而生水运也；素天金气下临乙庚之方，故识乙庚合化而生金运也，此天气天干合化，加临主运五位之客运也。起以所化，统主本年中运为初运，五行相生，以次轮取。如甲己之年，土运统之，起初运。土生金为二运，金生水为三运，水生木为四运，木生火为五运。余四运皆仿土运起之。乙、丁、己、辛、癸属阴干，为五阴年，主五少不及之运。甲、丙、戊、庚、壬属阳干，为五阳年，主五太太过之运也。（图九）

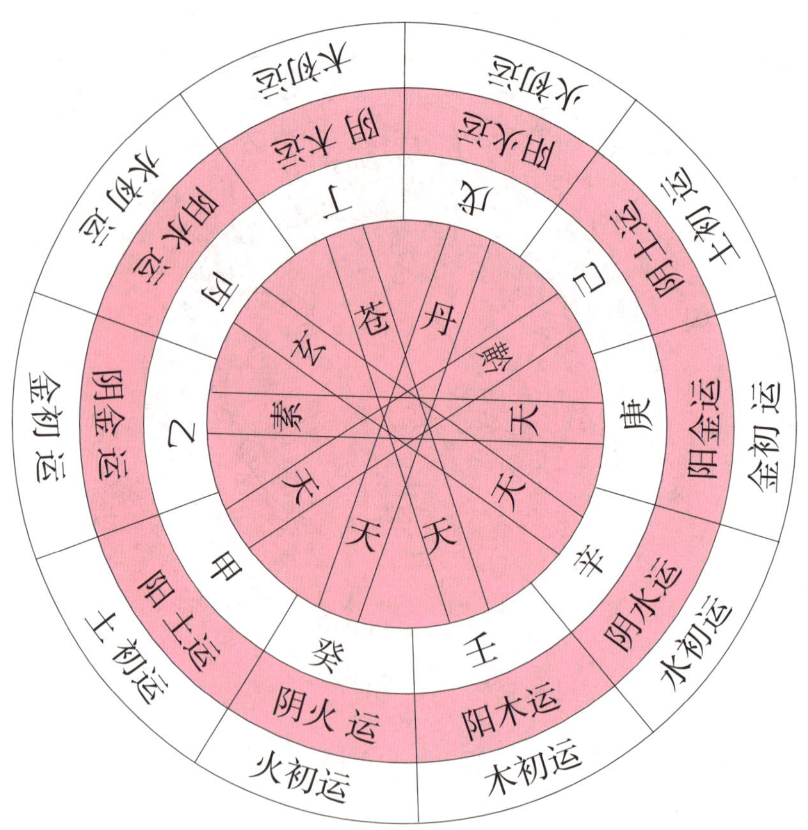

图九　客运图

客气司天在泉间气歌

子午少阴君火天，阳明燥金应在泉。丑未太阴太阳治，寅申少阳厥阴联。卯酉却与子午倒，辰戌巳亥亦皆然。每岁天泉四间气，上下分统各半年。

天干起运，地支起气。此言地之阴阳，正化、对化，加临主气，六位之客气也。如子午之岁，少阴君火治之，起司天也。阳明燥金在下，起在泉也。气由下而升上，故以在下之阳明起之，阳明二阳，二阳生三阳，三阳太阳，故太阳寒水为客初气，即地之左间也。三阳，阳极生一阴，一阴厥阴，故厥阴为客二气，即天之右间也。一阴生二阴，二阴少阴，故少阴为客三气，即司天之气也。二阴生三阴，三阴太阴，故太阴为客四气，即天之左间也。三阴阴极生一阳，一阳少阳，故少阳为客五气，即地之右间也。一阳生二阳，二阳阳明，故阳明为客六气，即在泉之气也。丑未寅申之岁，皆仿此法起之。卯酉却与子午倒换，辰戌却与丑未倒换，巳亥却与寅申倒换。谓卯酉之岁，阳明燥金司天，少阴君火在泉；辰戌之岁，太阳寒水司天，太阴湿土在泉；巳亥之岁，厥阴风木司天，少阳相火在泉；彼此倒换也。每岁司天在泉左右四间气者，即六气分统上下，本年司天统主上半年，在泉统主下半年之统气也。（图十）

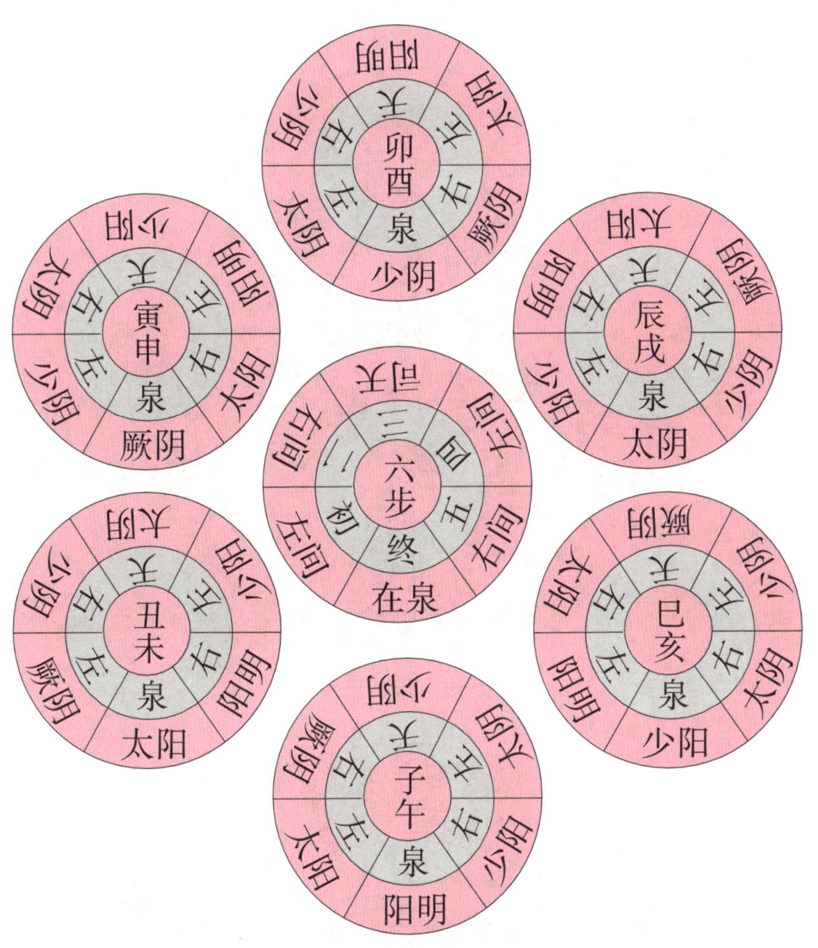

图十 客气司天在泉间气图

运气分主节令歌

大立雨惊春清谷，立满芒夏小大暑，立处白秋寒霜立，小大冬小从头数。初大二春十三日，三运芒种十日甫，四运处暑后七日，五运立冬四日主。

天以六为节，谓以二十四气六分分之，为六气之六步也。地以五为制，谓以二十四气五分分之，为五运之五位也。二十四气，即大寒、立春、雨水、惊蛰，主初之气也；春分、清明、谷雨、立夏，主二之气也；小满、芒种、夏至、小暑，主三之气也；大暑、立秋、处暑、白露，主四之气也；秋分、寒露、霜降、立冬，主五之气也；小雪、大雪、冬至、小寒，主终之气也。此主气、客气分主六步之时也。大寒起，至春分后十二日，主初运也。春分十三日起，至芒种后九日，主二运也。芒种十日起，至处暑后六日，主三运也。处暑七日起，至立冬后三日，主四运也。立冬四日起，至小寒末日，主五运也。此主运客运分主五位之时也。（图十一、十二）

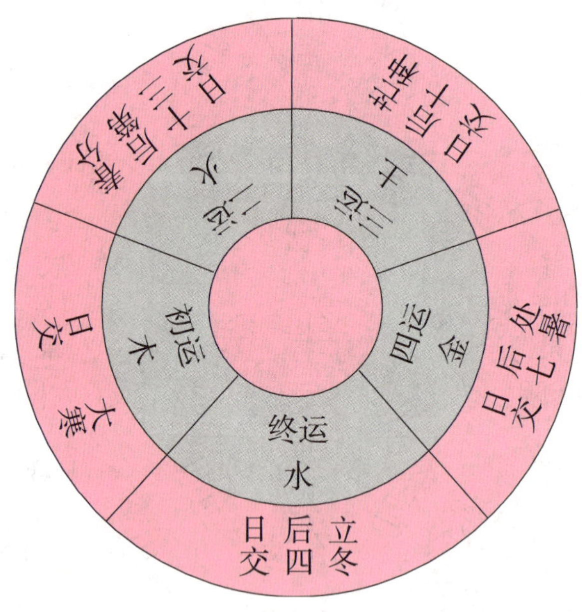

图十一　五运节令图

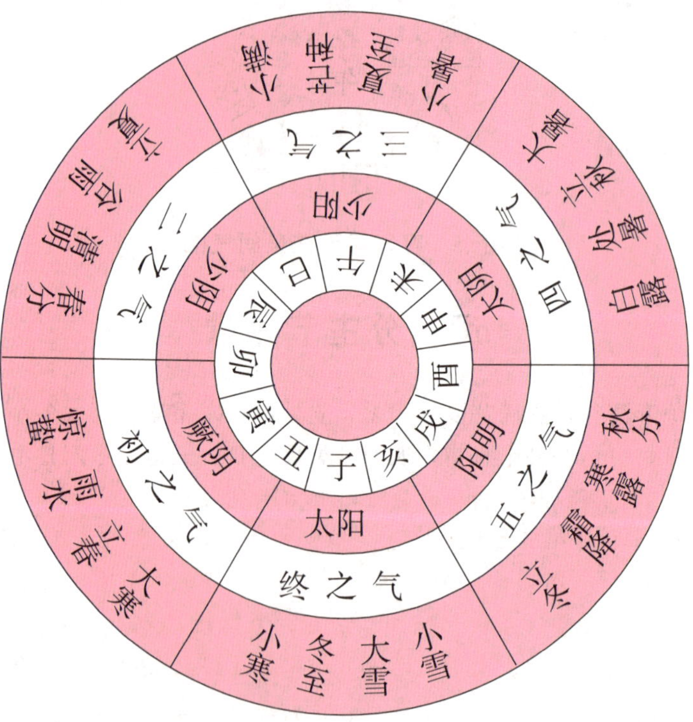

图十二　六气节令图

五音主客太少相生歌

主运角徵宫商羽，五音太少中运取。如逢太徵太商年，必是少角少宫羽。若逢太角宫羽年，必是少商与少徵。以客取主太少生，以主定客重角羽。

主运之音，必始角而终羽者。乃五音分主四时，顺布之常序也。然阳年为太，阴年为少者，是五音四时太过不及之变化也。如逢戊年太徵，庚年太商之年，则主运初运，必是少角，二运则是太徵，三运必是少宫，四运则是太商，终运必是少羽也。若逢壬年太角，甲年太宫，丙年太羽之年，则主运初运则是太角，二运必是少徵，三运则是太宫，四运必是少商，终运则是太羽也。故曰太少皆以中运取，此是以客之中运取主之五运，太少相生之义也。又以主之太少，定客之五运，太少相重之法，以发明相加相临，太过不及之理也。（图十三）

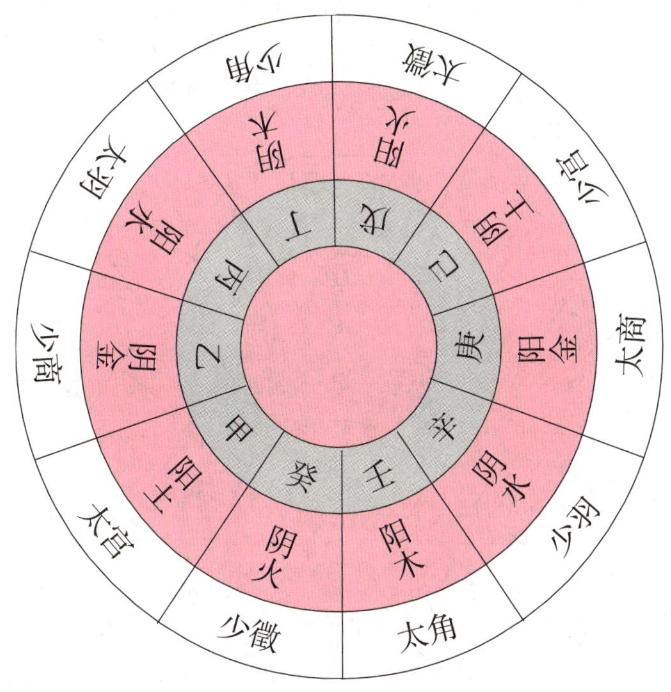

图十三　五音太少相生图

五运齐化兼化六气正化对化歌

运过胜己畏齐化，不及乘衰胜己兼。太过被克不及助，皆为正化是平年。气寅午未酉戌亥。正司化令有余看。子丑卯辰巳申岁。对司化令不足言。

五运之中运，统主一年之运也。中运太过则旺，胜己者则畏其盛，反齐其化矣。如太宫土运，反齐木化；太角木运，反齐金化；太商金运，反齐火化；太徵火运，反齐水化；太羽水运，反齐土化也。即经所谓畏其旺，反同其化，薄其所不胜也。中运不及则弱，胜己者，则乘其衰，来兼其化矣。如少宫土运，木来兼化；少角木运，金来兼化；少商金运，火来兼化；少徵火运，水来兼化；少羽水运，土来兼化，即经所谓乘其弱，来同其化，所不胜薄之也。中运戊辰阳年，火运太过，遇寒水司天，则为太过被制；中运乙卯阴年，金运不及，遇燥金司天，则为同气；中运辛卯阴年，水运不及，则为相生；俱为不及得助。凡遇此类，皆为正化平和之年也。

气者，六气之客气，统一岁之司化之气也。如厥阴司巳亥，以厥阴属木，木生于亥，故正化于亥，对化于巳也。少阴司子午，以少阴为君火，当正南离位，故正化于午，对化于子也。太阴司丑未，以太阴属土居中，王于西南未宫，故正化于未，对化于丑也。少阳司寅申，以少阳属相火，位卑于君火，火生于寅，故正化于寅，对化于申也。阳明司卯酉，以阳明属金，酉为西方金位，故正化于酉，对化于卯也。太阳司辰戌，以太阳为水，辰戌属土，然水行土中，而戌居西北，属水渐旺之乡，是以洪范五行，以戌属水，故正化于戌，对化于辰也。是以寅、午、未、酉、戌、亥为正化。正化者，令之实，主有余也。子、丑、卯、辰、巳、申为对化。对化者，令之虚，主不足也。（图十四、十五）

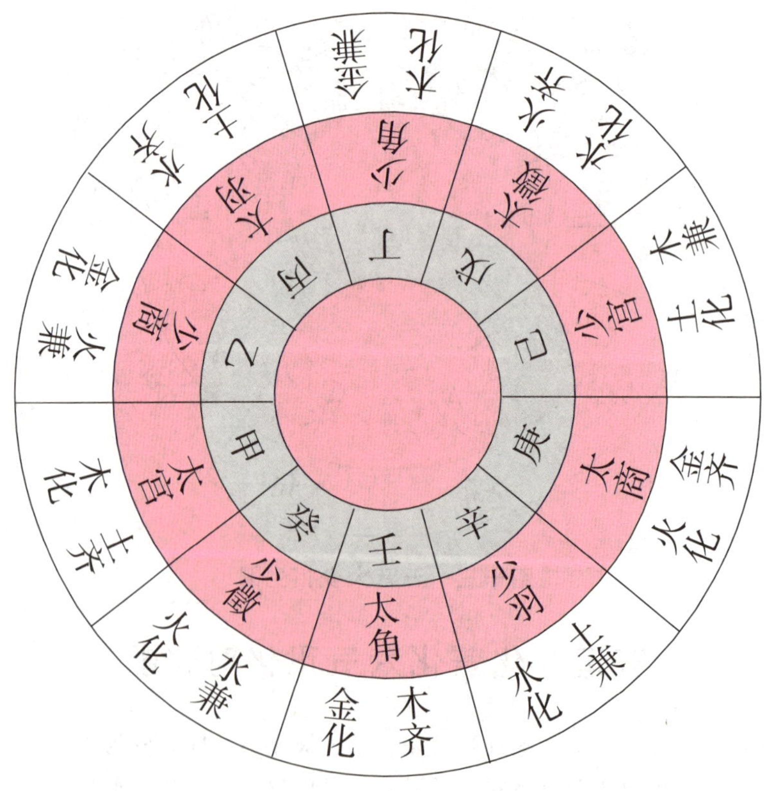

图十四　五运齐化兼化图

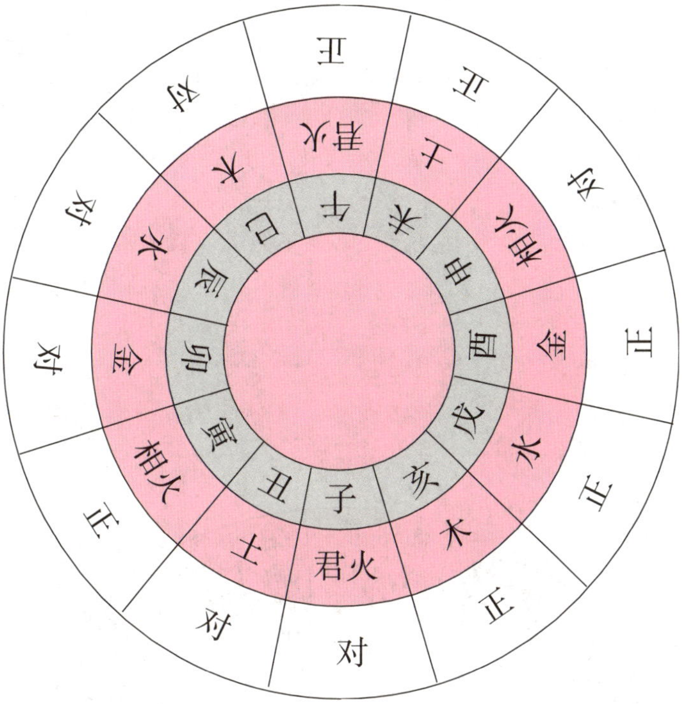

正司化令之实　对司化令之虚

图十五　六气正化对化图

六十年运气上下相临歌

客运中运主一岁，客气天泉主半年。气生中运曰顺化，运被气克天刑言。运生天气乃小逆，运克司天不和愆。气运相同天符岁，另有天符岁会参。

客运之初运，即统主一岁之中运也。经曰：甲己之岁，土运统之云云者是也。客气司天三之气，即统主上半年；六之气在泉，统主下半年之气也。经曰：岁半以前，天气主之；岁半以后，地气主之者是也。六十年中，运气上下临遇，则有相得、不相得者也。

气生中运者，谓司天生中运也。如癸巳、癸亥木生火也，甲子、甲午、甲寅、甲申火生土也，乙丑、乙未土生金也，辛卯、辛酉金生水也，壬辰、壬戌水生木也。六十年中，有此十二年天气生运，以上生下，故名顺化，为相得之岁也。

运被气克者，谓司天克中运也。如己巳、己亥木克土也，辛丑、辛未土克水也，戊辰、戊戌水克火也，庚子、庚午、庚寅、庚申火克金也，丁卯、丁酉金克木也。六十年中，有此十二年天气克运，以上克下，故名天刑，为不相得之岁也。

运生天气者，谓中运生司天也。如癸丑、癸未火生土也，壬子、壬午、壬寅、壬申木生火也，辛巳、辛亥水生木也，庚辰、庚戌金生水也，己卯、己酉土生金也。六十年中有此十二年，运生天气，以下生上，虽曰相生，然子居母上，故为小逆而主微病也。

运克司天者，谓中运克司天也。如乙巳、乙亥金克木也，丙子，丙午、丙寅、丙申水克火也，丁丑、丁未木克土也，癸卯、癸酉火克金也，甲辰、甲戌土克水也。六十年中有此十二年运克天气，以下克上，故名不和，亦为不相得而主病甚也。

气运相同者，如运气皆木，丁巳、丁亥；运气皆火，戊子、戊午、戊寅、戊申；运气皆土，己丑、己未；运气皆金，乙卯、乙酉；运气皆水，丙辰、丙戌。六十年中有此十二年运气相同，皆天符也。虽曰同气。不无偏胜亢害焉。（图十六）其太乙天符、岁会等年，另详在后。

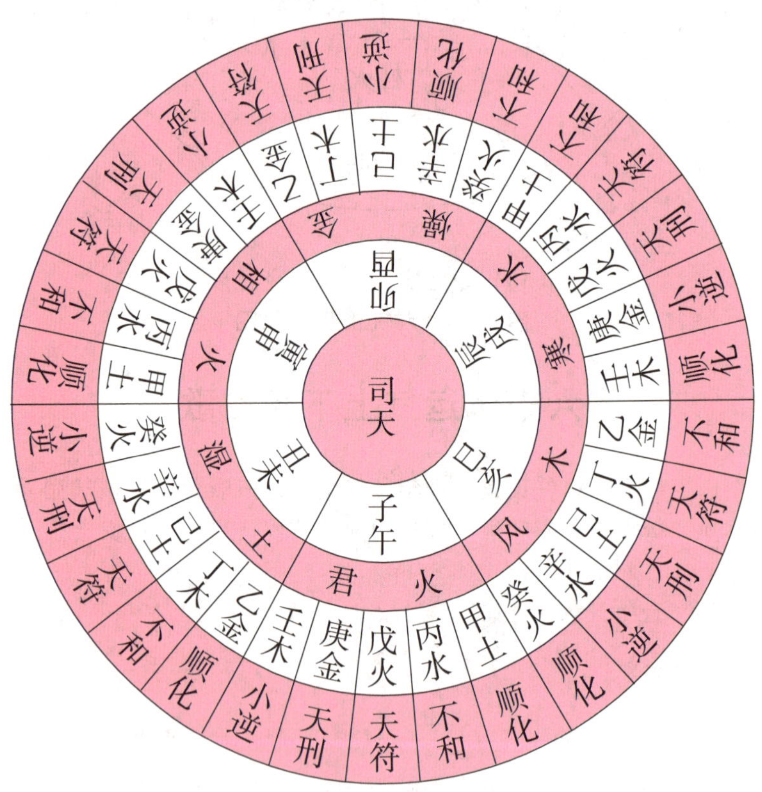

图十六　六十年运气上下相临图

起主客定位指掌歌

掌中指上定司天，中指根纹定在泉，顺进食指初二位，四指四五位推传，司天即是三气位，在泉六气位当然。主以木火土金水，客以阴阳一二三。

左手仰掌，以中指上头定司天之位，中指根纹定在泉之位。顺进食指三节纹，定初之气位，头节纹定二之气位。中指上头定三之气位，即司天之位也。第四指头节纹定四之气位，二节纹定五之气位。中指根纹定六之气位，即在泉之位也。主气以木火土金水者，五气顺布之五位也。故初之气，厥阴风木；二之气，少阴君火；三之气，少阳相火；四之气，太阴湿土；五之气，阳明燥金；六之气，太阳寒水。是木生火，火生土，土生金，金生水，水复生木，顺布相生之序，一定不易者也。客气以一二三名之者，三阴三阳六气加临也。故厥阴为一阴，少阴为二阴，太阴为三阴，少阳为一阳，阳明为二阳，太阳为三阳。是一生二，二生三，三复生一，阴极生阳，阳极生阴，六步升降之次每岁排取也。以此定位，主气客气，了然在握矣。（图十七）

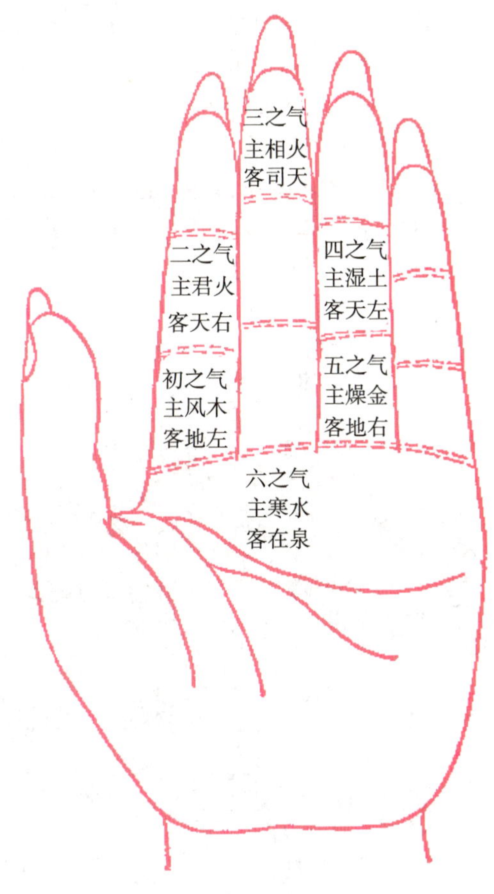

图十七　指掌图

天符太乙天符岁会同天符同岁会歌

天符中运同天气，岁会本运临本支，四正四维皆岁会，太乙天符符会俱。同天符与同岁会，泉同中运即同司，阴岁名曰同岁会，阳年同天符所知。

天符者，谓中运与司天之气同一气也。如木运木司天，丁巳、丁亥也；火运火司天，戊子、戊午、戊寅、戊申也；土运土司天，己丑、己未也；金运金司天，乙卯、乙酉也；水运水司天，丙辰、丙戌也，共十二年。岁会者，谓本运临本支之位也。如木运临卯，丁卯年也；火运临午，戊午年也；金运临酉，乙酉年也；水运临子，丙子年也，此是四正。土运临四季，甲辰、甲戌，己丑、己未也，此是四维，共八年。

太乙天符者，谓天符之年，又是岁会，是天气，运气、岁支三者俱会也。如己丑、己未，中运之土，与司天土同气，又土运临丑未也。乙酉中运之金，与司天金同气，又金运临酉也。戊午中运之火，与司天火同气，又火运临午也。共四年。

同天符、同岁会者，谓在泉之气，与中运之气，同一气也。以阳年名曰：同天符，如木运木在泉，壬寅、壬申也；土运土在泉，甲辰、甲戌也；金运金在泉，庚子、庚午也。以阴年名曰：同岁会，如水运水在泉，辛丑、辛未也；火运火在泉，癸卯、癸酉、癸巳、癸亥也，共十二年。此气运符会之不同，人不可不知也。

右天符十二年，太乙天符四年，岁会八年，同天符六年，同岁会六年。然太乙天符四年，已同在天符十二年中矣。岁会八年，亦有四年同在天符中矣。合而言之，六十年中只得二十八年也。（图十八至图二十）

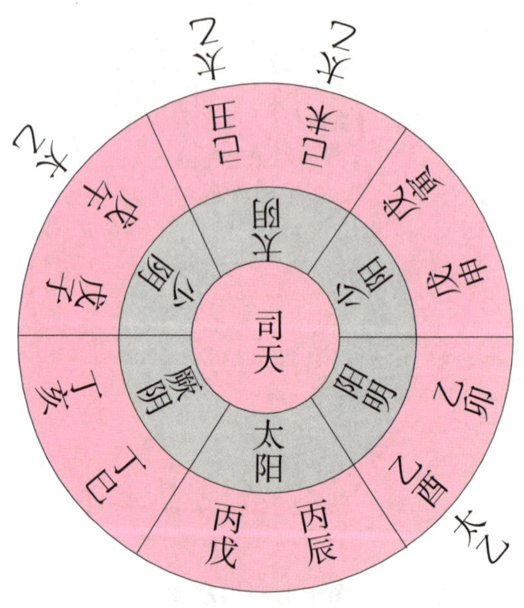

天符者，中运与司天相符也。如丁年木运，上见厥阴风木司天，即丁巳之类。共十二年。

太乙天符者，如戊午年以火运火支，又见少阴君火司天，三合为治也。共四年。

图十八　天符之图

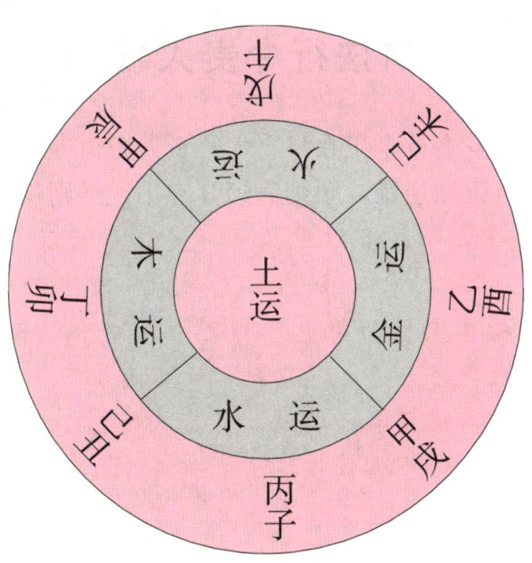

岁会者，中运与年支同其气化也。如木运临卯，火运临午之类。共八年。

图十九　岁会之图

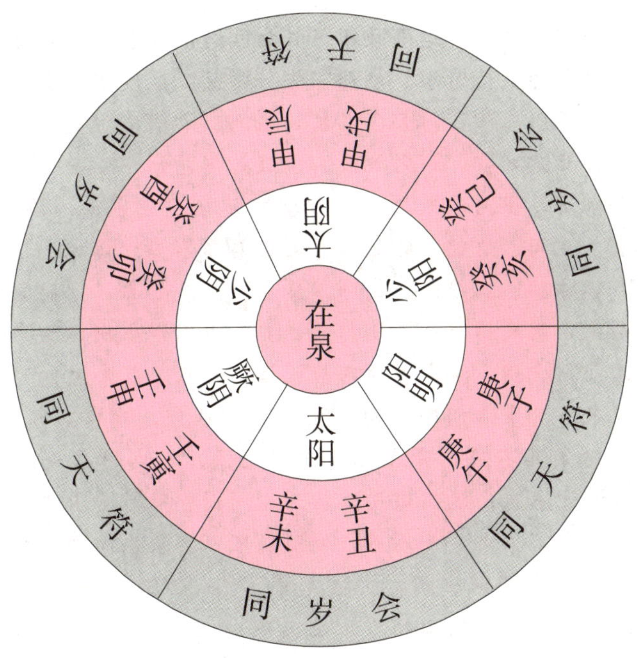

同天符、同岁会者，中运与在泉合其气化也。阳年曰：同天符，阴年曰：同岁会。如甲辰年，阳土运而太阴在泉，则为同天符。癸卯年，阴火运而少阴在泉，则为同岁会。共十二年。

图二十　同天符同岁会图

执法行令贵人歌

天符执法犯司天，岁会行令犯在泉，太乙贵人犯天地，速危徐持暴死占。二火相临虽相得，然有君臣顺逆嫌，顺则病远其害小，逆则病近害速缠。

邪之中人，在天符之年，名曰中执法，是犯司天天气。天，阳也；阳性速，故其病速而危也。邪之中人在岁会之年，名曰中行令，是犯在泉地气。地，阴也；阴性徐，故其病徐而持也。邪之中人在太乙天符之年，名曰中贵人，是犯司天、在泉之气。天地之气俱犯，故其病暴而死也。二火，君火、相火也，虽同气相得，然有君臣顺逆之嫌，不可不知也。君火，君也；相火，臣也，二火相临，谓司天加临中运六步，客主加临，君火在上，相火在下，为君临臣则顺，顺则病远，其害小也。相火在上，君火在下，为臣犯君则逆，逆则病近，其害速也。

南北政年脉不应歌

天地之气行南北，甲己一运南政年，其余四运俱为北，少阴随在不应占。北政反诊候不应，姑存经义待贤参。从违非失分微甚，尺反阴阳交命难。

天地之气，谓三阴三阳，司天、在泉，左间、右间之客气也，客气行南政之岁，谓之南政；行北政之岁，谓之北政。南政之岁，惟甲己一运，其余乙庚、丙辛、丁壬、戊癸四运，俱为北政之年也。少阴随在不应占者，谓少阴君火客气，随在司天、在泉、左间、右间加临之位，主占其脉不应于诊也。应于诊者，即经曰：少阴之至，其脉钩。不应者，谓脉不钩也。南政之年，少阴司天，则主占两寸不应，在泉则主占两尺不应；厥阴司天，其天左间则少阴，主占右寸不应；太阴司天，其天右间则少阴，主占左寸不应；厥阴在泉，其泉左间则少阴，主占左尺不应；太阴在泉，其泉右间则少阴，主占右尺不应，此皆在客气少阴之位也。北政之年，则反诊候其不应，皆在客气阳明之位。如少阴司天，则主占两尺不应；在泉则主占两寸不应；厥阴司天，其天左间则少阴，主占左尺不应；太阴司天，其天右间则少阴，主占右尺不应；厥阴在泉，其泉左间则少阴，主占右寸不应，太阴在泉，其泉右间则少阴，主占左寸不应。然南政十二年，北政四十八年，其南政候以正诊，北政候以反诊，应与不应之理，熟玩经文，总令人难解，姑存经义，以待后之贤者参详可也。

不应之部不应者，则为得其气而和也。不应之部反应者，则为违其气而病也。应左而右，应右而左者，则为非其位。应上而下，应下而上者，则为失其位。皆主病也，而有微甚之别。甚者即尺寸反阴阳交也，谓少阴之脉，当寸不应反见于尺，当尺不应反见于寸，是为尺寸反，子、午、卯、酉年有之；少阴之脉，当左不应，反见于右，当右不应，反见于左，是为阴阳交，辰、戌、丑、未、寅、申、巳、亥年有之。皆主死，故曰命难也。（图二十一至图二十三）

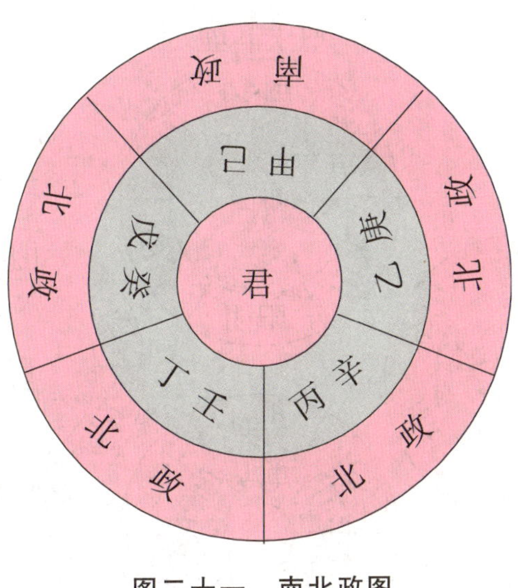

图二十一　南北政图

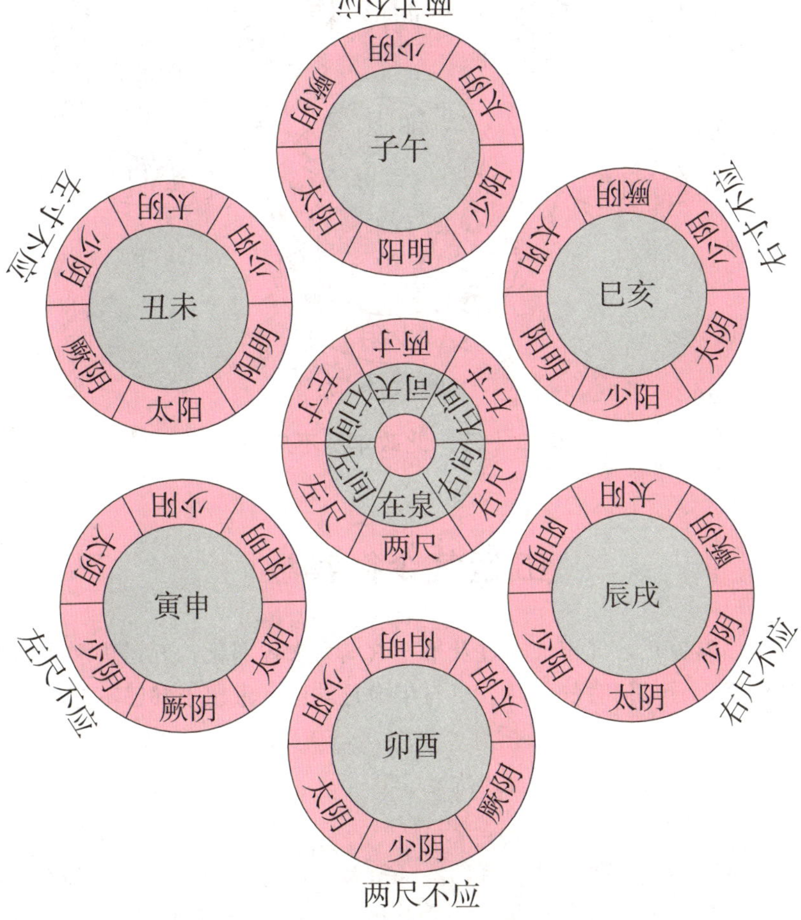

图二十二　南政年脉不应图

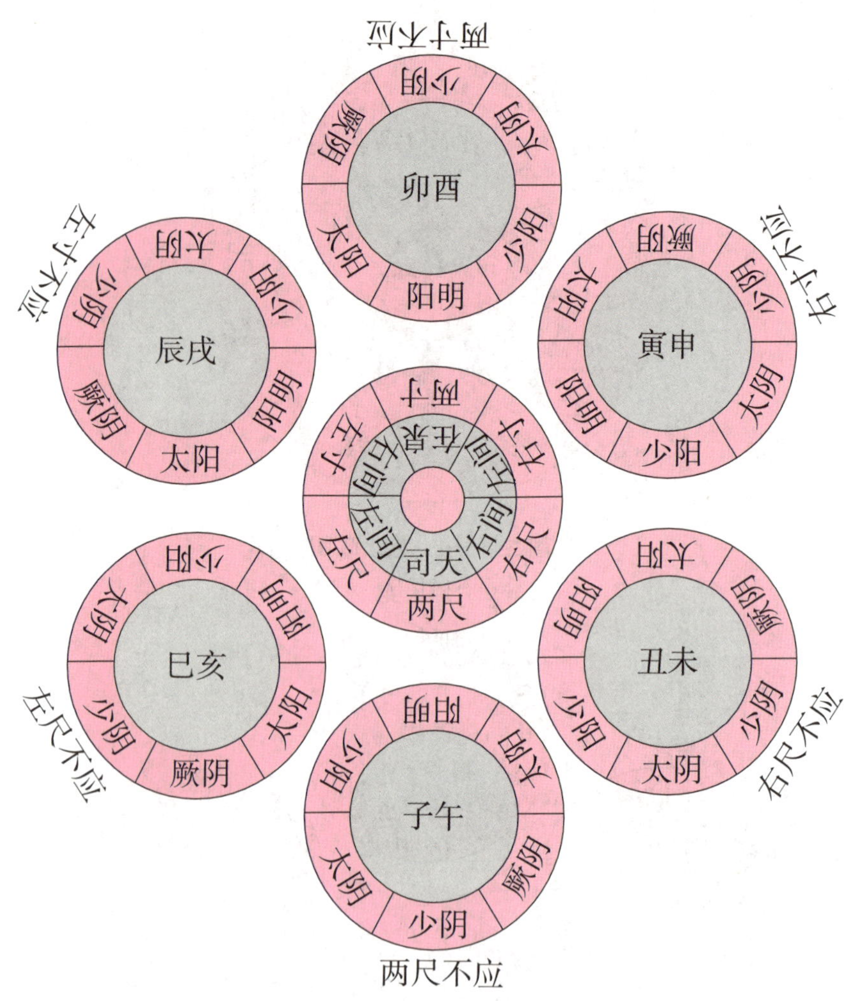

图二十三　北政年脉不应图

五运气令微甚歌

运识寒热温凉正，气审加临过及平。六气大来皆邪化，五运失和灾病生。微甚非时卒然至，看与何时气化并，更与年虚月空遇，重感于邪证不轻。

运，五运也，主四时，在天则有寒热温凉之正令，在地则有生长收藏之正化。气，六气也，主六步，在主则有风、热、火、湿、燥、寒一定之常候，在客则有六气加临太过、不及、平和之异应也。凡五运六气之来，应时而至，无微甚而和者，皆为平气也。即应时而至，或六气大来，或五运微甚，或至非其时，或卒然而至，皆邪化失和不平之气，主害物病人也。但看与何时之气化与病同并，则当消息其宜而主治也。若犯之而病者，更与不及之年，廓空之月，重感于邪，则其证必重而不轻也。

五运平气太过不及歌

木曰敷和火升明，土曰备化金审平，水曰静顺皆平运，太过木运曰发生，火曰赫曦土敦阜，水曰流衍金坚成；不及委和伏明共，卑监从革涸流名。

太过被抑，不及得助，皆曰平运。木名敷和，敷布和气生万物也。火名升明，阳性上升，其德明也。土名备化，土母万物，无不化也。金名审平，金审而平，无妄刑也。水名静顺，体静性顺，喜安澜也。甲、丙、戊、庚、壬阳年，皆曰太过之运，木名发生，木气有余，发生盛也；火名赫曦，炎暑施化，阳光盛也；土名敦阜，敦厚高阜，土尤盛也；金名坚成，坚则成物，金有余也；水名流衍，水气太过，流漫衍也。乙、丁、己、辛、癸阴年，皆曰不及之运，木名委和，和气委弱，发生少也；火名伏明，火德不彰，光明伏也；土名卑监，土气不及，化卑监也；金名从革，金气不及，从火革也；水名涸流，水气不及，涸其流也。

运气所至先后时歌

应时而至气和平，正化承天不妄行，太过气淫先时至，侮刑我者乘我刑。不及气迫后时至，所胜妄行刑所生，所生被刑受其病，我所不胜亦来乘。

应时而至，谓交五运六气之日、之时，正当其日、其时而气即至，则为正化平气，承天之令，不妄行也。如时未至而气先至，来气有余则为太过，名曰气淫，即邪化也。刑我，谓克我者也；我刑，谓我克者也。假如木气有余，克我之金不能制我，金反受木之侮，则木盛而土受克也必矣。其年若见肝病为正邪，见肺病为微邪，见脾病则为贼邪也，余时法此。若时已至而气未至，来气不足，则为不及，名曰气迫，亦邪化也。所胜谓我所胜，即我克者也。所生，我所生者也。所不胜，谓我所不胜，即克我者也。假如木气不及，我克之土，无畏妄行，则生我之水必受病也；木衰，金乘其衰亦来刑木为病也。其年若肾病为实邪，见心病为虚邪，见肺病则贼邪也。余时法此，推此可知二经三经兼病之理矣。

运气亢害承制歌

运气亢则皆为害，畏子之制敢不承，因有承制则生化，亢而无制胜病生。胜后子报母仇复，被抑屈伏郁病成，郁报乃发因子弱，待时得位自灾刑。

五运六气太过而极，则谓之亢，亢则必害我所胜者也。假如木亢极，则必害我之所胜之土；土之子金，随起而制木，木畏承受其制，则不敢妄刑彼母也。五行有此承制之道，自相和顺，则生化不病矣，假如木亢盛而无制，则必生胜病；胜病者肝，受病者脾，二经同病也。有胜必有复，有盛必有衰，自然之道也。木盛而后必衰，土之子金，则乘衰必复胜母之仇，是则更生复病也；复病者肺，受病者肝，二经同病也。余脏法此。若木不及，则被金遏抑，屈伏不伸，而木郁之病生也。然被郁极而乃发者，盖以木气不及，不能令子火旺，故不能复也，所以必待其己之得位时而后乃发也；虽发而不为他害，但自为灾病，亦由本气弱耳。故方其未发之时，与胜病同。胜病者肺，郁病者肝，及其已发之时，不复病肺，惟病肝也。余脏法此。此上文以太过释胜，不及释郁病，非谓一岁之太过不及，则分司之气无胜、复、郁病也。凡太过妄行，害彼而病者，皆胜病也。受害子终不能复，郁而发病者，皆郁病也。不及被抑而病者，亦郁病也。被郁待子来报母仇而病者，皆复病也。推此余皆可通也。

六气胜复歌

邪气有余必有复，胜病将除复病萌，复已又胜衰乃止，有无微甚若权衡。时有常位气无必，胜在天三复地终，主客有胜而无复，主胜客逆客胜从。

六气有胜，则必有复，阴阳循环之道也。胜病将除，复病即萌，邪正进退之机也。胜已而复，复已又胜，本无常数，必待彼此气衰乃止，自然之理也。有胜则复，无胜则否，胜微复微，胜甚复甚，犹权衡之不相过也。然胜复之动时，虽有常位，而气无必也。气无必者，谓应胜之年而无胜也。时有常位者，谓胜之时在前，司天天位主之；自初气以至三气，此为胜之常也。复之时在后，在泉地位主之；自四气以至终气，此为复之常也。所谓六气互相胜复也。若至六气主客，则有胜而无复也。有胜而无复者，以客行天令，时去则已，主守其位，顺承天命也。主胜客，则违天之命，而气化不行，故为逆。客胜主，则上临下奉，而政令乃布，故为从也。

五运郁极乃发歌

火土金郁待时发，水随火后木无恒。水发雹雪土飘骤，木发毁折金清明，火发曛昧有多少，微者病已甚无刑。木达火发金郁泄，土夺水折治之平。

五郁之发，各有其时。火郁待三气火时而发，土郁待四气土时而发，金郁待五气金时而发，此各待旺时而发也。水郁不待终气水时，而每发于二气三气二火时者，以水阴性险，见阳初退，即进乘之，故不待水旺而发也。木郁之发，无一定之时者，以木生风，善行数变，其气无常，故木发无恒时也。五发之时既已审矣，然五发征兆，五气微甚，天时民病，不可不知也。水发之征，微者为寒，甚为雹雪；雹雪，寒甚也。土发之征，微者为湿，甚为飘骤；飘骤，暴风雨也。木发之征，微者为风，甚为毁折；毁折，摧拔也。金发之征，微者为燥，甚为清明；清明，冷肃也。火发之征，微者为热，甚为曛昧；曛昧，昏翳也。多少者，谓有太过、不及也。不及者病微，太过者病甚。微者病已，谓本经自病也。甚者兼刑，谓兼我刑、刑我者同病也。如木气甚，我刑者土，刑我者金，土畏我乘来齐其化，金畏我胜来同其化，故三经兼见病也。余气法此。木达谓木郁达之；达者，条达舒畅之义也。凡木郁之病，风为清敛也，宜以辛散之、疏之，以甘调之、缓之，以苦涌之、平之，但使木气条达舒畅，皆治木郁之法也。火发谓火郁发之；发者，发扬解散之义也。凡火郁之病为寒束也，宜以辛温发之，以辛甘扬之，以辛凉解之，以辛苦散之，但使火气发扬解散，皆治火郁之法也。金泄谓金郁泄之；泄者，宣泄疏降之义也。凡金郁之病，燥为火困也，宜以辛宣之、疏之、润之，以苦泄之、降之、清之，但使燥气宣通疏畅，皆治金郁之法也。水折谓水郁折之；折者，逐导渗通之义也。凡水郁之病，水为湿瘀也，宜以辛苦逐之、导之，以辛淡渗之、通之，但使水气流通不蓄，皆治水郁之法也。土夺谓土郁夺之；夺者，汗、吐、下利之义也。凡土郁之病，湿为风阻也，在外者汗之，在内者攻之，在上者吐之，在下者利之，但使土气不致壅阻，皆治土郁之法也。

天时地化五病二火歌

运气天时地化同，邪正通入五脏中，五脏受邪生五病，五病能该万病形。热合君火暑合相，盖以支同十二经，虽分二火原同理，不无微甚重轻情。

木、火、土、金、水，五运之化，不能外乎六气；风、热、暑、湿、燥、寒，六气之化，亦不能出乎五行。故运虽有五，气虽有六，而天之气令、地之运化皆同也。邪化正化之气，皆通乎人之五脏之中。正化养人，邪化病人。五脏受邪，则生五脏之病。五病能该万病情形，谓主客一定之病，主客错杂之病，及胜复郁病，皆莫能逃乎五病之变，犹夫天地化生万物，皆莫能逃乎五行之属也。五行惟火有二，在地为火，在天为热、为暑。以热合少阴为君火，暑合少阳为相火。盖以地有阴阳十二支，同乎人之阴阳十二经，火虽有二，理则一也。故其德、政、令、化、灾、病皆同。然不无热微病轻、暑甚病重之情状也。

五星所见太过不及歌

五星岁木荧惑火，辰水镇土太白金，不及减常之一二，无所不胜色停匀，太过北越倍一二，畏星失色兼母云，盛衰徐疾征顺逆，留守多少吉凶分。

天之垂象，莫先乎五星。五星者，木、火、土、金、水之五星也。木曰岁星，居东方。火曰荧惑星，居南方。水曰辰星，居北方。土曰镇星，居西南。金曰太白星，居西方。其主岁之星，不大不小，不芒不暗，不疾不徐，行所行道，守所守度，此其常也。若五阴年是为不及，其星则减常之一。不及之甚，则减常之二，其光芒缩。主岁之星，其色兼我所不胜之色而见也。如木不及，岁星青兼白色也；火不及，荧惑星红兼黑色也；土不及，镇星黄兼青色也；金不及，太白星白兼红色也；水不及，辰星黑兼黄色也。五阳年是为太过，其主岁之星北越，谓越出本度而近于北也。北乃紫微之位，太乙所居之宫也。故倍常之一，太过之甚，倍常之二，其光芒盈。主岁之星，其色纯正，畏我之星，失其本色，而兼生我之母色也。假如木太过，畏木之星、土星也，失其本色之黄，而兼生土之火赤色也。盖以木盛而土畏，必盗母气为助，故兼母色见也。土兼赤色，土又生子，余星仿此。凡星当其时则当盛，非其时则当衰，星迟于天为顺，为灾病轻。星速于天为逆，为灾病重。稽留不进，守度日多，则灾病重。稽留不进，守度日少，则灾病轻。故曰吉凶分也。

五行德政令化灾变歌

木德温和政舒启，其令宣发化生荣，其变烈风云物飞，其灾摧拔殒落零。

木主春，故其德温暖柔和也。春气发，故其政舒展开启也。春气升，故其令宣发也。春主生，故其化生荣也。春主风，故其变烈风而云物飞扬，此风之胜也。木胜不已，则为摧折拔殒，散落飘零之灾也。

火德彰显化蕃茂，其令为热政曜明，其变灾烈水泉涸，其灾焦灼萎枯形。

火主夏，故其德彰著昭显也。夏主长，故其化蕃秀茂盛也。夏阳盛，故其令热也。夏阳外，故其政光明显曜也。夏主热，故其变炎光赫烈而水泉干涸，此热之胜也。火胜不已，则为万物焦灼，草萎木枯之灾也。

土德溽蒸政安静，其令云雨其化丰，其变阴埃震骤注，其灾霖雨岸堤崩。

土主长夏，故其德溽蒸热也。土主静，故其政安静也。长夏气濡，故其令云雨也。土气厚，故其化万物丰备也。长夏主湿，故其变阴晦烟埃震雷，骤注暴雨，此湿之胜也。土胜不已，则为久霖淫雨，溃岸崩堤之灾也。

金德清洁政劲切，其化紧敛令露膏，其变肃杀霜早降，其灾苍干草木凋。

金主秋，故其德清凉皎洁也。秋气肃，故其政肃劲齐切也。秋主收，故其化紧收敛缩也。秋主露，故其令露膏万物也。秋主燥，故其变肃寒早霜杀物，此燥之胜也。金胜不已，则为苍枯，草木凋零之灾也。

水德凄沧政坚肃，其化清谧其令寒，其变凛冽寒太甚，其灾冰雹霜雪连。

水主冬，故其德凄沧而寒也。冬气固，故其政坚凝肃劲也。冬主藏，故其化清冷静谧也。冬主寒，故其变凛冽，寒气太盛，此寒之胜也。水胜不已，则为冰雪霜雹之灾也。

五行地化虫畜谷果有太过不及齐兼化歌

木主化毛犬麻李，火主羽马麦杏饶，土主化倮牛稷枣，金主化介鸡稻桃，水主化鳞彘豆栗，得气皆育失萧条，太过齐化我克我，不及兼化克皆苞。

虫者，毛、羽、倮、介、鳞也。麟为毛虫之长，而诸毛皆横生，故属木也。凤为羽虫之长，而诸羽皆翔升，故属火也。人为倮虫之长，而诸倮物皆具四肢，故属土也。龟为介虫之长，而诸介皆甲坚固，故属金也。龙为鳞虫之长，而诸鳞皆生于水，故属水也。次则其畜犬，其谷麻，其果李，皆木化也。其畜马，其谷麦，其果杏，皆火化也。其畜牛，其谷稷，其果枣，皆土化也。其畜鸡，其谷稻，其果桃，皆金化也，其畜彘，其谷豆，其果栗，皆水化也。凡此五化之物，得其气之和，则皆蕃育，失其气之和，则皆萧条而不育也。太过齐化，谓我所化之物，与克我者所化之物皆育也。假如木太过，毛虫、犬畜、麻谷、李果，木化之类育，而介虫、鸡畜、稻谷、桃果、金化之类亦育。盖太过则气盛，所不胜者，来齐其化也，其余太过之化仿此。不及兼化，谓克我者、我克之者皆茂育也。假如木不及克我之金，其虫介，其畜鸡、其谷稻、其果桃、皆化育也。盖不及则气衰，克我者我畏之，我克者不畏我，来兼其化也。其余不及之化仿此。苞者，茂也。

运气为病歌

五运六气之为病，名异情同气质分，今将二病归为一，免使医工枉费心。

五运六气之为病，虽其名有木、火、土、金、水，风、火、湿、燥、寒之异，而其实为病之情状则同也。今将木运之病、风气之病，火运之病、暑气之病，土运之病、湿气之病，金运之病、燥气之病，水运之病、寒气之病，总归为一病。不使初学医工，枉费心思而不得其头绪也。

诸风掉眩属肝木，诸暴强直风所因，肢痛软戾难转侧，里急筋缩两胁疼。

在天为风，在地为木，在人为肝，在体为筋。风气通于肝，故诸风为病，皆属于肝木也。掉，摇动也。眩，昏运也。风主动旋，故病则头身摇动，目昏眩运也。暴，卒也，强直，筋病，强急不柔也。风性劲急，风入于筋，故病则卒然筋急强直也。其四肢拘急疼痛，筋故短缩，乖戾失常，难于转侧，里急胁痛，亦皆风伤其筋，转入里病也。

诸痛痒疮属心火，诸热昏瘖躁谵狂，暴注下迫呕酸苦，膺背彻痛血家殃。

在天为热，在地为火，在人为心，在体为脉。热气通于心，故诸火痛痒疮之病，皆属于心火也。热微则燥，皮作痒。热甚则灼，肤作痛。热入经脉与血凝结，浅则为痈，深则为疽，更深入之，则伤脏腑。心藏神，热乘于心，则神不明，故昏冒不省人事也。心主言，热乘于心，则神不辨，故瘖而不能言，或妄言而谵语也。火主动，热乘于身，则身动而不宁，故身躁扰，动甚则发狂也。暴注者，卒暴水泻，火与水为病也，下迫者，后重里急，火与气为病也。呕吐酸苦，火病胃也。膺背彻痛，火伤胸也。血家殃者，热入于脉，则血满腾，不上溢则下泻，而为一切失血之病也。

诸湿肿满属脾土，霍乱积饮痞闭疼，食少体重肢不举，腹满肠鸣飧泄频。

在天为湿，在地为土，在人为脾，在体为肉。湿气通于脾，故诸湿为病，皆属于脾土也。湿畜内外，故肉肿腹满也，饮乱于中，故病霍乱也。脾失健运，故病积饮也。脾气凝结，故病痞硬、便闭而痛也。脾主化谷，病则食少也。脾主肌肉，湿胜故身重也。脾主四肢，四肢不举，亦由湿使然也。脾主腹，湿淫腹疾，故腹满、肠鸣、飧泄也。

诸气膹郁痿肺金，喘咳痰血气逆生，诸燥涩枯涸干劲，皴揭皮肤肩臂疼。

在天为躁，在地为金，在人为肺，在体为皮。燥气通于肺，故诸躁气为病，皆属于肺金也。膹郁，谓气逆胸满，膹郁不舒也。痿，谓肺痿咳嗽，唾浊痰涎不已也。喘咳气逆、唾痰涎血，皆肺病也。凡涩枯涸干劲，皆燥之化也。干劲似乎强直，皆筋劲病也。故卒然者，多风入而筋劲也。久之者，多枯燥而筋劲也。皴，肤皴涩也。揭，皮揭起也，此燥之病乎外也。臂痛肩痛也，亦燥之病于经也。

诸寒收引属肾水，吐下腥秽彻清寒，厥逆禁固骨节痛，癥腹癫疝腹急坚。

在天为寒，在地为水，在人为肾，在体为骨。寒气通于肾，故诸寒气为病，皆属于肾水也。收，敛也。引，急也。肾属水，其化寒，敛缩拘急，寒之化也。热之化，吐下酸苦，故寒之化，吐下腥秽也。热之化，水液浑浊，故寒之化，澄彻清冷也。厥逆，四肢冷也。禁固，收引坚劲。寒伤于外，则骨节痛也。寒伤于内，则癥瘕、癞疝、腹急坚痛也。

五运客运太过为病歌

风气大行太过木，脾土受邪苦肠鸣，飧泄食减腹支满，体重烦冤抑气升，云物飞扬草木动，摇落木胜被金乘，甚则善怒颠眩冒，胁痛吐甚胃绝倾。

上文统论主运主气为病，此详言五运客运专主之病也。岁木太过，六壬年也，或岁土不及，六己年也。木太过则恃强乘土，土不及则母弱而金衰，无以制木，而木亦来乘土，故木气盛则风气大行，为木太过之化。在人则脾土受邪为病，苦肠鸣、飧泄、食少，腹满、体重、烦冤。烦冤者，谓中气抑郁不伸故也。在天则有云物飞扬之变，在地则有草木动摇之化。木胜不已而必衰，衰则反被金乘，有凋陨摇落之复也。故更见善怒、颠疾、眩冒、胁痛、吐甚之肝脾病也。胃绝倾者，谓胃土冲阳之脉绝而不至，是为脾绝，故主命倾也。

暑热大行太过火，肺金受邪喘咳疴，气少血失及病痁，注下咽干中热多，燔焫物焦水泉涸，冰雨寒霜水复过，甚则谵狂胸背痛，太渊脉绝命难痊。

岁火太过，六戊年也，或岁金不及，六乙年也。火太过，则火恃强而乘金。金不及，则母弱而水衰无以制火，而火亦乘金。故火气盛则暑热大行，为火太过之化。在人则肺金受邪，其为病喘而咳嗽，气少不足息，血失而颜色瘁，及痁疾注下，火泻咽干中热也。在天则有燔焫炎烈沸腾之变，在地则有物焦槁、水泉涸之化。火胜不已而必衰，衰则反被水乘，有雨冰雹早霜寒之复也；故更见谵语狂乱，胸背痛之心肺病也。太渊，肺脉也，肺金之脉绝而不至，是为肺绝，故主病难愈也。

雨湿大行太过土，肾水受邪腹中疼，体重烦冤意不乐，雨湿河衍涸鱼生，风雨土崩鳞见陆，腹满溏泻苦肠鸣，足痿瘈痛并饮满，太溪肾绝命难存。

岁土太过，六甲年也，岁水不及，六辛年也。土太过，则土恃强而乘水，水不及，则母弱而木衰无以制土，而土亦乘水。故土气盛则雨湿大行，为土太过之化。在人则肾水受邪，其为病，四肢冷厥、腹中痛，体重、烦冤、意不乐也。在天则有雨湿数至之变，在地则有河衍涸泽生鱼之化。湿胜不已而必衰，衰则反被木乘，有风雨大至，土崩鳞见于陆之复也，故更见腹满、溏泻、肠鸣、足痿瘈痛、饮满之脾胃病也。太溪，肾脉也，肾水之脉绝而不至，是为肾绝，故曰主命难存也。

清燥大行太过金，肝木受邪耳无闻，胁下少腹目赤痛，草木凋陨焦槁屯，甚则胸膺引背痛，胠胁何能反侧身，喘咳气逆而血溢，太冲脉绝命难生。

岁金太过，六庚年也。岁木不及，六丁年也。金太过，则金恃强而乘木；木不及，则母弱而火衰无以制金，而金亦乘木。故金气盛则清燥大行，为金太过之化。在人则肝木受邪，其为病耳聋无闻，胁下痛、少腹痛、目眦赤痛也。在天则有清燥肃杀之变，在地则有草木凋陨之化。燥胜不已而必衰，衰则反被火乘，有苍干、焦槁之复也。故更见胸膺引背、胠胁疼痛、不能转侧，喘咳、气逆、失血之肝肺病也。太冲，肝脉也，肝木之脉绝而不至，是为肝绝，故主命难生也。

寒气大行太过水，邪害心火热心烦，躁悸谵妄心中痛，天冰霜雪地裂坚，埃雾濛郁寒雨至，甚则肿咳病中寒，腹满溏鸣食不化，神门脉绝死何言。

岁水太过，六丙年也。岁火不及，六癸年也。水太过，则水恃强而乘火；火不及，则母弱而土衰无以制水，而水亦乘火。故水气盛则寒气大行，为水太过之化。在人则心火受邪，其为病心烦躁悸，谵语妄言，心中热痛也。在天则有雨冰霜雪之变，在地则有冻裂坚刚之化。寒胜不已而必衰，衰则反被土乘，有埃雾矇郁不散，寒雨大至之复也。故更见肿、喘、中寒，腹满、溏泻、肠鸣，饮食不化之肾脾病也。神门，心脉也，心火之脉绝而不至，是为心绝，故主死也。

六气客气主病歌

少阴司天热下临，肺气上从病肺心，燥行于地肝应病，燥热交加民病生，喘咳血溢及血泻，寒热鼽嚏涕流频，疮疡目赤嗌干肿，厥心胁痛苦呻吟。

上文统论主运、主气为病，此则详言六气客气专主之病也。少阴君火司天，子午岁也。火气下临金之所畏，故肺气上从而病肺心也。凡少阴司天，则阳明燥金在泉，故燥行于地而病肝也。是则知燥热交加，民病喘咳，血上溢，血下泄，寒热、鼽塞、喷嚏、流涕、疮疡、目赤、嗌干、肿痛、心痛、胁痛，皆其证也。

太阴司天湿下临，肾气上从病肾阴，寒行于地心脾病，寒湿交攻内外淫，民病身重足跗肿，霍乱痞满腹胀膜，肢厥拘急脚下痛，少腹腰疼转动屯。

太阴湿土司天，丑未岁也。湿气下临水之所畏，故肾气上从而病肾阴也。凡太阴司天，则太阳寒水在泉，故寒行于地而病心脾也，是知寒湿内外交攻，民病身重，足跗肿，霍乱，痞满，腹胀，四肢厥逆拘急，脚下痛，少腹痛，腰痛难于动转，皆其证也。

少阳司天火下临，肺气上从火刑金，风行于地肝木胜，风火为灾是乃因，民病热中咳失血，目赤喉痹聋眩瞑，疮疡心痛瞤瘛冒，暴死皆因臣犯君。

少阳相火、司天，寅申岁也。火气下临金之所畏，故肺气上从而病肺也。凡少阳司天，则厥阴风木在泉，故风行于地，木胜则病在肝。是则知风火为灾，民病热中，咳而失血，目赤，喉痹，耳聋眩瞑、疮疡，心痛、瞤动，瘛疭，昏冒，皆其证也。暴死者，是三之客气，相火加临君火，以臣犯君故也。

阳明司天燥下临，肝气上从病肝筋，热行于地心肺害，清燥风热互交侵，民病寒热咳膹郁，掉振筋痿力难伸，烦冤胁痛心热痛，目痛眦红小便绛。

阳明燥金司天，卯酉岁也。燥气下临木之所畏，故肝气上从而病肝筋也。凡阳明司天，则少阴君火在泉，故热行于地而病肺心也。是则知清燥风热交侵，民病寒热而咳，胸郁膹满，掉摇振动，筋痿无力，烦冤抑郁不伸，两胁心中热痛，目痛眦红，小便绛色，皆其证也。

太阳司天寒下临，心气上从病脉心，湿行于地脾肉病，寒湿热内去推寻，民病寒中终反热，痈疽火郁病缠身，皮痹肉苛足痿软，濡泻满肿乃湿根。

太阳寒水司天，辰戌岁也。寒气下临火之所畏，故心气上从而病心脉也。凡太阳司天，则太阴湿土在泉，故湿行于地而病脾肉也。是则知寒湿热气相合，民病始为寒中，终反变热，如痈疽一切火郁之病，皮痛痹而重着，肉苛不用不仁，足痿无力，湿泻腹满身肿，皆其证也。

厥阴司天风下临，脾气上从脾病生，火行于地冬温化，风火寒湿为病民，耳鸣掉眩风化病，支满肠鸣飧泻频，体重食减肌肉痿，温厉为灾火化淫。

厥阴风木司天，巳亥岁也。风气下临土之所畏，故脾气上从而病脾也。凡厥阴司天，则少阳相火在泉，故火行于地而病温也。是则知风火寒湿杂揉，民病耳聋，振掉，眩晕，腹满肠鸣，完谷不化之泻，体重食减，肌肉痿瘦，皆其证也。

运气当审常变歌

未达天道之常变，反谓气运不相应，既识一定之常理，再审不定变化情，任尔百千杂合病，要在天时地化中，知其要者一言毕，不得其旨散无穷。

近世医者，皆谓五运六气与岁不应，置而不习，是未达天道之常变也。时之常者，如春温、夏热、秋凉、冬寒也。日之常者，早凉、午热、暮温、夜寒也。时之变者，春不温、夏不热、暑不蒸、秋不凉、冬不寒也。日之变者，早温、午寒、暮凉、夜热也。但学医者，欲达常变之道，当先识一定主客之理，次审不定变化卒然之情，然后知百千杂合之气为病，俱莫能逃天时地化之理也。虽或有不应，亦当审察与天时何时、地化何化、人病何病相同，即同彼时、彼化、彼病而施治之，乃无差谬。此知其要者，一言而终也。为医者可不于运气中一加意耶？

附一：冲阳诸脉穴位

冲阳穴——在足跗上五寸，去陷骨二寸骨间动脉。

太渊穴——在掌后内侧，横纹头动脉中。

太溪穴——在足内踝后五分，跟骨上动脉陷中。

太冲穴——在足大趾本节二寸间，动脉应于陷中。

神门穴——在掌后锐骨端陷中。

附二：冲阳诸脉穴图

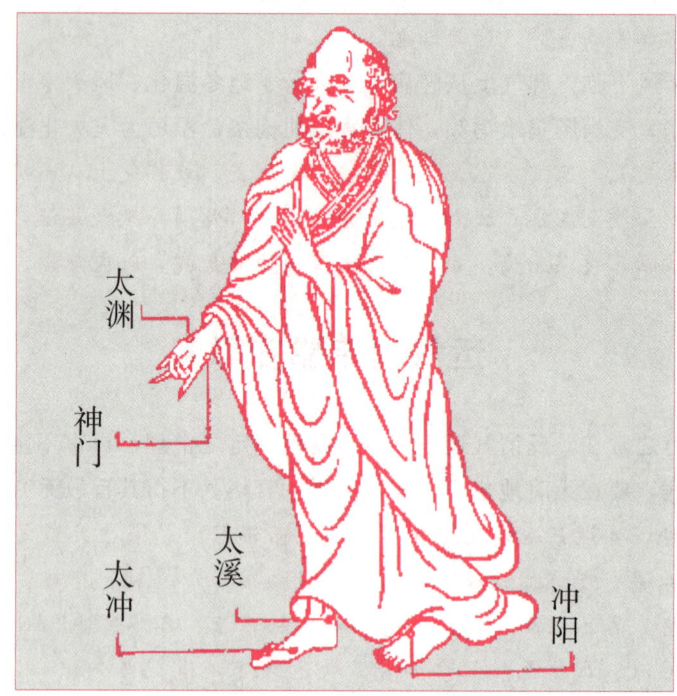

图二十四　冲阳诸脉穴图

中医五运六气全书

瘟疫发源

清　马印麟　撰

目录

CONTENTS

整理说明

《瘟疫发源》在运气病候方面的论述非常精当，具有很高的参考价值。

本次整理出版，是在王致谱主编的《温病大成（第一部）·瘟疫发源》的基础上进行的。同时，参考了其他版本，并根据《中医五运六气全书》统一体例作相应调整、选择、校勘、注释。

序

予年八十岁，细自数十岁时受祖父之岐黄医业，从师训读数载。父亡之后，各处访求明师贤友，讲究议论。至于前辈如东垣、丹溪、河间、仲景四大明师岐黄，将诸病、脉理，经络脏腑、本草无不注释，详悉明白，惟有瘟疫一门而未尝发明受病之由。诸家虽有数句，至简至约，不甚详细，闷怀心腹二十余年。凡遇瘟疫之症，流行颠倒差乱，误人多多。忽而青州，宗玉张公，亦是世家岐黄，所积之书，赐《类经》一部，四十余册。朝夕昼夜苦读穷究，黄帝与岐伯注天文地理，人事三才，其书理义深远，繁多难读，盖学浅不能便览。吾将瘟疫一门，由博返约，采集一册，名曰《瘟疫发源》，使后人便易入门。至今三十余年，屡验屡效。方敢刊刻济人。所验之年岁，略表一二，开例于下，以使后学诚信。再求高明指示。

雍正三年岁次乙巳古青三世医八十老人马印麟甫纂

瘟疫则验

今将瘟疫书内，逢刚柔失守，阴阳升降不前，不迁正不退位，五行相制，运克天气不和，并天刑之年，所验之天时民病，不能尽注，略表数句，以待后人再验可也。

假如崇祯十一年，岁次丁丑，为运克天气不和之年。此年杀气乃行，自北直由山东，大兵荒乱，杀虏黎民无数。至十二年戊寅，亦是刚柔失守，天运失时，其年大旱。十三年己卯，亦是阴阳不得升降，饥歉岁年，饿死者、瘟病死者无数。此乃刚柔失守，天气不和之验也。

康熙七年，岁次戊申，亦是刚柔失守之年。天运失时，其年六月十七日二鼓时地震，由西北而至东南，山东青州、沂州，郯城，一切楼瓦房倒坏，城崩地烈，伤损人亦不少。至八年己酉、九年庚戌，此二年民患瘟疫热症，人多暴死。亦是刚柔失守之验也。

康熙十二年，岁次癸丑，其年民舒无病。惟冬月五之气，主客之气皆燥金，主寒露早下，霜乃早降。终之气，在泉主客之气，皆是太阳寒水用事，天时主严寒大举，霜雪乃积，凝水坚水，阳光不治，杀令行也。此年一冬大雪大寒，冻死者亦有数人。岂不是客气之流行变迁一验也。

康熙二十五年，岁次丙寅，亦是刚柔失守，天运失时，运克天气不和之年。初之客气君火，而兼相火司天，主春气大温，草木早荣。二之气主气君火，此年君火当降在泉。遇水运承之，降而不下，君火返郁，火不务其德，则炎暑流行，火气太过，热极之变也。火极太甚则水来复之，甚则云趣雨府，洪水冲决。此年主天下大水，青州大桥水崩。亦是此年，民患大疫疠热症。

康熙三十年，岁次辛未，乃天刑之年，阴阳不得升降，土下克水。故日不相得，天时寒暄不时，则田禾亦不能丰收，民病暴热乃生，郁疠乃化，多生热症。陕西省大歉，饿死病死者无数。

康熙三十四年，岁次乙亥，为天气不和之年。山西洪洞县，六月初四日地震，城崩地裂，及一切楼瓦房倒坏，饿死、病死者无数。此乃天刑之年一验也。

康熙四十一年，岁次壬午，为刚柔失守，天运失时之年。此年乃太阴湿土，当升司天，中运遇木，则土不能升天。土郁不升，因木之胜也。人病在脾胃，土郁欲发，必待得位之时而后作，微甚如见。三年化疫。四十二年癸未，四十三年甲申，四十四年，其年稍平，山东六府瘟疫盛行太甚，其人死者无数，遍地尸骸。不知别省何如。医医不明五运六气，若多用清解发表之剂，病轻者即重，重者即死，误人多多。吾按五运，土郁治法，用泄黄散，研化五瘟丹，或三消饮，选而用之。轻者立愈，重者即轻，凡照此法治者，百无一失。此其验也。

雍正元年，岁次癸卯，为运克天气不和之年。天时孔府文庙火灾。二年，岁次甲辰，亦是运克天气不和之年，朱夫子文庙火灾。此二年民多患瘟疫热症，惟济南府北七县更甚，病死者无数。三年，岁次乙巳，亦是运克天气不和之年。天时春旱，夏秋多雨，济南东、昌二府，民患水灾大难。以至北直，东三府，青、莱、登，天时多患虫灾，田禾半收。此冬天气大温不寒，皆因在泉之气相火，终之客气亦是相火，二火交炽，畏火司令，故主冬温不寒，阳乃大化。蛰虫出见，流水不冰，地气大发，草乃生，人乃舒。岂不是天气不和，客气流行之验也。

瘟疫治法表其大略

瘟疫受病，皆因五行相克，阴阳不得升降，以致五运五郁，客气流行变迁，人感天地疫疠不正之气。内虚之人，邪由口鼻而入；壮实之人，外邪不能侵害。此疫疠之邪，非若伤寒感冒，邪气由毛孔而入，断不可认为伤寒感冒表症，强发其汗，徒伤表气，病亦不减，反使病轻者重，病重者即危。

一论瘟疫皆是热症。如初举一二日间，发热，头晕头痛，身痛，口干发渴，呕泄等症，初用达原饮，调和疏通之剂，其病速愈。此时受病日浅，又不可下。若下之太早，则成结胸。病至五六日，舌上生苔，其苔各色不同。或咽喉肿痛，汤水不下，或发癍，发疹，或大便干结，或三五日不通。当速用三消饮，轻者二三剂而愈，甚者五七剂而痊。若瘟毒太甚，危在旦夕，而头痛，腹痛，紫黑瘟疹，或身目发黄，舌苔，语涩，或不省人事，或谵语，或妄言撮穴，循衣摸床，烦躁不宁，遗溺不知等症。当速用加减运气五运丹，连进二三服，立可回生。

又论瘟疫俱是热症，宜用清解寒凉之剂，又最宜用大黄。盖大黄乃是流通之物，且能却邪逐秽之妙品。若不用大黄，徒用寒凉，寒则凝滞，但非不能退热，反能郁遏邪气，以至外则身凉，内则壅热，迁延待毙，莫可救援。可不慎欤。

又论瘟症，至五七日之间，当为速下。若日久失下，内结壅闭，以致脉厥。此时若徒用寒凉之味，无大黄流通之性，愈遏其热，其邪愈结，脉愈不行。遇者认脉微欲绝，委而弃之，误人甚矣。或妄投参、芪、桂、附，大补回阳之理，下咽立毙。可不叹哉。病若至此，宜用小承气汤，加槟榔二钱，缓缓下之，六脉自复，诸症渐愈。

又论瘟症下法，病至七八日，舌上生苔，即当速下。或大便结滞不行，更当速下。下过二三次，轻者自愈，重者舌上苔退刺软，热渴减。或又复热，即再下之，凡下不以数计。病有浅深，有是症则投是药。若见理不明，中道生疑，遇此反致耽误。可不异哉。

瘟疫病按

一武举，年三十余岁，身壮体健，忽患瘟热之症。延迟至七八日间，烦躁不宁，坐卧不安，循衣摸床，妄言撮空，手足战栗，六脉散乱，水饮不下，大便不通，小便赤涩。有作虚症治之，命在旦夕。用五瘟散，每服三钱，新汲凉水调化送下，日进三服。次日诸症全退，饮食调养数日而安。

一男子，年五十余岁，患瘟症延迟数日，失于解利，以至于神昏不省人事，大便结滞，舌上苔刺，目不能视，口不能言，六脉似有似无，或六脉俱脱。皆因疫毒太甚，闭塞经络，以致脉道不行。用过清解通利之煎剂，内加大黄三钱，日进三服，绝然不动。因大黄经过水火煎炼，去其猛烈之性，故用之则不效。举家惊慌，以备后事。吾将用过通利之剂，俱宜生用研末，用新汲凉水调匀，灌下，日进二服。大便通利二三次，口亦能言，目亦能视。次日再进一服，则诸症全愈。

若此等瘟疫之毒太甚，其毒结于腹内，熏蒸脏腑经络，以致真气受伤，而疫疠之毒，日日炽盛，则百病生出。必用生大黄，猛烈大将军之势，方能攻结破敌，疫疠之毒。不然，其毒不能善退。盖大黄之性，有毒攻毒，其毒亦能解大黄之性，则不损元气，善能逐毒外出，而元气渐复。此乃泄中有补也。如此等症，屡用屡效，百无一损。

黄帝曰：疫疠热症，当何禁之？岐伯曰：热病少愈，余邪未尽，食肉则复，多食则遗，此其禁也。若不戒饮食劳倦，情欲扰乱，然脾胃气虚，未能消化坚食，故热复生。宜清淡饮食，最忌腥膻、油腻、煎炒之物，常待三分饥。戒劳役、怒恼、房事，宜净养数日，其病渐愈，元气渐复，再不复感。

八十老人注验

五运六气瘟疫发源

素问曰：医之道，上知天文，下知地理，中知人事，方可言医。天、地、人，三才地位，阴阳五行之变化，莫不上达于天。如阴阳五星①运气，风雨寒暑之应，下推于地，方宜水土、草木昆虫，万物胜衰之应。通于人事之变化，如表里血气、脏腑经络、疾病安危之应。医之源发乎阴阳，然阴阳化生于五行金木水火土，流为十干甲乙丙丁戊己庚辛壬癸，则成五运，以应人之五脏心肝脾肺肾。五行化生，地支十二子丑寅卯辰巳午未申酉戌亥。阴阳对冲，则为六气风寒暑湿燥火，以应人之六腑。今之时医，不知医之源流，阴阳胜衰，五行生克制化，天文地理。人事不晓，更不知五运六气为何物，则不知四时万物之始终，生死之本也。能觉预防者，上智也。能因几辨理者，明医也。既不能知，而且云乌有者，下愚也。按：五运六气，刚柔失受，阴阳升降不前，不迁正，不退位，各有年岁。大人感之，而成疫疠，小儿受之，多患痘疮。然岁中客气之流行，即安危之关系。或疫气偏行，而一方皆病风温；或清寒伤脏，则一时皆犯泻痢；或痘疹胜行，而多凶多吉。期各不同，或疔毒偏生，是阴是阳，各从其类。或气急喘嗽，一乡并兴；或筋骨疼痛，人皆道苦。或时下多有中风，或盛行痰火，诸如此者，

①五星：疑为“五行”之误。

以众人而患同病，谓非运气之使然欤？张子曰：病若不是当年气，看于何年运气同，只向某年求活法，方知都在至真中。扁鹊曰：阴淫寒疾寒水之令太过，阳淫热疾相火之令太过，风淫末疾风木之令太过，雨淫腹疾湿土之令太过，晦淫惑疾燥金之令太过，久晴不雨当为疫疠，风瘴，明淫心疾君火之火太过。《经》曰：天运有胜衰，人气有虚实。医不知此，焉得为工？噫！儒之道，博约而已矣；医之道，运气而已。学者可不由此入门，而求其蕴奥耶？

五运详注

阴阳化生五行水①火土金木，流为十干甲乙丙丁戊己庚辛壬癸，天干运化于五方位甲乙东方木，壬癸北方水，丙丁南方火，戊己中央土，庚辛西方金，分为五运：木为初运，火为二运，土为三运，金为四运，水为五运。此乃主运，年年不移。

天干阴阳配合，化为五运。

甲与己合，化土之岁，土运统之。

乙与庚合，化金之岁，金运统之。

丙与辛合，化水之岁，水运统之。

丁与壬合，化木之岁，木运统之。

戊与癸合，化火之岁，火运统之。

此乃客运。每岁迭迁。

六气详注

阴阳化生，地支十二子寅辰午申戌，六阳年；戊丑卯巳未酉亥，六阴年。

阴阳配合五行，运化五方位。

寅卯属春，东方木也。巳午属夏，南方火也。

申酉属秋，西方金也。亥子属冬，北方水也。

辰戌丑未四季，中央土也。

阴阳刚柔对冲，化为六气，风、火、暑、湿、燥、寒也。

子午之岁，少阴君火司天阳，卯酉阳明燥金在泉阴；

丑未之岁，太阴湿土司天阴，辰戌太阳寒水在泉阳；

寅申之岁，少阳相火司天阳，巳亥厥阴风水在泉阴；

卯酉之岁，阳明燥金司天阴，子午少阴君火在泉阳；

辰戌之岁，太阳寒水司天阳，丑未太阴湿土在泉阴；

巳亥之岁，厥阴风水司天阴，寅申少阳相火在泉阳。

---

①水：原作“土”，据文义改。

六气分主客

主气以其年年不移，故谓之主。

厥阴风木为初之气，主大寒节至春分；

少阴君火为二之气，主春分至小满；

少阳相火为三之气，主小满至大暑；

太阴湿土为四之气，主大暑至秋分；

阳明燥金为五之气，主秋分至小雪；

太阳寒水为六之气，主小雪至大寒。

客气加于主气之上，以其年年迁转，故谓之客。

子午之岁，少阴君火司天，卯酉阳明燥金在泉。

初之客气太阳加厥阴之上；

二之客气厥阴加少阴之上；

三之客气少阴加少阳之上；

四之客气太阴加太阴之上；

五之客气少阳加阳明之上；

六之客气阳明加太阳之上。

丑未之岁，太阴湿土司天，辰戌太阳寒水在泉。

初之客气厥阴加厥阴之上；

二之客气少阴加少阴之上；

三之客气太阴加少阳之上；

四之客气少阳加太阴之上；

五之客气阳明加阳明之上；

六之客气太阳加太阳之上。

寅申之岁，少阳相火司天，巳亥厥阴风木在泉。

初之客气少阴加厥阴之上；

二之客气太阴加少阴之上；

三之客气少阳加少阳之上；

四之客气阳明加太阴之上；

五之客气太阳加阳明之上；

六之客气厥阴加太阳之上。

卯酉之岁，阳明燥金司天，子午少阴君火在泉，

初之客气太阴加厥阴之上；

二之客气少阳加少阴之上；

三之客气阳明加少阳之上；

四之客气太阳加太阴之上；

五之客气厥阴加阳明之上；
六之客气少阴加太阳之上。
辰戌之岁，太阳寒水司天，丑未太阴湿土在泉。
初之客气少阳加厥阴之上①；
二之客气阳明加少阴之上；
三之客气太阳加少阳之上；
四之客气厥阴加太阴之上；
五之客气少阴加阳明之上；
六之客气太阴加太阳之上。
巳亥之岁，厥阴风木司天，寅申少阳相火在泉。
初之客气阳明加厥阴之上；
二之客气太阳加少阴之上；
三之客气厥阴加少阳之上；
四之客气少阴加太阴之上；
五之客气太阴加阳明之上；
六之客气少阳加太阳之上。

司天在泉左右间气

去岁在泉之右间，当升今岁司天之左间；
去岁司天之右间，当降今岁在泉之左间。
左间太阴，子午少阴君火司天，右间厥阴，
右间少阳，阳明燥金在泉，左间太阳；
左间少阳，丑未太阴湿土司天，右间少阴，
右间阳明，太阳寒水在泉，左间厥阴；
左间阳明，寅申少阳相火司天，右间太阴，
右间太阳，厥阴风木在泉，左间少阴；
左间太阳，卯酉阳明燥金司天，右间少阳，
右间厥阴，少阴君火在泉，左间太阴：
左间厥阴，辰戌太阳寒水司天，右间阳明，
右间少阴，太阴湿土在泉，左间少阳；
左间少阴，巳亥厥阴风木司天，右间太阳，
右间太阴，少阳相火在泉，左间阳明。

①上：原作“土”，据文义改。

司天在泉解

司天在泉四间气者，乃客气之六步也。凡主岁者为司天，位当三之气。司天之下相对者，为在泉，位当终之气。司天之左，为天之左间，右为天之右间。在泉之左，为地之左间，右为地之右间。每岁客气，始于司天前二位乃天之右间，是为初气，以至二气、三气，而终于在泉之六气，每气各主一步。然司天主行天之气令，其位在上。自大寒节起，以主上半年。在泉主地之气化，其位在下。自大暑节为始，通主下半年。岁运居上下之中，主气交之化。故天气欲降，则运必先之而降，地气欲升，则运必先之而升也。又论曰：初之气、二气、三气尽，天气主之；四气、五气、终气尽，地气主之。此即上下卦之义。然则三气、四气，则一岁之气交也，乃天地气交之时，故自四月始，至八月终，总计四个月，一百二十日之间。而岁之旱潦丰俭，物之生长收成，皆系乎此，故曰气交之分，人气从之，万物由之也。岐伯曰：上而司天，下而在泉，中而气交，人之居也。言天者求之本，言地者求之位，言人者求之气交。本者，天之六气，风、火、暑、湿、燥，寒也；位者，地之六步，木、火、土，金、水、火是也。言天者，求之本，谓六气之胜衰，而上可知也；言地者，求之位，谓六步之终始，而下可知也。人在天地之中，故求之于气交，则安危亦可知矣。又论曰：上者谓天，天气下降；下者谓地，地气上升。一升一降，气交于中也，而人居之，则生万易，无非气交之使然，盖天无地之升，则不能降；地无天之降，则不能升。故天地互相为用，升降乃天运循环之道也。天气不足，地气随之；地气不足，天气从之。运居中而当先也。如司天生克，中运为顺，中运生克，司天为逆，在泉亦然。顺分生克之殊逆，有大小之别。此古人举运气之端倪耳。若其二气相合，象变迥异，千变万化，何有穷尽？如四时有非常之化，常外更有非常。四方有高下之殊，殊中又分高下。百步之内，晴雨不同；千里之外，寒暄非类。故察气候者，必因诸天；察方宜者，必因诸地。圆机之士，又当因常以察变，因此以察彼，庶得古人未发之玄，而尽其不言之妙欤。

五运详注原病

岁运有余属先天，为太过之年，甲丙戊庚壬五阳刚之年是也。

六甲年甲己化土，甲为阳刚之土也。土之太过，是谓敦厚也阜高也，万物之化无不赖土以充成。土本高厚，在山川烟埃朦郁，土之气也。雨湿流行湿生则燥避，土之化湿，土胜则克水，故肾臟受邪，治当以除湿补肾。脾属土，甚则土邪有余，脾经自病。脾主肌肉，外应四肢，肌肉痿行善瘈抽掣也，脚下痛。脾太过，则令四肢不举。脾虚则腹鸣，飧泄不化。其德厚重，故其政安静，其动柔润重淖淖者泥湿也，其变震惊、飘骤、崩溃飘骤乃雷廷暴风也，崩溃乃洪水冲决也，此以土极而兼木复之化。

其谷稷麻。稷土谷，麻木谷，土齐木化也。

其畜牛犬。牛土畜，犬木畜，其育齐也。

其果枣李。枣土果，李木果。

其虫倮毛。土气有余，倮毛齐化。

太溪，肾脉也。土亢则肾绝，故死不治。

六丙年丙辛化水，丙为阳刚之水也。水之太过，为流衍之纪。水胜则阴气大行，天地闭而万物封藏。岁水太过，寒气流行，寒病乃生，邪害心火。水化寒，水胜则克火，故心脏受邪，治当以逐寒补心。民病身热烦躁，心悸，阴厥上下中寒，谵妄心痛。甚则水邪有余，肾脏自病。肾病则腹大，胫肿，喘咳，身重，寝汗。

其德凝惨寒氛，寒之化也。寒氛，雨雪貌。

其动漂泄沃涌。漂，浮于上也；泄，泻于下也；沃，灌也；涌者，溢也。其变冰雪霜雹，非时而有故曰变。

其病胀，水气胜也。其象冬，凡寒气霜雪冰，皆冬气之化。其气坚，凛烈坚凝，寒之胜也。

其谷豆稷。豆水谷，稷土谷，水有余，则齐土化也。

其果栗枣。栗齐枣实也。

其畜彘牛。彘水畜，牛土畜，彘齐牛育也。

其虫鳞①倮。水有余，故鳞齐倮育。

神门，心脉也。水亢则心绝，故不治。

六戊年戊癸化火，戊为阳刚之火也。火之太过，乃赫曦之纪赫，音黑；曦，音希，阳光炎盛也。阳胜则万物俱盛，阴气内化，阳气外荣，阴降于下，阳升于上也。民病火邪伤阴，寒热交争，故为疟。火克肺金，令人喘咳。火逼血妄行于上，故口鼻出血。下泄于二便。故水泄注下。火炎上焦，则咽干耳聋，肩背皆痛。

论曰：心病者，胃中痛，胁支满，胁下痛，膺背肩胛间痛，两背内痛。

太渊，肺脉也。火亢则肺绝，故死不治。

其动炎灼妄扰，火盛之害也。

其德暄暑郁蒸，热化所行，其应夏也。

其变炎烈沸腾，火气太过，热极之变也。

其病笑疟，疮疡、血流、狂妄、目赤，皆火盛也。

若火不务其德，暴烈其政，甚则雨水霜雹，则金气受伤，水必复之，故其为灾如此，而寒邪反伤心也。

其谷麦豆。麦火谷，豆水谷，麦齐豆也。

---

①鳞：原作“麟”，据上下文义改。

其果杏栗。杏火果，栗水果，其实同也。

其畜羊彘。羊火畜，彘水畜，其育齐也。

其虫羽鳞。羽属火，鳞属火，羽齐鳞化也。

六庚年 乙庚化金，庚为阳刚之金也。金之太过，乃坚成之纪，万物收引，而退避也。岁金太过，燥气流行，燥病乃生，肝木受邪，治当以清燥补肝。民病两胁下少腹痛，目赤嘴疡，耳无所闻，皆肝胆经病。金气太过，则肃杀甚，故伤及肝经。若肝不及，则令人胃痛，引背下则两胁胠胀，甚则不可反侧，金伤于肝也。

金邪有余，肺经自病，故喘咳气逆，肩背痛。金病不能生水，以致肾阴以病，故尻阴、股膝、髀腨、胻足皆痛。

其德雾露萧瑟，清肃之化也。其变肃杀凋零，杀令行也。

其动暴折疡疰。暴折者，金气有余；疡疰者，皮肤之疾。

金不务德，而暴害乎木。火必报复，而金反受伤。故其为病，则邪害于肺。其病喘喝，胃噫仰息，火乘肺金，故其病咳。

其谷稻黍。黍火谷，金齐火化也。

其畜鸡马。金火二畜，孕育齐也。

其果桃杏。金齐火实也。

其虫介羽。介齐羽化也。

太冲者，肝脉也。金亢则肝绝，故死不治。

六壬年 丁壬化木，壬为阳刚之木也。布散阳和，发生万物之象也。木和相生，则阳和布化，则阳气日进，而阴气日退。

岁木太过，木之化风，风气流行，风病乃生，木胜则克脾土，故脾脏受邪，治当平肝木，以补脾土。木太过，不务其德而侮土，则金必复之，故乘秋令而为灾如此。至其为病，则邪反伤肝矣。

民病飧泻食减，体重烦冤，肠鸣，腹胁支满，皆脾虚气衰所致。木胜肝强，故善怒，眩冒巅疾，甚则反胁痛而吐甚。肝脉布于胁肋，木强则肝逆，故胁痛。吐甚者，木邪伤胃也。

其动掉眩巅疾掉者，颤摇也；眩者，旋转也，风木太过，故有此病。

其德鸣靡启拆。鸣，风木声也；靡者，散也；启拆，即发陈之义。

其变振拉摧拔。振，怒；拉，谓败折；摧，谓仆落；拔，谓出本。

其谷麻稻。麻木谷，稻金谷，齐其化也。

其果桃李。李木果，桃金果，李齐桃也。

其畜鸡犬。鸡金畜，犬木畜，犬齐鸡也。

其虫毛介。毛齐介育也。

冲阳者，胃脉也。木亢则胃绝，故死不治。

岁运不及属后天，为不及之年，乙丁己辛癸五阴年是也。

六丁年 丁壬化木，丁为阴柔之木也，木气不及，是谓委和之纪。阳和委屈，发生少也。木气衰，土气无制也。火无所生，故长自平。木衰金胜，故收气乃早。

岁木不及，燥乃大行，燥病乃生。木不及，则金乘之，故燥大行，生气不政，物秀而实，草木晚荣，凉雨时降，风云并兴。

民病中清，胠胁满，少腹痛。金气乘木，乃肝之病也，肠鸣溏泄，木不生火，乃脾之寒也。

其病肢废、痈肿、疮疡。木被金伤，肝筋受病，风淫末疾，故为肢废，痈肿、疮疡，所由生也。

其主飞蠹蛆雉。飞而蠹者，阴中之阳虫也。蛆者，蝇之子，蛆入灰中，蜕化为蝇，其性喜暖畏寒，火运之年尤多也。雉，火禽也。凡此皆火复之礼。

其气敛，其用聚。木兼金化，收气胜也。

其谷稷稻。土之稷，金之稻，木不及二谷当成也。

其果枣李。枣，土果也。李当作桃，金果也木不及则土金二果盛。

其畜犬鸡。犬木畜，鸡金畜，有胜衰也。

其虫毛介。毛木虫，介金虫，盛衰同上。

草木晚荣，苍干凋落。木不及，故草木晚荣。金盛之，故苍干凋落。物秀而实，肤肉内充，生气虽晚，化气速成故也。

阳明上临，金气清肃，故为白露早降。金胜者，火必衰。火衰者，土必弱。虫蚀甘，甘黄属土，而阴气蚀之，故虫生焉。观晒能除蛀，则虫为阴物可知矣。

胜复皆因于木，故灾眚在三，东方震宫也。

六乙年乙庚化金，乙为柔阴之金也。金气不及，是谓从革之纪。岁金不及，而火气乘旺，故灾大乃行，热病乃生，治当以清肺降火。

民病肩背瞀重瞀者，闷也，鼽嚏鼻流清涕也，血便注下，金受火邪，故为此诸症。

金衰火亢，水来复之，故寒雨暴至，乃令冰雹、霜雪。灾伤万物，寒之变也。是谓无根之火，故为头脑户痛，延及脑顶，发热，口疮，心痛等症。

炎光赫烈，则冰雪霜雹，乃火盛金也。

其病咳喘鼽衄，火有余而病及肺也。

其谷麻麦。麻木谷，麦火谷，二谷成也。

其果杏李。李木果，杏火果，金不及，故二果成也。

其畜鸡羊。鸡为金畜，当衰；羊为火畜，当盛。

其虫介羽。介金虫，羽火虫，有盛衰。

胜复皆因于金，故灾眚在七，西方兑宫也。

六己年甲巳化土，己为阴柔之土也。土气不及，是谓卑监之纪。岁土不及，则木气乘旺，故风气盛行，治当以益脾平肝。化气失令，木专其政，则草木荣美。发生在木，而成实在土，土气不冲故秀而不实，成而秕也秕，音比，糠比也。

土德衰，故两愆期。金无所生，故收气平也。

民病飧泻霍乱，体重，腹痛，筋骨繇复繇复者，摇动反复也，肌肉瞤、酸，善怒，蛰虫蚤附。凡此飧泄等症，皆因脾弱肝强所致。

土衰木亢，金乃复之。其为胃胁暴痛，下引少腹者肝胆病也。

其土脏病，则为涌呕；肉理病，则为疮疡、溃烂、痈肿。其病胸满痞塞，土气不足而脾不运也。其病飧泄，土衰风胜也。

其谷豆麻。豆水谷，麻木谷，二谷成也。

其果李栗。李木果，栗水果，土不及二果成也。

其畜牛犬。牛为土畜，当衰；犬为木畜，当盛。

其虫倮毛。倮属土，毛属木，有胜衰也。

胜复者，皆因于土。故灾眚见于四维，土位中宫，而寄旺于四隅，辰戌丑未土也。

六辛年丙辛化水，辛为柔阴之水也。水气不及，是谓涸流之纪，则源流干涸也。六辛阴水之年，阳反用事，水不及而湿土乘之，故湿病乃生，治当以补肾除湿。水衰则火土同化，故气反用，其化乃速，暑雨数至。

民病腹满，身重，濡泄，寒疡流水，腰股痛，足痿清厥，脚下痛，甚则胕肿。藏气不收，肾气不衡，土湿太过，伤及肾阴，故为此诸症。寒疡流水，阴蚀、阴疽之类也。清厥，乃寒厥也。胕肿者，浮肿也。藏气者，水气也。衡者，平也。

不政不冲，水气衰也。

火无所畏，故蛰虫不藏也。

草木条茂，荣秀满盛，长化之气，丰而厚也。

埃昏骤雨，则振拉摧拔。埃昏骤雨，土胜水也。振拉摧拔，木复土也。

其病癃闭，肾气不化也。水不及，故邪伤肾也。

其谷黍稷。黍火谷，稷土谷，二谷当成。火谷曰黍而《本经》作麦。

其果枣杏。枣土果，杏火果，水不及则二果成也。

其畜彘牛。彘水畜，当衰[①]；牛土畜，当旺。

其虫鳞倮。鳞水虫，倮土虫，盛衰亦然。

盛复皆因于水，故灾眚在一，北方坎宫也。

六癸年戊癸化火，癸为阴柔之火也。火气不及，是谓伏明之纪。阳德不彰，光明伏也。岁火不及，而水乘之，故寒乃大行，寒病乃生，治当以补心逐寒。

火不及，生物不长，承实而稚，遇化已老。物之成实者，惟稚而短，及遇土化之令，而气已老矣。阳气屈伏，蛰虫蚤藏，阳不施于物也。

民病胸中痛，胁支满，两胁痛，脊背肩胛间且两臂内痛。郁冒朦昧，心痛暴瘖，胸腹大，胁下与腰背相引而痛。郁冒朦昧：冒，若有所蔽也，又曰：目无所见也。

①衰：原作“裹”，据前后文义改。

凝惨栗烈水胜火也，暴雨霖沥土复水也，雷霆震惊火郁达之也，沉阴淫雨乃阴云蔽日也。淫，久雨也，此皆湿复之变。

其主冰雪霜寒，水反胜也。

其病昏惑悲忘，乃火不足，而心神溃也。

其谷豆稻。豆水谷，稻金谷，二谷成也。

其果栗桃。栗水果，桃金果，火不及二果成也。

其畜马彘。马火畜，当衰；彘水畜，当旺。

其虫羽鳞。羽属火，鳞属水，有胜衰也。

胜复皆因于火，故灾眚在九，南方离宫也。

六气天时民病

子午之岁壬子、壬午、戊子、戊午，甲子、庚子、庚午、丙子、丙午、甲午，少阴君火司天，岁气热化之候。司天者，天之气也。阳明燥金在泉，在泉者，地之气候也。

君火者，手少阴心经也。心者，君主之官，神明出焉。君火乃人身之主宰，阳气之本余，象主土，乃发生万物之源。

少阴司天，其化以热，凡炎蒸郁燠，庶类蕃茂，皆君火之化，而阳光明耀，温养万物。热淫于上，故火行其政，君火之下，阴精承之，故大雨且至。

民病胃中烦热，嗌干等症，皆君火上炎，肺金受伤也。金气主右，故右胁满。按："经脉篇"：以溺色变，肩臂背臑及缺盆中痛，肺胀满，膨膨而喘咳，为手太阴肺经病。鼽衄，肩前臑痛，为手阳明大肠经病。盖肺与大肠为表里，金被火伤，故诸病皆主于肺也。

尺泽穴，手太阴肺脉也。在肘内廉大纹中，动脉应手。金不胜火，则肺气竭而尺泽绝，故死不治。

羽虫属火，同天之气故安静；介虫属金，同地之气故育。金气在地则木衰，故毛虫胎孕不成。

阳明燥金在泉。在泉者，地之气候也。金气燥淫胜于下，霧雾清瞑。

民病喜呕。呕而苦，善太息，心胁痛，不能转侧，甚则嗌干面尘，身无膏泽，足外反热，为足少阳胆经病。嗌干面尘，为厥阴肝经病。此以金邪淫胜，故肝胆受伤，而为病如此。

芥虫属金，同其气故育；毛虫属木，受其制故耗。金火之气不相合，故羽虫不成。

燥金在泉，燥在地中，故湿毒之物不生。

子午之岁：

壬子、壬午：

上少阴君火司天，中太角木运，下阳明燥金在泉。运生天气曰小逆，木上生火也，故病亦微。

子午之岁，当少阴君火迁正司天，而太阴湿土以上年在泉之右间，当升新岁司天之左间，故畏天冲，木星胜之也。土遇升天，木运抑之。遇壬子、壬午，木运之年，壬为阳木有余，其气先天而至。岁运遇木，乃能胜土，故太阴湿土升天不前，则为土郁，木之胜也。人病在脾，土郁欲发，必待其得位之时而后作。

壬午年刚柔失守，微甚如见。三年化疫，微至乙酉，甚在甲申，土疫发也。药宜泄黄散，煎汤量冷，研五瘟丹，不拘时，空心送下。

木强，民病则脾胃受抑，为黄疸满闭等症。

其运风鼓，其化鸣紊启拆。

其变振拉摧拔。

其病支满，肝木强也。

戊子天符、**戊午**太乙天符：

少阴君火司天，中太徵火运，下阳明燥金在泉。运于司天之气相同，曰天符，运与气皆火，戊午年。运临本气之位，曰岁会，火运临之，午火位也。

其运炎暑，其化暄曜郁燠。

遇太阳司天曰热，少阳司天曰暑，少阴司天曰炎暑，皆兼司天之气，而言运也。

其变炎烈沸腾，太征之变也。

其病上热血溢，阳火盛也。

戊子、戊午二年，多热症而无瘟疫。

甲子、甲午：

少阴君火司天，中太宫土运，下阳明燥金在泉。

天气生运曰顺化，火下生土也当年病少。

其运阴雨，其化柔润时雨。

其变震惊飘骤，太宫之变也。

其病中满身重，土湿之滞也。

子午之年，阳明燥金当迁正在泉。而太阳寒水，以上年司天之右间，当降为新岁在泉之左间，故畏地阜，土胜窒之也。水运降地，而土运抑之。遇土运太过，先天而至。

甲子、甲午年：阳土有余之岁也。土运承之，降而不入，即天彰黑气，暝暗凄惨，才施黄埃而布湿，寒化令气，蒸湿复令。久而不降，伏之化郁，寒郁于上，而湿制之，则脾肾受邪。故民病寒厥，四肢重怠，阴痿少力。天布沉阴，蒸湿间作也。

甲子、午，刚柔失守，如此三年变而为大疫也。水气被抑，至三年后，必发而为水疫也。

甲子至丙寅，三年首也，至丁卯，三年后也。药宜泽泻、知母、青黛、玄参、童便、连翘各一钱，煎汤量冷，研化五瘟丹，并青黛末调服。

庚子、庚午天刑之年，俱同天符：

上少阴君火司天，中太角金运，下阳明燥金在泉。

庚子、庚午二年，运同司地，曰燥金。太过之运，加地气曰天符。天刑之年，火下克金也，故曰不相得则病。虽有杂症，而无瘟疫。本年金运太过，而君火司天制之，则金得其平，所谓坚成之纪。

其运凉劲，其化雾露萧瑟。

其变肃杀凋零。

其病下清，即二便清泄，及下体清冷也，金气之病。

丙子岁会、**丙午**天气不和之年：

上少阴君火司天，中太羽水运，下阳明燥金在泉。

丙子年，运临本气之位，曰岁会，子水位也。

运克天气，曰不和。水上克火，故病甚也。杂病虽多，而无瘟疫。

其运寒，其化凝惨栗冽。

其变冰雪霜雹。

云驰雨府，湿化乃行，时雨乃降，此即阳明司地，燥极而泽之义。

民病咳喘，血溢，血泄，鼽嚏，目赤眦疡，寒厥入胃，心痛，腰痛，腹大，嗌干，肿痛等症。

初之气，客气太阳寒水，加厥阴用事，地气迁，热将去。上年乙[①]亥，少阳终之气，至此已尽，当云热将去。寒乃始，蛰复藏，水乃冰，霜复降，风乃至，阳气郁。寒水之气，客于春前，故其为候如此。

民反周密，关节禁固，腰脽痛。炎暑将起，中外疮疡，此皆寒气之病。然少阴君火司天，又值二之主气，故炎暑将起，中外疮疡。脽，音谁，即尻臀骨也。

二之气，阳气布，风乃行，春气以正，万物应荣，寒气时至，民乃和。风木之客，加于君火之主，故阳气风行春气，万物荣也。司天君火未盛，故寒气时至。木火应时，故民气和。

其病淋，目瞑，目赤。气郁于上而热，君火为病也。

三之气，客气君火司天，加于相火之主，故大火行，庶类蕃鲜。火极水复，热极寒生，故寒气时至。

民病气厥心痛，寒热更作，咳喘目赤。二火交炽，故病如此。

四之气，客主之气，皆湿土用事，故为溽暑，大雨时至。寒热互作，民病寒热，嗌干，黄瘅，鼽衄，渴饮，湿热之病也。

五之气，畏火临，暑反至，阳乃化，万物乃生、乃长、乃荣，民乃康。畏火者，乃相火也。时当秋收，而阳气化，故万物荣，民乃康。

终之气，燥令行，燥金之客，加于寒水之主，金气收。故五之气，余火内格，而为病咳喘，甚则血溢。寒气数举，则雾霧翳，皆金水之化也。

①乙：原作，“巳”，据文义改。

丑未之岁丁丑、丁未、辛丑、辛未、癸丑、己丑、己未、乙丑、乙未、癸未，太阴湿土司天，岁气湿化之候。司天者，天之气也。

太阳寒水在泉，在泉者，地之气也。

湿土者，足太阴脾经也。脾主中央戊巳土，每季寄旺十八日，合为七十二日，以应一岁，六六三百六十之成数也。

太阴司天，土气在天，为湿化，凡云雨滋润，津液充实，皆土之化也。湿淫于上，沉阴旦布。沉，深也。沉阴雨变，则浸渍为伤，故物枯槁。

民病胕肿痛等症，皆土旺克水，肾经病也。按："经脉篇"云：以腰脊头项痛，为足太阳膀胱病。以饥不欲食，咳喘则有血，心如悬，为足少阴肾经病。肾与膀胱为表里，水为土克，故诸病皆本于肾也。

太溪绝死不治。足少阴肾经脉也，在足内踝后根骨上，动脉应手。水不胜土，则肾气竭，而太溪绝死不治。

丑未之岁，倮虫属土，同天之气故安静无损。鳞虫属水，同地之气故育。在泉水盛则火衰，故羽虫胎孕不成。

太阳寒水在泉，丑未岁也，寒淫所盛于下，则凝肃惨栗。

民病少腹，控睾引腰脊，上冲心痛，嗌痛，颔肿血见。

寒淫于下，自伤其类，则膀胱与肾受之。膀胱居腹，故少腹痛。肾主阴丸，故控睾。太阳之脉，挟脊抵腰中，故引腰脊。肾脉络心，故上冲心痛。心主血而寒逼之，故血见。嗌痛颔肿，为小肠经病，亦水邪侮火而然。

鳞虫属水，同其气故育。羽虫属火，受其制故耗。

水土之气不相合，故倮虫不育。

太阳寒水在泉，寒在地中，故热毒之物不生。

丑未之岁：

丁丑、丁未：

上太阴湿土司天，中少角木运，下太阳寒水在泉。

运克天气，曰不和，水上克土也，故病甚。

灾三宫。三者，东方震宫也，木气不及，故灾及之。

丁丑、丁未二年，杂症甚多，而有微疫，作杂症治之。

癸丑、癸未：

上太阴湿土司天，中少徵火运，下太阳寒在泉。

运生天气，曰小逆。火上生土也，故病亦微。

火运不及之年，热病亦微，而无瘟症。

灾九宫。九，南方离宫也。火运不及，故灾及之。

巳丑、巳未：俱太乙天符，凡此日得病主危。

上太阴湿土司天，中少宫土运，下太阳寒水在泉。

运临本气之位，曰岁会。土运临之，辰戌丑未土也。其病危，运与气相同，曰天符。

灾五宫。五，中宫也。土运不及，故灾及之。

土运不及，而有司天之助，其病亦少。

乙丑、乙未：

上太阴湿土司天，中少商金运，下太阳寒水在泉。

天气生运曰顺化，土下生金也。

顺化之年，民舒无病。

灾七宫，西方兑宫也。金运不及，故灾及之。

丑未之岁，太阳当迁正在泉。而厥阴风木，以上年司天之右间，当降为今岁在泉之左间，故畏地晶，金气窒之也。以上年子午岁气有余，司天少阴不退位，则右间厥阴亦不能降下也。金运承之，降之不下，抑之变郁。即乙丑、乙未岁也，亦能制抑厥阴，郁而为病，木郁金胜，故苍埃见而杀令布。久而不降，抑之化郁。

乙丑、乙未二年，厥阴风木当降在泉，遇金运承之，降而不下，则木郁于上，发为木疫，药宜龙胆泻肝汤加羌活、防风，研化五瘟丹送下。

辛丑、辛未天刑之年**：**

上太阴湿土司天，中少羽水运，下太阳寒水在泉。辛年水运不及，而湿土司天胜之，所谓流涸之纪。

天刑之年，土下克水也，故曰不相得则病。

灾一宫。一，北方坎宫也。水运不及，故灾及之。

丑未之年，太阴湿土当迁正司天。而少阳相火，以上年在泉之右间，当升新岁司天之左间，故畏天蓬，水胜之也。

丑未阴年不及，故太阴司天未迁正，则少阳左间，亦不得其位。遇辛丑、辛未，天蓬之年，则少阳相火被抑，故升天不前，则为火郁，水之胜也。火郁不升，则人病在心，皆心之包络。

天时则寒氛反布，凛冽如冬，水复涸，冰再结，暄暖乍作，冷复布之，寒暄不时。

民病伏阳在内，烦热于中，心神惊骇，寒热间争。其气令民病，较己亥年君火不升者尤佳。火郁既久，暴热乃生，郁疠乃化，伏热内烦，痹而生厥，甚则血溢，此相火郁发为病。

辛丑、辛未之岁，少阳相火，当升司天，遇水运升之不前，则为火郁。药宜凉膈散加知母，煎汤量冷，研化五瘟丹服之。

阳气退避，大风时起。

司天之气，乃湿气下降，地气乃寒气上升，故原野昏霧，白埃四起。

司天主南，而太阴居之，故云奔南极，雨湿多见于南方。夏尽入秋，谓之差夏。

民病寒热腹满，身胀满，胕肿，痞逆，寒厥，拘急，皆寒湿所化之病。

故阴凝于上，寒积于下，寒水胜火，则为冰雹。阳光不治，杀气乃行，杀气者，即阴气也。

本年寒政太过，故谷气有余者，宜高宜晚，以其能胜寒也。不及者，宜下宜早，以其不能胜寒也。民之强弱，其气亦然。

初之气，地气迁，寒乃去。春气至，风乃来，生布万物以荣，民气条舒，风湿相薄，雨乃后。客主之气，皆厥阴风木用事。寒去物荣，以太阴湿土司天，故风湿相薄，风胜湿，雨乃后时而至。民病血溢，筋络拘强，关节不利，身重筋痿。

风病在筋，湿病则肉，故为此病。血溢者，风胜于肝也。

二之气，大火气正，物承化，民乃和。客主之气，皆少阴君火用事，故大火气正，物承其化，民亦和也。

其病瘟疠大行，远近咸若。湿蒸相薄，雨乃时降。

三之气，天政布，太阴湿土司天，故湿气降地，气腾而为雨。三气之后。则太阳在泉主之，故寒乃随之。感于寒湿，则民病身重胕肿，胸腹满。寒凝湿滞，故其为病如此。

四之气，少阳相火用事，其气尤烈，故曰畏火，皆相火也。客以相火，主以湿土，火土合气溽蒸上腾，故天气否隔。然太阳在泉，故寒风随发于朝暮。湿蒸相薄，草木凝烟，以湿遇火，故湿化不流。惟白露阴布。以成秋令也多阴雨。

民病腠里热，血暴溢，疟痢，心腹满热，胪胀，甚则胕肿。湿热并行，故为是病。胪者，皮腹也，胕肿，肉浮肿也。

五之气，惨令已行，寒露下霜乃早降，草木黄落。客主之气，皆阳明燥金用事，故其政令如此，民舒无病。

终之气，寒大举，湿大化，霜乃积，凝水坚冰，阳光不治。

在泉客主之气，皆太阳寒水用事，故其政令如此。

感于寒，则病令人关节禁固，腰脽痛。关节在骨，腰脽属肾与膀胱，皆寒水同类为病。

以上十年，上湿下寒，故寒湿持于气交。然太阴司天，则水郁；太阳在泉，则火郁。郁化源详，义见太阳之政。

寅申之岁戊寅、戊申、甲寅、甲申、庚寅、庚申、丙寅、丙申、壬寅、壬申，少阳相火司天，岁气火化之候。司天者，天之气也。

厥阴风木在泉，在泉者地之气也。

少阳相火，乃三焦浮流之火，火邪炎上，主克肺金。金受克，则肾水失母，上盛下虚，上攻变生诸疾，疾至伤元气。

其化以火，少阳属相火，亦曰畏火。凡炎暑赫烈，阳气盛极，皆相火之化。而为炎光赫烈，燔灼焦然。

相火淫胜，则金受其制，故温气流行，金政不平。

民病头痛发热，恶寒而疟，热上皮肤痛，色变黄赤，传而为水，身面胕肿，腹满仰息，泄注赤白，疮疡，咳，唾血，烦，心胸中热，甚则鼽衄，病本于肺火克肺金。相火用事，金气受伤，客热内燔，水不能制，故为此诸病，皆本于肺也。

天府绝，死不治，天府，手太阴肺脉也，在臂臑内廉，腋下三寸，动脉应手，金不胜火，则肺气竭。而天府绝，死不治。

羽虫同天之气，故静；毛虫同地之气，故育。在泉木盛则土衰，故倮虫不成。

厥阴风木在泉。寅申岁也，风淫于地，则木盛土，风盛湿。尘埃飞扬，故地气不明，平野昏昧。木气有余，故草乃早秀。

民病洒洒振寒，数欠，为阳明胃脉；自食则呕，身体皆重，为太阴脾病。且厥服肝脉，贯膈布胁肋，故又为心痛支满等症。皆木邪淫胜，脾胃受伤之病。

毛虫属木，同其气故育。木克土，故倮虫耗。木郁于下，火失其上，故羽虫虽生而不育。

厥阴风木在泉，风行地中，故清毒之物不生。

寅申之岁：

壬寅、壬申：运同司地，曰天符。

上少阳相火司天，中太角水运，下厥阴风木在泉。

运生天气，曰小逆。木上生火也，故病亦微。

运于四孟月同，曰支德符。壬寅年木运临之，寅属木，春孟月也。太过之运加地气，曰天符。

壬寅、壬申二年，运同司地，曰风木。

其运风鼓，其化鸣紊启拆。此壬年太角之政化。

其变振拉摧拨。

其病掉眩，支胁，惊骇。风木相火合病也。

治司天之火，木运太过。

壬寅、壬申二年，病少无瘟。

戊寅、戊申：

上少阳相火司天，中太徵火运，下厥阴风木在泉。

运与司天之气相同，曰天符。

其运暑，其化暄嚣郁燠。暄嚣，火盛之象。此戊年太徵之政化。化，作德；嚣，作暑。

其变炎烈沸腾，太徵之变。

其疫上热郁，血溢，血泄，心痛，火之为病，内应于心。

寅申之年，少阳相火当迁正司天。而阳明燥金，以上年在泉之右间，当升新岁司天之左间，故畏天英，火星胜之也。遇戊申、戊寅，戊为中运，阳火有余。其气先天而至，金欲升天，火运抑之，故升之不前，金郁不升。人病在肺，金郁欲发，必须待得位之时而后作。

戊申年刚柔失守，如此天运失时，三年之中，金疫发也。速在庚戌，迟则辛亥，即瘟疫热症。药宜泄白散，煎汤量冷，研化五瘟丹送下。

天气时雨不降，西风数举，咸卤燥生，民病上热，喘嗽，血溢。燥金气郁于地，故时雨不降。硝硷白，见而燥生。火胜于上，故肺金受伤而咳嗽，血溢。金郁之发，肃杀气行。

民病胁满，悲伤，金邪伐肝也。金气寒敛而燥，故为嗌干，手足折，皮肤燥等症。

甲寅、甲申：

上少阳相火司天，中太宫土运，下厥阴风木在泉。天气生运，火下生土也，曰顺化。

其运阴雨，其化柔润重泽。

其变震惊飘骤。

其病体重，胕肿，痞饮。

甲寅、甲申，顺化之年，而民无病。

庚寅、庚申：

上少阳相火司天，中太商金运，下厥阴风木在泉。天刑之年，火下克金也，故曰不相得则病。

运于四孟月曰同，支德符。庚申年，金运临之，申属金，秋孟月也。

其运凉，其化雾露清功。此庚年，太商之正化，其德雾露肃瑟。

庚寅、庚申二年，虽有病而微，亦无瘟症。

其变肃杀凋零，其病肩背胸中痛。火邪在肺也。

丙寅、丙申：

上少阳相火司天，中太羽水连，下厥阴风木在泉。运克天气，曰不知。水上克火，故病甚也。

其运寒肃，其化凝惨栗冽。

其变冰霜雪雹。

其病寒，浮肿。

丙寅刚柔失守。

寅申之岁，少阴降地，厥阴当迁正在泉。而少阴君火，以上年司天之右间，当降为今岁在泉之左间，故畏地玄，水胜窒之也。遇丙寅、丙申，水运太过，先天而至，亦能制抑君火，使之不降。君火欲降，水运承之，降而不下，即彤云才见，黑气反生，暄暖如舒，寒常布雪，凛冽复作。天云惨凄，皆寒水胜火之化。久而不降，热郁于上，伏之化郁，寒胜复热，赤风化疫。民病面赤心烦，头痛目眩，多温热之症。

丙寅年，刚柔失守，天运失时，三年之中火疫发也。早至戊辰，晚至己巳。气微则疫小，气甚则疫大，故至有迟速。

丙寅、丙申二年，少阴君火当降在泉。遇水运承之，降而不下，人病在心，则为火郁。火郁欲发，必须待得位之时而后发，故当因其势而解之、散之、扬之。药宜五瘟丹之类，以解利之。竹叶导赤散煎汤，研化送下。

民病寒中，外发疮疡，内为泻满。火盛于外，故民病寒中。外热故为疮疡，内寒故为泄满。

其病寒热，疟泄聋瞑，呕吐上怫音佛，心郁不舒也，肿色变。热盛寒复，则水火交争，故为诸病。

初之气，地气迁，风胜乃摇，寒去大温，草木早荣，寒来不杀。初气君火用事，而兼相火司天，故气候大温也。

温病乃起。其病气怫于上，血溢目赤，咳逆头痛，血崩胁满，肤腠生疮。君相二火合气，故其为病如此。

二之气，火反郁，白埃四起，云趋雨府，风不胜湿，雨乃零，民乃康。太阴湿土用事，故主气君火，反郁而埃起，湿胜雨零也。然主客相生，民乃康。

其病热郁于上，咳逆，呕吐，疮发于中，胸嗌不利，头痛，身热，昏愦愦，音贵，心乱也，脓疮，皆湿热所化之病。

三之气，天政布，炎暑至。少阳上临相火专令，故炎暑至，雨乃际。民病热中聋瞑，血溢脓疮，咳，呕，鼽衄，渴，嚏欠，喉痹，目赤，善暴死。主客之火交炽，故为热病如此。

四之气，凉乃至。燥金之客，加于湿上之主。故凉风至，而炎暑间化。间者，时作时止之谓。土金相生，故民和平。

其病胸满，身肿。燥盛者，肺自病，故胸中满。湿胜者，脾自病，故身体重。

五之气，寒水之客，加于燥金之主。水寒金敛，暑去寒来，雨乃降，气门乃闭。气门，乃腠理空窍也。所以发泄荣卫之气，故曰气门。

刚木早凋，民避寒邪，君子周密。金肃水寒，当畏避也。

终之气，厥阴在泉，风木用事。主气以寒水生之，地得正气，而风乃至，万物反生，霜雾以行。地气不应。曰雾。

其病关闭，不禁心痛，阳气不藏而咳。时当闭藏，而风木动之，风为阳，故其为病如此。

卯酉之岁丁卯、丁酉、癸卯、癸酉、己卯、乙卯、己酉、辛卯、辛酉、己酉，阳明燥金司天，岁气燥化之候。司天者，天之气也。

少阴君火在泉，在泉者，地之气也。

阳明燥金者，手阳明大肠之气象。庚辛，金也，其化以燥。凡清明干肃，万物坚刚，皆金之化。而为清凉劲切，雾露萧瑟。

燥金淫胜于上，则木受其克，故草生荣俱晚。

在于人，则肝血受伤，不能荣养筋骨，故生内变。且金气太凉，能革发生之气，故草生之应如此。然阳明燥金在上，则少阴君火在下，故蛰虫来见。

阳明司天，介虫同司天之气，故静，羽虫同在泉之气，故育。

民病左胁胠痛等症，皆肝经病，肝木主左也。

按："经脉篇"云：以心胁痛，不能转侧，面微有尘，为足少阳胆经。腰痛不可俯仰，丈夫㿉疝，妇人少腹痛，嗌干面尘，飧泄，为足厥阴肝经病。此以肝与胆为表里，木被金伤，故诸病本于肝也。

太冲脉绝，死不治。太冲，足厥阴肝脉也，在足大指本节后二寸，动脉应手。木不胜金，则肝气竭而太冲绝，故死不治。

少阴君火在泉，在泉者，地之气也。

君火淫胜于下热淫所胜，故焰浮用泽，阴处反明，蛰虫不藏。民病腹中常鸣者，火气奔动也。气上冲胸者，火性炎上也。喘不能久立，寒热皮肤痛者，火邪乘肺也。目瞑者，热甚阴虚，畏阳光也。齿痛䪼肿，热乘阳明经也。恶寒发热如疟，金水受伤，阴阳交争也。热在下焦，故少腹中痛；热在中焦，故腹胀大䪼音拙。

燥结不通，则邪实于内，以苦软之，宜承气汤。

羽虫属火，同其气故育；介虫属金，受其制故耗而不育。

少阴在泉，热在地中，寒毒之物不生。

卯酉之岁：

丁卯、丁酉：

上阳明燥金司天，中少角木运，下少阴君火在泉。

天刑之年，金下克木也，故曰不相得则病。

岁运不及，而司天燥金胜之，则金兼木化，反得其政，所谓委和之纪。阳和委屈，发生少也。

丁卯年，运临本气之位，曰岁会，木运临之。卯，木位也。其病不死，但执迟而缓。

卯酉之年，太阳降地，少阴当迁正在泉。而太阴湿土，以上年司天之右间，当降为今岁在泉之左间，故畏地仓，木胜窒之也。如上年寅申岁气有余，司天少阳不退位，则右间太阴亦不能降下，遇木运以至。

丁卯，丁酉年，木运承之，降而不下，即黄云见而青霞彰，郁蒸作而大风雾翳埃胜，折损乃作，皆风木胜土之化。久而不降，土气郁久，故天为黄气。地为湿蒸，人病在脾胃，故为四肢不举，昏眩，肢节痛，胃腹作满，填臆等症。木运不及，故本方受灾。阳年太过，不言灾宫也。

丁卯、丁酉二年，太阴湿土当降在泉，岁运遇木，则太阴湿土降而不下，则为土郁。人病在脾，土郁欲发，必待得位之时而后作。药宜泄黄散，煎汤量冷，研化五瘟丹，服之而愈。

癸卯、癸酉：

上阳明燥金司天，中少徵火运，下少阴君火在泉。

癸年阴火不及，上见燥金，则金得其政，所谓伏明之纪。

运克天气，曰不和，火上克金也。故病甚虽杂病多，无瘟疫之症。不及之年，加地气曰同岁会。

癸卯、癸酉二年，运临司地曰君火。

己卯、己酉：

上阳明燥金司天，中少宫土建，下少阴君火在泉。二年金与土运虽相得，然子临父位，为逆。

运生天气，曰小逆，土上生金也，故病亦微。

卯酉之年，阳明燥金当迁正司天。而太阳寒水，以上年在泉之右间，当升新岁司天之左间，故畏天芮，土胜之也。

卯酉阴年，气有不及，司天阳明未得迁正，而左间太阳亦不得其位。水欲升天，土运抑之。己卯、己酉皆土运，为天芮之年，亦能制抑。太阳寒水升之不前，水郁不升，人病在肾，水郁为害，待得位之时而发也。升之不前，湿而热蒸，寒生两间，民病注下，食不及化。湿胜于上，寒胜于下，故气令民病如此。久而成郁，冷来克热，冰雹卒至。药宜连翘青黛饮，煎汤量冷，研五瘟丹送下。

乙卯、乙酉：岁会、太乙天符。

上阳明燥金司天，中为少商金运，下少阴君火在泉。运同天气曰天符，运与司天皆金。卯酉年，运临本气之位曰岁会。金运临之，酉金位也，其病危。乙年金运不及，得阳明司天之助，所谓从革之纪。

辛卯、辛酉：

上阳明燥金司天，中少羽水运，下少阴君火在泉，天气生运曰顺化，金下生水也，顺化之年，民舒病少。

初之气，太阴用事，时寒气湿故阴凝，燥金司天故气肃。水冰者，气肃所成。寒雨者，湿土所化。其病中热胀，面目浮肿，善眠，鼽衄，嚏欠，呕，小便黄赤，甚则淋。主气风木，客气湿土。风为阳，湿为阴，风湿为患，脾肾受伤，故为此诸症。

二之气，阳乃布，民乃舒，物乃生荣。少阳相火用事，于春分之后，故其应如此。

疠大至，民乃暴死。主君火，客相火，二火交炽，臣位于君，故疠疫大至，民善暴死。

三之气，天政布，司天阳明燥金用事也，故凉乃行。然主气相火当令，故燥热交合，至三气之末，以交四气，则主以太阴，客以太阳，故燥极而泽矣。

民病寒热。以阳胜之，时行金凉之气，故民病寒热。

四之气，寒雨降，太阳用事于湿土之时，故寒雨降也。

民病暴仆，振栗，谵妄，少气，嗌干引饮，及为心痛，痈肿，疮疡，寒疟之疾，骨痿，便血。四气之后，在泉君火所主，而太阳寒水临之。水火相犯，故为暴仆振栗及心痛等症。

五之气，春令反行，草乃生荣，厥阴风木用事而得在泉君火之温，故春令反行，草乃生荣，民气和。

终之气，阳气布候反温，蛰虫来见，流水不冰。少阴君火用事。故其气候如此。

民乃康平，其病温。其病为温火之化也。

然燥金司天，则岁半之前，气过于敛，故宜汗之、散之。君火在泉，则岁半之后，气过于热，故宜清之也。

辰戌之岁壬辰、壬戌、戊辰、戊戌、甲辰、庚辰、庚戌、丙辰、丙戌、甲戌，足太阳膀胱寒水司天，岁气寒化之候。司天者，天之气也。太阴湿土在泉，在泉者，地之气也。

太阳与足少阴肾经，合为表里，属北方壬癸水也。主冬旺七十二日，主寒水胜，则邪乘心，乃水克火受寒伤，故诸病皆主于心也。

太阳属水，其化以寒，凡阴凝栗冽，万物闭藏，皆水之化。司天之气，寒水是也。寒淫所胜于上，故寒反至，水且冰。若乘火运而火气炎烈，则水火相激，故雨暴乃雹。

民病寒水胜，则邪乘心水克火，故为血变于中心主血，发为痈疡，多生疮疖等症。按："经脉篇"云：以手心热，臂肘挛急，腋肿，胸胁支满，心中澹澹大动，面赤，目黄，为手厥阴心包络病。盖火受寒伤，故诸病皆本于心也。

神门绝，死不治。神门，手少阴心脉也，在手掌后，锐骨之端，动脉应手。火不胜水，则心气竭而神门绝，死不治。

诸动气者，知其藏也。动气者，气至脉动也，察动脉之有无，则脏气之存亡可知矣。

鳞虫同天之气化，故静；倮虫同地之化，故育。

太阴湿土在泉，在泉者，地之气候也。

草乃早荣，湿淫所胜土为草木之资生，埃昏岩谷岩谷，土厚之处，黄反见黑黄，土色；水，黑色，土胜湿淫，故黄反见黑。民病积饮心痛寒湿乘心也，耳聋浑浑焞焞，嗌肿喉痹三焦经病，阴病血见，少腹痛肿，不得小便，以邪湿下流为阴虚肾病。病冲头痛，目似脱，项似拔，腰似折，髀不可以屈，腘音国如结，腨音篆如别，为膀胱经病，此以土邪淫胜克水而肾合三焦、膀胱俱为脏，故病及焉。

倮虫属土，同其气，故育；鳞虫属水，受其制，故不成。

太阴湿土在泉，湿在地中，土得位也，故其化淳淳者厚也，故燥毒之物不生。

辰戌之岁：

壬辰、壬戌：

足太阳寒水司天，中太角木运，下太阴湿土在泉。司天生运曰顺化，水生木也，顺化之年，民舒病少。

其变振拉摧拔。振者，撼动也；拉，支离也；摧，败折也；拔者发根也。壬为阳木，风运太过，则金令承之，故有此变。

其运风，其化鸣紊启折。风为木化，鸣风，木声也。紊，繁盛也。启折，明芽发而地脉开也。

其病眩掉目瞑。目运曰眩，头摇曰掉，目不开曰瞑。水运太过，故有此风木之病。

戊辰、戊戌：五刑之年，水下克火也。

上太阳寒水司天，中太徵火运，下太阴湿土在泉。火运太过，得司天寒水制之，则火得其平，所谓赫曦之纪。

其运热，其化暄暑郁燠。

其变炎烈沸腾乃火气之熏蒸，火运太过，则寒水承之，故有此变。

其病热郁，火运太过，故有此病。虽生热症，而瘟疫少。

甲辰、甲戌：运克天气曰不和，土上克水，故病甚也。虽杂病甚，而瘟疫微。

上太阳寒水司天，中太宫土运，下太阴湿土在泉。

太过之运加地气，曰天符。甲辰、甲戌，运同司地曰湿土。

甲辰、甲戌，运临本气之位曰岁台，土运临之，辰戌丑未上位也。

其运阴埃，其化柔润重泽。埃者，尘也；柔润重泽，皆中运湿土之化。

其变震惊飘骤。土运太过，则风木承之，故有是变。

其病湿下重，土湿之病也。

庚辰、庚戌：

上太阳寒水司天，中太角金运，下太阴湿土在泉。运生天气曰小逆，金上生水也，故病亦微。

中金运太过，又能胜水。

其运凉，其化雾露萧瑟。

其变金运肃杀，万物凋零，火气承金，即阳杀之象。金气太过，其病燥，肺金受伤，故背闷瞀，而胸胀满。

庚辰刚柔失守，如此天运化疫，三年之后，发而为疫。微则徐，三年后。甚则速，三年首也。速至壬午，徐至癸未。木疫发也，药宜羌活、紫苏、薄荷、滑石，煎汤量冷，研五瘟丹服。

辰、戌之年，太阳寒水当迁正司天，而厥阴风木以上年在泉之右间，当升新岁司天之左间，故畏天柱，金星胜之也。

遇庚辰、庚戌，庚为阳金，其气先天而至，中运胜之，忽然不前，木运升之，金乃抑之，木不能前，暴郁为害。金能胜木也，木郁不升，人病在肝。木郁欲发，必待其得位之时而后作。升之不前，清生风少，肃杀于春，露霜复降，草木乃萎。

民病瘟疫早发，咽嗌乃干，四肢满，肢节皆痛，金胜木衰之也。金气肃杀于春，阴胜抑阳，故民病为瘟疫、节痛等症。木郁既久，其极必发，故大风摧拉等变。而民病为卒中偏痹，手足不仁等症。

丙辰、丙戌：

上太阳寒水司天，中太羽水运，下太阴湿土在泉。运气相同曰天符，运与气皆水。

其运寒，其化凝惨凛冽，此丙年水运之正化也。其变冰雪霜雹。水太过，土气承之，故有此变。冰雹土之象也。

其病大寒，留于溪谷。溪谷者，筋骨肢节之会。水运太过，寒甚气凝，故为是病。

辰、戌之岁，少阳降地，太阴当迁正在泉，而少阳相火以上年司天之右间，当降为今岁在泉之左间，故畏地玄，水胜窒之也。遇水运太过先天而至，丙辰、丙戌年，水运承之，降而不下，即彤云才见，黑气反生，暄暖欲生，冷气卒至，甚即冰雹也，皆寒水胜火之化也。与丙申岁，少阴不降者同义。

丙辰、丙戌之岁，少阳相火当降，今岁在泉，遇此二年水运承之，降而不下，则为火郁，变而瘟疫。药宜凉膈散兼导赤散，加知母，五瘟丹服之。

久而不降，伏之化郁，冷气复热，赤风化疫。民病面赤心烦，头痛目眩也。赤气彰而热病欲作。少阳火郁为病，太阳寒水司天。太阴湿土在泉，故天气肃，地气静，水土合德。

民病寒湿，肌肉萎，足痿不行，濡泄，血溢。血溢乃火郁之病，皆寒湿使然。

岁半之后，地气主之。自三之气止，极雨散之后，交于四气，则在泉用事，而太阴居之。故又雨朝北极，湿化布焉，泽流万物，土之德也。雷动于下，火郁发也。

太阳寒水司天之客气，加于主气之上。本年初之气，少阳用事。上年在泉之气，至此迁移。故曰地气迁。后仿此。

初之气，少阳相火用事，地气迁，气乃大温，草乃早荣。上年终之气君火，今岁初气相火，二火之交，故气乃大温，草乃早荣。

民病乃疠，温病乃作。身热头痛，呕吐，肌腠疮疡。客气相火，主气风木，风火相搏，故为此诸病。肌腠疮疡，斑疹之属也。

二之气，阳明燥金用事，民乃惨，草乃遇寒，放大凉至而火气抑。民病气郁中满，寒乃始。清寒滞于中，阳气不行也。

三之气，太阳寒水用事，天政布，寒气行，雨乃降，即司天之气也。民病寒，反为热中，痈疽注下，心热瞀闷，不治者死。

若人伤于寒，而谓病热之理，所谓太阳寒水司天，寒气下临，心气上从之义。盖寒侮阳，则火无不应，若不治之，则阳绝而死矣。

按：六气司天，皆无不治者死之说，惟此太阳寒水言之，可见人以阳气为生之本，不可不顾也。

四之气，厥阴风木客气用事，而加于太阴湿土主气，故风湿交争。而风化为雨，木得土化，故乃长、乃化、乃成。

民病厥阴风木之气，值大暑之时，木能生火，故民病大热。以客胜主，脾土受伤，故为少气、肉萎、足萎、注下赤白等症。

五之气，少阴君火用事，岁半之后，地气主之。以太阴在泉，而得君火之化，阳复化，草乃长、乃化、乃成。万物能长能成，民亦舒而无病。

终之气，太阴湿土在泉，地气正也，故湿令行阴凝太虚，埃昏郊野。民情喜阳而恶阴，故惨凄。以湿令而寒风至，风能胜湿，故曰反，反者孕乃死。所以然者，人为倮虫，从土化也，风木非时相加，故土化者，当不育也。

以上十年，皆寒水司天，湿土在泉，湿宜燥之，寒以温之。味苦者，苦从火化，治寒以热也。

寒水司天，则火气郁，湿土在泉，则水气郁，故必折去其致郁之气，则郁者舒矣。

寒水司天，则心火不胜。太阴在泉，则肾水不胜。则诸太过者抑之，不胜者扶之，则气无暴过，而疾不生矣。

巳亥之岁丁巳、己亥、丁亥、乙巳、癸巳、乙亥、癸亥、辛巳、己巳、辛亥，厥阴风木司天，岁气风化之候，司天者天，之气也。少阳相火在泉，在泉者，地之气也。

厥阴风木，乃足厥阴肝经也。肝属木，乃东方甲乙木，春旺七十二日，主木旺，木邪乘土，故诸病皆主于脾也。

其化以风，凡和气升扬发生万物，皆风之化，木气在天为风化，而飘怒摇动，云物飞扬。

风淫于上，淫邪盛也，故太虚埃昏，云物扰乱，风木主湿，故寒生春气，而流水不冰，然风胜则金令乘之，清肃气行，故蛰虫不出。

民病胃脘当心而痛，上支两胁，隔咽不通，饮食不下，古本强，食则呕，腹胀食不下，溏泄瘕水闭。病本于脾，此以木邪乘土，故诸病皆本于脾也。冲阳绝死不治。冲阳乃足阳明胃脉也。在足胕上动脉应手。土不胜木，则脾胃气竭，而冲阳绝，故死不治。

少阳相火在泉，在泉者，地之气也，火淫所胜，相火淫胜于下，故焰明郊野，热极生寒故寒热更至。

民病注泄赤白。热伤血分，则注赤。热伤气分，则注白。热在下焦，故少腹痛，溺赤便血，其馀诸症，皆与少阴在泉同候。

羽虫属火，同其气故育。介虫属金，受其制故耗。火在泉则木为退气，故毛虫属木亦不育。

少阳相火在泉，火在地中，则寒毒之物不生。

巳亥之岁：

丁巳、丁亥俱同天符：

上厥阴风木司天，中少角木运，下少阳相火在泉。运与气相同曰天符。运与气皆木，灾三宫，三者东方震宫也，木气不及，故灾及之。

癸巳、癸亥俱同岁会：

上厥阴风木司天，中少徵火运，下少阳相火在泉。天气生运曰顺化，木下生火也，顺化之年，民舒病少。

癸巳、癸亥二年，阳明燥金欲降，火运承之，降而不下，则成金郁发而为疫，药宜泄白散，煎汤量冷，研化五瘟丹送下。

灾九宫，九为离宫，火运不及，故灾及之。

己亥之岁，阳明降地，少阳当迁正在泉，而阳明燥金，以上年司天之右间，当降为今岁在泉之左间，故畏地彤，火气胜之也。如上年辰戌，岁气有馀，司天太阳不退位，则右间阳明亦不能降下。遇火运以至。

癸巳、癸亥年，火运承之，降而不下，金欲降而火承之，故清肃行，而热反作也。热伤肺气，故民病昏倦，夜卧不安，咽干引饮等症。金气久郁于上，故寒白气起。民病肝木受邪，故为掉眩，手足直而不仁，两胁作痛，满目茫茫等症。

己巳、己亥天刑之年：

上厥阴风木司天，中少宫土运，下少阳相火在泉。天刑之年，木下克土也，故曰不相得则病，虽病无瘟。

本年土运不及，风木司天胜之，则木兼土化，所谓卑监之纪。

灾五宫。五，中宫也。土运不及，故灾及之。

乙巳、乙亥：上厥阴风木司天，中少商金运，下少阳相火在泉。运克天气曰不和。金上克木，故病甚也，虽病甚而瘟少。

灾七宫。七，兑宫也。金运不及，故灾及之。

辛巳、辛亥：

上厥阴风木司天，中少羽水运，下少阳相火在泉。运生天气曰小逆，水上生木也，故病亦微。

辛巳、辛亥年，君火欲升，而水运承之，则为火郁，发而为火疫。药宜凉膈散、导赤散，加竹叶，煎汤量冷，研五瘟丹服之。

此年受瘟，必待火得位之年而发。

灾一宫。一，坎宫也。水运不及，故灾及之。

己亥之年，厥阴风木当迁正司天，而少阴君火以上年在泉之右间，当升新岁司天之左间，故畏天蓬，水星胜之也。

己亥阴年，气多不及，司天厥阴不得迁正，而左间少阴亦不得其位。而阳年则不然也。遇辛巳、辛亥阴年水运不及，君火欲升天而中水运抑之。不及之年，而以能制抑君火，则弱能制弱。而中水运，天蓬窒之，则水胜而君火不前也，火郁不升而为害。火郁之发，必待其得位之时而后作，癸未年，火郁瘟疫发也。君火相火同，火郁不升，人病在心，皆在心之包络。

升之不前，即清寒复作，冷生旦暮。民病伏阳而内生烦热，心神惊悸，寒热间作。天蓬水胜，火升不前，故气候清寒。民病热郁不散。火郁之发，故暴热至而为疫疠、温疟等症，泄去其火，热病可止。

天气扰，地气正，风木司天，故天气扰相火在泉，土得温养故地气正。

木在上，故风生高远；火在下，故灾热从之。土气得温，故云雨作，湿化乃行。风燥火热，胜复更作，蛰虫来见，流水不冰。

初之气，寒始肃，杀气方至，阳明燥金用事也。

民病寒于右之下。金位西方，金旺则伤肝，故寒于右之下。

二之气，寒不去，华雪水冰，杀气施化，霜乃降，上焦寒，雨数至，阳乃化。太阳寒水用事，故其气候如此。然以寒水之客，加于君火之主，其气必应，故阳复化。民病热于中，客寒外加，火应则热于中。

三之气，天政布，风乃时举，厥阴风水，司天之气用事也。厥阴加于少阳相火，风火交加，民病泣出耳鸣掉眩，风木之气见证也。

四之气，溽暑，湿热相薄，争于左之上，以君火之客，加于太阴之主。

四气为天之左间，故湿热争于左之上。

民病黄疸，而为胕肿。此湿热相蒸而为病也。胕肿，肉浮肿也。于足跗之跗不同。

五之气，燥湿更胜，沉阴乃布，寒气及体，风雨乃行。客以湿土，主以燥金，燥湿更胜，其候若此。

终之气，畏火司令，阳乃大化，蛰虫出见，流水不冰，地气大发，草乃生，人乃舒，少阳在泉，故候如此。

其病温疠，时寒气热，故病温疠。

本年厥阴司天，则土郁；少阳在泉，则金郁。郁气化源，义见前章。

五运五郁天时民病详解

天地有五运之郁：金、水、木、火、土。人身有五脏之应，心、肝、脾、肺、肾，则结聚而不行，当升不升，当降不降，当化不化，而郁病作矣。故或郁于气，或郁于血，或郁于表，或郁于里，或因郁而生病，或因病而生郁。郁而太过者，宜裁之，抑之；郁而不及者，宜培之、助之。大抵诸病多有兼郁，此所以治有不同也。

土郁之发

天时　岩谷霹惊木胜制土，土之郁也，郁极则怒，怒动则发。岩谷者，土深之处。震惊者，土气之发也，雷殷气交殷者，盛也；气交者，升降之中以三气四气之间，埃昏黄黑尘霾蔽日也，化为白气湿蒸之气，岚之属也。川流漫衍，田牧土驹川流漫衍，涸没郊原也；田牧土驹，以洪水之后群驹散牧于田野也，云奔雨府，霞拥朝阳。山泽埃昏，其乃发也雨府乃太阴，湿聚之处；霞拥朝阳，见于旦也；埃昏者，土气之浊也。土气被郁，所化皆迟。然土郁之发，必在三气四气之时，故犹能生长化成。不失其时也。

民病　湿土为病。湿在中焦，故心腹胀。湿在下焦，故数后下利。心为湿乘，故心痛。肝为湿侮，故胁胀。呕吐者，有声为呕，有物为吐[①]。霍乱者，吐利并行，而心目瞭乱也。注下者，大便暴泻也。湿气伤肉，则胕肿身重。皆土发湿邪之症。

土郁治法　土郁夺之。夺者，直取之也。凡土郁之病，湿滞之属也，其脏应脾胃，其主在肌肉四肢，其伤在胸腹。土畏壅滞。凡滞在上者，夺其上，吐之可也；滞在中者，夺其中，伐之可也；滞在下者，夺其下，泻之可也。凡此皆谓之夺，非独止于下也。

金郁之发

天时　天洁地明，气清气切火胜制金，金之郁也；大凉乃举。草树浮烟大凉者，金之寒气；浮烟者，金之敛气，燥气以行，雾霿数起金气至，则燥气行；阴气行，则雾霿起。雾霿者，乃厚雾也。杀气来至，草木苍干，金乃有声杀气者，阴气也；苍干者，凋落也。金乃有声，金气劲而秋声发也。山泽焦枯，土凝霜卤，怫乃发也燥气行，故山泽焦枯，土面凝白，卤结为霜也。金旺五之气，主秋分八月中后，凡六十日有奇，故其发也。

民病　咳逆嗌干，肺病而燥也。心胁满引少腹，善暴病，不可反侧，金气胜而伤肝也。金气肃杀，故面色陈而恶也。

金郁治法　金郁泄之。泄者，疏利也。凡金郁之病，为敛、为闭、为燥、为塞之属也。其脏应肺与大肠，其主在皮毛声息，其伤在气分，或解其表，或破其气，或通其便。凡在表、在下、在上，皆可为之泄也。

水郁之发

天时　阳气乃避土胜制水，水之郁也。水郁而发，寒化大行，故阳气乃避，阴气暴举，大寒乃至。川泽严凝，寒氛结为霜雪寒雰者，寒气之如雾也，甚则黄黑昏翳，流行气交，乃为霜杀，水乃见灾黄土色，水黑色，水为土郁而发，故二色并见于气交。阳光不治，空积沉阴，白埃昏暝而乃发也。其气二火前后，君火二之气、相火三之气，自春分二月中，而尽于小暑六月节。凡一百二十日，皆二火之所主。水本旺于冬，其气郁，故发于火令之时，阴乘阳也。

民病　寒客心痛，腰脽痛，关节不利，屈伸不便，善厥逆，痞坚腹满此皆寒水之气为病。火畏水。故心痛。寒入肾，故腰脽痛。寒则气血滞，筋脉急，故关节不利，屈伸不便。阴气胜，阳不得行，故厥逆，痞坚腹满。

水郁治法　水郁折之。折者，调制也。凡水郁之病，为寒为水之属也。水之本在肾，水之标在肺，其伤在阳分，其反克在脾胃。水性善流，宜防泛溢。凡折之法，如养气可以化水，治在肺也；实土可以制水，治在脾也；壮火可以胜水，

---

①有声为呕，有物为吐：此八字原为小字，据前后改为大字。

治在命门也；自强可以帅水，治在肾也；分水可泄水；治在膀胱也。凡此皆谓之折，岂独折之而已哉。

木郁之发

天时　太虚埃昏，云物以扰，大风乃至，发屋折木木有变，金胜制木，木之郁也。木郁之发，风气大行，故有埃昏云扰，发屋折木等候，皆木之为变也。太虚苍埃，天山一色。或为浊气，黄黑郁若，横云不起雨而乃发也，其气无常苍埃浊色，黄黑郁若，皆风尘也。风胜湿，故云虽横而不起雨。风气之至，动变不定，亦无常期。长川草偃，柔叶呈阴，松吟高山，虎啸岩岫，怫之先兆也草偃者，草之风必偃也。呈阴者，凡柔叶乖，因风翻动而见叶底也。松吟声在树间也，虎啸则风生，风从虎也。凡见此者，皆木郁将发之先兆。

民病　胃脘当心而痛，上支两胁，膈咽不通，食饮不下，甚则耳鸣眩转，目不识人，善暴僵仆，此皆风木肝邪之为病。厥阴之脉，挟胃贯膈，故胃脘当心而痛。膈咽不通，食饮不下也。上支两胁，肝气自逆也。肝经循喉咙，人颃颡，连目系上会于巅，故坚僵。最伤胃气，故令人善暴僵仆。

木郁治法　木郁达之。达者，畅达也。凡木郁之病，风之属也，其脏应肝胆，其经在胁肋，其主在筋爪，其伤在脾胃、在血分。然木喜调畅，故在表者当疏其经，在里者当疏其脏，但使气得通行，皆谓之达，诸家以吐为达者，又安足以尽之？

火郁之发

天时　太虚曛翳，大明不彰水胜制火，火之郁也，盖火郁之发，热化大行，故太虚曛翳昏昧，大明反不彰也。炎火行，大暑至，山泽燔燎，材木流津，广厦腾烟，土浮霜卤，止水乃减，蔓草焦黄，风行惑言，湿化乃后。燔燎腾烟，炎热甚也。材木流津，汁溶流也。霜卤水泉干涸，而卤为霜也。止水，蓄积之水也。风行惑言，热极风生，风热交炽，而人言惑乱也。湿化乃后，雨不至也。火本旺于夏，其气郁，故发于未申之四气。四气者，阳极之余也。

民病　少气，疮疡痈肿，胁腹胸背、头面四肢，䐜膹，胪胀，疡痱，呕逆，瘈瘲，骨痛，节乃有动，注下，温疟，腹中暴痛，血溢，流注，精液乃少，目赤，心热，甚则瞀闷，懊憹，善暴死，此皆火胜之为病也。壮火食气故少气，火能腐物故生疮痈，阳邪有余故为䐜塞愤闷，胪腔胀满，疡痱疮毒等症，火气上冲故呕逆，火伤筋则瘈瘲抽制，火伤骨则骨痛难支，火伏于节则节乃有动，火在肠胃则注下，火在少阳则温疟，火实于腹则腹暴痛，火入血分则血溢流注，火烁阴分则精液乃少，火入肝则目赤，火入心则心热，火炎上焦则瞀闷，火郁膻中则懊憹，火性急速败绝真阴则暴死。

火郁治法　火郁发之[1]。发者，发越也。凡火郁之病，为阳为热之属也。其脏应心于小肠三焦，其主在肺络，其伤在阴。凡火所居，其有结聚敛伏者，不宜蔽遏，故因其势而解之、散之、升之、扬之，如开其窗，如揭其被，皆谓之发，非独于发汗也。

禹贡九州分野八卦定位

乾宫　雍州今属陕西省。禹贡曰：黑水西河为雍州。其界西据黑水，东距西河，谓之西河者，主冀都而言也。

坎宫　冀州今属北直隶、山西，兼河南省，彰德、卫辉、怀庆三府。禹贡曰：三面距河。兖河之西，雍河之东，豫河之北。《周礼·职方·河内》曰：冀州是也。又曰：幽州而营并于幽。营即辽东也。

艮宫　兖州今属山东省，兖州、东昌二府。禹贡曰：济河惟兖州。其界东南据济，西北距河。

震宫　青州今属山东省，济南、青州、莱州、登州四府并辽东。禹贡曰：海岱惟青州。其界东北至海，西南距岱。岱，泰山也。

巽宫　徐州今属南直隶徐州。禹贡曰：海岱及淮。惟徐州，其界东至海，南至淮，北至岱，而西不言济者，以岱之阳，济东为徐。岱之北，济东为青。言济不足以辨，故略之也。《尔雅·济东》曰：徐州者周无青，并青于徐也。《周礼·正东》曰：青州者，周无徐，并徐于青也。

离宫　扬州今属南直隶、浙江、江西、福建、广东五省。禹贡曰：淮海惟扬州。其界北至淮，东南至海。

坤宫　荆州今属湖广、广西、贵州三省。禹贡曰：荆州衡阳惟荆州。其界北距南条荆山，南尽衡山之阳。

兑宫　梁州今属四川、云南二省，兼贵州省，贵阳、思州，普安等州。禹贡曰：华阳黑水惟梁州。其界东距华山之南，西距黑水。

中宫　豫州今属河南省，兼湖广，襄阳、郧阳二府。禹贡曰：荆河惟豫州。其界西南至南条荆山，北距大河。

十二地支方位

子齐，青州；丑吴，扬州；
寅燕，幽州；卯宋，豫州；
辰郑，兖州；巳楚，荆州；
午周，三河河南；未秦，雍州；

---

①火郁发之：原脱，据文义补。

申晋，梁州，四川成都汉曰益州；

酉赵，冀州，山西北直；

戌鲁，徐州；亥卫，并州，今曰属冀州，山西北直。

凡九州岛十二宫，天星分野，《内经》止言九宫分数，未有九州详载。按殷周以下之制，皆以扬州隶丑，青州隶子，徐州隶戌，如前图之类莫解。所谓且天星，周于六合，而欲以中国尽配之，其义何居？及考奇门诸家，则合于禹贡，复有此九宫分野。与前十二宫者，有所不同，抑又何也？此其中恐有误者。盖不在此，则在彼矣。今并图于此，以便考正。

五运六气药方

运气五瘟丹一各凉水金丹　专治时行瘟疫，发热头痛，身痛腹痛，无汗，日久不愈，或身目发黄，或发斑，发疹，发痧，或谵语舌苔，或大小便五六日不便等症。服此无不立效。并暑月一切热症，男妇大人小儿，用之如神。

甘草甲巳年为君　黄芩乙庚年为君　黄柏丙辛年为君　栀子丁壬年为君　黄连戊癸年为君　南香附去毛土　真紫苏叶各一两，为君者加一两

以上七味，俱生用不见火，于冬至日为末。用锦纹大黄二两熬膏，和前药末为丸，如弹子大，重三钱，朱砂雄黄为衣，再贴真金。每服一丸，新汲凉水研化送下。或丸大小不一，以便大人小儿加减用之。大人每服重三钱者一丸，如小儿十岁上下者每一钱五分[①]。病轻日浅者，一服而愈；病深日久者，三四服而痊。忌腥辛辣，油腻煎炒，并一切厚味之物。

按五瘟五郁加减，引用开列于后。

泻黄散　土郁为疫治脾胃伏火，舌苔口燥，唇干口疮，口臭烦渴等症。

防风四钱　藿香七分　山栀一钱　石膏一钱　生甘草二钱

共为末，每服二三钱，入水二盅，煎一二沸，连末量冷，研化五瘟丹服之。病甚者，将泻黄散永不见火同研化五瘟丹，新汲凉水调服。

连翘解毒饮　水郁为疫乃脾肾受伤，以致面赤身黄，体重烦渴，口燥舌苔，头面肿大，咽喉不利，大小便涩滞，发斑、发疹等症。

青黛八分　元参一钱　泽泻一钱　知母一钱　连翘一钱　童便一盅

水二盅，煎一盅，量冷，研五瘟丹送下。

龙胆泻肝汤　木郁为疫乃肝胆经受病，实火湿热，胁痛耳聋，胆溢口苦，躁扰狂越，头晕目眩，胃胁痞塞，咽嗌不利，肠胃燥涩等症。

胆草　黄芩　栀子　泽泻　木通　车前　当归　生地　柴胡　甘草生。各一钱

水三盅，煎一盅，量冷研五瘟丹服之。加羌活一钱，防风七分。

---

①一钱五分：此前似脱“服”字。

凉膈散 相火郁而为疫治相火上盛，中焦燥实，烦躁口渴，目赤头眩，目疮唇裂，吐血衄血，大小便秘，胃热发斑、发狂等症。

连翘四钱 大黄[1]酒浸 芒硝二钱 生甘草二钱 栀子炒，一钱 黄芩一钱五分 薄荷一钱 知母二钱

上为末，每服三钱，同五瘟丹研化，送下。

泻白散 金郁为疫乃肺与大肠受病。肺火太盛，皮肤蒸热，洒淅寒热，日晡尤甚，咳嗽气急，烦热口渴，胸膈不利等症。

桑白皮一钱五分，蜜水炒 地骨皮水洗，一钱五分 甘草七分，生 粳米一钱 黄芩一钱

水二盅，煎八分，量冷，研五瘟丹服之。

竹叶导赤散 君火郁为疫乃心与小肠受病。治一切火热表里俱胜，狂躁烦心，口燥咽干，大热，干呕，错语不眠，吐血衄血，热甚发斑，便赤[2]淋痛，口糜舌疮，大便燥结等症。

生地二钱 木通一钱 淡竹叶一钱五分 连翘一钱 大黄一钱，生 栀子一钱 黄芩一钱 薄荷八分 黄连八分 甘草梢八分

水三盅，煎一盅，量冷，研化五瘟丹，送下。

①大黄：用量原脱。
②便赤：当为“小便赤”，即“尿赤”之意。

中医五运六气全书

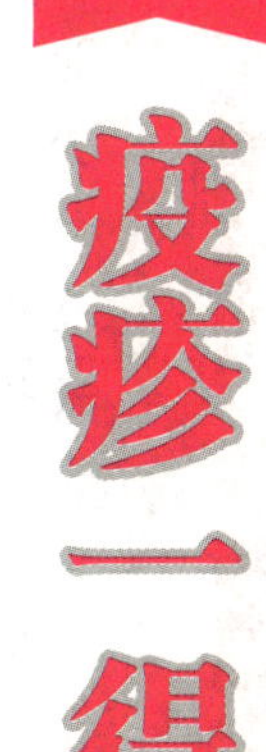

疫疹一得

清 余霖 撰

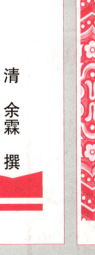

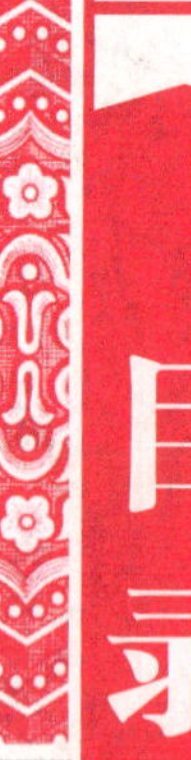

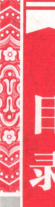

目录

CONTENTS

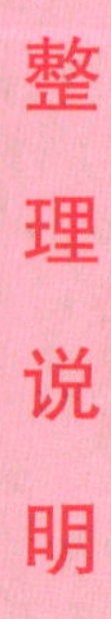

整理说明

《疫疹一得》是余霖的温病专著，全书以论述疫疹证治为重点，在发病方面，书中较多地谈到运气主病，对后世影响很大。

本次整理出版，是在沈凤阁校注的《疫疹一得》的基础上进行的。同时，参考了其他版本，并根据《中医五运六气全书》统一体例作相应调整、选择、校勘、注释。

序

幼读鲁论，至隐居以求其志，行义以达其道，即心焉志之，曰：丈夫不当如是耶？愿窃比焉。力学二十余年，屡踬名场，翻然自顾樗栎[①]之资，原非国器[②]，奈何犹穷经皓首，终为童子试哉?！于是究心《灵》、《素》，志在岐黄，医虽小道，亦足以行吾艺耳。遍览一十三科，以及诸子百家，各穷无妙，独伤寒一门，张氏仲景以为急病，辨症稍差，夭折生命，论载三百九十七法，一百一十三方，以济天下后世，其用心可谓仁矣。至于疫疹，多于伤寒百倍，安忍置而勿论哉？夷考其时，或未有疫欤？抑或仲景之书，原有一十六卷，今世只传十卷，而疫疹一门，亦在遗亡之数欤？以致后人纷纷立说，祖述宪章[③]，俱以伤寒立论，其于热疫一症，往往略而不讲，是以业斯道者，所诵所传，连篇累牍，无非伤寒，及其临症，只就伤寒一例治之，不知其为疫也。流弊于人，沦肌浃髓[④]，举世同揆[⑤]，万人一法。究之，死者不知何病以死，生者不知何药以生，抚今思昔，可胜慨哉！乾隆甲申，予客中州，先君偶染时疫，为群医所误，及奔丧回里，检视诸方，总不外此三法，抱恨终天，曷其有极？思于此症，必有以活人者，公之子世，亦以稍释予怀。因读本草言石膏性寒，大清胃热，味淡而薄，能表肌热，体沉而降，能泄实热。恍然大悟，非石膏不足以治热疫，遇有其症，辄投之，无不得心应手。三十年来，颇堪自信，活人所不治者，笔难罄[⑥]述。窃思一人之治人有限，因人以及人无穷，因不揣[⑦]鄙陋，参合司天、大运、主气、小运，著为《疫疹一得》，欲以刍荛[⑧]之见，公之于人，使天下有病斯疫者，起死回生，咸登寿域，予心庶稍安焉，敢以著书立说，自矜[⑨]能事耶？

乾隆五十九年岁次甲寅季春月桐溪师愚氏余霖自叙

①樗栎（chū 初 lì 力）：比喻无用之材。

②国器：旧时谓可使主持国政的人才。

③宪章：效法。

④沦肌浃髓：深入肌肉骨髓，比喻感受之深。

⑤揆：尺度；准则。

⑥罄（qìng 庆）：器中空，引申为尽、完。

⑦揣：量度。

⑧刍荛（ráo 饶）：指草野之人。

⑨矜：自以为贤能。

卷　一

参合六十年客气旁通图

司天、在泉、四间气纪步，各主六十日八十七刻半。客行天令。居于主气之上，故有温凉、寒暑、矇瞑、明晦、风雨、霜雪、电雹、雷霆不同之化。其春温、夏暑、秋凉、冬寒，岂能全为运与气所夺？则当其时，自有微甚之变矣。布此六十年客气旁通，列于主位之下者，使知其气之所在也。

少阴　太阴　少阳　阳明　太阳　厥阴

子午　丑未　寅申　卯酉　辰戌　巳亥

太阳客　厥阴客　少阴客　太阴客　少阳客　阳明客　厥阴初之气　寒气切烈霜雪冰雨　大风发荣雨生毛虫　热气伤人时气流行　风雨凝阴不散　瘟疫至　清风雾霜蒙昧

厥阴客　少阴客　太阴客　少阳僭客逆　阳明客　太阳客　少阴二之气　为风温雨雨生毛虫　天下疵疫以正得位　时雨　大热早行疫疠乃行　凉风不时　寒雨间热

少阴客　太阴客　少阳客　阳明客　太阳客　厥阴客　少阳三之气　大暑炎光　雷雨电雹　大暑炎光草萎河干　凉风间发　寒气间至热争冰雹　热雨大作雨生羽虫

太阴客　少阳客　阳明客　太阳客　厥阴客　少阴客　太阴四之气　大雨沾注雾雨雷电　炎热沸腾　清风雾露　寒雨害物　风雨催拉雨生倮虫　山泽浮云暴雨溽湿

少阳客　阳明客　太阳客　厥阴客　少阴客　太阴客　阳明五之气　温风乃至万物乃荣　大凉燥疾　早寒　凉风大作雨生介虫　秋气温热热病时行　时雨沉阴

阳明客　太阳客　厥阴客　少阴客　太阴客　少阳客　太阳终之气　燥寒劲切大寒凝冽　寒风飘扬雨生鳞虫　蛰虫出见流水不冰　凝阴寒雪地气湿　冬温蛰虫流水不冰

运气便览

运气者，所以参天地阴阳之理，明五行衰旺之机，考气候之寒温，察民病之虚实，推加临补泻之法，施寒热温凉之剂。故人云：治时病不知运气，如涉海问津。诚哉言也！今遵前贤图诀，撮其要领，使人一览而知其悉也。

按运气之说，《内经》言之详也。夫人在气交之中，与天地相为流通，苟不立其年以明其气，临病施治之际，乌乎以用补泻之药哉？但运气不可不知也，常有验、有不验者何则？阴阳之消长，寒暑之更易，或失其常，在知者通其活变，岂可胶柱鼓瑟、按图索骥也耶？而时气流行，有病者，有不病者。盖邪之所凑，其气必虚，故虚者感之，而实者其邪难入也。又有一家传染者，盖家有病人，有忧患而饮食必少，饮食少而气馁矣，时与病人相近，感其病气，而从鼻口入也。

予揣气候之理，而学者难明也。今将五运配十干之年，六气为司天之步，南政北政，药之主宰，六十甲子之年逐一注明，令学者一览而贯通矣。

五运

甲、己土运，乙、庚金运，丁、壬木运，丙、辛水运，戊、癸火运。

六气

子、午少阴君火，丑、未太阴湿土，寅、申少阳相火，卯、酉阳明燥金，辰、戌太阳寒水，巳、亥厥阴风木。

甲己[1]土运为南政，土居中央，君尊南面而行；余四运以臣事之，北面而受令也，所以有别焉。

寸尺不应

南政之岁：三阴司天寸不应，三阴在泉尺不应。
北政之岁：三阴司天尺不应，三阴在泉寸不应。

药之主宰

甲、己岁甘草为君，乙、庚岁黄芩为君，丁、壬岁栀子为君，丙、辛岁黄柏为君，戊、癸岁黄连为君。一年为君，余四味为臣。

子午岁

甲子土运，南政，寸不应，甘草为君。
庚午金运，北政，尺不应，黄芩为君。
丙子水运，北政，尺不应，黄柏为君。
壬午木运，北政，尺不应，栀子为君。
戊子火运，北政，尺不应，黄连为君。
甲午土运，南政，寸不应，甘草为君。
庚子金运，北政，尺不应，黄芩为君。
丙午水运，北政，尺不应，黄柏为君。

① 己：原本作“乙”，今据文义改。

壬子木运，北政，尺不应，栀子为君。

戊午火运，北政，尺不应，黄连为君。

南政，两寸不应；北政，两尺不应。

凡尺泽绝。死不治。尺泽在肘内廉，支文之中动脉，应乎肺之气也。火燥于金，承天之命，金气内绝，故必危亡。

少阴君火司天，阳明燥金在泉。

司天者，天之气候也；在泉者，地之气候也。君火者，手少阴君火也。心者，君主之官，神明出焉。君火乃主宰阳气之本，余象生土，乃发生万物之源。

初之气：太角厥阴风木用事，子上父下，益辛泻苦，补肺泻心也。

自年前十二月大寒节气，至二月惊蛰方止。

天时，寒风切烈，霜雪水冰，蛰虫伏藏。

民病，关节禁固，腰脚疼，中外疮疡。

二之气：太徵少阴君火用事，火盛金衰，补肺泻火。

自二月春分起，至四月立夏终止。

天时，风雨时寒，雨生羽虫。

民病，淋气郁于上而热，令人目赤。

三之气：少徵少阳相火用事，君相二火，泻苦益辛。

自四月小满节起，至六月小暑终止。

天时，大火行，热气生，羽虫不鸣，燕百舌杜宇之类。

民病，厥热心疼，寒咳喘，目赤。

四之气：太宫太阴湿土用事，子母相顺，泻肺补肾。

自六月大暑起，至八月白露终止。

天时，大雨时行，寒热互作。

民病，黄疸，衄血，咽干，呕吐，痰饮。

五之气：太①商阳明燥金用事，心盛肺衰，火怕水覆。

自八月秋分起，十月立冬终止。

天时，温气乃至，初冬天气犹暖，万物尚英。

民病，寒热伏邪，于春为疟。

六之气：太①羽太阳寒水用事，火衰心病，泻咸益苦。

自十月小雪起，至十二月小寒终止。

天时，暴寒劲切，火邪恣毒，寒气暴止。

民病，生肿咳喘，甚则血溢，下连小腹而作寒中。

丑未岁

乙丑金运，北政，尺不应，黄芩为君。

辛未水运，北政，尺不应，黄柏为君。

丁丑木运，北政，尺不应，栀子为君。

---

①太：原本均作“大”，今据文义改。

癸未火运，北政，尺不应，黄连为君。

己丑土运，南政，寸不应，甘草为君。

乙未金运，北政，尺不应，黄芩为君。

辛丑水运，北政，尺不应，黄柏为君。

丁未木运，北政，尺不应，栀子为君。

癸丑火运，北政，尺不应，黄连为君。

己未土运，南政，寸不应，甘草为君。

南政左寸不应，北政右尺不应。

太阴湿土司天，太阳寒水在泉。

太谿绝，死不治。太谿脉在足内踝后跟骨上动脉，应乎肾之气也。土邪胜水，肾气内绝也。岁气温化之候。太阴湿土者，足太阴脾经也。脾属中央戊己土，每季寄旺一十八日，分为七十二日，以应一岁六六三百六十日之成数也。

初之气：厥阴风木用事，主旺客衰，泻酸补脾。

自年前十二月大寒节起，至二月惊蛰终止。

天时，大风发荣，雨生毛虫。

民病，血溢，经络拘强，关节不利，身重筋痛。

二之气：少阴君火用事，以下生上，泻甘补咸。

自二月春分节气起，至四月立夏终止。

天时，大火至，疫疠，湿蒸相搏，暴雨时降。

民病，瘟疫盛行，远近咸若。

三之气：少阳相火用事，土旺克水，补肾泻脾。

自四月小满节起，至六月小暑终止。

天时，雷雨电雹，地气腾，湿气降。

民病，身重跗肿，胸腹满，感冒湿气。

四之气：太阴湿土用事，甘旺咸衰，补肾益膀胱。

自六月大暑节起，至八月白露终止。

天时，炎然沸腾，地气升，湿化不流。

民病，腠理热，血暴溢，寒疟，心腹胀，浮肿。

五之气：阳明燥金用事，土能生金，益肝泻肺。

自八月秋分节起，至十月立冬终止。

天时，大凉雾露降。

民病，皮肤寒热甚行。

六之气：太阳寒水用事，以上克下，泻肝补肾。

自十月小雪节起，至十一月小寒终止。

天时，大寒凝冽。

民病，关节禁固，腰脚拘疼。

寅申岁

丙寅水运，北政，右寸不应，黄柏为君。

壬申木运，北政，右寸不应，栀子为君。

戊寅火运，北政，右寸不应，黄连为君。

甲申土运，南政，右尺不应，甘草为君。

庚寅金运，北政，右寸不应，黄芩为君。

丙申水运，北政，右寸不应，黄柏为君。

壬寅木运，北政，右寸不应，栀子为君。

戊申火运，北政，右寸不应，黄连为君。

甲寅土运，南政，右尺不应，甘草为君。

庚申金运，北政，右寸不应，黄芩为君。

少阳相火司天，厥阴风木在泉。

天府绝，不治。天府在肘后，披侧上披下同身寸之三寸动脉，肺之气也，火胜金故绝。岁气火代之候。少阳相火者，三焦浮流之火，火邪炎上，上克肺金，金受克，肾水失母，则上盛下虚，虚阳上攻，便生诸疾，至伤元阳。

初之气①：

自年前十二月大寒节起，至二月惊蛰终止。

天时，热风伤人，时气流行。

民病，寒热交作，咳逆头痛，血气不调，心腹不快。

二之气：少阴君火用事，肺衰心盛，制苦益辛。

自二月春分节起，至四月立夏终止。

天时，暴风疾雨，温湿相蒸。

民病，上热咳逆，胸膈不利，头痛寒热。

三之气：少阳相火用事，夏旺火炽，补肺益大肠。

自四月小满节起，至六月小暑终止。

天时，炎暑亢旱，草萎河输②。

民病，烦热，目赤，喉闭，失血，热渴，风邪，人多暴死。

四之气：太阴湿土用事，火旺生土，泻甘补咸。

自六月大暑节起，至八月白露终止。

天时，风雨时降，炎暑未去。

民病，疟痢交作，寒热头痛。

五之气：阳明燥金用事，肺金受邪，泻苦补辛。

自八月秋分节起，至十月立冬终止。

天时，寒热风雨，草木黄落。

民病，寒邪风热，君子固密。

六之气：太阳寒水用事，心火受克，泻咸补苦。

自十月小雪节起，至十二月小寒终止。

①初之气：此后原本缺六气用事云云。

②输：疑是“干”字之误。

天时，寒温无时，地气正寒，霜露乃降。

民病，感冒寒邪，关节不利，心腹痛。

卯酉岁

丁卯木运，北政，两寸不应，栀子为君。

癸酉火运，北政，两寸不应，黄连为君。

己卯土运，南政，两尺不应，甘草为君。

乙酉金运，北政，两寸不应，黄芩为君。

辛卯水运，北政，两寸不应，黄柏为君。

丁酉木运，北政，两寸不应，栀子为君。

癸卯火运，北政，两寸不应，黄连为君。

己酉土运，南政，两尺不应，甘草为君。

乙卯金运，北政，两寸不应，黄芩为君。

辛酉水运，北政，两寸不应，黄柏为君。

阳明燥金司天，少阴君火在泉。

太冲绝，死不治。太冲脉在足大指本节后二寸动脉，乃肝之气也。金胜木，故肝绝也。岁气燥化之候，阳明燥金用事，肺与大肠之气象，庚辛金也。

初之气：厥阴风木用事，金木相克，补酸泻辛。

自年前大寒节起，至次年二月惊蛰终止。

天时，阴始凝，风始肃，水乃冰，寒雨多，花开迟。

民病，寒热，浮肿，失血，呕吐，小便赤淋。

二之气：少阴君火用事，火盛金衰，泻苦益辛。

自二月春分节起，至四月立夏终止。

天时，臣居君位，大热早行。

民病，疫疠流行，人多卒暴。

三之气：少阳相火用事，主盛客衰，泻心补肺。

自四月小满节起，至六月小暑终止。

天时，燥热交合，风雨暴至。

民病，寒热头痛，心烦作渴。

四之气：太阴湿土用事，以下生上，泻辛益酸。

自六月大暑节起，至八月白露终止。

天时，早秋寒雨，有伤禾稼。

民病，卒暴寒热，风邪伤人，心痛浮肿，疮疡失血。

五之气：阳明燥金用事，金盛木衰，泻肺补肝。

自八月秋分节起，至十月立冬终止。

天时，冬行春令，草木青，风雨生虫。

民病，寒热作痢，气血不和。

六之气：太阳寒水用事，客来助主，益苦泻咸。

自十月小雪节起，至十二月小寒终止。

天时，气候反温，蛰虫出现，反行春令。

民病，疫疠温毒，寒热伏邪。

辰戌岁

戊辰火运，对化北政，左□[①]不应，黄连为君。

甲戌土运，南政，左尺不应，甘草为君。

庚辰金运，北政，左寸不应，黄芩为君。

丙戌水运，北政，左寸不应，黄柏为君。

壬辰木运，北政，左寸不应，栀子为君。

戊戌火运，北政，左寸不应，黄连为君。

甲辰土运，南政，左尺不应，甘草为君。

庚戌金运，北政，左寸不应，黄芩为君。

丙辰水运，北政，左寸不应，黄柏为君。

壬戌木运，北政，左寸不应，栀子为君。

太阳寒水司天，太阴湿土在泉。

神门绝，死不治，神门在手之掌后，锐骨之端动脉，心脉也。水胜火，故绝也。岁气寒化之候。太阳寒水者，足膀胱经也，与足太[②]阴肾经合为表里，属北方壬癸水。

初之气：厥阴风木用事，脾胃受邪，泻咸助辛。

自年前十二月大寒节起，至次年二月惊蛰终止。

天时，气早暖，草果荣，温风至。

民病，瘟疫，寒热，头痛，呕吐，疮疡，老幼病疹，口疮，牙疳。吉七凶三

黄连解毒汤。

二之气[③]：

自二月春分节起，至四月立夏终止。

天时，春寒多雨，温无时。

民病，气郁中满，浮肿，寒热。

三之气：少阴[④]相火用事，以上克下，泻咸助苦。

自四月小满节起，至六月小暑终止。

天时，暑热乍凉，疾风暴雨。

民病，寒热吐痢，心烦闷乱，痈疽疮疡。

四之气：太阴湿土用事，木旺土衰，泻肝补脾。

自六月大暑节起，至八月白露终止。

天时，风湿交争，雨生羽虫，暴风疾雨。

---

①□：原文缺字。

②太：疑是“少”字之误。

③二之气：此后原本缺六气用事云云。

④阴：疑是“阳”字之误。

民病，大热短气，赤白痢泻。

五之气：阳明燥金用事，金生水旺，制咸益苦。

自八月秋分节起，至十月立冬终止。

天时，湿热而行，客行主令。

民病，气虚客热，血热妄行，肺气壅盛。

六之气：太阳寒水用事，水盛火衰，泻咸助苦。

自十月小雪节起，至十二月小寒终止。

天时，凝寒雨雪，地气正湿。

民病，病人凄惨，孕妇多灾，脾受湿，肺旺肝衰。

己亥岁

己巳土运，南政，左寸不应，甘草为君。

乙亥金运，北政，左尺不应，黄芩为君。

辛巳水运，北政，左尺不应，黄柏为君。

丁亥木运，北政，左尺不应，栀子为君。

癸巳火运，北政，左尺不应，黄连为君。

己亥土运，南政，左寸不应，甘草为君。

乙巳金运，北政，左尺不应，黄芩为君。

辛亥水运，北政，左尺不应，黄柏为君。

丁巳木运，北政，左尺不应，栀子为君。

癸亥火运，北政，左尺不应，黄连为君。

厥阴风木司天，少阳相火在泉。

冲阳死①，绝②不治。冲阳者在足跗上动脉，胃之气也，药食不入胃，故绝也。岁气风化之候。厥阴风木者，足厥阴肝也。肝属木，东方甲乙木，春旺七十二日也。

初之气：厥阴风木用事，脾胃受邪，泻脾补肝。

自年前十二月大寒节起，至次年二月惊蛰终止。

天时，寒始肃，客行主令，杀气方至。

民病，寒居右胁，气滞，脾胃虚壅。

二之气：少阴君火用事，火旺金衰，泻心补肺。

自二月春分节起，至四月立夏终止。

天时，寒不去，霜雪，水谷气施，草焦，寒雨至。

民病，热中，气血不升降。

三之气：少阳相火用事，肺金受邪，泻苦益辛。

自四月小满节起，至六月小暑终止。

天时，风热大作，雨生羽虫。

①死：应作“绝”。

②绝：应作“死”。

民病，泪出，耳鸣，掉眩。

四之气：太阴湿土用事，土木相形，泻酸益甘。

自六月大暑节起，至八月白露终止。

天时，热气返用，山泽濛云，暴雨溽湿。

民病，心梦邪，黄疸，面为浮肿。

五之气：阳明燥金用事，以金形[①]肝，泻肺益肝。

自八月秋分节起，至十月立冬终止。

天时，燥湿更胜，沉阴乃布，风雨乃行。

民病，寒气及体，肺受风，脾受湿，发为疟。

六之气：太阳寒水用事，主助客盛，泻酸补肝。

自十月小雪节起，至十二月小寒终止。

天时，畏火司食，阳乃火化，蛰虫出现，流水不冰，地气大发，草乃生。

民病，瘟疫，心肾相制。

运气便览终。

图诀附后

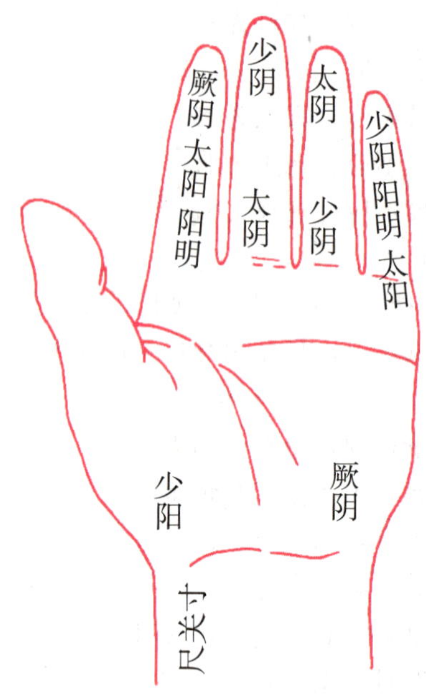

图一

南政司天北在泉，厥阴右寸不虚言，太阴左寸攸来应，少阴两寸尽沉潜。

北政司天南在泉，厥阴左尺刼空间，太阴右尺不相应，少阴两天尽皆藏。

①形：疑是“刑”字之误。

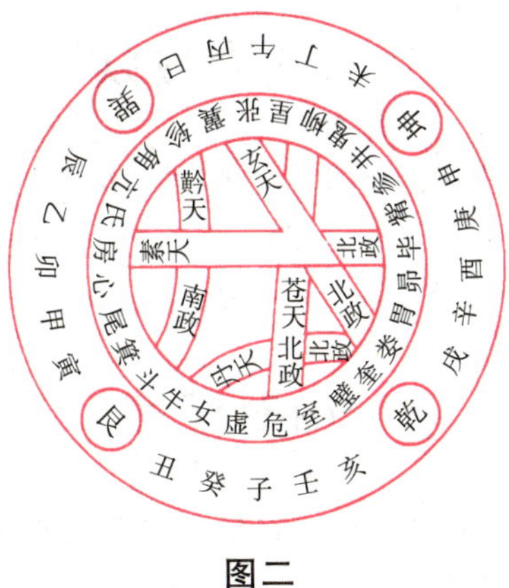

图二

甲太宫土中宫，壬太角木东方，
庚太商金西方，癸少征南方火，
辛少羽北方水。

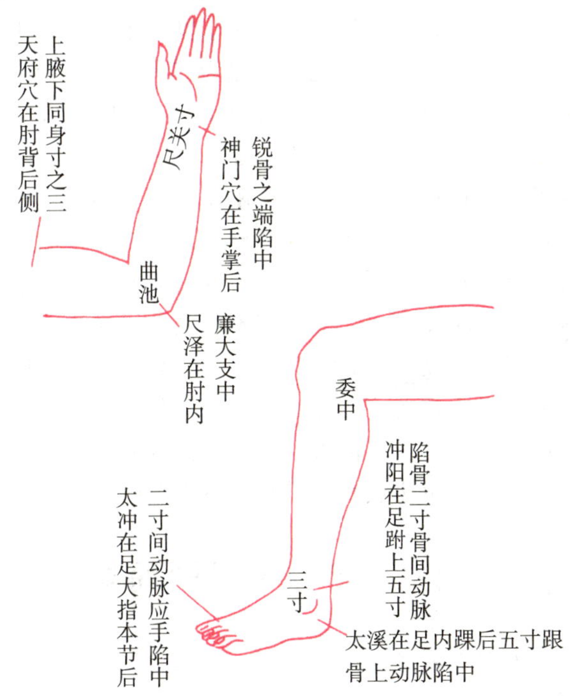

图三

厥阴司天，冲阳绝，死不治。
少阴司天，尺泽绝，死不治。
太阴司天，太谿绝，死不治。
少阳司天，天府绝，死不治。
阳阴司天，太冲绝，死不治。
太阳司天，神门绝，死不治。

运气之变成疾

夫五运六气，乃天地阴阳运行升降之常也。五运流行，有太过不及之异；六气升降，则有逆从胜复之差。凡不合于德化政令者，则为变眚，皆能病人，故谓之时气。一岁之中病症相同者，五运六气所为之病也。《纲目》

论四时运气

《内经》曰：不知年之所加，气之盛衰，虚实之所起，不可以为工矣。王冰以为四时运气尚未该通，人病之由，安能精达？夫运有五而气有六，六气化者，寒、暑、燥、湿，风、火也，然又有君火、相火之分焉。木之化曰风，主于春；君火之化曰热，主于春末夏初；相火之化曰暑，主于夏；金之化曰燥，主于秋；水之化曰寒，主于冬；土之化曰湿，主于长夏即六月也。天之气，始于少阴，终于厥阴，此少阴标，厥阴终也。地之气，始于厥阴木，而终于太阳水。故天之六气，反合于地之十二支，以五行正化、对化为其绪，则知少阴司子午，太阴司丑未，少阳司寅申，阳明司卯酉，太阳司辰戌，厥阴司巳亥，此天气始终之因也。地之气，反合于天之四时，则厥阴风木主春，少阴君火主春末夏初，少阳相火主夏，太阴湿土主长夏，阳明燥金主秋，太阳寒水主冬，此地气始终之因也。夫四时寒暄之序，加以六气司化之令，岁岁各异。凡春温、夏热、秋凉、冬寒，皆天地之正气；如春应温而反寒，夏应热而反凉，秋应凉而反热，冬应寒而反温，皆四时不正之气也。天有不正之气，人即有不正之疾。疫症之来，有其渐也，流行传染，病如一辙，苟不参通司天大运，主气小运，受病之由，按经络源流而施治，焉能应手取效？予每遇此症，静心穷理，格其所感之气，随症施治，无不效若影响。然用药必须过峻，数倍前人，或有议其偏而讥其妄者，予亦不过因所阅历，聊以尽吾心耳！至于世之褒贬，悉听悠悠之口而已。

论疫与伤寒似同而异

伤寒初起，先发热而后恶寒；疫症初起，先恶寒而后发热，一两日后，但热而不恶寒。此寒热同而先后异也。有似太阳、阳明者，然太阳、阳明，头痛不至如破，而疫则头痛如劈，沉不能举。伤寒无汗，而疫则下身无汗，上身有汗，惟头汗更盛。头为诸阳之首，火性炎上，毒火盘踞于内，五液受其煎熬，热气上腾，如笼上熏蒸之露，故头汗独多。此又痛虽同，而汗独异也。有似少阳呕者，有似太阴自利者。少阳而呕，胁必痛，耳必聋；疫症之呕，胁不痛，耳不聋，因内有伏毒，邪火干胃，毒气上冲，频频而作。太阴自利者，腹必满；疫症自利者，腹不满。大肠为传送之官，热注大肠，有下恶垢者，有傍流清水者，有日及数十度者。此又症异而病同也。种种分别是疫，奈何犹执伤寒治哉？

论伤寒无[1]斑疹

仲景论冬至后为正伤寒，可见非冬至后，不过以类推其治耳！其言伤寒重在“冬至后”三字。世人论仲景书，究心七十二症，至于“冬至后”三字，全不体贴，是以无论春、夏、秋、冬，俱以伤寒治之。要之四时之气，寒特一耳。以冬月因寒受病，故曰伤寒。至春而夏，由温而热，亦曰伤寒，不知寒从何伤[2]？予每论热疫不是伤寒，伤寒不发斑疹。有人问曰：子言热疫不是伤寒，固已！至云伤寒不发斑疹，古人何以谓伤寒热未入胃，下之太早，热乘虚入胃，故发斑；热已入胃，不即下之，热不得泄，亦发斑。斯何谓也？曰：此古人立言之误也。即“热”之一字以证其非，热与寒相反而不相並者。既云伤寒，何以有热入胃？又曰热已入胃，何以谓之伤寒？即用白虎、三黄、化斑、解毒等汤，俱从热治，未作寒医，何今人不悟古人之误，而因以自误而误人也？至论大者为斑，小者为疹，赤者胃热极，五死一生，紫黑者胃烂，九死一生，予断生死，则又不在斑之大、小、紫、黑，总以其形之松浮、紧束为凭耳。如斑一出，松活浮于皮面，红如硃点纸，黑如墨涂肤，此毒之松活外现者，虽紫黑成片可生；一出虽小如粟，紧束有根，如履底透针，如矢贯的，此毒之有根锢结者，纵不紫黑亦死，苟能细心审量，神明于松浮紧束之间，决生死于临症之顷，始信予言之不谬也。

疫疹穷源[3]

上古无疫疹，亦无痘，有之自汉始何也？盖因天地开辟于子丑，人生于寅，斯时人禀清轻无为之性，茹[4]毛饮血之品，内少七情六欲之戕，外无饮食厚味之嗜，浑然一小天地，是以无疫亦无疹，及汉始有者，亦由天地大运主之。自汉迄今，天地大运，正行少阳，即如仲夏，一日十二时论之，自子而丑、而寅、而卯、而辰，虽在暑天，人犹清爽，待交巳午，炎炎之势，如火炽热。由此推之，疫疹之有于汉后者，可悟运气之使然也。但未经岐黄断论，后人纷纷，但仿伤寒类推其治。即仲景所谓至春变温、夏变热、秋变湿，亦略而不察，且立言附和。有云瘟疫伤寒、瘟疹伤寒、斑疹伤寒，甚至热病伤寒，抑知既曰伤寒，何以有瘟、有斑、有疹、有热？认症既讹，故立言也谬，是以肆行发表攻里，多至不救。至河间清热解毒之论出，有高人之见，异人之识，其旨既微，其意甚远。后人未广其说，而反以为偏。《冯氏锦囊》亦云：斑疹不可妄为发表，此所谓大中至正之论，惜未畅明其旨，后人何所适从？吴又可注《瘟疫论》，辨伤寒、瘟疫

①伤寒无：校本无。

②仲景论冬至后……寒从何伤：校本无。

③疫疹穷源：校本作“论治疫”。

④茹：原文作“茄”，今据文义改。

甚晰，如头痛、发热、恶寒，不可认为伤寒表症，强发其汗，徒伤表气，热不退，又不可下，徒伤胃气。斯语已得其奥妙。奈何以瘟毒从鼻口而入，不传于胃而传于膜原，此论似有语病。至用达原、三消、诸承气，犹有附会表里之意。惟熊恁昭热疫之验，首用败毒散去其爪牙，继用桔梗汤，同为舟楫之剂，治胸膈、手六经[①]邪热。以手、足少阳俱下膈络胸中，三焦之气为火[②]，同相火游行一身之表，膈与六经，乃至高之分，此药浮载，亦至高之剂，施于无形之中，随高下而退胸膈及六经之热，确系妙法。予今采用其法，减去硝、黄，以疫乃无形之毒，难以当其猛烈，重用石膏，直入戊己，先捣其窝巢之害，而十二经之患自易平矣，无不屡试屡验，故于平日所用方法治验，详述于下，以俟高明者正之。

疫疹案[③]

疹出于胃，古人言热毒未入于胃而下之，热乘虚入胃，故发斑；热毒已入于胃，不即下之，热不得泄，亦发斑。此指误下、失下而言。夫时行疫疹，未经表下，有热不一日而即发者，有迟至四、五日而仍不透者。其发愈迟，其毒愈重。一病即发，以其胃本不虚，偶染邪气，不能入胃，犹之墙垣高大，门户紧密，虽有小人，无从而入，此又可所谓达于募原者也。至于迟至四、五日而仍不透者，非胃虚受毒已深，即发表攻里过当。胃为十二经之海，上下十二经都朝宗于胃，胃能敷布十二经，荣养百骸，毫发之间，靡所不贯。毒既入胃，势必亦敷布于十二经，戕害百骸。使不有以杀其炎炎之势，则百骸受其煎熬，不危何待？瘟既曰毒，其为火也明矣。且五行各一其性，惟火有二：曰君，曰相。内阴外阳，主乎动者也。火之为病，其害甚大，土遇之而赤，金遇之而熔，木遇之而燃，水不胜火则涸，故《易》曰：燥万物者，莫熯乎火。古人所谓元气之贼也。以是知火者疹之根，疹者火之苗也。如欲其苗之外透，非滋润其根，何能畅茂？一经表散，燔灼火焰，如火得风，其焰不愈炽乎？焰愈炽，苗愈遏矣，疹之因表而死者，比比然也。其有表而不死者，乃麻疹、风疹、暑疹之类。有谓疹可治而斑难医，人或即以疫疹为斑耳。夫疹亦何不可治之有？但人不敢用此法耳！

论疫疹之脉不宜表下

疫疹之脉，未有不数者。有浮大而数者，有沉细而数者，有不浮不沉而数者，有按之若隐若现者，此《灵枢》所谓阳毒伏匿之象也。诊其脉，即知其病之吉凶。浮大而数者，其毒发扬，一经表热[④]，病自霍然；沉细而数者，其毒已

①手六经：原文作“于六脉”，今据校本改。

②三焦之气为火：原文作“三元之气”，今据校本改。

③疫疹案：校本作“论治疹”。

④表热：校本作“凉散”。

深，大剂清解，犹易扑灭；至于若隐若现，或全伏者，其毒重矣，其症险矣。此脉得于初起者间有。得于七、八日者颇多，何也？医者初认为寒，重用发表，先亏其阳；表则[①]不散，继之以下，又亏其阴。殊不知伤寒五、六日不解，法在当下，尤必审其脉之有力者宜之。疫症者，四时不正之疠气。夫疠气，乃无形之毒，胃虚者感而受之，病形颇似大实，而脉象细数无力。若以无形之疠气，而当硝、黄之猛烈，邪毒焉有不乘虚而入耶？弱怯之人，不为阳脱，即为阴脱；气血稍能驾御者，必至脉转沉伏，变症蜂起，或四肢逆冷，或神昏谵语，或郁冒直视，或遗尿、旁流，甚至舌卷囊缩，循衣摸床，种种恶症，颇类伤寒。医者不悟引邪入内，阳极似阴，而曰变成阴症，妄投参、桂，死如服毒，遍身青紫，鼻口流血。如未服热药者，即用大剂败毒饮，重加石膏，或可挽回。予因历救多人，故表而出之。

论[②]疫疹因乎气运[③]

乾隆戊子年，吾邑疫疹流行，一人得病，传染一家，轻者十生八、九，重者十存一、二，合境之内，大率如斯。初起之时，先恶寒而后发热，头痛如劈，腰如被杖，腹如搅肠，呕泄兼作，大小同病，万人一辙。有作三阳治者，有作两感治者，有作霍乱治者。迨至两日，恶候蜂起，种种危症，难以枚举。如此而死者，不可胜计。此天时之疠气，人竟无可避者也。原夫至此之由，总不外乎气运。人身一小天地，天地有如是之疠气，人即有如是之疠疾，缘戊子岁少阴君火司天，大运主之，五、六月间，又少阴君火，加以少阳相火，小运主之，二之气与三之气合行其令，人身中只有一岁，焉能胜烈火之亢哉？医者不按运气，固执古方，百无一效。或有疑而商之者，彼即朗诵陈言，援以自证。要之执伤寒之法以治疫，焉有不死者乎？是人之死，不死于病而死于药，不死于药而竟死于执古方者之药也。予因运气，而悟疫症乃胃受外来之淫热，非石膏不足以取效耳！且医者意也，石膏者寒水也，以寒胜热，以水克火，每每投之百发百中。五月间余亦染疫，凡邀治者，不能亲身诊视，叩其症状，录受其方，互相传送，活人甚众。癸丑京师多疫，即汪副宪、冯鸿胪亦以予方传送，服他药不效者，俱皆霍然。故笔之于书，名曰清瘟败毒饮，随症加减，详列于后，並付治验。

疫疹之症

头痛倾侧

头额目痛，颇似伤寒，然太阳、阳明头痛，不至于倾侧难举，而此则头痛如

①则：校本作“而”。
②论：原本无，此据目录补。
③因乎气运：校本作“治验”。

劈，两目昏晕，势若难支。总因毒火达于两经，毒参阳位。用釜底抽薪之法，彻火下降，其痛立止，其疹自透[①]。误用辛香表散，燔灼火焰，必转闷证。

骨节烦痛腰如被杖

骨与腰，皆肾经所属。其痛若此，是淫热之气已流于肾经[②]。误用表寒[③]，死不终朝矣。

遍体炎炎

热宜和不宜燥，至于遍体炎炎，较之昏沉肢冷者，而此则发扬，以其气血尚可胜毒，一经清解，而疹自透，妄肆发表，必至内伏[④]。

静躁不常

有似乎静而忽躁，有似乎躁而忽静，谓之不常，较之癫狂，彼乃发扬，而此则遏郁，总为毒火内扰，以至坐卧不安[⑤]。

火扰不寐

寤从阳，主于上；寐从阴，主于下。胃为六腑之海，毒火壅遏，阻格上下，故不寐[⑥]。

周身如冰

初病周身如冰，色如蒙垢，满口如霜，头痛如劈，饮热恶冷，六脉沉细。此阳极似阴，毒之隐伏者也。重清内热，使毒热外透。身忽大热，脉转洪数，烦躁谵妄，大渴思冰，症虽枭恶，尤易[⑦]为力[⑧]。若遇庸手，妄投桂、附，药不终剂，死如服毒。

四肢逆冷

四肢属脾，至于逆冷，杂症见之，是脾经虚寒、元阳将脱之象。惟疫则不然，通身大热，而四肢独冷。此烈毒壅遏脾经，邪火莫透。重清脾热，手足自温[⑨]。

①透：此后校本尚有“宜清瘟败毒散增石膏、玄参，加菊花”句。
②经：此后校本尚有“宜本方增石膏、玄参，加黄柏”句。
③表寒：校本作“温散”。
④伏：此后校本尚有“宜本方增石膏、生地、丹皮、芩、连”句。
⑤安：此后校本尚有“宜本方增石膏、犀角、黄连”句。
⑥故不寐：校本作“故火扰不寐，宜本方增石膏、犀、连，加琥珀”。
⑦尤易：校本作“尚可”。
⑧力：此后校本尚有“宜本方增石膏、丹皮、犀、连，加黄柏”句。
⑨温：此后校本尚有“宜本方增石膏”句。

筋抽脉惕

筋属肝，赖血以养。热毒流于肝经，疹毒不能寻窍而出，筋脉受其冲激，故抽惕若惊也①。

大渴不已

杂症有精液枯涸，水不上升，咽干思饮，不及半杯，而此则思冰饮水，百杯不足，缘毒火熬煎于内，非冰水不足以救其燥，非石膏不足以制其焰。庸工忌戒生冷，病家奉为神术，即温水亦不敢与，以致唇焦而舌黑矣②。

胃热不食

四时百病，胃气为本，至于不食，似难为也。而非所论于胃热者③，乃邪火犯胃，热毒上冲，频频干呕者有之，旋食旋吐者有之。胃气一清，不必强之食，自无不食矣④。

胸膈郁遏

胸乃上焦心肺之地，而邪不易犯。惟火上炎，易及于心，以火济火；移热于肺，金被火灼，其躁愈盛⑤，气必长吁，胸必填满而郁遏矣⑥。

昏闷无声

心之气出于肺而为声。窍因气闭，气因毒滞，心迷而神自不清，窍闭而声不出矣⑦。

腹痛不已

胃属湿土，列处中焦，为水谷之海，五脏六腑十二经脉，皆受气于此。邪不能干，弱者著而为病，偏寒偏热，水停食积，皆与真气相搏而痛，此言寻常受病之源也。至于疫疹腹痛，或左或右，或痛引小肠，乃毒火冲突，发泄无门，若按寻常腹痛分经络而治之必死。如初起，只用败毒散或凉膈散加黄连，其痛立止。

筋肉瞤动

在伤寒过汗，则为亡阳，而此则不然。盖汗者心之液，血之所化也。血生于

①也：此后校本尚有“宜本方增石膏、丹皮，加胆草”句。

②矣：此后校本尚有“宜本方增石膏，加花粉”句。

③胃热者：校本作“疫证”。

④矣：此后校本尚有“宜本方增石膏，加枳壳”句。

⑤其燥愈盛：校本作“其燥愈甚”。

⑥矣：此后校本尚有“宜本方增连、桔，加枳壳蒌仁”句。

⑦矣：此后校本尚有“宜本方增石膏、犀角、芩、连，加羚羊角、桑皮”句。

心，藏于肝，统于脾。血被煎熬，筋失其养，故筋肉为之瞤动①。

冷气上升

病人自言胃出冷气，非真冷气也，乃上升之气，自肝而出，中挟相火，自下而上，其热尤盛。此火极水化，热极之征，阳亢阴微②，故有冷气③。

口秽喷人

口中臭气，令人难近。使非毒火侵炙于内，何以臭气喷人乃尔也④。

满口如霜

舌苔分乎表里，至于如霜，乃寒极之象。在伤寒故当表寒⑤，而疫症如霜，舌必厚大，此火极水化⑥，误用温表，旋即变黑。《灵枢》曰：热症舌黑，肾色也。心开窍于舌，水火相刑必死。予已经过多人，竟无死者，可见古人亦有未到处，但无此法耳⑦！

咽喉肿痛

喉以纳气通于天，咽以纳食通于地，咽喉者，水谷之道路，气之所以上下者。至于肿痛，是上下闭塞，畏用清凉，为害不浅⑧。

嘴唇焮⑨肿

唇者脾之华，以饮食出入之门，呼吸相关之地，焮肿不能自如，脾热可知⑩。

脸上燎泡

燎泡宛如火烫，大小不一，有红有白，有紫黑相间，痛不可忍，破流清水，亦有流血水者。治同大头。经验

①动：此后校本尚有“宜本方增石膏、生地、玄参，加黄柏”句。

②阴微：校本作“逼阴”。

③气：此后校本尚有“宜本方增石膏、犀、地、丹、连，加胆草”句。

④也：此后校本尚有“宜本方增石膏、犀、连”句。

⑤在……表寒：校本作“在伤寒为寒证的据，故当温散”。

⑥化：此后校本有“宜本方增石膏、犀、地、翘、连，加黄柏”句。

⑦灵枢……法耳：校本无。

⑧此节校本作“咽喉者，水谷之道路，呼吸之出入。毒火熏蒸，至于肿痛，亟当清解以开茅塞。宜本方增石膏、玄、桔，加牛蒡、射干、山豆根”。

⑨焮：原本作“掀”，今据文义改。

⑩此节校本作“唇者脾之华，唇焮肿，火炎土燥也。宜本方增石膏、翘、连，加天花粉”。

大头

头为诸阳之首，其大异常。此毒火寻阳上攻，故大头①。

痄腮

腮者肝肾所属，有先从左肿者，先从右肿者，有右及左、左及右者，不即清解，必成大头。

颈肿

颈属足太阳膀胱经，少阴肾经与膀胱为表里。热毒入于太阳，故颈肿②。

耳后硬肿

耳后肾经所属。毒发于此，其病愈恶，即宜清散③。耳中出血者不治。

嗒④舌弄舌

舌者心之苗。心宁则舌静，心乱则舌动。心在卦为离，属火，下交于肾，得坎水相济，成其为火，故为君火。寂无所感，自然宁静，毒火冲突，燔炙少阴，以火遇火，二火相並，心不能宁，嗒舌其能免乎⑤？

红丝绕目

目者肝、脾、肺、肾所属。红丝缠绕，此脾火传肺，肺传肾，肾传肝。治宜重清脾热，兼治三经，而红目退。误以眼科治之，为害不浅⑥。

头汗如涌

头为一身之元首，最轻清而邪不易干。通身焦燥独头汗涌出，此烈毒鼎沸于内，热气上腾，故汗出如涌⑦。

---

①头：此后校本尚有“宜本方增石膏、玄参，加银花、马勃、殭蚕、板蓝根、紫花地丁、归尾。脉实者量加酒洗生大黄”。

②肿：此后校本尚有“宜本方增石膏、玄参、翘、桔，加银花、夏枯草、牛蒡、紫花地丁、山豆根”句。

③即宜清散：校本无，而有“宜本方增石膏、玄参、地、丹、翘，加银花、花粉、板蓝根、紫花地丁”句。

④嗒：原本作“哈”。今据校本改。

⑤此节校本作“舌乃心之苗，心属火，毒火冲突，二火相并，心苗乃动，而嗒舌弄舌，宜本方增石膏、犀、连、玄参，加黄柏”。

⑥此节校本作“红丝绕目，清其浮僭之火，而火自退，误以眼科治之，为害不浅，宜本方加菊花、红花、蝉蜕、归尾、谷精”。

⑦涌：此后校本尚有“宜本方增石膏、玄参”句。

咬牙

齿者骨之余。有以咬牙为血虚，谓杂证则然耳。疫疹咬牙，是肝经热极。肝为血海，被火煎熬，牙失其养，故频频而作①。

鼻衄涌泉

杂症鼻衄，迫于肺经浮游之火，而疫乃阳明郁热上冲于脑。鼻通于脑，热血上溢，故从鼻出如泉②。

舌上珍珠

舌上白点如珠，乃水化之象，较之紫赤黄黑，古人谓之芒刺者更重③。

舌如铁甲此三十六舌未有者

疫症初起，苔如腻粉，此火极水化。医者误认为寒，妄投温表，其病反剧，其苔愈厚，加以重剂，以致精液愈耗，水不上升，二火煎熬，变白为黑，其坚如铁，其厚如甲，敲之戛戛有声，言语不清，非舌卷也。治之得法，其甲整脱④。经验

舌丁亦三十六舌未有

发于舌上，或红或紫，大如马乳，小如樱桃，三五不等，流脓出血。重清心火⑤，舌上成坑，愈后自平。经验

舌长⑥

热病愈后，舌出寸余，累日不收，名曰阳强。因犯房劳而得。长数寸者不救。

舌衄

肝热太盛，血无所藏，上溢心苗而出⑦。

①此节校本作“齿者骨之余，杂证龂齿为血虚，疫证见之为肝热，宜本方增石膏、生地、丹、栀，加胆草”。
②泉：此后校本尚有“宜本方增石膏、玄、地、芩、连，加羚羊角、生桑皮、棕榈灰”句。
③重：此后校本尚有“宜本方增石膏、犀、连、玄、翘，加花粉、银花”句。
④脱：此后校本尚有“宜本方增石膏、玄参、犀、连、知、翘，加花粉、黄柏”句。
⑤火：此后校本尚有“宜本方增石膏、犀角、翘、连，加银花”句。
⑥校本无此节。
⑦此节校本作“舌衄乃血热上溢心苗，宜本方增石膏、黄连、犀、地、栀、丹，加败棕灰”。

齿衄

牙床属胃，齿统十二经。此阳明热传少阴，二经相並，故血出牙缝[①]。

谵语

心主神，心静则神爽，心为烈火所燔，神自不清，谵语所由来矣[②]。

呃逆

人之阴气，赖胃以养。胃火上冲，肝胆之火亦相随助之，肺金之气不能下降，由清道而上冲喉咙，故呃而有声[③]。

呕吐

邪入于胃则吐，毒犹因吐而得发越，至于干呕则重矣。总因内有伏毒，清胃自不容缓[④]。

似痢非痢

瘟毒移于大肠，里急后重，赤白相兼，或下恶垢，或下紫血。其人必恶寒发热，小水短缩[⑤]。此热滞大肠，只宜清热利水[⑥]，其痢自止。误用通利止涩之剂不救。

热注大肠

毒火注于大肠，有下恶垢者，有利清水者，有倾肠直注者，有完谷不化者。此邪热不杀谷，非脾虚也，较之似痢者稍轻。考其症，身必大热，气必雄[⑦]壮，小水必短，唇必焦紫，大渴喜冷，四肢时而厥逆，腹痛不已。此热注大肠，因其势而清利之，泄自止矣[⑧]。

大便不通

大肠为传送之官，欲通则易，欲实则难。杂症见此，有补有下，而疫症闭

①此节校本作“齿衄乃阳明、少阴二经之热相并，宜本方增石膏、玄参、芩、连、犀、地、丹、栀，加黄柏”。

②矣：此后校本尚有“宜本方增石膏、犀、连、丹、栀，加黄柏、胆草”句。

③声：此后校本尚有“宜本方增石膏，加竹茹、枇杷叶、柿蒂、羚羊角、银杏仁。如不止，用沉香、槟榔、乌药、枳壳各磨数分，各四磨饮，仍以本方调服”句。

④缓：此后校本尚有“宜本方增石膏、甘、连，加滑石、伏龙肝”句。

⑤短缩：校本作“短赤”。

⑥水：此后校本有“宜本方增石膏、黄连，加滑石、猪苓、泽泻、木通”句。

⑦雄：校本作“粗”。

⑧泄自止矣：校本作“治同上条”。

结，因毒火煎熬，大肠枯燥不能润下，误用通利，速其死也①。

大便下血

邪犯五脏，则三阴脉络不和，血自停滞②，渗入大肠，故血从便出③。

小便短缩如油

小便涩赤，亦属膀胱热极，况短而且缩，其色如油乎！盖因热毒下注，结于膀胱④。

小便溺血

小便出血，小腹必胀而痛。至于血出不痛，乃心移热于小肠，故血从精窍中来也⑤。

发狂

猖狂刚暴，骂詈不避亲疏，甚至登高而歌，弃衣而走，逾垣上屋，非寻常力所能及，语生平未有之事、未见之人，如有邪附者。此阳明邪热扰乱神明，病人亦不自知。多有看香、送祟、服符以驱邪者，可发一笑⑥。

痰中带血

火极生痰，肺热之征。至于带血，热极之象也⑦。

遗尿

疫症小便自遗，非肾虚不约，乃热毒流于膀胱。其人必昏沉谵语，遗不自知⑧。

喘嗽

诸病喘满，皆属于热。五脏生成篇曰：上气喘嗽，厥在胸中，過在手阳明、太阴。胸中者，太阴肺之分也，手阳明大肠为肺之表，二经之邪热逆于胸中，则

①也：此后校本尚有“宜本方加生大黄，或外用蜜煎导法”句。
②血自停滞：校本作“血乖行度”。
③出：此后校本尚有“宜本方增生地，加槐花、柏叶、棕灰”句。
④胱：此后校本尚有“宜本方加滑石、泽泻、猪苓、木通、通草、萹蓄”句。
⑤此节校本作“溺血，小便出血而不痛；血淋，则小腹阴茎必兼胀痛。在疫证总由血因热迫，宜本方增生地，加滑石、桃仁、茅根、琥珀、牛膝、棕灰”。
⑥多有……一笑：校本作“僧道巫尼，徒乱人意”。于此后并有“宜本方增石膏、犀、连、丹、栀，加黄柏”句。
⑦也：此后校本有“宜本方增石膏，加芩、地、蒌仁、羚羊角、生桑皮、棕灰”句。
⑧知：此后校本尚有“宜本方增石膏、犀、连，加滑石”句。

为喘嗽也[①]。

发黄

黄者中央戊己之色，属太阴脾经。脾经挟热，不能下输膀胱，小水不利，经气郁滞，其传为疸。周身如金矣[②]。

循衣摸床撮空同

在伤寒列于不治，疫疹有此，肝经淫热也。肝属木，四肢属土，肝有邪热，淫于脾经，此木来克土，木动风摇，土自不安[③]。

狐惑

狐惑之状，其人默默欲眠，起卧不安，目牵不闭。虫蚀其肛为狐，蚀于喉为惑。大抵病人内热食少，肠胃空虚，三虫求食不得，蚀人五脏。当验其上、下唇，上唇有疮，虫蚀其喉，下唇有疮，虫蚀其肛[④]。

战汗[⑤]

先寒后战，寒极而战，杂症则谓元阳将脱之象，而疫则热毒盘踞于内，外则遍体炎炎。热极之症，是必投以寒凉，火被水克，其焰必伏。火伏于内，必生外寒，阴阳相搏则战，一战而经气输泄，大汗而解矣。

以上五十二症，疫症恶候，变态无常。以下二十症，有因失治于前者，有因不谨于后者。

①此节校本作“诸病喘满，皆属于热，况疫证乎！宜本方增石膏、黄芩，加桑皮、羚羊角”。

②此节校本作“淫热重蒸，湿浊壅遏，则周身发黄。宜本方增石膏、栀子，加茵陈、滑石、猪苓、泽泻、木通”。

③此节校本作“疫证循衣摸床、撮空，此肝经淫热也。肝属木，木运风摇。风自火出。《左传》云：风淫末疾。四末，四肢也，肢动即风淫之疾也。宜本方增石膏、犀、连、栀、丹，加胆草”。

④此节校本作“狐惑宜本方增石膏、犀角，加苦参、乌梅、槐子”。

⑤校本无此节。

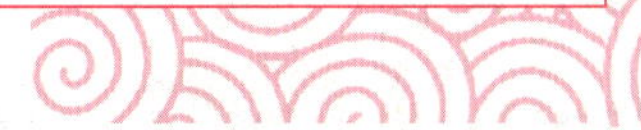

卷　二

瘥后二十症

四肢浮肿

瘥后四肢浮肿，因大病脾土受伤，脾虚不能制水，饮食骤进，气血滋荣，流于四肢，夜则如常，日则浮肿。脾健自愈，误用温补，反添蛇足①。

大便燥结②

瘥后饮食渐增，而大便或十日、半月不下，亦不觉其苦。此因热病肠胃干燥，血不能润，气不能送。误用通利，死不终朝矣。

皮肤痛痒

毒火最重之症，气血被其煎熬。瘥后饮食渐进③，气血滋生，串皮肤而灌百骸，或痛或痒，宛④如虫行，最是佳境，不过两三日，气血流通而自愈矣。

半身不遂

疫症失治于前，热流下部，滞于经络，以致腰膝疼痛，甚者起不能立，卧不能动。误作痿治，必成废人⑤。经验

食少不化

瘥后不欲饮食，纵食亦不化，此乃脾胃虚弱，宜健脾养胃。

惊悸

瘥后血虚，肝失其养，胆无所恃，怯而惊悸⑥。

---

①此节校本作“疫证瘥后，四肢浮肿，勿遽温补”。
②燥结：原本作“结燥”，此据目录改。
③进：原本作“近”，今据校本改。
④宛：原文作“婉”，今据校本改。
⑤人：此后校本尚有“宜本方小剂，加木瓜、牛膝、续断、萆薢、黄柏、威灵仙”句。
⑥此节校本作“瘥后惊悸，属血虚，宜养血镇惊”。

怔忡

病后水衰火旺，心肾不交，故躁动不宁①。

失音

瘥后有声不能言，此水亏不能上接于阳也②。

郑声

郑声者，声战无力，语不接续，乃气虚也③。

喜唾

瘥后喜唾不能自止者，胃中有寒也，宜温之。热病愈后吐津不止，虽属胃虚，犹有余热，不宜温之，只用梅枣丸噙之立愈。

多言

言者心之声也。病中谵妄，乃胃热乘心；瘥后多言者，犹有余热也。譬如灭火，其火已息，尚有余烟。

遗精

精之主宰在心，精之藏制在肾。瘥后心肾气虚，不能管摄，故遗④。

恐惧

瘥后触事易惊，梦寐不宁，乃有余热；热极生痰，痰与气搏，故恐惧。

昏睡

终日昏昏不醒，或错语呻吟，此因邪热未尽，伏于心胞络所致。

自汗盗汗

心之所藏，在内为血，在外为汗。汗者心之液也，而肾主五液，故汗症未有不从心、肾而得者。阳虚不能卫外而为固，则外伤而自汗；阴虚不能内营而退藏，则内伤而盗汗⑤。

①宁：此后校本尚有“宜补水养心”句。
②也：此后校本尚有“宜补水”句。
③也：此后校本尚有“宜补中益气汤”句。
④此节校本作“瘥后遗精，宜交心肾”。
⑤此节校本作“瘥后自汗、盗汗，虚象也。宜分阴阳而补血”。

心神不安

瘥后心血亏损，心失其养，以致心神不安①。

虚烦不寐

瘥后气血两虚，神不守舍，故烦而不寐。

劳复

大病瘥后，早犯女色而病者，为女劳复。女犯者为男劳复。其症头重不能举，目中生花，腰背疼痛。四肢无力，憎寒发热，阴火上冲，头面烘热，心胸烦闷。《活人书》以豭鼠屎汤主之，有热者竹皮汤、烧裩散主之。《千金》以赤衣散，虚弱者以人参三白汤调赤衣散最妙。脉沉细，逆冷，小腹急痛者，以当归四逆散加附子、吴萸，调赤衣散救之。更以吴萸一升酒拌炒熨小腹最妙。凡男卵缩入腹，女乳缩，脉离经者，死不可救。余治劳复②，用麦冬汤每每取效。

食复

瘥后余热未尽，肠胃虚弱，不能食而强食之，热有所藏，因其谷气留搏，两阳相合而病者，名曰食复。

阴阳易

男子病后，元气未复，而妇人与之交接得病者，名曰阳易；女人病后，元气未复，而男子与之交接得病者，名曰阴易。其状男子则阴肿入腹，绞痛难忍；妇人则乳抽里急，腰胯痛引，腹内热攻胸膈，头重难抬，仰卧不安，动摇不得，最危之症。

瘟毒发疮

瘟毒发斑，毒之散者也；瘟毒发疮，毒之聚者也。初起之时，恶寒发热，红肿硬痛，此毒之发扬者；但寒不热，平扁不起，此毒之内伏者。或发于要地，发于无名，发于头面，发于四肢，种种形状，总是疮症，何以知其是疫？然诊其脉、验其症而即知也。疮症之脉洪大而数，疫则沉细而数；疮症先热后寒，疫则先寒后热；疮症头或不痛，疫则头痛如劈，沉不能举；是其验也。稽其症，有目红、面赤而青惨者，有忽汗忽燥者，有昏愦如迷者，有身热肢冷者，有腹痛不已者，有大吐干呕者，有大泄如注者，有谵语不止者，有妄闻妄见者，有大渴思水者，有燥③躁如狂者，有忽喊忽叫者，有若惊若惕者，神情多端，大都类是，误

①此节校本作“瘥后心神不安，乃心血亏损，宜养心。”

②活人书……余治劳复：校本无。

③燥：疑是“烦”字之误。

以疮症治之，断不能救。

娠妇疫疹

娠妇有病，安胎为先，所谓有病以末[1]治之也。独至于疫，则又不然，何也？母之于胎，一气相连，母病即胎病，母安则胎安。夫胎赖血以养，母病热疫之症，热即毒火也，毒火蕴于血中，是母之血亦为毒血矣。毒血尚可养胎乎？不急有以治其血中之毒，而拘拘以安胎为事，母先危矣，胎能安乎？人亦知胎热则动，胎凉则安。母病毒火最重之症，胎自热矣。极力清解凉血，使母病一解，而不必安自无不安矣。至于瘥后以及病中适逢经来，当以类推。若以产后、经期，药禁寒凉，则误人性命，只数日间耳！急则治其标者，此之谓也。

疫疹之形[2]

松浮

松而且浮，洒于皮面，或红，或紫，或赤，或黑，此毒之外现者，即照本方治之，虽有恶症，百无一失。

紧束有根

疹出紧束有根，如从肉里钻出，其色青紫，宛如浮萍之背，多见于胸背。此胃热将烂之色，即宜大清胃热，兼凉其血[3]，务使松活色退，方可挽回。稍存疑惧，即不能救。

疫疹之色[4]

红活

血之体本红，血得其畅，则红而活，荣而润，敷布洋溢，是疹之佳境也。

淡红

淡红有美有疵。色淡而润，此色之上者也；若淡而不荣，或有娇而艳、干而滞，血之最热者。

①末：原本作“未”，今据文义改。
②疫疹之形：校本作“论疹形治法”。
③血：此后校本尚有“以清瘟败毒饮加紫草、红花、桃仁、归尾”句。
④疫疹之色：校本作“论疹色治法”。

深红

深红者，较淡红而稍重，亦血热之象。一凉血即转淡红。

艳红

色艳如胭脂，此血热极之象，较深红而愈恶。必大用凉血始转深红，再凉之而淡红矣。

紫赤

紫赤类鸡冠花而更艳，较艳红而火更盛。不即凉之，必至变黑①。

红白砂

细碎宛②如粟米，红者谓之红砂，白者谓之白砂。疹后多有此症，乃余毒尽透，最美之境，愈后脱皮。若初病未认是疫，后十日、半月而出者，烦躁作渴，大热不退，毒发于颔者，死不可救。

疫疹不治之症③

疫疹初起，六脉细数沉伏，面颜青惨，昏愦如迷，四肢逆冷，头汗如雨，其痛如劈，腹内扰肠，欲吐不吐，欲泄不泄，男则仰卧，女则覆卧，摇头鼓颔，百般不足。此为闷疫，毙不终朝矣。如欲挽回于万一，非大剂清瘟不可，医家即或敢用，病家决不敢服，与其束手待毙，不如含药而亡。虽然，难矣哉！

疫疹诸方

败毒散《活人》

治时行疫疠头痛，憎寒壮热，项强睛④暗，鼻塞声重，咳嗽痰⑤喘，眼赤口疮，热毒流注，脚肿腮肿，诸疮斑疹，喉痹吐泄。

羌活　独活　柴胡　前胡　川芎　枳壳　桔梗　茯苓　薄荷　甘草

疫症初起，服此先去其爪牙，使邪不盘踞经络，有斑即透，较升、葛、荆、防发表多多矣。如口干舌燥加黄芩，喉痛加豆根，倍加桔梗、甘草。古方引用生

①黑：此后校本尚有“须服清瘟败毒饮加紫草、桃仁”句。
②宛：原本作“婉”，今据校本改。
③疫疹不治之症：校本作“论闷证”。
④睛：原本作“晴”，今据文义改。
⑤痰：原本作“疫”，今据文义改。

姜，姜乃暖胃之品，疫乃胃热之症，似不宜用，以葱易之。

此足太阳、少阳、阳明药也。羌活入太阳而理游风；独活入太阴而理伏邪，兼能除痛；柴胡散热升清，协川芎和血平肝，以治头痛目昏；前胡、枳壳降气行痰，协桔梗、茯苓以泄肺热而除湿消肿；甘草和里；而发表更以薄荷为君，取其辛凉，气味俱薄，疏导经络，表散能除高巅邪热。古人名曰败毒，良有以也。

凉膈散《局方》

治心火上盛，中焦燥实，烦躁口渴，目赤头眩，口疮唇裂；吐血衄血，诸风瘛疭，胃热发斑，发狂，惊急抽风。

连翘　生栀子　黄芩　薄荷　桔梗　甘草　生石膏　竹叶

此上、中二焦泻火药也。热淫于内，治以咸寒，佐以苦甘，故以连翘、黄芩、竹叶、薄荷升散于上，古方用大黄、芒硝推荡其中，使上升下行而膈自清矣。予忆疫疹乃无形之毒，投以硝、黄之猛烈，必致内溃。予以石膏易去硝、黄，使热降清升而疹自透，亦上升下行之意也。

清瘟败毒饮《一得》

治一切火热，表里俱盛，狂躁烦心。口干咽痛，大热干呕，错语不眠，吐血衄血，热盛发斑。不论始终，以此为主。后附加减。

生石膏大剂六两至八两，中剂二两至四两，小剂八钱至一两二钱　小生地大剂六钱至一两，中剂三钱至五钱，小剂二钱至四钱　乌犀角大剂六钱至八钱，中剂三钱至四钱，小剂二钱至四钱　真川连大剂六钱至四钱[①]，中剂二钱至四钱，小剂一钱至一钱半　生栀子　桔梗　黄芩　知母　赤芍　玄参　连翘　竹叶　甘草　丹皮

疫证初起，恶寒发热，头痛如劈，烦躁谵妄，身热肢冷，舌刺唇焦，上呕下泄，六脉沉细而数，即用大剂；沉而数者，用中剂；浮大而数者，用小剂。如斑一出，即用大青叶，量加升麻四、五分引毒外透。此内化外解、浊降清升之法，治一得一，治十得十。以视升提发表而愈剧者，何不俯取刍荛之一得也。

此十二经泄火之药也。斑疹虽出于胃，亦诸经之火有以助之。重用石膏直入胃经，使其敷布于十二经，退其淫热；佐以黄连、犀角、黄芩泄心、肺火于上焦，丹皮、栀子、赤芍泄肝经之火，连翘、玄参解散浮游之火，生地、知母抑阳[②]扶阴，泄其亢甚之火，而救欲绝之水，桔梗、竹叶载药上行；使以甘草和胃也。此皆大寒解毒之剂，故重用石膏，先平甚者，而诸经之火自无不安矣。

疫疹之症：

头痛倾侧，本方加石膏、玄参、甘菊花。

骨节烦痛，腰如被杖，本方加石膏、玄参、黄柏。

---

①六钱至四钱：疑是“四钱至六钱”之误。

②阳：原本作“扬”，今据文义改。

遍体炎炎，本方加石膏、生地、川连、黄芩、丹皮。

静躁不常，本方加石膏、川连、犀角、丹皮、黄芩。

火扰不寐，本方加石膏、犀角、琥珀、川连。

周身如冰，本方加石膏、川连、犀角、黄柏、丹皮。

四肢逆冷，本方加石膏。

筋抽脉惕，本方加石膏、丹皮、胆草。

大渴不已，本方加石膏、花粉。

胃热不食，本方加石膏、枳壳。

胸膈遏郁，本方加川连、枳壳、桔梗、瓜蒌霜。

昏闷无声，本方加石膏、川连、犀角、黄芩、羚羊角、桑皮。

筋肉瞤动，本方加生地、石膏、黄柏、玄参。

冷气上升，本方加石膏、生地、丹皮、川连、犀角、胆草。

口秽喷人，本方加石膏、川连、犀角。

满口如霜，本方加石膏、川连、连翘、犀角、黄柏、生地。

咽喉肿痛，本方加石膏、桔梗、玄参、牛子、射干、山豆根。

嘴唇焮[①]肿，本方加石膏、川连、连翘、天花粉。

脸上燎泡，本方加石膏、生地、银花、板蓝根、紫花地丁、马勃、归尾、丹皮、玄参。

大头天行，本方加石膏、归尾、板蓝根、马勃、紫花地丁、银花、玄参、殭蚕、生大黄脉实者量加。

痄腮，本方加石膏、归尾、银花、玄参、紫花地丁、丹皮、马勃、连翘、板蓝根。

颈颌肿痛，本方加石膏、桔梗、牛蒡子、夏枯草、紫花地丁、玄参、连翘、银花、山豆根。

耳后痛硬，本方加石膏、连翘、生地、天花粉、紫花地丁、丹皮、银花、板蓝根、玄参。

耳聋口苦，本方加生地、玄参、柴胡、黄柏。

嗒舌弄舌，本方加石膏、川连、犀角、黄柏、玄参。

红丝绕目，本方加菊花、红花、蝉衣、谷精草、归尾。

头汗如涌，本方加石膏、玄参。

咬牙，本方加石膏、生地、丹皮、龙胆草、栀子。

鼻血泉涌，本方加石膏、生地、黄连、羚羊角、桑皮生用、玄参、棕灰、黄芩。

舌上珍珠，本方加石膏、川连、犀角、连翘、银花、玄参、花粉。

舌如铁甲，本方加石膏、犀角、川连、知母、天花粉、连翘、玄参、黄柏。

舌丁，本方加石膏、川连、犀角、连翘、银花。

---

①焮：原本作"掀"，今据文义改。

舌长以片脑为末涂舌上，应手而缩，甚者必须五钱而愈。

舌衄，本方加石膏、丹皮、生地、川连、犀角、栀子、败棕灰。

齿衄，本方加石膏、黄柏、生地、丹皮、栀子、犀角、川连、玄参、黄芩。

谵语，本方加石膏、川连、犀角、丹皮、栀子、黄柏、龙胆草。

呃逆，本方加石膏、柿蒂、银杏、竹茹、羚羊角、枇杷叶。不止，用四磨饮一钱，调服本方即止。四磨饮：沉香、槟榔、乌药、枳壳。

呕吐，本方加石膏、川连、滑石、甘草、伏龙肝。

似痢非痢，本方加石膏、川连、滑石、猪苓、泽泻、木通。

热注大肠加同上。

大便不通蜜煎导法，本方加生军。

大便下血，本方加生地、槐花、棕炭、侧柏叶。

小便短缩如油，本方加滑石、泽泻、猪苓、木通、通草、萹蓄。

小便溺血，本方加生地、桃仁、滑石、茅根、川牛膝、琥珀、棕炭。

发狂，本方加石膏、犀角、川连、栀子、丹皮、川黄柏。

痰中带血，本方加石膏、黄芩、棕炭、生桑皮、羚羊角、生地、瓜蒌霜。

遗尿，本方加石膏、川连、犀角、滑石。

喘嗽，本方加桑皮、黄芩、石膏、羚羊角。

发黄，本方加石膏、滑石、栀子、茵陈、猪苓、泽泻、木通。

循衣摸床，本方加石膏、川连、犀角、丹皮、栀子、胆草。

狐惑，本方加石膏、犀角、苦参、乌梅、槐子。

战汗战后汗出、脉静、身凉，不用药；有余热即服本方小剂，一药而安。

瘟毒发疮，本方加石膏、生地、川连、紫花地丁、金银花、上加升麻、下加川牛膝、胸加枳壳、蒲公英、背加威灵仙、出头皂刺。

以上五十二症按症加减。以下瘥后二十症，另载各症诸方于本症。

四肢浮肿　**加味六君子[①]汤**

人参一钱　於术一钱　云苓二钱　木香三分　砂仁五分　甘草八分　薏仁五钱　泽泻一钱半　生姜一片　黑胶枣二枚

大便燥结　**当归润燥汤**气虚者加人参、黄芪

大熟地五钱　当归三钱　麻仁二钱　郁李仁三钱　肉苁蓉一钱半　杏仁一钱半　白蜜一匙

皮肤痛痒　**八珍汤**

人参一钱　白术一钱　茯苓一钱半　甘草八分　生地三钱　当归二钱　川芎一钱　白芍一钱半　生姜一片　黑枣二枚

半身不遂　**小剂败毒饮**加：

木瓜　牛膝　续断　萆薢　黄柏　知母　威灵仙

---

①君子：原本作“珍”，此据目录改。

食少不化　**加味异功散**

人参一钱　白术一钱　茯苓一钱　陈皮一钱　山楂二钱　谷芽三钱　甘草五分　砂仁八分　生姜一片　黑枣三枚

惊悸　**茯神镇惊汤**

人参一钱　黄芪钱半，炙　当归二钱　茯神三钱　远志钱半　龙齿二钱，煅　白芍一钱　麦冬二钱　琥珀一钱，研冲服　炙甘草八分　龙眼三枚　灯芯三十寸

怔忡　**琥珀养心汤**

人参一钱　当归二钱　茯神三钱　枣仁钱半，炒　远志钱半，炙　石菖蒲一钱　琥珀一钱，研冲服　炙草八分　麦冬二钱　龙眼三枚

失音　**六味地黄汤**

熟地五钱　山萸一钱　茯苓钱半　丹皮钱半　山药二钱　泽泻钱半

郑声　**补中益气汤**

人参一钱　黄芪钱半，炙　当归二钱　白术钱半　陈皮一钱　升麻八分　柴胡一钱　甘草八分

喜唾　**梅枣噙化丸**

乌梅十枚　黑枣五个；去核，共捣如泥，加炼蜜为丸，弹子大，每用一丸，放口噙化

多言　**加味参麦饮**

人参五分　麦冬三钱　五味子八分　通草八分　石菖蒲一钱　川连五分　甘草三分　白芍一钱　灯芯三尺

遗精　**茯神汤**

茯神五钱半　远志钱半，炒　枣仁二钱，炒　石菖蒲一钱　白茯苓一钱　川连五分　人参一钱　生地三钱　当归钱半　甘草五分　牡蛎二钱，煅　莲子七枚

恐惧　**补胆防风汤**

人参七分　防风一钱　细辛五分　川芎八分　甘草五分　茯神钱半　独活八分　前胡八分　黑枣三枚

昏睡　**参麦黄连汤**

人参五分　麦冬三钱　川连四分　生枣仁五钱　石菖蒲一钱　甘草五分

自汗盗汗　**加味归脾汤**

人参一钱　黄芪钱半，炒　白术一钱，炒　茯神三钱　枣仁二钱，炒　远志钱半，炒　甘草五分　当归钱半　麻黄根二钱　牡蛎三钱　红枣三枚　浮麦三钱

心神不安　**宁志丸**

石菖蒲一两　远志一两　当归三钱　茯神五钱　人参二钱　麦冬三钱，共为细末，炼蜜为丸桐子大，朱砂为衣。每早用米汤饮服三钱

虚烦不寐　**酸枣仁汤**

枣仁五钱，炒　人参八分　甘草八分　茯神三钱　川芎八分　知母一钱　远志一钱，炒　龙眼三枚　灯草三十寸

劳复　**加味当归四逆汤**

柴胡八分　当归钱半　白芍一钱　枳实一钱　甘草五分，赤衣散：室女经布近阴处一片，烧灰，调服

食复　**香砂平胃散**

苍术一钱半，炒　厚朴一钱，炒　陈皮一钱　木香五分　砂仁八分　甘草五分　生姜一片，有食积加山楂、麦芽、神曲、茯苓

阴阳易　**当归白术汤**

白术一钱　当归一钱　桂枝一钱　附子一钱　甘草八分　白芍一钱　黄芪一钱，炙　人参钱半　生姜三钱

烧裩散

裩裆八分，近阴处，男用女裆，女用男裆，烧灰，温水和服

青竹茹汤

竹茹半斤　瓜蒌根一两，水二升，煎一升服

豭[①]鼠屎汤

韭白根一把　鼠屎十四粒，水煎服

韭根散

韭根　瓜蒌根　青竹茹　炮姜各五钱，共为粗末，分八分。用水盏半，煎五分，入鼠屎一钱和服。治阴阳易危急之症

千金方　治劳复或食复发热者。

栀子仁一钱　生石膏三钱　鼠屎十四粒　淡豉半合　水煎服。

麦冬汤　治劳复气欲绝者，用之大效，能起死回生。

麦冬一两，去心　甘草二两，蜜炙　粳米半合　苏竹叶十五片　黑枣二枚，去核

上为细末，水二盏，煎米令熟，去米，约汤盏半，入药五钱，煎至一盏。温服，不能服者，绵浸滴口中。此方不用石膏，以三焦无火也。加人参更妙。

疫疹之形：

松浮，本方加大青叶、玄参。

紧束有根，本方加石膏、生地、犀角、玄参、桃仁、紫草、川连、红花、连翘、归尾。

疫疹之色：

红活，本方加大青叶、玄参。

淡红，本方加大青叶、玄参。

深红，本方加大青叶、玄参、生地。

艳红，本方加大青叶、生地、石膏、丹皮、玄参。

紫赤，本方加石膏、生地、玄参、川连、犀角、丹皮、桃仁。

红白砂，本方小剂加生地、当归、蝉衣。

①豭：原本无，此据目录补。

附验案[1]

附——紫黑相间治验

正阳门外，蒋家胡同口内，祥泰布铺，祁某，晋人也。长郎病疫，原诊谢以不治，又延一医，亦不治。及至邀余，已七日矣。诊其脉，六部全伏；察其形，目红面赤，满口如霜，头汗如雨，四肢如冰；稽其症，时昏时躁，谵妄无伦，呕泄兼作，小水癃闭，周身斑疹，紫黑相间，幸而松活，浮于皮面，毒虽盛而犹隐跃，此生机也。检视前方，亦用犀、连，大剂不过钱许，乃杯水之救耳！予曰：令郎之症最险，不畏予药过峻，死中求活，不然，变在十四日。祁恳甚切，予用大剂，石膏八两，犀角六钱，黄连五钱，余佐以本方之味，加伏龙肝一两，滑石五钱，木通三钱，猪苓、泽泻各二钱，更加生地一两，紫草三钱，归尾三钱，大青叶二钱。以色紫黑也，连投二服。至九日脉起细数，手足回温，呕虽止而泄如旧，仍用本方去伏龙肝，又二服。至十一日，脉转洪数，头汗遂止，黑斑变紫，小水亦利，大便亦实，但妄谵如前，身忽大热，烦躁更甚，大渴不已，以火外透也，仍用本方去滑石、木通、猪苓、泽泻，加花粉、山豆根。以喉微痛也，更以冰水与服，以济其渴。又二帖，色转深红，热势稍杀，谵妄间有，犹渴思冰，投本方减生地五钱去归尾、紫草、豆根、花粉。又二服，诸症已退十分之三，药减四分之一，但饮水而不思食。祁疑而叩曰：病虽减，而十数日不食，尚能生乎？予曰，生矣，按法治之，二十一日方可全愈。又二服，斑化多半，胃气渐开，热亦大减，照本方药减四分之二，去大青叶。又二服，斑点全消，饮食旋食旋饿，方能起坐，诊其脉，尚有六至，犹有余热，不即清之，其势复张，更难为力，犹用石膏二两四钱，犀角三钱，黄连二钱，余亦类减。十九日用石膏一两二钱，犀角二钱，黄连一钱，加乌梅三个，酸以收之也。予曰：前言二十一日，方能成功，今已十九日矣，令郎如此，可见前言之不谬也。祁某喜曰：若非立定主意，几为众口所误，初立此方，体全堂不肯卖药，叩其所以，言误开分两，以八钱为八两、六分为六钱耳。予历指同乡服此得痊者颇多，虽卖。犹嘱以再三斟酌。二十日犹用石膏八钱，犀角钱半，黄连八分，加洋参二钱，麦冬三钱，归身二钱，川芎一钱，以调气血。二十一日用八珍汤加麦冬、五味，立方需大纸一张。昨言初方药店不肯发药，今令郎已愈，录一治法于方前，计服石膏、黄连、犀角若干，使彼知予用药之奇，即药铺亦未之见也。

录曰：瘟毒发斑，疫症之最重者，然有必活之方。无如医家不敢用，病家不敢服，甚至铺家不敢卖，有此“三不敢”，疫疹之死于误者，不知凡几，可胜叹哉！令郎之症，蒙相信之深，邀予诊治。予用大剂连投十五帖，今已全安，计用石膏六斤有另，犀角七两有另，黄连六两有另。此前人所未有，后人所未见，故

①此标题原本无，今据文中内容补。

笔之于书，以征奇效。

附——紫黑呃逆治验

丙午夏四月，塞道掌侄孙兆某者，病疫已十一日，原诊辞以备后事。塞公另延一医，用理中汤，兆某妻舅工部员外伊公，素精医术，不肯与服。曰：若治此症，非余某不可。其家因有人进谗言予用药过峻，惧不敢请，伊公力争，恳予甚切。予因知遇之感，慨然同往。诊其脉，沉细而数；验其症，周身斑点，紫黑相间，加以郁冒直视，谵语无伦，四肢如冰，呃逆不止，舌卷囊缩，手足动摇，似若循衣。此实危症，幸而两目红赤，嘴唇焦紫，验其是热。检视前方，不过重表轻凉，此杯水投火，愈增其焰，以致变症蜂起。予用大剂，更加玄参三钱，大青叶二钱，使其内化外解，调服四磨饮。本家惧不敢服，伊公身任其咎，亲身煎药，半日一夜，连投二服，呃逆顿止，手足遂温，次日脉转洪数，身忽大热，以毒外透也。予向伊公曰：按法治之，二十一日得痊。但此剂不过聊治其焰，未拔其根，药力稍懈，火热复起。一方服至五日，病势大减，药亦减半。服至八日，药减三分之二，去大青叶。服至十日，药减四分之三，以后诸症全退，饮食渐进。计服石膏五斤十四两，犀角四两六钱，黄连三两四钱，举家狂喜，始悔进谗言之误也。

附——昏愦呃逆治验

右营守府费公名存孝者，年近七旬，癸丑四月，病疫已八日矣。诊其脉，细数无至；观其形色，如蒙垢，头汗如蒸，昏愦如痴，谵语无伦，身不大热，四肢振摇且冷，斑疹隐于皮内，紫而且赤，幸不紧束。此疫毒内伏，症亦危矣。如斑不透，毒无所泄，终成闷症，毙在十四日。检视前方，不外荆、防、升、葛。不知毒火壅遏之症不清，内热不降，斑终不出，徒肆发表，愈增其势，燔灼火焰，斑愈遏矣。予用大剂，石膏八两，犀角六钱，黄连五钱，加大青叶三钱，升麻五分。使毒火下降，领斑外透，此内化外解，浊降清升之法。次日，周身斑现，紫赤如锦，精神若明若昧，身亦大热，手足遂温，间有逆气上冲，仍照本方加生地一两，紫草三钱，调服四磨饮。其侄惧逆气上冲，予曰：无妨[①]，服此即止。进门时，见又贴有堂号，因问曰：又延医乎？其侄曰：相好请来，但诊其脉，不服药耳。予曰：予治此症，前人未有，昨日敢服此方令叔活矣。然见者必以为怪，君其志之。后医者至，果见予方，大叱其非，曰：一身斑疹，不按古法，用如许寒凉水注，斑疹如何能透？急宜提表，似或可救，即用荆、防、升、葛，更加麻黄，连服二煎，及至半夜，呃逆连声，四肢逆冷，足凉过膝。举家惊惶，追悔莫及。守城而进，叩门求见，问其所以，曰：变矣。问服何方？曰：他方。予曰：既服他方，仍请他治之。其侄见予不往，权将四磨饮原方，连灌二煎，呃逆顿止，手足遂温。转恳予素契者，登门叩恳，予怜其以官为家，又系异乡人，仍按本方大剂调治，二十一日全愈。计用石膏五斤四两，犀角五两二钱，黄连四两八钱。此癸丑四月间事也。

---

①妨：原本作“防”，今据文义改。

附——痰中带血治验

安徽富藩台堂夫人病疫，初起但寒不热，头晕眼花，腰体疼痛。医者误认虚寒，用六味加杜仲、续断、牛膝、木瓜，两服后，昏沉如迷，呼吸将绝，並不知其为病所苦。令叔五公，现任兵部郎中，邀予往看。诊其脉，沉细而数；稽其症，面颜红赤，头汗如淋，身热肢冷，舌燥唇焦。予曰：非虚也，乃疫耳。五曰：种种形状是虚，何以言疫？予曰：若是虚症，面颜不至红赤，舌不焦，唇不燥，通身大汗，乃元阳将脱之象，岂独头汗如淋、身热肢冷哉？大剂决不敢服，暂用凉膈散，清其内热，明日斑疹微露，症自明矣。次日斑点隐隐，含于皮内。五见骇然曰：几误矣。即投败毒中剂，加大青叶钱半，升麻五分。次日周身斑见，紫赤松浮，身忽大热，肢亦不冷，烦躁大渴，即换大剂，石膏八两，犀角六钱，黄连五钱，加生地一两，紫草三钱，大青叶三钱，连投二服，斑转艳红，惟咳嗽不止，痰中带血粉红。此金被火灼，即按本方加羚羊角三钱，桑皮三钱，棕炭三钱，丹皮二钱，又二服，嗽宁血止，色转深红，热亦大减。照本方去紫草、羚羊、桑皮、棕炭；减生地五钱，石膏二两，犀角二钱；加木通钱半，滑石五钱，以小水不利也。又二服，诸症已减十分之六，犹用石膏二两四钱，犀角二钱，黄连钱半，生地四钱，去木通、滑石。又二服后，用犀角钱半，黄连八分，石膏八钱，加人参一钱，当归一钱，麦冬三钱，五味子五分。连服二贴，饮食倍增，精神渐旺矣。

附——目闭无声治验

世袭骑都尉常公，系户部郎中观公名岱者，中表弟也。癸丑五月病疫。观公素精医术，调治半月，斑疹暗回，而诸症反剧，已备后事。乃弟因一息尚在，复邀予治。诊其脉，若有若无；观其色，目闭无声，四肢逆冷，大便旁流清水。予谢以不治。阖家拜恳，但求开方，死而无怨。予见嘴唇微肿，紫而且黑，知内有伏毒，非不可救。热乘于心肺，故昏闷无声；乘于肝，故目闭；乘于脾，故四肢逆冷；乘于大肠，故旁流清水。检视前方，亦是清热化斑等剂。观公素性谨慎，药虽不错，只治其焰，未拔其根，当此危急之秋，再一探视，死在三七。予按本方，用犀角八钱，黄连六钱，加滑石一两，木通三钱，猪苓、泽泻各二钱，桑皮三钱，瓜蒌霜三钱，另用石膏一斤，竹叶一两，熬水煎药。连进三煎，次日脉起细数，手足遂温，旁流亦减，小水亦通，目开而声出矣。仍用本方去滑石、木通、猪苓、泽泻、桑皮、瓜蒌。又一服，以后逐日减用，七日而痊。观公登门道谢曰：舍表弟之症，一百死一百，一千死一千，君能生之，敢不心悦而诚服！

附——谵妄若有所见治验

工部员外彩公名柱者，令亲内务府高某，病疫九日，邀予。其脉浮大而数，身热如炉，目红面赤，赤斑成片，忽然大叫，若有所见，卒然惊惕，若有所惧，语生平未有之事、未见之人。举家惊恐，疑有邪附。本地风俗，最喜看香送祟，以至异端之术，不绝于门。予进屋内，香烟一室，满壁符签咒语。予曰：此邪予能去之，将此一概收去，只用大冰四块，安置四角。彩问何为？予曰：当此暑热，病此大热之症，加以香烛辉煌，内外夹攻，不狂何待？此邪热乘于肝胆，故发狂，外用多冰，收其熏蒸暑气，内服清凉解散之药，病除而狂自止，焉有邪附者乎？遂用大剂，七日而愈。

附——昏闷无声治验

理藩院侍郎奎公四令弟病疫，昏闷无声，身不大热，四肢如冰，六脉沉细而数。延一不谙者，已用回阳救急汤，中表兄富公，力争其不可。及予至，诊其脉，沉细而数；察其形，唇焦而裂，因向富公曰：此阳极似阴，非阴也。若是真阴，脉必沉迟，唇必淡而白，焉有脉数、唇焦认为阴症哉？此热毒伏于脾经，故四肢厥逆，乘于心肺，故昏闷无声，况一身斑疹紫赤，非大剂不能挽回。遂用石膏八两，犀角六钱，黄连五钱、余佐以大青叶、羚羊角。连服二帖，至夜半身大热，手足温，次日脉转洪大。又一服热减而神清矣。以后因症逐日减用，八日而愈，举家狂喜，以为异传。

附——鼻血泉涌治验

癸丑冬月，国子监司业五公名格者，二令媳病疫，恶寒发热，头痛呕吐。请一医者，用表散药，加藿香、半夏、苍术，其症反极。又延一人，用清凉之剂稍安，次日加石膏三钱，犀角八分，黄连五分，脉转沉伏，四肢逆冷，昏迷若昧，医者认为转阴。谢以不治。五公满服[①]愁怀，徘徊庭院。夫人曰：数年前活我者谁乎？五公恍然大悟曰：非此人断乎不可，邀余述其所以。予诊其脉，验其症色，曰：此易事耳。五曰：明系热症，投凉药反剧，更有何术？予曰：治病犹用兵也，小固不可以敌大，弱固不可以敌强，病大药小，反增其势，予按法治之，管教十四日而愈。未几二令郎亦病，诊其脉，观其色，曰：令郎之症，受毒已深，较令媳更重。即按法治之，七、八日，种种变症难以枚举，好在二十一日。两服后，周身斑点紫赤相间，有紧有束，有松有浮。五公骇然曰：君言较前更重，何其验也。即用大剂，石膏八两，犀角六钱，黄连五钱，更加生地一两，紫草三钱，归尾二钱，大青叶三钱。一服三煎，更以四煎熬水，次日煎药。一方服至六贴，紧者松，束者浮，但鼻血泉涌，谵妄无伦。五惧去血过多。予曰：此热血妄行，毒犹因此而得发越，止之甚易。即照本方加棕炭三钱，桑皮三钱，羚羊角三钱，两服血止，去桑皮、棕炭、羚羊。又二服，胃气渐开，色转淡红，渐有退者，用石膏四两，犀角四钱，黄连三钱，去紫草、归尾，减生地五钱，大青叶钱半。又二服，斑全消，用生地三钱，犀角三钱，黄连二钱，石膏二两八钱。又二服，饮食大进，自颈至胸。复泛红砂，此余毒尽透也，用生地三钱，犀角二钱，黄连钱半，石膏一两六钱。又二帖，精神渐长，仍用生地三钱，犀角钱半，黄连八分，洋参一钱，麦冬三钱，归身钱半，石膏八钱，酸梅二个。又三服而安。五公喜而言曰：小儿之生，先生再造矣。予曰，前治令媳，乃救令郎耳！此症若初服生姜、半夏、苍术、藿香，断不能救。斑乃胃热

①服：疑是“腹”之误。

之症，诸药大能燥胃，火上添油，尚望生乎？嗣后一家连治七人，俱是大险，在我治之无难，五亦服之若素。

附——嘴唇焮[①]肿治验

四川闻藩台二令媛，癸丑冬月一病即斑，其色深红而松浮，症原不重，但脉细数有力，此内有伏热。即用中剂，加大青叶，连投五服，斑退而神安，再二服，可以无事。因年轻畏药，不肯多服，又不忌饮食，越七日，身忽大热，大渴，嘴唇焮肿，牙缝流血，口秽喷人。予用大剂，加生地一两，次日热渴稍杀，而颈亦红肿，即于本方加牛子、夏枯草、银花各三钱，连投三服，颈虽消，右腮又肿，又于本方去牛子、夏枯草，加板蓝根、马勃。又三服而腮肿全消，唇亦稍散，周身泛砂，红白相间，又于本方去板蓝根、马勃，加大青叶。又三服，嘴唇全消，通身脱皮成片。彼按本方调理十余日方痊。此症计用石膏八斤有另，犀角八两，黄连七两。闻公任部曹时，与予契交，夫人信任无疑，是以得痊。

附——舌甲治验

正红旗护军活隆武者，乃太仆寺员外郎华公胞侄也，系予世好。丙午夏，出疹本轻，尊人畏予用药过峻，惧不敢邀，及至舌卷囊缩，方邀予治。诊其脉，细数有力；观其色，气壮神昂，非死候也；及验其舌，其黑如煤，其坚如铁，敲之戛戛有声。因问曰：前医何以不药？尊人曰：彼云满舌皆黑，前人列于不治。予曰：水来克火，焉有胎厚如甲哉？按此起病之初，舌苔必白而厚，此火极水化之象，误以为挟寒，妄肆温表，燔灼火焰，以致热毒阻于中焦，离不能下降，坎不能上升，热气熏蒸。由白而黄，由黄而黑矣。治宜重清胃热，兼凉心肾，非大苦大寒，不能挽回。即用大剂，重用犀、连，更加生地、知、柏，抑阳扶阴，连投四服，其苔整脱亦如舌大，后用三小剂而痊。

附——半身不遂治验

癸丑四月，国子监冯公名海粟者，适至舍间，叙及陈令亲疫后又痢。予曰：若以痢治之，防变别症。及至七月，冯公复至，言陈舍亲病痿两月，百药无效，相邀起之。及至，诊其脉，沉紧弦数；观其色，若无病然，但偃仰在床，不能反厕[②]，自腰以下，痛如火燎。检视前方，总不外滋阴补气，杜仲、续断、牛膝、虎胫等类。予曰：以此症而施此药，谁曰不然？但以脉合症，以症合形，乃热毒流于下注，非痿也。遂用小剂败毒饮加知、柏、木瓜、萆薢、川膝、威灵仙、木通。两服痛减，而足能运动，六服扶起能立，未至十服，能挪步矣。后用汤药，每送扶桑丸，一月而痊。

---

①焮：原本作“掀”，今据文义改。

②厕：通“侧”。

奉时旨要

清 江涵暾 撰

中医五运六气全书

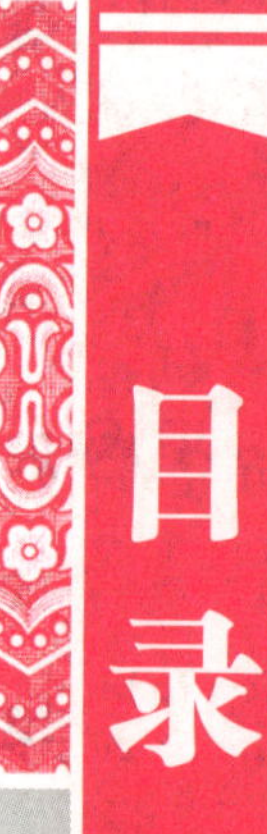

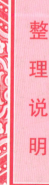

整理说明

《奉时旨要》一书共收录了伤寒、中风、温病等六十余种疾病，以阴阳五行为纲，对所收诸病的病因、病理、证候、诊治等进行了阐述，使中医理论与临床实践紧密结合，并在每一病证之后附有汤头歌诀，便于读者临床使用。

本次整理出版，是在王觉向点校的《奉时旨要》的基础上进行的。同时，参考了其他版本，并根据《中医五运六气全书》统一体例作相应调整、选择、校勘、注释。

序

天以阴阳五行生万物，人即禀此阴阳五行以成形质，而其间消长生克之机，此民生疾病夭札之所由肇也。上古圣人知其然，即以五行分配脏腑，五行中各具一阴阳相为表里，而凡僦贷季之理色脉，俞跗、岐伯、雷公之察明堂，巫彭、桐君之处方、盄饵湔澣，悉本乎此。然数千年来，只传《灵》、《素》十八卷，当时鸟篆，后世简书，译其文者，讵无阙误。即《周官》疾医，申九窍、九脏之义，亦只言其崖略，而未详且尽。春秋时和缓扁鹊辈，片语具足千古，而著作无闻焉。自东汉越人、张仲景出，而《内经》之旨灿然一彰。然而《金匮》诸方，太觉古奥峻厉，按诸今时之病，未能一一合辙。后人震乎其名，不敢增损一字。唯河间、东垣、丹溪、立斋、景岳、伯仁、嘉言诸人，从而推广之，或登其堂，或造其室，虽所论不免于偏，而实从《内经》分其余绪，真后学一大津梁也。暾幼习经史，旁及医经，中年游学嘉禾，兼行其道，浪得虚名者十有余年。自通籍后，出仕东粤，每于簿书钱谷之暇，疗人疾苦。且怜海滨不究医药，因著有《医镜》① 八卷付梓，以广人知。今者年老乞归，而旧日交游，频以医事过问，且竞将子弟从游。惟近日医书汗牛充栋，择不精，语不详，难为济世根柢之学，爰不揣谫陋，抉《经》旨之要言，采诸贤之正论，删繁存液，略附末议，汇成七卷，即以阴阳五行分类而属之。因思万病之原，无论外感内伤，悉根于郁。郁，阴象也，以之属阴而冠于首，次之以诸疟，取阴偶之义也。若阳症之极盛，莫大于伤寒，故专属乎阳。此外近于木者，则木属之；近于火者，则火属之；推之土属、金属、水属，莫不皆然。《易》曰："后天而奉天时"，朱子训为"知理"。如是奉而行之，暾非敢谓已知其理也。不过体上天好生之心，敬持其奉行之志云尔，因名其编曰《奉时旨要》。而自序其阴阳五行分类而属之意云。

时道光十年岁次庚寅季夏之月

归安江涵暾自序

---

①医镜：即《笔花医镜》，初刊于清道光四年（1824年）。

阴 属

诸 郁

郁之为病，阴极之象也。《内经·六元正纪》云：五运之气，郁极乃发，待时而作，太过则暴，不及者徐，暴者为病甚，徐者为病持。治之奈何？木郁达之，火郁发之，土郁夺之，金郁泄之，水郁折之。然调其气，过者折之，以其畏也，所谓泄之。

《内经》又云：东方生风，在志为怒，怒伤肝，以悲胜之。南方生热，在志为喜，喜伤心，以恐胜之。中央生湿，在志为思，思伤脾，以怒胜之。西方生燥，在志为忧，忧伤肺，以喜胜之。北方生寒，在志为恐，恐伤肾，以思胜之。

又曰：心怵惕思虑则伤神，脾忧愁不解则伤意，肝悲哀动中则伤魂，肺喜乐无极则伤魄，肾盛怒不止则伤志，恐惧不解则伤精。忧愁恐惧则伤心，形寒饮冷则伤肺。悲哀太甚则胞络绝。五脏六腑皆摇。

《经》又云：尝贵后贱，虽不中邪，病从内生，名曰脱营。尝富后贫，名曰失精。暴怒伤阴，暴喜伤阳，厥逆上行，脉满去形。

赵养葵[①]曰：郁者抑而不通之义，《内经》五法，因五气所乘而致郁，非专言忧郁也。

景岳曰：凡人血气一有不调而致病，皆得谓之郁，亦无非五气所化耳。如木应肝胆，主风邪，郁则滞抑，故宜达。或表或里，但使经络通行，则木郁自达矣。火应心与小肠，主热邪，郁则陷伏，故宜发。或虚或实，但使气得升扬，则火郁自发矣。土应脾胃，主湿邪，郁则壅瘀，故宜夺。或上或下，但使浊秽得净，而土郁自夺矣。金应肺与大肠，主燥邪，郁则秘塞，故宜泄。或清或浊，但使气液得行，而金郁自泄矣。水应肾与膀胱，主寒邪，郁则凝溢，故宜折。或阴或阳，但使精从气化，而水郁自折矣。虽然，五法之中，各有圆通之妙，如木郁之治宜于达，若气陷，则发即达也，气壅，则夺即达也，气秘，则泄即达也，气乱，则折即达也。又火郁之治，宜于发，若元阳抑，则以达为发，脏腑结，则以夺为发，肤窍闭，则以泄为发，津液不化，则以折为发。至于夺者，挽回之谓，大实非大攻不足以荡邪，大虚亦非大补不足以夺命，是攻补皆夺也。折者，折中之谓，火实则阳亢阴虚，火虚则气不化水，是制水益火皆折也。

①赵养葵：即赵献可，字养葵，明代医学家。浙江省宁波人。《医贯》一书为他的代表作。

石顽[1]曰：丹溪制六郁之论，立越鞠丸以治郁，谓气郁则湿滞而成热，热郁则痰滞而血不行，食不化，六者相因为病。此说与《内经》之旨未合。盖东方生木，生生之气，火气即附于木中，故木郁则火郁，土郁，而金亦郁，水亦郁，五行相因，自然之理也。治木郁而诸郁皆开矣。逍遥散是也，甚者加左金丸。

郁有六气之郁，风寒暑湿燥火是也；有七情之郁，喜怒忧思悲恐惊是也；有人事失养之郁，气血痰食是也。当分治之。

论六气之郁

风郁之症，由皮毛而入。《经》云：贼风邪气，乘虚伤人，浅者止犯皮毛，深者遍传经络。其症鼻塞身重，或头痛寒热，咳嗽痰喘，失治则风郁。藏于皮肤之间，内不得通，外不得泄，善行而数变，腠理开则洒然寒，闭则热而闷，寒则衰饮食，热则消肌肉。且内舍于肺，则发咳上气。传之肝，则厥，胁痛，出食。传之脾，腹中热，烦心出黄。传之肾，为疝瘕，少腹冤热而痛。传之心，筋脉相引为瘈。其入深者，内搏于骨为痹，搏于筋为挛，搏于脉中，血闭不通为痈，搏于皮肤，卫气不行为不仁。治宜六安煎及参苏饮。若化热，局方羌活散。冬月，桂枝汤酌用。此治风郁之法也。

寒郁之症，有由外而入者，有由饮食而致者，有由内而成者，宜分治之。其由外入者，风寒之感也。初起发热恶寒，失治则外寒郁而伤形。轻者头痛身重，呕恶胀滞，筋骨痠疼，治宜香苏散、神术散、五积散等主之。重者或传经化火，或直中三阴。症状治方，具详后卷伤寒门中。其由饮食致者，生冷之伤也。初起吞酸嗳腐，失治则内寒郁而伤脾，为霍乱转筋，为泄痢，为久疟，为痞积，为厥脱。治宜温胃饮、理中汤、四逆汤加肉桂、木香之类。其由内而成者，或劳欲火竭，或禀赋阳虚，此根本之亏也。初起时眩晕倦怠，畏冷恶风，失治则虚寒郁而气血日损，为厥逆不食，气喘阳痿，脉沉濡，五更泄泻。治宜八味丸、理阴煎、理中汤、右归饮、大补元煎之属，此寒郁之治也。

暑郁之症，由口鼻而入，轻者为伤暑，重者为闭暑[2]。其烦热口渴面垢，小水不利，脉虚自汗，失治则暑郁。入心肺，为烦闷昏晕，为喘为痿；入脾胃，为泄痢，为久疟。治宜四味香薷饮，合四苓、益元散、生脉散之类，甚则人参白虎汤。暑邪弥漫三焦者，杏翘清肺饮、至宝丹。若兼风袭者，六和汤加羌活、紫苏。因贪凉及生冷受寒者，非暑病也，藿香正气散及温胃、理中等酌用，此暑郁之治也。

湿郁之症，身半以下受者居多。雨露之湿本于天，泥潮之湿本于地，酒浆水果汗液之湿本于人。初起在肌表，但发热恶寒，自汗身重，脉滑舌腻，失治则湿郁。入经络，为痹为痿，为筋骨四肢痠痛，腰痛不能转侧；入肌肉，为麻木，为胕肿脚气，为黄疸；入脏腑，为呕恶咳嗽，为胀满，为溺涩黄赤，为濡泻腹痛，

①石顽：即张璐，字路玉，号石顽，又号玉父。清代医学家。

②闭暑：程国彭在《医学心悟·伤暑》中云："闭暑者，内伏暑气，而外为风寒闭之也。"

水肿癞疝。治法宜分寒热，治湿热，宜清宜利，热去湿亦去也。用四苓、益元、大小分清饮等加芩连之属。治寒湿，宜燥宜温，非温不能燥也。用神术汤、胃苓汤、平胃散、羌活胜湿汤加姜桂之属。此湿郁之治也。

燥郁之症，由时令亦由内涸。有脏腑之燥，有血脉之燥。其症咽鼻生干，烦渴咳逆，溺少便难，手足痿弱，失治则燥郁。在肺，为咽痛，为干咳，吐血稠痰，为胸痹；在肝，为胁痛气逆，目干不明；在肠胃，为噎膈、三消、便秘、便血、腹痛；在肾，为消渴；在血脉，为风生抽掣。《易》曰："燥万物者莫熯乎火。"[①] 非清火不能去燥。治用润燥汤、麦门冬汤、润肠丸、生地黄煎，火甚石膏、大黄酌用。血虚者，甘露饮、地黄丸，加当归、苁蓉、麻仁、蒌仁、牛乳、蜂蜜之类。此燥郁之治也。

火郁之症，有贼火，有子火，贼可驱而不可留，子可养而不可害。贼火由六气饮食、暖坑窑灶而得，郁之则薰灼脏腑，烦渴肌消，必至阴涸而后已。子火即命门之真阳，生生之橐籥[②]，郁之则元阳不升，谷食不化，水火不相为用，为不食，为肾泻，为水肿阴结，虚寒症百出矣。治法宜用表、清、攻三法以驱贼，如升阳散火汤、白虎汤、黄连解毒汤、承气汤等是也。用温补法以养子，如八味丸、右归饮等是也。此火郁之治也。

论七情之郁

喜郁之症，志得意满之病也。《经》云：喜则气和志达，营卫通利，故气缓。何病之有，然或在君父尊长之前，同人失意之际，遇喜不便形容，如谢安之对奕报捷，故示从容，旋折屐齿之类，皆喜郁也。喜而郁，则神散而不藏，其发也狂，为喜笑不休，口流涎，目黄，皮革焦，毛悴色夭，治宜天王补心丹。若心热多笑，黄连解毒汤加半夏、姜汁、竹沥，且以恐胜之。此喜郁之治也。

怒郁之症，《经》云：血有余则怒。怒则气逆，甚则呕血及飧泄。怒而郁，则气逆上而不下，即伤肝。其症胁胀疼痛，头疼，目不明，昏冒厥逆，妇女经闭乳疾，治用越鞠丸、四磨饮、化肝煎、柴胡疏肝散之类；生痰者，二陈汤。然久郁忿忿不解，必大伤其阴，而成劳损噎膈痞结诸症，宜逍遥散、归脾汤等以调养之。更用访胜寻乐之事以散其闷，或以悲胜之。血逆者，通瘀煎、人参清肺散酌用。此怒郁之治也。

忧郁之症，全属大虚，多因衣食之累，利害之牵，及悲忧惊恐所致。盖悲则气消，忧则气沉，必伤脾肺，惊则气乱，恐则气下，必伤肝肾。忧至于郁，此其戚戚悠悠，精气消索，已非一日。《经》云：忧愁者，气闭塞而不行。将见噎膈、劳损、便血、疮疡，虚症滋起。古人琴书以消忧，出游以写[③]忧，皆良法也。治

①燥万物者莫熯乎火：见《周易·说卦第九》。燥万物：使万物干燥。熯（hàn 焊）：以火烘干。

②橐籥：古时用以鼓风吹火的工具。

③写：通"泻"。

宜培养真元，用七福饮、四君、异功、六君、大补元煎等治之。此忧郁之治也。

思郁之症，惟旷女嫠妇[①]，及萤窗困厄，积疑任怨者有之。《经》云：思则心有所存，神有所归，正气留而不行，故气结而伤于脾。郁之久，则上连肺胃而为喘咳，为失血，为噎膈呕吐；下连肝肾，为带浊、崩淋、不月，为劳损。初病者宜顺宜开，久病而损及中气者，宜修宜补。然以情病者，非情不解，即以怒胜思、亦暂时之计耳。俗谚云：心病还须心药医，可谓一语破的。治用逍遥散、二陈汤、六君、七福之属酌用，此思郁之治也。

悲郁之症，《经》云：心气虚则悲，悲则气消。悲而郁，则心系急，肺布叶举，而上焦不通，营卫不散，热气在中，故气消。其症则心下崩，数溲血，悲痛苦恼者，心神烦热躁乱而非清净也。悲哭而五液[②]俱出者，火热亢极而反兼水化制之也。甘麦大枣汤主之。大约悲因于有所失，唯用亡羊补牢之计，使其失不足惜，则前事自忘而悲可愈。治法润肺中兼顺其气。此悲郁之治也。

恐郁之症，《经》云：肝气虚则恐。精气并于肾则恐。心怵惕思虑则伤神，神伤则恐惧自失。胆病者，心下憺憺，若人将捕之。此症本无所惊，心自动而不宁，自由元虚阴弱，心神不足而然。失治而郁，则精却，上焦闭，下焦胀，故气不行。治法：若肾伤者，宜补精髓，六味丸加枸杞、远志；若肝虚者，宜养阴血，六味丸加枣仁、龙齿；治阳明者，壮其气，四君子加木香；治心包者，镇其神，七福饮、秘旨安神丸加朱砂、琥珀、犀角；胆虚者，补胆防风汤；劳心过度，梦寐不安者，一味鹿角胶，酒溶多服。此恐郁之治也。

惊郁之症，《经》云：惊则气乱，心无所倚，神无所归，虑无所定，故气乱。恶人与火，闻木音则惕然。失治而郁，则生火生涎，涎与气搏，变生诸症。或短气自汗，异梦惊魇；或怔忡心悸，癫痫神呆，妄言妄见。大抵惊症本因内气先虚，猝闻异响，见异物，及遇险临危而惊其肝胆，则神魂失守。且惊则神出于舍而舍空，痰饮乘虚袭入，其神不得归。又肝藏魂，肝虚遇惊，则风气水饮乘虚袭入，其魂飞扬若离体状。治法：用温胆汤加炒枣仁，送下远志丸；或平补镇心丹、秘旨安神丸俱可。若气郁生痰而惊悸者，四七汤加茯神、远志、石菖蒲。至神魂不归，魂梦飞扬者，此木盛生风，木槁生火，不可概作心血虚治，先用独活汤数剂，后用珍珠母丸神效。此惊郁之治也。

论人事失养之郁

气不可以郁也。《经》云：人本于阴阳，九窍五脏十二节，皆通于天气，此寿命之本也。故肺气通于鼻，心气通于舌，肝气通于目，脾气通于口，肾气通于耳。卫气之行，一日一夜，五十周于身，昼行于阳二十五周，夜行于阴二十五周，是以平旦阴尽，阳气出于目，目张则气上行于头。正以气之为用，无所不

①旷女嫠妇：旷女：成年而无夫之女子。嫠妇：无夫之女子。

②五液：指汗、涕、泪、涎、唾五种分泌物。出自《素问·宣明五气篇》。

至，一有不调则气郁矣。郁则内闭九窍，外壅肌肉，在外有六气之侵，在内有九气[①]之乱，而凡病之为虚为实、为热为寒，其变态莫可名状，治此者惟有调之一法。然自河间相传，咸谓木香、槟榔可以调气，陋矣！夫调者，调其不调之谓也。如邪气在表，散即调也；邪气在里，行即调也；实邪壅滞，泻即调也；虚羸困惫，补即调也。此外如按摩针熨，可以调经络之气；胜忧胜怒，可以调情志之气；谷食果畜，可以调化育之气。凡一切温清升降润燥缓峻之治，莫非调之之法，不独越鞠丸、逍遥散、神佑、承气诸方，为能治气之郁也。此气郁之治也。

血亦不可郁也。《经》云：营卫者，精气也。血者，神气也。精藏于肾，所蕴无多，血富于冲，所至皆是。盖其生化于脾，总统于心，藏受于肝，宣布于肺，施泄于肾，灌溉一身，无所不及。凡为七窍之灵，四肢之用，筋骨之和柔，肌肉之丰盛，以至滋脏腑，安神魂，润颜色，充营卫，津液得以通行，二阴得以调畅，皆血之用也。然血属阴，气属阳，阴静阳动，故血每随气而流行，一失其和，则血郁矣。凝于肤者为痹，凝于脉者为泣[②]，凝于足者为厥。壅瘀于经络，则发为痈疽；脓血郁结于肠脏，则留为血块、血癥。或乘风热则为癍、为疹，或滞阴寒则为痛、为痹，亦有留滞中焦，痛闷不散，吐出紫黑成块者。此其间宜散宜利，宜温宜通，宜消宜攻，宜和宜养，全在临症施行。俾血脉和则精神乃居。此血郁之治也。

痰郁之症，有风痰，有寒痰，有热痰，有燥痰，有湿痰，有老痰，有食积痰，皆能为郁。其症咳嗽食减面黄，目下胞黑，甚者为支饮，为流注，为瘫痪，为中风，昏冒厥逆，为妄见鬼神。治法：风寒者散之，热者清之，燥者润之，湿者辛以开之。老痰食痰，非攻不去，饮成窠囊，非苍术不能倾；痰在皮里膜外，非白芥、竹沥不能达。此痰郁之治也。

食郁之症，其初不过停留，可消可化，迨郁之久，则成积矣。有食则恶食，嗳满痞塞，便秘不通，一经血裹，则为癥结、为九虫[③]、为食痫[④]、为瘦削成痨，宜用治积之法，以所恶者攻之，以所喜者诱之。如神曲、麦芽，治面食酒积者也；楂炭、乌梅、皮硝、五谷虫，治肉积者也；谷芽、陈皮、莱菔子，治米食者也；肉桂、木香，治水果者也；枳实、厚朴、槟榔、大黄，治坚硬之物者也；附、桂、干姜，治菌菇之寒毒者也；蒜头、萝卜，治熏烧之火毒者也；苍术、半夏，治水湿之成饮者也；芦荟、芜荑，治食滞之成虫者也，去其积而郁开矣。此食郁之治也。

笔花氏曰：郁之为义，有否象焉，有畜象焉。凡天之六气，人之七情，感之者，一失其畅顺之机，即病而为郁。前明刘基谓：蓄极者泄，閟极者达，热极则

---

①九气：指怒、喜、悲、恐、寒、暑、惊、劳、思等九种引起气机紊乱的致病因素，以见《素问·举痛论》。

②泣：通“涩”。

③九虫：出自《中藏经·积聚癥瘕杂虫第十八》。九虫为伏、蛔、白、肉、肺、胃、赤、弱、蛲虫等。

④食痫：病名。痫症的一种，因伤食而发的痫症。

风，壅极则冬①。可见郁于中者，未有不发于外。但所发之症，全视其人气血之强弱，以为吉凶祸福之判，能胜者郁解则复，不能胜者，抱郁以终矣。大约六气之郁，外邪多实，七情之郁，内伤多虚。世之治郁者，不问何因，但以郁金、香附、乌药、枳壳之类，而曰吾开其郁，此特坐井之见耳。余思人身一小天地，通则泰，塞则否，而天地之所以致此否者，恒旸恒雨，恒燠恒寒，咎徵②之来，已非一致，人之郁，亦犹是也。故曰：郁者，万病之源也。《易》曰："小人道长，君子道消。"③ 内阴将盛之候也。因属于阴以为卷首。

诸郁汤头

越鞠丸须香附芎，苍术山栀神曲从。

逍遥散用柴归芍，苓术陈甘煨姜薄。有方去姜加山栀。

左金丸治肝经热，黄连吴茱共为末。

六安煎用夏甘苓，白芥陈皮共杏仁。

参苏饮用木香葛，前夏苓陈甘枳桔。

局方羌活散，麻防细蔓菁，前胡芎枳菊，苓草石膏苓。

桂枝汤治太阳风，芍药桂甘姜枣同。

香苏散，用苏叶，香附甘陈姜枣啜。

神术汤用苍术，防风甘草加葱白。

五积参苓夏，陈甘枳朴苍，麻黄归芍桂，芎芷桔干姜。

温胃饮用参术陈，扁豆干姜归草能。

理中汤用术参姜，炙草还加制附刚。

四逆汤，须冷服，附子干姜甘草足。

六味地黄汤，山山熟地黄，丹苓兼泽泻，八味附桂相。

理阴煎用炙草归，熟地干姜附肉桂。

右归熟地萸杞好，附桂杜仲山药草，气虚参术干姜找。

大补元煎参熟山，萸杞当归杜仲甘。

四味香薷用扁豆，厚朴香薷甘草凑。

四苓散用猪赤苓，泻术加桂即五苓。

益元散用朱甘滑，除却朱砂名六一。

生脉散治热伤气，人参麦冬北五味。

人参白虎汤，知石糯甘相。

杏翘清肺饮，通草贝蒌薷，豉滑栀丝竹，玄荷蔻苡芦。

至宝丹用牛黄，犀角朱砂安息香，玳瑁琥珀金银箔，龙脑雄黄共麝香。

---

①见《诚意伯文集·郁离子·天道》。原文："蓄极则泄，閟极则达，热极则风，壅极则通。"閟（bì秘）：闭门。冬：误。

②咎徵：灾祸的徵兆。咎：灾祸；徵：徵兆，迹象。

③"小人道长，君子道消。"：见《周易·上经泰传第二》："内阴而外阳，内柔而外刚，内小人而外君子，小人道长，君子道消也。"

藿香正气芷腹苓，半朴苍苏桔草陈。

大分清饮二苓通，车泽山栀枳壳从。

小分清饮用二苓，枳朴泽泻并苡仁。

胃苓汤，用五苓，再加平胃合而成。

平胃散，制苍术，炙草陈皮同厚朴。

羌活胜湿汤防风，羌独藁本蔓草芎。

润燥汤，用通幽，桃红生熟地黄俦，升麻归草磨槟汁，麻仁合共大黄投。本方去麻仁、大黄名通幽汤。

麦门冬汤桑根皮，紫菀桔梗生地宜，五味竹茹姜甘草，酌加半夏麻黄齐。石顽曰：大病后余邪酿火，蕴肺咳血，非麻黄不能开；痰凝气结，非半夏不能祛。此二味究宜慎之。

润肠丸用麻仁桃，羌归大黄皂秦艽。

生地黄煎鲜地骨，知母葳蕤萎根茯，生地麦冬生姜汁，石膏白蜜加竹沥。

甘露须天麦，生熟地黄芩，枳甘枇杷叶、石斛共茵陈。

地黄丸一名六味丸，即，前六味地黄汤。

升阳散火汤，升葛羌独防，人参柴芍药，生炙草加姜。

黄连解毒汤，芩柏山栀相。

大承气汤用芒硝，枳实大黄厚朴饶去芒硝即小承气。

天王补心丹，参苓味远玄，枣仁天麦梗，柏子地归丹。

四磨饮[①]，用沉香，乌药枳实与槟榔。

化肝煎用青陈芍，丹栀泽贝加白芥。

柴胡疏肝香附芎，枳壳陈甘赤芍从。

二陈汤半陈，甘草与茯苓。

归脾汤用四君远，芪归木香枣仁眼。

通瘀煎泻香附查，乌青归尾木红花。

人参清肺桑白皮，杏仁阿胶粟壳随，炙甘知母乌梅肉，一枣还须地骨皮。

七福饮用枣仁归，远志参甘地术为。

四君子汤中和义，参术茯苓甘草比，益以夏陈名六君，祛痰补气阳虚饵，除却半夏名异功，或加香砂胃寒使。

甘麦大枣治悲哀，甘草小麦大枣煨。

秘旨安神参枣仁，半夏当归芍茯神，橘红炙草五味子，生姜汤下镇神魂。

补胆防风参姜枣，细独前芎茯神草。

温胆汤，用二陈，枳实竹茹红枣并。

远志丸用茯神苓，菖蒲龙齿朱砂参。

平补镇心丹，苓神熟麦天，山参龙齿远，朱枣味车前。

四七汤中有茯神，远志菖蒲配二陈。

---

①四磨饮：《删补名医方论》为“人参、槟榔、沉香，乌药。”《景岳全书·古方八阵》与本方同。

独活汤，用羌活，柴胡细辛姜草合，参苓半夏共沙参，五味枣仁乌梅肉。

珍珠母即石决明，龙齿沉香柏子仁，参苓枣仁兼熟地，朱砂犀角与归身。

神祐丸攻积，牵牛与大黄，青陈芫戟遂，轻粉共槟香。

诸　疟

附三阴疟论治

《经》云：夏伤于暑，秋必痎疟。夏暑汗不出者，秋成风疟。又曰：疟之始发也，阳气并于阴，此时阳虚而阴盛，故先寒，迨阴气逆极，则复出之阳，阳与阴复并于外，则阴虚而阳实，故复热而渴。夫并于阴则阴胜，并于阳则阳胜。阴胜则寒，阳胜则热。工不能治其已发，为其气逆也。其日作者，邪气与卫气并居，卫气昼行于阳，夜行于阴，邪气得阳则外出，得阴则内薄，内外相薄，是以日作。其间日作者，邪气内薄于脏，横连募原，其道远，其气深，其行迟，不能与卫气俱行而出，故间日乃作。其间数日发者，阴气多而阳气少，则其发日远，阳气多而阴气少，则其发日近。胜复之气，会遇之时，有多少也。其作日有晏与早者，邪气客于风府，循膂而下，日下一节，故作也晏；久则其气上行，气日益高，故作日益早。

又曰：先寒而后热者曰寒疟。先热而后寒者，此先伤风而后伤寒，曰温疟。其但热而不寒者，此阴气先绝，阳气独发，少气烦冤，手足热而欲呕，曰瘅疟。

《金匮》云：瘅疟者，肺素有热，气盛于身，消烁肌肉，可用白虎意[①]。温疟者，脉如平人，多热少寒，骨节疼，时呕，白虎加桂枝主之。牝疟者，多寒无热，此邪伏于肾，气不外行，蜀漆散主之。疟病发渴者，小柴胡去半夏，加瓜蒌、石膏。若寒多热微，或但寒不热，柴胡桂姜汤一剂如神。

《机要》[②] 曰：疟有中三阳者，各显三阳经症，在太阳则汗之。加味香苏散等。在阳明则清之下之。白虎汤、承气汤等。在少阳则和之。小柴胡汤及景岳诸柴胡饮。在阴经则不分三阴，总谓之湿疟，当从太阴经治。胃苓汤加羌活柴苏。伤之浅者，在处暑前；重者，在处暑后[③]。

张玉父谓，牝疟邪伏于肾，湿疟邪伏太阴，皆但寒不热，湿则身重骨疼，胀满善呕，并宜柴胡桂姜汤。食疟则中脘生痰，外乘于风，必胀满少食作呕，宜柴陈煎加枳壳、草果。

陈无择谓，疟有外因，风寒暑湿成之；有内因，则心肝脾肺肾一有不和，则痰饮郁结，皆能为疟；有不内外因，如胃疟饥饱失度，劳疟经年不瘥，微劳不任是也，当各随症治之。

薛氏曰：日久虚疟，微热而无寒者，胃气虚也，四君子加升麻、当归。若中

①白虎意：白虎汤加减之意。

②《机要》：即《活法机要》，撰人不详。原题为元·朱震亨撰。

③此段见《活法机要·疟症》。楷体文字，原文作双行小字，为本书作者按语，非《机要》中文。

气下陷，补中益气加茯苓、半夏。景岳曰：若阴虚血液不充而邪不解者，病在肝肾，宜补阴益气煎，而惟休疟饮尤妙，何人饮亦佳。疟势正炽，一二发间，不可遽截。胃弱者，勿用寒凉止截。截疟之法，小柴胡汤加常山二钱，截疟如神。血气虚者，用何人饮、休疟饮止之。气血强壮者，方可用常山饮。若胃有伏痰郁结，草果饮。

疟母系顽痰挟血食入络，而结为癥瘕，宜通其络，鳖甲煎丸，或小柴胡加鳖甲、蓬术、桃仁，俱用醋制。虚人疟母，必用补益中加鳖甲。

笔花氏曰：疟为阴，暑为阳，《内经》夏暑秋疟之说，岂有伏热而反化寒之理？皆因暑月贪凉，暑邪为风寒所袭，至秋月暑退凉生，伏气内动，其受病浅者疟亦轻，受病深者疟亦重。且邪伏何轻，即现本经之症。治法宜依伤寒六经之法调治，方为对症，非独少阳一经，用小柴胡而已也。疟发既多，汗出自透。伏邪亦必渐清，而正气为疟所扰，必无不虚，故一见唇舌淡白，即宜用六君子以养正，加归、芍、首乌、炙甲以和阴，则疟止而正自复矣。其气陷者，补中益气升提之，乌梅、生鳖甲以截之，此不易之法也。如实有大寒则加桂、附，有伏火则加芩、连，又在临机观变，不能执一。若邪未透而遽截之，邪既清而过表之，势必变剧，二者均所宜慎也。

疟症汤头

蜀漆散即常山苗，云母龙骨浆水调。

小柴胡汤赤芍芩，枣姜甘草夏人参。

柴胡桂姜汤，此治牝疟方，桂枝蒌根牡，芩芍草干姜。

加味香苏香附防，荆秦陈草蔓芎姜。

正柴胡饮防风陈，芍药姜甘六味平。

一柴胡饮陈生地，黄芩芍药甘草记。

二柴胡饮夏细辛，陈朴生姜甘草增。

三柴胡饮用柴陈，芍药归甘生姜成。

四柴胡饮用参归，柴胡生姜甘草为。

柴陈煎治伤寒嗽，姜甘苓夏消痰奏。

补中益气芪术陈，参草升麻当归身。

补阴益气参地山，升柴陈归生姜甘。

休疟饮用人参术，当归首乌甘草得。

何人饮，用陈归，首乌人参生姜煨。

常山饮，兼草果，山甲槟梅甘知母。

草果饮须芎白芷，青陈苏叶草良姜。

鳖甲煎丸参干姜，䗪虫鼠妇共蜣螂，桂枝柴芍黄芩夏，乌扇[1]丹桃朴大黄、葶苈阿胶硝石韦，紫葳瞿麦又蜂房。

白虎汤治阳明热，知母石膏糯甘得。

---

①乌扇：即射干。

小承气汤无芒硝，枳实大黄厚朴饶。

胃苓汤，用五苓，再加平胃合而成。

四君子汤中和义，参术茯苓甘草比。

附：三阴疟论治

三阴疟者三日一发，丹溪名为痎疟。发于子午卯酉日者，少阴疟也；发于寅申巳亥日者，厥阴疟也；发于辰戌丑未日者，太阴疟也。然也不可拘执。大约此症阴气多而阳气少，其发日远。《内经》云：时有间二日而发者，邪气与卫气客于六腑，而有时相失，不能相得，故休数日而作也。其初起发于夏秋者，宜用二陈去陈皮加生术、槟榔、常山逐痰为要，稍加穿山甲以透经络。若暑结营分，又当以香薷、鳖甲、苓、夏、归、甘、姜、枣祛暑，而前药无益也。若元气大虚，止用六君子加草果、乌梅，如元气下陷，而发渐晏者，用补中益气汤，大剂参术姜枣为治。石顽用人参一两，生姜一两，加桂枝少许，冬月无汗稍加麻黄，五更时服必止。甚者连进三日，无不愈者。贫家人参减半，合白术五钱代之，夜发加首乌、当归。此方不特治三日疟，即虚人久疟更效，如不愈，俟仲冬用之，加桂枝立止。

阳 属

伤 寒

《难经》曰：伤寒有五：有中风，有伤寒，有湿温，有热病，有温病。其所苦各不同。

按此则上古之世，一切风湿温热，皆归于伤寒，自仲景著《伤寒》之论，分而析之，而诸症始不得混于正伤寒之列矣。厥功伟矣哉！

伤寒疑似辨

正伤寒之症，冬令天气严寒，人感之而即病，其症发热恶寒，头项痛，腰脊强，身痛，但脉浮紧无汗为伤寒，脉浮缓有汗为伤风。寒用麻黄汤；风用桂枝汤，或用加味香苏散代之，随手可愈。

其有非伤寒而类伤寒者，如感邪内伏，至春而发曰温病，至夏而发曰热病。其症头痛发热与伤寒同，但不恶寒而口渴，不可发表，宜柴葛解肌汤。若头痛发热而身重，但欲眠，鼻鼾不语者，风温也，不可发汗，加减葳蕤汤主之。若发热恶寒，而脉细身重，不能转侧，头汗自出者，风湿也，不呕不渴，桂枝加附子汤主之。有因冬暖而衣被单薄受寒者，此表寒内热，冬温也，香苏散加清药主之。有夏秋暴寒感冒而头痛发热者，时行寒疫也，香苏散主之。夏月头痛发热而自汗烦渴者，伤暑也，加减香薷饮主之。有夏月头痛发热，身重腹满，谵语自汗，两胫逆冷者，湿温也，切忌发汗，宜苍术白虎汤。若不头痛发热，卒然恶寒厥冷，吐泻面青脉迟者，中寒也，姜附汤主之。其有身热面赤、项强、头摇、口噤者，痉也，加减小续命汤主之。有恶寒发热，头痛腹痛吐利者，霍乱也，藿香正气散主之。若发热脉紧，身不痛而脘闷、嗳腐吞酸者，伤食也，保和丸主之。若烦热头疼，而脉软体倦、语言懒怯者，虚烦也，补中益气汤主之。若恶寒发热，而病起自脚，两胫肿满者，脚气也，槟榔散主之。如两足忽枯细，名干脚气，四物汤加牛膝、木瓜主之。以上诸症，皆似伤寒而实非正伤寒，临症审之。

伤寒纲领

伤寒之证，不外乎传经、直中二者而已。传经者由太阳传阳明，由阳明传少阳，由少阳传太阴，由太阴传少阴，由少阴传厥阴，此循经传也。亦有越经传者，如寒邪初客太阳，有不传阳明而径传少阳者，有不传阳明经而径入阳明腑者，亦有由阳明不传少阳而径入本腑者，亦有少阳不传三阴而径入胃腑者，亦有传一、二经而止者，亦有始终只在一经者。虽所传不同，其为传经则一也。此皆由表入里，寒化为火，热邪传经之症也。直中者，不由三阳经传入，而径中三阴者也。中太阴则病浅，中少阴则病深，中厥阴则愈深矣。此寒邪直中之症也。夫传经之邪，在表为寒，在里为热。直中之邪，则但寒而无热也。且传经之症，初病必发热头痛无汗，以渐而深，愈深愈热，虽入阴经，脉必沉实，症必烦热，此宜攻里，或清或下，随宜而用。直中之症，初起本无发热头痛，但或厥冷、或呕吐、腹痛、泄利，或畏寒不渴，脉沉弱不足，此皆元阳不足，阴症也。

经腑论

经者，径也。行于皮之内，肉之中者也。腑者，器也。所以盛水谷者也。太阳之经、阳明之经，为表，少阳之经，为半表半里，是谓三阳。太阴之经、少阴之经、厥阴之经，为里，是谓三阴。三阳有经又有腑，三阴有传更有中。如有太阳之经，即有太阳之腑，膀胱是也。有阳明之经，即有阳明之腑，胃是也。有少阳之经，即有少阳之腑，胆是也。然胆为清净之腑，无出入之路，故治法如经。至三阴有传经者，由三阳而入，此热邪也。有直中者，不由阳经传入，此寒邪也。凡三阳三阴之邪，未入腑者，可汗而已。若邪初入胃腑，表里皆热，邪未结聚，热势散漫，而无胃实不大便之症，则宜用白虎汤表里和解。若邪已结聚，如太阴之大实痛，少阴之咽干口燥，下利清黄水，及心下硬，厥阴之烦满囊缩，则惟下之而已矣。盖三阳三阴之邪，一入胃腑，则无可出之路，故不能复传他经，而惟有通其大便，令邪从内出，此大小承气、调胃承气所由设也。且三阳三阴之邪，环绕胃腑，处处可入。大法若由太阳入腑，而太阳症不解，必从太阳解表为主。若由少阳入腑，而少阳症具者，仍从和解。若由阳明入腑者，用白虎汤。如邪已结聚者下之，此邪入阳明腑之治也。若太阳亦自有膀胱之腑，太阳病甚，则当遗邪于本腑，而为口渴溺赤之症，外显太阳经病，而兼有此腑症，名曰太阳传本，宜用五苓散，以桂枝解邪，以苓、泽通小便而愈。此太阳之邪自传本腑也。唯少阳之腑则不传。

论伤寒脉

仲景曰：尺寸俱浮者，太阳受病也，当一二日发。尺寸俱长者，阳明受病也，当二三日发。尺寸俱弦者，少阳受病也，当三四日发。此三阳皆受病，未入于腑者，可汗而已。尺寸俱沉细者，太阴受病也，当四五日发。尺寸俱沉者，少阴受病也，当五六日发。尺寸俱微缓者，厥阴受病也，当六七日发。此三阴俱受病，已入于腑者，可下而已。仲景曰：伤寒一日，太阳受之。脉若静者为不传，颇欲吐，若烦躁，脉数急者，为传也。伤寒六七日，无大热，其人烦躁者，此为阳去入阴故也。伤寒二三日，阳明少阳症不见者，为不传也。伤寒三日，三阳当尽，三阴当受邪，其人反能食而不呕，此为三阴不受邪也。

传经辨

伤寒传经，不可以日数拘，亦不可以次序拘，如《内经》言一日太阳、二日阳明、三日少阳、四日太阴、五日少阴、六日厥阴之说，盖言传经之大概，非谓凡患伤寒者必如此也。夫寒邪中人，本无定体。陶节庵[①]云：风寒之初中人也无常，或入于阴，或入于阳，非必始太阳，终厥阴也。或自太阳始，日传一经，六日至厥阴，邪气衰，不传而愈者，亦有不罢再传者，或有间经而传者，亦有传至二三经而止者，或有终始只在一经者，或有自少阳、阳明而入者，或有初入太阳不作郁热，便入少阴而成阴症者。所以治伤寒，不可拘泥。但见太阳症，便治太阳，见少阴症，便治少阴，依类而推，此活法也。仲景曰：日数虽多，但见表症而脉浮紧者，犹宜汗之；日数虽少，但见里症而脉沉实者，犹宜下之。诚为不易之论。

合病并病论数经并见为合病，数经递见，以次相弃为并病。

传经有幻境，或两经同病，或三经同病，名为合病。若一经病未已，复连及一经，名为并病。有合于阳者，即有合于阴者。有并于阳者，即有并于阴者。仲景谓三阳合病，闭目则汗，面垢谵语遗尿，治宜白虎汤。此外合三阳之经，内合阳明之腑，故用辛凉和解之。大约治法，不论三阳三阴，凡两经合病，则用两经药同治之。三经合病，则用三经药同治之。若一经病未瘥，复并一经，则相其先后轻重缓急而药之，斯无弊耳。景岳曰：三阳若与三阴合病，即是两感。所以三阴无合并病也。

两感论

伤寒两感者，表里双传也。一日太阳与少阴同病，二日阳明与太阴同病，三日少阳与厥阴同病是也。太阳症本发热、头痛、恶寒，若兼少阴，则又咽干口燥矣，五苓散主之。渴加知、柏，头痛加羌、防。阳明症本身热、目痛、鼻干、不眠，若兼太阴，则又腹满不欲食而自利矣，大柴胡汤主之。少阳症本耳聋、胁痛、寒热往来而呕，若兼厥阴，则又烦满囊缩而厥，水浆不入矣，大承气汤加川芎、柴胡主之。凡两感者，表里俱传，为祸最速。或三日、六日，营卫不行，脏腑不通，昏不知人，乃死。此症无一定之方治，不过邪在表者，解于外，邪在里者，清于中。古人用大羌活汤。若邪自外入而外甚于里者，必以外为主，先用葛根、麻黄解表，后用调胃承气汤攻里。若邪因虚袭而元气不支者，速宜专顾根本，先用四逆汤救里，后以桂枝解表，但使元阳不败，则强敌亦将自解。又仲景谓：少阴症反发热，用麻黄附子细辛汤者，此论直中之两感也。传经两感，以解表为主，而清里佐之；直中两感，以温中为主，而发表次之。此治两感之大法也。

---

①陶节庵：即陶华，字尚文，节庵为其号。明医家。浙江省余杭人。著有《伤寒六书》等。

阴症有三说

有传经之阴症，阴中之热症也；有直中之阴症，阴中之寒症也；有房室之阴症，阴中之虚症也。既犯房劳而得热症，则灼热极甚；犯房劳而得寒症，则阴寒极甚。热之甚，清剂宜轻；寒之甚，温剂宜重。

三阴症亦用表法论

《伤寒论》曰：太阴病脉浮者可发汗，宜桂枝汤。此论太阳伤风，为医误下而传太阴者也。太阴脉当沉，今反浮，是症在太阴，脉在太阳，则太阳之邪未尽入于阴，而太阴之邪，大有还阳向汗之势，故用桂枝汤以彻其表，令其从太阳来者，仍从太阳出也。推而论之，若伤寒太阴症而得太阳脉，可用麻黄，仲景麻黄石膏汤之意也。得阳明脉可用葛根，仲景葛根芩连汤之意也。得少阳脉可用柴胡，是以大柴胡汤为少阳传太阴之方也。然必腹中实痛，始用大黄下之，否则本方加芍药以和之而已。太阴如此，少阴厥阴，何独不然。大抵治伤寒，急以解表而缓于攻里，非惟三阳务表，即三阴未结之邪，犹冀其还阳而走表，必俟邪气结实，乃用承气汤下之。

伤寒表里寒热辨

要之阳邪在表则表热，阴邪在表则表寒，阳邪在里则里热，阴邪在里则里寒，邪在半表半里之间而无定处，则往来寒热。且邪在表，则心腹不满，能食而不烦呕；邪在里，则心腹胀痛而烦呕。

笔花伤寒三法歌曰：可汗头身痛，肢项腰脊强，恶寒无汗热，浮紧脉堪将。不可汗脉弱沉迟，咽闭咽干下利俱，亡血衄淋诸动气，阳虚痞悸厥非宜。可吐邪依上膈留，懊烦胸痛唾涎稠。莫吐脉虚兼厥逆，更防寒饮发干呕。可下邪传胃腑深，腹疼脉实热潮蒸，汗多谵语绕脐硬，利水色青心下疼。热结膀胱兼蓄血，如狂便黑结胸成。不可下因表有邪，脉浮大弱喘虚家，溺清咽闭诸动气，胀减阳明面赤偕，便鞕[①]后溏不潮热，心胸鞕满滑胎遮，呕多忌食寒犹恶，烦躁阴虚下便差。

太阳经症

太阳经病，头痛发热，项脊强，身体痛，鼻鸣干呕，恶风自汗，脉浮缓者，名曰中风，宜解肌，桂枝汤主之。若前症悉具，而恶寒无汗，脉浮紧，或喘嗽者，名曰伤寒，宜发表，麻黄汤主之。有汗不得服麻黄，无汗不得服桂枝。普明子[②]并以加味香苏散代之。

太阳之头痛，头脑痛而连项脊，与阳明症之头额痛而连面目，少阳症之耳前

①鞕：同“硬”，下同。

②普明子：即程国彭，字钟龄，号恒阳子，清医家。法号普明子。著有《医学心悟》。

后痛而上连头角不同也。太阳之项脊强，强在项后，与结胸症之强在项前不同也。此症或有脉伏者，由寒气闭塞，外显太阳症而脉伏，实将汗之机也。

阳明经症

阳明经病，目痛鼻干，唇焦漱水不欲咽，脉长，此阳明本经症，其去太阳不远，亦有头痛发热，宜用葛根汤解肌，不可误认为阳明腑病，而用清凉攻下之法。

漱水不欲咽者，其本腑无热，是表病而里和也。

少阳经症

少阳经病，目眩口苦、耳聋、胸满、胁痛、寒热往来、呕吐、头汗、盗汗，舌滑脉弦，此少阳经受病，宜用小柴胡汤和解之。仲景曰：少阳症，但见一二症即是，不必悉具。此经有三禁，吐、汗、下是也。然少阳有兼表兼里者，务在随时变通，不得以三禁之说而拘泥也。

胸满者，胸半以上，乃清阳之分，正在半表半里，邪至此，将入里而未深入于里，故胸满而腹未满，是邪气而非有物也。寒热往来者，人身外阳内阴，胆经正阴阳交界之所，邪传至此，阴阳相争也。呕吐者，邪将入里，里气上冲，邪正分争，故呕吐，此邪气入阴之机也。若三阴不受邪，反能食而不呕。舌苔滑者，舌司寒热之变，在表则津液如常，在里则苔燥黄黑，今尚有津液，但不如常，是邪将入腑而未深入也。太阳脉浮，阳明脉长，少阳脉弦，此三阳诊候之法也。

此症三阳既尽，邪未入于阴者，故可汗而已。

太阴经症

太阴经病，有三法焉。有传经之热邪，有直中之寒邪，有误下内陷之邪。如《经》所谓腹满嗌干者，此传经之热邪也。宜用小柴胡汤去人参加芍药以和之，不已则下之。又《经》所谓腹满而吐，食不下，自利益甚，时腹自痛者，此直中之寒邪也，宜理中汤以温之。又《经》所谓太阳症，医反下之，因而腹满时痛者，此误下内陷之邪也，当用桂枝汤加芍药。大实痛者，桂枝汤加大黄。今先举热邪传入太阴经者言之：其症腹满痛，嗌干，脉沉实，大柴胡汤主之。若自下利，去大黄加黄连以清之。

腹满痛者，少阳之邪传入，肝木乘脾也。但其症必嗌干口燥。若误下内陷，无嗌干之症。直中腹痛，骤至而脉细气冷，自下利者，热灼肠胃，故下利肠垢。

少阴经症

少阴经病，有传，有中。今先举传经者，其症口燥咽干而渴，或咽痛，或下利清水，色纯青，心下硬，或下利肠垢，目不明，大、小承气汤并主之。咽痛甚，合甘桔汤。

口燥咽干而渴者，邪烁肾水，故干燥异常，须即下之，以救肾家将涸之水。

下利清水者，结粪在内，从旁流出，按其腹必硬痛，宜急下之。

厥阴经症

厥阴经病，亦有传，有中。今先举传经者言之，其症少腹满，舌跷囊缩，烦躁厥逆，消渴，大承气汤主之。

少腹满者，乃浊阴凝聚，实为有物也，宜急下之。舌跷囊缩者，肝主筋，津枯不能荣养。此症舌必焦。厥逆者，热深厥亦深，与直中之初时即厥不同也。消渴者，饮水多而小便少，不知消归何有？若神昏不知渴者更危。

太阳腑症

太阳腑者，足太阳膀胱也。太阳有经有腑。邪在于经，则头痛发热；邪在于腑，则口渴溺赤。外显太阳经病，而兼口渴溺赤者，此溺涩不通，乃太阳腑病，与他脏无涉也，五苓散主之。若表症未除，可与散剂同用。

此由太阳经之邪，自传本腑也。口渴溺赤者，膀胱有水而受邪热，则溺不通，且浊水不去，津液不生，故渴。

阳明腑症

足阳明胃，有经有腑。邪在经，不过目痛、鼻干、唇焦，漱水而已。邪既入腑，则潮热，谵语，狂乱不得眠，燥渴自汗，便闭，转矢气，手足心腋有汗，诸症生焉。白虎汤、调胃承气汤并主之。但阳明腑病，有由本经而入者，有由太阳、少阳而入者，有由三阴经而入者，来路不同，见症则一。

阳明之腑，无可出之路，邪传至此，不复传矣。狂乱者，阳热亢极。发狂之甚，与下焦蓄血之如狂，劫汗亡阳之惊狂不同，宜下之。转矢气者，燥粪内结，则气常下失。仲景云：欲行大承气，先与小承气，腹中转矢气，方与大承气。

直中三阴诸症

直中者，初起不由阳经而径中三阴者也。其症腹中冷痛，呕吐清涎沫，下利清谷，但欲寐，踡卧，四肢厥冷，身痛如被杖，囊缩，舌黑而润，脉沉细无力，吐蛔，诸症作焉。中太阴，宜用理中汤；中少阴，宜用四逆汤；中厥阴，宜用白通加猪胆汁汤。大抵脏受寒侵，不温则殆，急投辛热，不可迟缓。

直中之症，寒邪未经化热，直入阴分，故与传经诸症相反，一投寒凉，立即气脱，慎之。吐蛔用理中安蛔散。

伤寒汤头

麻黄汤治太阳寒，杏仁甘草桂枝煎。

桂枝汤治太阳风，赤芍甘桂姜枣从。

加味香苏香附防，荆秦陈草蔓芎姜。

柴葛解肌汤芩丹，知贝生地赤芍甘。

加减葳蕤汤，羌葛石芎防，杏微木香草，加减审宜将。

桂枝加附子汤即桂枝汤加附子。
香苏散，用苏叶，香附甘陈姜枣啜。
加减香薷饮香薷，扁豆厚朴炙草施。
苍术白虎汤即白虎汤加苍术。
姜附汤，治中寒，熟附干姜各三钱。
加减小续命防己，参桂麻黄防附子，黄芩芍药及杏仁，甘草川芎同姜煮。
藿香正气芷腹苓，半朴苍苏桔草陈。
保和丸用曲楂苓，连翘莱菔半夏陈。
补中益气芪术陈，参草升柴当归身。
槟榔散防己，归芍秦艽膝，天麻青木香，独活桑枝矣。
四物汤治血，归芎熟地芍。
白虎汤治阳明热，知母石膏糯甘得。
大承气汤用芒硝，枳实大黄厚朴饶。
小承气汤即大承气汤去芒硝。
调胃承气汤，芒硝甘大黄。
五苓散，本四苓，猪赤泻术加桂成。
大柴胡汤治太阴，大黄枳实半芍芩。
大羌活汤方，羌活细辛防，芩连防己术，芎地母甘苍。
四逆汤治少阴寒，附子干姜与炙甘。
麻黄附子细辛汤，三味同煎加生姜。
麻黄石膏汤，炙草杏仁相。
葛根芩连汤，加入炙甘良。
葛根汤阳明，升麻赤芍荆，秦苏甘白芷，加减视寒温。
小柴胡汤赤芍芩，枣姜甘草夏人参。
理中汤用参术姜，炙草还加制附刚。加附子即名附子理中汤。
甘桔汤，甘草与桔梗。
白通加猪胆汁汤，方疗阴盛格其阳，姜附五钱配葱白，人尿胆汁共煎尝。
理中安蛔散，参苓干姜术，川椒共乌梅，足冷附子入。

伤寒兼症

伤寒兼症者，伤寒中所恒有之症。有因于误治者，有调摄失宜者，有病气相传染而变症者，按法治之而已。

咳嗽者，脉寒[①]也。止嗽散加荆、防、苏子，或二陈汤。

咽痛有表里寒热之分，邪在表，甘桔汤加薄荷、牛蒡。若少阴里症，凡传经而燥渴者，甘桔汤加黄连、元参、牛蒡。如直中而肾气虚寒，逼其无根之火上浮

①脉寒：疑为肺寒之误。

者，姜附汤加桔梗主之。汗多亡阳者补正气。

吐血者，热迫血而上行也。如失表而邪蕴于经者，加味香苏散散之。若邪入里而酝酿成热者，犀角地黄汤清之。若大便闭结，邪热上攻者，生地四物汤加大黄下之。

衄血者，寒邪将散，荣血周流，古人所谓“红汗”是也。此病当解也。若寒邪在经，头痛发热而衄者，表也，加味香苏散汗之。若邪气在里，燥渴烦心而衄者，犀角地黄汤清之。

便脓血者，热迫血而下行也。宜清之。若瘀血凝聚，少腹痛拒按，小便自利者，下之。亦有下焦虚寒，肠胃不固者，附子理中汤加归、芍。

蓄血者，瘀蓄下焦也。仲景云：太阳症不解，热结膀胱，其人如狂，血自下者愈。表邪不解者宜表，表后而少腹急结者，乃可攻之，桃核承气汤，此瘀始积，其轻者也。若表尽而里热深，乃其重者，抵当汤攻之。凡伤寒少腹胀满不痛，小便不利者，溺涩也，按之遶[①]脐硬痛，小便短涩，大便不通，燥屎也。惟按之小腹硬痛，小便自利，或大便黑色，喜怒如狂者，蓄血也。

动阴血者，传经至手足厥冷，是谓热极反厥，误投热药，迫血妄行，或从耳目，或从口鼻，一拥而出，名曰动阴血，又名下厥上竭，为难治。

鼻鼾者，鼻中发声如鼾睡也，为风热壅闭。

鼻鸣者，鼻气不清，言响如瓮中出，此属风寒壅塞，须按症治。

不能言及语言难出者，有表里之分，太阳症发汗后身热者，名曰风温，其症脉浮自汗，身重，多眠，而语言难出者，此表邪蕴其内热，葳蕤汤去麻黄加秦艽主之。又少阴症，咽中伤，生疮而不能言者，古方治以苦酒汤。宜用甘桔汤加牛蒡、薄荷、元参、白前之属以清之。复有风寒客于肺中，声哑不能言者，用半夏、生姜、荆、防等辛温以散之。更有中寒之症，口鼻气冷，口噤难言者，当用温热之剂。大抵唇焦、口舌干、口渴者，热也；唇淡、口和、气冷者，寒也。

温疟者，伤寒邪热未除，复感风邪，变为温疟，其寒热依时而作，与少阳症无定时者不同。大抵热多寒少，或先热后寒，每致神昏谵语，用小柴胡汤去半夏，加黄连、知母、贝母。

身重难转侧者，大都属寒，然亦有热者，风湿相搏，骨节烦疼，不呕不渴者，桂枝附子汤。此表寒也。少阴症腹痛，四肢沉重下利者，真武汤。此里寒也。若风温症，脉浮汗出身重者，葳蕤汤。又三阳合病，腹满、身重、谵语、遗尿者，白虎汤。又阴阳易，亦有身重少气者，附子理中汤。

发黄者，寒湿如熏黄色，暗而不明，茵陈五苓散、茵陈姜附汤。湿热则黄如橘色，染衣如檗，栀子檗皮汤、茵陈大黄汤；又有瘀血发黄，亦湿热所致。

痉者，项脊强，头动摇，口噤，背反张是也。有三阳病而发者，有因胃腑实热者，有三阴中寒而发者，有因内伤气血者。如头摇、口噤、背反者，太阳痉也，加减小续命汤。若头低视下，手足牵引者，阳明痉也，前方加升麻、葛根。

①遶：通“绕”。

若眼目斜视，手足搐搦者，少阳痉也，小柴胡汤加桂枝、钩藤。如口噤胸满，脚挛急，大便闭，必龂齿者，胃腑实热痉也，三乙承气汤下之。如发热，脉沉细，肢冷自汗者，为阴痉，风寒中脏也，附子理中汤加防风、肉桂主之。亦有内伤发痉者，肝血不足，血燥生风，目斜手搐，逍遥散加人参、桑寄生主之。若大病后、产后气血大虚者，用十全大补汤，加钩藤、寄生。如不应，急加附子。

瘢疹者，一曰伤寒，二曰温毒，三曰时气，四曰阴症。伤寒失治，热毒蕴结。发斑红赤者胃热，紫赤者热甚，紫黑者胃烂，三黄解毒汤，或犀角大青汤清之。此证脉有力者为顺，沉小者为逆。如谵语便闭，调胃承气汤下之。大抵解胃热之毒，必用黄连、大青、犀角、元参、升麻、青黛、石膏、知母、芩、柏、山栀之类。温毒发瘢者，冬令感寒，至春夏发，犀角大青汤主之。时气发瘢者，人感天时不正之气，憎寒壮热，大红点见于肤表为瘢，小红点行于皮中为疹。疹发于肺，升麻葛根汤加大力子以散之。瘢出于胃，犀角大青汤清之。更有阴症发瘢者，寒伏于下，逼其无根之火，上熏于肺，发瘢点如蚊、蚤咬痕，用调中温胃之剂，其点自退，然亦有凉滋而愈者，须审寒热治之。

结胸痞气者，《经》云：病发于阳，而反下之，因作结胸；病发于阴，而反下之，因作痞。结胸重而痞轻也。伤寒邪在三阳，下之而成结胸，其症胸腹满痛，手不可近，先用小陷胸汤，如结实难解，更用大陷胸汤攻之。若邪入三阴而未结聚，犹宜清解之。下之太早，则成痞气。其证胸前痞满，半夏泻心汤主之。又有水结胸者，水饮停蓄也，小半夏加茯苓汤。复有寒实结胸症，乃寒气结聚，误用下药而成，须用白散主之。凡一切结胸痞气，药不效者，乃浊气结聚，枳实理中丸甚效。

脏结者，病人素有宿积，连于脐旁，新邪又痛引阴筋，此邪气结实，难治也。

振战慄者，耸动为振，战摇为战，心跳为慄，虚症多有之。而邪正交争，亦发战慄，察症治之。

筋惕肉瞤者，《经》云：阳气者，精则养神，柔则养筋。今发汗多，津液枯少，阳气大虚，筋肉失养，故惕惕而跳，瞤瞤而动也。急宜温经益阳，真武汤主之。

叉手冒心者，发汗过多，心下悸，欲得按也，桂枝甘草汤。

惊悸者，心惕惕然跳动也。有气虚者，有汗下损津液者，有水气者，按症治之。

小便不利，有数种。因汗下者，津液不足也，黄疸热病者，郁热内蓄也。风湿相搏，与阳明中风，皆寒气所乘也。更有气虚者，宜详辨之。

遗溺者，伤寒中危急之候，下焦虚寒，不能摄水，理中、四逆等主之。三阳合病亦有之。此热甚而阴挺失职也，白虎汤主之。大约热甚者可治，虚寒者难治。若杂症遗尿，多属气虚，补中益气汤主之。

呃逆者，即𩜾①也。气自脐下直冲胸也。伤寒失下，胃火上冲而呃者，其症燥渴闭结，大柴胡汤下之。便不结，泻心汤主之。若三阴中寒，胃气欲绝而呃者，其症厥冷下利，附子理中汤合丁香散温之。呃不止，则死。

懊侬者，即懊恼，心中郁郁不舒，由表邪乘虚内陷，结伏心胸间，栀子豉汤吐之。

郁冒者，昏冒而神不清也。《经》云：诸虚乘寒则为厥，郁冒不仁。此寒气上逆也，当温补。又阳明症涩闭喘热者，有燥屎也，下之。又伤寒传之五六日，渐变神昏不语，形貌如醉，或睡中独语，与水则咽，不与则不思，此热传心包络也。宜导赤散合黄连解毒汤以清之。

奔豚者，气从少腹上冲心而痛，如江豚之上窜，此下焦阴冷之气，宜用姜附汤加吴萸、肉桂、茯苓，或佐橘核、小茴、川楝尤效。

身热恶寒，身寒恶热者，身大热反欲近衣，此热在皮肤，寒在骨髓，伤寒外感之属也；身大寒反不欲近衣，此寒在皮肤，热在骨髓，热邪内郁之候也。

风温者，伤寒汗后感风，其症灼热脉浮，身重多眠，鼻息鼾，语言难出，葳蕤汤主之。

湿温者，本伤于湿，因而中暑，其症两胫逆冷，胸满头目痛，妄言多汗，脉阳浮而阴小，切忌发汗，苍术白虎汤主之。

风湿相搏、伤寒八九日，身体烦疼，不能转侧，不呕不渴，脉虚浮而涩者，桂枝附子汤主之，若口渴者，不可用。

劳复、食复、女劳复者，大病后劳倦伤气，名劳复，补中益气汤主之。若饮食伤脾，名食复，宜调胃气以消食，枳实栀子豉汤主之。若犯房事致病复，名女劳复。头重目眩，腰背疼，小腹绞痛，人参三白汤主之。

阴阳易者，病后交接，男遗于女，女遗于男，症与女劳复同，人参三白汤治之。若吐舌者，大危也。

狐惑者，狐疑不决之状，内热生虫也。虫蚀肺则上唇生疮，名曰𧏾；蚀肛则下唇生疮，名曰狐。用雄黄丸。

阳毒阴毒者，热之极、寒之甚也。阳毒则斑黄狂乱，栀子汤加人中黄；阴毒则厥逆清谷，身痛如被杖，四逆汤加葱白。二症或兼咽痛。

百合病者，行住坐卧，若有神灵，默默意趣不乐，百合知母汤主之。

坏病本太阳症，汗、吐、下仍不解，须察何药所误，见某症，用某药救之。

热入血室者，妇人伤寒，经水适来，邪气乘虚，陷于血海之中，昼则明了，夜则谵语，如见鬼状者，治法无犯胃气，小柴胡汤去半夏，加桃仁、红花、生地、丹皮。

阴躁似阳躁者，阴极反躁也。脉沉迟无力，口燥渴而不能饮，欲坐卧泥水，宜用温剂。设误认为阳躁，即败。

阳厥似阴厥者，热极而发厥，所谓热深厥亦深也。寒厥初病即见，热厥以渐

---

① 𩜾（yè 业）："𩟗"的讹字，𩟗，同"噎"。

而来。

肿有三症：太阳风湿相搏，身微肿者，宜疏风祛湿；阳明风热，耳前后肿者，宜刺，或用普济消毒饮；大病瘥后，腰以下肿者，宜利小便。

除中者，伤寒六七日，脉迟为寒，误投凉药而反能食，名曰除中，言食下即除去也，为难治。

气上冲心者，腹里气时时上冲也。伤寒传至厥阴，消渴而冲者，热症也。《经》云：诸逆上冲，皆属于火也，如太阳伤风症，头不痛，项不强，寸脉浮，胸中痞鞕，气冲咽喉不得息者，胸有寒也，瓜蒂散吐之。

笔花氏曰：仲景《伤寒》数卷，其精妙无以复加。一切病症，悉得资为法窍，直可以参天地，立民命，与古帝王精一执中[①]之训，万世常昭矣。后世取法者，各抒议论，简帙繁多，恐有滋惑，概不采入，特是传经之症，变幻无常，全在临胗时[②]灵心妙悟，因事制宜，勿致拘执不通，始免泥古戾今之咎。慎哉！慎哉！

伤寒兼症汤头

止嗽散用桔白前，百部橘红紫苑甘。

二陈汤半陈，甘草与茯苓。

犀角地黄汤，赤芍丹皮麦冬相。

生地四物汤养阴，芎归芍药地用生。

桃核承气汤大黄，桃仁甘草桂枝芒。

抵当汤，用虻虫，桃仁水蛭大黄攻。

葳蕤汤芎防，葳蕤干葛羌，石膏杏仁草，白薇青木香。

真武汤用附子术，茯苓生姜与白芍。

茵陈五苓治发黄，五苓茵陈加枣姜。

茵陈姜附用干姜，附桂茵陈术草良。

栀子檗皮汤，甘柏治阳黄。

茵陈大黄汤，再加栀子相。

三乙承气大黄灵，枳实厚朴草玄明。

逍遥散加味，柴苓白术甘，丹皮归白芍，山栀薄荷煎。

十全大补八珍齐，再添肉桂与黄芪。

三黄解毒用黄连，芩柏山栀一并煎。

犀角大青汤，玄参栀草良，升麻芩连柏，大渴石膏将。

升麻葛根汤即阳明症之葛根汤。

小陷胸汤结胸求，黄连半夏并瓜蒌。

大陷胸汤生大黄，芒硝甘遂共成方。

半夏泻心用连芩，干姜枣草与人参。

---

①精一执中：精粹纯一，允执厥中。

②胗（zhěn 疹）：通“诊”。

小半夏加茯苓汤，茯苓三两夏甘姜。
白散三钱贝母桔，一分巴豆去皮心。炒研共为末，白饮和匀，作二服。
枳实理中丸，干姜四君全。
桂枝甘草汤即前桂枝汤倍甘草。
丁香散共柿蒂五，炙草干姜相为佐。
栀子豉汤栀香豉，服后随手探吐之。加枳实名枳实栀子豉汤。
导赤散，用木通，赤苓生地灯心冲。
黄连解毒汤即前三黄解毒汤。
人参三白汤补好，四君附子白芍枣。
雄黄丸，研当归，槟榔麝香并芦荟。
栀子汤栀芩，升麻草杏仁，石膏柴母芍，豆豉大青成。加人中黄尤效。
百合知母汤，二味共成方。
普济消毒治大头，芩连大力橘红求，翘桔玄参柴马勃，升麻甘草薄荷稠。
瓜蒂散，赤小豆，香豉煎汤探吐奏。二味为末用豉汤服之探吐。

木 属

中 风

附：厥逆

中风一症，前贤异论纷如，河间谓热气召风，东垣谓气衰召风，丹溪谓湿痰召风，喻嘉言谓三者人身兼有之，风邪乘虚，挟其素有之邪为患。诸说迄无定准。究应以《内经》及仲景之言为的。《内经》曰：风邪客于身半，其入深，营卫衰，则真气去，邪气内留，发为偏枯。又曰：风者百病之长，至其变化乃为他病。又曰：风从外入，令人振寒汗出，头痛身重，恶寒，风寒客于人，使人毫毛毕直，皮肤闭而为热，是时可汗而发。又曰：虚邪中人，始于皮肤，腠理开则从毛发入，故皮肤痛。不去，则传舍于络脉。不去，传舍于经。不去，传舍于输，于伏冲，于肠胃，于募原。又云：邪中于面则下阳明，中于项则下太阳，中于颊则下少阳，中于肩背两胁，亦中其经。《内经》论中风如此，并无猝倒昏聩之症也。

仲景曰：太阳病，发热汗出恶风，脉缓者，名曰中风，桂枝汤主之。《金匮要略》云：风之为病，当半身不遂，或但臂不遂者，此为痹，脉微而数，中风使然。络脉空虚，贼邪不泻，或左或右，正气引邪，㖞僻不遂，邪在络，肌肤不仁，在经即重不胜，入腑即不识人，入脏舌即难言，口吐涎。仲景之论，亦谓中风失治，以渐而传，并无猝倒昏聩诸症也。

自唐宋以后，诸家因此经络脏腑之论，而遂分中经、中血脉、中腑、中脏之殊，致后人凡遇内伤、气脱、猝倒、厥逆等症，悉混认为风之中脏矣。今姑择其可酌取者，采列于下：

如李中梓云：风邪中腑，其病在表，多着四肢，故肢节废，脉浮，恶风，拘急不仁。外有六经之形症，以小续命汤及疏风汤汗之。中脏者，其病在里，多滞九窍，二便闭，唇缓不能言，耳聋，鼻塞，目瞀，以三化汤及麻仁丸下之。中血脉者，病在半表半里，外无六经之症，内无二便之闭，但口眼㖞斜，半身作痛，唯当养血顺气，以大秦艽汤，或羌活愈风汤和之。若中风昏倒，无须顺气，然后治风，用竹沥姜汁调苏合丸灌之。如口噤不开，急用牙皂、生半夏、细辛为末，吹入鼻内，有嚏则生，无嚏则死。治法须分闭与脱症：如牙关紧闭，两手握固，闭症也，三生饮开之；若口开心绝，手撒脾绝，眼合肝绝，遗尿肾绝，声鼾肺绝，脱症也，大剂理中汤救之，或有得生者。此以昏倒指中风，而另在中腑、中脏、中血脉之外，是一说也。

又程钟龄曰：中腑者，中在表也，外有六经之形症，中太阳用桂枝汤，中阳明用葛根汤加桂枝，中少阳用小柴胡汤加桂枝。中脏者，中在里也，其人眩仆昏冒，或痰声如锯，宜分寒热治之。如素有积热，则风乘火势，牙紧握固，是热风闭症，用牛黄丸开之；大便秘，三化汤攻之。如素挟虚寒，则眼合遗尿，症见五绝，是寒风脱症，大剂理中汤救之。若介乎闭与脱之间者，用半夏、橘红各一两，浓煎生姜汁对冲，灌之即苏。中血脉者，中在经络也。其症口眼歪斜，半身不遂，大秦艽汤主之。左用四物，右用四君佐之。此以昏冒眩仆指中脏，而因其素挟之寒热，以分为闭与脱者也。是又一说也。

惟张景岳之论则不然，言风寒之中于外者为风邪，是外感之表症；其不由外感而亦名风者为肝邪，是内伤之里症。外感者，病由乎经，或寒热走注，肿痛偏枯，即风寒湿三气之外侵也。内伤者，病出乎脏，精虚则气去而神去，所以眩晕昏聩也。今先论真中风之治。

凡治中风之法，宜察浅深虚实。中经者，邪在三阴，其病犹浅。中脏者，邪入三阴，其病实深。在浅不治，则渐入于深，在经不治，则渐入于脏，此浅深之谓也。正胜邪者，乃可攻其邪，正不胜邪者，必先顾其本，此虚实之谓也。

大风大寒，直中三阴致危者，必用金匮续命汤去石膏治之。若风寒在经，头痛身痛，恶寒拘急者，宜麻黄汤、麻桂饮加减，甚者亦宜续命汤。若头疼有汗恶风者，宜桂枝汤或五积散。若风邪在经，热多寒少，而为偏枯疼痛发热，宜秦艽汤，甚者愈风汤亦可。

此外如轻浅在肺者为伤风，在表里之间者为疟疾，遍传六经者为伤寒瘟疫，入筋骨者为风痹，上壅头面者为大头时毒。凡此皆外感风邪之病，舍此以外，别无表症者，均不得为风。若于寂然无风，饮食严密之地，忽然晕仆偏废，此内夺厥逆之症，非风也。因连类而及，论厥逆之治。

附：厥逆

厥逆之症，危症也。厥者尽也，逆者乱也，气血败乱之谓也。《内经》云：志不足则厥。肾气虚则厥。又曰：内夺而厥则为瘖俳。河间曰：将息失宜，阴虚阳实，故心神昏冒而猝倒无知也。东垣曰：人年逾四旬则气衰，而七情六欲伤其气，多有此症。若壮盛肥人或有之，亦是形虚气衰耳。丹溪谓南方湿土生痰，病在左，属血虚挟瘀；病在右，属气虚挟痰。景岳谓此症是阳气暴脱之候。汗出者，营卫之气脱；遗尿者，命门之气脱；口开不合，阳明经气之脱；流涎者，太阴脏气之脱；瘫软者，肝脾之气败；昏倦无知，语言不出者，神败于心，精败于肾也。若无痰气阻塞，必先以大剂参附峻补元气，随用地黄、归、杞等填补真阴，以培其本。

若仅口眼歪邪，半身不遂，及四肢无力，掉摇拘挛痿疭者，皆筋骨之病也。肝主筋，肾主骨，肝藏血，肾藏精，精血亏损，不能滋养百骸。当养血以除燥。

《经》所谓足得血而能步，掌得血而能握也。然血非气不行，气非血不化，血中无气，则病为纵缓，气中无血，则病为拘挛，宜小营煎、大营煎、十全大补汤之类。若麻木不仁，亦因血气不至，只宜培养气血。

如猝倒不醒，无痰气者，但扶定掐其人中，以姜汤徐徐灌之。若无痰而息微脉弱，急以独参汤或淡姜汤灌之。

如有痰而不甚，用白汤送抱龙一丸，俟痰气稍开，便当除其病本。

若痰甚者，用淡姜盐汤灌之，以鹅翎代指探吐，或以胆星一钱，姜汤调下即苏。

其久之不醒，牙关不开者，以生半夏、牙皂、细辛末吹鼻，有嚏则生。如死症已具，而痰声辘辘于喉间者，吐亦无益，且形气大虚者，亦不可吐。

若气壅喘满者，淡姜汤送下苏合丸。

有寒厥症，一名阴厥，其症肢冷脉沉，语涩拘急，急用葱白一握，捣炒熨脐下，冷则更替。寒微者，宜温胃饮、八味地黄丸。寒甚者，宜右归饮、回阳饮、理中汤。其脉举指弱，按指大者生，举按俱绝者死。身冷额汗者亦死。阴厥过三日不治。

有热厥症，一名阳厥，即酒厥、煎厥之类。必先多热症，脉必滑数，手足扬掉，或便秘昏冒，火甚者，用抽薪饮、白虎汤。火微者，宜兼养阴，一阴煎、二阴煎之属。若夏月猝倒抽搐，或烦渴者，暑风也，香薷饮。气虚者，宜生脉散，或竹叶石膏汤加人参。

又有气厥症，宜分虚实。气虚猝倒者，形气索然，身冷脉微或遗尿自汗，即气脱症也，宜大补元煎。甚者，以河间地黄饮子及回阳饮救之。气实而厥者，其形气愤然勃然，胸膈喘满，此气逆症也，即肝厥、薄厥之类。《经》云：大怒则形气绝，而血菀于上。治宜苏合丸、化肝煎、排气饮、四磨饮等，先顺其气而调理之。若元气本虚者，勿过行气开滞。

又有血厥症，亦宜分虚实。血虚而厥者，如大崩大吐，或纵情竭欲，产血大去等，此血脱症也。血既脱，则气亦随之。急用人参一、二两煎汤灌之，气复则苏，所谓血脱益气也。若兼用血药，则气散而无所主矣。苏后宜大补气血。血实而厥者，《经》所谓大怒伤肝，血之与气，并走于上也，此血逆症也。应与气逆参看，夫血因气逆，必先理其气，宜用通瘀煎或化肝煎主之。如血因欲火内炽，或乘酒而升，甚至汗喘衄咳，此皆阴火上冲，必先制火，以抑其势，宜清化饮、四阴煎、一阴煎之属。若阴竭于下，火不归原，别无烦热脉症者，非镇阴煎不可。

更有食后发厥，口不能言，肢不能举，痛连胸膈，尺脉全无，此因抑遏肝胆之气，不得上升，阳气不舒，下焦隔绝，急用烧盐冲滚水调饮，以指探吐，名烧盐探吐法。或炒盐绢包，乘热熨痛处，冷则更换，或将麸皮生姜捣烂，并炒亦佳。痛定服保和丸。

此外有猝中外邪不正之气，名曰尸厥，忽然面目青黑，口噤妄言，或痰涌昏迷，察其实则苏合丸，虚则参附回阳散。

又有蛔厥者，唇红吐沫，心腹大痛，虫长一尺，贯胃则危，冲心则死。急以花椒汤止其痛，再服乌梅丸。

笔花氏曰：《内经》之言中风，本甚详明，即仲景经络脏腑之说，亦谓风邪由渐而入，自属切中病情。奈后世以厥逆猝倒，混入中风，则内伤诸症，竟可以风邪中脏治之，所误诚非浅鲜。幸景岳以外感内伤，分晰明确，且以在浅不治，渐入于深等句，疏解其义，独得《内经》变化乃为他病，及不去则传舍于某某之旨，而与仲景在络、在经、入腑、入脏，字字俱有着落，真幽室中一明灯也。愚按：风性善入而动，受之浅者，不过头痛咳嗽；深者，由皮毛而入经络，变症百出。何必如河间、东垣、丹溪之言，因火因气因痰而后为患耶！且仲景言中风用桂枝汤，祇有太阳一经。若果有直中三阴，何不与伤寒并列？则中脏之说，亦难取信。至闭脱二症，尤有可疑。风属阳而性善窜，方将多泪、流涕、发泻，岂肯自闭其门户。若风能脱人，唯肝木乘脾，吐泻气脱者有之，然此系内风，并非外感，况所治之方，一三化汤，攻实热者也，一理中汤，救虚寒者也，均与风病无涉。则闭与脱仍属火症、虚症，何必牵言中风、中脏耶？鄙意痹症言在皮肤者轻，在筋骨者重，入脏腑者尤重。多热方是阳症，无热便是阴症。数语足尽中风之义。故病浅者宜驱风，深者搜风中兼顾气血。至于猝倒昏瞆，并无外感，则竟从厥逆中论治，余尝屡用屡验矣。

中风厥逆汤头

桂枝汤治太阳风，赤芍桂甘姜枣从。

千金小续命汤芩防己，官桂麻黄防附子。人参芍药及杏仁，甘草川芎同姜煮。

疏风汤，用麻黄，杏仁益智升麻当。

三化汤，用厚朴，大黄枳实加羌活。

麻仁丸用朴杏仁，枳实大黄芍药成。

大秦艽汤用生熟，归芍芎防芩羌独。石膏炙草共细辛，白芷秦艽苓白术。

羌活愈风四物防，参芪苓草桂辛苍，黄芩地骨柴胡壳，杜仲前胡菊薄将，夏朴石膏生地杞，秦艽独芷蔓麻黄。

苏合丸用麝檀沉，熏陆木香香附丁，荜术诃犀朱龙脑，苏合油共安息成。

三生饮用南星姜，生附川乌共木香。

理中汤用参术姜，炙草还加制附刚。

葛根汤阳明，升麻赤芍荆，秦苏甘白芷，加减视寒温。

小柴胡汤赤芍芩，枣姜甘草夏人参。

牛黄丸[1]用麝脑雄，芎归白蔹芍防风，犀羚杏麦柴芩桔，黄卷阿胶神曲从，肉桂蒲黄山药枣，干姜金箔四君同。

四物汤治血，芎归熟地芍。

四君子汤中和义，参术茯苓甘草比。

---

①牛黄丸：此指牛黄清心丸。方中“黄卷”即大豆黄卷。

麻黄汤治太阳寒，杏仁甘草桂枝煎。

麻桂饮用麻黄桂，当归炙草陈皮配。

五积散，参苓夏，陈甘枳朴苍，麻黄归芍桂，芎芷桔干姜。

小营煎用归熟地，芍药山药炙草杞。

大营煎用地归杞，杜仲肉桂甘牛膝。

十全大补八珍齐，再添肉桂与黄芪。

抱龙丸用胆星麝，天竺雄黄辰砂配。

温胃饮用参术陈，扁豆干姜归草能。

地黄丸即六味地黄汤。

右归饮地萸杞好，附桂杜仲山药草，气虚参术干姜找。

回阳饮用参附归，熟地干姜甘草炙。

抽薪饮用芩柏栀，泽枳甘通石斛宜。

白虎汤治阳明热，知母石膏糯甘得。

一阴煎用生熟地，丹参冬芍牛甘记。

二阴煎用生地冬，玄参苓枣草连通。

香薷饮，用扁豆，厚朴香薷甘草凑。

生脉散治热伤气，人参麦冬北五味。

竹叶石膏汤最凉，夏麦参甘粳米将。

大补元煎参熟山，萸杞当归杜仲甘。

地黄饮子熟巴萸，附桂苁蓉苓远俱，五味麦冬菖蒲斛，少加姜枣薄荷齐。

化肝煎用青陈芍，丹栀泽贝添白芥。

排气饮，用木藿，香附泽枳陈乌朴。

四磨饮，用沉香，乌药枳实与槟榔。

通瘀煎泻香附查，乌青归尾木红花。

清化饮用冬芍丹，苓芩生地石斛煎。

四阴煎用生地麦，沙参苓草百合芍。

镇阴煎，熟地膝，附桂泽泻炙草的。

保和丸用曲楂苓，连翘莱菔半夏陈。

乌梅丸内桂枝辛，连柏姜椒归附参。

痉

附：瘈疭、颤振、拘挛

《经》云：诸痉项强，皆属于湿，诸暴强直，皆属于风。又云：邪客于足太阳之络，令人拘挛背急，引胁而痛。又云：督脉为病，脊强反折。仲景谓太阳病，发热无汗，反恶寒者为刚痉。太阳病发热汗出，不恶寒者为柔痉。太阳病发汗太多则痉，风病下之则痉，疮家发汗则痉。太阳痉，身强脉沉迟者，用栝蒌桂枝汤取微汗。治刚痉无汗者，葛根汤。治胸满口噤，卧不着席，脚挛龂齿者，大承气汤。仲景只出此太阳阳明实邪三方，而不及治三阴虚症者，此痉脉皆弦劲伏匿，症多反张厥逆，攻发之方难。而温散之方易也。

王海藏[①]治刚痉，用神术汤加羌、独、麻黄，治柔痉用白术汤加桂心、黄芪。陈无择谓痉症多由亡血，筋无所营，故邪得而袭之。凡汗下过多，及大病后多致斯疾。

景岳曰：足太阳之筋病，脊反折，项筋急；足少阴之筋病，主痫瘛及痉。阳病者，腰反折不能俯；阴病者，不能仰。故痉乃太阳少阴之病也。盖肾与膀胱相表里，膀胱为津液之腑，而肾为藏精之脏，病在二经，水亏可知。治此者，当以真阴为本。凡痉症脉洪滑有火者，一阴煎；火甚阴涸者，玉女煎；痰甚者，清膈煎；有表邪者，三柴胡饮；多汗者，小建中汤加人参；泄泻者，温胃饮；泻止而痉者，五福饮；若大虚脉沉细者，大补元煎。

附：瘛疭

瘛者，筋脉拘急也；疭者，筋脉弛纵也。俗谓之搐。暴病得之为风痰，及肝火袭于经脉；久病得之，亦属痰火乘虚肆虐。治新病脉满实者，搜涤风痰为主；治久病，必补中寓搜。总之，脉虚缓者可治，脉弦急者难愈。

附：颤振

《经》云：诸风掉眩，皆属于肝。若寒气客于皮肤，阴气盛，阳气虚，则为颤振。有头动而手不动者。木盛则生风、生火，上冲于头也。若散于四末，则手足动而头不动矣。肝经实热者，泻青丸；虚热者，六味丸。肝木虚弱者，逍遥散，加参、术、钩藤。挟痰者，加竹沥。脾胃虚者，六君子加芎、归、钩藤。多汗加芪、附。心血虚者，平补镇心丹。心经虚热者，导赤散。

附：拘挛

拘挛属肝，肝主筋也。人但知挛为寒症，而不知亦有血枯而热者。盖寒则胫逆而痛，桂枝汤。热则胫逆而枯，六味加牛膝、当归。若湿热下注，则疼肿便秘，羌活胜湿汤。至虚风袭于经脉，手足短缩，爪甲唇青，腹痛转筋者，木瓜散。

循衣撮空

循衣撮空摸床，多是大虚之候，不问杂病伤寒，以大补投之，多有得生者。古人谓肝热风淫末疾，故手为之循撮，其人必谵语妄言。《经》云：肺入火为谵妄也。若妇人脱血枯燥，扬手掷足者，生地黄连汤主之。热极神昏，便闭喘满者，凉膈、承气等下之。若气虚而热乘肺金者，升阳散火汤。

笔花氏曰：痉症之病在筋脉，其原由于血液，陈氏谓亡血筋无所营。一语足

---

①王海藏：即王好古，字进之，号海藏。

以破的，惟其间有寒、有热、有痰、有火，自当于养阴中随症加减。又考《内经》因于湿，首如裹。诸痉项强，皆属于湿之论。因悟疮家发汗则痉之旨。疮家本湿毒内蕴，又脓出阴枯，经络素空，一发其汗，则湿气乘虚入络，关节不利，变而成痉。则痉亦有因湿误汗而成者，不必定属疮家也。凡湿温之忌发汗，亦此意也。其在大病后、泄后、产后者，半属气血垂脱，非峻补不能救。古方用附子、白术、桂心、归、芪通治三阴，似不若加杞、菟、鹿胶、补骨之属，兼填督脉。其并非大病后者，宜养营、润燥、柔肝为主。景岳谓此症所急在元气，元气复则血脉行。审其别无外邪，更宜益气，如人参养营、十全大补，皆一定之治也。

痉症汤头

栝蒌桂枝汤姜枣，桂枝芍药栝蒌草。
葛根汤用葛麻黄，桂芍甘草枣生姜。
大承气汤用芒硝，枳实大黄厚朴饶。
神术汤，用苍术，防风甘草加葱白。
白术汤中用防风，白术甘草生姜同。
一阴煎用生熟地，丹参冬芍牛甘记。
玉女煎，用熟地，石膏麦冬知母膝。
清膈煎用陈贝木，胆星海石白芥错。
三柴胡饮用柴陈，芍药归甘生姜成。
小建中汤芍桂枝，甘草饴糖姜枣施。
温胃饮用参术陈，扁豆干姜归草能。
五福饮用参熟地，当归白术炙草记。
大补元煎参熟山，萸杞当归杜仲甘。
泻青丸用羌栀芎，大黄龙胆归防风。
六味地黄汤，山山熟地黄，丹苓兼泽泻，八味附桂相。
逍遥散用柴归芍，苓术陈甘煨姜薄。
六君子汤治虚痰，四君又加陈半添。
平补镇心丹，苓神熟麦天，山参龙齿远，朱枣味车前。
导赤散用麦木通，生地甘草竹叶同。
桂枝汤治太阳风，赤芍桂甘姜枣从。
羌活胜湿汤防风，羌独藁本蔓草芎。
木瓜散，用虎胫，参草当归桑寄生，酸枣五加姜五片，木瓜黄芪柏子仁。
生地黄连汤，赤芍归芎芩栀防。
凉膈散用翘芩实，山栀前甘大黄薄。
升阳散火汤，升葛羌独防，人参柴芍药，生炙草加姜。
人参养营苓术草，芪归陈地桂心好，五味白芍远志姜，再加三枚黑大枣。
十全大补八珍齐，再添肉桂与黄芪。

眩 运[1]

《经》云：上气不足，脑为之不满，耳为之鸣，头为之倾，目为之眩。又曰：上虚则眩，上盛则热痛。髓海不足，则脑转耳鸣，胫痠眩冒，目无所见，懈怠多卧。又曰，督脉虚则头重，高摇之。又曰：精脱者耳聋，气脱者目不明。可见眩运一症，虚者居其八九，而兼痰兼火者，不过十中之一、二耳。惟河间谓诸风掉眩，皆属肝木，金衰不能制木，而木复生火，故风火为之旋转也。丹溪谓痰在上，火在下，无痰不能作眩。虽因风、因气虚，亦宜兼治其痰。然头痛为上实症，头眩为上虚症。而上虚不能无涉于下，上虚者，阳中之阳虚也，宜补其气，四君、六君、归脾汤之属；下虚者，阴中之阳虚也，宜补其精，五福、七福、右归、四物之属。若实有火者宜清，痰者宜降，气者宜顺，湿者宜渗。治法备矣。

笔花氏曰：眩晕有阳虚，有阴虚，有痰火，有湿热，有风邪，有七情郁结。然无论外感内伤，无不挟痰火而作。丹溪以大黄酒炒三次为末，茶送，治其实也。若气血虚者，则唯鹿茸五钱，酒煎去滓，少加麝香，冲服必效。若早起眩晕，是胃中老痰，以黑锡丹下之。因房劳过度，气不归原，六味加沉香、鹿茸。大约肥人以清痰降火而兼补气，瘦人以滋阴降火而带抑肝，无有不应者。

眩晕汤头

四君子汤中和义，参术茯苓甘草比。益以夏陈名六君，却痰补气阳虚饵，除却半夏名异功，或加香砂胃寒使。

归脾汤用四君远，芪归木香枣仁眼[2]。

五福饮用参熟地，当归白术炙草记。

七福饮用枣仁归，远志参甘地术为。

右归熟地萸杞好，附桂杜仲山药草，气虚参术干姜找。

四物汤治血，芎归熟地芍。

黑锡丹并杵硫黄，附桂补骨木沉香。葫芦巴同阳起右，金铃肉果共茴香。

六味地黄汤，山山熟地黄，丹苓兼泽泻，八味附桂相。

怔 忡

惊恐

怔忡之病，《经》曰：胃之大络，名曰虚里，贯膈络肺，出于左乳下，其动应衣，宗气泄也。其症心胸筑筑振动，惶惶惕惕，无时得宁是也。自仲景始，有动气在上下左右之辨，谓皆不可汗下。良由阴虚于下，宗气无根而气不归原。故在上则浮撼于胸臆，在下则振动于脐旁。患此者，速宜养气养精，滋培根本。若

①运：通“晕”。

②眼：原作远，据前诸郁汤头中归脾歌诀改。

误认为痰火，则速其危矣。治宜七福饮及大补元煎、理阴煎之类。若心虚挟痰，则定志丸加半夏、橘红。水停心悸者，外台茯苓饮。寒痰停蓄者，姜术汤。

惊恐之症，《经》云：肝虚则目䀮䀮无所见，耳无所闻，善恐，如人将捕之。又曰：阳明厥，恶人与火．闻木音则惕然而惊者，阳气与阴气相薄，水火相恶，故惕然而惊。惊则心无所倚，神无所归，虑无所定，故气乱。恐则精却，上焦闭，气还，下焦胀，则气不行。此症虽有感自外邪，然非肝胆之气不足，则亦不易惊也。宜安养心神为主，安神丸、十全大补汤。心气稍热者，朱砂安神丸。此治法也。然而惊则气乱，恐则气下，惊出于暂，犹易于复，恐积于渐，甚不可解。且心怯则神伤，精却则阳痿，日消月缩，不亡何待？徒资药力无益也。惟恃大勇大断者，壮其胆，方能拔其病根。

笔花氏曰：怔忡，虚症也。古无是名，自《内经》有其动应衣一语，而仲景始有不可汗下之论。总由阴虚劳损，气不归原所致。宜节欲节劳以养精气。治法或先气而后精，或先精而后气，且兼热者宜清，兼寒者宜暖。又当因情酌用也。至于惊恐，亦全属虚症。有触而怯者为惊，无触而怯者为恐。症虽由肝，总归心病，天王补心丹、酸枣仁汤，皆要药也。

怔忡惊恐汤头

七福饮用枣仁归，远志参甘地术为。

大补元煎参熟山，萸杞当归杜仲甘。

理阴煎用炙草归，熟地干姜附肉桂。

定志丸用参术菖，朱砂茯远麦牛黄。

外台茯苓饮参术，生姜陈皮又枳实。

姜术汤，治寒饮，桂夏苓甘大枣等。

秘旨安神参枣仁，半夏当归与茯神，橘红炙草五味子，生姜汤下镇神魂。

朱砂安神能治心，生地归甘黄连真。

十全大补八珍齐，再添肉桂与黄芪。

天王补心丹，参苓味远玄，枣仁天麦梗，柏子地归丹。

酸枣仁汤远苓神，参芪莲肉草归陈。

不　寐

《经》云：卫气昼行于阳，夜行于阴。今卫气不得入于阴，而常留于阳。使阳气满，则阳跻盛而阴气虚，故目不瞑矣，饮以半夏汤而卧。又曰：不得卧而息有音者，是阳明之逆也，故胃不和则卧不安。又曰：肺者，脏之盖也。肺气盛，则脉大不得偃卧。又曰：壮者肌肉滑，气道通，营卫之行，不失其常，故昼精而夜瞑；老者肌肉枯，气道涩，营气衰少，而卫气内伐，故昼不精，夜不瞑。其饮浓茶而不寐，心有事而不寐者，以心气之被伐也。盖心藏神，卫主气，卫气入阴则静而寐，正以阳有所归，故神安而寐也。而浓茶以阴寒之性，制其元阳，则神索不安。心为事扰，则神动而不静，故不得寐也。大凡寐主乎神，神安则寐，神不安则不寐。其所以不安者，一由邪气之扰，一由营气之不足耳。如风寒疟疾之不寐，外邪之扰也。痰火、水气、食积、忿怒之不寐，内邪之扰也。舍此则凡思虑、劳倦、惊恐、忧疑，及年老体弱之不寐者，总属真阴精血之不足，阴阳不交，而神不安其宅耳。邪者去之，虚者养之，治法无余蕴矣。

笔花氏曰：《经》云：胃不和则卧不安。又云：犯贼风虚邪者，阳受之，则入六腑，身热不时卧，上为喘呼。可见外而风寒邪热，暑气乘心，内而饮食湿痰，水饮滞胃，皆使不寐，宜各去其病因而神自定矣。更有思虑太过，心血空虚，怵惕为常，梦魂惊悸，此因水火失济，神不能藏，惟宜大养元阴，兼培正气，庶几神安其室，而一觉黑甜，飘飘乎不知所止矣。

不寐汤头

半夏汤用长流水，秫米半夏同煮美。

癫　狂

《经》云：邪入于阳则狂，邪入于阴则痹。搏阳则癫，搏阴则瘖。《本神篇》云：肝悲哀动中则伤魂，狂忘不精。肺喜乐无极则伤魄，狂而意不存人。又云：足阳明之脉病，甚则弃衣而走，登高而呼，妄言骂詈，不避亲疏，不欲食。又云：重阳者狂，重阴者癫。

癫即痫也，与狂不同。癫疾始生，先不乐，头重痛，目赤心烦，忽然僵仆，常昏多倦而静。狂病始生，先自悲，少卧，不饥，笑歌詈詈[①]，妄见妄闻，常醒多怒而暴，此阴阳寒热之辨也。

癫病多由痰气壅闭心窍，倏病倏已。若气滞，宜四磨饮、牛黄丸、苏合丸等。痰甚用清膈煎、抱龙丸、朱砂安神丸等。狂病多因肝火，邪乘于心，则神魂不守；乘于胃，则横暴刚强，宜抽薪饮、服蛮煎、白虎汤、凉膈散等，或铁落饮亦佳。

其有痴呆症，平素无痰，因郁结不遂，而言辞颠倒，举动不经，皆心与肝胆气有不清而然，若壮实者，以服蛮煎治之。

丹溪治癫狂以行痰为主，用黄连、南星、瓜蒌、半夏等随症而治。有热，以凉药清其心；有痰，必用吐法。狂邪太甚，研苦参为丸治之。痫症眩仆㖞斜，作五畜声，定痫丸治之，愈后河车丸。

笔花氏曰：癫者神呆，狂则躁妄。而痫则昏晕吐涎，总不外乎痰迷心络。然癫属阴静，不免神志之虚；狂属阳动，必挟升阳之火。宜清宜补，未可混施。若痫则显属痰郁，发为五畜之声，古人听其声以别五脏，亦不过取其意耳。全在初发时及早开痰，扶正，加意图治收功。若延日久，痰固结而病沉痼，不可为已。《脉要精微论》云：衣被不敛，言语善恶不避亲疏者，此神明之乱也。门人韩之鑯识。

---

①詈詈：疑为骂詈之误。

癫狂汤头

四磨饮，用沉香，乌药枳实与槟榔。
牛黄丸用胆全蝎，麻附蚕防麝蝉蜕。
苏合丸用麝檀沉，薰陆木香香附丁。
荜术诃犀朱龙脑，苏合油共安息成。
清膈煎用陈贝木，胆星海石白芥错。
抱龙丸用胆星麝，天竺雄黄辰砂配。
朱砂安神能治心，生地归甘黄连真。
抽薪饮用芩柏栀，泽枳甘通石斛宜。
服蛮煎用地芍茯，菖母丹陈通麦斛。
白虎汤治阳明热，知母石膏糯甘得。
凉膈散用翘芩实，山栀前甘大黄薄。
铁落饮苓神，玄丹贝胆星，蒲翘天麦橘，朱远共钩藤。
定痫丸半陈，天麻贝苓神，胆麦蒲虫远，砂蝎珀丹参。
河车丸，用人参，丹参远志兼苓神。

疝

《经》云：任脉为病，男子内结七疝，女子带下瘕聚。又云：督脉生病，从少腹上冲心而痛，不得前后，为冲疝。又云：足厥阴之别，循胫上睾结于茎，其气逆，则睾肿卒疝，实则挺长，虚则暴痒。又云：足厥阴之筋病，阴器不用，伤于内则不起，伤于寒则阴缩入，伤于热则纵挺不收。又曰：小肠病者，小腹痛，腰脊控睾而痛，时窘之后。

凡小腹睾丸为肿为痛，止作无时者，皆为疝。七疝者，寒、水、筋、血、气、狐、癞也。虽诸经各有致病之由，而总不离乎厥阴，因其筋聚于阴器也。寒疝者，囊硬如石，阴茎不举，控睾丸而痛，寒也，宜温之。水疝者，囊肿阴汗，或状如水晶，痒而出水，风湿也，宜逐水。筋疝者，茎肿胀痛痒，或溃脓，筋缩挺纵，或精随溲下，房劳也，宜清心。血疝者，状如黄瓜，在少腹两旁横骨之中，俗云便痈，因燠气流溢，结成痈肿也，宜和血。气疝者，状连肾区，下及阴囊，因悲怒气郁而胀也，宜散气。狐疝者，状如瓦，卧入小腹，行立则出小腹，入囊中，宜逐气流经。癞疝者，囊肿如升斗，不痒不痛，受湿也，宜去湿。

疝症有寒有热，然必先受寒湿，郁久而化热。初受之邪，当以温经、散寒、行气、除湿为主，切勿早用寒凉。且治疝必兼治气，如暴痛及痛甚者，荔香散、天台乌药散、暖肝煎皆可酌用。若火邪聚于阴分，必有热症、热脉，而为热疝作痛，宜用大分清饮。又湿疝必重坠胀满，宜治湿理气，用五苓、四苓等。若血结少腹，则为血疝，痛处必硬而有形，大便黑色，宜桃仁煎主之。更有因色欲而发者，阴虚也，六味、八味加茴香、枸杞之属。

此外有虽痛而不引睾丸者，皆非疝也。如肠中走气作声而痛，盘肠气也；少腹阴囊，手按作响痛，小便涩者，膀胱气也；脐旁一梗，升上钓痛，矢气则快者，小肠气也；小腹下注，上奔心腹急痛者，肾气也；阴子偏大小者，偏坠也；阴子硬大不痛者，木肾气也。俱因热郁于中，寒束于外，并宜神效汤。

笔花氏曰：疝症痛引睾丸，总不离乎阴厥，治法宜分气血，气则游走不定，血则凝聚不散，通以橘核丸为主而加减之。

疝症汤头

荔香散用荔茴，好酒调服二钱灰。

天台乌药散良姜，巴楝青槟茴木香。

暖肝煎用桂沉香，归杞茴苓乌药姜。

大分清饮二苓通，车泽山栀枳壳从。

五苓散本四苓，猪赤泻术加桂成。

桃仁煎共为末，大黄虻虫朴硝得。治血瘕最妙。

六味地黄汤，山山熟地黄，丹苓兼泽泻，八味附桂相。

神效汤用大茴，延胡益智木香归，香附黑栀姜苍术，川乌砂草酒吴萸，瘀胀桃红共乳没，肾气上冲陈壳该。

橘核丸用木茴香，香附桃楂楝红良。

火 属

温 病

附：冬温、温疟

《经》云：冬伤于寒，春必病温。又曰：凡伤于寒而成温者，先夏至日为病温，后夏至日为病热，凡伏气之病，虽感于冬，将发时或又外感，必先头痛恶寒而后热壮。总之，无外感者，宜以黄芩汤为主。兼外感者，必加柴胡，及本经药，断无发汗之理。

仲景曰：太阳病发热而渴，不恶寒者为温病。若发汗已，身灼热者，名曰风温。风温为病，脉阴阳俱浮，自汗出，身重，多睡眠，鼻息必鼾，语言难出。

太阳与少阳合病，自下利者，黄芩汤。呕者，加半夏生姜。若三阳合病，脉浮大，上关上，但欲眠睡，目合则汗。小柴胡去参、姜、半夏，加芍药主之。

少阴病二三日，咽痛，可与甘草汤。不愈，桔梗汤。

少阴病，得之二三日以上，心烦不得卧，黄连阿胶汤。

周禹载①云：春温少阳阳明合病，里病多者，承气汤。三阳合病，大柴胡汤。少阳症两额旁痛，寒热口苦，宜小柴胡去参、姜、半夏，加栝蒌根。感邪头痛如破者，葛根葱白汤，邪散仍用黄芩汤。脉洪数，谵语，热在三焦也，三黄石膏汤，下后复热，再下之。若腹满烦渴，脉沉实者，三承气汤，合黄连解毒汤选用。风温误汗者，勉用麻黄升麻汤去二麻、姜、术。

附：冬温

冬令非时而暖，即为不正之气，不藏精者，受之即发，名曰冬温。脉寸洪尺数，烦呕身热，不恶寒，或头疼身重咳嗽，阳旦汤加桔梗、茯苓。若有食滞，加厚朴、黄芩。若误认伤寒而发汗，致发斑毒者，升麻葛根汤加犀角、玄参。躁闷者，三黄石膏汤。

附：温疟

春温未愈，复感作寒热，曰温疟。其症寒热交作，胸胁满，烦渴而呕，微恶寒，小柴胡去参、夏，加栝蒌根、石膏。若无寒但热，其脉平，骨节烦疼，时呕

①周禹载：即周扬俊，字禹载，清代医家。

者，黄芩加生姜汤。

笔花氏曰：春温，伏气之病也。寒邪内伏既久，已化为火，至春而发，为温病；至夏而发，为热病。故初发时不恶寒者，表无邪也；即口渴者，里有热也。非若伤寒初作，邪尚在表，恶寒不渴，可以表药发汗也。温症误发其汗，则内火愈炽，燔灼津枯，多至不救。仲景谓“一逆尚引日，再逆促命期”是也。仲景用黄芩汤为主，《心悟》[①] 用柴葛解肌汤。其间生地、贝母、葛根以生津液，黄芩、知母以清里热，赤芍、丹皮泻血中伏火，柴胡、葛根通内外之路，真良法也，治温疟亦同此意。

温病汤头

黄芩汤，重黄芩，芍药甘草大枣平。

甘草汤，治咽痛，二两甘草已足供。

桔梗汤，甘草共桔梗。

黄连阿胶汤，黄芩芍药鸡子黄。

大柴胡汤治太阴，大黄芍药甘草芩。

葛根葱白汤，芍药知母川芎姜。

三黄石膏汤，芩连与麻黄，石膏栀子柏，葱白香豉姜。

黄连解毒汤黄连，芩柏山栀一并煎。

麻黄升麻汤，桂枝石膏苓，天冬归芍草，玉竹母黄芩。此方去二麻方可治春温。

阳旦汤，桂枝芍，甘草黄芩姜枣叶。

升麻葛根汤，升葛赤芍荆，秦苏甘白芷，加减视寒温。

黄芩加生姜汤，黄芩芍药枣甘良。

小柴胡汤赤芍芩，枣姜甘草夏人参。

柴葛解肌汤芩丹，知贝生地赤芍甘。

承气汤，用芒硝，枳实大黄厚朴饶。小承气去芒硝，调胃承气去枳朴。

时　疫

《经》云：五疫之至，皆相染易，正气存内，邪不可干，避其毒气。古法谓瘟疫在三阳者多，三阴者少。

吴又可[②]曰：疫疠之邪，由口鼻而入，舍于伏脊之内，去表不远，附胃亦近。《内经》所谓横连膜原也。其热淫之气，浮越于某经，即显某经之症。如在太阳，则头项痛，腰脊强；在阳明则目痛，眉棱骨痛，鼻干；在少阳则胁痛，耳聋，寒热，呕而口苦是也。其感之深者，中而即发；感之浅者，或遇饥饱劳役，有触而发。其始也，格阳于内，故先凛凛恶寒，甚则四肢厥逆，至阳气渐通，则

①《心悟》：即《医学心悟》。

②吴又可：即吴有性，字又可。明末医学家。

中外皆热矣。此际邪伏膜原，纵使有汗，热不得解，必俟伏邪渐退，表气潜行于内，乃作大战，大汗淋漓，脉静身凉而愈矣。若伏邪未尽，必复发热，方显变症，或从外解，或从内陷。外解易治，内陷难治。

温疫初起，先憎寒而后发热，日后但热而不憎寒，初得之二三日，头疼身痛，其脉不浮不沉而数，日晡益热，宜达原饮。

感之轻者，必从汗解，重者舌苔如积粉，服达原饮后，反从内陷，舌变黄色，膈满渴躁，此邪毒入胃也，前方加大黄下之。若热渴稍减，午后复加热躁，而舌变黑刺，鼻如烟煤者，此邪毒复瘀到胃，急投大承气汤而热渐退。此传变既速，用药不得不紧，缓则不及矣。

疫症舌上白苔者，邪在膜原也，若舌根黄至中央，乃邪渐入胃，设有三阳现症，或兼里症，用达原三消饮，随症加减。

若热邪散漫，脉洪数，身热，大渴大汗，白虎汤主之。

里症下后，脉浮而神思不清者，白虎汤。浮而空者，加人参。

下后不得汗，脉复沉数者，复瘀到胃也，宜更下之。

大凡温疫，但见舌黄心腹痞满，便于达原饮加大黄下之，盖邪在膜原，已有行动之机，得大黄促之而下，即使未愈，邪亦不能久羁。二三日后，余邪入胃，仍用小承气撤其余毒。

普明子曰：疫邪来路两条，凡天行之邪，从经络而入，其症头痛发热，宜微散，以香苏散、普济消毒饮等散之。若病气传染，从口鼻而入，其病呕恶胸满，宜解秽，以神术散，或藿香正气散等和之。若两路之邪，归并于里，腹胀满闷，谵语发狂，唇焦口渴，治疫清凉饮清之。便闭者，加大黄下之，其内人中黄一味，乃退热解秽之灵丹也。气虚者，更以补法驾驭其间，自无不效。

笔花氏曰：吴又可治疫之达原饮，专主透邪，而力太猛峻，实者宜之，虚者不免过耗元气矣。他如景岳、嘉言之治，各有所偏，恐其留邪未尽，亦防养痈成患。唯普明子之论最为精当，所分来路两条，及分治合治之方，更及补法，无余蕴矣。

时疫汤头

达原饮用槟草果，芩芍厚朴甘知母。

大承气汤用芒硝，枳实大黄厚朴饶。

达原三消饮，槟果朴大黄，柴葛甘知母，黄芩白芍姜。

白虎汤治阳明热，知母石膏糯甘得。

小承气汤即大承气汤除芒硝。

香苏散，用苏叶，香附甘陈姜枣啜。

普济消毒治大头，芩连大力橘红求。翘结①玄参紫②马勃，升麻甘草薄荷稠。

神术散用平胃全，藿香砂仁一同研。

①结：疑为“桔”之误，即“桔梗”。

②紫：疑为“柴”之误，即“柴胡”。

藿香正气芷腹苓，半朴苍苏枳草陈。

治疫清凉饮，丹参知贝翘，中黄紫赤芍，荷叶与秦艽。

湿 温

《经》云：诸湿肿满，皆属于脾。土湿受邪，脾病生焉。又曰：地之湿气，感则害人皮肉筋脉。又曰：其多汗而濡者，此逢湿甚也。

《活人书》[①] 曰：先伤于湿，后中于暑，名曰湿温。其症两胫逆冷，胸满，头目痛，妄言多汗。盖湿得暑邪，遏抑阳气，故胫冷而腹满。暑挟湿邪，郁蒸为热，故头痛妄言多汗。其脉阳濡而弱，阴小而急。浮为阳，沉为阴。罗谦甫[②] 云：濡弱见于阳部，湿搏暑也；小急见于阴部，暑搏湿也。湿伤血分则必小急；暑伤气分则必濡弱。切不可发汗，汗之名重暍，死。治宜苍术白虎汤。如有寒热外邪，加辛凉表药一二味。

若湿气胜，一身尽痛，小便不利，大便反快者，前方加茵陈、香薷。

若有寒物停滞，及中寒宜温，必小便清白，然后可用。如赤涩而少，断不可用通，宜十味香薷饮等酌用。

凡阴病厥冷，两臂皆冷，独湿温则胫冷臂不冷，则非下厥上行，阳微寒厥也，宜五苓合白虎等。

若湿温之邪，阻塞肺卫，致头胀耳聋、咽痛呕逆等症，宜清上焦，用连翘桔梗汤。有秽气者，加郁金、降香以逐之。

其有陷入心胞，神昏肢冷，将传痉厥，用犀角、翘心、玄参、菖蒲等煎服，送下至宝丹。若秽湿之气，弥漫三焦，致脘腹胀闷，大便不爽，藿香正气散治之。

若邪入经络，寒战热炽，骨节烦疼者，用防己山栀苡杏汤，甚则加桂枝、川乌、蒺藜。

笔花氏曰：湿温由暑湿相搏，大忌发汗。在上焦，则邪蒙心肺，胸满神昏，宜用轻灵芳香之味以宣通之；在中焦，则浊填脾胃，胀满多汗，宜白虎汤加苍术合正气散酌用，重则俱用至宝丹以开之；若连及下焦，身痛肢重，小水不利，兼用清利；入经络者，兼通其络；寒邪外束者，兼用辛凉。此症所重在湿，湿行则气自流通而热亦解，勿混作风温治也。

湿温汤头

苍术白虎汤苍术，知母石膏糯甘得。

十味香薷参芪术，木瓜苓陈扁甘朴。

五苓散，本四苓，猪赤泻术加桂成。

连翘桔梗滑牛蒡，射干银豉竹芦杏。

---

①《活人书》：即《伤寒类证活人书》，宋·朱肱撰。

②罗谦甫：即罗天益，字谦甫。元代医学家。

至宝丹，用牛黄，犀角朱砂安息香。
玳瑁琥珀金银箔，龙脑雄黄共麝香。
藿香正气芷腹苓，半朴苍苏桔草陈。
防已山栀苡杏汤，翘芩滑夏朴通姜。

暑

《经》云：因于暑，汗，烦则喘满，静则多言。体若燔炭，汗出而散。又曰：阳气者，卫外而为固也。炅则气泄。又云：气虚身热，得之伤暑。仲景云：太阳中暍，发热、恶寒、身重而疼痛，其脉弦细芤迟，小便已，洒洒然毛耸，手足逆冷。小有劳，身即热，口开，前板齿燥。若发其汗，则恶寒甚，加温针，则热甚。数下之，则淋甚。汗出恶寒身热而渴，白虎加人参汤主之。身热疼重而脉微弱，此夏热伤冷水，水行皮中所致，一物瓜蒂散主之。

暑有八症：脉虚、自汗、身热、背寒、面垢、烦渴、手足微冷、体重是也。

刘复真①曰：暑脉隐弦细芤迟，尽有三四都无脉者，被火所逼勒而伏耳。用辛寒之药，火散则脉起矣。

张凤逵②曰：冒暑蒸毒，从口鼻而入，直中心胞，先烦闷，后身热。入肝则眩晕顽麻，入脾则昏睡不觉，入肺则喘咳痿躄，入肾则消渴。中暑归心，神昏猝倒。伤肉分，身如针刺，或赤肿。入肠胃，腹痛恶心呕泻，久而藏伏三焦、肠胃之间，变出寒热不定、霍乱、膨胀、疟痢、下血等症，皆以清内火而兼解表。

平人偶然中暑，汗渴烦闷，或吐泻转筋，背寒指冷者，四苓散合益元散。若气血虚者受之，头重困倦，饱闷喘促，如在烟雾，宜清暑益气及清燥汤酌用。若伏暑霍乱腹痛，正气散。身热足冷势危者，五苓散下来复丹。

阳暑者，动而受暑。如农夫田野及力役之人，大渴大汗，额痛脉洪者，急作地浆水，煎苍术，入白虎汤。若远行劳役，热舍于肾，热渴喘促者，为水不胜火，补益中兼清解之。平昔阴虚多火，白虎加人参、竹叶。凡暑中太阳，汗大出，微恶寒发热，四苓散加香薷。中阳明，面赤烦渴喘急，甚则脉洪大，昏聩不省人事，宜用消暑丸。

阴暑者，避暑深堂，起居不时，汗出烦垢，腠理开则洒洒然寒，闭则热闷，此表虚挟暑也，清暑益气汤酌用。若凉亭水阁，大树浓阴之下，过受寒凉，头疼、寒热或无汗者，是感寒之类，非暑邪也，宜消暑十全散。脾弱汗多恶寒者，十味香薷饮。其过伤饮食，吐泻霍乱者，六和汤、香薷正气散。若恣啖生冷，致脾胃受寒，腹痛呕泻，脉沉紧者，宜大顺散。如吐利兼作，脉虚浮欲散者，非浆水散不救。又暑热之时，恣情房欲，兼膏粱水果杂进，致阳气不伸，无汗恶寒，面垢厥逆，或霍乱呕吐者，冷香饮子。

---

①刘复真：即刘开，字立之，号复真先生。宋代医家。著有《脉诀》、《方脉举要》等书。
②张凤逵：即张鹤腾，字凤逵。明代医家。著有《伤暑全书》。

又有暑风者，忽然手足搐挛，或角弓反张，狂呼浪走，如中恶状，宜香薷饮加羌、防。吐加陈、藿，泻加白术，转筋加木瓜，痰加姜、夏。如腹满身重，口不仁，面垢遗溺者，此热兼暍也，用白虎汤。若风犯汗孔，体重肢麻者，此风湿相搏，益元散加葱头。若浴起当风，或冷水浸澡，坐卧湿地而病，非暑伤也，宜温散之。

更有暑毒所中，或头面咽喉赤肿，或腿足焮肿，长至数寸，头痛发热者，名曰暑疡，用败毒散，加石膏、黄连等，一剂而赤肿自消。或有遍身发泡，如碗如杯，中含臭水，名曰暑疮。此湿热泛于肌表也，用黄连入香薷饮，及解毒汤、凉膈散，外以鲜莲花瓣贴之。

更有暑痿者，湿热交蒸，膏粱子弟，阳事顿痿，宜黄连解毒合生脉散，秋风起则痊。或有不禁辛酒，火动心脾，上灼肺金，咳嗽气喘，骤然吐衄，烦渴，头目不清，名曰暑瘵，宜四物解毒增减方。河间谓：暑气之受，阴虚者，邪归营分；阳虚者，邪伤气分。故暑在上焦，宜辛凉开郁，杏翘清肺饮；暑在中焦，宜苦辛宣通法，用半夏泻心汤等；暑在下焦，宜温行寒性，桂苓甘露饮等。然治气分，用寒者，益元白虎法；用温者，二陈正气法；治营分，用清者，犀角地黄法；用补者，三才复脉法。若湿热朦混，苍术入白虎汤；秽浊壅塞，牛黄至宝等丸，皆良法也。

笔花氏曰：仲景治暑，止出二方，本属太略。东垣辈推而衍之，而有清暑益气汤、十味香薷饮之类。然此二方中俱用黄芪，其性不免呆滞。尝见有补住暑湿之邪，而始则膈满减食，继则肌削口糜，缠绵至秋冬而殒命者，不可不慎。即五苓散中之桂，苟遇暑火内炽，岂得轻用。余治暑症数十余年，每用四苓、正气、四味香薷之属，以收功者居多。《经》所谓必先岁气，毋伐天和也。至于肢冷、腹痛、霍乱、吐泻等症，昔人所称为阴暑者，皆贪风凉，嗜瓜果，恣房欲所伤，此寒症本非暑症，附、桂、干姜在所必用，又不得因炎令而禁之。盖夏用姜、附，冬用膏、黄，从人事，不从天时也。

暑症汤头

白虎汤治阳明热，知母石膏糯甘得。加苍术即苍术白虎。

一物瓜蒂汤，吐去湿热方。

四苓散用猪赤苓，泻术加桂即五苓。

益元散用朱甘滑，除却朱砂名六一。

清暑益气汤，参归芪二术，青陈曲泻甘，升葛麦味柏。

清燥汤，用何味，清暑益气去葛青，加入二苓柴连地。

藿香正气芷腹苓，半朴苍苏桔草陈。

来复丹硝石，硫黄同炒研，灵脂玄精石，青橘醋和丸。

消暑丸，姜汁糊，半夏茯苓甘草磨。

消暑十全朴，木瓜苓陈藿，香薷扁豆甘，苏叶共白术。

十味香薷参芪术，木瓜苓陈扁甘朴。

六和汤人参，扁朴甘半苓，香薷木瓜藿，姜枣杏砂仁。

大顺散用官桂末，甘杏干姜炒研合。

浆水散，用淡醋，附桂干良姜草夏。

冷香饮子生附子，生姜橘红甘草果。

香薷饮，用扁豆，厚朴香薷甘草凑。

败毒散用参苓草，羌独柴前枳壳好，川芎桔梗共牛蒡，荆防薄荷就是了。

黄连解毒汤，芩柏山栀相。此方又名三黄解毒。

凉膈散用翘芩实，山栀前甘大黄薄。

生脉散治热伤气，人参麦冬北五味。

四物解毒增减方，芩连生地麦冬当，五味贝母山栀共，甘陈梗薄茯苓长。

杏翘清肺饮，通草贝蒌薷，滑豉栀丝竹，玄荷蔻苡芦。

半夏泻心汤芩连，人参干姜半枣甘。

桂苓甘露饮白术，二苓桂泻甘寒滑。

二陈汤半陈，甘草与茯苓。

犀角地黄汤，赤芍丹皮麦冬良。

三才汤，天冬人参熟地黄。

复脉汤，用参麦，五味茯神又白芍。

牛黄丸用麝脑雄，芎归白蔹芍防风，犀羚杏麦柴芩桔，黄卷阿胶神曲从，肉桂蒲黄山药枣，干姜金箔四君同。

至宝丹，用牛黄，犀角朱砂安息香，玳瑁琥珀金银箔，龙脑雄黄共麝香。

痧　气

痧气者，经书本无其名，大约其病与瘴气①相类。闽广之地，近山则林菁阴冱之气，近海则蛟蜃咸潮②之气。虚人中之，即为受瘴。古方曾用平胃散、正气散，及生姜附子汤、苏合丸等治之。江浙之地，城市则人烟稠密，乡居则田园平坦，何瘴之有？所患者，秽恶粪臭之气，自口鼻中之，顷刻土脘郁闷，眼黑神昏，危在呼吸，名曰痧气。而肥人尤易受，夏月尤易受。其何故也？盖痧气本湿浊之气，肥人内湿素踞，一感湿浊，则痰浊互满，故见症殊速。且夏月阳气发泄，故吸受亦易也。辨痧气者，以生矾恬③之，其舌不涩者为痧。

《经》云：邪之中人，其淫泆不可胜数。著于输之脉者，闭塞不通，孔窍干壅。又曰：夏气者，病在脏。又曰：腹满䐜胀，支膈胠胁，下厥上冒，过在足太阴阳明。可见痧气之受，直入脾络，故䐜胀迅速也。治此者，急宜开窍逐秽，如苏合丸、平胃散、藿香正气散、紫金锭，皆妙药也。然而脏腑之满，以药通之，经络之胀，则药力不能到，唯有另用刮痧一法最妙。

①瘴气：山林间湿热蒸郁的毒气。

②蛟蜃咸潮：是咸腥湿秽的意思。

③恬（tiǎn 腆）：以舌接触或取物，今通作“舔”。

考刮痧之法：以滚水一盅，略滴香油数点，用光滑磁[1]碗一只，将碗口入汤内浸热，两手执碗，向病者背心轻轻向下刮之，由渐加重，倘碗口干冷，则再浸再刮。久之则背上发出疙瘩，其痧气寒气，即随血散而外达矣。若昏胀危迫者，先用针刺少商穴，其穴在大指甲根旁一韭叶许。亦可暂挨片刻。

其有先受寒邪而后受痧，或先受痧气，而冬月则风寒束之，夏月则贪凉与生冷遏之，此名冷痧。入愈深，则出愈难，然不离乎芳香辛散之品，以撤其蔽而通其中，俾寒去则痧亦出，万勿稍用苦寒以增其障。凡治痧，从无苦寒药也。诸泻心汤，均在禁例。俗人但畏用姜，殊属可笑。

笔花氏曰：寒暑相搏，阴阳拂逆，霍乱不出，腹大痛，名绞肠痧。胸闷眼黑，神昏腹胀，或面部遍身青紫，此秽气攻心也，名乌沙胀。又有大吐大泻，脚筋内缩，此寒气也，名吊脚痧。三者不急治即死。更有邪伏阳明，闷乱躁渴，名曰瘟痧。寒冷头晕胸满，泛泛欲呕，名曰冷痧。治法总以开窍达邪为主。治绞肠痧，先以淡盐汤服后探吐，再进神香、正气等；乌沙胀，必先放血，用苏合、紫金等；吊脚痧，用木瓜汤；瘟痧，宜挑出血，服犀角大青汤加石膏、葛根之属；冷痧，用正气散。

痧气汤头

平胃散，制苍术，炙草陈皮同厚朴。

藿香正气芷腹苓，半朴苍苏桔草陈。

生姜附子汤，一枚附子十片姜。

苏合丸用麝檀沉，熏陆木香香附丁。荜术诃犀朱龙脑，苏合油共安息成。

紫金锭，用千金子，文蛤麝戟同山茨。

泻心汤，用芩连，人参干姜半枣甘。

神香散，治气痛，丁香白蔻研末共。

木瓜汤，用茴香，吴茱紫苏炙草姜。阴寒欲脱再加附桂。

升麻葛根汤，升葛芍甘尝。

犀角大青汤，玄参栀草良，升麻芩连柏，大渴石膏将。

癃　闭

《经》曰：膀胱不利为癃，不约为遗溺。又曰：胞移热于膀胱，则癃，溺血。膀胱移热于小肠，膈肠不便，上为口糜。又曰：足少阴实则闭癃。厥阴之厥，则少腹肿痛腹胀，泾溲不利。又云：肠痹者，数饮而出不得，中气喘争。胞痹者，少腹膀胱，按之内痛，若沃以汤，涩于小便。

癃闭之症，最危急症也。水道不通，则上侵脾胃而为胀，外侵肌肉而为肿，泛及中焦则为呕，及上焦则为喘，数日则殆矣。此症有四：有火邪结聚小肠膀胱者，热闭不通也；有热在肝肾，或以败精槁血，阻塞水道而不通也。二症必有火

[1] 磁：通"瓷"。

症火脉，及溺管疼痛，宜大分清饮、抽薪饮等以通利之。惟气闭之症，最为危候。有气实而闭者，由肝强气逆，移碍膀胱，宜以破气行气为主，如香附、枳壳、乌药、沉香、茴香等，兼四苓散以通之。若气陷者，即以此药服后探吐以提其气。有气虚而闭者，《经》曰：气化则能出矣。今真阳下竭，元海无根，水火不交，阴阳否隔。此其气自气而气不化水，水自水而水蓄不行。唯在救其阴中之阳，金匮肾气丸实要药也。

癃闭危急者，速寻白菊花根捣烂，生白酒冲和温服。无白菊即诸色家菊亦可。

东垣谓：癃闭之症，渴者热在上焦气分，宜四苓散以清利之。若大便亦秘，加大黄、元明粉等，或八正散；不渴者，热在下焦血分，宜滋阴化气，如滋肾丸之类是也。若真阴不足，用六味以滋其阴；真阳不足，用肾气以通其阳。气闭则破之；暑伏则利之；痰塞则吐之。更有关格症，小便不通，因而吐食，用假苏散治之。若孕妇转胞患此，服补中益气汤，而探吐之。室女经阻患此，用通瘀煎。

笔花氏曰：小便不通，唯气与火。然火之闭，亦由湿热浊水之闭其气耳。若下焦蓄血，则更凝硬作痛矣。治法或清、或通、或提、或攻、或温、或补，全在临症时审问病原，斟酌而进，非导赤、四苓所能必效也。

癃闭汤头

大分清饮二苓通，车泽山栀枳壳从。
抽薪饮用芩柏栀，泽枳甘通石斛宜。
四苓散用猪赤苓，泽术加桂即五苓。
金匮肾气丸，六味附桂牛车前。
八正散用甘瞿麦，大黄通蓄车栀滑。
滋肾丸治下湿火，知母川柏用桂佐。
六味地黄汤，山山熟地黄，丹苓兼泽泻，八味附桂相。
假苏散用通苓陈，麦芽瞿麦香附荆。
补中益气芪术陈，参草升柴当归身。
通瘀煎泻香附楂，乌青归尾木红花。
导赤散，用木通，生地甘草竹叶同。

秘　结

《经》云：北方黑色，入通于肾，开窍于二阴。肾恶燥，燥胜则干，少阴之复，隔肠不便。又曰：小肠病者，小腹痛，腰脊控睾而痛，时窘之后。又曰：涸流之纪，其病痿厥坚下。秘结一症，古方有虚秘、风秘、气秘、热秘、寒秘、湿秘之目，总以阴结、阳结二者尽之。有火便是阳结，无火便是阴结。阳明实热则阳结，轻则清之，重则攻之。肾经血少则阴结，热者凉而滋之，寒者温而滋之，虚者补而滋之，燥者润而滋之，无余蕴矣。

治阳结，火重者，承气汤、凉膈散等；火微者，清凉饮、玉烛散等；火盛水亏者，地黄丸加知、柏、麻仁。治阴结，宜分阴阳。下焦阳虚，则气不能传送而阴凝于下，但益其火则阴自化，宜右归饮、大补元煎之属。下焦阴虚，则精血枯燥，肠脏干槁，但壮其水，则泾渭自通，宜五福饮、地黄丸之属。二者欲其速行，各加肉苁蓉二三钱尤效。又豕膏为润燥之神剂，尤宜用之。

凡元气虚弱之人，遇伤寒杂症而便秘者，使别无胀实痞塞者，虽半月未解，亦自无妨，切勿强与疏导以伤其胃。若老人虚人，或病后燥结者，莫非血气之耗，津液之枯，勿轻与攻。

笔花氏曰：大便秘结，有实热之秘，有虚寒之秘。如腹胀膈闷，或燥渴谵语，舌黄溺赤，此阳明胃实，名曰阳结，宜小承气及三黄枳术丸等下之。若老弱精血不足，新产气血干枯，及唇淡口和，舌白溺清者，此肠胃虚冷，名曰阴结，宜四物汤加枳、柏、归、杞、苁蓉、人乳之类，或理中汤加归、芍，温而润之。若便秘而别无所苦，频与润剂，不必速也。又有大便前出，小便后出，名曰交肠，阴阳拂逆也。五苓散主之。又有老人便溺俱自前出，乃血液枯涸之候，多与大剂八珍汤，或可稍延岁月耳。

秘结汤头

承气汤，用芒硝，枳实大黄厚朴饶。

凉膈散用翘芩实，山栀前甘大黄薄。

清凉饮，用当归，芍药甘草大黄来。

玉烛散用凉四物，大黄芒硝甘草得。

地黄丸即六味地黄丸。

右归饮熟地萸杞好，附桂杜仲山药草，气虚参术干姜找。

大补元煎参熟山，萸杞当归杜仲甘。

五福饮用参熟地，当归白术炙草记。

豕膏用猪脂，白蜜同炼净，当归或先煎，姜汁或相并。

三黄枳术丸，荷叶水为团，神曲陈枳术，大黄共苓[①]连。

四物汤治血，芎归熟地芍。

理中汤用参术姜，炙草还加制附刚。

五苓散，本四苓，猪赤泻术加桂成。

八珍补阴阳，四君四物相。

遗精淋浊

《经》云：血脉和则精神乃居。怵惕思虑则伤神，神伤则恐惧流淫而不止。恐惧不解则伤精，精伤则骨痠痿厥，精时自下。又云：肾者主蛰，封藏之本，精之处也。阴阳不和，则使液溢而下流，髓液皆减。

《口问篇》云：中气不足，溲便为之变。《经》云：诸转反戾，水液浑浊，皆

①苓：当为“芩”字之误。

属于热。又曰：思想无穷，意淫于外，发为筋痿及白淫。又曰：小便黄者，少腹中有热也。

按梦遗精滑，无不由乎心。盖心为君火，肾为相火，心动则肾必应之。少年多欲妄思，则水不能藏而精随以泄，久则精道滑而不能遏矣。故有梦无梦，皆关心肾，先用天王补心丹、柏子养心丸、威喜丸等，收养心气，后用苓术菟丝丸以固精。若值劳倦而遗者，此肝脾之气弱也，归脾汤、苓术菟丝丸。思索过度而遗者，此心脾之气陷也，治之亦如劳倦法。若湿热下流，或相火妄动而遗者，此脾肾之火不清也，四苓散清之。其外有素禀不足，及无故而滑，或过服冷利药而遗者，宜温补脾肾为主，六君、八味随宜用之。

淋症小便痛涩，欲去不去，欲止不止，即便浊之类。但浊出于暂，而淋则久困。严氏有五淋之目：一曰气淋，小便涩，常有余沥；二曰石淋，茎中痛，溺如砂石不得出；三曰膏淋，溺出如膏；四曰劳淋，劳倦即发，痛引气冲；五曰血淋，遇热即发，甚则溺血，鼻头色黄。大约此症，多由心肾不交，积热蕴毒，或酒后房劳，七情郁结所致。其初病无不由于热。丹溪曰：治淋宜解热利水，如栀子之类。不可发汗。徐东皋[①]谓初宜八正散利之，久则探吐以升其气。东垣谓淋症宜辨渴与不渴。渴者，热在上焦气分，宜淡渗之品，如茯苓、泽泻、琥珀、灯心、通草、车前、瞿麦、萹蓄之属，以清肺金；不渴者，热在下焦血分，宜气味俱阴之药，如知母、黄柏、滋肾丸是也。除其热，泄其闭塞，以滋胱肾之下元。若小便涩滞者，用五淋散。

至于便浊之症，有白、有赤。赤浊多由于火，或痛或涩者，宜用抽薪饮、导赤散、清心莲子饮、大分清饮之属。若见鲜血，则从溺血门治。白浊由于湿热，白如泔浆，内病于肥甘，外伤于炎暑，宜导赤散、苓术二陈煎。稍虚者，萆薢分清饮。病久无热者，当求脾肾而固之，举之。

笔花氏曰：遗精、淋浊，责在心肾。大约遗精，不论有梦无梦，多属于虚；淋浊不论有痛、无痛，多由于火。虚者宜清心补肾，涩精固本，而以淡欲戒淫为要。火者宜疏通清利，而以节劳慎动为功。

遗精淋浊汤头

天王补心丹，参苓味远玄，枣仁天麦梗，柏子地归丹。

柏子养心丸草地，犀茯枣归辰砂味。

威喜丸，四两苓，猪苓少许黄蜡并。（去猪苓）

苓术菟丝丸，莲肉山药杜味甘。

归脾汤用四君远，芪归木香枣仁眼。

四苓散用猪赤苓，泻术加桂即五苓。

六君子汤治虚痰，四君又加陈半添。

八味地黄丸，六味附桂添。

八正散用甘瞿麦，大黄通蓄车栀滑。

---

①徐东皋：即徐春甫，字汝元，号东皋。明代医家。

滋肾丸治下湿火，知母黄柏用桂佐。
五淋散用栀赤芍，淡竹茵通甘苓滑。
抽薪饮用芩柏栀，泽枳甘通石斛宜。
导赤散，用木通，生地甘草竹叶同。
清心莲子饮，参芪麦石莲，柴芩甘地骨，白茯又车前。
大分清饮二苓通，车泽山栀枳壳从。
苓术二陈煎合方，二陈四苓加干姜。
萆薢分清饮，益智菖蒲乌药等。

便血尿血

《经》云：阴络伤则血内溢而后血，脾脉微涩，为内癀，多下脓血。又曰：胞移热于膀胱，则癃，溺血。悲哀太甚，则胞络绝，阳气内动，发则心下崩，数溲血。又云：中气不足，溲便为之变。

便血一症，多由肠胃之火，盖大肠、小肠皆属于胃也。血在粪前者，其来近，或在广肠①，在肛门；血在粪后者，其来远，或在胃，或在小肠。《金匮》治近血，用赤小豆当归散；治远血，用黄土汤。然此症有肠风，有脏毒，有热有寒。若脏腑有热，风邪乘之，则下鲜血，腹不痛，此名肠风，清魂古拜散主之。若肠胃不清，下如鱼肠，如豆汁，腹痛，此名脏毒，芍药汤主之。若脉数口燥，喜冷畏热，是火也，前方加黄芩、生地、丹皮之属。脉细口和，喜热畏寒，或四肢厥冷，血色瘀淡，是寒也，理中汤加归芎。此外有脾虚不能统血者，归脾汤；有气陷而血亦陷者，补中益气汤；有滑泄而动血者，香梅丸；有风邪结于阴分而为便血者，平胃地榆汤；有血热多火者，约营煎；有酒湿之毒蓄结者，槐角丸，解酲汤；有七情内伤心、脾、肝、肾者，若因怒则化肝煎，因郁则逍遥散；气血虚者，十全大补汤。

尿血之症，出路有三，盖二从溺孔出，一从精孔出也。其从溺孔出者，近则来自膀胱，其症溺时孔道必涩痛，此因酒色欲念，相火妄动，逆而不通，宜清膀胱之火，以地、芍、知、柏、泽、栀、通、膝、龙胆、瞿麦之属，及大分清等以导之。远则来自小肠，其症溺孔不痛，血随溺出，或痛隐于脐腹，盖心与小肠为表里，一切五志口腹之火，凡从清道以降者，必由小肠以达膀胱也。治宜察因，以清脏腑致火之源。其从精孔出者，即血淋之类，小腹下精泄处，觉有痠痛而出者，即是从精孔来。此症多因房劳，阴虚动火，致冲任动血，出从精道，病在命门。涩痛者，生地四物汤加红花、丹皮，有火兼凉血。肾气虚者，宜养血固精；心气外驰者，天王补心丹。

程钟龄谓：心气移热膀胱，阴血妄行，宜清心阿胶散主之。又肝主疏泄，肝火盛亦令尿血，宜平肝，加味逍遥散主之。久病气虚者，八珍汤。凡治尿血，勿

①广肠：直肠。

轻止涩，恐积瘀茎中，大作痛楚也。

《医通》[1] 治溺血，用牛膝一味煎膏，不时服之。若气虚不摄，用参芪等分研末，以白萝卜切片，蜜炙蘸末食之。老人溲血，六味丸加鹿茸。

笔花氏曰：便血尿血，大小肠之热也。然肺与大肠相表里，心与小肠相表里，清肺则肺火自不下移，清心则心火自不下注。惟肠风所下之血，清而色鲜，四射如溅，乃风性使然，用古拜散、人参败毒散均可。其色鲜红，鲜紫者为热，色瘀淡者为寒，色黑如漆者为畜血，若老人虚人溲血、便血者，宜固本为主。

便血尿血汤头

赤小豆，当归散，二味为末醋汤咽。

黄土汤，取灶心，阿胶地术附甘芩。

清魂古拜散，荆芥当归便。

芍药汤，甘草芍药戊己方。

理中汤用参术姜，炙草还加制附刚。

香梅丸，乌梅白芷百药煎。

归脾汤用四君远，芪归木香枣仁眼。

平胃地榆汤，异功厚朴苍，归芍升葛曲，香附并干姜。

补中益气芪术陈，参草升柴当归身。

约营煎治血，生地地榆槐，芍药芩荆穗，续断草乌梅。

槐角丸，用地榆，黄芩枳壳防风归。

葛花解酲汤，葛花砂蔻香，青陈参苓术，神曲泻猪姜。

阿胶散用麦血余，生地丹丹归山栀。

化肝煎用青陈芍，丹栀泽贝添白芥。

逍遥散用柴归芍，苓术陈甘煨姜薄。

十全大补八珍齐，再添肉桂与黄芪。

大分清饮二苓通，车泽山栀枳壳从。

生地四物汤养阴，芎归芍药地用生。

天王补心丹，参苓味远玄，枣仁天麦梗，柏子地归丹。

八珍补阴阳，四君四物相。

六味地黄汤，山山熟地黄，丹苓兼泽泻，八味附桂相。

人参败毒参苓草，羌独柴前枳壳好，川芎桔梗共牛蒡，荆防薄荷就是了。

鼻衄齿衄

《经》云：阳络伤则血外溢而衄血。又曰：脾移热于肝，则为惊衄。阳明厥逆，喘咳身热，善惊衄呕血。少阴所谓咳则有血者，阳脉伤也。阳气未盛于上而脉满，故血见于鼻也。

---

①《医通》：即《张氏医通》。

《金匮》云：尺脉浮，目睛晕黄，衄未止。晕黄去，目睛慧了，知衄止。

鼻衄之症，血从经络渗出而行于清道也。伤寒衄，热在表；杂症衄，热在里。皆因经络热甚，阳气壅塞，迫血妄行而出于鼻，从无发散之理，犀角地黄汤主之。若因七情喜怒，劳役过伤而致，无论是何经络，并宜茅花煎汤调止衄散，或四物加犀角、丹皮、沉香。若衄多服药不效，此内虚寒而外假热也，千金当归汤。若衄后血因旧路，或一月三四发，或洗面即衄，日以为常，并以茅花煎汤调送止衄散。凡衄血之脉，急疾不调，及虚大者难治。

《原病式》[①] 云：阳热怫郁于足阳明而上热，则血妄行为鼻衄。故衄血之内热，多在阳明，而尤有其最者，则惟冲脉为十二经之血海，阳明所至，冲脉无不至，十二经亦无不至。所以衄之微者，不过一经之近；衄之甚者，或至数升斗许，通身形色尽脱，岂特肺经之病哉。治法：衄轻者，一阴煎加清降之品；甚者，白虎汤，或用蒜头捣烂作饼贴脚心。左衄贴右，右衄贴左。暴衄如涌垂脱者，独参汤。

齿衄之症，血从齿缝牙龈中出，又名牙宣。此手足阳明二经，及足少阴肾家之病也。而惟阳明为最。故阳明火盛，则为口臭，为牙根腐烂肿痛，或血出如涌。惟善饮好肥甘者，多有此症，抽薪饮、白虎汤。少阴不足者，玉女煎。便闭者，调胃承气汤，外敷冰玉散。齿衄有因风壅者，齿龈微肿，或牵引作痛，消风散加犀角、连翘，外擦青盐、藁本末。齿不痛而衄者，肾虚也，六味丸。

更有舌上无故出血者，以心脾肾之脉，皆及于舌，诸经之火也，用蒲黄炒焦为末渗之，或冰玉散亦佳。

有耳衄者，肝火也，柴胡清肝散，以龙骨烧灰，吹入即止。

有眼衄者，乃积热伤肝，或误扰动阴血所致，栀子豉汤加犀角、秦皮、丹皮、赤芍。

有肌衄者，血从毛孔出，脉数，当归补血汤；脉弱，保元汤。

笔花氏曰：鼻衄、齿衄，皆肺胃之火，其逆行不止者，亦能令人血脱，非大剂盐水炒石膏，及生地汁、牛膝、龟板、泽泻、丹皮之类不能止血。轻者止衄散、犀角地黄汤、玉女煎等足矣。然齿症不过作痛，清胃滋阴而已。唯鼻症有流浊涕者，名曰鼻渊，俗呼脑漏，此由受寒化火，宜用川芎茶调散。由风热，一味荆芥穗。若生瘜肉，名鼻痔，臭而痛，白矾散点之。

余尝治一人鼻衄、齿衄，连用犀角地黄不应，而血反多，因改用人参、黄柏、龟板、泽泻等味而止。盖其人酒色过度，相火旺而迫血也[②]。

鼻衄齿衄汤头

犀角地黄汤，丹皮赤芍麦冬良。

止衄散用赤苓地，阿胶归芍共黄芪。

四物汤治血，芎归熟地芍。

---

①《原病式》：即《素问玄机原病式》。

②余尝治一人……而迫血也：此段文字原为眉批，今移于此。

千金当归汤，阿胶芩芍与炮姜。
一阴煎用生熟地，丹参冬芍牛甘记。
白虎汤治阳明热，知母石膏糯甘得。
抽薪饮用芩柏栀，泽枳甘通石斛宜。
玉女煎，用熟地，石膏麦冬知母漆。
调胃承气汤，芒硝甘大黄。
冰玉散，用僵蚕，石膏月石冰片研。
消风散芎防，参苓草藿香，僵蚕蝉蜕共，荆芥朴陈羌。
六味地黄汤，山山熟地黄，丹苓兼泽泻，八味附桂相。
柴胡清肝散参芩，芎翘桔草山栀成。
栀子豉汤栀香豉，服后随手探吐之。
当归补血汤，黄芪当归方。
保元汤黄芪，人参甘草齐。
川芎茶调散，白芷荆芥同，栀芩贝梗异，甘草在其中。此方与头痛症稍异。
白矾散用煅白矾，硇砂五分共细研。

瘢　疹

《金匮》曰：阳毒为病，面赤斑斑如锦纹，咽喉痛，唾脓血，升麻鳖甲汤主之。虚热炽甚，毒不化者，阳毒升麻汤。大便结，去射干加大黄，热甚，去人参加石膏。或吐下未当，陷邪内甚，致壮热项强躁闷，或舌焦鼻煤，下利黄赤者，犀角黑参汤、黄连解毒汤。慎勿用下药。

阴毒为病，面目青，身痛如被杖，咽喉痛，升麻鳖甲汤去雄黄、蜀椒主之。《活人书》本方加桂枝，名阴毒甘草汤。

按：阳毒治以寒凉，阴毒治以温热，如冰炭之异，何仲景以一方治之乎？且治阴毒去雄黄、蜀椒，则反去其温热者矣。故刘守真谓仲景以此方治阴毒，乃治阳热亢极，热深于内，表似阴寒之症，非治阴寒极盛之阴毒也。若阴寒极甚，非内温正气，逼邪外出，焉能起死回生耶？观后节便知。

复有阴寒极盛而成阴毒者，反大热燥渴，肢厥冷汗，脉沉细而疾，此因房劳而内伤生冷，复加外寒，遂成阴盛格阳，胸前发出红瘢，其色淡，其点小，是为阴瘢，宜附子理中汤。若爪甲青，腹绞痛，舌卷茎缩者，急用葱饼于脐上熨之，服附子散、人参三白汤、四逆汤之属。服后手足不和暖者，不治。

周氏[①]曰：有因冬温误用辛热发汗，致发瘢者，升麻葛根汤加犀角、元参；有春温之毒失治，蕴于胃腑而发出肌表，心闷呕逆，咽痛躁热者，黄连解毒汤；狂妄无汗者，三黄石膏汤；若自汗烦渴，人参化瘢汤；烦热错语不眠者，白虎合黄连解毒汤；瘢不透，犀角大青汤；已透热不退，去升麻、黄芩、加人参、生

①周氏：即清代医家周扬俊。

地、柴胡；便秘瘢紫者，微下之；瘢退而便秘、谵语者，凉膈散。

景岳曰：邪毒直入阴分，郁而成热，乃致液涸血枯，瘢见肌表，轻者如蚊迹，重者成粒成片。凡汗下温清而病不能解者，便是发瘢之候，治宜犀角地黄汤。若阳明狂躁大渴者，白虎汤；阳毒赤瘢发狂者，阳毒升麻汤；疫疠大热而燥者，三黄石膏汤；便秘者，调胃承气汤。若火郁而寒邪不解者，一柴胡饮；阳明表邪不解著，柴胡白虎煎，或升麻汤；毒盛咽痛者，玄参升麻场；阴虚血热者，玉女煎；阴虚血燥，大热大渴者，归葛饮；内虚外实，阴盛格阳者，大温中饮。

喻氏曰：疫邪留血分，里气壅闭，不下，则瘢不出，下之，内壅一通，卫气亦从而疏解，瘢出于表，毒邪外解矣。惟下后瘢渐出，更不可下。设有下症，宜少与小承气汤缓服。倘误为大下，而中气不振，瘢毒内陷，危矣。唯托里举瘢汤救之。若循衣撮空，脉微者，本方加人参一钱。

按发瘢一症，见色而不碍手，或稠如锦纹，稀似蚊迹，厚如云片，布胸腹，见四肢，鲜红者轻，紫而成片者重，色黑者凶，青者不可治也。良由邪失宣解，蕴于胃腑，散入营中。治法：失表者，汗之；失下者，攻之；火甚者，清之；毒重者，化之；营虚不足者，助其虚而和之托之。若阴毒发瘢之说，见象甚微，症亦罕遇，必参之脉象及兼症，方可用温，勿滥治也。至于疹子，则有头粒可摩而得，较瘢稍轻，治亦如瘢法。若痧若瘾，亦其同类。总以出必周匀，没必徐缓，则毒不内陷。缪氏专从肺胃论治，至为有理。

笔花氏曰：重者为瘢，轻者为疹。方书多在伤寒温疫症内失治所化。近世竟有沿门传染，猝患致毙，不必由病而得者，即《经》所谓大气入于脏腑，虽不病而猝死者也。其症红赤者为胃热，紫为胃伤，黑为胃烂。大抵鲜红起发者吉，稠密成片而紫者凶。若杂色青紫，及透不出，并退速而色干枯者，十无一生矣。凡见瘢后，脉须洪数有力，身温足暖为顺。如脉小足冷，元气虚弱，鲜有不内陷者。余尝治一独子，瘢上堆瘢，色皆深紫，用石膏二两，及犀角、大青、玄参、升麻、干鲜生地汁等，日进三剂，先后计用石膏十四斤余，方保其胃不至烂，而始克收功。可见仲景升麻鳖甲一方，行之于古则效，若近世之瘢疹，热毒甚炽，断不相合。即所称勿用下药之说，亦惟邪陷之症，自宜斟酌。若初起毒秘者，亦不可拘也。附及之。以见今古之病异宜，治法亦不容泥古成方，而为古人咎也。

瘢疹汤头

升麻鳖甲汤当归，甘草雄黄蜀椒为。
阳毒升麻汤犀角，黄芩参草射干作。
犀角黑参汤黄芩，升麻射干草人参。
黄连解毒汤黄连，芩柏山栀一并煎。
阴毒甘草汤，升麻鳖甲桂枝当。
理中汤用参术姜，炙草还加制附刚。
附子散姜术，归半桂心末。
人参三白汤补好，四君附子白芍枣。
四逆汤治少阴寒，附子干姜与炙甘。

升麻葛根汤，升葛芍甘尝。

三黄石膏汤，石膏共麻黄，芩连栀子柏，香豉葱白姜。

人参化瘢汤，白虎去米加参良。

白虎汤治阳明热，知母石膏糯甘得。

犀角大青汤，玄参栀草良，升麻芩连柏，大渴石膏将。

凉膈散用翘芩蜜，山栀芒甘大黄薄。

犀角地黄汤，丹皮赤芍麦冬良。

调胃承气汤，芒硝甘大黄。

一柴胡饮陈生地，黄芩芍药甘草记。

柴胡白虎煎，石膏黄芩麦冬甘。

升麻汤苍术，麻黄大青麦，黄芩石膏淡竹叶。

玄参升麻汤赤芍，管仲芩甘梗犀角。

玉女煎，用熟地，石膏麦冬知母膝。

归葛饮，治热渴，阴虚作汗用归葛。

大温中饮桂麻黄，参术归甘柴地姜。

小承气汤无芒硝，枳实大黄厚朴饶。

托里举瘢汤归芍，升柴白芷穿山甲。

土　属

臌　胀

臌胀一症，卫气之逆也。《经》云：厥气在下，营卫留止，寒气逆上，真邪相攻，两气相搏，乃合而为胀。其脉大坚以涩。又曰：足太阴虚则臌胀，言正气虚也；肾气实则胀，脾气实则腹胀，胃气实则胀，浊阴在上，则生䐜胀，言邪气实也。胃中寒则胀满，脏寒生满病，此气寒而胀也；诸胀腹大，皆属于热，此气热而胀也；诸湿肿满，皆属于脾，此气湿而胀也。凡胀皆在于脏腑之外，排脏腑而廓胸胁，胀皮肤，故命曰胀。其在心则烦心短气，卧不安；在肺则虚满而喘咳；在肝则胁满，痛引小腹；在脾则善哕，肢体烦重；在肾则腹满，引背腰髀痛。此五脏胀也。又在胃则腹满脘痛，妨食而便难；在大肠则肠鸣飧泄而痛；在小肠则少腹引腰而痛；在膀胱则少腹满而气癃；在三焦则气满皮肤中而不坚；在胆则胁痛口苦，善太息。此六腑胀也。诸胀须明逆顺，补虚泻实，神归其室，久塞其空，谓之良工。

景岳曰：五脏六腑，经络皮肤，皆能作胀，而总不离乎脾胃。然脾胃为仓廪之官，受纳有坤顺之德，运化有乾健之功，使果脾胃强健，则随纳随化，何胀之有？其胀者，皆脾土受亏，运输失职，清浊相混，经隧壅塞而成也。若病至单鼓，必其伤败有渐，更非旦夕所能图功矣。《经》云：从上之下者治其上，从上之下而甚于下者，先治上而后治下。初胀者工在疾泻，疏利为主，宜分消丸。风、火、湿、食，随症加减。久病老弱者，宜参、苓、姜、术以补中。病在下焦，则用归、地、附、桂之属，峻补其下，疏启其中，使气得峻补，则气自上行，而中焦疏通矣。所谓“塞因塞用”也。若实有痞塞，难以纯补，稍佐辛香，如朴、砂、丁、芥、陈、附之属。否则启峻汤为极妙。

普明子谓有臌胀、蛊胀之别。臌者中空无物，填实则消，《经》所谓“塞因塞用”也。然亦有寒热、虚实、浅深部位之不同。热者，脉数有力，溺赤便闭；寒者，脉细无力，色白喜热。虚者，时胀时减，按之不痛；实者，腹胀不减，按之愈痛。又病浅者，饮食如常；病深者，饮食减少。且胀甚之处，及先起处，必有部位，即可知属何脏腑。东垣用枳术丸加减，寒热攻补，随症施治。余制和中丸，取效甚多。气虚者，用白术丸，以六君子汤送之。蛊者中实有物，消之则平，《经》所谓“坚者削之”也。大约非虫即血。虫则唇红、口疮、腹疼，化虫丸主之；血则胁满，少腹胀，腹上、手足有紫红缕纹，小便利，大便黑，《金匮》

下瘀血汤、通瘀煎之类攻之。虚者，琥珀人参丸。若饮食湿热滞而胀痛者，三黄枳术丸，皆可用也。

有用蒜瓣入滚汤煮半熟以佐食者，消胀气之佳法也。即小水不利之症，以熟蒜捣丸，四苓散亦佳。其攻补两难者，惟陈香橼去穰，以人溺白垢煅过，每服二钱，或人参或砂仁汤送。

笔花氏曰：臌胀一症，气失运化，清浊相混而成。实者，调和气血；虚者，兼补兼消。总以病之新久、年之老壮、脉之强弱为断。然遍身俱肿者，脏腑各有见症，犹可按症而治。若单腹胀，则脾胃衰微，浊气凝结，始攻则暂消，其后必复胀，再攻之如铁石矣。此皆元气与身为难也。唯有培养一法，益元气是也。有招纳一法，宣布五阳是也。再有解散一法，开鬼门、洁净府是也。丹溪曰：单腹胀，必用大剂参、术佐陈皮、茯苓、苍术、厚朴之类。此言至为有理。又《素问》云：心腹胀，治心鸡矢醴，一剂知，二剂已。有时复发，则饮食不节，病气复聚也。古方有用陈海蜇淡煮莱菔菜，频食之，今人服者甚效。愚谓此必体实而稍挟热者，故效。若虚寒者投之，则更伤其脾胃矣。惟草灵丹似觉理足，附方于后。其小腹胀极，旁及于上而脉沉者，金匮肾气丸，其要药也。

水　肿

《经》云：三阴结谓之水。又曰：肺移寒于肾为涌水。肾者胃之关也。关门不利，故聚水而从其类。上下溢于皮肤，胕肿腹大，上为喘呼，不得卧，标本俱病也。又曰：水谷入于口，输于肠胃，其液别为五，邪气内逆，则气为之闭塞不行而为水胀。其始起目窠微肿，如新卧起，其颈脉动，时咳，阴股间寒，足胫肿，腹乃大，其水成矣。以手按其腹，随手而起，如裹水之状，此其候也。卧不能正偃者，胃不和也。正偃则咳甚，上迫肺也。腹中鸣者，病本于胃也。薄脾则烦不能食，食不能下者，胃脘膈也。身重难于行者，胃脉在足也。平治权衡，去菀陈莝，微动四极，温衣，缪刺，开鬼门，洁净府，精巳①时复，五阳已布，故精自生，形自顺，骨肉相保，巨气乃平。

《金匮》曰：病有风水，有皮水，有正水，有石水。风水者，脉浮身重，骨节疼痛，汗出恶风，防己黄芪汤主之；腹痛加白芍。若一身悉肿，恶风、脉浮、不渴，续自汗出，无大热，越脾汤②主之。皮水者，即气水，水气在皮肤中，脉浮、不恶风、不渴，其腹如鼓，四肢肿而聂聂动，当发其汗，防己茯苓汤主之。厥而皮水者，蒲灰散主之。正水者，其脉沉迟，外症自喘，脉沉小，属少阴本病。若脉浮者为风水，虚胀者为气水，发其汗则已。脉沉者，麻黄附子汤，浮者，宜杏子汤。里水者，即石水，其脉自沉，腹满不喘，一身面目黄肿，小便不利，越婢加术汤主之，甘草麻黄汤亦主之。

---

①巳：疑为“已”字之误。

②越脾汤：疑为“越婢汤”之误。

气分心下坚，大如盘，边如旋杯，水饮所作。桂枝汤去芍药，加麻辛附子汤主之，汗出而愈。又枳术汤主之。腹中和，即当散也。按前方治水气阴盛，故通其阳，后方因阳气不亏，则开痰结，诚仲景之妙用也。

景岳曰：水之本在肾，其标在肺，其制在脾，水不归经，逆而上泛，传于脾则肌肉浮肿，传于肺则气息喘急，故水病以肺、脾、肾为三纲。古人治水，必兼治气。《经》云：膀胱者，州都之官，津液藏焉，气化则能出矣。气化者，肾中之气也。阴中无阳，则气不化，水必不利，故薛立斋宗《金匮》肾气之法，诚良剂也。惟是有湿者，尚宜导水，兼热者，并宜清利，寒湿在气分，姜附必用，寒湿在血分，桂附为功。其有形壮病实而喘肿势甚者，则十枣汤、神佑丸、疏凿饮等亦宜速导。危急旦夕者，沉香琥珀丸。囊肿便闭者，三白饮。若腰以上肿，宜汗，用麻黄、石膏、杏、苡等以清上焦之气，开鬼门也；腰以下肿，宜利小便，用五苓、五皮等以分下焦之清，洁净府也。如湿热下着为痹，宜用加味活络等以通下焦之郁。又先喘而后肿者，主治在肺，防芪汤。先肿而后喘者，主治在脾，分消汤。阳水者，脉数烦渴，可用劫夺；阴水者，脉迟不渴，自宜补火生土。又在因机通变也。

笔花氏曰：水肿一症，固属脾虚不能制水，肾虚不能行水而成。然宜急于润肺，气顺则膀胱之气化而水自行矣。试验诸禽畜，有肺者有尿，无肺者无尿可悟也。至治气之法，一治肺气，主周身之气下行；二治胃气，主胸中之气下行；三治膀胱之气，主吸引胸中之气下行。治肺气者，开鬼门之谓也，用麻黄、羌活、防风、柴胡、葱白及柳枝煎洗法，并苏子降气汤之类；治胃气者，洁净府之谓也，用泽泻、木通、通草、防己、葶苈、茯苓、猪苓、秋石之类；治膀胱之气者，宣布五阳之谓也，用附子、肉桂、干姜、吴萸及肾气丸之属。其形气实满，外内壅塞，喘肿危迫者，则始用“去菀陈莝”法，如商陆、大戟、甘遂、芫花、牵牛等，及十枣、神祐、疏凿诸方，亦干戈捍患之所必用也。至《金匮》风水、皮水、正水、石水之别，不可不精求其义。风水者，肾因风而水积，《经》所谓肾风者，面胕庞然，壅害于言，多汗恶风脊痛，不能正偃，正偃则咳。其本在肾，其末在肺，皆积水也。脉浮恶风，骨节痛，知风水之在外也。用防己黄芪汤者，防己疗风水，通凑理，黄芪温肉补气，白术治风主汗，甘草益土，枣姜辛散。若腹痛，则肝邪气塞，故加芍药。若身肿不渴自汗，此风气鼓水向外，故用越婢汤发之，中有石膏化热，使无上逆之虞也。皮水者，肺主皮毛，皮毛有邪，则肺气郁，发其汗，则外气通而郁解矣，所谓“金郁泄之”也。水渍于脾，以渗淡之，用茯苓汤，以茯苓易白术，加桂枝解肌，以散水于外也。况四肢风动，则桂枝更宜矣。正水者，肾经之水自病，即所谓“关门不利”也，其脉沉小，本无外出之意，若浮而虚胀，则风气欲发于外，宜发汗。即脉沉而无他症，亦宜用麻黄附子甘草，荡动其水，以救肾邪。若外症喘满，则水气在上矣，宜去附子而加杏仁，以救肺，此治金水二脏法也。石水者，脉自沉，水积膀胱，故小腹硬满如石而不喘。但其水潜伏不动，非借风水越婢汤之法，不能激之四汽。此即所谓“开鬼门”法也，甘草麻黄汤，即越婢汤之变法。病体本轻，一发肺气，则膀胱气化行矣。凡《金匮》一切治方，每嫌峻厉，难合今病，独此水肿数方，周匝精详，非此不足以胜病，真神方也。若病之浅者，则五苓、五皮亦能消水，肿在下焦，非肾气丸不能益火而化气。余尝用大赤鲤鱼，加坚细赤小豆一升煮服，水势应手而行，肿亦即退。或以大鲤鱼破开，入五苓散、瓦合炙焦为末，加麝少许，姜枣汤送服，亦佳。又《总论》曰：臌胀水肿，同出一源，气不离乎水，水不离乎气。更有兼气水而为患者。然气胀则腹色苍黄，腹筋起，按之成窟；水胀则皮薄色泽，按不成窟。凡病在气分，则治气为主而兼宜行水；病在水分，则治水为主而兼宜理气；此中自有玄妙。大约气实，宜沉、乌、枳、朴；若坚甚，则更用硝、黄；气虚宜芪、术、参、苓；若火衰，则必加附、桂。且血虚则朝宽暮急，气虚则朝急暮宽。水之轻者，五苓、五皮；水之重者，十枣、神佑；水在表，越婢、杏子；水在里，降气、分消；土不制水，则用六君；肾不行水，则宗肾气，治法无遗蕴矣。

臌胀水肿汤头

气水二症，病每相因，方亦通用，故合集之。

分消丸用姜四君，猪泻夏朴实连苓。

启峻汤用异功散，附桂干姜当归验，再加肉果及沉香，此外芪朴商增减。

枳术丸用枳术研，荷叶包饭煨透丸。

和中丸苓术，曲扁楂陈实，香砂夏丹参，五谷虫加麦。

白术丸，治虚满，苓陈砂曲谷虫饭。

六君子汤治虚痰，四君又将陈半添。

化虫丸用芜雷榔，木香陈术曲雄黄。

下瘀血汤大黄桃，去足䗪虫廿枚熬。䗪虫即地鳖虫。

通瘀煎泻香附楂，乌青归尾木红花。

琥珀人参丸芎苓，附桂灵脂山甲沉。

三黄枳术丸，荷叶水为团，神曲陈枳术，大黄共芩连。

四苓散用猪赤苓，泻术加桂即五苓。

鸡矢醴用鸡矢白，微炒八合酒煮呷。

草灵丹用黄牛粪，阴干炒黄煎滤净。

金匮肾气丸，六味附桂牛车前。

防己黄芪汤，术甘共枣姜。

蒲灰散治皮水厥，七分蒲灰三分滑。

麻黄附子汤，甘草共成方。

杏子汤治风水胀，麻黄杏仁甘草样。

越婢加术汤，麻黄术草枣膏姜。

甘草麻黄汤，四钱甘草与麻黄。

麻辛附子汤，三味同煎加生姜。

枳术汤，煎枳术，十枚枳实二两术。

十枣汤用枣先煎，芫花遂戟七分研。

神祐丸攻积，牵牛与大黄，青陈芫戟遂，轻粉共槟香。

疏凿饮商陆，通苓泻大腹，羌秦赤小豆，槟榔姜椒目。

沉香琥珀丸，郁李杏陈全，苏木苓葶苈，防己麝泻丸。

三白饮用白牵牛，桑皮陈术木通俦。

五苓散，本四苓，猪赤泻术加桂成。

五皮饮用姜桑白，大腹五加茯苓叶。

加味活络丹乳没，芎胆草乌地龙末。

防芪汤治风入肺，叶胀眼下卧蚕起，防桔杏桑苏贝芪，水姜煎服功奇异。

分消汤用参苓泻，草蔻吴茱朴半夏，川乌连柏生干姜，加入木通寒胀下。

苏子降气汤半前，陈朴归甘姜桂煎。

积　聚

《经》云：积者，阴气也。聚者，阳气也。五脏所生曰积，六腑所生曰聚。积则由渐而成，故坚硬不移而有形；聚者作止不常，忽聚忽散而无形。其原或以饮食之滞，或以脓血之留，或风寒外感之邪，亦能成积。或名伏梁，或名风根，如疟痞之类皆是。然食滞非寒，未必成积，而风寒非食，未必成形也。

又曰：肝之积名曰肥气，在左胁下，如覆杯，有头足，令人发咳痎疟。心之积名曰伏梁，起脐上，大如臂，上至心，令人烦心。脾之积名曰痞气，在胃脘，覆大如盘，令人发黄瘦软。肺之积名曰息贲，在右胁下，覆大如杯，令人寒热、喘嗽。肾之积名曰奔豚，发于少腹，上至心，若豚状，上下无时，令人喘逆、骨痿。

有身体髀股皆肿，环脐而痛，名曰伏梁，即风根也。其气溢于大肠而着于肓，不可动，动之为溺涩之病。病胁下满，气逆，二三岁不已，名曰息积。此不妨于食，不可灸刺，为导引服药。又肠覃，寒气客于肠外，与卫气相搏，有所系癖而内着，恶气乃起，瘜肉乃生，始如鸡卵，成如怀孕，坚而能移，月事以时下。石瘕生于胞中，寒气客于子门，气闭不通，恶血不泻，留衃日大，如怀子状，月事不以时下，皆生于女子，可导而下。

坚者削之，留者攻之，结者散之，客者除之，上之下之，摩之浴之，薄之劫之，开之发之，适事为故。

《金匮》云：奔豚从少腹起，上冲咽喉，发作欲死复还，或腹痛，往来寒热，皆从惊恐得之，奔豚汤主之。心胸大寒，痛呕不食，腹中上冲，皮起见有头足上下，痛不可触，大建中汤主之。胁下偏痛，发热，脉紧弦，寒也，以温药下之，大黄附子汤。寒气厥逆，赤丸。

景岳云：《内经》治积，其要不过攻、消、散、补四者而已。凡坚积气实者，如秘方化滞丸、百顺丸，次则三棱丸等攻之。如不堪攻击，则用保和丸、大小和中饮等消之。若气聚无形者，排气饮、四磨饮等散之。若积痞势缓而攻补未便者，宜调理脾胃为主，枳术丸、芍药枳术丸，皆其宜也。若脾肾不足，气失运化，则宜养中煎、温胃饮、理阴煎、暖肝煎补之。凡坚硬之积，必在肠胃之外，募原之间，非药力所能到，宜琥珀膏、三圣膏、阿魏膏等以攻其外，长桑君针法以攻其内，并以灸法收功。

许学士[1]曰：治积以所恶者攻之，所喜者诱之，则易愈。如肉积用硇砂、水银，酒积用神曲、麦芽，血积用水蛭、虻虫，气积用木香、槟榔，水积用牵牛、甘遂，涎积用雄黄、腻粉，食积用礞石、巴豆，各从其类也。若认积不明，泛用攻消之品，不能取效。

徐东皋曰：脾胃气虚失运而成积者，惟宜以六君子汤等养其正气，所谓养正积自除也。若大积大聚，坚固不移者，若非攻击悍利之药，岂能推逐，或兼用外治法亦可。

李士材曰：治积宜分初、中、末三法：病邪初起，正强邪浅，宜用攻；受病渐久，邪深正弱，宜且攻且补；若病根经久，正气消残，则宜专补。凡攻之太急，则伤正气而邪反固矣。余尝用阴阳攻积丸，先补数日而后攻之，再复补之，屡攻屡补，以平为期。

石顽曰：积聚气室，心腹疞痛，大七气汤以铁落饮煎服。饮癖成块在胁腹间，口吐涎沫清水，六君子汤合五苓散。酒癖肌黄食少，大七气红酒煎服。瘕气无定处，用散聚汤。若攻刺心腹，上下如雷鸣，木香通气散。肉积，四味阿魏丸。石瘕，用和血通经汤，不愈，见晛[2]丸，虚则补之。肠覃，阿魏麝香散。伏梁环脐而痛，大建中汤加苓、桂。息积不妨于食，宜三因化气散，外用阿魏膏。疟痞用明净雄黄，用醋煮，研神曲为丸，酒服勿间，消尽乃止。

笔花氏曰：积聚之治，只分有形、无形。有形者，攻消是用。无形者，散补随宜。然既名曰积，则其来有渐，琢磨之力，非旦夕所能为功。况脾胃不虚，则气血流通，何至成积。治此者，姑容固虞养患，猛厉又虑伤残也。全师以克敌，斯为良工心苦。昔有老人，年百余岁，人求其致寿之方，答云：余无别法，惟一生不以脏腑化坚物，不以脏腑暖冷物而已。保生者，宜知之。

积聚汤头

奔豚汤草李根皮，夏葛苓芎姜芍归。

大建中汤参姜椒，饴糖半杯微火熬。

大黄附子汤，细辛二味合成方。

赤丸二枚乌头炮，半夏细辛茯苓饶。

秘方化滞棱莪术，香连丁夏青皮橘。

百顺丸治诸积老，大黄皂角蒸饼捣。

三棱丸用醋煮焙，莪苓夏麦青皮配。

保和丸用曲楂苓，连翘莱菔半夏陈。

大和中饮陈实砂，麦芽厚朴泽泻楂。

---

①许学士：即许叔微，字知可。南宋医家。

②晛（xiǎn 显）：日气。

小和中饮扁豆姜，厚朴芩楂甘陈相。

排气饮，用木藿，香附泽枳陈乌朴。

四磨饮，用沉香，乌药枳实与槟榔。

枳术丸用枳术研，荷叶包饭煨透丸。

芍药枳术丸，赤芍陈皮米粥团。

养中煎用参苓草，山药扁豆干姜好。

温胃散用参术陈，扁豆干姜归草能。

理阴煎用炙草归，熟地干姜附肉桂。

暖肝煎用归杞茴，沉香乌药苓姜桂。

阿魏膏芷羌独芎，天麻红花鳖山甲，槐柳桃枝两头尖，桂地大黄玄参发。

琥珀膏用芷防风，木松丁香木鳖通，当归辰砂桂心合，麻油黄丹煎成功。

三圣膏炒细石灰，醋熬膏入大黄桂。

六君子汤治虚痰，四君又加陈半添。

外治用小鳖，管仲倍红苋，阿魏葱蜜捣，加麝青布掩。

阴阳攻积丸，吴萸川乌连，姜桂参芩[①]夏，巴沉琥皂延。

大七气汤桂青陈，智藿草附桔蓬棱。

铁落饮苓神，玄丹贝胆星，蒲翘天麦橘，朱远共钩藤。生铁落熬水煎药。

五苓散，本四苓，猪赤泻术加桂成。

散聚汤用二陈汤，当归桂杏及槟榔。

木香通气共戎盐，枳朴棱蓬干姜甘。

四味阿魏丸，连翘山楂连。

和血通经熟地黄，当归苏木广皮良，红花贯众兼肉桂，血竭三棱与木香。

见晛丸，紫石英，延胡附桂大黄槟，木香血竭鬼箭羽，桃仁水蛭泻三棱。

阿魏麝香散，野水红花子，参术雄黄桂，神曲乌芋是。乌芋即荸荠。

三因化气散，姜桂蓬青陈，胡椒砂仁草，丁香与茴沉。

痞　满

《经》云：胃病则贲响腹胀，脾病则腹胀善噫，心主病则胸胁支满。寒气至则坚痞，腹满痛急，下利之病生矣。又曰：脾虚则腹满肠鸣，飧泄食不化。又曰：太阴司天，胸中不利，心下痞痛。

丹溪曰：痞满与胀满不同，胀满则内胀而形外，痞则内闷而外无胀急之形。有因误下而成者，有因气弱而成者。

东垣谓：伤寒痞从血中来，从外之内；杂病痞亦从血中来，从内之外。有形者以苦泻之，无形者以辛散之。凡用气分药不效者，不知治血也。

①芩：疑为“苓”字之误。

刘宗厚[①]曰：古方治痞，用芩、连、枳实之苦以泄之，姜、朴、半夏之辛以散之，参、术之甘温以补之，苓、泽之咸淡以渗之。果有内实之症，略以疏导。结胸是实邪，大陷胸汤；痞是虚邪，半夏泻心汤。

景岳治食滞痞，用大和中饮、枳术丸、神香散；治外邪痞，陷胸汤、泻心汤等；治虚寒痞，用六君子、归脾汤、理阴煎、六味回阳饮。

按：痞者，痞塞不开；满者，胀满不行。凡有邪、有滞者，实痞也；否则虚痞也。有胀、有痛者，实满也；否则虚满也。实者可散可消，虚者非温补不可。散痞，用苏梗、半夏、苍术、陈皮、白芥之属；消痞，用枳实、厚朴、神曲、楂炭、桃仁、红花、青皮、鳖甲、柴胡、赤芍之属。

笔花氏曰：痞满之症，虽有虚有实，然其实则虚气而已。气不能运行于内外，聚而为痞，其驯至于膨胀不难矣。时医见有滞闷，不论湿热、肝气、食积，肆意攻伐，枳、朴、楂、曲，无一不用。迨正气既伤，使无形之邪结痞于中，而欲藉药力以散其结，不亦难乎。凡病之有形者易治，无形者难治，此等症全在临胗[②]时心光四照，用笔轻灵，其中机巧，不能言喻，非笨工所能见到也。然亦恃病者善自求生，戒嗔怒，慎饮食，远房帏，心宽体舒，唯适之安，庶否塞开而交泰成，不徒责之药石也。

痞满汤头

大陷胸汤生大黄，芒硝甘遂共成方。
半夏泻心汤芩连，人参干姜半枣甘。
大和中饮陈实砂，麦芽厚朴泽泻楂。
枳术丸用枳术研，荷叶包饭煨透丸。
神香散治气作痛，白蔻丁香研末共。
六君子汤治虚痰，四君又加陈半添。
归脾汤用四君远，芪归木香枣仁眼。
理阴煎用炙草归，熟地干姜附肉桂。
六味回阳参附归，熟地干姜甘草炙。

黄　疸

《经》云：溺黄赤，安卧，已食如饥，目黄齿垢，爪甲黄者，黄疸也。又曰：风寒客于人，闭而为热，失汗，或痹不仁，又失治，则肝传之脾，名曰脾风。发疸，腹中热，心烦，出黄。

《金匮》云：诸病黄家，但当利其小便，假令脉浮，当以汗解之，桂枝加黄芪汤。黄疸病，茵陈五苓散主之。酒疸必小便不利，心中热，足下热，腹满鼻燥，脉浮者，先吐之，沉弦者，先下之，栀子大黄汤。酒疸久下则为黑疸，心中

①刘宗厚：即刘纯，字宗厚，明代医家。
②胗：通“诊”。

如啖蒜齑状。败血之色也。前方去大黄合犀角地黄汤。谷疸寒热不食，头眩，心胸不安，茵陈蒿汤主之。女劳疸额上黑，微汗，手足中热，薄暮即发，膀胱急，小便自利，若腹如水状者不治，硝石矾石散主之。黄疸腹满，小便不利而赤，自汗，此表和里实，当下之，大黄硝石汤。凡疸而渴者难治，不渴者可治。发于阴部，其人必呕，阳部必振寒而发热。

喻嘉言曰：夏月天气热，地气湿，人受二气，内结发疸，与盒盦[①]酱无异，必从外感汗、吐、下三法，去其湿热。至谷疸、酒疸、女劳疸，则纯是内伤，与外感无涉。

阴疸一症，仲景之方论已亡，惟罗谦甫有茵陈四逆汤一方，以治过用寒凉，阳疸变阴之症，足补仲景之缺。

景岳谓：黄疸有四，一曰阳黄，二曰阴黄，三曰表邪发黄，四曰胆黄。阳黄因湿多成热，其症必身热烦渴，消谷善饥，小便赤涩，脉必洪滑，宜清湿热，用大分清饮、栀子柏皮汤。阴黄则全非湿热，多由内伤不足，不可以黄为意，宜培气血，四君子、温胃饮、六味、五福之属。表邪发黄而内热未清者，柴芩煎、茵陈五苓散之类。胆黄则受惊忧而伤胆气，宜与阴黄同治，必兼酸涩镇重，固其虚脱。如七福饮加龙骨、牡蛎之属。

笔花氏曰：疸症之休咎，定于渴、不渴者，证津液之通与不通也。津液通，则不渴，而湿热易去；不通，则渴而湿热难行，其势然也。然而治阳黄易，治阴黄难，治女劳疸更难。至谷疸、酒疸皆阳黄之类也。余仕绥猺[②]时，山署[③]四面蒸沍，面目渐黄，溺涩不食，明知为疸矣。时因调闱[④]赴省，投以茵陈大黄汤，不应。商之于医，咸谓湿郁极重，前方合用胃苓汤，一剂而腹硬如石，大痛，手不可按，渐延胸膈，坐卧不能，奄奄垂毙矣。时已四鼓，余默思其理，自觉五中燥甚，急命制杏酪一瓯，饮之，痛减而睡，晨起即觅腐浆牛乳，并大进生地、麦冬、花粉及甘露法以收功。此滋阴治疸之法，故记之。

可见湿热症，亦有用养阴者，必然阴分素虚，热伤津液之故[⑤]。

黄疸汤头

桂枝加黄芪汤好，桂芪赤芍姜甘枣。

茵陈五苓治发黄，五苓茵陈加枣姜。

栀子大黄汤，香豉枳实栀大黄。

犀角地黄汤，生地赤芍麦冬良。

茵陈蒿汤，栀子大黄。

硝石矾石散，麦粥饮和咽。

---

①盦（è遏）：覆盖物使发酵。

②绥猺：绥，安抚；猺，即瑶（yáo摇），少数民族。这句意思是指作者在粤东少数民族地区做县官。

③山署：设在穷乡僻野的衙门。署：公署、衙门。

④闱：科举时代的试院。

⑤此段文字，原为眉批，今移于此。

大黄硝石汤，黄柏栀子相。

茵陈四逆汤，茵陈附子草炮姜。

大分清饮通二苓，车泽山栀枳壳均。

栀子柏皮汤，栀柏甘草良。

四君子汤中和义，参术茯苓甘草比。

温胃饮用参术陈，扁豆干姜归草能。

六味地黄汤，山山熟地黄，丹苓兼泽泻，八味附桂相。

五福饮用参熟地，当归白术炙草记。

柴芩煎，治壮热，栀泻枳壳木通得。

茵陈大黄汤，再加栀子相。此方即前茵陈蒿汤。

胃苓汤，用五苓，再加平胃合而成。

甘露须天麦，生熟地黄芩，枳甘枇杷叶，石斛共茵陈。

七福饮用枣仁归，远志参甘地术为。

痰　饮

《经》曰：岁土太过，饮发中满食减。又曰：太阳司天，湿气变物，水饮内蓄，中满不食。又曰：太阴所至，为积饮痞隔，土郁之发，为饮发注下。太阳之复，唾出清水及为哕噫。又曰：诸病水液，澄澈清冷，皆属于寒。考《内经》止有积饮之说，本无痰症之名，自仲景创之，而诸家言痰者纷纷矣。然痰与饮不同，饮为水液，停积胸腹间，而痰则稠浊无处不到，凡五脏之伤，皆能致之，当知其辨。

张子和[①]曰：痰症有五，风痰、热痰、湿痰、酒痰、食痰。留在中脘，亦令人憎寒发热，痞满自汗，有似伤寒者，特头不痛，项不强耳。

陈无择曰：病人百药不效，关脉伏而大，或眼皮眼下如灰烟黑者，皆痰也。

丹溪谓：二陈汤治一身之痰，下行上行，各加引药。

吴茭山[②]曰：八味者，治痰之本也。

庞安常[③]谓：肺受火不得清肃下行，则津液凝浊，不生血而生痰，当以润剂滋阴，如地、杞、麦冬之类。投以二陈，立见其殆。

景岳曰：治痰宜分缓急。风寒之痰，宜从辛散；脾胃之痰，宜去湿滞，兼扶中土；肾水虚泛之痰，宜壮水之源；阴火乘肺之痰，宜滋津液；火邪之痰，宜用清降。痰在膈上，在经络，及胶固稠浊者，非吐不去；在肠胃，可下而愈；在四肢，非竹沥不能达；在胁下，非白芥子不能除；在皮里膜外，非姜汁、竹沥不能开。

---

①张子和：即张从正，字子和。金代医家。

②吴茭山：即吴球，字茭山。明代医家。

③庞安常：即庞安时，字安常。北宋著名医家。

至于饮症，《金匮》云：其人素盛今瘦，水在肠间，沥沥有声，名痰饮。饮水流胁下，咳唾引痛，名悬饮。饮水归四肢，当汗不出，身体疼痛，名溢饮。咳逆倚息，气短不得卧，其形如肿，名支饮。水在心，心下坚筑短气，恶水不欲饮。水在肺，吐涎沫，欲饮水。水在脾，少气身重。水在肝，胁下支满，嚏而痛。水在肾，心下悸。心有留饮，其人背恶寒如掌大，或胁下痛引血[①]盆，咳嗽则转甚，或短气而渴，四肢历节痛，心悸。膈上病痰则喘咳寒热，背痛腰疼，目泣自出，其人振振身瞤剧。痰挟瘀血，遂成窠囊，惟苍术行之极妙。其余病痰饮者，当温药和之。治虚寒痰饮，用苓桂术甘汤、外台茯苓饮，及小半夏茯苓汤。

普明子曰：痰有燥湿之分，饮有表里之别。湿痰生于脾，滑而易出，二陈汤、六君子等主之；燥痰生于肺，干而难出，贝母瓜蒌散、人参清肺饮等主之；若肺火不能下降，致真水上泛，用六味丸以滋其阴。此治痰法也。饮之在表者，发热浮肿，香苏、五皮等合用以疏之；饮之在里者，或停心下，伏两胁，走肠间，变幻万状，用《外台》茯苓饮、苓桂术甘汤等，加苍术治之。此治饮法也。

笔花氏曰：浓则为痰，薄则为饮。莫非脾阳失职，饮食不为津液而为痰饮。古人所以治痰先理脾也。然而痰饮之症，变状百出，妄见妄言，脉亦乍大乍小，无有定准，或肢体半寒半热，昼轻夜重，溺浊如朱，不知者，疑为鬼祟，而非也。先宜苓桂术甘汤等加苍术，旋用六君子等以收功。至于猝倒痰迷，及行入经络为患，则宜参厥逆、痹症之法治之。更有猝然老痰，结核在咽，亦非细故，宜用五倍子、玄明粉、枳实等，加咸药以软坚而化痰。带血者，加韭汁。若火痰用芩、膏；风痰用南、附；湿痰用苍、夏；食痰用楂、曲；酒痰用粉葛；老痰用蒌、贝；顽痰用海粉；经络痰用荆、竹沥，随症施之而已。

痰饮汤头

二陈汤半陈，甘草与茯苓。

八味地黄丸，六味附桂添。

苓桂术甘汤，只此四味良。

外台茯苓饮参术，生姜陈皮又枳实。

小半夏茯苓汤，茯苓三两半夏姜。

六君子汤治虚痰，四君又加陈半添。

贝母瓜蒌散贝蒌，茯苓桔梗橘红求。

人参清肺桑白皮，杏仁阿胶粟壳随，炙甘知母乌梅肉，一枣还须地骨皮。

香苏散，用苏叶，香附甘陈姜枣啜。

五皮饮用姜桑白，大腹五加茯苓叶。

滚痰丸用大黄芩，礞石沉香辰砂喷。

①血：疑为“缺”之讹。

噎膈

《经》云：三阳结谓之膈。又云：胃病者，膈咽不通，饮食不下，则暴忧之病也。又曰：忧愁者，气闭塞而不行。又曰：形苦志苦，病生于咽嗌，治之以苦药。此症都由忧思伤脾，血液衰涸，胃脘枯槁而成，甚至郁气生痰，妨碍食路。古人谓食则暴吐，病在上焦从乎气；或吐而痛，痛而吐，病在中焦从乎积；若朝食暮吐，暮食朝吐，病在下焦从乎寒。其在上者，水饮可行，食物难入，名曰噎膈；其在下者，食虽可入，良久复出，名曰反胃。反胃则阳虚不化，可补可温；噎膈则气结不行，开助两难，故反胃轻而噎膈重。按诸方书，或作热结，或作寒结。然欲健脾理痰，则燥妨津液；欲生津养血，则润碍中州。唯视脉大有力，作热治，脉小无力，作寒治，色黄枯者，为虚寒，色红泽者，为实热，庶乎无误。

景岳谓脾主运化，而大络布于胸膈。肾主津液，其气化主乎二阴。故上焦之噎责在脾，治从温养；下焦之结责在肾，治宜滋润。古方治噎膈，以参、芪补气，竹沥清痰，姜汁去秽，牛乳、羊乳、当归、蜜汁润燥，皆良法也。然其中有情郁、气郁、挟虫、挟血、挟痰、挟食为患，均当按法施治。

普明子曰：噎膈属胃脘干槁，不宜投燥，半夏、二陈皆为禁剂，宜用启膈散以开关，佐以四君子、调中散；挟郁者，逍遥散。虽然，药虽逍遥而人不逍遥，无益也。

石顽治噎膈，以多饮牛羊乳为上策，或宰生鹅血乘热饮之亦佳。凡吐沫嘈痛，及粪如羊屎者不治。

笔花氏曰：噎膈一症，胃液枯涸，七情病也。治宜养中安胃，生津润燥为主。痰则消之，火则降之，瓜蒌、贝母实为的剂。而尤在病家静心善养。张鸡峰①曰：此症乃神思间病，当内观静养。斯言深中病情。道家谓欲求长生，先学短死。每午黑甜一觉，亦忘忧之法也。

噎膈汤头

启膈散沙参，丹苓贝郁金，砂壳同荷蒂，杵头糠五分。

四君子汤中和义，参术茯苓甘草比。

调中散治胃关通、陈米沙参三两同，二两丹参余一两，荷贝苓陈五谷虫。

逍遥散用柴归芍，苓术陈甘煨姜薄。

反胃

按反胃症，王太仆②曰：食不得入，是有火也，食入反出，是无火也。《经》云：脾脉微急，为膈中。食饮入而还出，后沃沫。

①张鸡峰：宋代医家张锐，字子刚。因著有《鸡峰普济方》，故后人称之为张鸡峰。

②王太仆：即唐代医家王冰，自号启玄子。

仲景谓：无气则营虚而血不足，故胸中冷，其脉多浮而涩，若浮变为紧，则上下脘俱亡血，为难治。暴病吐谷不得下者，小半夏汤主之。胃反吐而渴欲饮水者，茯苓泽泻汤主之。胃反呕吐者，大半夏汤主之。脉弱，小便利，身有微热见厥者，难治，四逆汤主之。

景岳曰：反胃当辨其新久，酒食情郁，无非内伤，初起者胃气未坏，犹可标本兼治，若病既久，则当专用温补。若寒在上焦，则恶心欲吐，此胃脘之阳虚也，唯姜汤最佳，橘皮汤亦可；寒在中焦，则食入不化，半日复出，此胃中之阳虚也，宜理中汤、温胃饮，有痰则用金水六君煎；寒在下焦，而朝食暮吐，或入久而出者，此丙火不能传化，盖命门之阳虚也，非六味回阳饮及理阴煎不可。

其有大便秘结者，真阴枯槁也。阴虚兼寒者，以补阳为主，而大加当归、肉苁蓉、韭汁、姜汁之属；阴虚兼热者，以补阴为主，而加乳汁、童便、蜂蜜、豕膏之属。若因酒湿者，葛花解酲汤；胃火上冲者，半夏泻心汤；郁悒者，逍遥散。

古方用甘蔗汁二分，姜汁一分和匀，日三服。若倦怠垂死者，以人参一二两浓煎，加姜汁顿服。有用猫胞炙脆，陈酒调服。如有寒痰，用狗宝为末，陈酒服之。或陈香橼去瓤，入姜、附末焙燥，以独参汤送之。

反胃初愈，切忌粥饮，但以独参汤少加炒陈米，不时煎服，旬日后，方可小试稀粥。

其有咽喉阻塞，心膈满闷，暂用香、砂、枳、朴以开其结。如冷涎不已，心腹觉痛，用六君子汤加丁、藿。若饮热汤及椒、姜等，辄作呃者，瘀血阻滞气道也，代抵当丸如芥子大，细细咽之。

笔花氏曰：反胃之症，寒症居多，非若噎膈之胃脘枯燥也。但久吐则中州气弱，肝木上乘，胃液亦能枯涸，不难转而为噎。治此者，切勿轻用苦寒，伤其脾胃。医家好用泻心汤，极宜斟酌。

反胃汤头

小半夏汤，加一生姜。

茯苓泽泻汤苓泽，生姜甘草桂枝术。

大半夏汤用人参，半夏白蜜三味成。

四逆汤，须冷服，附子干姜甘草足。

橘皮汤治干呕哕，橘皮生姜煮服美。

理中汤用术参姜，炙草还加制附刚。

温胃饮用参术陈，扁豆干姜归草能。

金水六君虚实到，熟地夏陈归苓草。

六味回阳参附归，熟地干姜甘草炙。

理阴煎用炙草归，熟地干姜附肉桂。

豕膏用猪脂，白蜜同炼净，当归或先煎，姜汁或相并。

葛花解酲汤，葛花砂蔻香，青陈参苓术，神曲泻猪姜。

半夏泻心汤芩连，人参干姜半枣甘。

逍遥散用柴归芍，苓术陈甘煨姜薄。
代抵当丸大黄生，归桃山甲桂玄明。

嘈[1]　杂

《经》云：饮食入胃，游溢精气，上输于脾，脾气散精，上归于肺。脾与胃以膜相连耳。而脾属阴，主乎血；胃属阳，主乎气。故胃易燥，全恃脾之阴以和；脾易湿，全恃胃之阳以运，此后天生化之源也。若脾阴一虚，则胃家饮食游溢之精气，全输于脾，不复稍留以自润，斯胃过于燥而有火，欲得食以自资，稍迟则嘈杂愈甚，得食则可暂止，久之则三消，噎膈诸症作矣。治宜养营血，补脾阴，兼补胃阴，甘凉润濡，稍佐微酸，此良法也。

嘈杂一症，腹中空空，似饥非饥，似辣非辣，似痛非痛，而胸膈懊侬，莫可名状。或得食暂止，或食已复嘈，或兼恶心而见胃痛。大抵食已即饥，虽食不饱者，火嘈也。痰多气滞，似饥非饥，不喜食者，痰嘈也。酸水浸心而嘈者，戚戚膨膨，食少无味，此脾气虚寒，水谷不化也。火嘈者，宜清火而兼养阴，用二阴煎、四阴煎之类。痰嘈者，宜降痰，二陈汤及大和中饮之类。若中焦痰火相兼而嘈者，三圣丸、软石膏丸之类。若脾胃虚寒，停痰滞食，吞酸呕恶而嘈者，和胃饮、二陈汤、温胃饮、六君子汤之类。

笔花氏曰：嘈杂之症，有火嘈、痰嘈之别，愚谓痰滞胸膈，或嗳满，或心悸则有之，何能作嘈？其嘈者，亦为火所迫耳。夫痰为火迫，则其痰必燥，故胸中似辣非辣，宜以二冬、二母等润之，方能降火而清痰，古方用二陈汤，嘈非愈增其燥，而嘈愈甚乎。况此症明属脾阴不足，胃液枯燥所致，惟有滋阴合甘凉之法治之，庶不变生他患，若芳燥不宜用也。

嘈杂汤头

二阴煎用生地冬，玄参苓枣草连通。
四阴煎用生地麦，沙参苓甘百合芍。
二陈汤半陈，甘草与茯苓。
大和中饮陈实砂，麦芽厚朴泽泻楂。
三圣丸治痰火嘈，白术橘红黄连炒。
软石膏丸痰火重，香附半南栀子共。
和胃饮，治霍乱，陈朴干姜炙草验。
温胃饮用参术陈，扁豆干姜归草能。
六君子汤治虚痰，四君又加陈半添。

[1]嘈：同“嘈”，下同。

三　消

《经》云：二阳之病发心脾，其传为风消。又曰：心移寒于肺，为肺消。饮一溲二，死不治。心移热于肺，为膈消。又曰：五脏脆者，皆善病消瘅。胃中热则消谷，令人悬心善饥。胃中热，肠中寒，则疾饥，小腹痛胀。又曰：口甘者，五气之溢，五味之津液在脾，此肥美之所发也，名曰脾瘅。肥者令人内热，甘者令人中满，其气上溢，转为消渴，治之以兰，除陈气也。

水泉不止，膀胱不藏，失守者死①。

按三消症，三焦受病也。上消者，肺病也。凡心脾阳明之火，皆能熏炙，故又名膈消。其症大渴引饮，随饮随渴，津液枯涸也，人参白虎汤主之。中消者，脾胃病也，又名消中。其症多食善饥，日加瘦削，古方以凋胃承气汤及三黄丸主之。下消者，肾病也，故名肾消。其症烦躁引饮，耳轮焦，溺如膏，肾水亏极之症也，六味地黄丸主之。

丹溪治消渴，以养肺降火生血为主，俱用四物汤。上消加五味、人参、麦冬、花粉、藕汁、生地汁、人乳之属；中消加知母、石膏、滑石以降胃火；下消加黄柏、知母、熟地、五味以滋肾水，常饮澡丝汤代茶。石顽谓：能食而渴者，人参白虎汤。不能食而渴者，钱氏白术散去木香，倍加干葛。

丹溪曰：肾水属阴而本寒，虚则为热；心火属阳而本热，虚则为寒②。

普明子曰：治上消，宜用二冬汤以润肺而清胃；治中消，宜用生地八物汤以清胃而滋肾；治下消，宜用地黄汤合生脉散以滋肾而补肺。

笔花氏曰：三消之症，皆燥热结聚。古方人参白虎汤，及丹溪用养肺降火生血之法，已臻美备。故后世治上消者清肺，治中消者清胃，治下消者滋肾。而惟普明子之治法，更极周密，其治上消而兼清胃者，使胃火不得伤肺也。中消而兼滋肾者，使相火不得攻胃也。下消而兼补肺者，滋土源以生水也。盖三消之治，不必专执本经，而滋其化源，则病易痊矣。然此症有水亏，亦有火亏，更宜斟酌。若寻常消渴，惟天花粉为神药。其外兰香叶、白葵花，亦可合知、柏用也。

三消汤头

白虎汤治阳明热，知母石膏糯甘得。加人参即名人参白虎汤。

调胃承气汤，芒硝甘大黄。

三黄丸治积热，芩连大黄等分末。

六味地黄汤，山山熟地黄，丹苓兼泽泻。八味附桂相。

钱氏白术散四君，藿香木香干葛成。

①水泉不止，……失守者死：为眉批，现移于此。

②“肾水属阴而本寒，虚则为热；心火属阳而本热，虚则为寒”段文字原在“丹溪论消渴”天头处，现移于此。

四物汤治血，归芎熟地芍。

二冬汤用天麦参，花粉知母甘草芩。荷叶一钱煎。

生地八物汤知柏，芩连山药丹皮麦。荷叶一钱煎。

生脉散治热伤气，人参麦冬北五味。

关 格

《经》云：人迎一盛病在少阳，二盛病在太阳，三盛病在阳明，四盛已上为格阳。寸口一盛病在厥阴，二盛病在少阴，三盛病在太阴，四盛已上为关阴。人迎与寸口，俱盛四倍已上为关格。又曰：邪在腑则阳脉不和，气留之而阳气太盛，阴气弗能荣也，故曰格。且阴脉不利，血留之而阴气太盛，阳气弗能荣也，故曰关。阴阳俱盛，不得相荣，故曰关格。

仲景谓关则不得小便，格则吐逆。丹溪谓寒在上，热在下，两寸俱盛四倍，法当提吐，不必在出痰也。

景岳谓：人迎察六腑之阳，寸口察五脏之阴，人迎盛至四倍，此孤阳独见，水不济火也，名曰溢阳，为外格，言阴格于阳也。寸口盛至四倍，此元阴无主，气不归经也，名曰溢阴，为内关，言阳关于阴也。若人迎寸口俱盛至四倍已上，且大且数，此其阳气不藏，故阴中无阳，阴气不升，故阳中无阴，阴阳相离，故曰关格。总由酒色情欲，以致真阴败竭，元海无根，所为亢龙有悔之象也。其脉则如弦如革，洪大异常；其症则脉动身亦动，凡乳下脐旁，无不舂舂然，振振然，与脉相应；其形气则上有微喘，而动作则喘甚；肢体无力，而瘖痱多慌张。谓其为虚损，则无劳嗽等症，谓其为痰火，又无邪热等象，此关格之所以异也。治此者，宜以峻补真阴为主。凡兼阳脏者，必多热，一阴煎；兼阴脏者，必多寒，宜大营煎、右归饮之属；若不热不寒，宜五福饮、大补元煎之类治之。

普明子曰：小便不通，因而吐食，名曰关格，假苏散治之。

有宗丹溪之说者，以为阳气结于上，阴液衰于下，用半夏泻心汤及进退黄连汤之属，姑存其说。

笔花氏曰：阳极盛则阴消，刚决柔也，于卦为夬，于病为格；阴极盛则阳消，柔变刚也，于卦为剥，于病为关；若剥尽不能生复，夬尽不能生姤，则阴阳隔绝，合为未济之卦而成关格。夫病至关格，《月令》所谓阴阳争，死生荡之时矣。然而穷极反本，思鸿濛甫阐，先有坎水，故肾为天一之元，治此者，唯有大滋肾阴一法，必审其实有气结脘闭，或痰涎凝遏，方可佐以开痞通阳，然亦不可过剂也。

关格汤头

一阴煎用生熟地，丹参冬芍牛甘记。

大营煎用地杞桂，归杜牛膝炙草配。

右归熟地萸杞好，附桂杜仲山药草，气虚参术干姜找。

五福饮用参熟地，当归白术炙草记。
大补元煎参熟山，萸杞当归杜仲甘。
假苏散用通苓陈，麦芽瞿麦香附荆。
半夏泻心汤芩连，人参干姜半枣甘。
进退黄连汤干姜，桂枝参夏甘枣相。

呕 吐

《经》云：诸逆冲上，皆属于火。诸呕吐酸，暴注下迫，皆属于热。又云：足太阴病，舌本强，食则呕，胃脘痛，腹胀善噫。足厥阴肝所病，胸满呕逆胁痛。邪在胆，逆在胃，胆液泄则口苦，胃气逆则呕苦。又曰：寒气客于肠胃，厥逆上出，故痛而呕也。

呕逆之症，呕者声与物俱出，吐者有物无声，哕者有声无物。王太仆曰：食不得入，是有火也；食入反出，是无火也。

《金匮》云：呕而胸满者，吴茱萸汤主之。呕而肠鸣心下痞者，半夏泻心汤主之。哕逆者，橘皮竹茹汤。干呕吐沫者，半夏干姜散。

徐东皋云：胃虚者，呕吐恶食，兼寒者恶寒，或食久还吐，脉迟而涩，此皆虚寒也，宜藿香安胃散、理中汤，甚者用丁香煮散温补。胃中郁热，及饮食积滞而呕者，则喜凉而渴，或恶食烦满，脉洪大而数，此皆实热也，竹茹汤、麦门冬汤清之。食积则二陈及保和之类消之。

景岳曰：实邪在胃作呕。寒滞者，必多疼痛；食滞者，必多胀满；气逆者，必多胁肋痛胀；火郁者，必多烦热燥渴，脉洪而滑；外感者，必多头身发热，脉数而紧。舍此以外，则皆胃虚所致，宜六君子等和之。寒甚者，温胃饮。有痰饮者，苓术二陈煎。惟有暑用香藿饮，有火用二陈加生姜、芩、连。至疟邪作呕，则表邪内陷，但解表邪而呕自止。

若吐蛔者，胃热甚则蛔无所容，宜清其火，抽薪饮；胃寒甚则蛔不能存，宜温其胃，乌梅丸。至胃气虚，无食而吐蛔者，此仓廪空虚，蛔求食而上出也，速用理中汤、圣术煎等以补之。

有因大便秘结而呕者，须加血药润之，不愈，用蜜煎导之，下窍开则上窍受也，其火衰不能生土者，八味丸。

凡点滴不入者，姜米炒川连亦效。

笔花氏曰：呕吐症，寒者居其七八，热者不过二三。凡郁郁作闷，唇舌淡白，食久而出，泛泛欲呕，或吐物酸臭，寒也。若直冲而出，呕亦连声，唇红舌赤，热也。凡暑吐必兼烦渴，其势与热吐同。发痧呕吐，膈必胀满，头旋眼花。肝扰呕吐，胁下有气上冲，呕声不绝，亦有酸味如醋。病虽不同，然而脾虚则呕，胃虚则吐。孙真人①曰：呕家圣药是生姜。至言哉。

①孙真人：即唐医学家孙思邈。

呕吐汤头

吴茱萸汤治呕吐，人参生姜大枣助。

半夏泻心汤芩连，人参干姜半枣甘。

橘皮竹茹汤，参草枣生姜。

半夏干姜散，等分为末咽。

藿香安胃藿丁香，人参陈皮并生姜。

理中汤用参术姜，炙草还加制附刚。

丁香煮散黄秫米，石莲姜枣煮粥糜。

竹茹汤治胃热吐，半夏干葛甘草做。

麦门冬汤天麦地，桑菀贝梗甘竹味。

二陈汤半陈，甘草与茯苓。

保和丸用曲楂苓，连翘莱菔半夏陈。

六君子汤治虚痰，四君又加陈半添。

温胃散用参术陈，扁豆干姜归草能。

苓术二陈煎合方，四苓二陈加干姜。

香藿饮，用扁豆，厚朴香薷甘草凑。

抽薪饮用芩柏栀，泽枳甘通石斛宜。

乌梅丸用桂枝辛，连柏姜椒归附参。

圣术煎用好冬术，干姜肉桂陈皮得。

八味地黄丸，六味附桂添。

霍乱

《经》云：清气在阴，浊气在阳，营气顺行，卫气逆行，清浊相干，乱于肠胃，则为霍乱。又云：足太阴厥气上逆，则霍乱。

仲景曰：霍乱头痛身疼，热多欲饮水者，五苓散主之。寒多不欲水者，理中丸主之。

按霍乱一症，上吐下泻，挥霍撩乱，此寒湿伤脾之症也。有因贪受风凉，露坐湿地，有因嗜食生冷，油面杂进，脾胃既伤，则不能容受，从上则吐，从下则泻。且易受邪者，中土素虚，既吐既泻，则更虚矣。治此者，唯有和胃健脾一法，先以淡姜盐汤徐徐饮之而吐，察其胃口未清，或胀或痛者，以和胃饮、平胃散等酌用；邪甚于下者，五苓散、苓术二陈煎之类；若无胀无痛者，虚寒也，用六君子、温胃饮等；生冷寒胜者，加肉桂、炮姜、吴萸。若霍乱后，身热不退，脉数无汗者，有表邪也，前治法中酌加柴胡、桂枝，甚者宜用麻黄。万勿以苦寒之品杂之。

其有霍乱而转筋者，俗名吊脚痧，足腹之筋，拘挛急痛，甚至牵缩阴丸，痛迫小腹，最为急候，此足阳明厥阴气血俱伤之症也。《内经》言经筋之病，寒则反折筋急，即此意也。仲景谓吐利汗出，发热恶寒，四肢拘急厥冷者，四逆汤主之。陈无择曰：阳明主润宗筋，今吐下顿亡津液，诸脉枯削，宗筋失养，必至挛缩，甚则卵缩舌卷，为难治。景岳曰：转筋腹痛，因胃气暴伤，致阳明厥阴血燥而然，法当养血温经，乃为正治。若邪滞未清，和胃饮加肉桂、木瓜；气虚者，四君子加当归、厚朴、肉桂、木瓜之类；阴虚少血者，理阴煎加肉桂、木瓜。寒甚者，木瓜汤酌加附、桂、干姜。张路玉谓：吐泻者，湿土之变也；转筋者，风木之变也。此症风木行脾，宜平胃散加木瓜。脉将绝者，以盐纳脐中，用艾火灸之。《千金》法治转筋，男子以手挽其阳，女子以手揪两乳，甚效。

更有干霍乱症，欲吐不得，欲泻不得，搅肠大痛，胀急闷乱，变在须臾。此因内停饮食，外闭寒邪，阴阳格拒，气道不通，不速治，多致暴死。急以炒盐汤探而吐之，先去其滞隔而通其清气，然后以排气饮、神香散等降其浊气，二日内切勿进粒米粥饮，得食必复发也。若但觉小腹先疼，或心腹俱痛胀痞，不能屈伸，名为绞肠痧，此因暑火流注脏腑，宜正气散，或二陈加厚朴、炒栀，或六和汤及四苓加苏、薷、瓜、夏之属，然此等症，总先以炒盐汤探吐痰涎为最。

笔花氏曰：呕吐霍乱之症，果有暑邪热毒，蕴于脾胃，即用白虎及芩、连清降其火，亦属正治，若并无火脉火症，则即胃气虚寒，自宜以和中安胃为主，一切苦寒，皆仇药也。乃时医一见吐症，辄泥于"诸逆上冲，皆属于火"之说。又疑为肝阳犯胃，疑为痰滞中焦，妄用黄连竹茹之属，且习用仲景开痞之泻心汤，俾芩连与姜、夏、参、枳并用，从此温燥无功，胃阳愈困。然仅在呕吐，犹可挽回，至若霍乱、转筋之候，大吐大泻之余，脾胃垂脱，阳气衰微，斯即纯用温补回阳，犹虞不逮，一见芩、连，入口即败，而亦用此泻心汤、左金丸等，寒热杂投。试问此时此状，是诚何心，而可作脚进脚出之地耶。近因习医者不能作案，日捧《临症指南》以为秘本。见里症诸方，不论有无痞气，泻心居多，从此成为风气，贻害苍生，有志者诚可痛恨也。

霍乱汤头

五苓散，本四苓，猪赤泻术加桂成。
理中丸用参术姜，炙草还加制附刚。
和胃饮，治霍乱，陈朴干姜炙草验。
平胃散，制苍术，炙草陈皮同厚朴。
苓术二陈煎合方，四苓二陈加干姜。
六君子汤治虚痰，四君又加陈半添。
温胃饮用参术陈，扁豆干姜归草能。
四逆汤，须冷服，附子干姜甘草足。
理阴煎用炙草归，熟地干姜附肉桂。
木瓜汤，用茴香，吴茱紫苏炙草姜。
排气饮，用木藿，香附泽枳陈乌朴。
神香散，治气痛，丁香白蔻研末共。

藿香正气芷腹苓，半朴苍苏桔草陈。

二陈汤半陈，甘草与茯苓。

六和汤人参，扁朴甘半苓，香薷木瓜藿，姜枣杏砂仁。

泄　泻

《经》云：清气在下，则生飧泄，浊气在上，则生䐜胀。又曰：脾病者，虚则腹满肠鸣，飧泄，食不化。肝所生病，胸满呕逆飧泄。胃中寒，肠中热，则胀而且泄。寒气客于小肠，不得成聚，故后泄腹痛。肺脉小甚为泄，肾脉小甚为洞泄。又曰：长夏善病洞泄寒中，湿胜则濡泄，久风为飧泄。泄而脉大为难治，泄而腹满甚者死。

按泄泻无不本于脾胃，胃为水谷之海，而脾主运化，使脾健胃和，则水谷腐熟而化气化血以行营卫矣。若脾胃受伤，则水反为湿，谷反为滞，气不输化而泄利作矣。泻多必亡阴，故泻久，则自太阴传于少阴，而为肠澼。

丹溪云：泻多因湿，惟分利小水为上策。按泄泻每多小水不利，如因湿胜者，一时水土相乱，并归大肠也；因热胜者，火乘阴分，水道闭涩也；因寒者，小肠之火受伤，气化无权也；因脾虚者，土不制水，清浊不分也；因命门火衰者，真阴亏损，元精枯涸也。诸症唯湿热者可利。

治泻之法，湿热则口渴溺赤，或利如蟹渤，宜清利，四苓加条芩。寒湿则下利清谷，宜燥脾，异功散加谷芽、木香。食积则满闷嗳腐，泻下臭秽，宜行滞，平胃、保和等合用。脾虚则面色皖白，食少便频，宜补土，香砂六君子汤。肾虚则五更天明，依时作泻，宜固命门，四神丸、加减七神丸。

更有酒泄之症，多留湿热。丹溪治伤酒晨泻者，理中汤加葛根，或吞酒蒸黄连丸。气虚者，六君子。有气泄症，遇怒则泄，此肝木克脾也，先用胃苓汤，脾虚则继服温胃饮、圣术煎。有风泄症，因风寒在胃，脾土受伤，《经》所谓“春伤于风，夏生飧泄”之属，若因风热而泄，即伤寒外感热利之属，寒者温胃饮，热者四苓散。

笔花氏曰：泄泻者，土病也。无论飧泄、洞泄、气泄、风泄、食泄，无不本于脾虚，唯暑湿及伤寒热结旁流，宜用清利，不便骤补耳。其他则虽导滞攻邪，总宜以四君子汤为主而加减之。然暑症泄利过多，往往有一昼夜而骤脱者，察其暑邪渐清，速宜大补脾阳，继以顾肾而兼止涩，盖脾病之变甚速，切须留意，贫家无力服参，全恃白术。《临症指南》矫而罕用，真异端之见也。

泄泻汤头

四苓散用猪赤苓，泻术加桂即五苓。

异功散最宜，四君加陈皮。

平胃散，制苍术，炙草陈皮同厚朴。

保和丸用曲楂苓，连翘莱菔半夏陈。

香砂六君治胃寒，六君又加香砂添。

四神丸用补骨脂，肉蔻五味又吴茱。

加减七神丸，补骨木香全，吴茱苓肉蔻，白术又车前。

理中汤用参术姜，炙草还加制附刚。

酒蒸黄连丸，黄连酒浸蒸晒研。

胃苓汤，用五苓，再加平胃合而成。

温胃饮用参术陈，扁豆干姜归草能。

圣术煎用好冬术，干姜肉桂陈皮得。

痢

《经》云：肾所生病为肠澼。饮食不节，起居不时，阴受之。五脏䐜塞，下为飧泄，久为肠澼。又曰：阳络伤则血外溢而衄血；阴络伤则血内溢而后血。又曰：肠澼便血，身热则死，寒则生。肠澼下白沫，脉沉则生，浮则死。肠澼下脓血，脉悬绝则死，滑大者生。《素问》曰：大热内结，注泄不止，热宜寒疗，结腹须除，以寒下之，结散利止，则通因通用也①。如有表邪内缩，当散表邪而愈。

痢症即《内经》之肠澼也。方书因其闭滞不利，又谓之滞下。仲景用建中汤治痢，不分赤白新久，腹大痛者神效。其虚坐努责，此为亡血症，倍加生地、归身、白芍、桃仁佐之，又以陈皮和之，血生乃安。

东垣云：湿热肠澼，甚者凉血地黄汤。如小便赤，脐下闷痛后重，加木香、槟榔末各五分。若大便闭塞，里急后重，数至圊②而不能出，或少有血，有白脓，切勿利之，利则反郁结不通，宜以升阳除湿防风汤，举其阳，则阴自降矣。

戴元礼③曰：滞下之症，气滞成积，当顺气开胃为先，初起不问赤白，凡里急后重者，宜藿香正气散加丁香五分，若赤痢及有鲜血者，前方加黑豆三十粒，或黄连阿胶汤，热甚则白头翁汤。外发热者，败毒散。若色暗如瘀，服凉药而所下愈多者，作冷痢治，理中汤，或四君子加肉果、木香。

陶节庵曰：阳症内热而下鲜血，阴症内寒而下紫黑血，或成块如猪肝状。

景岳曰：因热贪凉，过吞生冷，迨大火西流，阳消阴长之时，则伏阴内动，乘机而起，故寒湿脾病，多在七八月之间，其夏月犯之即病者，脾胃本虚也，讵得概以寒凉治之。

喻氏曰：夏秋暑、湿、热三气交蒸而成痢，必从外出之，首用辛凉以解表，次用苦寒以清里，一二剂愈矣。失于表者，外邪但从里缩，不死不休。故百日之远，仍用逆流挽舟法，引其邪而出之，则死症可活。惟新受暑毒，大渴大下，应从《内经》“通因通用”之法，大黄、黄连、甘草三味，连进以缓其势，不可发

①“大热内结……则通因通用也”一段为王冰注文。

②圊（qīng 清）：粪槽，厕所。

③戴元礼：即戴思恭，字元礼。明医家。

汗。若久痢当从少阳半表半里之法，逆挽其下陷之清气，此亦是和法也。《金匮》云：下痢脉反弦，身热自汗者可愈，即此意也。

李士材曰：赤为热，白为寒。亦非确论，须以色脉辨之。如烦渴喜冷，脉数者，热也；胀满拒按，脉弦而实者，实也，外此则皆虚寒矣。然口渴亦有因亡津，腹痛亦有喜按而不胀，小便短赤亦有液涸而色变，后重亦有因气陷。总在求其何邪致病，何脏受伤，湿热者去之，积滞者消之，因于气者调之，因于血者和之。新感而实，可以用通。久病而虚，可以用塞。且久痢必损肾，设非桂、附大补命门之火，以复肾中之阳，以救脾家之母，则饮食何由进，门户何由闭，真元何由复。

程钟龄治痢初起，用治痢散神效。腹胀痛，佐以朴黄丸；若日久脾虚食少者，异功散加白芍、黄连、木香，清而补之；若邪热秽气，塞于胃脘，呕逆不食者，开噤散启之；气虚下陷者，补中益气汤升提之；久痢变为虚寒，肢冷脉微者，附子理中汤加桂温之，盖久痢必伤肾也。

诸痢证治

痢有因外感风邪，由三阳而内缩者，小柴胡汤、神术汤症也。有三阴自痢而脉微、肢冷者，桂枝汤、理中汤症也。有素禀阴虚，感寒而痢，体薄脉微，宜八味加故纸、肉果、阿胶，兼用理中合升麻、桂、附间服，此症为痢药害者不少。

若寒湿痢，身痛、头疼，亦有三阳症，五苓散宜之。湿火痢，肛坠后重，湿胜腹不痛，热胜腹大痛。亦有三阳症，河间黄连汤宜之。燥火痢，烦渴口燥，肛门热痛，脓血稠粘，当归大黄汤合益元散宜之。

其泻痢之症，并无虚坐努责，但觉倦怠，赤白兼下，应利、应补、应温，临症审酌。更有疟痢之症，疟邪内陷，元气不升，为疟后痢，补中益气汤提之。喻氏从少阳治，用小柴胡汤。若痢久亡阴，阴阳两虚，恶寒发热，似作疟状，为痢后疟，亦用补中益气。生生子[①]云：疟痢发烧、过吞生冷，则变为痢，痢不愈，复继以疟，宜用十味六和汤或内缩煎。

下痢纯血者，风也，宜凉血祛风，归、防、芩、桃之属。有湿热，兼清利；有紫块，是死血，桃仁、滑石行之。血痢不愈，属阳虚阴脱，八珍汤加升提。甚则阵阵白下，厥冷脉缩，元气欲绝也，附子理中汤。

下痢白脓者，脏腑之脂膏，气受病也。大约寒多而热少，宜调气养脏。若冻胶鼻涕者，为冷痢，非姜、桂、香、砂莫效。若色如豆汁者，脾经受湿也，宜分利之。

有五色痢者，白者浮近脂膏，赤者切于肤络；紫红紫白，则离位稍久，阴凝血败而然；至黄黑色深而脓厚秽臭为火症；色淡不甚臭为寒症；若青黑而腥薄者，此肝肾腐败之色，不治。

①生生子：即孙一奎，字文垣，生生子为其号。明代医家。

或糟粕不实者，痢久而肠胃虚弱也，异功散。积滞未净者，稍加厚朴。

下痢里急后重、病在广肠以下之处，不在脾与肾也。中焦有热，则热邪下迫；有寒，则寒邪下迫；气虚，则气陷下迫。当以治痢为主，白头翁汤、补中益气加诃子皮等随症治之。

下痢腹痛，惧按为实，喜按为虚，欲饮冰水为热，喜暖手熨为寒。寒在中者，治宜温脾，寒在下者，治宜温肾。气滞则顺气，血虚则和血，挟热则清脾；若下血四散如筛，腹中大痛，此阳明热毒气冲，当升阳去湿和血汤。其有脉迟数不匀，或时歇止者，此痧痢腹痛也，刮其痧而痛自止。

下痢绕脐痛者，湿毒与食停在下脘，糟粕欲行不得行，乃逼迫脏腑脂膏，由小肠刮下，故痛在绕脐而下，且小肠为邪迫，不能分利，故小便短缩。

大孔肿痛，湿热下流也。实者芩、连以清之，虚寒久病者，参、术以温之，痢止则痛止，亦如后重之法。

痢而口渴者，火甚，竹叶石膏汤。然此症下多亡阴，津涸而渴者多，宜滋其阴，更宜补气。古人谓气之升即为水，气为水母，气充则渴自止也。

下痢不食，莫作噤口，积滞失运居多，保和丸最稳，心下坚痛者下之。

痢而作呕，恶心欲吐，此胃气不和也，生姜陈皮白术汤。因火上逆者，必有烦热胀满，加姜汁炒黄连，虚者加参术。若积滞毒气上攻者，木香导滞丸。

下痢呃逆，丹溪以气从上冲属火，古方多以胃弱言之，久痢每多此症，下多亡阴也。火则橘皮竹茹汤，虚则参术煎汤调益元散，亦有导滞而愈者。

下痢谵语，内有燥屎也。《内经》云：痢而谵语，下之乃安。

噤口痢者，胃中湿热之毒，薰蒸清道，胃口闭塞也，开噤散启之。亦有误用兜涩苦寒而成者，亦有宿食痰火挟热，因下焦不通，从上而呕者，此其胸膈必胀，宜消导，不宜苦寒。若暑邪拒格三焦，气机逆闭，半夏泻心去甘草为允当。毒气上攻者，败毒散，脾胃虚寒者，仍宜温补。

按此症有用参苓白术者，有用人参石莲者，大都因胃虚故也①。

休息痢者，或余邪未净，或饮食劳欲，以致止而复发，邪则清之，虚者补之，升之。

小便不利者，邪热迫奔于大肠，必郁结于膀胱，故气不能化也，宜清膀胱之热，以分消其势，喻氏所谓“开支河②”也。

下痢身重，喻氏谓脾肾大虚，将传水肿，用肾气丸。东垣用升阳益胃汤，局方用羌活胜湿汤，使湿从汗解而邪自散。

痢后浮肿，乃脾虚有湿，五苓散加白术、肉桂、升麻立效。

下痢脱肛，虚寒症居多，诃子皮散、补中益气汤皆验。

痢后枯细，此湿热恶血流入经络，留滞隧道而成。两腿肉消，膝盖肿痛，不治则成鹤膝，用苍术、黄柏、白芍、龟板为丸，以四物汤加牛膝、桃仁、红花、

①此段文字，原为眉批，今移至此。

②开支河：即分利小便。

陈皮煎汤送下，气虚加参、术。

痢后风者，或劳役，或房劳、风邪乘虚内侵，致腿软瘦肿，麻痹不仁，宜防风汤加续断、虎骨。阴虚者，更补命门。

笔花氏曰：痢为险恶之症，生死所关，故博引众说，分症论治，不惮详明，所以备临症之酌用也。时医不问病源，但以槟、朴、香、连，概治一切之痢，在暑痢则偶尔倖中，设遇风邪内缩之症，则邪何从而出？设遇虚寒之痢，则元气愈迫其伤，此书之不能不多读也。末后一条，引程钟龄之治痢散，方以葛根为君，不论风暑寒湿，先开出邪之路。善哉此方乎，余屡用而屡验矣。其实有浊阴内结，噤口不食，或大痢不止者，则惟鸦片烟能止之，亦良方也。

痢症汤头

建中汤用芍桂枝，甘草饴糖姜枣施。
凉血地黄汤知柏，青皮槐角当归叶。
升阳除湿防风汤，白术茯苓白芍苍。
藿香正气芷腹苓，半朴苍苏桔草陈。
黄连阿胶汤，再用茯苓帮。
白头翁汤用黄连，秦皮黄柏共水煎。
败毒散用参苓草，羌独柴前枳壳好，川芎桔梗共牛蒡，荆防薄荷就是了。
理中汤用参术姜，炙草还加制附刚。
四君子汤中和义，参术茯苓甘草比。
治痢散，用葛根，查麦茶陈芍苦参。
朴黄丸，用大黄，厚朴陈皮与木香。
异功散最宜，四君加陈皮。
小柴胡汤赤芍苓，枣姜甘草夏人参。
神术汤，用苍术，防风甘草加葱白。
桂枝汤治太阳风，赤芍桂甘姜枣从。
八味地黄丸，六味附桂添。
五苓散，本四苓，猪赤泽术加桂成。
河间黄连汤，当归甘草三味良。
当归大黄汤，二味燥血方。
益元散用朱甘滑，除却朱砂名六一。
补中益气芪术陈，参草升柴当归身。
十味六和参，扁朴甘半苓，香薷木瓜藿，姜枣杏砂仁。
内缩煎用羌柴参，枳桔芎甘薄荷苓。
八珍补阴阳，四君四物相。
和血汤归芎，升麻生地同，青皮槐米术，荆芥共研冲。
竹叶石膏汤最凉，夏麦参甘粳米将。
保和丸用曲楂苓，连翘莱菔半夏陈。
生姜陈皮白术汤，三味和胃定呕良。

木香导滞丸，白芍厚朴连，当归大黄茯，芒硝神曲丸。
橘皮竹茹汤，茯苓半夏相。
开噤散参连，丹参与石莲，苓陈冬瓜子，菖蒲米蒂煎。
半夏泻心汤芩连，人参干姜半枣甘。
金匮肾气丸，六味附桂牛车前。
升阳益胃参术芪，黄连半夏草陈皮，白芍柴胡羌独活，防风泽泻枣姜宜。
羌活胜湿汤防风，羌独藁本蔓草芎。
诃子皮散诃粟壳，干姜广皮固肠脱。
四物汤治血，归芎熟地芍。
防风汤，加四君，牛杜附子羌活灵。

金属

劳瘵

《经》云：五谷之精液，和合而为膏者，内渗于骨空，补益脑髓，而下流于阴股。阴阳不和，则使液溢而下流于阴。髓液皆减而下，下过度则虚，故腰背痛而胫痠。又曰：五脏主藏精者也，不可伤，伤则失守而阴虚。心怵惕思虑则伤神，神伤则肉脱毛悴。有所劳倦，则胃气热而内热，劳则喘汗，内外皆越，故气耗。至于心眈欲念，君火动于上，相火应于下，涸泽燎原，未有不伤及于肾者。可见虚痨之症，气血兼伤。古人治此，唯有救脾、救肾二法。盖土为万物之母，水为万物之元，脾安则金安而水安，肾安则木安而火安也。然而阴虚则火浮于肺，润肺必碍乎脾，阳虚则寒动于脾，理脾又碍乎肺。惟能察其缓急，但以纯甘壮水之剂，降虚火而复真阴，一切寒凉辛燥，勿使偏胜，则自以渐而愈。如实有火甚，用甘凉醇静之品为佳。

普明子曰：虚劳由于吐血，吐血由于咳嗽，本于风寒，故有外感。先用止嗽散，加荆、防、苏梗，散后肺虚，异功散补脾土以生肺金；虚中挟邪，团鱼丸解之。咳嗽虚损渐成，乃用紫菀散、月华丸清而补之。若吐血而脉数内热口燥者，用四生丸；吐止后，则用生地黄汤、六味丸等补之；如脉迟口润，体质虚寒，四君子汤及理中汤主之；吐血成升斗者，先用花蕊石散，随用独参汤，贫者以归脾汤代之。若咳嗽吐红，渐成劳瘵，察其内热甚者，清骨散；阴虚脾弱者，逍遥散、八珍汤；如元气大虚，变症百出者，人参养荣汤；若水泛为痰，谓之白血，难治也。

若久咳时吐白沫，此肺痿也，保和汤治之。吐脓血而胸痛者，此肺痈也，加味桔梗汤治之。如咽痛音哑喉疮，劳病至此，阴涸阳浮，多属难起，百药煎及通音煎治之，柳华散吹之，服六味丸。其外如梦遗精滑者，秘精丸或十补丸；女人经水不调，及室女经闭成损者，用泽兰汤、益母胜金丹等；传尸劳瘵者，驱虫丸；五脏虚损者，补天大造丸。若痰多而浊，及不得左右眠者，不治。

笔花氏曰：虚劳之症，唯房劳者十居八九，他如芸窗[①]苦志，家计忧思，及力小而举重，肝弱而行远，劳伤气血，间亦有之。然房劳则精气既竭，相火又炽，更难为治。《内经》论阴虚内热，归于气虚。后人宗东垣则论补气，宗丹溪

①芸窗：书室。芸香能辟蠹，书室常贮之，故名。

则论补血，皆有至理。然《经》言损及脾胃者不可治，吐泻是也。善治痨者，补正而不燥，保肺而不寒，滋水而不腻，斯为良工。尝考景岳之论，虚邪之至，害必归阴；五脏之伤，穷必及肾。故虚损之虚，在阴在阳，其病未深，犹可温补；若劳瘵之虚，深在阴中之阴分，多有不宜温补者，故难治。即以其咳嗽论，肺为金脏，所畏者火，所化者燥，惟肾水不能制火，则克金，阴精不能化气，故病燥。燥则必痒，痒则必嗽，而从此喘促、咽痛、喉疮、声哑等症滋起，治法惟以甘凉至静滋养金水，如四阴煎、一阴煎、六味丸、贝母丸之类。更在病家忧怒胥捐①，饮食自慎，静心调理，庶可回天，徒求速效无益也。

劳瘵汤头

止嗽散用桔白前，百部橘红紫菀甘。

异功散最宜，四君加陈皮。

团鱼丸剖大团鱼，纳入知贝杏前柴。

紫菀散用知贝参，桔梗阿胶味草苓。

月华丸沙部、天麦熟生山，三七阿胶贝，苓桑菊獭肝。

四生丸用生地好，侧柏荷艾俱生捣。

生地黄汤麦，丹丹漆芍元，山栀三七郁，荷叶墨童便。

六味地黄汤，山山熟地黄，丹苓兼泽泻，八味附桂相。

四君子汤中和义，参术茯苓甘草比。

理中汤用参术姜，炙草还加制附刚。

花蕊石散加硫黄，瓦罐晒炼便酒尝。

归脾汤用四君远，芪归木香枣仁眼。

清骨散柴秦，胡连地骨芩，芍丹蒿鳖甲，知母草童增。

逍遥散用柴归芍，苓术陈甘煨姜薄。

八珍补阴阳，四君四物相。

人参养营苓术草，芪归陈地桂心好，五味白芍远志姜，再加三枚黑大枣。

保和汤百合，知贝马兜铃，天麦阿胶味，甘荷梗苡仁。

加味桔梗汤白及，贝苡葶银陈草节。

百药煎，治咽痛，硼砂甘草为末共。

通音煎，治音哑，款冬胡桃蜜贝母。

柳华散，冰黛硼，人中白与柏蒲黄。

秘精丸白术，苓神药芡实，莲子牡莲须，车柏樱膏抉。

十补丸参芪，归芍地杜萸，术苓山枣远，续味牡龙齐。

泽兰汤，调经脉，柏子芜牛地归芍。

益母胜金丹四物，香附茺牛丹参术。

驱虫丸用雄芜雷，鬼箭丹参獭肝麝。

补天大造丸，芪术枣远参，地杞归芍药，河车龟鹿苓。

①胥捐：全都抛弃。

四阴煎用生地麦，沙参苓草百合芍。
一阴煎用生熟地，丹参冬芍牛甘记。
贝母丸研末，大丸和用蜜。

咳　嗽

《经》云：邪在肺，则病皮肤痛。寒热上气喘，汗出，咳动肩背。又云：五脏六腑，皆令人咳，非独肺也。皮毛者，肺之合也。皮毛先受邪气，邪气以从其合也。五脏各以其时受病，非其时各传以与之。

肺咳者，喘息有音，甚则唾血。肝咳者，两胁痛，不能转侧。心咳者，喉中如梗状，甚则咽痛喉痹。脾咳者，右胁痛，阴引肩背，甚则不可动，动则咳剧。肾咳者，腰背引痛，甚则咳涎。五脏久咳不已，移于六腑。其脾移于胃，咳而呕，甚则长虫出。肝移于胆，咳呕胆汁。肺移于大肠，咳而遗矢。心移于小肠，咳而矢气。肾移于膀胱，咳而遗溺。久咳不已，三焦受之，咳而腹满不食，多涕唾，面浮肿，气逆。治脏者治其俞，治腑者治其合，浮肿者治其经。

河间曰：咳则无痰而有声，肺气伤而不清也；嗽则无声而有痰，脾湿动而为痰也。因咳而动痰者，咳为重，主治在肺；因痰而致嗽者，痰为重，主治在脾。惟食积成痰，痰气上升致咳，只宜治痰消积，不必用肺药。

丹溪曰：咳嗽有风有寒，有痰有火，有虚有劳，有郁有肺胀。

杨仁斋[①]曰：肺出气也，肾纳气也，肺为气之主，肾为气之本，凡咳嗽引动百骸，自觉气从脐下奔上，此肾虚不能收气归原，当以地黄丸、安肾丸等主之。此虚则补子之义也。

立斋曰：咳嗽症，春月风寒伤肺，头痛身重，金沸草散主之。夏月暑火伤肺，喘嗽面赤，用麦门冬汤，甚则竹叶石膏汤。秋月湿热伤肺，咳热自汗，口干便赤，白虎汤。若气短痞满倦怠者，香薷饮；邪去后，补中益气汤。《经》云：秋脉不及，则令人喘，呼吸少气而咳，上气见血，下闻病音是也。冬月风寒外感，形气俱实，用麻黄汤之属；虚者参苏饮、金水六君煎；若日久或误服表剂，致元虚而邪实者，急宜补脾，则肺有所养而病自愈。

景岳曰：咳嗽之要，一曰外感，二曰内伤，尽之矣。外感由于皮毛，阳邪也，故治以辛温而邪自散；内伤起于阴分，阴病也，故养以甘平而气始复。治外感之嗽，风寒居多，其症鼻塞声重，惟有六安煎加生姜为妙；若肺脘燥涩，加当归二钱；寒气太盛，则细辛、麻黄、桂枝，俱可加用；血气渐弱者，悉宜金水六君煎；若外感兼火者，必内热喜冷，六安煎内可加黄芩、瓜蒌、知母、山栀、石膏之属。治内伤之嗽，不宜燥药，惟宜甘润养阴，如百合、阿胶、地黄、麦冬、胡桃、乳蜜之类。凡水亏于下，火炎于上，消烁肺金，肺燥则痒，咳不能已，甚至干渴烦热喉痛口疮，宜四阴煎、一阴煎、地黄丸之属。更有元阳下亏，生气不

①杨仁斋：即杨士瀛，字登父，号仁斋。南宋医家。

布，脾肺两困，则喘促痞满，用大补元煎主之。若水泛于上，血化为痰，谓之白血。《经》云：咳不止而白血出者死，四阴煎、地黄丸等酌用之。又有劳风症，《经》云：劳风法在肺下，使人强上冥视，唾出若涕，恶风振寒。此因劳力伤风，以外感之法治之，自愈。其劳之甚者，变为干咳，则肺液枯涸，为难治。若咳嗽声哑，盖肺体属金，金实则不鸣，由风、寒、湿、火之邪也。金破亦不鸣，由精气内伤之损也。治邪则易，治损则难。若外邪而误认为劳伤，见其发热，遂认为火，率用滋阴降火等剂，俾寒邪不散，表里合邪而延绵成劳，医之咎也。

程钟龄曰：肺体属金，畏火者也，过热则咳。金性刚燥，恶冷者也，过寒亦咳。且肺为娇脏，不受攻击，而外主皮毛，又易受邪，不行表散，则邪气留连而不解矣。治初嗽，用止嗽散加荆、防、苏、姜以散邪，或兼用人参胡桃汤以润之，最效。暑气伤肺，加黄连、芩、粉；湿气生痰，加苓、夏、桑、姜；燥气干咳，加蒌、贝、知、柏。治内十二经见症，按本经加药。治虚劳之嗽，用异功散补土生金；虚中挟邪，用团鱼丸解之；虚损渐成，乃用紫菀散清而补之。

笔花氏曰：咳嗽一症，凡风寒暑湿燥火，及气血虚损，皆能为患，受之者肺，而病又不独在肺。善治者，当察其外感内伤之实，而速去其致病之由，则咳嗽自止而肺体亦宁，否则留连不解，必至虚损而后已。虽然，此症有难尽责之医者，药以发散，彼则冒风；药以辛温，彼则生冷；药以涤痰，彼则油腻；药以平肺，彼则鱼蟹之鲜；药以调气，彼则昼夜之闷，又将如之何哉！余为制一口歌曰：要止嗽，坐定候。要消痰，口勿馋。

咳嗽汤头

地黄丸即六味地黄丸。

安肾丸用桂术苓，川乌苁蓉巴戟增。山药蒺藜破故纸。石斛萆薢共桃仁。

金沸草散旋覆花，荆前半芍草姜麻。

麦门冬汤天麦地，桑菀贝梗甘竹味。

竹叶石膏汤最凉，夏麦参甘粳米将。

白虎汤治阳明热，知母石膏糯甘得。

香薷饮内用扁豆，厚朴香薷甘草凑。

补中益气芪术陈，参草升柴当归身。

麻黄汤治太阳寒，杏仁甘草桂枝煎。

参苏饮用木香葛，前夏苓陈甘枳桔。

金水六君虚实到，熟地夏陈归苓草。

六安煎用夏甘苓，白芥陈皮共杏仁。

四阴煎用生地麦，沙参苓草百合芍。

一阴煎用生熟地，丹参冬芍牛甘记。

大补元煎参熟山，萸杞当归杜仲甘。

止嗽散用桔白前，百部橘红紫菀甘。

人参胡桃汤，参桃三片姜。

异功散最宜，四君加陈皮。

团鱼丸剖大团鱼，纳入知贝杏前柴。
紫菀散用知贝参，桔梗阿胶味草苓。

伤风发热

《经》云：风者，百病之始也。风从外入，令人振寒汗出，头痛身重恶寒，治在风府。调其阴阳，不足则补，有余则泻。又曰：贼风邪气，乘虚伤人。若用力汗出，腠理开，逢虚风，其中人也微，故莫知其情，莫见其形。又曰：伤于风者，上先受之，身之中于风也。不必动脏，故邪入于阴经，其脏气实，邪气入而不能客，还之于腑，故中阳则溜于经，中阴则溜于府。风气藏于皮肤之间，内不得通，外不得泄，善行而数变。腠理开则洒然寒，闭则热而闷，其寒也则衰饮食，其热也则消肌肉，故使人怢慄而不能食，名曰寒热。又曰：上焦不通利，则皮肤致密，腠理闭塞，玄府不通，卫气不得泄越，故外热。

景岳曰：伤风由于外感，邪甚而深者，遍传经络，即为伤寒；邪轻而浅者，止犯皮毛，即为伤风。皮毛为肺之合，而上通于鼻，故在外则鼻塞声重，甚者连少阳阳明之经，而或为头痛，为憎寒发热；在内则咳嗽，甚者为痰为喘。其寒胜而受风者，身必无汗而咳嗽，以阴邪闭郁皮毛也；其热胜而受风者，身必多汗恶风而咳嗽，以阳邪开泄肌腠也。气强者，勿药可愈；弱者，邪不易解，必宜辛散；衰老者，病更难痊。凡风邪伤人，必在肩后颈根，风门肺俞之间，由此达肺，最近最捷，按而痠处，即其迳也。昼坐夜卧，常令微暖，或以衣帛密护之。此慎养之道。

治法：凡伤风咳嗽多痰，或喘呕者，六安煎加减为最妙；兼发热者，柴陈煎；寒热痰多，胸膈不快者，参苏饮；头痛、鼻塞、声重者，用神术散。若风寒外闭，肢节疼痛，内有伏火者，局方羌活散；若时行风邪，阴寒气甚者小青龙汤；衰弱阴虚者，金水六君煎；入太阳经见症者，桂枝汤，或加味香苏散亦可。

笔花氏曰：伤风一症，即伤寒中风之类也，特感之轻者耳。然留连不去，久嗽久热，伤其肺脏，加以起居不慎，即为虚痨之根，非细故也。其症有寒热二种，热伤风者，肺蕴燥热，其痰必厚，大忌姜、夏之燥，宜辛凉以润之，如荆、防、薄荷、杏、贝、花粉、麦冬、竹茹之属。热甚者加黄芩，虚者沙参、阿胶、玉竹。寒伤风者，其痰必薄，宜辛温以散之，如二陈、香苏、神术、六安之属，头痛必加羌活，寒甚兼用桂枝，此大法也。更有劳风症，唾出若涕，清黄如脓，恶风振寒，此风郁伤肺成痨，难治也。此外成疟成痹等，各在专门不赘。

伤风发热汤头

六安煎用夏甘苓，白芥陈皮共杏仁。
柴陈煎治伤寒嗽，姜甘苓夏消痰奏。
参苏饮用木香葛，前夏苓陈甘枳桔。
神术散，用苍术，防风甘草加葱白。
局方羌活散，麻防细蔓菁，前胡芎枳菊，苓草石膏芩。

小青龙汤桂麻黄，辛夏味芍草干姜。

金水六君虚实到，熟地夏陈归苓草。

桂枝汤，见诸郁汤头。

加味香苏散，见诸疟汤头。

二陈汤，见诸郁汤头。

喘　促

《经》曰：诸气膹郁，皆属于肺。诸病喘满，皆属于热。又曰：犯贼风虚邪者，阳受之则入六腑。身热不时卧，上为喘，寒气客则脉不通，气因之喘。又曰：劳则喘息汗出，有所惊恐，喘出于肺；度水跌仆，喘出于肾。又曰：手太阴动则肺胀满，膨膨而喘咳；足少阴动，则饥不欲食，咳唾有血，喝喝而喘。少阴所谓呕咳上气喘者，阴气在下，阳气在上，诸阳气浮，无所依从也。肾病者，腹大胫肿，喘咳身重，不得卧，卧而喘者，水气之客也。

《脉要论》曰：肝脉若搏，因血在胁下，令人喘逆。

气喘亦惟二症：一曰实喘，一曰虚喘，不可混也。实喘者，气长而有余，胸胀气粗，邪气实也，其责在肺；虚喘者，气短而不续，慌张声低，元气虚也，其责在肾。实喘则风寒火邪，痰水肝气，壅滞上焦，随症治之；虚喘则脾肺气虚，土不生金，犹可调治，若肝肾气虚，则阳孤阴竭，去死不远矣。速以贞元饮救之。

程钟龄曰：定喘之法，苟非外感之邪，当于肾经，责其真水真火之不足。如脾气大虚，以参、术为主，参、术补土生金，金旺则能生水，乃隔二隔三之治也。更有哮症，此表寒束其内热，加味甘桔汤主之。

景岳治风寒及痰盛作喘，用六安煎加细辛、苏叶，冬加麻黄。治寒包火喘，黄芩半夏汤。治气实喘，萝卜子汤、苏子降气汤。治老弱人虚喘，用人参、当归、姜、桂、芪、术之属。阳胜者，加阿胶、五味、牛乳。治哮喘，未发时扶正，既发时攻邪，发久则消散中加以温补。

笔花氏曰：喘，危症也。风火寒邪，壅闭窍络，气能上而不能下，已成天地不交之否，其变症不可胜言，若水肿痰逆而喘，此属有形之物，寇凌宫禁，则驱逐安可迟疑乎？至于阴亏阳竭，气浮于上，譬诸树根不固，不待风而自偃矣。速宜培灌，庶可扶持。外有哮喘之症，逢时而发，人尽知为寒痰固结，假令终身不食油腻生冷，而长服六君子汤加姜、桂，则新痰无自而生，旧痰日渐以去，又何物足以为患哉。

喘促汤头

贞元饮用地归甘，喘急参姜随症添。

加味甘桔汤苓部，旋覆白前橘贝母。

六安煎用夏甘苓，白芥陈皮共杏仁。

黄芩半夏汤，苏甘枳桔杏麻黄。

萝卜子汤用一合，研碎水煎治喘实。

苏子降气汤半前，陈朴归甘姜桂煎。

六君子汤治虚痰，四君又加陈半添。

呃逆

《经》云：胃为气逆为哕。又曰：寒气与谷气相攻，气并相逆，复出于胃，故为哕。又曰：诸逆冲上，皆属于火。病深者，其声哕。又云：哕以草刺鼻，嚏而已。无息而疾迎引之，立已。大惊之亦可已。呃逆一症，《内经》本名为哕，令人以其呃呃连声，故名为呃。

呃症因胃火最多，或胸膈有滞，大便不行，火不能降而上冲，宜降其火，安胃饮主之。若寒滞于胃，及痰饮气郁者，扁鹊丁香散主之。兼火者，橘皮竹茹汤。食滞则二陈加白芥、乌药、木香之属。凡大病之后见呃者，最危之候，大补元煎，或有可救。若伤寒症发呃，胃中虚冷居多也。

张子和用吐法，治胸满痰实之症，以伸上焦之郁气，亦颇效。或用生姜捣汁一合，加蜜一匙，温热服，尤佳。

笔花氏曰：呃逆一症，吴俗称为冷呃。余谓此症寒少而热多。盖寒属阴而主静，火属阳而主动。寒郁于中，不过吞酸、作泻而已。惟寒遏其气，则气以屈而求伸，譬之地气上腾，而冻欲解，气为之，非冰为之也。若火之性本炎上，一有所郁，则迫切升浮而作呃。譬之雷出地奋而蛰咸动，非虫为之，实雷火为之也。故火有呃，气有呃，而寒无呃。其偶而气不调畅者，原不必治。若大病中见呃，则寒热异如冰炭，不可执以为冷呃也。余闻吴医八人，治一独子，时疫发斑喉烂，议用芦根、丁、藿，问其故，答曰：有冷呃。余不禁大笑。此症疫毒遏郁，宜大剂升、葛、石膏、犀角、桔梗以解肌而透邪，则呃自止，见丁香则胃烂矣。或曰：此吴俗也。如公言，彼亦不服，吁！尚何言哉！

呃逆汤头

安胃饮用楂麦陈，石斛木通泽泻苓。

丁香散，共柿蒂，炙草良姜为末剂。

橘皮竹茹汤，茯苓半夏相。

二陈汤半陈，甘草与茯苓。

大补元煎参熟山，萸杞当归杜仲甘。

声瘖

《经》云：阳盛已衰，故为瘖。内夺而厥则为瘖俳。此肾虚也，少阴不至者厥也。又曰：手少阴循经入于心中，系舌本，实则支膈，虚则不能言。足阳明下络喉嗌，其病气逆，则喉痹瘁瘖。又云：五邪所乱，搏阴则为瘖。寒气客于厌，则厌不能发，其开阖不致，故无音。心脉涩甚则为瘖。五脏不利，则七窍不通。

又云：痱之为病也，身无痛者，四肢不收，智乱不甚，其言微知，可治。甚则不能言，不可治也。

瘖之一症，五脏皆能致之，盖声音出于脏气，脏实则弘，脏虚则怯也。然舌为心之苗，心病则舌不能转，此心为声音之主也；声由气而发，肺病则气夺，此肺为声音之户也；肾藏精，精化气，阴虚则无气，此肾为声音之根也。故瘖之标在心肺，瘖之本则尤在肾。

治标之法，由于窍闭。有风寒之闭，外感症也，宜散之，参苏饮、二陈汤之属。有火邪之闭，热乘肺也，宜清之，四阴煎、竹叶石膏汤之属。有风逆之闭，肝气塞也，宜顺之，七气汤、化肝煎之属。有痰逆之闭，宜开之。宜分虚实润燥，随症酌治。

治本之法，由于内夺。如色欲所伤，则伤在肾，宜滋水养金，用六味、右归、人参平肺汤、大补元煎之属。或兼肺火，则一阴煎及四阴煎等参用。大惊大恐，猝然致瘖，则伤在肝胆，宜养血安神，七福饮、平补镇心丹之属。若饥馁疲劳，则损中气；忧思抑郁，则损心脾，并宜归脾汤、七福饮、补中益气汤之属。若病人久嗽声哑，必由元气大伤，肺肾将败，但宜补肺气，滋肾水，养金润燥，其声自出，或略加百药煎之类。若虚劳咽痛音哑，乃阴涸阳亢之危症，多属难起。

笔花氏曰：外感初起，音哑而瘖，此风寒客于会厌，宜散风利肺，有寒则用杏仁、半夏、白芥、姜汁；有火则用菖蒲、竹茹、蒌皮，俱用桔梗以开之。若无故而瘖，脉不浮数，此内损之病，其精气潜削暗，宜大滋肺肾，或可延年。勿以治外感之药沾唇也。

声瘖汤头

参苏饮用木香葛，前夏苓陈甘枳桔。

二陈汤半陈，甘草与茯苓。

四阴煎用生地麦，沙参苓草百合芍。

竹叶石膏汤最凉，夏麦参甘粳米将。

七气汤，治气结，苓苏夏朴姜煎啜。

化肝煎用青陈芍，丹栀泽贝加白芥。

六味地黄汤，山山熟地黄，丹苓兼泽泻，八味附桂相。

右归熟地萸杞好，附桂杜仲山药草，气虚参术干姜找。

人参平肺汤，八珍菟杜味，破戟葫巴膝，陈半菖蒲智。

大补元煎参熟山，萸杞当归杜仲甘。

一阴煎用生熟地，丹参冬芍牛甘记。

七福饮用枣仁归，远志参甘地术为。

平补镇心丹。见诸郁汤头。

百药煎。见劳瘵汤头。

归脾汤用四君远，芪归术香枣仁眼。

补中益气芪术陈，参草升柴当归身。

吐 血

《经》云：肝藏血。起居不节、用力过度，则络脉伤，阳络伤则血外溢而吐衄，阴络伤则血内溢而后血。血之与气，并走于上，则为大厥暴死。气复反则生，不反则死。又曰：肝脉若搏，因血在胁下，令人喘逆。怒则气逆，甚则呕血。又曰：血泄者，脉急，血无所行也。不远热，则热至，血溢、血泄之病生矣。咳不止而白血出者死。

吐血之症，呕咯而出者，由于咽，必出于胃；咳而出者，由于喉，必出于肺。其血动之由，惟火与气耳，要当察其虚实。然咯而出者，其来近，不过在经络之间，故无发热、骨蒸、气喘等症；咳而出者，其来远，必内伤而出于脏，故难治。

凡火盛迫血妄行，必有火症火脉，清其火而血自安，宜芩、连、知、柏、犀角、生地、玄参、花粉、栀子、芍药之属，而童便为尤宜。阳明火盛者，加石膏；三焦热极便秘者，加大黄；若热壅于上而火不能降，加木通、泽泻、山栀等以导之。

若怒动肝火，载血上行，则气乱血逆。肝火盛，必多烦热，用生地、芍药、丹皮、山栀、芩、连以降之。肝气逆，必胸膈痛满，宜化肝煎等加生地、芍药、瓜蒌以平之。若暑毒通心刑肺，亦能呕血，生脉散、人参白虎汤、犀角地黄汤等酌用。若伤于酒者，清化饮或葛花解酲汤。

其有阴虚火甚，吐血、咯血而兼烦渴咽痛，喜冷便实，脉滑溺赤者，此症水不济火，大忌辛温，宜清凉滋阴之法，二阴煎、四阴煎、天门冬丸之类。

若非火症气逆，脉静神安，而血有妄行，此其真阴内损，络脉受伤，不宜寒凉以伐生气，不宜辛燥以动阳气，但宜纯甘至静之品，培养真阴，如六味、五福、大补元煎等为宜。

有忧思损伤心脾而吐血者，胸怀郁抑，食损形憔，以五福饮及归脾汤等速救其本。丹溪曰：凡吐血，须用四君子等以收功。

若所吐之血，色黑而黯，必停积失位之血，由脾肾气虚，不能摄血而然，非火逼也。大忌凉血。气虚宜理中汤，阴虚宜理阴煎。

若紫黑成块，或痛或闷，结聚不散者，此留滞之瘀血也，惟宜行散，必吐出方好，四物加香附、肉桂、苏木、红花，或韭汁更妙。

其暴吐暴衄如涌，面白肢冷，危在顷刻，速即浓煎独参汤救其元气，所谓血脱益气也。若色欲劳伤过度，真阳失守，无根之火，浮泛而为格阳失血之症，面红喘促，肢冷脉微，速用镇阴煎引火归原，尚有生望。

石顽曰：气有余便是火，血随气上，补水即血自降，顺气则血不逆，阿胶、牛膝、丹皮，补水之品也，苏子、橘红、沉香，顺气之品也，童便引血，有行瘀之能，藕汁达血，无止涩之弊。

缪仲淳曰：吐血有三诀：宜行血不宜止血，宜补肝不宜伐肝，宜降气不宜降火。然亦有呕血、唾血、咳血、咯血之不同。呕血者，从腹胁而上；乃肝旺鼓激胃血上涌也，宜治肝；唾血者，唾中有血如丝，或浮散者，由思虑伤脾，不能统血也，宜归脾；咳血者，或嗽或干咳，痰中见红丝血点，气急喘促，此肺燥而为火迫也，宜润肺；咯血者，不嗽而咯出小块血点，其症最重，此房劳伤肾，阴火载血上行，或兼水泛为痰，宜滋其阴。凡潮涌不止者，勿与汤药，急用热童便及藕汁灌之。

笔花氏曰：暴吐血，祛瘀而降火，宜四生丸、十灰散；久吐血，养阴而理脾，宜六味丸、四君子。然血症有外感内伤之不同。风寒者，香苏散；伤暑者，益元散；秋燥者，三黄解毒汤。此外感治也。阴虚者，初用四生、十灰合生地黄汤，继用六味丸；阳虚大吐成升斗者，初用花蕊石散，随用独参汤、八珍汤；若脏寒而吐，犹水凝冰冻，理中汤；肝火及情郁，逍遥散；伤力者，泽兰汤。此内伤治也。

吐血汤头

化肝煎用青陈芍，丹栀泽贝添白芥。

生脉散治热伤气，人参麦冬北五味。

白虎汤治阳明热，知母石膏糯甘得。

犀角地黄汤，赤芍丹皮麦冬良。

清化饮用冬芍丹，苓芩生地石斛煎。

葛花解酲汤，葛花砂蔻香，青陈参苓术，神曲泻猪姜。

二阴煎用生地冬，玄参苓枣草连通。

四阴煎用生地麦，沙参苓草百合芍。

天门冬丸用杏仁，阿胶贝母甘茯苓。

六味地黄汤，山山熟地黄，丹苓兼泽泻，八味附桂相。

五福饮用参熟地，当归白术炙草记。

大补元煎参熟山，萸杞当归杜仲甘。

归脾汤用四君远，芪归木香枣仁眼。

四君子汤中和义，参术茯苓甘草比。

理中汤用参术姜，炙草还加制附刚。

理阴煎用炙草归，熟地干姜附肉桂。

四物汤治血，芎归熟地芍。

镇阴煎，熟地膝，附桂泽泻炙草的。

四生丸用生地好，侧柏荷艾俱生捣。

十灰散用大小蓟，茅根茜根荷叶蒂，蒲黄大黄栀丝瓜。

乱发共灰藕汤剂。

香苏散，用苏叶，香附甘陈姜枣啜。

益元散用朱甘滑，除却朱砂名六一。

三黄解毒用黄连，芩柏山栀一并煎。

生地黄汤麦，丹丹膝芍玄，山栀三七郁，荷叶墨童便。

花蕊石散加硫磺，瓦罐晒炼便酒尝。
八珍补阴阳，四君四物相。
逍遥散用柴归芍，苓泽陈甘煨姜薄。
泽兰汤，调经脉，柏子茺牛地归芍。

肺痿

肺痿一症，多因劳伤气血，腠理虚而风邪乘之，内感于肺，风热相搏，蕴结肺经，久嗽不已，汗出过度，重亡津液而成。《内经》云：血热则肉败，营卫不行，必将为脓。其症便如烂瓜，下如豕膏；小便数而不渴，时吐白沫如米粥者。其脉寸口数而虚，此火盛金伤，肺热而金化也，多不可救。保和汤主之。若虚痨症患此者，更不治。其咳引胸中微痛，及吐有脓血，脉数而实者，肺痈也。加味桔梗汤主之。实则为痈，虚则为痿。然呕脓不止者，亦不可治。此二症初起，邪结在肺者，惟桔梗杏仁煎为第一方，屡效。若延至金化脓成，则难治矣。

古方用白及加入甚效。肺痿失音，人参蛤蚧散，若盗汗发热，痰血食少者，劫劳散。

笔花氏曰：肺痈属有形之血，宜骤攻；肺痿属无形之气，宜缓治。大法生胃津，润肺燥，开积痰，止浊唾，补真气以通肺之小管，散火热以复肺之清肃。痿本虚燥，总不离壮水清金，滋补津液，消痰止嗽之法。古方用人参平肺汤、紫菀散、知母茯苓汤。若火郁痰滞，稍加蜜制生姜以散之，凡生地、熟地、天冬、麦冬、知母、人参、玉竹、紫菀皆要药也。如痞结，去天冬、生地，加橘红、苏子；泄泻，去天冬、生地、知母，加山药、茯苓。丹方治肺痿，每日用人参细末一钱，入猪肺管内，砂锅中煮烂，加葱酒服神效。涎唾多者，《外台》用炙甘草汤。

肺痿汤头

保和汤百合，知贝马兜铃，天麦阿胶味，甘荷梗苡仁。
加味桔梗汤白及，贝苡葶银陈草节。
桔梗杏仁煎，阿胶麦合甘，银枯翘贝枳，花粉红藤煎。
人参蛤蚧散知贝，桑白参苓杏草配。
劫劳散用归芍地，参芪阿胶半甘味。
人参平肺汤，八珍菟杜味，破戟葫巴膝，陈半菖蒲知。
紫菀散用知贝参，桔梗阿胶味草苓。
知母茯苓汤，参甘术味姜，柴芩款芎麦，夏薄桔胶相。
炙甘草汤用桂枝，四钱甘草枣姜施，麦冬生地人参共，麻仁阿胶肺痿宜。

汗

《经》云：阳之汗，以天地之雨名之。饮食饱甚，汗出于胃，惊而夺精，汗出于心，持重远行，汗出于肾，疾走恐惧，汗出于肝，摇体劳倦，汗出于脾。又曰：内不坚，腠理疏①，则善病风厥漉汗。津脱者，腠理开，汗大泄。肺病者，肩背痛，汗出。肾病者，寝汗出，憎风。阳气有余，为身热无汗，阴气有余，为多汗身寒。阳气少，阴气盛，两气相感，故汗出而濡。

汗出一症，有自汗者，有盗汗者。自汗则濈濈然无时，而动作益甚；盗汗则寐中通身汗出，觉来渐收。古人谓自汗阳虚，盗汗阴虚。然自汗亦有阴虚，盗汗亦有阳虚者。

治法：自汗症，阳虚者，四君子汤、玉屏风散；阴阳俱虚者，人参养营汤；挟寒者，参附汤、六味回阳饮，或加龙骨、牡蛎、五味之属。盗汗症，阳虚者，参苓散、玉屏风散、人参建中汤；阴阳俱虚者，大补元煎、人参养荣汤；挟寒者，回阳饮。

其有自汗盗汗，察其脉症，有火者，或夜热烦渴喜冷，皆阳盛阴虚也，宜当归六黄汤、一阴煎之类；火甚者，黄芩芍药汤、清化饮、朱砂安神丸、生脉散之属。

凡病后，若伤寒，若疟疾，汗出热退，而汗不止者，此表邪初解，腠理开泄，数日后卫气渐实，汗必自止，不足虑也。若大惊大恐，及大吐大泻，失血，产后而汗出不止，此其气血大亏，仲景所谓极寒反汗出，身必冷如冰。非姜、桂、附子速救元气，必至厥脱。

至自汗症，有因风伤卫者，有伤寒热邪传里者，有中暑者，俱详本门不赘。

笔花氏曰：汗者心之液也。凡劳而汗，食而汗，惊而汗，暑而汗，皆热气之迫于心者也。惟感邪之汗，出于腠理，则肺主之。然太多犹恐其亡阳，矧②其为自汗、盗汗，无因而致耶，良由心肾不足，阴阳偏胜，故其人每多体倦气喘、发热恶寒之象，当各随其阴阳之虚而峻补之，若麻黄根、浮麦、乌梅、五味、黑豆、龙骨、牡蛎之属，皆宜择用；如汗多不能收者，速用五倍子为末，以津唾调填脐中，将帛缚定即止，或以首乌末填脐亦效。

汗症汤头

四君子汤中和义，参术茯苓甘草比。

玉屏风散治虚汗，黄芪防风姜术验。

人参养营苓术草，芪归陈地桂心好，五味白芍远志姜，再加三枚黑大枣。

参附汤用姜水煎，人参制附二味专。

六味回阳参附归，熟地干姜甘草炙。

参苓散，治盗汗，参苓枣仁为末咽。

人参建中芍桂枝，甘草饴糖姜枣施。

大补元煎参熟山，萸杞当归杜仲甘。

当归六黄汤，生熟芪连芩柏相。

①"内不坚，腠理疏"：《灵枢·五变》原文为"肉不坚，腠理疏"，"内"字疑为"肉"字之误。

②矧（shěn 审）：何况。

一阴煎用生熟地，丹参冬芍牛甘记。
黄芩芍药汤，甘草一钱襄。
清化饮用冬芍丹，苓芩生地石斛煎。
朱砂安神能治心，生地归甘黄连真。
生脉散治热伤气，人参麦冬北五味。

咽　喉

《经》云：咽喉者，水谷之道也。喉咙者，气之所以上下也。会厌者，音声之户也。悬雍者，音声之关也。一阴一阳结，谓之喉痹。足少阴所生病，口热舌干，咽肿上气，嗌干及痛。足阳明病，气逆则喉痹瘁瘖。手阳明少阳厥逆，发喉痹嗌肿。督脉为病，嗌干。冲任脉皆起于胞中，会于咽喉。又少阳司天，客胜，则丹疹外发，喉痹头痛嗌肿。

景岳曰：喉痹有实火症，有虚火症，有真寒症。少阳厥阴为木火之脏，凡情志郁怒而起者，固多热症。阳明为水谷之海，肥甘辛热而起者，胃气直透咽喉，故火最盛。凡患此者，多以实火治。若少阴之症，则有虚有实。凡阴火逆冲于上，多为喉痹。果见火症火脉，自宜作实治。若酒色过度，真阴亏损，此肾中之虚火，非壮水不可。更有火虚于下，格阳于上，此无根之火，即肾中之真寒症也，非温补命门不可。《经》云：寒淫所胜，民病嗌痛颔肿。其义即此。

《经》云：骤起非火，缓起非寒。大约喉症挟热者，十之六七，挟寒者十之二三。而风寒包火者，则十之八九。古人开手一方，只用甘草桔梗，《三因方》加以荆芥，其他蒡子、薄荷、贝母、川连之类，皆出后人续补。可见古人不轻用凉药，而专主开发升散者，所谓结者开之，火郁达之也。及火势极盛，则清剂方施，热结下焦，而攻法始用，非得已也。

喉痹，由心火，用甘梗汤；由少阴伏寒，半夏桂甘汤；由火衰，四逆汤；若骤起而痰在喉，响如鼾，舌白不肿，此因误投凉药，桂姜汤可救。

缠喉风，肿痛胀塞，红丝缠绕，吐涎难食，先用黄齑汁调元明粉，搅去其痰，不效，用土牛膝连根捣汁，和醋灌之，或用解毒雄黄丸醋磨下之，内服加味甘桔汤；虚寒者，桂姜汤。

走马喉风，暴肿转大，用小刀点血，淡盐汤洗之，吹以冰片散，服加味甘桔汤；牙关紧闭，服紫金丹。

缠舌喉风，硬舌根而烂两傍，吹以冰片散，急服加味甘桔汤。

喉疔，形如靴钉，先吹冰片散，服加味甘桔汤，多用菊花煎饮之。

悬痈，生于上腭，形如紫李，脾经蕴热也，吹服如前法。

喉疮，肾火上冲也，用齑汁去痰，吹服如前法。

喉瘤，生喉旁，形如圆眼，肺经蕴热也。不可刺，吹麝香散，服加味甘桔汤。

肺绝喉痹者，因过投清降，痰壅如锯，为难治，独参汤少加橘红扶之。

喉闭，二三日前气促肢冷，忽然痰壅气闭，命悬顷刻者，宜服苏子、前胡等。

乳蛾，如筋头，生于关上者轻，生于关下者重，左右偏生曰单，左右皆有曰双，单者轻，双者重。以土牛膝绞汁，含以慢咽。

喉癣，喉中不闭不肿，气出如常，微微疼痒，此虚火，淹缠难愈，宜冰梅丸含之。

喉珠，脑门生一红线，悬一黑泡如樱珠，挂在咽门，刀点即死，宜土牛膝活根汁，少醋和匀，滴鼻中三四次，丝断珠破，吐瘀，神效。

笔花氏曰：喉痹多因痰火所致，急者速宜吐痰，以救胀塞。如有余火，再复下之。其甚者，尤宜先以针刺血，及刺少商穴法，然后用药。此症瞬息间关人性命，迟疑不得。《经》云：火郁发之，吐中有发散之义，出血亦发散之端也。至伏气之病，凡火令、寒令、湿令，而感风寒之邪者，但治外邪而喉自愈。若天行时疫，咽痛项肿，有大头、虾蟆、发颐之名，此阳明热毒，肿发颊车两穴，普济消毒饮治之。痰甚胀急者，紫雪丹开之。然阴虚阳虚，俱有此等恶症，其应温清补泻，全在脉之有力无力、唇之赤白、口之渴否辨之，庶不致误。

咽喉汤头

甘桔汤，甘草和桔梗。

半夏桂甘汤，桂枝半夏甘草姜。

四逆汤，见诸郁汤头。

桂姜汤，五分桂甘与炮姜。

解毒雄黄丸，郁金巴豆醋和丸。

加味甘桔汤，见喘促汤头。

冰片散雄黄，元明铜靛硼，鸡肫人白柏，连草与蒲黄。

紫金丹用五倍朱，千金麝戟雄山茨。

麝香散麝香，黄连共冰片。

冰梅丸，硼胆矾，牛雄儿茶山豆传，白梅二个捣冰片。

普济消毒汤，见时疫汤头。

紫雪丹，用黄金，寒水石膏磁滑成，煮好复投犀羚草，升丁沉木又玄参，迟入芒硝焰硝搅，功成朱麝又和匀。

水　属

风　痹

附：麻木不仁

风痹一症，即今所谓痛风也。《经》云：风、寒、湿三气杂至，合而为痹。风气胜者为行痹；寒气胜者为痛痹；湿气胜者为着痹。行痹则行而不定，走注历节，以散风为主，仍参以逐寒、利气、治血之剂，用三气饮等。盖血行则风自灭也。痛痹则寒气凝结，痛有定处，以散寒为主，而参以疏风燥湿辛温补火之品，用五积散之类，盖雨雪见晛则消也。着痹则肢体沉重，疼痛麻木，以利湿为主，而参以疏风散寒、理脾补气之品，酌用羌活胜湿汤及五积散之属，盖土旺则能胜湿也。

至于冬遇为骨痹，春遇为筋痹，夏遇为脉痹，秋遇为皮痹，总不外此风、寒、湿三者为患。盖痹者，闭也。血气为邪所闭，不得通行而后成痹。其在皮肤者轻，在筋骨者重，在脏腑者更重。多热者方是阳症，无热者便是阴症。

《经》云：真气不能周于身，周身痹痛，名曰周痹。蠲痹汤治之。

《金匮》云：血痹身体不仁，由风寒在脉，则血凝不流，黄芪桂枝五物汤主之。着痹身重腰冷，甘姜苓术汤主之。若肢节疼痛，头眩短气，欲吐，脚肿者，此三焦俱病也，桂枝芍药知母汤主之。凡痹在骨，安肾丸。痹在筋，羚羊角散。痹在肉，神效黄芪汤。痹在皮，越婢汤加羌活、细辛、白蒺藜。凡痹病脉沉涩者，胸膈有寒痰故也。寒湿不可屈伸者，活络丹。

古方治痹，多用麻黄、白芷，入四物、四君之内。

景岳谓：诸痹皆在阴分，总由真阴衰弱，精血亏损，而三气得以乘之。因阴邪留滞，故经脉为之不利，惟三气饮、大防风汤，方能奏效。或用易老天麻丸，浸酒亦佳。凡治痹，宜峻补真阴，使血气流行，则寒邪自去。若过用风、湿、痰、滞等药，反至增剧。

附：麻木不仁

麻者，如绳缚而初放，气虚也；木者，痛痒不知，湿痰与死血也。《经》云：营卫俱虚则不仁。又云：卫气不行，则为麻木。大抵麻木总属气血不足，风气痰湿，得以乘虚而内袭，不必分治。故半身及头面、手臂、脚腿麻木者，东垣并用神效黄芪汤治之。或谓手麻是气虚，十指麻乃湿痰死血，故气不行，宜导痰汤加乌药、苍术。若手足麻痛不能举，多眠昏冒者，支饮也，宜茯苓丸。

笔花氏曰：痹症，特经络之病耳。治失其当，邪归脏腑，则难为力。大约服补太早，未有能愈者，而黄芪、熟地为尤甚。暑湿之入经络者，其忌补为尤甚。古方不可尽执也。余有外治痹痛之分，载在后手臂痛门跋内，应取以参看而治，自当见效。至麻木不仁一症，《经》云：脾病不能为胃行其津液，四肢不得禀水谷气，气日以衰，脉道不利，筋骨肌肉，皆无气以生，故不用焉。此症自宜温经助气，兼风湿者，并治其邪，自无不愈。

风痹麻木汤头

三气饮芷附桂辛，归芍地杞牛杜苓。

五积参苓夏，陈甘枳朴苍，麻黄归芍桂，芎芷桔干姜。

羌活胜湿汤防风，羌独藁本蔓草芎。

蠲痹汤用归赤芍，姜黄羌活芪草搭。

黄芪桂枝五物汤，桂枝芪芎加枣姜。

甘姜苓术名肾着，理中去参附子入。

桂枝芍药知母汤，术附桂芍母麻黄。

安肾丸用桂术苓，川乌苁蓉巴戟增，山药蒺藜破故纸，石斛萆薢共桃仁。

羚羊角散用桂附，芎归防羚白芍独。

神效黄芪汤人参，橘皮甘芍加蔓菁。

越婢汤，倍麻黄，石膏甘草与枣姜。

活络丹，用乳没，南星川乌地龙末。

四物汤治血，芎归熟地芍。

四君子汤中和义，参术茯苓甘草比。

大防风汤八珍齐，附桂牛杜羌防芪。

易老天麻丸，天麻牛膝全，萆薢归附子，羌活生地研。

导痰汤用半夏陈，甘草枳实与南星。

茯苓丸用半苓壳，风化硝丸姜汁曲。

痿

《经》云：肺热叶焦，发为痿躄。又曰：因于湿，首如裹，湿热不攘，大筋緛短，小筋弛长，緛短为拘，弛长为痿。《本神篇》曰：精伤则骨痠痿厥，精时自下。

痿症大都起于阳明湿热，内蕴不清，则肺受热乘而日槁，脾受湿淫而日溢，遂成上枯下湿之候。故五六七月，每当其时也。亦有由肾水不能胜心火，上烁肺金，肺受火制，六叶皆焦，以致金燥水亏，两足痿弱，筋纵而不任地。

《内经》治痿，独取阳明，盖阳明主润宗筋，宗筋主束骨而利机关，阳明又属于带脉，而络于督脉，故阳明虚则宗筋纵，带脉不引，而足痿不用也。泻南方而补北方①，治痿之法，无过于此。然而天产②作阳，厚味发热，病痿者，若不淡薄食味，必不能痊。

东垣取黄柏为君，黄芪等补药相佐，以痿病无寒故也。有湿热，用东垣健步丸加黄柏、黄芩、苍术。湿痰，用二陈汤加苍术、白术、黄芩、黄柏、竹沥、姜汁。血虚，用四物汤加苍术、黄柏，下补阴丸。无火症，用鹿角胶丸、金刚丸。气虚，用四君子汤加苍术、黄芩、黄柏。

按黄柏、苍术，名二妙丸，治痿圣药也。

张路玉曰：痿症之原有二，一属肾与膀胱，盖肾伤精脱，即《内经》所谓精伤则骨瘦痿厥，精时自下也。用都气丸及六味、八味丸之类。若三阳为病，发寒热，下为痈肿及痿痛者，此是膀胱发病也，用五苓散。一属脾湿伤肾。《经》云：秋伤于湿，上逆而软，发为痿厥，用肾着汤加萆薢。其湿热久郁内蒸，肺金受伤者，五痿汤以调理之。

笔花氏曰：痿症亦经络之病，由于湿，更由于热，若有湿而不甚热，不过肢重肿痛耳，惟湿热太甚，则四肢筋软而弛，足不任地而痿症成。譬之弓弦，秋风起则燥而劲短，夏暑至则柔而弛长，痿症亦犹是也。东垣二妙散用苍术燥湿，黄柏清热，真属神方。凡湿热未清，则防己、苡仁、羌活、独活、寄生、花粉、龟板之属，俱可增入，其他鹿角、虎胫、苁蓉、杜仲等，虽壮筋骨，然必湿热既清，始可入药，否则，以热治热，吾未见其有当也。

痿症汤头

东垣健步丸，羌防柴滑甘，川乌花粉己，苦泻桂糊丸。

二陈汤半陈，甘草共茯苓。

四物汤治血，芎归熟地芍。

补阴丸用熟柏母，归芍虎龟陈牛琐。

鹿角胶丸鹿角霜，参苓术杜地归相，牛膝菟丝龟板共，虎胫骨炙炼丸良。

金刚丸用酒腰捣，萆杜苁蓉菟丝找。

四君子汤中和义，参术茯苓甘草比。

都气丸用地黄丸，加五味子都气全。

八味地黄丸，六味附桂添。

五苓散，本四苓，猪赤泻术加桂成。

肾着汤用附子强，甘姜苓术即此方。即痹症之甘姜苓术汤五痿汤，用四君，知柏当归麦苡仁。

头　痛

《经》云：头痛巅疾，下虚上实，过在足少阴、巨阳，甚则入肾。心烦头痛，

①泻南方补北方：此语出《难经·七十五难》。南方为火，北方为水，即用泻心火补肾水之法治痿症。

②天产：指动物，即六牲之属。

病在膈中，过在手巨阳、少阴。犯大寒内至骨髓，则脑逆，故头痛，齿亦痛，名曰厥逆。若真头痛，则脑尽痛，手足寒至节，死不治。

头痛宜分外感内伤，其外感头痛者，唯三阳、厥阴有此症。太阳痛在后，阳明痛在前，少阳痛在侧，身必寒热，脉必紧数，或咳嗽项强，散其寒邪而痛自止，如川芎、细辛、蔓荆、柴胡之类，甚者用麻黄、桂枝、紫苏、白芷、生姜、葱白皆宜。大寒犯脑，羌活附子汤。若火邪头痛，惟阳明为甚，必多内热脉洪，痛而兼胀，宜白虎汤加泽泻、木通、生地、麦冬之属。若他经之火，则芍药、花粉、芩、连、知、柏、龙胆、栀子俱可。然治火之法，不宜佐以升散为得。风火相煽，额与眉棱俱痛，选奇汤加葱豉。

其内伤头痛者，久病多有之。血虚则火动，必兼烦热、内热等症，一阴煎、玉女煎、六味地黄丸之类。气虚则沉沉倦怠，脉必微细，如理中汤、补中益气汤皆可，或以五福饮加川芎、细辛、蔓荆以升达阳气更佳。若常吐清水，食姜止痛者，中气虚寒也，六君子加当归、黄芪、木香、炮姜。若痰厥头痛，则恶心烦乱，头旋气短，如在风露中，宜半夏白术天麻汤。有伤酒头痛，则兼呕逆眩晕，用《外台》茯苓饮加煨葛根。有伤湿头痛，则头重不能举，腹隐隐作痛，宜用羌活胜湿散，外用瓜蒂散搐鼻，或清空膏亦佳。大怒则太阳作痛，先用小柴胡汤加山栀，后用六味丸降火。气血俱虚而头痛者，调中益气汤加川芎、蔓荆、细辛甚效。至若偏正头风，痛连鱼尾，如牵引之状，目不可开，眩不能抬，宜用芎辛汤加全蝎五枚。上膈有热，川芎茶调散，加片芩；若久而不愈，乃痰涎风火，郁遏经络，气血壅滞，甚则目昏紧小，二便秘涩，宜砭其血以解郁，逍遥散加葱豉。偏左加黄芩，偏右加石膏。

笔花氏曰：头痛之症，外而风邪，内而肝火、胃火、痰火、湿火、阴虚、阳虚，皆能作痛，卷中论治，已详且尽，独有偏头风，最难疗治。其症由于风邪肝火者居多，若妇女梳头及产后受病者，百药不能愈也。若督脉为病，诸药不效，宜茸朱丹。若头痛腹痛互相乘除者，脾阴虚而胃火上下也，用芎、归、芍药、黄连、木香，不效，加童便、香附、葱白。

古方治半片头痛，左合四物，右合四君固妙。更有秘方，用白芷、川芎末、黄牛脑一具，共入磁瓶酒燉，随量一醉，酒醒痛失矣。至目中生翳，白凤仙①一株捣烂，火酒②一斤浸露七夜，去渣饮之效。

头痛汤头

羌活附子汤麻防，升芷蚕芪柏草苍。
白虎汤治阳明热，知母石膏糯甘得。
选奇汤，用羌防，芩甘葱豉共生姜。
一阴煎用生熟地，丹参冬芍牛甘记。
玉女煎，用熟地，石膏麦冬知母膝。

①白凤仙：即白指甲草，其花亦白色。
②火酒：即高浓度白酒。南方俗称火酒。

六味地黄汤，山山熟地黄，丹苓并泽泻，八味附桂相。

理中汤用参术姜，炙草还加制附刚。

补中益气芪术陈，参草升柴当归身。

五福饮用参熟地，当归白术炙草记。

六君子汤治虚痰，四君又加陈半添。

半夏白术天麻汤，黄柏黄芪泽泻苍，神曲麦芽参茯橘，汤头三味干生姜。

《外台》茯苓饮参术，橘皮生姜苓枳实。

羌活胜湿汤防风，羌独藁本蔓草芎。

瓜蒂散，赤小豆，香豉煎汤探吐奏。

清空膏，用芩连，芎防羌活共柴甘。

小柴胡汤赤芍芩，枣姜甘草夏人参。

调中益气汤，黄芪人参苍，升柴并炙草，橘红共木香。

芎辛汤，用芎辛，芽茶白芷草姜成。

川芎茶调散，白芷羌防见，荆薄香附甘，为末茶调咽。

逍遥散用柴归芍，苓泽陈甘煨姜薄。

茸朱丹，治虚火，草乌瞿麦黄柏子，辰砂共煅但取砂，加净鹿茸枣丸是。

四物汤治血，芎归熟地芍。

四君子汤中和义，参术茯苓甘草比。

心痛、胃脘痛

《经》云：邪在心则心痛，喜悲，时眩仆。又云：手少阴之脉动，则病咽干心痛，渴而欲饮。又云：实则外坚充满，按之而痛；虚则气不足，按之则气足以温之，故不痛。

丹溪曰：凡言心痛，都属胃脘，虽数日不食不死，若痛止便食，必复痛。若外受寒者当温散，内受寒者当温利。病久属郁则化热，用山栀为导，佐以姜汁、台、芎开之。若痛甚，加炮姜为从治。

景岳谓：真心痛者，必手足冷至节，爪甲青，此旦发夕死之候。其痛在膈上者，实胃脘痛，《内经》所谓当心而痛也。此症多因食、因寒、因气不顺而致。然食与寒，亦无不皆关于气，故治痛以理气为主，食滞者，兼乎消导，寒滞者，兼乎温中，平胃散、胃爱散皆宜。若气结难解者，唯神香散为妙。若停食胀痛连胸者，吐之；连腹者，下之。若因火郁及痰饮者，随症治之。

有素好热酒，致死血流于胃口作痛，脉必芤涩，饮下作呃，口中作血腥气，宜手拈散加枳、梗开提其气，虚者，四物汤加桃仁、穿山、降、桂之属煎服。有胸腹之痛，无关于内，而在筋骨皮肉之间者，此邪之在经，不可混治，当辨寒热、气血、劳伤，细加详问。

若房劳后痛极者，此阴寒也，先以葱姜捣炒熨之，再进理阴煎等补之。

此外更有虫痛者，唇红吐沫，用化虫丸。虚痛者，按之即止，即怔忡之属，用归脾汤。瘀血者，痛若锥刺而有定处，用手拈散。伏饮痛者，干呕吐涎，摇之作水声，小半夏加茯苓汤。吸风痛者，二陈加草蔻、干姜、吴萸，发热加山栀。疰痛者，触冒邪祟，面目青黯，或昏愦谵语，神术散，葱白酒、生姜汤并用。又有胃脘痈症，痛而吐脓血者，不必治而自愈。若大痛引及胁背，药不能纳者，唯探吐一法最捷，或刮痧亦效。

笔花氏曰：心痛者，胞络受病也，其症有九：一气、二血、三热、四寒、五饮、六食、七虚、八虫、九疰，若胃脘作痛，俗呼心痛。大约寒症居多，然亦有气滞、血滞及肝犯者。患此症，平日惟有常服六君子丸，终身不食生冷及闭气诸物，不论寒暑，以棉布护胸而戒嗔怒，斯无上妙方也。若痛发而用姜、桂，特治其标耳。古人食品，春用葱，秋用芥，养胃之道也。

心胃痛汤头

平胃散，用苍术、厚朴炙草陈皮合。

胃爱散，研四君，炒米芪姜肉果丁。

神香散，治气痛，丁香白蔻研末共。

手拈散研延胡索，灵脂草果及没药。

四物汤治血，芎归熟地芍。

理阴煎用炙草归，熟地干姜附肉桂。

化虫丸用芜雷榔，木香陈术曲雄黄。

归脾汤用四君远，芪归木香枣仁眼。

小半夏加茯苓汤，茯苓三两半夏姜。

二陈汤半陈，甘草与茯苓。

神术散，用苍术，防风甘草加葱白。

六君子丸治虚痰，四君又加陈半添。

胸　痹

胸痹之病，喘息咳唾，胸背痛，短气，寸脉沉迟，关脉小紧，此因阳气衰微，阴寒结聚，栝蒌薤白白酒汤主之。

胸痹不得卧，心痛彻背者，痰垢积满，循脉而溢于背也，宜用栝蒌薤白半夏汤主之。

胸痹心中痞满，气结胸痛，胁下逆抢心，此胸中实痰外溢也，宜枳实薤白桂枝汤。若素禀不足，虚痰内结，人参理中汤主之。

胸痹胸中气塞短气，《经》所谓短气不足以息者，实也。用茯苓杏仁甘草汤，以疏利肺气，或橘皮枳实生姜汤，以疏利胃气。

胸痹缓急者，薏苡附子散主之。心中痞，诸逆心悬痛，桂枝生姜枳实汤主之。心痛彻背，背痛彻心，乌头赤石脂丸主之。《千金》治胸痹达背痛，用细辛散。胸中逆气，心痛彻背，少气不食，用前胡汤。胸中愊愊如满，噎塞习习如痒，喉中涩燥唾沫，用橘皮枳实生姜汤；不应，用治中汤。

胸痹腹背闭满，上气喘息，用下气汤。胸背疼痛，用熨背散。胆经受病，亦令胸痛，小柴胡汤加枳壳；不应，本方对小陷胸一服神效。

风寒在肺，胸满痛，气喘，甘桔汤加理气散风之剂。

病人胸中似喘不喘，似呕不呕，似哕不哕，彻心中愦愦然无奈者，生姜半夏汤主之。《千金》加橘皮、吴茱萸，名通气散，以治胸满短气而噎。若饮食填塞，宜用吐法。

笔花氏曰：阳受气于胸中以布气息，今阴乘阳位，阻其阳气呼吸往来之道，则聚饮停痰，彻心愦乱矣，昔喻嘉言谓胸中阳气，如离照当空，旷然无外，设地气一上，则窒塞有加。凡胸痹症皆阳气不用，阴气在上之候也。其症微者，但通其上焦不足之阳，如薤白、白酒，或半夏、栝蒌、桂枝、枳实、厚朴、干姜、杏仁、橘皮、参、苓、术、草等，择用对症三四味，即成一方，盖以阳通阳，阴药不得予也。其症甚者，则用附子、乌头、蜀椒大辛热，以驱下焦之阴，而复上焦之阳，方合。

胸痹汤头

栝蒌薤白白酒汤，加入半夏成二方。

栝蒌薤白半夏汤。（即前方加半夏）

枳实薤白桂枝汤，厚朴栝蒌二味相。

理中汤用参术姜，炙草还加制附刚。

茯苓杏仁甘草汤，即此三味水煎良。

橘皮枳实生姜汤，即此三味治满痒。

薏苡附子散，五两一枚研。

桂枝生姜枳实汤，三味以外不用相。

乌头赤石脂成丸，蜀椒附子干姜全。

细辛散治痛彻背，甘草生姜枳实配，栝蒌白术干地黄，白茯细辛同肉桂。

前胡汤用归芍草，人参芩半竹姜枣。

下气汤童便，杏仁槟榔煎。

熨背法用芎羌活，附桂乌辛蜀椒末。

治中汤，即理中，内加青陈见中风。

生姜半夏汤，制夏姜汁相。

通气散，用陈皮，吴茱姜汁半夏宜。

小柴胡汤赤芍芩，枣姜甘草夏人参。

小陷胸汤结胸求，黄连半夏并瓜蒌。

甘桔汤，甘草共桔梗。

腹　痛

《经》云：邪在脾胃，阳气不足，阴气有余，则寒中肠鸣腹痛。又云：火郁之发，民病腹中暴痛。

丹溪曰：丹心腹痛者，必用温散，此郁结不行，阻气不运，故痛也。用二陈汤加川芎、苍术，倍加山栀煎服，痛甚，加炮姜反佐之。

景岳谓无形者，痛无常处，病在气分，故或胀或止，宜顺其气而自愈；有形者痛有常所，病在血分，或为食积，故胀无休息，宜随症而攻消之。凡绵绵而痛，欲得热手按，及喜饮热汤者，寒也，理中汤加肉桂、香、砂。若时痛时止，热手按而不减，脉洪数者，热也，二陈汤加枳实、厚朴、芩、连、山栀。感暑而痛，或泻利并作，脉必虚，四味香薷饮。感湿而痛，便泄溺涩，胃苓汤。食积作痛，腹中直条扛起，膨胀嗳腐者，保和丸；便闭者，三黄枳术丸下之，下后仍痛拒按，积未尽也，再消之。虫痛者，懊侬呕水，当从虫积治之。若有瘀血，必呆痛不移，泽兰汤行之。若脾胃素虚，饮食不化而痛者，六君子加香、砂；若肝木乘脾，及血虚腹痛者，芍药甘草汤；若七情内结，心腹绞痛，时作时发，七气汤酌用。当脐作痛，为肾虚，任脉为病，用六味丸加龟板灰。凡治腹痛，以芍药枳术丸为最。

又有暑月霍乱，绞肠大痛，吐泻不得者，名干霍乱，俗名搅肠痧，急以盐汤灌而探吐之，服神香散、正气散之属，或用陈香橼煎汤服之亦佳。此症粥饮入口即死，慎之。

笔花氏曰：腹痛当辨其有定无定，喜按拒按，或常或暂，口渴与否，便可得其崖略。惟痧暑及蛔厥之痛，变生顷刻。痧则先用神香散，虫则先用花椒汤，暂缓其痛，再议进药。若气胀而痛，势亦难缓，四磨饮疏之；若痧疹腹毒者，余毒留滞肠胃也，清其热毒而痛自止。一用曲、楂、朴芽之属，则周身之火毒，随药而内陷，甚非细故。

腹痛汤头

二陈汤半陈，甘草与茯苓。

理中汤用参术姜，炙草还加制附刚。

四味香薷饮扁豆，厚朴香薷甘草凑。

胃苓汤，用五苓，再加平胃合而成。

保和丸用曲楂苓，连翘莱菔半夏陈。

三黄枳术丸，荷叶水为团，神曲陈枳术，大黄共芩连。

泽兰汤，调经脉，柏子茺牛地归芍。

六君子汤治虚痰，四君又加陈半添。

芍草①甘草汤，二味戊己方。

七气汤，治气结，苓苏夏朴姜煎啜。

六味丸即六味地黄汤。

芍药枳术丸白术，赤芍陈皮共枳实。

神香散，治气痛，丁香白蔻研末共。

藿香正气芷腹苓，半朴苍苏桔草陈。

四磨饮，用沉香，乌药枳实与槟榔。

①草：为“药”字之误。

小腹痛

《经》云：金郁之发，心胁满引小腹，善暴痛，不可反侧。又曰：胞痹者，少腹膀胱，按之内痛，若沃以汤，涩于小便，上为清涕。又曰：小肠病者，小腹痛，腰脊控睾而痛。膀胱病者，小便偏肿而痛，以手按之，即欲小便而不得。

按小腹正中。为少阴任冲之分野，其傍为厥阴肝经之分野，小腹痛满，皆为内有留着，非虚气也。一属燥结大肠，大便不通，按之坚满，绕脐攻痛，小便黄赤，脉数实，宜大承气汤下之。若津枯秘结者，脉不甚旺，麻仁丸。一属热结膀胱，溺闭不通，按之满而不坚，弹之有声，烦渴引饮，宜四苓、五苓等。一属血结膀胱，其症善忘如狂，渴不能饮，小便自清，尺脉必盛，宜代抵当丸主之。

若醉饱入房，强力忍精，而致少阴与任督受伤，血结阴分者，此真阴亏损，必致小便涩数，胀满如淋，宜济生肾气丸，红酒煎服。若妇人行经之时，交合受伤，时时不净，而小腹满痛者，此冲脉伤也，十全大补汤倍加肉桂。

又有下元本虚，勉力劳役，而致蓄血，小腹满痛者，此肝经受伤，其满必见于左旁，宜调肝散。然亦有右旁偏满者，此必饱食奔驰，脾阴下溜，食积痰腻留结也。景岳用生大蒜一片，而以火酒磨木香嚼送之，以消面停之症。

笔花氏曰：小腹为厥阴所属，伤寒邪热传入，或蓄血下焦，俱宜下之。直中症小腹冷痛，则温之。若寻常小腹痛，多属癥瘕之气，聚于小肠，曰小肠气，必矢气乃快；聚于膀胱，曰膀胱气；少腹热，若沃以汤，小便涩，治此当用坠降之药，其行气皆当用核，乃能宣达病所，如橘核丸、奔豚①丸之属是也。大约此症，莫非疝类，亦有气血寒热之殊，特不痛引睾丸耳。

小腹痛汤头

大承气汤用芒硝，枳实大黄原朴饶。
麻仁丸内小承气，白芍蜜丸麻杏泥。
四苓散用猪赤苓，泻术加桂即五苓。
代抵当丸大黄生，归桃山甲桂玄明。
济生肾气丸，六味附桂牛车前。
十全大补八珍齐，四君四物加桂芪。
调肝散，用归芎，半夏菖蒲肉桂从，酸枣木瓜牛膝共，细辛甘草枣姜同。
橘核丸用木茴香，香附桃楂楝红良。
奔豚丸用茱桂附，楝橘茴苓荔木做。

胁　痛

《经》云：肝病者，两胁下痛引小腹，令人善怒。心病者，胸中痛，胁支满，

①豚：原作“腾”，据“小腹痛汤头”改。

胁下痛。又曰：肝有邪，其气流于两胁。又曰：少阳有余，病筋痹胁满。又曰：胃痛者，腹䐜胀，胃脘当心而痛，上支两胁。盖胁痛之病，本属肝胆二经，然而心、脾、肺、胃、肾与膀胱诸经有邪，气逆不解，势必延及少阳、厥阴，而为胁痛。故因焦劳忧思而得者，此心肺之所传也；饮食劳倦而得者。此脾胃之所传也；色欲内伤，水道壅闭而得者，此肾与膀胱之所传也。传至本经，则无非肝胆之病矣。独有忿怒疲劳，伤血、伤气、伤筋，及邪在半表半里者，是真肝胆之病，治宜直取本经。若传自他经者，必拔其致病之本，方能应乎。且本经病，必胁痛、耳聋、寒热、作呕者，方是少阳表症，否则，悉属内伤，不可不察。外感则宜和解，内伤则调气、消滞、行痰、降火、活血、疏郁、补阴诸法，当随症施治。

其有谓病在左者为血积，病在右者为气郁，及湿痰流注。其说亦难尽信，惟察其有形而坚硬拒按者是血积，无形而聚散不常者是气痛；若食积痰饮，亦属有形，而无非由于气滞，但得气行，则何聚不散乎。

笔花氏曰：胁痛之症，不外乎肝胆。如少阳受邪，用小柴胡汤；肝气不和，柴胡疏肝散；七情郁结，轻则逍遥散，重则化肝煎；若兼肝火、食积、痰饮、瘀血者，随症治之；若右胁痛，是肝移邪于肺，用推气散，大法左用枳壳，右用郁金，皆为的剂。亦有虚寒作痛，得热则散，手按则止者，又宜温补，不可拘执也。

胁痛汤头

小柴胡汤赤芍芩，枣姜甘草半人参。
柴胡疏肝香附芎，枳壳陈甘赤芍从。
逍遥散用柴归芍，苓术陈甘煨姜薄。
化肝煎用青陈芍，丹栀泽贝添白芥。
推气散用枳郁金，姜枣甘陈桔桂心。

腰　痛

《经》云：督脉为病，脊强反折，腰痛不可以转摇。又曰：肾盛怒，则伤志，喜忘其前言，腰痛不可以俯仰屈伸。又曰：巨阳虚，则头项腰背痛。又曰：膀胱之脉，挟脊抵腰，故挟脊痛，腰似折。

盖腰者，肾之府。肾与膀胱为表里，故在经则属太阳，在脏则属肾气，而又为冲、任、督、带之要会，所以病腰痛者，多由真阴之不足，宜以培补肾气为主，即间有实邪者，不过十中之二三耳。

腰痛有五症：一曰阳虚不足，少阴肾衰；二曰风痹寒湿；三曰劳役伤肾；四曰跌坠损伤；五曰寝卧湿地。其悠悠戚戚，痛而不已者，肾虚也；遇阴雨或久坐痛而重者，湿也；其遇寒而痛者，寒也；遇热而痛者，火也；郁怒而痛，则由气滞；忧思而痛，则由气虚；劳动即痛者，肝肾之衰也。

若风寒之在经者，其来必骤，必有寒热，脉必紧数，其痛必拘急，兼痠而多连脊背，治当解表，正柴胡饮之类，挟寒则加温散。

若湿滞在经者，或雨水湿衣，或坐卧湿地，其湿气自外而入，宜平胃散；小水不利者，胃苓汤；若风湿相兼，一身尽痛者，羌活胜湿汤。

若跌扑在筋骨，血脉凝滞而痛者，宜四物汤加桃仁、红花、牛膝、肉桂、延胡、乳、没之类，外以酒糟、葱、姜捣罨更速。

丹溪治法，肾虚腰痛，用杜仲、龟板、知母、枸杞、五味之属，猪脊髓丸服。湿热，用苍术、杜仲、黄柏、川芎。痰积，用二陈汤加南星，佐以快气药。

景岳治好饮火酒，湿热内聚，痛不可忍，脉洪溺闭，膀胱胀急者，以大分清饮加倍黄柏、龙胆而愈。

至于腰痠之症，悉属房劳，宜八味丸加补骨、杜仲。

腰软之症，则有虚有湿。虚者八味丸。其湿热袭于少阳经络，即为肾着。陈无择曰：肾着之病，体重腰冷，如带五千钱，治宜疏湿，兼温散法，肾着汤。

腰胯痛症，系寒湿流注于足少阳之经络，结滞为痛，宜渗湿汤去橘红加肉桂；若肝肾伏热，加姜汁炒黄柏，酒炒防己。

若腰胯连脚膝晓夜疼痛者，此肾虚风毒乘之也，用虎骨散加补骨脂；老人腰痛连膝者，二至丸。

笔花氏曰：腰痛有风寒，有湿热，有瘀血，有气滞，有痰饮，皆标也，肾虚其本也。凡痛而牵引腿足，脉浮弦者为风；腰冷如冰，喜熨为寒，并用独活汤；痛而身重如带钱物，如坐水中为湿，苍白二陈汤加独活；若兼腰间发热，痿软无力为湿热，恐成痿症，前方加黄柏；若瘀积，则转侧若锥刺，大便黑色，脉芤涩，泽兰汤；若气滞则走注忽刺痛，聚散不常，脉弦急，橘核丸；腰间肿，按之不痛而软者，痰也，二陈汤加白术、白芥、萆薢、竹沥、姜汁之属；腰痛如脱，重按稍止而脉细弱者，虚也，六君加杜仲、续断，兼阴冷，更佐八味丸，此普明子之法也。大抵腰痛多属肾虚，挟邪者自宜先祛邪而后用补，然而补肾之中，阳虚冷痛者宜补火，阴虚髓热者宜滋水，又当详审也。

腰痛汤头

正柴胡饮防风陈，芍药姜甘六味平。
平胃散，制苍术，炙草陈皮同厚朴。
胃苓汤，用五苓，再加平胃合而成。
羌活胜湿汤防风，羌独藁本蔓草芎。
四物汤治血，芎归熟地芍。
二陈汤半陈，甘草与茯苓。
大分清饮二苓通，车泽山栀枳壳从。
八味地黄丸，六味附桂添。
肾着汤用附子强，甘姜苓术即此方。
渗湿汤，用二术，丁陈姜附甘枣茯。
虎骨散用归芎桂，龟板牛膝羌萆薢。
二至丸用附桂杜，鹿茸麋茸补骨佐。

独活汤，用羌活，柴胡细辛姜草合，参苓半夏共沙参，五味枣仁乌梅肉。

苍白二陈汤，二陈白术苍。

泽兰汤，调经脉，柏子茺牛地归芍。

橘核丸用木茴香，香附桃楂楝红良。

肩背痛

《经》云：肺病者，喘咳逆气，肩背痛，汗出。又曰：邪在肾，则肩背痛，是肾气上逆也。

东垣曰：肩背痛不可向顾，此手太阳气郁不行也，以风药散之；若气短者，逍遥散。若脊强，腰似折，项似拔，此足太阳经气不行也，羌活胜湿汤。风寒汗出中风，肩背痛，小便数而欠者，风热乘其肺而气郁也，消风散加枳、桔。湿热相搏，肩背沉重而痛，当归拈痛汤。若当肩背一片冷痛者，此有寒积也，近效白术附子汤。素有痰饮流注作痛者，导痰汤。有肾气不循故道，气逆挟脊而上作痛者，用沉香、肉桂、茯苓、牛膝、茴香、川椒、青盐。或观书对奕久坐而痛者，补中益气加羌活、防风。

肥人喜捶而痛快者，属痰；瘦人喜捶者，属血少气虚。大约背痛须加羌、防引经，肥人少佐附子。

笔花氏曰：肩背痛，古方用茯苓丸，谓痰饮为患也。然背痛多属于风，胸痛多属于痰气，背为诸腧所伏，风邪必从腧入，实经络之病。间有胸痛连背者，气闭其经也。亦有背痛连胸者，风鼓其气也。故治胸痛者，可理痰气；治背痛者，必祛风邪，一定之理。宜用秦艽天麻汤。挟寒者加附、桂，虚者补中益气汤和秦艽、天麻。如风痰互入经络作痛，则茯苓丸、秦艽天麻汤二方，合用可也。

肩背痛汤头

逍遥散用柴归芍，苓术陈甘煨姜薄。

羌活胜湿汤防风，羌独藁本蔓草芎。

消风散，用参苓，羌防芎藿朴甘陈。

当归拈痛汤，羌参二术姜，茵芩升葛泻，甘苦母猪防。

近效白术附子汤，再加甘草枣生姜。

导痰汤，用二陈，添来枳实与南星。

补中益气芪术陈，参草升柴当归身。

茯苓丸用半苓壳，风化硝丸姜汁曲。

秦艽天麻汤芎归，陈姜羌活草桑枝。

手臂痛

臂痛为风寒湿所搏，或因饮液流入，或因提挈重物，皆能致痛。有肿者，有不肿者。除痰饮症外，其余诸痛，并宜五积散、蠲痹汤选用。虚者加人参以助药力。挈重伤筋，宜和气调血，十全大补汤。痰饮流注，四肢、肩背痠疼，两臂软痛，导痰汤加木香、姜黄，或二陈汤加苍、活。

手痛一症，《经》云：手屈不伸者，其病在筋，薏苡汤；伸而不屈者，其病在骨，白术附子汤。更有手肿痛，名曰手气，或指掌连臂痛，悉属风热挟痰，蠲痹汤。

薄、桂、姜黄，能引药至手臂痛处，湿痛更效。

笔花氏曰：手臂之痛，外而风寒，内而痰湿，总以辛散逐邪为主，勿轻用补，宜与风痹治法参看。余尝煮糯米饭一升，加炒白芥子、生姜、葱头各二两，捣烂拌入，乘热作大饼贴痛处，冷则更换，较之雷火针神效百倍。惟愈后宜弃饭河中，以惜五谷，此余数年之病，得此方治，今已十年不复发矣。

手臂痛汤头

五积参苓夏，陈甘枳朴苍，麻黄归芍桂，芎芷桔干姜。

蠲痹汤用归赤芍，姜黄羌活芪草搭。

十全大补八珍齐，四君四物加桂芪。

导痰汤用半夏陈，甘草枳实与南星。

二陈汤半陈，甘草与茯苓。

薏苡汤用归芍苍，麻黄肉桂草生姜。

白术附子汤，甘草大枣姜。

腿痛、大股痛、膝痛

《经》云：身半以下者，湿中之也。又云：清湿袭虚，则病始于下，致为腿足之病。又云：足阳明实则狂颠，虚则足不收，胫枯。大抵腰、腿、脚、膝痠疼重着肿痛者，不问久近干湿，总宜除湿汤。若兼吞酸胀满者，平胃散。

腿痛之症，有由于血虚，足不任地，行则振掉，宜六味丸加巴戟、续断、杜仲、鹿茸。受湿者，两腿隐痛，或麻瞀作肿，身重，肢节疼，恶风，羌活胜湿汤。湿热者，痛自腰胯以至足胫，或上下红肿，小便赤涩，当归拈痛汤。流注者，郁痰留于腰胁，有块互换作痛，恶心头眩，宜二陈汤加羌活、白术。若阴虚则足心及胫热痛，肌体羸瘦，宜虎潜丸加肉桂。阳虚则足肿无力，补中益气汤加桂、附。

大股痛之症，喜按者，肝肾虚寒而湿气痹着也，四觔丸等；痛不可按者，败血也，川芎肉桂汤，或舒筋三圣散，酒调服；妇人产后，多有此症，宜加穿山甲、桃仁；若寒热而肿痛者，须防发痈；若有湿热者，痛处必肿，而沉重不能转侧，二妙散加羌、防、升、柴、木、草之类。

膝痛之症，《经》云：膝者筋之府，屈伸不能，行而偻俯，筋将惫矣。故膝痛皆因肝肾之虚，而风寒湿气得以袭之也。大都痛在筋者，多挟风热，则屈不伸而肿，宜二妙散加羌、防、升、柴；若阴虚则热而不肿，虎潜丸；受湿热者，沉重而痛，当归拈痛汤；受寒饮者，痛在骨而屈伸不利，活络丹，或川芎肉桂汤。

笔花氏曰：腿股之痛，受湿居多，然亦有气血之滞，亦有脾肾之虚，松枝酒、虎骨胶丸均可酌用；惟膝盖痛，则防成鹤膝，虽属阴亏，而肝热在筋，寒邪乘袭，亦能作痛，凡清热温寒去湿补肾，宜审明而活用也。

腿股膝痛汤头

除湿汤，用平胃，苓术半夏枣姜配。

平胃散，制苍术，炙草陈皮同厚朴。

六味丸即六味地黄汤。

羌活胜湿汤防风，羌独藁本蔓草芎。

当归拈痛汤，参术草羌防，茵芩升葛母，猪泻苦姜苍。

二陈汤半陈，甘草与茯苓。

虎潜丸用桂知柏，虎牛归[①]熟琐归芍。

补中益气芪术陈，参草升柴当归身。

四觔丸，虎天麻，牛附苁蓉加木瓜，若非虎骨名鹿茸，菟丝熟地杜仲加。

川芎肉桂汤两防，桃独羌柴归草苍。

舒筋三圣散，当归肉桂延胡验。

二妙散，治下湿，蜜炙黄柏加苍术。

活络丹，用乳没，南星川乌地龙末。

松枝酒用钩风藤，松节桑归菊寄生，虎骨天麻木香断，秦艽狗脊五加增。

虎骨胶丸附桂参，当归地杞杜山苓，牛膝丹皮兼泽泻，虎胶续断桑寄生。

脚　气

《经》云：蹠跛，寒、风、湿之病也。又云：太阴所致，为重胕肿。又云：伤于风者，上先受之，伤于湿者，下先受之。

按脚气之病，其初甚微，自膝至足，或麻痹冷痛，或痿弱挛急，或肿或枯细，或蒸蒸恶热，洒洒恶寒，或有物如指，发自踹[②]肠而气上冲心，是脚气之正病也。亦有寒热、头痛、腹痛，昏瞶呕吐，是脚气之兼病也。此症缓者或二三月，其来渐，急者或一二日，其来速，治之若缓，恐其气上冲心，亦能杀人。

脚气无非湿滞，如无他症，而身体重着，专宜治湿，以分利为主。

古人治法，热药多，寒药少。《经》云：湿淫于内，治以苦热。故每用麻黄、川乌、桂、附、干姜之属。正以乌、附、麻黄，走而不守，故能通行经络；干姜、官桂，辛甘大热，故能助阳退阴也。然而自汗走注者为风胜，无汗挛急掣痛者为寒胜，肿满重着为湿胜，烦渴燥热为暑胜，亦宜随症分表里以施治。

若寒气壅滞入腹，喘急疼痛，上冲闷乱，危急欲绝者，宜行滞降气为主，四磨饮，或茱萸木瓜汤。若寒湿在经脉，筋骨但酸软无力，拘挛疼痛，酒浸牛膝

①归：疑为“龟”字之误。

②踹：通“腨”，腿肚。

丸。湿热下壅者，防己饮。湿热上冲者，活人犀角散。

《心悟》以肿者为湿脚气，不肿者为干脚气。湿者胫肿，水气胜也，槟榔汤、木通散、槟榔散。干者枯细，风燥症也，四物加牛膝、木瓜，万不可用补药。

足跟痛者，由肾脏阴虚，故足胫时热而痛也，六味丸加龟板、肉桂。阳虚则不能久立，八味丸。挟湿挟痰者，各随症治。

足心痛者，因肾虚湿着，命门火不归经，故足心及踝骨热疼也，肾着汤下八味丸。肥人多湿痰，久坐卧则起而痛，加二妙散。

笔花氏曰：脚气谓之壅疾，必不可补，总以利湿行气为主。有势骤者，与伤寒相似，一或冲心，危症也。其不肿而热痛，及久痛而枯细者，皆属血少风燥之症，行将痿废，不可不知，又未便利其湿矣。《金匮》用矾石汤浸足以治冲心甚妙。

脚气汤头

四磨饮，用沉香，乌药枳实与槟榔。

茱萸木瓜汤，加姜与槟榔。

酒浸牛膝丸，虎骨附椒酣。

防己饮用二术槟，通犀芎柏地甘成。

活人犀角散，苏防枳壳伴，槟沉木香冬，赤茯石膏满。

槟榔汤，共香附，木瓜五加陈草苏。

木通散，治湿脚，二苓苏槟兼桑白。

四物汤治血，芎归熟地芍。

六味地黄汤，山山熟地黄，丹苓兼泽泻，八味附桂相。

肾着汤用附子强，甘姜苓术即此方。

二妙散，治下湿，蜜炙黄柏加苍术。

槟榔散防己，归芍秦艽膝，天麻青木香，独活桑枝矣。

《内经》运气病释

清　陆懋修　撰

中医五运六气全书

目录 CONTENTS

整理说明

《〈内经〉运气病释》共九卷，对运气的气化与病候及其机制作了详尽的论述，对临床很有参考价值。

本次整理出版，是在王璟主编的《陆懋修医学全书·〈内经〉运气病释九卷》的基础上进行的。同时，参考了其他版本，并根据《中医五运六气全书》统一体例作相应调整、选择、校勘、注释。

序

《素问》自“天元纪”以下七篇，皆言五运六气，天时民病。同异生化之原，正反逆从之治。而先于“六节脏象篇”发其端。凡在天人气交之病，非此不能知也。夫治病不外乎五行，五行又不外乎阴阳。而言五行者，不知言合化之五行。言阴阳者，又不知言过、不及之阴阳。则阴阳非此阴阳，五行亦非此五行矣。况并阴阳五行之不言，乌知所谓气交者哉？爰就《内经》之言运气者，首列经文民病于上，即以气交之旨隐括①而疏通之，并以宋人陈无择三因十六方、国朝江阴缪问芳远氏十六方解附焉。或有疑而诘之者曰：人病之来也何有常？而子独以运气为言，岂能于人身之病定相合耶？然而余之意本不为是也。经曰：善言天者必应于人，善言古者必验于今。人身一小天地，天地之生长收藏备于人身，人身之盛衰虚实同于天地。论司天固足以明天道，即不论司天而人在气交之中，即因气交而为病。于古如是，于今如是。即仲景论伤寒所以撰用《素问》者，亦无不如是。盖非是则不知病之所以为治，并不知人之所以为病。乃自有马宗素、程德斋之徒，索隐行怪，流入异端，而人不解《内经》大义，遂继之以不信于是，而凡六经之病之生于气交者，无人能道。曷怪其谓《内经》运气若无与于六经病，而且谓仲景之论亦无与于《内经》运气乎。故莫若揭此七篇病因治法，以求六经病所由来，而六经之何由而病，病之何由而治，即可以《内经》之言明仲景之法，并可以知今人之病无一不出于《内经》之言。此“天元纪”以下七篇所以不可废也，岂必拘泥乎运气哉。是编也，余于同治乙丙岁来往吴淞峰泖间所作，藏之箧衍②二十年矣。今命子润庠重加编次，将以授诸梓人。乃自述其作书之意如此。

光绪十年甲申人日，陆懋修书于邸舍之双娱堂

①隐括：就原有文章的内容、情节，加以裁剪或修改。

②箧衍：箱子。

卷　一

六节脏象论篇

天以六六之节以成一岁。

此言日六竟而周甲，甲六复而终岁，三百六十日法也。

五日谓之候，三候谓之气，六气谓之时，四时谓之岁。

此言一岁之日，各从五行之气而主治也。

五运相袭，而皆治之终期之日。周而复始，时立气布，如环无端。故曰：不知年之所加气之盛衰虚实，不可以为工矣。

此言五运统岁，岁立四时，时布六气。工不可不知也。

太过不及，各有所胜。求其至也，皆归始春。

此言春为四时之长，故凡候气者，皆当始于立春日也。

未至而至，此为太过，则薄①所不胜而乘所胜也。至而不至，此为不及，则所胜妄行而所生受病，所不胜薄之也。

此言民病之所由作也。

天食人以五气，地食人以五味。

此言治法之所由出也。

天元纪大论篇

天有五行御五位，以生寒、暑、燥、湿、风；人有五脏化五气，以生喜、怒、思、忧、恐。

此言人之五脏本于天之五行也。

神在天为风，在地为木；在天为热，在地为火；在天为湿，在地为土；在天为燥，在地为金；在天为寒，在地为水。

此言在天为气即在地成形，上下相召，而损益彰也。

甲己之岁，土运统之。乙庚之岁，金运统之。丙辛之岁，水运统之。丁壬之岁，木运统之。戊癸之岁，火运统之。

此言天之十干以合化而成五运也。

①薄：反侮。

子午之岁，上见少阴。丑未之岁，上见太阴。寅申之岁，上见少阳。卯酉之岁，上见阳明。辰戌之岁，上见太阳。巳亥之岁，上见厥阴。

此言地之十二支以正化、对化而成六气也。

厥阴之上，风气主之。少阴之上，热气主之。太阴之上，湿气主之。少阳之上，相火主之。阳明之上，燥气主之。太阳之上，寒气主之。

此言三阴三阳之本是为六元，亦即所谓天元也。

五运行大论篇

气有余，则制己所胜而侮所不胜；其不及，则己所不胜侮而乘之，己所胜轻而侮之。侮反受邪，侮而受邪，寡于畏也。

此言己不务德或所胜妄行，有胜必有复，复则己反受邪。亦民病所由作，而治法所从出也。

六微旨大论篇

亢则害，承乃制，制则生化。

此言亢必受制，而亦非制不生也。病如是，治亦如是。

言天者求之本，言地者求之位，言人者求之气交。气交之中，人之居也。气交之分，人气从之，万物由之。

此言民病在于气交，治亦当于气交求之。工不可不知也。

气交变大论篇

岁土太过，雨湿流行，肾水受邪。

此言六甲阳年太宫运，土胜水，水受克，水之子木来复也。

民病腹痛，清厥，意不乐，体重，烦冤。

此土邪伤肾既脾志不舒，而心肾亦不交也。

甚则肌肉萎，足痿不收，行善瘈，脚下痛。

此土邪有余，脾经自病，发为痿痹也。脾司肌肉者也。

饮发，中满食减，四肢不举。

此土气太过而水气不行也。饮，痰饮也。

腹满，溏泄，肠鸣。

此土盛水衰，水气伏而土气独行也。

反下甚。

此水为土克，而水之子木以风气复之也。木复而土病，始则有余而侮，继则侮反受邪，故土自病而利不止。

太豁绝者不治。

此肾脉也。土亢则肾气绝，敦阜之纪有之。

岁土不及，风乃盛行，化气不令。

此言六己阴年少宫运土不及。木胜土，土之子金来复也。

民病飧泄，霍乱，体重，腹痛，筋骨繇复①，肌肉瞤酸，善怒。

此土不及而木乘之，皆脾弱肝强之病也。

咸病寒中。

此土气不及，寒水无畏，水气独行而火土并衰也。惟己巳、己亥年相火在泉，民得无病。

复则胸胁暴痛，下引少腹，善太息。

此土衰木亢，而土之子金以燥气复之，肝胆同病也。土不足不生金，金失荫亦来复。后凡不及之年皆仿此。

气客于脾，食少失味。

此以土不及则脾不磨谷，运化不速也。

土不及，其病内舍心腹，外在肌肉四肢。

此亦土衰之病，卑监之纪有之。

岁金不及，炎火乃行，生气乃用，长气专胜。

此言六乙阴年少商运金不及，火胜金，金之子水来复也。

民病肩背瞀重，鼽嚏，血便，注下。

此金受火邪，而金之母土亦病也。胜金之火为木火，金不及则木寡于畏，所胜妄行也。木妄行则土受其克，所生受病也。后皆仿此。

复则头脑户痛，延及脑顶，发热，口疮，甚则心痛。

此金衰火亢，而金之子水以寒气复之也。寒甚于下，则格阳于上。

金不及，其病内舍膺胁肩背，外在皮毛。

此亦金衰之病，从革之纪有之。

岁金太过，燥气流行，肝木受邪。

此言六庚阳年太商运，金胜木，木受克，木之子火来复也。

民病两胁下少腹痛，目赤痛，眦疡，耳无所闻，体重，胸病引背。

此金制其所胜之木，肝脏既伤，而胆腑亦病也。

甚则喘咳逆气，肩背痛，尻、阴、股、膝、髀、腨、骺、足皆病。

此金燥过甚，肺金自病，金不生水，而水脏亦病也。

反暴痛，胠胁不可反侧，咳逆甚而血溢。

此金盛伤肝，而木之子火以热气复之，金反自病也。

太冲绝者不治。

此肝脉也。金亢则肝气绝，坚成之纪有之。

岁水太过，寒气流行，邪害心火。

此言六丙阳年太羽运，水胜火，火受克，火之子土来复也。

①繇：通“摇”。

民病身热烦心，躁悸，阴厥，上下中寒，谵妄，心痛。

此水盛火衰，心脏受邪而神气内虚也。上谓手，下谓足。

甚则腹大，胫肿，喘咳，寝汗出，憎风。

此水邪有余，土不能制，水气妄行，肾脏自病也。于丙辰、丙戌天符之岁尤甚。

反腹满，肠鸣溏泄，食不化，渴而妄冒。

此水邪侮火，而火之子土以湿气复之。心气不舒也。

神门绝者不治。

此心脉也。水亢则心气绝。流衍之纪有之。

岁水不及，湿乃盛行，长气反用。

此言六辛阴年少羽运，水不及，土胜水，水之子木来复也。

民病腹满身重，濡泄，寒疡流水，腰股痛发，腘腨股膝不便，烦冤，足痿，清厥，脚下痛，甚则跗肿。

此土邪伤肾，关节不利，火郁而湿亦不行也。

寒疾于下，甚则腹满浮肿。

此土湿太过，阳光不治，而大寒在下，肾气伤也。于辛丑、辛未寒水在泉之年尤甚。

复则面色时变，筋骨并辟，肉瞤瘈，目视䀮䀮，肌肉胗发，气并鬲中，痛于心腹。

此水衰土亢，而水之子木以风气复之。中土亦病也。

水不及，其病内舍腰脊骨髓，外在谿谷踹膝。

此亦水衰之病，涸流之纪有之。

岁木不及，燥乃盛行，生气失应。

此言六丁阴年少角运，木不及，金胜木，木之子火来复也。

民病中清，胠胁痛，少腹痛。

此金邪乘木，而肝虚之为病也。

肠鸣溏泄。

此清气在中，而木不生火，脾之寒也。于丁卯、丁酉两年以金遇金尤甚。

复则病寒热，疮疡，疿胗痈痤，咳而鼽。

此木衰土亢，而木之子火以热气复之。病在肺之合也。

木不及，其病内舍胠胁，外在关节。

此亦木衰之病，委和之纪有之。

岁木太过，风气流行，脾土受邪。

此言六壬阳年太角运，木胜土，土受克，土之子金来复也。

民病飧泄，食减，体重，烦冤，肠鸣，腹支满。

此木郁土中，脾土受病而水谷不化也。

甚则忽忽善怒，眩冒巅疾。

此木胜肝强，厥阴之脉随督脉会于巅，而火上逆也。

反胁痛而吐甚。

此土为木克，而土之子金以燥气复之也。侮反受邪，故肝病而胆亦病。

冲阳绝者不治。

此胃脉也。木亢则胃气绝。发生之纪有之。

岁火太过，炎暑流行，金肺受邪。

此言六戊阳年太徵运，火胜金，金受克，金之子水来复也。

民病疟，少气咳喘，血溢血泄，注下。

此火乘肺金，其性急速，而肺与大肠又相表里，故逼血妄行于上下也。

嗌燥耳聋。

此水不上升，则少阳之火又行身之侧也。

中热，肩背热。

此火不下降，而燔灼于中，且游行于上也。

甚则胸中痛，胁支满，两胁痛，膺背肩胛间痛，两臂内痛。

此皆手心主所行之处火盛，故包络代君受邪而为病也。

身热骨痛而为浸淫。

此火气浮越于外，热伤皮络而为浸淫疮也。于子午、寅申、四戊年上临君相二火，其热尤甚。

反谵妄狂越，咳喘息鸣，下甚血溢，泄不止。

此火盛金衰，而金之子水以寒气复之也。复则心反受邪，故诸病同于首条而加甚。

太渊绝者不治。

此肺脉也。火亢则肺气绝。赫曦之纪有之。

岁火不及，寒乃盛行，长政不用。

此言六癸阴年少徵运，火不及，水胜火，火之子土来复也。

民病胸中痛，胁支满，两胁痛，膺背肩胛间及两臂内痛。

此火不足，则阴邪盛而心气伤也。六戊岁火太过，六癸岁火不及，其病相同，而一热一寒即分于徵运之刚柔。

郁冒蒙昧，心痛暴瘖。

此水制其火，心气寒而不舒也。

胸腹大，胁下与腰背相引而痛甚，则屈不能伸，髋髀如别。

此火虚而水逆，阴寒凝滞，阳气不行也。

复则病鹜溏腹满，食饮不下，寒中肠鸣，泄注腹痛。

此火衰水亢，而火之子土以湿气复之，反侵水脏，而水之为害益甚，病在内也。

暴挛痿痹，足不任身。

此土制其水，而水气不行，病在外也。

火不及，其病内舍膺胁，外在经络。

此亦火衰之病，伏明之纪有之。

凡此气交所变之病，以甲巳、乙庚、丙辛、丁壬、戊癸年为序者，所以明合化之义。而中运五音之太少，亦因此而见也。

卷　二

五常政大论篇

敷和之纪，其病里急支满。

此言中运风木之平气，其病宜在筋也。肝主筋也，凡人当运气中应有之证，得助得制即可无病，病亦不甚，故曰平气。后凡言平气者仿此。

升明之纪，其病瞤瘛。

此言中运二火之平气，其病宜在脉也。血脉生于心也。

备化之纪，其病否①。

此言中运湿土之平气，其病宜在肉也。脾司肌肉者也。

审平之纪，其病咳。

此言中运燥金之平气，其病宜在皮毛也。皮毛，肺之合也。

静顺之纪，其病厥。

此言中运寒水之平气，其病宜在骨也。肾主骨也。

委和之纪，其病动摇注恐。又病肢废、痈肿疮疡。

此言中运木不及而从金化，金又刑木，木生火也。

伏明之纪，其病昏惑悲忘。

此言中运火不及而从水化，心阳为阴所遏也。

卑监之纪，其病留满否塞。又病飧泄。

此言中运土不及而从木化，风又胜之，是为肠风也。

从革之纪，其病嚏咳鼽衄。

此言中运金不及而从火化，肺家每有风热也。

涸流之纪，其病痿厥坚下。又病癃闭。

此言中运水不及而从土化，土邪又归于肾也。

发生之纪，其病怒。又病吐利。

此言中运木太过而又克土，故上吐下泻也。

赫曦之纪，其病笑，疟，疡，血流，狂妄，目赤。又病痓。按："痓"字当作"痉"。

此言中运火太过而又克金，故病燥也。

---

①否（pǐ，音匹）：否塞，阻塞。

敦阜之纪，其病腹满、四肢不举。

此言中运土太过而本经自病。脾主四肢也。

坚成之纪，其病喘喝胸凭[1]仰息。又其病咳。

此言中运金太过而本经自病。肺为诸气长，故病有声也。

流衍之纪，其病胀。

此言中运水太过而长气不化，火不生土也。

厥阴司天，风气下临，脾气上从。

此以巳亥岁半以上风化于天，岁半以下火行于地言也。

民病体重，肌肉萎，食减口爽。

此风气临下，土之所畏，故脾气从而病也。食减口爽，即损谷则愈之谓。

目转耳鸣。

此言肝胆同见风木之病。以上皆天气所生病也。

赤沃下。

此火行于地而见尿血，为地气所生病也。

少阳在泉，其治苦酸。按：此当云酸苦。

是年上木则下火，风热交加。酸属木，以治其上；苦属火，以治其下。不兼间味者，与司天同也。义见后。

少阴司天，热气下临，肺气上从。

此以子午岁半以上热化于天，岁半以下燥行于地言也。

民病喘呕，寒热，嚏鼽衄，鼻窒，甚则疮疡燔灼。

此火气临下，金之所畏，故肺气从之，而逆天气所生病也。

胁痛善太息。

此燥行于地，甲木受伤，为地气所生病也。

阳明在泉，其治辛苦甘。按：此当云苦辛甘。

是年上火则下金，燥热交结。苦属火，以治其上；辛属金，以治其下。必兼甘者，火金之间味也。甘属土，为火之子，为金之母，故能调和于火金之间。

太阴司天，湿气下临，肾气上从。

此以丑未岁半以上湿化于天，岁半以下水行于地言也。

民病胸中不利，阴痿，气大衰。

此湿气临下，水之所畏，故肾气亦从而不用也。

反腰脽痛，厥逆。

此以土王之时，肾病尤甚，转摇不便，皆天气所生病也。

心下否痛，少腹痛。

此水行于地，心火受制，火不生土而时害于食。皆地气所生病也。

太阳在泉，其治淡咸。

是年上土则下水，寒湿内蕴。淡属土，即土之薄味，以治其上；咸属水，为

①胸凭：胸满。

水之正味，以治其下。水土既平，故不兼间味也。

少阳司天，火气下临，肺气上从。

此以寅申岁半以上火化于天，岁半以下木行于地言也。

民病咳嚏衄衄，鼻窒口疡，寒热胕肿。

此火气临下，金之所畏，故肺气亦从而上逆，与少阴司天略同，皆天气所生病也。

心痛，胃脘痛，厥逆，鬲不通。

此风行于地，肝木自王，为地气所生病也。

厥阴在泉，其治酸苦。按：此当云苦酸。

是年上火则下木，风热为灾。苦属火，以治其上；酸属木，以治其下。木火合德，故不兼间味。

阳明司天，燥气下临，肝气上从。

此以卯酉岁半以上燥化于天，岁半以下火行于地言也。

民病胁痛、目赤、掉振、鼓栗、筋痿不能久立。

此燥气临下，木之所畏，故肝气亦从而上逆也。肝窍在目而主风主筋，己所胜者，轻而侮之，皆天气所生病也。

小便变，寒热如疟，甚则心痛。

此热行于地，而病肺心，火在阴分，郁而不伸，为地气所生病也。

少阴在泉，其治辛苦甘。

是年上金则下火，燥热交侵。辛属金，以治其上；苦属火，以治其下；甘味义见前。

太阳司天，寒气下临，心气上从。

此以辰戌岁半以上寒化于天，岁半以下土行于地言也。

民病心热，烦，嗌干，善渴，鼽嚏，喜悲，数欠，善忘，甚则心痛。

此寒气临下，火之所畏，故心气从而上逆也。水胜为寒，火郁为热，热气妄行，寒又复之，皆天气所生病也。

水饮内蓄，中满不食，皮痹肉苛，筋脉不利，甚则胕肿、身后痈。

此湿行于地，病在肌肉，为地气所生病也。以其人痹痹久卧，故身后上背下臀为此痈疮。

太阴在泉，其治甘咸。按：此当云咸甘。

是年上水则下土，寒湿相合。咸属水，以治其上；甘属土，以治其下。

按：此六治者，前人亦以六气之化言之，然经文明言其治，疑当以治法为言，正与后文上取、下取、内取、外取，以求其过者合也。

卷　三

六元正纪大论篇

厥阴司天之政，气化运行后天。

此言巳亥十年，气后天时而至也。按：经文先后之说，皆就正月朔日寅时言之。

民热病行于下，风病行于上，风燥胜复形于中。

此以风甚则燥胜而热复，故胜复更作，上下之气相形而见于中也。

初之气，民病寒于右之下。

此以燥金加于风木，初气为地左间即天右间之下也。上年太阳寒水或未退位，故寒病复见于此。

二之气，民病热于中。

此以寒水加于君火，故热为寒郁，即伤寒成温之候也。

三之气，民病泣出，耳鸣，掉眩。

此以三气即司天风木用事，风火交煽，有风必有火也。

四之气，民病黄瘅，而为胕肿，溽暑湿热相薄，争于左之上。

此以少阴暑热与太阴湿土相争，而为湿热之病也。本年少阴君火在天之左间。

五之气，寒气及体。

此以客湿土主燥金，燥湿更胜，而为沉阴之病也。

终之气，其病温厉①。

此以终气即司地相火用事。相火者，畏火也。畏火司令，时寒气热，故病温厉，即冬温而民皆病者也。

岁宜以辛调上，以咸调下，畏火之气无妄犯之。

此言辛从金化，以调上之风木；咸从水化，以调下之相火。然相火易虚易实，不比君火之有常，调之非易，故宜慎也。

少阴司天之政，气化运行先天。

此言子午十年，气先天时而至也。

民病咳喘，血溢，血泄，鼽嚏，目赤眦疡，寒厥入胃，心痛，腰痛，腹大，

①厉：通“疠”。

嗌干，肿上。

此以上火下金，火热而金清，故热病见上，清病见下也。

初之气，民病关节禁固，腰脽痛，中外疮疡。

此寒水为病，而以二之气炎暑将临，故又病热也。

二之气，民病淋，目瞑目赤，气郁于上而热。

此为木火相生，民气当和，而火郁亦不能不为病也。

三之气，民病气厥心痛，寒热更作，咳喘，目赤。

此言三气，即司天君火用事，二火交煽，故病热也。

四之气，民病寒热，嗌干，黄瘅，鼽衄，饮发。

此以客主气皆湿土，而又承君相二火之后，故病湿热也。

五之气，民病温。

此以阳随收令，惟火沴金，时寒气热，阳邪之胜，为病正多也。

终之气，民病肿于上，咳喘，甚则血溢，病生皮腠，内舍于胁下，连少腹，而作寒中。

此以终气即司地燥金用事。金性收，故五气之余火内格；金气清，故本气之新寒又作也。

岁宜咸以软之而调其上，甚则以苦发之、以酸收之而安其下，甚则以苦泄之。

此以咸从水化，故能调在上之君火。金以酸补，故能安在下之燥金。甚则以苦发之者，上热甚则非用苦之阳不能发越也。以苦泄之者，下热甚则非用苦之阴不能涌泄也。同一苦味，而有从阳从阴之别，即有苦寒、苦热之殊。余所以谓药借病用，即由此悟入耳。

太阴司天之政，气化运行后天。

此言丑未十年，气后天时而至也。

民病寒湿腹满，身膹愤胕肿，痞逆，寒厥，拘急。

此以阴凝于上，寒积于下，故所病皆寒湿也。

初之气，民病血溢，筋络拘强，关节不利，身重筋痿。

此以客主气皆风木，而太阴以湿土司天，风湿相搏，风病筋而湿病肉，血溢为木火之逆，而亦寒湿所郁也。

二之气，民病温厉盛行，远近咸若。

此以客主气皆君火，其气当和，而以湿热交蒸，故作温厉。

三之气，民病身重胕肿，胸腹满。

此以三气即司天湿土用事，而主气又为畏火，故病湿热。

四之气，民病腠理热，血暴溢，疟，心腹满热，胪胀，甚则胕肿。

此以客火主湿，而热甚于湿，故病加甚。

五之气，民病皮腠。

此以客主气皆燥金，故病及肺金之合，同类相从也。

终之气，民病关节禁固，腰脽痛。

此以终气即司地寒水用事，故病见于太阳所经之路。

岁宜以苦燥之、温之，甚者发之、泄之。

此言湿宜于燥，寒宜于温，味必用苦者。苦从火化，正用苦之阳也。而及其湿寒既化为热，又必有以发泄之。

少阳司天之政，气化运行先天。

此言寅申十年，气先天时而至也。

民病寒热、外发疮疡，内为泄满。

此火盛于外，而寒郁于中，故为外热内寒之证也。

往复之作，民病寒热，疟，泄，聋，瞑，呕吐，上怫，肿色变。

此以木盛则阳明受伤，甲木之气陵[①]犯胃土，故为诸病。

初之气，温病乃起，其病气怫于上，血溢，目赤，咳逆，头痛，血崩，胁满，肤腠中疮。按：经凡言皮腠疮疡者，即今人病中斑疹之类。

此以君火用事于相火司上之年，二火合气，故其病温也。

二之气，民病热郁于上，咳逆，呕吐，疮发于中，胸嗌不利，头痛身热，昏愦脓疮。

此以湿土用事于君火主气之时，故为湿热之病也。

三之气，民病热中，聋瞑，血溢，脓疮，咳呕，鼽衄，渴，嚏欠，喉痹，目赤，善暴死。

此以三气即司天相火用事，客主之火皆炽，故热甚也。

四之气，民病满身重。

此以客燥主湿，燥胜而肺自病，湿胜而脾自病也。

五之气，民避寒邪。

此以水寒金冷，示民当知所避也。

终之气，民病关闭不禁，心痛，阳气不藏而咳。

此以终气即司地风木用事，以风加寒。风为阳邪，而其气主乎动也。

岁宜咸、宜辛、宜酸，渗之、泄之、渍之、发之。

此言咸从水化，能胜火也；辛从金化，能平木也；酸从木化，能顺木火之性。凡风火之相煽，尤赖酸以收之也。渗之是利小便，泄之是通大便，渍之、发之是解肌出汗。经所谓洁净府、去菀陈莝、开发腠理，皆所以致津液而通气也。

阳明司天之政，气化运行后天。

此言卯酉十年，气后天时而至也。

民病咳，嗌塞，寒热，发暴振栗，癃闭。

此皆金燥火热之病，肺与小肠受之也。

初之气，民病中热，胀，面目浮肿，善眠，鼽衄，嚏欠，呕，小便黄赤，甚则淋。

此以客气湿主气风，风为阳邪，湿为阴邪，风湿相搏，脾肾交病也。

①陵：通“凌”。

二之气，厉大至，民善暴死。

此以客相火主君火，似乎二火合德，而以臣位君则大逆也。

三之气，民病寒热。

此以三气即司天燥金用事，以阳盛之时而行大凉之气，故病在皮毛也。

四之气，民病暴仆，振栗，谵妄，少气，嗌干引饮，及为心痛，痈肿疮疡，疟寒之疾，骨痿，血便。

此以四气之后为司地君火所主，而太阳以寒水临之，水火相逆，故心肾同病也。

五之气，民气和。

此以风木用事，而得司地君火之温故也。

终之气，民病温。

此以终气即司地君火用事，以温加寒，民气当平。而温从火化，病则多热也。

岁宜以咸、以苦、以辛，汗之、清之、散之。

此以咸之从水化者，治司地之君火；苦之从火化者，治司天之燥金；辛之从金化者，治本气之不及。而火来乘之者，于上下求得其平也。岁半以下气过于热，故宜清；岁半以上气过于敛，故宜散。

太阳司天之政，气化运行先天。

此言辰戌十年，气先天时而至也。

民病寒湿，发肌肉萎，足痿不收，濡泻，血溢。

此皆寒湿使然。而惟血溢为木火之郁，寒甚必化热也。

初之气，民乃厉，温病乃作，身热，头痛，呕吐，肌腠疮疡。

此以上年终气君火与本年初气相火，为二火之交，重以主气风木，又为风火相薄，故见诸病。

二之气，民病气郁中满。

此以清燥之气固结于中，而阳郁也。阳郁则必伤其阴也。

三之气，民病寒，反热中，痈疽注下，心热瞀闷，不治者死。

此以三气即司天寒水用事，以寒化火，故病寒反热。所以太阳之寒传入阳明即成温也，不戢①则燎原矣。

四之气，民病大热，少气，肌肉萎，足痿，注下赤白。

此为以客胜主，湿土受风木之制，而阳明反燥也。

五之气，民乃舒。

此以岁半之后地气主之，以湿土而得君火之助故也。

终之气，民乃惨凄，反者孕乃死。

此以终气即司地太阴用事，再加于寒水之位故也。

岁宜苦以燥之、温之。

①戢（jí，音及）：止息。

此言凡遇湿土、寒水之年，湿宜燥之，寒宜温之。味必用苦者，苦从火化，治寒以热正用苦之阳也。太阴岁宜与此略同。不言发泄者，义已见于前也。

凡此司天所生之病，以巳亥、子午、丑未、寅申、卯酉、辰戌年为序者，所以明厥、少、太、少、阳、太之六气，而于巳亥起厥之诀，亦可推而知也。

壬子、壬午，其病支满。按：经文于《六元正纪》中，惟子午、寅申、辰戌载有民病，余三纪无之。

此以中运太角木太过而克土也。

戊子、戊午，其病上热血溢。

此以中运太徵火太过而伤阴也。

甲子、甲午，其病中满身重。

此以中运太宫土太过而脾自病也。

庚子、庚午，其病下清。

此以中运太商金太过而致燥病也。

丙子、丙午，其病寒下。

此以中运太羽水太过而见寒病也。

壬寅、壬申，其病掉眩，支胁惊骇。

此以中运太角木太过而肝为病也。

戊寅、戊申，其病上热郁，血溢，血泄，心痛。

此以中运太徵火太过而心为病也。

甲寅、甲申，其病体重，胕肿，痞，饮。

此以中运太宫土太过而脾为病也。

庚寅、庚申，其病肩背胸中。

此以中运太商金太过而肺为病也。

丙寅、丙申，其病寒，浮肿。

此以中运太羽水太过而肾为病也。

壬辰、壬戌，其病眩掉目瞑。

此以中运太角木太过而见风病也。

戊辰、戊戌，其病热郁。

此以中运太徵火太过而见热病也。

甲辰、甲戌，其病湿下重。

此以中运太宫土太过而见湿病也。

庚辰、庚戌，其病燥，背瞀胸满。

此以中运太商金太过而见燥病也。

丙辰、丙戌，其病大寒留于谿谷。

此以中运太羽水太过而见寒病也。

厥阴所至为里急，为支痛，为软戾，为胁痛呕泄。

此巳亥十年初、终六气之病，为病之常也。按：此以春夏秋冬四时为言。

少阴所至为疡疹，身热，为惊惑，恶寒，战栗，谵妄，为悲妄，衄衊，为语笑。

此子午十年初、终六气之病，为病之常也。

太阴所至为积饮否隔，为蓄满，为中满霍乱吐下，为重胕肿。

此丑未十年初、终六气之病，为病之常也。

少阳所至为嚏，呕，疮疡，为惊躁，瞀昧，暴病，为喉痹，耳鸣，呕涌，为暴注，瞤瘛，暴死。

此寅申十年初、终六气之病，为病之常也。

阳明所至为浮虚，为鼽、尻、阴、股、膝、髀、腨、骱、足病，为皴揭，为鼽嚏。

此卯酉十年初、终六气之病，为病之常也。

太阳所至为屈伸不利，为腰痛，为寝汗，痉，为流泄禁止。按：此条“寝汗痉”亦当作“寝汗痓”。

此辰戌十年初、终六气之病，为病之常也。

木郁之发。

此言金胜制木，而木郁之，待时而发也。

民病胃脘当心而痛，上支两胁，鬲咽不通，食饮不下。

此木淫土虚之病也。

甚则耳鸣眩转，目不识人，善暴僵仆。

此风淫而本经自病也。

木之发，其气无常。

此言其发无常期也。风善行而数变，故发亦无定。经曰：木发无时。

木郁达之。

达，畅达也。木喜条达。凡在表者，当疏其经；在里者，当疏其脏。但使气得通行皆谓之达。

火郁之发。

此言水胜制火，而火郁之待时而发也。

民病少气，疮疡痈肿，胁、腹、胸、背、面首、四肢䐜愤胪胀，疡痱，呕逆。

此火湿之上冲于肺胃也。

瘛疭，骨痛，节乃有动。

此火湿之内淫于筋骨也。

注下，温疟，腹中暴痛，血溢，流注，精液乃少。

此火湿下上流行，经络受伤，而动血耗精也。

目赤，心热，甚则瞀闷，懊侬，善暴死。

此肝心二经之火湿并行于内，而其性急速也。

刻终大温，汗濡元府。

此即火欲发之征也。凡一气主六十日八十七刻半，火之发在四气，则三气刻数将终，即有大温之候。

火之发，其气四。

四之气为太阴，火郁之发，独在湿土王时，故其气必兼乎湿也。

火郁发之。

发，发越也。凡火之所居，其有结聚敛伏者，不宜蔽遏，故当因其势而解散之、升扬之也。凡病于阳虚、阳盛二者之外，另有阳为阴遏之证，皆当用升阳散火之法，即此之渭。

土郁之发。

此言木胜制土，而土郁之待时而发也。

民病心腹胀，肠鸣而为数后。

此湿行于上中下三焦，必治其中而上下始安也。

甚则心痛胁䐜。

此心为湿乘，肝为侮也。

呕吐霍乱。

此湿上下行，而或呕或吐，或吐利交作。病每见于中也。

饮发注下，胕肿身重。

此水饮发而大便暴泄，脾伤而肌肉见病。皆土发湿邪之证也。

土之发也，以其四气。

四气为土之王时，故土之发也以四气。

土郁夺之。

夺，直取也。土畏滞，凡滞在上者可吐；滞在下者可泻。而皆不外直取其中，以安其上下也。

金郁之发。

此言火胜制金，而金郁之待时而发也。

民病咳逆，嗌干，面尘色恶。

此燥气胜而肺病也。

心胁满引少腹，善暴痛不可反侧。

此金气胜而伤肝也。

金之发也，其气五。

五气为阳明王时，故其发也以五气。

金郁泄之。

泄，疏利也。金郁之病，为咳，为闭，为燥，为寒，凡解表，利气，通便，皆谓之泄。

水郁之发。

此言土胜制水，而水郁之待时而发也。

民病寒客心痛，腰脽痛，大关节不利，屈伸不便。

此皆寒水为病，于太阳经行之路也。

善厥逆，痞坚腹满。

此阴胜而阳气不伸，遂成阳为阴遏之病也。

水之发也，其气二火前后。

君火为二之气，相火为三之气。君火之后、相火之前，六十日之内乃水郁之所发也。水王于冬，而发于火令之时，阴乘阳也。经曰：水随火。

水郁折之。

折，抑制也。水郁之病为寒、为水，其性善流。凡养肺金、实脾土、利膀胱、壮命火，皆谓之折。

民病犯寒而不远寒，则寒至。寒至则坚否腹满，痛急下利之病生矣。

此言应远寒药，而仍用寒，则病即因寒药之误而甚也。

民病犯热而不远热，则热至。热至则身热，吐下霍乱，痈疽疮疡，瞀郁注下，瞤瘈肿胀，呕，鼽衄，头痛，骨节变，肉痛，血溢血泄，淋闭之病生矣。

此言应远热药，而仍用热，则病即因热药之误而甚也。

大积大聚，其可犯也。衰其大半而止，过者死。

此言积聚之病必当攻之使去，而正乃得安。特攻之不可过甚耳。此正教人以宜攻之病，不可畏虚而留病也。

妇人重身，毒之何如？有故无殒，亦无殒也。

此言病苟有当去者，虽在有娠之妇，亦不可畏虚而留病也。

卷　四

至真要大论篇

厥阴司天，风淫所胜。

此以巳亥岁半以上，风化于天而言也。

民病胃脘当心而痛，上支两胁鬲咽不通，饮食不下，舌本强，食则呕，冷泄，腹胀，溏泄，瘕，水闭，病本于脾。

此以肝邪乘脾，故诸病皆见于已土也。

风淫所胜，平以辛凉，佐以苦甘。以甘缓之，以酸泻之。

此以风为木气，惟金能胜，故治以辛凉。辛从金化，凉为金气也。而过于辛则反伤其气，故佐以苦甘。苦以温金，甘以益气也。经曰：肝苦急，急食甘以缓之。又曰：以酸泻之。

风化于天，清反胜之。治以酸温，佐以甘苦。

此以风木之化，而反为金之清气胜之也。酸为木之同气，温以制清也，甘以缓肝之急，苦以温金之清。

厥阴在泉，风淫所胜。

此言寅申岁半以下风司于地，为火风之气也。

民病洒洒振寒，善呻数欠，心痛支满，两胁里急，饮食不下，鬲咽不通，食则呕，腹胀善噫，得后与气则快然，如衰身体皆重。

此以木邪淫胜，而脾胃受伤为病也。

风淫于内，治以辛凉，佐以苦甘，以甘缓之，以辛散之。

此以金能胜木，故治以辛凉。然辛胜恐伤其气，故必佐以苦甘。苦胜辛，甘益气也。经曰：肝苦急，急食甘以缓之。肝欲散，急食辛以散之。

风司于地，清反胜之，治以酸温，佐以苦甘，以辛平之。

此以木不胜土，而反为金气之清者胜之也。以酸之与木同气者，用温以制金之清；即以苦之从火而化者，佐甘以缓木之急。凡木之正味，其补以辛。金之正味，其泻以辛。故可两平之。

少阴司天，热淫所胜。

此以子午岁半以上，热化于天而言也。

民病胸中烦热，嗌干，右胠满，皮肤痛，寒热，咳喘，唾血，血泄，鼽衄嚏呕，溺色变，甚则疮疡胕肿，肩背臂臑及缺盆中痛，心痛，肺䐜，腹大满膨膨而喘咳，病本于肺。

此以金受火伤，故诸病皆见于肺也。

热淫所胜，平以咸寒，佐以苦甘，以酸收之。

此以热为火气，惟水能胜，故治以咸寒，咸从水化也。其佐苦甘者，苦能泄热，甘能泻火也，热越不敛，故以酸收。经曰：心苦缓，急食酸以收之。

热化于天，寒反胜之，治以甘温，佐以苦酸辛。

此以君火之化，而反为水之寒气所胜也。甘能制水，热能制寒，故治以甘热。寒得苦而温，亦得辛而散，故佐以苦辛。火为水胜则心苦缓，故宜酸以收之。

少阴在泉，热淫所胜。

此言卯酉岁半以下热司于地，为燥火之气也。

民病腹中常鸣，气上冲胸，喘，不能久立，寒热，皮肤痛，目瞑齿痛䪼肿，恶寒发热如疟，少腹中痛，腹大。

此火气奔动于中，乘肺及胃，金水受伤，阴阳争胜而上中下三焦俱病也。

热淫于内，治以咸寒，佐以甘苦，以酸收之，以苦发之。

此以水能制火，故治以咸寒也。甘胜咸，所以防咸之过。苦能泄，所以去热之实也。热越而不能敛，则以酸收之。热郁而不能散，则以苦发之。

热司于地，寒反胜之，治以甘热，佐以苦辛，以咸平之。

此以火不胜金，而反为水气之寒者胜之也。甘胜水，热制寒，而又佐以苦辛。寒得苦而温，亦得辛而散也。火之正味，其补以咸。水之正味，其泻以咸。故可两平之。

太阴司天，湿淫所胜。

此以丑未岁半以上，湿化于天而言也。

民病胕肿，骨痛，阴痹。阴痹者，按之不得。腰脊头项痛，时眩，大便难，阴气不用，饥不欲食，咳唾则有血，心如悬。病本于肾。

此以水为土克，故诸病皆见于肾也。

湿淫所胜，平以苦热，佐以酸辛，以苦燥之，以淡泄之。

此以湿为土气，惟燥能胜，故治以苦热。酸从木化，用以制土。而必酸辛并用者，辛胜酸，所以防酸之过也。苦从火化，火能助燥。经曰：脾苦湿，急食苦以燥之。淡渗者，利窍以去湿也。

湿上甚而热，治以苦温，佐以甘辛，以汗为故而止。

此湿郁于上而成热也。治以苦温者，欲其燥。佐以甘辛者，取其汗。适复其故即止，戒过汗也。

湿化于天，热反胜之，治以苦寒，佐以苦酸。

此以湿土之化，而反为火之热气胜之也。苦寒以祛湿热，苦酸以泻木火。酸为木之正味，木位之主其泻以酸，木平则热亦散矣。

太阴在泉，湿淫所胜。

此言辰戌岁半以下，湿司于地，为寒湿之气也。

民病饮积心痛，耳聋，浑浑焞焞，嗌肿喉痹，阴病血见，少腹痛肿，不得小便，病冲头痛，目似脱，项似拔，腰如折，髀不可以回，腘如结，腨如别。

此以寒湿乘心，又土邪淫胜克水，而三焦及肾、膀胱俱为水脏，故皆病也。

湿淫于内，治以苦热，佐以酸淡，以苦燥之，以淡泄之。

此以燥能胜湿，故治以苦热也。酸从木化，所以制土；淡与甘同，所以益土，故佐以酸淡。又必苦燥淡泄者，除湿而使湿有去路也。

湿司于地，热反胜之，治以苦冷，佐以咸甘，以苦平之。

此以土不胜水，而反为火之热气胜之也。故以苦冷者抑木火之邪，而即佐咸以除已甚之热，甘以补已衰之土。平之以苦者，苦从火化，亦能温土，故可两平之。

少阳司天，火淫所胜。

此以寅申岁半以上，火化于天而言也。

民病头痛，发热恶寒而疟。热上皮肤痛，色变黄赤。传而为水，身面胕肿，腹满仰息，泄注赤白，疮疡，咳唾血，烦心胸中热，甚则鼽衄，病本于肺。

此金受火邪，水不能制，故诸病皆见于肺也。当与子午年诸病参看。

火淫所胜，平以酸冷、佐以苦甘，以酸收之，以苦发之，以酸复之。

此以火即热气，惟水能胜，与热淫同，故平以酸冷。酸能收逆气，寒能胜热气也。其佐甘苦者，甘以缓火之急，苦以泻火之实也。火盛则越，以酸收之；火郁则伏，以苦发之。而又必以酸复之者，恐发之过而未免伤气也。上文热淫所胜，当参观之。

火化于天，寒反胜之，治以甘热，佐以苦辛。

此以相火之化，而反为水之寒气胜之也。治以甘热，甘能胜水，热能制寒也。佐以苦辛，寒得苦而温，亦得辛而散也。

少阳在泉，火淫所胜。

此言巳亥岁半以下，火司于地，为风火之气也。

民病注泄赤白，少腹痛，溺赤，甚则血便。

此以热在下焦，故气血两见伤也。余与少阴在泉同候。

火淫于内，治以咸冷，佐以苦辛，以酸收之，以苦发之。

此以水气制火，故治以咸冷，与热淫同。苦能泄火，辛能散火，故以为佐。酸收苦发者，热越则敛之，热郁则散之也。

火司于地，寒反胜之，治以甘热，佐以苦辛，以咸平之。

此以火不胜金，而反为水气之寒者胜之也。甘胜水，热胜寒。寒得苦而温，得辛而散。火之正味其补以咸，水之正味其泻以咸，故可两平之。

阳明司天，燥淫所胜。

此以卯酉岁半以上，燥化于天而言也。

民病左胠胁痛，寒清于中，感而疟，咳，腹中鸣，注泄鹜溏，心胁暴痛，不可反侧，嗌干，面尘，腰痛，丈夫癫疝，妇人少腹痛，目昧眦疡，疮痤痈。病本于肝。

此以木受金伤，故诸病皆见于肝也。

燥淫所胜，平以苦温，佐以酸辛，以苦下之。

此以燥为金气，惟火能胜，故平以苦温，苦从火化也。佐以酸辛者，以酸泻木而补金，即以辛泻金而补木也。苦下，专指肠胃燥结而言。

燥化于天，热反胜之，治以辛寒，佐以苦甘。

此以燥金之化，而反为火之热气胜之也。辛寒所以泄热，苦甘所以泻火。

阳明在泉，燥淫所胜。

此言子午岁半以下，燥司于地，为火燥之气也。

民病喜呕，呕有苦，善太息，心胁痛不能反侧，甚则嗌干，面尘，身无膏泽，足外反热。

此以金邪淫胜，甲木受伤，故所见皆肝胆之病。

燥淫于内，治以苦温，佐以甘辛，以苦下之。

此以苦能降逆，故治以苦温。经曰：肺苦气上逆，急食苦以泄之是也。木受金伤，佐以甘缓辛，则木补金泻，两得之矣。肠胃燥结，非下不可；急下之法，非苦不可。

燥司于地，热反胜之，治以平寒，佐以苦甘，以酸平之，以和为利。

此以金不胜木，而反为火气之热者胜之也。燥金之性恶热而畏寒，故用平寒者以泻火。而佐以苦，即佐以甘，以甘能除大热也。金衰故用酸以补金位之弱，即用酸以收浮越之火，故可两平之。以和为利者，言不可过也。

太阳司天，寒淫所胜。

此以辰戌岁半以上，寒化于天而言也。

民病血变于中，发为痈疡，厥心痛，呕血，血泄，鼽衄，善悲，时眩仆，胸腹满，手热，肘挛，腋肿，心澹澹大动，胸胁胃脘不宁，面赤目黄，善噫，嗌干，甚则色炱[1]，渴而欲饮。病本于心。

此寒水胜而邪乘，心火受寒伤，故诸病皆见于心也。

寒淫所胜，平以辛热，佐以甘苦，以咸泻之。

此以寒为水气，惟热能胜，热从火化也。然阴病恶燥，故必兼以辛润，辛从金化，水之母也。经曰：肾苦燥，急食辛以润之。肾欲坚，急食苦以坚之。用苦补之，咸泻之。

寒化于天，热反胜之，治以咸冷，佐以苦辛。

此以寒水之化，而反为火之热气胜之也。咸冷以抑火，而又佐苦以泄火，辛以散火。

---

①炱（tái，音台）：色黑如烟尘。

太阳在泉，寒淫所胜。

此言丑未岁半以下，寒司于地，为湿寒之气也。

民病少腹控睾引腰脊，上冲心痛，血见，嗌痛，颔肿。

此以寒淫于下，肾、膀胱自伤其类，而水邪且上侮火府也。

寒淫于内，治以甘热，佐以苦辛，以咸泻之，以辛润之，以苦坚之。

此以土能胜水，热能胜寒，故治以甘热。甘从土化，热从火化也。经曰：肾苦燥，急食辛以润之。肾欲坚，急食苦以坚之。用苦补之、咸泻之。

寒司于地，热反胜之，治以咸冷，佐以甘辛，以苦平之。

此以水不胜火，而反为湿气之热者胜之也。咸冷以抑火，甘以泻火，辛以散火也。苦从火化，而又为水之正味，故可两平之。

卷 五

至真要大论篇

厥阴司天。

此以巳亥岁半以上，客主之气有胜无复言也。

客胜则耳鸣掉眩，甚则咳。

此言客初气燥金胜，客二气寒水胜，客三气风木胜也。风胜则耳目病，燥胜、寒胜皆能致咳。

主胜则胸胁痛、舌难以言。

此言主时三气木火胜客也。木胜则胸胁痛，肝与胆为表里也。火胜则舌难言，心开窍于舌也。

厥阴之客，以辛补之，以酸泻之，以甘缓之。

辛补酸泻，与主气同。甘缓者，经曰：肝苦急，急食甘以缓之也。

木位之主，其泻以酸，其补以辛。

木性升，酸则反其性而敛之，故曰泻木喜达。辛则助其气而发之，故曰补。经曰：肝欲散，急食辛以散之。用辛补之，酸泻之。

厥阴在泉。

此以寅申岁半以下，客主之气有胜无复言也。

客胜则大关节不利，内为痉强拘瘈，外为不便。

此言客四气燥金胜，客五气寒水胜，客终气风木胜也。寒胜则太阳经病，风燥胜则血不荣筋。

主胜则筋骨繇，并腰腹时痛。

此言主时土金水三气胜客也。金燥胜则木病，故风动而拘急；水寒胜则太阳经病；土湿胜则太阴经病。

厥阴之客。

辛补，酸泻，甘缓，治与巳亥厥阴司天同。

木位之主。

酸泻、辛补，治亦同巳亥司天。

少阴司天。

此以子午岁半以上，客主之气有胜无复言也。

客胜则鼽嚏，颈项强，肩背瞀热，头痛，少气，发热，耳聋目瞑，甚则胕肿，血溢，疮疡，咳喘。

此言客初气寒水胜，客二气风木胜，客三气君火热胜也。寒胜则太阳所经之处皆病，而兼见咳喘；风胜则聋瞑，胕肿；热胜则血溢、疮疡。

主胜则心热烦躁，甚则胁痛支满。

此言主时三气木火胜客也。火胜则烦躁，木胜则胁痛满。

少阴之客，以咸补之，以甘泻之，以酸收之。

咸补、甘泻，与主气同。酸收者，经曰：心苦缓，急食酸以收之也。

火位之主，其泻以甘，其补以咸。

火性速，甘则反其性而缓之，故曰泻火欲软。咸则顺其气而软之，故曰补。经曰：心欲软，急食咸以软之。用咸补之，甘泻之。

少阴在泉。

此以卯酉岁半以下，客主之气有胜无复言也。

客胜则腰痛，尻、股、膝、髀、腨、胻、足病，瞀热以酸，胕肿不能久立，溲便变。

此言客四气寒水胜，客五气风木胜，客终气君火胜也。寒胜则太阳经病；木胜则筋酸胕肿，火胜则溲便为之变，以火居阴分也。

主胜则厥气上行，心痛，发热，鬲中众皆作，发于胠胁，魄汗不藏，四逆而起。

此言土金水三气胜客也。君火受制于群阴，故厥逆痛痹。阴汗，肢冷，为阴气有余也。

少阴之客。

咸补、甘泻、酸收，治与子午少阴司天同。

火位之主。

甘泻、咸补，治亦同子午司天。

太阴司天。

此以丑未岁半以上，客主之气有胜无复言也。

客胜则首面胕肿，呼吸气喘。

此言客初气风木胜，客二气火热胜，客三气湿土胜也。皆风湿热为病。

主胜则胸腹满，食已而瞀。

此言主时三气木火胜客也。主客初二气相和，故惟三气湿土为病。

太阴之客，以甘补之，以苦泻之，以甘缓之。

甘补、苦泻，与主气同。甘缓者，经曰：脾欲缓，急食甘以缓之。

土位之主，其泻以苦，其补以甘。

土性湿，苦则反其性而燥之，故曰泻。土欲缓，甘则顺其气而缓之，故曰补。经曰：脾欲缓，急食甘以缓之。用苦泻之，甘补之。

太阴在泉。

此以辰戌岁半以下，客主之气有胜无复言也。

客胜则足痿下重，便溲不时。湿客下焦，发而濡泻，及为肿，阴曲之疾。

此言客四气风木胜，客五气君火胜，客终气湿土胜也。风湿热俱胜，故为诸病。

主胜则寒气逆满，食饮不下，甚则为疝。

此言主时土金水三气胜客也。金寒水冷，客之木火足以敌之，故惟见土湿之病。

太阴之客。

甘补，苦泻，甘缓，治与丑未厥阴司天同。

土位之主。

苦泻、甘补，治亦同丑未司天。

少阳司天。

此以寅申岁半以上，客主之气有胜无复言也。

客胜则丹疹外发、及为丹熛疮疡，呕逆、喉痹、头痛、嗌肿、耳聋、血溢，内为瘈疭。

此言客初气君火胜，客二气湿土胜，客三气相火胜也。所见皆湿热病，而热甚于湿。

主胜则胸满，咳，仰息，甚而有血，手热。

此言主时三气木火胜客也。风胜则气逆，热胜则营伤。

少阳之客，以咸补之，以甘泻之，以咸软之。

咸补，甘泻，与子午少阴司天同。咸软者，经曰：心欲软，急食咸以软之。君相皆火，故其治同也。

火位之主。

甘泻、咸补，治亦同子午司天。

少阳在泉。

此以巳亥岁半以下，客主之气有胜无复言也。

客胜则腰腹痛而反恶寒，甚则下白，溺白。

此言客四气君火胜，客五气湿土胜，客终气相火胜也。火居阴分，湿亦化热，故诸见湿热之病。

主胜则热反上行而客于心，心痛，发热，格中而呕。少阴同侯。

此言主时土金水三气胜客也。此与少阴同为阴盛格阳。

少阳之客。

咸补，甘泻，治与子午少阴司天同。咸软，治与寅申少阳司天同。

火位之主。

甘泻，咸补，治亦同子午司天。

阳明司天。

此以卯酉岁半以上，客主之气无胜无复言也。

清复内余，则咳衄，嗌塞，心鬲中热，咳不止而白血出者死。

此独不言客主之胜者，以燥金之客加于木火之主，金居火位，客不胜主。而清气郁极必发，益以木火热邪充斥，肺津大伤。白涎、白液，皆为白血。营气衰而血不及化，故主死也。三气即司天之位，故清气有余，与太阳之在泉同。

阳明在泉。

此以子午岁半以下，客主之气有胜无复言也。

客胜则清气动下，少腹坚满而数便泻。

此言客四气湿土胜，客五气相火胜，客终气燥金胜也。湿胜则便泄；火胜则便数；燥胜则腹坚满。终气在泉之位，故清气下动。

主胜则腰重腹痛，少腹生寒，下为鹜溏，则寒厥于肠，上冲胸中，甚则喘不能久立。

此言主时土金水三气胜客也。水湿胜则腰重腹痛便溏；金胜则下病肠腑，上病肺经也。

阳明之客，以酸补之，以辛泻之，以苦泄之。

酸补、辛泻，与主气同。苦泄者，经曰：肺苦气上逆，急食苦以泄之。肺本金脏，阳明为燥金，故治略同。

金位之主，其泻以辛，其补以酸。

金性收，辛则反其性而散之，故曰泻。金欲收，酸则顺其气而收之，故曰补。经曰：肺欲收，急食酸以收之。用酸补之，辛泻之。卯酉年阳明司天，客主之气无胜无复，故阳明之治，系于是年在泉条下。

太阳司天。

此以辰戌岁半以上，客主之气有胜无复言也。

客胜则胸中不利，出清涕，感寒则咳。

此言客初气相火胜，客二气燥金胜，客三气寒水胜也。火胜则胸中不利；燥胜则鼻中不利；寒胜则喉中不利。

主胜则喉嗌中鸣。

此言主时木火三气胜客也。主客惟火同气，而火因寒覆，故阳气欲达而喉嗌中作水声。

太阳之客，以苦补之，以咸泻之，以苦坚之，以辛润之。

苦补、咸泻，与主气同。辛润者，经曰：肾苦燥，急食辛以润之。肾本水脏，太阳为寒水，故治略同。

水位之主，其泻以咸，其补以苦。

水性凝，咸则反其性而软之，故曰泻。水欲坚，苦则顺其气而坚之，故曰补。经曰：肾欲坚，急食苦以坚之。用苦补之，咸泻之。太阳在泉，无胜无复，故经无治法。

太阳在泉。

此以丑未岁半以下，客主之气无胜无复言也。

寒复内余，则腰、尻痛，屈伸不利，股、胫、足、膝中痛。

此独不言客主之胜者，以水居水位，两不相胜也。然以寒水之客而加于土金之主，重阴气盛，故寒气有余于内也。

卷　六

至真要大论篇

厥阴之胜。

此言风木气胜，而土受制也。

民病耳鸣，头眩，愦愦欲吐，胃鬲如寒。

此风木之动，木邪伤胃，胃虚如寒，非真寒也，乃水饮也。

胠胁气并，化而为热，小便黄赤。

此肝邪盛而化热，侵及小肠也。

胃脘当心而痛，上支两胁，甚则呕吐，鬲咽不通。

此木胜克土，而胃病也。

肠鸣飧泄，少腹痛，注下赤白。

此以胃、大肠皆属阳明，足经病而手经亦病也。

厥阴之胜，治以甘清，佐以苦辛，以酸泻之。

甘为土味，清为金气。土金相生，则木有制而土不受克矣。佐以苦辛，苦为火味以生土，辛为金味以制木。木性条达，反其性而敛之，故为泻。

厥阴之复。

此言木气先受金制，而既乃复也。

民病少腹坚满，里急暴痛。

此肝邪盛而气急也。

厥心痛，汗发。

此肝邪乘胃，上陵于心，而阳气泄也。

呕吐，饮食不入，入而复出，甚则入脾，食痹而吐。

此脾受肝伤，故食入不化，或入而气闭不通，吐出乃已也。

筋骨掉眩，清厥。

此风气盛而头目颤运[①]，手足逆冷也。

厥阴之复，治以酸寒，佐以甘辛，以酸泻之，以甘缓之。

酸为木味，寒为水气。木之正味其泻以酸。木火相生，宜清以寒也。佐以甘辛者，木盛土衰，以甘补土。辛从金化，以辛制木也。酸泻甘缓，皆木之正味，

①运：通“晕”。

而为正治。

少阴之胜。

此言君火气胜，而金受制也。

民病心下热，善饥，脐下反动。

此以少阴之脉起心中，出属心系，下络小肠，而热乘之也。

气游三焦，呕逆，躁烦，腹满痛，溏泄，传为赤沃。

此以热盛包络，包络之脉历络三焦，而上中下俱病也。赤沃，便血也。

少阴之胜，治以辛寒，佐以苦咸，以甘泻之。

辛为金味，寒为水气。金水相生，则火有制，而金不伤。佐以苦咸，苦从火化，以助其辛；咸从水化，以助其寒也。火性急速，故以甘缓为泻。

少阴之复。

此言君火先受水制，而既乃复也。

民病燠热内作，烦躁，鼽衄嚏，嗌燥，少腹绞痛，分注时止。

此火炎上而在喉，火陷下而居肾。大肠分小便之水津，而时止时作也。

气动于左，上行于右，咳，暴瘖，皮肤痛。

此以肺主音声、外合皮毛，而受火之伤也。

心痛郁冒不知人，乃洒淅恶寒，振栗谵妄。

此心邪自实，神明内乱，热极则生寒，非真寒也。

寒已而热，渴而欲饮，少气，骨痿，隔肠不便，浮肿，哕噫。

此寒已，而复见真热也。谵妄甚，故少气。振栗甚，故骨痿。阴阳水火不交会于中土，故气阻而外内交病。

疿、疹、疮、疡、痈、疽、痤、痔，甚则入肺，咳而鼻渊。

此热甚伤肺，不外越于皮毛，即内入于肺经也。

少阴之复，治以咸寒，佐以苦辛，以甘泻之，以酸收之，辛苦发之，以咸软之。

咸为水味，寒为水气，制以其所不胜也。佐以苦辛，发不远热也。甘酸以泻火而敛浮热，苦咸以散火而解热结。

太阴之胜。

此言湿土气胜，而水受制也。

民病火气内郁，疮疡于中，流散于外。

此以寒湿外甚，则心火内郁，从中以达于皮肤之外也。

病在胠胁，甚则心痛。

此谓其疮疡在胠胁之皮肤，若不流散于外，则毒归于内。以心脉出于腋下，而起于心中也。

热格，头痛，喉痹，项强。

此谓热胜而格于上也。

独胜则湿气内郁，寒迫下焦，痛留顶，互引眉间，头重，腰脽重强。

此谓无热而湿独胜也。无热则为寒湿，而下与太阳寒水气合，故其所病皆为太阳经脉所行之路。

胃满，少腹满，内不便，善注泻，足下温，足胫胕肿。饮发于中，胕肿于上。

此则寒湿合病，而滞于中下也。饮发则水又于湿合，而上行矣。

太阴之胜，治以咸热，佐以辛甘，以苦泻之。

咸为水味，热为火气。湿热则以咸化之，寒湿则以热治之。湿胜则土寒，辛能温土，甘能补土，故佐以辛甘。若湿胜而土实，则以苦泻之。土之正味，其泻以苦也。

太阴之复。

此言土气先受木制，而既乃复也。

民病体重，中满，食饮不化。

此土邪盛而自伤同气也。

胸中不便，饮发于中，咳喘有声。

此阴气上逆，脾湿侵肺也。

头顶痛重，而掉瘈尤甚。

此湿在三阳，筋脉濡软也。

呕而密默，唾吐清液。

此寒湿内动也。

甚则入肾窍，泻无度。

此土邪传肾，肾开窍于二阴，而门户不要①，水泉不藏也。

太阴之复，治以苦热，佐以酸辛，以苦泻之、燥之、泄之。

苦为火味，热为火气。苦泻土，热燥湿也。佐以酸辛者，惟木生火，火不足则佐以酸；惟金生水，火太过则佐以辛也。土位之主，其泻以苦，泻以夺其实。燥以胜其湿，泻以利其水也。

少阳之胜。

此言相火气胜，而金受制也。

民病热客于胃，烦心，心痛，目赤，欲呕，呕酸，耳痛。

此客热行于上焦，故所见病多在上也。

善饥，善惊，谵妄。

此客热行于中焦，而火盛伤阴也。

少腹痛，溺赤，下沃赤白。

此客热行于下焦也。赤白有气血之分，大便曰利，小便曰浊。

少阳之胜，治以辛寒，佐以甘咸，以甘泻之。

辛为金味，寒为水气。金水相生，则火有制而金不伤。佐以甘咸，甘能泻火，咸能泄热也。以甘泻之者，甘能除大热也。

少阳之复。

①要：约束。

此言相火先受水制，而既乃复也。

民病惊瘈，咳衄，心热烦躁，便数，憎风。

此火乘心肺，表里交热也。

面如浮埃，目乃瞤瘈，上为口糜，呕逆，血溢，血泄。

此厥气上行，火气内发，故形色变，而逼血妄行也。

发而为疟，恶寒鼓栗，嗌络焦槁，渴引水浆，少气脉萎。

此风火相薄，阴阳相并，寒极而热，津液涸，气血伤也。

色变黄赤，化而为水，传为胕肿。

此气蒸热化，水道不通，故溺色变而浮肿如泥也。

甚则入肺，咳而血泄。

此以火盛克金，而血溢于肺也。

少阳之复，治以咸冷，佐以苦辛，以咸软之，以酸收之，辛苦发之。

咸为水味，冷为水气，制以所不胜也。佐以苦辛，发散其热。苦从火化，火气虚则佐以苦。辛从金化，火气盛则佐以辛。而又必咸软以解热之结，酸收以敛热之浮。辛苦发之，所以申发不远热，毋犯寒凉之意也。当与少阴参看。

阳明之胜。

此言燥金气胜，而木受制也。

民病清，发于中，左胠胁痛，溏泄。

此金盛木郁，而清邪陷于下也。

内为嗌塞，外发㿗疝。

此肝木受病，而清气上下行也。

胸中不便，嗌塞而咳。

此以燥胜则肺气敛，而失其治节也。胸中，肺之所居。

阳明之胜，治以酸温，佐以辛甘，以苦泄之。

酸为木味，温为火气。木火相生，则金有制，而木不伤。阳明有燥金之气，有清金之气。燥气而有余，则辛以散之；清气而不足，则甘以滋之。苦从火化，能泄其燥邪也。

阳明之复。

此言金气先受火制，而既乃复也。

民病生胠胁气归于左，善太息。

此金气盛而肝伤，则木为之郁，肝阳不升，胆亦病也。

甚则心痛否满，腹胀而泄，呕，苦咳哕，烦心，病在鬲中。

此清气太过，阳明气逆心胃，生寒而皆病也。

头痛，甚则入肝，惊骇筋挛。

此金气乘肝也。厥阴肝脉上额，与督脉会于巅。

阴明之复，治以辛温，佐以苦甘，以苦泄之，以苦下之，以酸补之。

辛为金味，温为火气。泻金以辛，胜清以温也。苦以制金，甘以生金，故佐以苦甘。而又苦泄以开燥结，酸补以敛津液。下亦泄也。

太阳之胜。

此言寒水气胜，而心受制也。

民病痔、疟发。

此以太阳经脉贯臀，故痔发。以邪正分争而寒热互作，故疟发。皆寒胜火郁之病也。

寒厥入胃，内生心痛。

此寒入胃，胃脘当心而痛。胃脘在心下，故曰心痛。

阴中乃疡，隐曲不利，互引阴股。

此以太阳之脉络肾、属膀胱故也。

筋肉拘苛，血脉凝泣，络满色变，或为血泄。

此筋肉血脉得寒而痹，经虚则络满，血凝则下泄也。

皮肤否肿，腹满食减。

此水病之内外分见者也。

热反上行，头项囟顶脑户中痛，目如脱。寒入下焦，传为濡泻。

此水病之上下分见者也。

太阳之胜，治以甘热，佐以辛酸，以咸泻之。

甘为土味，热为火气。火土相生，则水有制而火不散。佐以辛酸，辛散寒邪之实，酸收心气之伤也。水之正味，其泻以咸。

太阳之复。

此言水气先受土制，而既乃复也。

民病心胃生寒，胸膈不利，心痛否满。

此寒在膈间，而上下之气不得通利也。

头痛，善悲，时眩仆，食减。

此寒并于上，而阳神虚，清阳失守，不能熟腐水谷也。

腰脽反痛，屈伸不便。

此寒归水脏，而太阳经脉自病也。

少腹控睾引腰脊，上冲心。

此寒客三阴，而上侵君火也。

唾出清水，及为哕噫。

此寒水侮土，胃脘无阳也。

甚则入心，善忘善悲。

此寒甚乘心，心藏神而神不足也。

太阳之复，治以咸热，佐以甘辛，以苦坚之。

咸为水味，热为火气。泻水以咸，治寒以热也。佐以甘辛，甘以制水，辛能散寒也。经曰：肾欲坚，急食苦以坚之。

卷　七

至真要大论篇

诸风掉眩，皆属于肝。

此言肝之标为足厥阴，而其本风也。

诸暴强直，皆属于风。

此言足厥阴肝经之病，风气通于肝也。

诸痛痒疮，皆属于心。

此言心之标为手少阴，而其本热也。

诸热瞀瘛，皆属于火。

此言手少阴心经之病，热气通于心也。心，君火也。

诸湿肿满，皆属于脾。

此言脾之标为足太阴，而其本湿也。

诸胀腹大，皆属于热。

此言足太阴脾经之病，湿气通于脾，而化为热也。

诸气膹郁，皆属于肺。

此言肺之标为手阴，而其本燥也。

诸病有声，鼓之如鼓，皆属于热。

此言手太阴肺经之病，诸气通于肺也。有声者，咳喘之类。

诸寒收引，皆属于肾。

此言肾之标为足少阴，其本寒也。

诸病水液澄澈清冷，皆属于寒。

此言足少阴肾经之病，寒气通于肾也。

诸痉项强，皆属于湿。

此言足太阳膀胱之病也。膀胱为水湿之腑，故属于湿。

诸躁狂越，皆属于火。

此言足阳明胃经腑之病也。胃经胃腑，皆为燥金，热甚则胃阴亡，故亦属火。

诸呕吐酸，暴注下迫，皆属于热。

此言足少阳胆经之病也。少阳为相火，故属于热。

诸转反戾，水液浑浊，皆属于热。

此言手太阳小肠之病也。太阳本寒，而标则阳，故亦属热。

诸病胕肿，疼酸惊骇，皆属于火。

此言手阳明大肠之病也。大肠为胃腑经热入腑，遂为火证，故属于火。

诸痿喘呕，皆属于上。

诸厥固泄，皆属于下。

此言手少阳三焦之病也。三焦之气游行上下，而治必取诸中焦，中安而上下皆安也。痿属心肺，厥属肝肾。

诸禁鼓栗，如丧神守，皆属于火。

此亦三焦之火独盛于中，即阳明所见真热之病，亦即厥阴所见假寒之病。所以口噤肢栗，似属于寒，而实皆属于火也。

诸逆冲上，皆属于火。

此言手厥阴心包络之病也。心包代君受邪，故亦属火。

故大要曰：谨守病机，各司其属。有者求之，无者求之，盛者责之，虚者责之。必先五胜，疏其地气，令其调达，而致和平，此之谓也。

此引古经大要之言，以明十九条之病机各有所属也。经何以言有者求之、无者求之？有、无皆以证言，人但知有是证之为病，而不知无是证之为病，或隐伏也。故即于有者求之，尤当于无者求之也。经何以言盛者责之、虚者责之？盛谓邪已实，邪而实，不可不知；虚谓邪未实，邪未实尤不可不知也。故既曰盛者责之，而又必曰虚者责之也。虚曰责之，不曰补之，谓必审其为实，而后可泻耳。

辛甘发散为阳，酸苦涌泄为阴。咸味涌泄为阴，淡味渗泄为阳。六者或收、或散，或缓、或急，或燥、或润，或软、或坚，以所利而行之，调其气使其平也。

此言十九条之病机，总以调之使平为治。凡宜发散则用辛甘，宜涌泄则用酸苦，宜涌泄、宜渗泄则用咸与淡者，皆治也，皆所以疏其气使调达而致和平也。以见不疏其气，即不调达而不和平也。治病之法，宜何从乎？而谓病机可不审乎？

经何以于十九条内独不言燥？以燥本属寒，而毗于寒则为寒，毗于火即为火，《易》所以谓“火就燥”也。况诸暴强直，风亦致燥；诸痉项强，湿亦化燥。燥无定也。则凡十九条皆可以求燥也。岂是独遗燥耶？

卷　八

陈无择《三因方》附子山萸汤[①]

病见前《气交篇》，今不再出

此以六甲年太宫运，岁土太过，雨湿流行，土胜木复，而民病焉。故宜以此方治之。

附子片炮　山茱萸　乌梅肉　木瓜　肉豆蔻　姜半夏　丁香　木香　生姜　大枣

缪问解此方曰：敦阜之纪，雨湿流行，肾中真气被遏，则火之为用不宣，脾土转失温煦，此先后天交病之会也。经谓：湿淫于内，治以苦热。故以附子大热纯阳之品，直达坎阳，以消阴翳，回厥逆而鼓少火，治肾而兼治脾。但附子性殊走窜，必赖维持之力而用始神，有如真武汤之于白芍，地黄饮之于五味是也。此而不佐以萸肉之酸收，安必其入肾而无劫液之虑？不借以乌梅之静镇，难必其归土而无烁肺之忧。得此佐治，非徒阳弱者赖以见功，即阴虚者亦投之中綮矣。然腹满溏泄，为风所复，土转受戕，则治肝亦宜急也。脏宜补，既有萸肉以培乙木；腑宜泻，更用木瓜以泄甲木。所以安甲乙者，即所以资戊己也。肉、果辛温助土，有止泻之功，兼散皮外络下诸气，治肉痿所必需。再复以半夏之利湿，丁、木香之治胃，木瓜、乌梅之疗痿，生姜、大枣之和中，眼光四射矣。风气来复，有味酸群药补之、泻之，尚何顾虑之有哉。

陈无择《三因方》白术厚朴汤

此以六己年少宫运，岁土不及，风乃盛行，木胜金复，而民病焉。故宜以此方治之。

白术　厚朴　桂心　青皮　甘草炙　藿香　干姜炮　半夏

缪问解此方曰：岁土不及，寒水无畏，风乃大行。民病飧泄、霍乱等证，皆土虚所见端。但土虚则木必乘之，是补太阴必兼泄厥阴也。夫脾为阴土，所恶者湿，所畏者肝，其取资则本于胃。古人治脾必及胃者，恐胃气不得下降，则脾气不得上升，胃不能游溢精气，脾即无所取资。故君以白术，甘苦入脾。燥湿即佐

①“陈无择”句：陆懋修以下所选方剂均出自宋·陈无择《三因方》，对方剂的解释则选取了清·缪问之论。但方解中论述的药物与原方所载药物有时有出入。下同。

以厚朴，苦温平胃理气，是补脏通腑之法也。肝为将军之官，乘土不足而陵犯中州，是宜泄之。桂心辛甘，泄肝之气；青皮苦酸，泄肝之血。辛酸相合，足以化肝。复以甘草缓肝之急，监制过泄之品，毋令过侵脏气。再合藿香之辛芬，横入脾络；炮姜之苦辛，上行脾经；半夏之辛润，下宣脾气。其种种顾虑，总不外乎奠安中土使脾气固密，自不畏乎风气之流行矣。金气来复，又得厚朴、半夏，泻肺气之有余，不用苦寒戕土，即《内经》以平为期，不可太过之义也。是方不用姜、枣，以脾之气分受邪，无藉大枣入营之品，且畏姜之峻补肝阳。锦心妙谛，岂语言所能推赞哉。

陈无择《三因方》紫菀汤

此以六乙年少商运，岁金不及，炎火乃行，火胜水复，而民病焉。故宜以此方治之。

紫菀茸　桑白皮　人参　黄芪　地骨皮　杏仁　白芍药　甘草　生姜　大枣

缪问解此方曰：凡岁金不及之年，补肺即当泻火，以折其炎上之势。若肺金自馁，火乘其敝，民病肩背痛，瞀重，鼽嚏，便血，注下，不救其根本可乎哉？盖肩背为云门中腑之会，肺脉所循，鼻为肺窍，肺伤则鼽嚏。肺与大肠为表里，气不下摄，则为便血、注下。脏病而腑亦病，此时惟有清火止泄一法，急补肺金，斯为得耳。紫菀苦温，下气和血，寒热咸治。桑皮甘寒，补血益气，吐蓄所需。而尤赖参、芪固无形之气，即以摄走泄之阴也。气交之火必潜伏金中，地骨皮甘平微苦，能泻肺中伏火，止其血之沸腾。又肺苦气上逆，泄之以杏仁之苦。肺欲收，敛之以白芍之酸。合之甘草补土生金，姜、枣调和营卫，缓诸药于至高之分，而参、芪得收指臂之功。为水所复，不用别药，盖补土可以生金，而实土即以御水也。

陈无择《三因方》牛膝木瓜汤

此以六庚年太商运，岁金太过，燥气流行，金胜火复，而民病焉。故宜以此方治之。

牛膝　木瓜　白芍药　杜仲　黄松节　菟丝子　枸杞子　天麻　生姜　大枣　甘草

缪问解此方曰：此治岁金太过，肝木受邪之方也。夫金性至刚，害必陵木，民病两胁与少腹痛，目赤痛，肩背至胻足皆痛。是非肝为金遏，郁而不舒，胡上下诸痛悉见耶？盖肝藏血，而所畏惟金。肺气逆行，不独上蒙清窍，且无以荣养百骸，缘见诸痛。及其火复阴伤，更致气血交病，用药之例，补肝血者可以从酸，补肝气者必不得从辛矣。何则？酸可育肝之阴，辛则劫肝之血也。故方用牛膝酸平下达为君，木瓜酸温舒筋为臣。而即佐以白芍，和厥阴之阴，且制肺金之横。杜仲养风木之气，自无辛烈之偏。同为气血交补，义仍重取肝阴，最为有见至。松节利血中之湿，且治关节之痛。菟丝子入三阴之经，专助筋脉之力。复以枸杞甘平润肺，合之天麻辛温息风，紧安而木亦平，此则柔克之道也。顾虑周密，虽有火气来复，喘咳气逆等证，亦可无忧矣。

陈无择《三因方》黄连茯苓汤

此以六丙年太羽运，岁水太过，寒气流行，水胜土复，而民病焉。故宜以此方治之。

黄连　黄芩　赤茯苓　半夏　通草　车前子　甘草　远志　麦冬　生姜　大枣

缪问解此方曰：岁水太过，寒气流行，邪害心火。此而不以辛热益心之阳，何耶？按：六丙之岁，太阳在上，泽无阳焰，火发待时。少阴在上，寒热陵犯，气争于中。少阳在上，炎火乃流。阴行阳化，皆寒盛火郁之会也。故病见身热，烦躁，谵妄，胫肿，腹满等证，种种俱水湿郁热见端。投以辛热，正速毙耳。丙为阳刚之水，故宗《内经》气寒气凉，治以寒凉立方，妙在不理心阳而专利水清热。以黄连之可升可降，寒能胜热者，平其上下之热。更以黄芩之可左可右，逐水湿清表里热者，泄其内外之邪。茯苓、半夏通利阳明。通草性轻，专疗浮肿。车前色黑，功达水源。甘草为九土之精，实堤御水，使水不上陵于心，而心自安也。心为君主，义不受邪，仅以远志之辛，祛其谵妄，游刃有余。心脾道近，治以奇法也。但苦味皆从火化，恐燥则伤其娇脏，故佐以麦冬养液保金，且以麦冬合车前，可已湿痹，具见导水功能。土气来复，即借半夏之辛温以疏土。实用药之妙，岂思议所可及哉。

陈无择《三因方》五味子汤

此以六辛年少羽运，岁水不及，湿乃盛行。土胜木复，而民病焉。故宜以此方治之。

五味子　附子片　熟地黄　巴戟天　鹿茸　杜仲炒　山茱萸　生姜　盐

缪问解此方曰：辛年主病，身重，濡泄，寒疡，足痿，清厥等证，皆涸流之纪，肾虚受湿也。然而淡渗逐湿则伤阴，风药胜湿益耗气，二者均犯虚虚之戒矣。盖肾中之阳弱，少火乏生化之权则濡泄，肌肉失温煦之运则湿不行，因而入气分则为身重，入分血则为寒疡。肾中之阴弱，则痿痛而烦冤，即《内经》所称内舍腰膝，外舍谿谷。皆湿之为害也。故君以五味子之酸收，收阴阳二气于坎中。臣以直入坎宫之附子，急助肾阳，遍走经络，逐阴霾，破竹之势有非他药可及者。再佐以熟地甘苦悦下之味，填补肾阴，助五味子固护封蛰。治肾之法，无遗蕴矣。巴戟甘温入阴，除痹有效。鹿茸咸温补血，益髓称神。精不足者，补之以味是也。为木所复，目视𥆧𥆧，筋骨瘦楚，肝虚可知。肝欲辛，补以杜仲之辛。肝喜酸，与之以萸肉之酸。况二药并行，能除湿痹而利关节，补肝即所以益肾，又子能令母实之意，非独治其来复也。

陈无择《三因方》苁蓉牛膝汤

此以六丁年少角运，岁木不及，燥乃盛行，金胜火复，而民病焉。故宜以此方治之。

苁蓉　熟地黄　牛膝　当归　白芍药　木瓜　甘草　乌梅　鹿角　生姜　大枣

缪问解此方曰：此与六庚年之牛膝汤同为补肝之剂，而补之之法大有径庭矣。民病胠胁少腹痛，厥阴之经下络少腹，肝虚则阳下陷而为痛，木动则风内攻而为肠鸣鹜溏。是年风燥火热，多阳少阴，不资液以救焚，则熇熇之势遂致燎原，是当藉天一之水以制其阳焰者也。但肾为肝母，徒益其阴，则木无气以升，遂失春生之性；仅补其阳，则木乏水以溉，保无陨落之忧？故必水火双调，庶合虚则补母之义。苁蓉咸能润下，温不劫津，坎中之阳所必需。熟地苦能坚肾，润以滋燥，肾中之阴尤有赖。阴阳平补，不致有偏胜之虞矣。合之牛膝酸平达下，再复归、芍辛酸化阴，直走厥阴之脏，血燥可以无忧。但为火所复，而为寒热、疮疡，则一从少阳始，一从少阴来也。木瓜之酸泄少阳，甘草之甘泻少阴，乌梅止溏泄，鹿角主疮疡，姜、枣和营卫。同一补肝，而法有不同如此。

陈无择《三因方》茯苓汤

此以六壬年太角运，岁木太过，风气流行，木胜金复，而民病焉。故宜以此方治之。

白茯苓　白术　甘草　草果　厚朴　半夏　干姜炮　青皮　生姜　大枣

缪问解此方曰：发生之纪，风气流行，木旺肝强，脾土受邪之会也。民病飧泄，食减，体重，烦冤，肠鸣，腹满，甚则忽忽善怒，肝木乘脾极矣。是当用肝病实脾法以为根本之地。夫风淫所胜，治以苦甘，而治脏必先通腑。故君以茯苓，通利脾家之湿。而即臣以白术、甘草，一苦一甘，补脾之体。佐以草果、厚朴，辛香导滞，宣脾之用。健运不愆，脏腑有交赖矣。半夏助辛淡之用，炮姜资焦苦之功，治脾之法已尽乎此。而风淫所胜，平之宜急，加以青皮之酸，合之甘草之甘，所谓以酸泻之、以甘缓之是也。金气来复，胁痛而吐，木益病矣。泻之、缓之，已备具于诸药之中。使以姜枣调营益卫，为治中所必需。信乎！治病之必求于本也。

陈无择《三因方》麦门冬汤

此以六戊年太徵运，岁火太过，炎暑流行，火胜水复，而民病焉。故宜以此方治之。

麦门冬　人参　桑白皮　紫菀茸　半夏　甘草　白芷　竹叶　生姜　大枣

缪问解此方曰：岁火太过，炎暑流行，热甚则燥，肺金受其侮矣。民病疟，少气，血溢泄等证，肺脏被烁可知。此而不阴阳并补，则金败水竭，火无所畏，多将熇熇矣。麦冬养肺之阴，人参益肺之气。张洁古谓参味苦甘，甘能泻火，麦冬味苦兼泄心阳，且救金，且抑火，一用而两擅其长，肺之欲有不遂者乎？然肺为多气之脏，益之而无以开之亦不可也。桑皮甘寒，紫菀微辛，开其膹郁，藉以为止血之功。再用半夏、甘草以益脾土，虚则补其母也。白芷辛芬，能散肺家风热，治胁痛称神。竹叶性升，引药上达。补肺之法，无余蕴矣。水气来复，实土即可御水，又何烦多赘乎？要知此方之妙，不犯泻心苦寒之品最为特识。盖岁气之火属在气交，与外淫之火有间，设用苦寒，土气被戕，肺之化源绝矣。是方也，惟肺脉微弱者可用。若沉数有力及浮洪而滑疾者，均非所宜。此中消息①，愿后贤会之。

陈无择《三因方》黄芪茯神汤

此以六癸年少徵运，岁火不及，寒乃盛行，水胜土复，而民病焉。故宜以此方治之。

生黄芪　茯神　紫河车　远志　酸枣仁　生姜　大枣

缪问解此方曰：六癸之水，其脏为心，其发为痛。揆厥病情，无一非心血不足见端。盖心为生血之脏，血足则荣养百骸，不足则病多傍见，如胸胁膺背诸痛，甚则屈不能伸。而肩臂之络如青灵、少海诸穴，咸系于心。则止痛必专补血，从可知矣。方用黄芪走表止痛于外。茯神入心，益气于中。而即以河车，血肉有情补其心血。远志挈离入坎，育其心神。药物无多，简而该②，切而当矣。土气来复，反侵水脏，亦足妨心。佐以苡米，甘淡悦脾，即有治痿之功，而又借以交通心肾。盖婴儿姹女，必媒合于黄婆。此治心肾者，所以必兼治脾也。要之，气交之病，多属脏气侵陵，非如六腑之可泻。即偶用以佐治，亦不可以太过。天干十方，具本此义。特为拈出，可为世之操刃者顶门下一针矣。

①消息：斟酌变化。

②该：通"赅"。

卷　九

陈无择《三因方》敷和汤

病见前《六元篇》，今不再出

此以巳亥十年，厥阴司天，少阳在泉，风燥火热之气见于气交，而民病焉。故宜以此方治之。

半夏　茯苓　酸枣仁生　甘草炙　五味子　干姜炮　枳实　青皮　诃子　大枣

初之气，阳明加临厥阴，本方加牛蒡子。

二之气，太阳加临少阴，本方加麦冬、山药。

三之气，厥阴加临少阳，本方加紫菀。

四之气，少阴加临太阴，本方加泽泻。

五之气，太阴加临阳明，依本方。

终之气，少阴加临太阳，依本方。

缪问解此方曰：风木主岁，经谓热病行于下，风病行于上，风燥胜复形于中，湿化乃行。治宜辛以调其上，咸以调其下。盖辛从金化能制厥阴，咸从水化能平相火。揆厥病机，或为寒，或为热，或为温厉。病非一端，气原庞杂，用药非具卓识，又何从而措手哉？此方配合气味尤妙，论其气则寒热兼施，论其味则辛酸咸合用。有补虚，有泻实，其大要不过泻火平木而已。半夏辛能润下，合茯苓之淡渗，祛湿除黄。枣仁生用，能泻相火。甘草炙用，能缓厥阴。《别录》载五味子除热有专功，故风在上以甘酸泄之，而火在下以咸温制之也。再加炮姜以温上年未退之寒，枳实以泄本年中之湿。青皮、诃子，协大枣醒胃悦脾，无邪不治矣。初之气，加牛蒡之辛平，导炮姜之辛温以散寒。二之气，病反中热，加麦冬以清金，山药以益土。三之气，木邪内肆，加紫菀佐金平木。四之气，湿热交甚，加泽泻以逐湿，山栀以清湿中之热。五气、终气，并从本方。药味无多，丝丝入扣。世谓司天板方，不可为训，岂其然哉。按：缪氏于"初气民病寒于右"之下，解作"右胁"，因谓炮姜能温右胁之寒，此误也，故改之。

陈无择《三因方》正阳汤

按：陈氏以平气升阳二字归诸少阳相火，
故于少阴君火之年以正阳名其方

此以子午十年，少阴司天，阳明在泉，水火寒热之气见于气交，而民病焉。

故宜以此方治之。

当归　川芎　元参　旋覆花　白薇　白芍药　桑白皮　甘草　生姜

初之气，太阳加临厥阴，本方加升麻、枣仁。

二之气，厥阴加临少阴，本方加车前子、白茯苓。

三之气，少阴加临少阳，本方加麻仁、杏仁。

四之气，太阴加临太阴，本方加荆芥、茵陈。

五之气，少阳加临阳明，依本方。

终之气，阳明加临太阳，本方加苏子。

缪问解此方曰：少阴司天之岁，经谓热病生于上，清病生于下，寒热固结而争于中。病咳喘，血溢泄，及目赤心痛等证，寒热交争之岁也。夫热为火性，寒属金体，用药之权，当辛温以和其寒，酸苦以泄其热，不致偏寒偏热，斯为得耳。君当归，味苦气温，可升可降，止诸血之妄行，除咳定痛，以补少阴之阴。川芎味辛气温，主一切血，治风痰饮发有神功。元参味苦咸，色走肾，而味入心，偕旋覆之咸能软坚、白薇之咸以泄热者，合《内经》咸以调其上之法也。白芍酸苦微寒，主邪气而除血痹，偕桑皮之泻肺火而散瘀血者，合《内经》酸以安其下之义也。诸药既有维持上下之功，复加甘草、生姜，一和一散，上热下清之疾胥蠲①矣。初之气加升麻之升清阳，酸枣之除烦渴，以利其气郁。气利则诸痛自止。二之气加车前以明目，茯苓以通淋。三之气加麻、杏二味，一以润燥，一以开肺。四之气加荆芥，入木泄火，止妄行之血。茵陈入土除湿，去淤热之黄。陈氏藏器谓荆芥搜肝风，治劳渴、嗌干、饮发均为专药。五之气依正方。终之气加苏子以下气。传曰：刚克柔克，真斯道之权衡也。

陈无择《三因方》备化汤

此以丑未十年，太阴司天，太阳在泉，湿寒之气见于气交，而民病焉。故宜以此方治之。

附子片炮　生地黄　茯苓　覆盆子　牛膝　木瓜　生姜　甘草

初之气，厥阴加临厥阴，依本方。

二之气，少阴加临少阴，本方去附子，加防风、天麻。

三之气，太阴加临少阳，本方加泽泻。

四之气，少阳加临太阴，依本方。

五之气，阳明加临阳明，依本方。

终之气，太阳加临太阳，依本方。

缪问解此方曰：丑未之岁，阴专其令，阳气退避，民病腹胀，胕肿，痞逆，拘急，其为寒湿合邪可知。夫寒则太阳之气不行，湿则太阴之气不运。君以附子大热之品，通行上下，逐湿祛寒。但阴极则阳为所抑，湿中之火亦能逼血上行，

①胥蠲：全部消除。

佐以生地凉沸腾之势，并以制辛烈之雄。茯苓、覆盆，一渗一敛。牛膝、木瓜，通利关节。加辛温之生姜，兼疏地黄之腻膈。甘温之甘草，并缓附子之妨阴，谓非有制之师耶？二之气热甚于湿，故加防风走表以散邪，天麻息风以御火。三之气湿甚于热，故加泽泻以利三焦决渎之道。余气并依正方。抑其太过，扶其不及，相时而动，按气以推。非深明于阴阳之递嬗、药饵之功用者，乌足以语于斯？

陈无择《三因方》升明汤

此以寅申十年，少阳司天，厥阴在泉，风热之气见于气交，而民病焉。故宜以此方治之。

酸枣仁生、熟各半　车前　紫檀香　蔷薇　青皮　半夏　生姜　甘草

初之气，少阴加临厥阴，本方加白薇、元参。

二之气，太阴加临少阴，本方加丁香。

三之气，少阳加临少阳，本方加赤芍、漏芦、升麻。

四之气，阳明加临太阴，本方加茯苓。

五之气，太阳加临阳明，依本方。

终之气，厥阴加临太阳，本方加五味子。

缪问解此方曰：是岁上为相火，下属风木。正民病火淫风胜之会也。枣仁味酸平，《本经》称其治心腹寒热邪结。熟用则补肝阴，生用则清胆热，故君之以泄少阳之火。佐车前之甘寒，以泻肝家之热。司天在泉，一火一风，咸赖乎此。紫檀为东南间色，寒能胜火，咸足柔肝，又上下维持之圣药也。风木主令，害及阳明，呕吐、疟、泄，俱肝邪犯胃所致。蔷薇为阳明专药，味苦性冷，除风热而散疮疡，兼清五脏客热。合之青皮、半夏、生姜，平肝和胃，散逆止呕。甘草缓肝之急，能泻诸火。平平数药，无微不入，理法兼备之方也。初之气加白薇，苦咸以清血分之邪。元参苦寒，以除气分之热。二之气加丁香，醒脾止吐。三之气加赤芍之酸寒，以清血分之热。漏芦之咸寒，以清气分之邪。盖漏芦能通小肠、消热毒。且升麻升散火邪，以治目赤。四之气加茯苓，利湿泄满。五之气依正方。终之气加五味子之酸以收之。

陈无择《三因方》审平汤

此以卯酉十年，阳明司天，少阴在泉，清热之气见于气交，而民病焉。故宜以此方治之。

天门冬　山茱萸　白芍药　远志　紫檀香　白术　生姜　甘草

初之气，太阴加临厥阴，本方加茯苓、半夏、紫苏。

二初气，少阳加临少阴，本方加白薇、元参。

三之气，阳明加临少阳，本方去萸肉、远志、白术，加丹参、车前。

四之气，太阳加临太阴，本方加枣仁、车前。

五之气，厥阴加临阳明，依本方。

终之气，少阴加临太阳，依本方。

缪问解此方曰：阳明司天，少阴在泉，民见诸病，莫非金燥火烈见端。治宜咸与苦与辛。咸以抑火，辛苦以助金。故君以天冬，苦平濡润，化燥抑阳，古人称其治血妄行，能利小便，为肺家专药，有通上彻下之功。金不务德，则肝必受戕，萸肉补肝阳也，白芍益肝阴也。但火位乎下，势必炎上助燥，滋虐为害尤烈。妙在远志辛以益肾，能导君火下行。紫檀咸以养营，且制阳光上僭。又佐白术以致津，合生姜以散火，甘草润肺泻心。运气交赖其配合气味之妙如此。凡水火不调等证，有不立愈者哉！初之气加茯、半利水和脾，紫苏补中益气。二之气加白薇之苦咸，以治寒热。元参之苦寒，以泄浮火。三之气燥热相合，故去萸肉之酸收，远志之苦泄，白术之香燥，加丹参生血和营，佐车前益肾导火。四之气加枣仁入心以育神，车前入肾以治痿。五气、终气皆不用加减。成法可稽，而无不可见活法之妙也。

陈无择《三因方》静顺汤

此以辰戌十年，太阳司天，太阴在泉，寒湿之气见于气交，而民病焉。故宜以此方治之。

附子片炮　干姜炮　茯苓　牛膝　甘草　防风　诃子　木瓜

初之气，少阳加临厥阴，本方去附子，加枸杞。

二之气，阳明加临少阴，本方仍加附子。

三之气，太阳加临少阳，本方去姜、附、木瓜，加人参、地榆、枸杞、白芷。

四之气，厥阴加临太阴，本方加石榴皮。

五之气，少阴加临阳明，依本方。

终之气，太阴加临太阳，本方去牛膝，加当归、白芍药、阿胶。

缪问解此方曰：太阳司天之岁，寒临太虚，阳气不令，正民病寒湿之会也。君附子，以温太阳之经。臣炮姜，以煦太阴之阳。茯苓、牛膝，导附子专达下焦。甘草、防风，引炮姜上行脾土。复以诃子酸能醒胃，木瓜酸可入脾，且赖敛摄肺金，恐辛热之僭上而无制也。防风、附子，皆通行十二经，合用之，而且表里寒湿均除矣。初之气风火交煽，故去附子之辛热，且加枸杞以养阴。二之气大凉反至，故仍加附子以御寒也。三之气病寒反热，不宜酸温益火，故去姜、附、木瓜。热伤气，加人参以助气；热伤血，加地榆以凉血。再以枸杞养营益阴，白芷消散外疡。四之气风湿交争，加石榴皮甘酸温涩，且治筋骨腰脚挛痛，并主注下赤白。五之气无有他害，故依正方。终之气一阳内伏，津液为伤，故去牛膝破血之品，而加归、芍入肝以致津，阿胶入肾以致液焉。

卷　十

《内经》遗篇小引

《素问》不见"疫"字，以"刺法"、"本病"二篇之遗也。"六元正纪"初、终之气有病温疠者，固即《内经》之论疫。然疫之一字，则独见于"刺法"、"本病"论中。自二篇之遗，而疫字遂不见于《内经》。后人之不识何病是疫，且竟以温热病为疫者，盖即因此二篇之遗故耳。余于运气之病既逐篇尽释之，而以此二篇所论五疫之大小相似，正与"六元纪"之远近咸若互相发明，真是论疫之原，不可不并为之释意。固不仅为天地五星呆诠升降，故不为之表，而但论而存之，以贻世之欲明疫病非温热，即可以知温热之治，必当求诸仲景伤寒之论。是则余所望于后之君子矣。

《内经》遗篇病释

"刺法"、"本病"二篇。

此二篇皆言疫疠之由，与"六元正纪"五郁证相表里也。

巳亥年，火金二郁证。

民病伏阳，内生烦热，心神惊悸，寒热间作。久郁暴热，化作温疠火疫，皆烦而燥渴渴甚。治之以泄之可止。

此巳亥继辰戌之后，厥阴当正太阳之位以司天，其间气少阴君火居辰戌之泉右者，必先升巳亥之天左，然后司天厥阴得以迁正。而火所畏者，天蓬水星也，胜之则升而不前。凡丑、卯、巳、未、酉、亥，六支皆属阴年，即皆不及。巳亥以不及之支，厥阴未及迁正，其升天左之君火本未当位，而又遇辛巳、辛亥年干中运，并以水胜少阴之火，故巳亥支中独于二辛水干，每见火郁之证也。

民皆昏倦，夜卧不安，咽干引饮，懊热内烦，久而掉眩，手足直而不仁，两胁作痛，满目忙忙①。

此巳亥继辰戌之后，厥阴当正太阳之位以司天，其间气阳明燥金居辰戌之

①忙忙：通"茫茫"。

天右者，必先降巳亥之泉左，然后司天厥阴得以迁正。而金所畏者，地彤火星也，胜之则降而不入。凡子、寅、辰、午、申、戌六支，皆属阳年，即皆有余。上阳支辰戌司天，太阳以有余而不退位，则天右阳明本未当位，而又遇癸巳、癸亥年干中运，并以火胜阳明之金，故巳亥支中独于二癸火干，每见金郁之证也。

巳亥年，太阳不退位，则厥阴不迁正。

民病原阙。按：是年经文原阙"民病"，而以上年太阳未即退位之义推之，当即可以"巳亥初气，民病寒于右之下"一语补之。

又病喜怒，目系转，转筋，淋溲小便赤。按：前病是因不退位，后病是因不迁正。下仿此。

此以巳亥之年，犹行辰戌之令，寒气布天，风化不行也。

子午年，土水二郁证。

民病风厥涎潮，偏痹不随，胀满，久而伏郁化疫，夭亡，脸肢腑黄疸，满闭。

此子午继巳亥之后，少阴当正厥阴之位以司天。其间气太阴湿土居巳亥之泉右者，必先升子午之天左，然后司天少阴得以迁正。而土所畏者，天冲木星也。胜之则升而不前，凡他子午支火、土、金、水运，太阴土均无所畏。而惟壬子、壬午木运之年，刚木干太过之气先天而至，中运之木随之胜土，而巳亥泉右之土斯郁。故子午支中独于二壬木干，每见土郁之证也。

民病大厥，四肢重怠，阴痿少力。

此子午继巳亥之后，少阴当正厥阴之位以司天，其间气太阳寒水居巳亥之天右者，必先降子午之泉左，然后司天少阴得以迁正。而水所畏者，地阜土星也，胜之则降而不入。凡他子午支木、火、金、水之运，太阳寒水均无所畏，而惟甲子、甲午土运之年，刚土干太过之气先天而至，中运之土随之胜水，巳亥天右之水斯郁。故子午支中独于二甲土干，每见水郁之证也。

子午年，厥阴不退位，则少阴不迁正。

民病温疫，疵废风生，皆肢节痛，头目痛，伏热内烦，咽喉干引饮。又病寒热，四肢烦痛，腰脊强直。

此以子午之年犹行巳亥之令，热化不行，风反为灾也。

丑未年，火木二郁证。

民病伏阳在内，烦热生中，心神惊骇，寒热间争。久郁而化，伏热内烦，痹而生厥，甚则血溢。

此丑未继子午之后，太阴当正少阴之位以司天，其间气少阳相火居子午之泉右者，必先升丑未之天左，然后司天太阴得以迁正。而火所畏者，天蓬水星也，胜之则升而不前。凡丑、卯、巳、未、酉、亥六支，皆属阴年，即皆不及。丑未以不及之支，太阴未及迁正，其应升天左之少阳本未当位，而又遇辛丑、辛未年干中运，并以水胜少阳之火，故丑未支中独于二辛水干，每见火郁之证也。

民皆风燥相伏，惧清伤脏。

此丑未继子午之后，太阴当正少阴之位以司天，其间气厥阴风木居子午之天右者，必先降丑未之泉左，然后司天太阴得以迁正。而木所畏者，地晶金星也，胜之则降而不入。凡子、寅、辰、午、申、戌六支，皆属阳年，即皆有余。上阳支子午司天，少阴以有余而不退位，则右间厥阴本未当位，而又遇乙丑、乙未年干中运，并以金胜厥阴之木，故丑未支中独于二乙金干，每见木郁之证也。

丑未年，少阴不退位，则太阴不迁正。

民病膈热，咽干，血溢，惊骇，小便赤涩，丹瘤，疹，疮疡留毒。又病手足肢节肿满、大腹水肿、填臆不食、飧泄、胁满、四肢不举。

此以丑未之年犹行子午之令，雨化不行，热气尚治也。

寅申年，金火二郁证。

民病上热，喘嗽，血溢。久郁而化，胁满悲伤，寒鼽嚏，嗌干，手拆[①]，皮肤燥。

此以寅申继丑未之后，少阳当正太阴之位以司天，其间气阳明燥金居丑未之泉右者，必先升寅申之天左，然后司天少阳得以迁正。而金所畏者，天英火星也，胜之则升而不前。凡他寅申支木、土、金、水之运，阳明金均无所畏，而惟戊寅、戊申火运之年刚火干，太过之气先天而至，中运之火随之胜金，丑未泉右之金斯郁。故寅申支中独于二戊火干，每见金郁之证也。

民病面赤心烦，头痛目眩，温病欲作。

此以寅申继丑未之后，少阳当正太阴之位以司天，其间气少阴君火居丑未之天右者，必先降寅申之泉左，然后司天少阳得以迁正。而火所畏者，地元水星也，胜之则降而不入。凡他寅申支木、火、土、金之运，少阴火均无所畏，而惟丙寅、丙申水运之年刚水干，太过之气先天而至，中运之水随之胜火，丑未天右之火斯郁。故寅申支中独于二丙水干，每见火郁之证也。

寅申年，太阴不退位，则少阳不迁正。

民病四肢少力，食饮不下，足胫寒，阴痿闭塞，失溺小便数，泄注淋漓。又病痎疟，骨热，心悸惊骇，甚时血溢。

此以寅申之年犹行丑未之令，火气不行，湿乃布天也。

卯酉年，水土二郁证。

民病注下，食不及化，久而成郁，厥逆而哕，热生于内，气痹于外，足胫痠冷，反生心悸懊热，暴烦复厥。

此以卯酉继寅申之后，阳明当正少阳之位以司天，其间气太阳寒水居寅申之

①拆：通“坼”，裂开。

泉右者，必先升卯酉之天左，然后司天阳明得以迁正。而水所畏者，天芮土星也，胜之则升而不前。凡丑、卯、巳、未、酉、亥六支，皆属阴年，即皆不及。卯酉以不及之支，阳明未及迁正，其应升天左之太阳本未当位，而又遇巳卯、巳酉年干中运，并以土胜太阳之水，故卯酉支中独于二巳土干，每见水郁之证也。

民病四肢不举，昏眩，肢节痛，腹满填臆。

此以卯酉继寅申之后，阳明当正少阳之位以司天，其间气太阴湿土居寅申之天右者，必先降卯酉之泉左，然后司天阳明得以迁正。而土所畏者，地苍木星也，胜之则降而不入。凡子、寅、辰、午、申、戌六支，皆属阳年，即皆有余。上阳支寅申司天，少阳以有余而不退位，则右间厥阴本未当位，而又遇丁卯、丁酉年干中运，并以木胜太阴之土，故卯酉支中独于二丁木干，每见土郁之证也。

卯酉年，少阳不退位，则阳明不迁正。

民病少气，寒热更作，便血，上热，小腹坚满，小便赤沃，甚则血溢。又病寒热鼽嚏，皮毛折，爪甲枯焦，甚则喘嗽息高，悲伤不乐。

此以卯酉之年犹行寅申之令，火尚布天，金化不行也。

辰戌年，木火二郁证。

民病温疫早发，咽嗌干，四肢满，肢节皆痛，郁久而发卒中偏痹，手足不仁。

此以辰戌继卯酉之后，太阳当正阳明之位以司天，其间气厥阴风木居卯酉之泉右者，必先升辰戌之天左，然后司天太阳得以迁正。而木所畏者，天柱金星也，胜之则升而不前。凡他辰戌支木、火、土、水之运，太阳水均无所畏，而惟庚辰、庚戌金运之年刚金干，太过之气先天而至，中运之金随之胜木，卯酉泉右之木斯郁。故辰戌支中独于二庚金干，每见木郁之证也。

民病面赤心烦，头痛目眩，热病欲作。

此以辰戌继卯酉之后，太阳当正阳明之位以司天，其间气少阳相火居卯酉之天右者，必先降辰戌之泉左，然后司天太阳得以迁正。而火所畏者，地元水星也，胜之则降而不入。凡他辰戌支木、火、土、金之运，少阳火均无所畏。而惟丙辰、丙戌水运之年刚水干，太过之气先天而至，中运之水随之胜火，卯酉天右之火斯郁。故辰戌支中独于二丙水干，每见火郁之证也。

辰戌年，阳明不退位，则太阳不迁正。

民病呕吐，暴注，食饮不下，大便干燥，四肢不举，目瞑掉眩。又病温疠，喉闭，嗌干，烦躁而渴，喘息有音。

此以辰戌之年犹行卯酉之令，燥尚布天，寒化不行也。

按：此则《内经》遗篇所言疫疠者，方是后世所谓瘟疫之病。特因古无"瘟"字，概作"温"字，故误以温热病为即瘟疫耳。

巳亥阴年，火欲升，而天蓬之水抑之。当刺包络之荥劳宫穴。

巳亥阴年，金欲降，而地彤之火窒之。当刺心包络之所出中冲穴、手少阳之所入天井穴。

子午阳年，土欲升，而天冲之木抑之。当刺足太阴之俞太白穴。

子午阳年，水欲降，而地阜之土窒之。当刺足太阴之所出隐白穴、足阳明之所入三里穴。

丑未阴年，火欲升，而天蓬之水抑之。当刺包络之荥劳宫穴。

丑未阴年，木欲降，而地晶之金窒之。当刺手太阴之所出少商穴、手阳明之所入曲池穴。

寅申阳年，金欲升，而天英之火抑之。当刺手太阴之经经渠穴，先左后右。

寅申阳年，火欲降，而地元之水窒之。当刺足少阴之所出涌泉穴、足太阳之所入委中穴，先左后右。

卯酉阴年，水欲升，而天芮之土抑之。当刺足少阴之合阴谷穴，先左后右。

卯酉阴年，土欲降，而地苍之木窒之。当刺足厥阴之所出大敦穴、足少阳之所入阳陵泉穴。

辰戌阳年，木欲升，而天柱之金抑之。当刺足厥阴之井大敦穴。

辰戌阳年，火欲降，而地元之水窒之。当刺足少阴之所出涌泉穴、足太阳之所入委中穴。

凡天气之病曰疫，地气之病曰疠。疫以气言，疠以形言也。

凡治升之法，木郁治木，金郁治金，治其本经是也。

凡治降之法，当折其所胜，如木郁治金，金郁治火是也。

凡经言刺法宜在何经，即可为药食之准，故并载之。

木疫解

壬与丁合为木运，上壬则下丁。壬午、壬子，刚木之年，少阴主政，其在泉则阳明。丁酉、丁卯，柔木也，中运天冲木星抑其上年，地右湿土不得升为本年之天左。湿土不升，则上年司天之厥阴不退位，而本年司天之少阴亦不得迁正。在下丁木之柔，不得上合壬木之刚，而反以辛水之司天临丁木之在泉，则上辛下丁不和。木运虚，金胜木，火又复金，不独壬失守，丁亦失守，后三年化成木疫。甚则甲申、甲寅，微则乙酉、乙卯，木疫至矣。若更遇上年在泉之丙申、丙寅不退位，则丁酉、丁卯柔木之化不正于下，有壬无丁，刚干孤立，亦为金胜火复，三年后必作木疠。

火疫解

戊与癸合为火运，上戊则下癸。戊申、戊寅，刚火之年，少阳主政，其在泉则厥阴。癸亥、癸巳，柔火也，中运天英火星抑其上年，地右燥金不得升为本年之天左。燥金不升，则上年司天之太阴不退位，而本年司天之少阳亦未得迁正。

在下癸火之柔不得上合戊火之刚，而反以丁木之司天临癸火之在泉，则上丁下癸不和。火运虚，水胜火，土又复水。不独戊失守，癸亦失守，后三年化成火疫。甚则庚戌、庚辰，微则辛亥、辛巳，火疫至矣。若更遇上年在泉之壬戌、壬辰不退位，则癸亥、癸巳柔火之化不正于下，有戊无癸，刚干孤立，亦为水胜土复，三年后必作火疠。

土疫解

甲与巳[①]合为土运，上甲则下己。甲子、甲午，刚土之年，少阴主政，其在泉则阳明。己卯、己酉，柔土也。中运地阜土星抑其上年，天右寒水不得升为本年之地左。寒水不降，则上年司天之厥阴不退位，而本年司天之少阴亦未得迁正。在下己土之柔不得上合甲土之刚，而反以癸火之司天临己土之在泉，则上癸下己不和。土运虚，木胜土，金又复木。不独甲失守，己亦失守，后三年化成土疫。甚则丙寅、丙申，微则丁卯、丁酉，土疫至矣。若更遇上年在泉之戊寅、戊申不退位，则己卯、己酉柔土之化不正于下，有甲无己，刚干孤立，亦为木胜金习，三年后必作土疠。

金疫解

庚与乙合为金运，上庚则下乙。庚辰、庚戌，刚金之年，太阳主政，其在泉则太阴。乙未、乙丑，柔金也。中运天柱金星抑其上年，地右风木不得升为本年之天左。风木不升，则上年司天之阳明不退位，而本年司天之太阳亦未得迁正。在下乙金之柔不得上合庚金之刚，而反以己土之司天临乙金之在泉，则上己下乙不和。金运虚，火胜金，水又复火。不独庚失守，乙亦失守，后三年化成金疫。甚则壬午、壬子，微则癸未、癸丑，金疫至矣。若更遇上年在泉之甲午、甲子不退位，则乙未、乙丑柔金之化不正于下，有庚无乙，刚干孤立，亦为火胜水复，三年后必作金疠。

水疫解

丙与辛合为水运，上丙则下辛。丙寅、丙申，刚水之年，少阳主政，其在泉则厥阴。辛巳、辛亥，柔水也。中运地元水星抑其上年，天右君火不得降为本年之地左。君火不降，则上年司天之太阴不退位，而本年司天之少阳亦未得迁正。在下辛水之柔不得上合丙水之刚，而反以乙金之司天临辛水之在泉，则上乙下辛不和。水运虚，土胜水，木又复土。不独丙失守，辛亦失守，后三年化成水疫。甚则戊辰、戊戌，微则己巳、己亥，水疫至矣。若更遇上年在泉之庚辰、庚戌不退位，则辛巳、辛亥柔水之化不正于下，有丙无辛，刚干孤立，亦为土胜木复，

①巳：诸本均作“巳”。据上下文意，疑为“己”字之讹。

三年后必作水疠。

按：《内经·素问》为篇八十有一，原有“刺法论”、“本病论”二篇，在“六元正纪”篇后。《新校正》谓此二篇亡在王氏之前，故林亿等所见全元起本亦无之，则此二篇之散佚固已久矣。惟宋元符时刘温舒，谓《素问》运气为治病之要，而以答问纷糅，文辞古奥，读者难知。因为论三十篇上于朝，末附“刺法”、“本病论”，题曰《黄帝内经素问遗篇》，其篇难未入正本，而犹在今《道藏》中。明·马仲化，谓不知何代为人窃出，私传不转。赖有此私传者，而尚得别存乎。至吴鹤皋，又不解此篇本是论疫，本不是论寻常温热，遂目以为诞而毁弃之。然考此二篇所言阴阳上下、逐年升降、民病所由，正与运气七篇大有准对，必非后人所能假托。余于同治乙丙间亦曾为之释，今特附刊于病释七篇之后，以明欲辨瘟疫者，亦甚赖有此二篇也。

附一：《内经》运气表

运气之学，非图不明。前人注《内经》者，每于义难晓处，间辅以图。宋·刘温舒《素问入式运气论奥》为图二十有九。明·张介宾分经为类，谓之《类经》，为图四十有八，附以论说，致为详赡。惟图说愈伙，卒业愈难，且有不能图而宜于表者。余故易图为表，但期于民病之因乎气交，及气交之所以为治，便于检查而止。故不取多焉，作十三表。

五气经天表第一

《内经·五运行大论》引《太始天元册》文，五气之经天，以著五行之合化。盖谓上有五色之分，下临十干之地，而合十化五，以各司其年者，即此合化之五行，非泛论五行之本气。不达乎此，则知甲乙之为木，而不知其为土与金。知丙丁之为火，而不知其为水与木。知壬癸之为水，而不知其为木与火。知戊与辛之为土为金，而不知其为火与水。况十干之分阴分阳者，且逐年而递嬗耶？故欲明五行之为运，必先推五运之所自焉。

表一

黅天之气，经于心尾己分。黅天之色黄，其气土。心尾在甲度，而经中土己分，故甲己合而化土。甲，阳土也；己，阴土也。其在五音则为太宫、少宫也。	素天之气，经于亢氐昴毕。素天之色白，其气金。亢氐在乙度，而经昴毕庚度，故乙庚合而化金。乙，阴金也；庚，阳金也。其在五音则为少商、太商也。	元天之气，经于张翼娄胃。元天之色黑，其气水。张翼在丙度，而经娄胃辛度，故丙辛合而化水。丙，阳水也；辛，阴水也。其在五音则为太羽、少羽也。	苍天之气，经于危室柳鬼。苍天之色青，其气木。危室在壬度，而经柳鬼丁度，故丁壬合而化木。丁，阴木也；壬，阳木也。其在五音则为少角、太角也。	丹天之气，经于牛女戊分。丹天之色赤，其气火。牛女在癸度，而经中土戊分，故戊癸合而化火。戊，阳火也；癸，阴火也。其在五音则为太徵、少徵也。

五行化为六气表第二

五行，木、火、土、金、水也。六气，风、热、湿、火、燥、寒，为六经之本气也。天之五气加临地之五行。五气在天，暑分火、热而为六；五行在地，火分君、相亦为六。人在气交之中，不能离此六气。气得其常，谓之经气；有变眚则为病。风、湿、燥、寒，各居其一，而惟火有二，故病亦因火者多，此人身不可有之火，即人身不可无之火也。然不可无之火不病也，火而变为病人之火，则所以治此火者，自有道矣。苟不言六经之本气，而但言手足之六经，几何不以病始太阳者，谓其病独在于膀胱、小肠乎？经曰：治病必求于本，此之谓也。而与《灵枢》“经脉”、“经别”、“经水”三篇有不同也。

表二

木	火	土	火	金	水
为风气。厥阴风木应之。入通于肝、包络。	为暑气，又为热。少阴君火应之。入通于心。	为湿气。太阴湿土应之。入通于脾。	为火气。少阳相火应之。入通于胆、三焦。	为燥气。阳明燥金应之。入通于肺、胃、大肠。	为寒气。太阳寒水应之。入通于肾、膀胱、小肠。

五运合五音太少相生表第三

凡数，以少羽为一，少徵为二，少角为三，少商为四，少宫为五，太羽为六，太徵为七，太角为八，太商为九，此五音太少之原也。而以之论五行之化运，则以宫、商、羽、角、徵为次，如土为宫，金为商，水为羽、木为角，火为徵是也。以之论五运之阴阳，则以角、徵、宫、商、羽为次，如阳木为太角，阴木为少角，阳火为太徵，阴火为少徵，阳土为太宫，阴土为少宫，阳金为太商，阴金为少商，阳水为太羽，阴水为少羽是也。以之论五行之中运，则亦以宫、商、羽、角、徵为次，如甲己土之皆为宫，乙庚金之皆为商，丙辛水之皆为羽，丁壬木之皆为角，戊癸火之皆为徵是也。以之论年年不动之主运，则亦以角、徵、宫、商、羽为次，如阳年太角为初运，少徵为二运，太宫为三运，少商为四运，太羽为终运。阴年少角为初运，太徵为二运，少宫为三运，太商为四运，少羽为终运是也。以之论逐年加临之客运，则即以当年之中运为初运，而仍以主运之太、少为次，如初运太角，二运少徵，三运太宫，四运少商，终运太羽。又如初运太徵，二运少宫，三运太商，四运少羽，终运则不为太角而为少角者是也。此五运司年，及初、终五步主客之大概也。

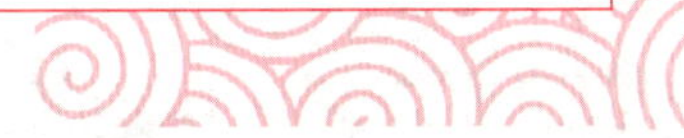

表三

六甲 阳土	六乙 阴金	六丙 阳水	六丁 阴木	六戊 阳火	六己 阴土	六庚 阳金	六辛 阴水	六壬 阳木	六癸 阴火
以甲 太宫 生乙 少商	以乙 少商 生丙 太羽	以丙 太羽 生丁 少角	以丁 少角 生戊 太徵	以戊 太徵 生己 少宫	以己 少宫 生庚 太商	以庚 太商 生辛 少羽	以辛 少羽 生壬 太角	以壬 太角 生癸 少徵	以癸 少徵 又生 甲太宫

司天在泉左右间气表第四

六气者，厥阴风木、少阴君火、太阴湿土、少阳相火、阳明燥金、太阳寒水之气也。司天在上，在泉在下。岁半以上司天主之，岁半以下在泉主之。六年而一周遍，实三年而一环转。故于六年见风火，而三年又见火风。于六年见火燥，而三年又见燥火。于六年见湿寒，而三年又见寒湿。遂以成风、热、湿、火、燥、寒之六气焉。间气者，左右之道路。天左间居地右之上，天右间居地左之上。泉左间居天右之下，泉右间居天左之下，而初、终六气随之。故“六元正纪”曰：厥阴之政，初气阳明为右之下，四气少阴为左之上也。欲知上下左右之位，而以掌指轮之，则中指尖为司天，根为在泉。食指尖为天左，根为地右。无名指尖为天右，根为地左者，其如示诸斯乎。

表四

厥阴司天 左少阴，右太阳 少阳在泉 左阳明，右太阴是为风火司 巳亥十年	少阴司天 左太阴，右厥阴 阳明在泉 左太阳，右少阳 是为火燥司 子午十年	太阴司天 左少阳，右少阴 太阳在泉 左厥阴，右阳明 是为湿寒司 丑未十年	少阳司天 左阳明，右太阴 厥阴在泉 左少阴，右太阳 是为火风司 寅申十年	阳明司天 左太阳，右少阳 少阴在泉 左太阴，右厥阴 是为燥火司 卯酉十年	太阳司天 左厥阴，右阳明 太阴在泉 左少阳，右少阴 是为寒湿司 辰戌十年

阴阳五行中运年表第五

六十年之中运，以合化之五行为纪，而以在天之十干分阴阳焉，又以五音之太、少分有余不足焉。经曰：有余而往，不足随之；不足而往，有余从之，而太过、不及分焉。甲、丙、戊、庚、壬，阳年为太过；乙、丁、己、辛、癸，阴年为不及。而太过、不及仍以五行之合化者分焉。土太过曰敦阜，不及曰卑监。金太过曰坚成，不及曰从革。水太过曰漫衍，不及曰涸流。木太过曰发生，不及曰委和。火太过曰赫曦，不及曰伏明。其于中运之太过而得天地之制，不及而得天地之助，则宫为正宫，商为正商，羽为正羽，角为正角，徵为正徵。而曰备化、曰审平、曰敷和、曰升明、曰静顺者，是无过不及，而为平气也。

表五

中运 太宫 阳土	中运 少商 阴金	中运 太羽 阳水	中运 少角 阴木	中运 太徵 阳火	中运 少宫 阴土	中运 太商 阳金	中运 少羽 阴水	中运 太角 阳木	中运 少徵 阴火
甲子 甲戌 甲申 甲午 甲辰 甲寅	乙丑 乙亥 乙酉 乙未 乙巳 乙卯	丙寅 丙子 丙戌 丙申 丙午 丙辰	丁卯 丁丑 丁亥 丁酉 丁未 丁巳	戊辰 戊寅 戊子 戊戌 戊申 戊午	己巳 己卯 己丑 己亥 己酉 己未	庚午 庚辰 庚寅 庚子 庚戌 庚申	辛未 辛巳 辛卯 辛丑 辛亥 辛酉	壬申 壬午 壬辰 壬寅 壬亥 壬戌	癸酉 癸未 癸巳 癸卯 癸丑 癸亥

六政六纪上中下年表第六

每年司天主天令，位在上。司地主地化，位在下。而以岁运运行乎其中，故曰中运以司天论之。君火、相火、寒水，常为阳年司天。风木、湿土、燥金，常为阴年司天。而中运之阴阳随之，故但记逐年之司天，即可知逐年之中运焉。逐年司天曰厥、少、太、少、阳、太，前人每就地盘定位。以掌指轮之，于四指之根左行亥、子、丑、寅，四指之尖右行巳、午、未、申，而卯、辰上行于寅巳之指，酉戌下行于申亥之指，以定三阴于亥位为厥，子位为少，丑位为太。三阳于寅位为少，卯位为阳，辰位为太。从巳至戌，重见如前。故但以巳亥起厥，四言为诀，而逐年司天之位，一指其掌而了如矣。

表六

厥阴政	少阴政	太阴政	少阳政	阳明政	太阳政
巳亥纪	子午纪	丑未纪	寅申纪	卯酉纪	辰戌纪
丁巳丁亥	壬子壬午	丁丑丁未	壬寅壬申	丁卯丁酉	壬辰壬戌
上厥阴风木	上少阴君火	上太阴湿土	上少阳相火	上阳明燥金	上太阳寒水
中少角阴木	中太角阳木	中少角阴木	中太角阳木	中少角阴木	中太角阳木
下少阳相火	下阳明燥金	下太阳寒水	下厥阴风木	下少阴君火	下太阴湿土
癸巳癸亥	戊子戊午	癸丑癸未	戊寅戊申	癸卯癸酉	戊辰戊戌
上厥阴风木	上少阴君火	上太阴湿土	上少阳相火	上阳明燥金	上太阳寒水
中少徵阴火	中太徵阳火	中少徵阴火	中太徵阳火	中少徵阴火	中太徵阳火
下少阳相火	下阳明燥金	下太阳寒水	下厥阴风木	下少阴君火	下太阴湿土
己巳己亥	甲子甲午	己丑己未	甲寅甲申	己卯己酉	甲辰甲戌
上厥阴风木	上少阴君火	上太阴湿土	上少阳相火	上阳明燥金	上太阳寒水
中少宫阴土	中太宫阳土	中少宫阴土	中太宫阳土	中少宫阴土	中太宫阳土
下少阳相火	下阳明燥金	下太阳寒水	下厥阴风木	下少阴君火	下太阴湿土
乙巳乙亥	庚子庚午	乙丑乙未	庚寅庚申	乙卯乙酉	庚辰庚戌
上厥阴风木	上少阴君火	上太阴湿土	上少阳相火	上阳明燥金	上太阳寒水
中少商阴金	中太商阳金	中少商阴金	中太商阳金	中少商阴金	中太商阳金
下少阳相火	下阳明燥金	下太阳寒水	下厥阴风木	下少阴君火	下太阴湿土
辛巳辛亥	丙子丙午	辛丑辛未	丙寅丙申	辛卯辛酉	丙辰丙戌
上厥阴风木	上少阴君火	上太阴湿土	上少阳相火	上阳明燥金	上太阳寒水
中少羽阴水	中太羽阳水	中少羽阴水	中太羽阳水	中少羽阴水	中太羽阳水
下少阳相火	下阳明燥金	下太阳寒水	下厥阴风木	下少阴君火	下太阴湿土

客气加临主气年表第七

客气以厥、少、太、少、阳、太为步，逐年递迁者也。主气以厥、少、少、太、阳、太为步，常年不动者也。客主之初气，皆始于地左，惟主气常年以厥阴为初气，而客气则以逐年司天之前二位为初气，此客主之所以有加临也。若六步之位而亦以指掌轮之，则中指尖为三气，根为终气，即司天在泉之位也。无名指根为初气，尖为二气，即泉左天右之位也。食指尖为四气，根为五气，即天左泉右之位也。以初气起地之左间一语为诀，而客主六步皆可推矣。向之言初终六气者，每以大寒为始，从二分、二至前后析之。惟是疏解《内经》之义，当即证以《内经》之文。考“六元正纪”本篇，帝问六气主时，客气加临之应，而岐伯对以行有次、止有位，常以正月朔日平旦视之，睹其位而知其所在，则客主之气皆当以正月之朔为始，而以一年十二月分之为最合。钱塘高士宗世栻尝言之，是可从也。或以为司天之交替与六气之初终，即以二十四气论之，亦当始于立春，必不始于大寒，则揆诸“六节脏象”篇所云：及其至也，皆归始春之旨，说亦可从。至有谓当从历元，始于冬至子之半者，则其言似太迂矣。

表七

巳亥年	子午年	丑未年	寅申年	卯酉年	辰戌年
上厥阴	上少阴	上太阴	上少阳	上阳明	上太阳
下少阳	下阳明	下太阳	下厥阴	下少阴	下太阴
初之气	初之气	初之气	初之气	初之气	初之气
客阳明	客太阳	客厥阴	客少阴	客太阴	客少阳
主厥阴	主厥阴	主厥阴	主厥阴	主厥阴	主厥阴
二之气	二之气	二之气	二之气	二之气	二之气
客太阳	客厥阴	客少阴	客太阴	客少阳	客阳明
主少阴	主少阴	主少阴	主少阴	主少阴	主少阴
三之气	三之气	三之气	三之气	三之气	三之气
客厥阴	客少阴	客太阴	客少阳	客阳明	客太阳
主少阳	主少阳	主少阳	主少阳	主少阳	主少阳
四之气	四之气	四之气	四之气	四之气	四之气
客少阴	客太阴	客少阳	客太阳	客太阳	客厥阴
主太阴	主太阴	主太阴	主太阴	主太阴	主太阴
五之气	五之气	五之气	五之气	五之气	五之气
客太阴	客少阳	客阳明	客太阳	客厥阴	客少阴
主阳明	主阳明	主阳明	主阳明	主阳明	主阳明
终之气	终之气	终之气	终之气	终之气	终之气
客少阳	客阳明	客太阳	客厥阴	客少阴	客太阴
主太阳	主太阳	主太阳	主太阳	主太阳	主太阳

五运齐化兼化表第八

凡阳年以中运五太为太过，阴年以中运五少为不及。其太过也，则为我旺，我旺则胜我者畏我之盛，而反齐其化矣。如太宫土运，胜土之木反齐土化。太商金运，胜金之火反齐金化。太羽水运，胜水之土反齐水化。太角木运，胜木之金反齐木化。太徵火运，胜火之水反齐火化。此即经所谓：畏其旺，反同其化也。其不及，则为我弱，我弱则胜我者乘我之衰而来兼其化矣。如少宫土运，胜土之木来兼土化。少商金运，胜金之火来兼金化。少羽水运，胜水之土来兼水化。少宫土运，胜土之木来兼土化。少角木运，胜木之金来兼木化。少徵火运，胜火之水来兼火化。此即经所谓：乘其弱，来同其化也。齐，谓以我化彼，兼谓以彼化我也。

表八

宫土运 甲太宫 土齐木化	商金运 乙少商 火兼金化	羽水运 丙太羽 水齐土化	角木运 丁少角 金兼木化	徵火运 戊太徵 火齐水化	宫土运 己少宫 木兼土化	商金运 庚太商 金齐火化	羽水运 辛少羽 土兼水化	角木运 壬太角 木齐金化	徵火运 癸少徵 水兼火化

天符岁会年表第九

天符者，中运与司天相应也，故曰应天为天符。如丁巳年木运上应风木司天之类。凡十二年。

岁会者，中运与年支相值也，故曰承岁为岁直。如丁卯年木运承木支之类。凡八年。

太乙天符者，运气、天气、岁气三者皆合，故曰三合为治。如戊午年火运火支，又见君火。乙酉年金运金支，又见燥金。己丑、己未年土运土支，又见湿土之类。凡四年。

同天符、同岁会者，中运与在泉符、会而分，阳年之太过者为同天符，阴年之不及者为同岁会。如甲辰年，阳土运，太阴在泉。辛丑年，阴水运，太阳在泉之类。各六年。

上天符十二年，岁会八年，太乙天符四年，同天符、同岁会各六年，共为三十六年。惟太乙之四年，已在天符十二年中，岁会之八年，亦有四年在天符中。故“六元正纪”只言二十四岁，盖谓天符十二年，同天符、同岁会亦合十二年，不数太乙之天符及岁会之同于天符者各四年耳。天符为执法，岁会为行令，太乙天符为贵人。病之中贵人者重，中执法者亦重，中行令者为轻。“六元纪”曰：知迎知随，气可与期。此之谓也。

表九

天符	岁会	太乙天符	同天符	同岁会
己丑土运土司天	甲辰土运临土支	己丑土运土司天又临土支	甲辰土运土在泉	辛丑水运水在泉
己未土运土司天	甲戌土运临土支	己未土运土司天又临土支	甲戌土运土在泉	辛未水运水在泉
乙卯金运金司天	己丑土运临土支	乙酉金运金司天又临金支	庚子金运金在泉	癸卯火运火在泉
乙酉金运金司天	己未土运临土支	戊午火运火司天又临火支	庚午金运金在泉	癸酉火运火在泉
丙辰水运水司天	乙酉金运临金支			癸巳火运火在泉
丙戌水运水司天	丙子水运临水支			癸亥火运火在泉
丁巳木运木司天	丁卯木运临木支			
丁亥木运木司天	戊午火运临火支			
戊子火运火司天				
戊午火运火司天				
戊寅火运火司天				
戊申火运火司天				

运气中上顺逆年表第十

"五运行大论"曰：气有相得者，有不相得者。其相得则为顺化，如木临火运，火临土运，土临金运，金临水运，水临木运，司天生运也。六十年中，有此十二年之顺化。不相得则为天刑，如木临土运，土临水运，水临火运，火临金运，金临木运，是司天克运也。六十年中，有此十二年之天刑。其有气虽相得，而以母居子下，谓之小逆，如火运遇土，木运遇火，水运遇木，金运遇水，土运遇金，是运生司天也。六十年中，有此十二年之小逆。其有气本不相得，而又子居父上，谓之不和，如木运遇土，火运遇金，土运遇水，金运遇木，水运遇火，是运克司天也。六十年中，有此十二年之不和。若夫中运与司天同行，则为平气，如巳亥之丁年，丑未之己年，卯酉之乙年，辰戌之丙年，子午、寅申之戊年。此即应天曰天符之十二年，而六十年之为运周矣。

表十

巳亥十年	子午十年	丑未十年	寅申十年	卯酉十年	辰戌十年
乙巳乙亥	甲子甲午	乙丑乙未	甲寅甲申	乙卯乙酉	甲辰甲戌
不和	顺化	顺化	顺化	平气	不和
金克上木	火生中土	土生中金	火生中土	中上皆金	土克上水
丁巳丁亥	丙子丙午	丁丑丁未	丙寅丙申	丁卯丁酉	丙辰丙戌
平气	不和	不和	不和	天刑	平气
中上皆木	水克上火	木克上土	水克上火	金克中木	中上皆水
己巳己亥	戊子戊午	己丑己未	戊寅戊申	己卯己酉	戊辰戊戌
天刑	平气	平气	平气	小逆	天刑
木克中土	中上皆火	中上皆土	中上皆火	土生上金	水克中火
辛巳辛亥	庚子庚午	辛丑辛未	庚寅庚申	辛卯辛酉	庚辰庚戌
小逆	天刑	天刑	天刑	顺化	小逆
水生上木	火克中金	土克中水	火克中金	金生中水	金生上水
癸巳癸亥	壬子壬午	癸丑癸未	壬寅壬申	癸卯癸酉	壬辰壬戌
顺化	小逆	小逆	小逆	不和	顺化
木生中火	木生上火	火生上土	木生上火	火克上金	水生中木

六元本标中气治法表第十一

经以火、燥、寒、风、热、湿六元为本，以少、阳、太、厥、少、太六经为标，以脏腑表里之互相为络见于本标之中者为中气。故火为少阳本气，而少阳为气之标。燥为阳明本气，而阳明为气之标。寒为太阳本气，而太阳为气之标。风为厥阴本气，而厥阴为气之标。热为少阴本气，而少阴为气之标。湿为太阴本气，而太阴为气之标。本者，六元也。标者，六经也。六元为六经之本始，六经即六元所标著。经恐人即以标为本，失其治要，故不曰标之气，而曰气之标。明乎治之所重在气之本始，不在气所标著也。前人另求标气，转谓经未明言标义。若以原文“气之标也”之“也”字，一作“耳”字解，则尽得之矣。至于中气之治，独在阳明与厥阴两经者，熟玩经文，当于火湿之分，别有理会也。

表十一

少阳 火本 厥阴中 少阳标 本标同，治从本	阳明 燥本 太阴中 阳明标 本标中气皆不同，治从中	太阳 寒本 少阴中 太阳标 本标不同，或治本，或治标	厥阴 风本 少阳中 厥阴标 本标中气皆不同，治从中	少阴 热本 太阳中 少阴标 本标不同，或治本，或治标	太阴 湿本 阳明中 太阴标 本标同，治从本

五行胜复表第十二

谚云：木、火、土、金、水，五行周而复始，互相生。金、水、木、火、土，五贼周而复始，互相克。一若五行之只可有生，不可有克者。然而非克不生，经所以言亢害承制，制则生化也。夫欲知五行之生克，必先明五脏之子母。如肾为肝母，心为肝子；肝为心母，脾为心子；心为脾母，肺为脾子；脾为肺母，肾为肺子；肺为肾母，肝为肾子己不务德，而侮其所胜，则所胜之子来复母仇。所胜妄行，则己受其侮，而所生之子亦往复之，此太过、不及之所以皆有胜而有复也。因两存之，为实则泻子之治，并附以子失母荫亦来复者，兼以明虚则补母之义焉。

表十二

木太过，则土受克，土之子金来复。 木不及，则金亢，木之子火以热气复之。 木不及，则不生火，火失荫，亦来复。	火太过，则金受克，金之子水来复。 火不及，则水亢，火之子土以湿气复之。 火不及，则不生土，土失荫，亦来复。	土太过，则水受克，水之子木来复。 土不及，则木亢，土之子金以燥气复之。 土不及，则不生金，金失荫，亦来复。	金太过，则木受克，木之子火来复。 金不及，则火亢，金之子水以寒气复之。 金不及，则不生水，水失荫，亦来复。	水太过，则火受克，火之子土来复。 水不及，则土亢，水之子木以风气复之。 水不及，则不生木，木失荫，亦来复。

司天在泉胜复补泻合表第十三

人谓《素问》为无方之书，余谓《素问》即有方之始。运气七篇不名一药，而六味之酸、苦、辛、甘、咸、淡，四气之寒、热、温、凉，取以入各脏而分补泻者，皆药也，即皆方也。后人所赖，以知何味何气治何等病者，盖即此无方之书也。乃至今日而人皆曰此是古书，不治今病，于是而今人之所谓补非即古人所谓补矣，今人之所谓泻非即古人所谓泻矣。古有以温补凉泻、热补寒泻者，即有以凉补温泻、寒补热泻者。其于味也亦然。岂是见寒即为泻，见温即为补乎？亦岂见甘即为补，见苦即为泻乎？今之以苦寒伐胃，甘寒益肾为辞者，非特于宜泻者不敢泻，且敢于宜补者而反泻之。五脏苦欲之不讲，遂并气味补泻之无别，而曰即可以治病也，余未之敢信焉。今以七篇中胜复之治，汇而辑之，归于易简。而于“六元正纪”自甲子至癸亥，所载药食宜者，及其他之与此略同者不更赘焉，所以避繁复也。

表十三

厥阴风化	少阴热化	太阴湿化	少阳火化	阳明燥化	太阳寒化
司天 平以辛凉， 佐以苦甘， 以甘缓之， 酸泻之。 清胜 治以酸温， 佐以甘苦。 在泉 治以辛凉， 佐以苦甘， 以甘缓之， 辛散之。 清胜 治以酸温， 佐以苦甘， 以辛平之。 厥阴客 以辛补之， 酸泻之， 甘缓之。 木之主 其泻以酸， 补以辛。 厥阴胜 治以甘清， 佐以苦辛， 以酸泻之。 厥阴复 治以酸寒， 佐以甘辛， 以酸泻之， 甘缓之。	司天 平以咸寒， 佐以苦甘， 以酸收之。 寒胜 治以甘温， 佐以苦酸辛。 在泉 治以咸寒， 佐以甘苦， 以酸收之， 苦发之。 寒胜 治以甘热， 佐以苦辛， 以咸平之。 少阴客 以咸补之， 甘泻之， 酸收之。 火之主 其泻以甘， 补以咸。 少阴胜 治以辛寒， 佐以苦咸， 以甘泻之。 少阴复 治以咸寒， 佐以苦辛， 以甘泻之， 以酸收之， 辛苦发之， 咸软之。	司天 平以苦热， 佐以酸辛， 以苦燥之， 淡泄之。 湿上甚而为热 治以苦温， 佐以甘辛， 以汗为故而止。 热胜 治以苦寒， 佐以苦酸。 在泉 治以苦热， 佐以酸淡， 以苦燥之， 淡泄之。 热胜 治以苦冷， 佐以咸甘， 以苦平之。 太阴客 以甘补之， 苦泻之， 甘缓之。 土之主 其泻以苦， 补以甘。 太阴胜 治以咸热， 佐以辛甘， 以苦泻之。 太阴复 治以苦热， 佐以酸辛， 以苦泻之、 燥之、泄之。	司天 平以酸冷， 佐以苦甘， 以酸收之， 苦发之， 酸复之。 寒胜 治以甘热， 佐以苦辛。 在泉 治以咸冷， 佐以苦辛， 以酸收之， 苦发之。 寒胜 治以甘热， 佐以苦辛， 以咸平之。 少阳客 以咸补之， 甘泻之， 咸软之。 火之主 其泻以甘， 补以咸。 少阳胜 治以辛寒， 佐以甘咸， 以甘泻之。 少阳复 治以咸冷， 佐以苦辛， 以咸软之， 酸收之， 辛苦发之。	司天 平以苦温， 佐以酸辛， 以苦下之。 热胜 治以辛寒， 佐以苦甘。 在泉 治以苦温， 佐以甘辛， 以苦下之。 热胜 治以平寒， 佐以苦甘， 以酸平之。 阳明客 以酸补之， 辛泻之， 苦泄之。 金之主 其泻以辛， 补以酸。 阳明胜 治以酸温， 佐以辛甘， 以苦泄之。 阳明复 治以辛温， 佐以苦甘， 以苦泄之、 下之，酸补之。	司天 平以辛热， 佐以甘苦， 以咸泻之。 热胜 治以咸冷， 佐以苦辛。 在泉 治以甘热， 佐以苦辛， 以咸泻之， 辛润之， 苦坚之。 热胜 治以咸冷， 佐以甘辛， 以苦平之。 太阳客 以苦补之， 咸泻之， 苦坚之， 辛润之。 水之主 其泻以咸， 补以苦。 太阳胜 治以甘热， 佐以辛酸， 以咸泻之。 太阳复 治以咸热， 佐以甘辛， 以苦坚之。

附二：六气大司天

上篇

医书自仲景《伤寒论》后，于晋有王叔和，隋有巢元方，唐有孙真人、王刺史，宋有成无己，皆足以发明仲景之道，未有以仲景为偏于温者。至金元之间，刘守真、李东垣、朱丹溪出，而后之相提并论者，辄谓仲景偏于辛温，守真偏于凉泻，东垣偏于温补，丹溪偏于清滋。于是有疑其偏而弃其法者，有用其偏而执其法者，有以偏救偏而偏愈甚者，而不知皆非偏也。子舆氏谓：知人必论世，凡在尚友者皆然。岂至于医而独不然乎？然欲明前人治法之非偏，必先明六气司天之为病。六气者，如厥阴风木司天，少阳相火在泉，是为风火之气；少阴君火司天，阳明燥金在泉，是为火燥之气；太阴湿土司天，太阳寒水在泉，是为湿寒之气；少阳相火司天，厥阴风木在泉，是为火风之气；阳明燥金司天，少阴君火在泉，是为燥火之气；太阳寒水司天，太阴湿土在泉，是为寒湿之气。此逐年司天之六气，可运诸掌上者也。余则更以六十年一气之大司天计之。余盖本于外曾祖王朴庄先生引《内经》七百二十气凡三十岁而为一纪，千四百四十气凡六十岁而为一周。扩而大之，以三百六十年为一大运，六十年为一大气。五运六气迭乘，满三千六百年为一大周。公言如此，遂以知古人之用寒用温，即各随其所值之大司天以为治。而在其人，道与时合。往往有不自知者，其人而当湿土寒水、寒水湿土之运，则以温散温补为治者，非偏矣。其人而当风火火风、燥火火燥之运，则以凉泻清滋为治者，非偏矣。自余得公此论，爰为古人尽发其藏。溯自黄帝命大挠作甲子，贞下起元，从下元厥阴风木运始，以厥阴为下元，则少阴为上元，太阴为中元。复以少阳为下元，则阳明为上元，太阳为中元。合前后三元，而配以厥、少、太、少、阳、太之六气，于黄帝八年起数，前三十年为厥阴风木司天，后三十年为少阳相火在泉。历金天、高阳、高辛、唐、虞、夏、殷、周、秦，至汉灵帝十七年，改元中平之元年，为第四十九甲子。仲景当建安中，乃中平甲子垂二十年。时亦属下元厥阴风火用事，当时习用乌、附辛热，正值风火运中，为治多误。故仲景以桂枝、麻黄之温，治中风、伤寒之病。即以葛根、芩连、白虎、承气、柏皮、栀、豉之清，治温热、湿温之病。凡遇温热，即用寒凉。其谓仲景但知秋冬不识春夏者，不足与论仲景者也。由此以推至宋高宗绍兴十四年，为第六十五甲子。刘守真著《素问元机》，序云：大定丙午，为金世宗二十六年，即宋孝宗淳熙十三年，乃绍兴甲子之四十三年，燥火用事，亦宜于凉。张易水与守真同时，李东垣为易水高弟，值宋宁宗嘉泰四年，为第六十六甲子，寒湿用事，故宜于温。丹溪生于至元，卒于至正，值泰定元年第六十八甲子，火燥用事，故宜于清。以上三家亦既按其时运一一符合。即王海藏《阴证略例》纯用温药，麻革于癸卯年序之，为金乃马贞氏称制之三年，即宋理宗淳祐三年，仍在嘉泰甲子中。至明张介宾为万历时人，专主温补，则又为嘉靖四十三年第七十二甲子，寒湿用事时矣。后此吴又可论瘟疫，周禹载论温热暑疫，多用寒凉，均值天启四年第七十三甲子风火用事时。故在国朝[①]康熙二十三年，第七十四甲子火燥运中遵之多效。至乾隆九年，第七十五甲子，运值湿寒，其气已转，而医循故辙施治多乖。朴庄先生《伤寒论注》成于乾隆甲寅，以寒凉之治谓不合湿土寒水之运，公之所治无不以温散温补见长，盖公固明于大司天之六气，而自知其所值为湿寒也。若与公同时人，则但乐于用温适与时合，而实不自知其所以然矣。其后嘉庆九年，甲子为第七十有六，属于少阳相火、厥阴风木，则为火风之岁。及余生于嘉庆戊寅，中年以后，肆力于医。逮今同治三年，第七十七甲子又为阳明燥金、少阴君火用事，时上元之气未至而至，故于二年癸亥，上海一隅霍乱盛行，尽为热证。时医以其手足厥逆，竞用丁、附、桂、姜，入口即毙。余于甲子年独以石膏、芩、连，清而愈之，或以凉水调胆矾吐而愈之。证以我躬亲历，而病之各随司天以变者，弥益显然。自此至今，所遇时邪莫非温热，大都以凉散、以寒泻者愈之为多。以余所值燥火之运而宜寒凉，则风燥二火之亦宜于凉。寒湿、湿寒之必宜于温，概可推矣。由是而知仲景之用青龙、白虎汤也，以其所值为风火也。守真辟朱肱用温之误，申明仲景用寒之治为三已效方、三一承气也。以其所值为燥火也。东垣以脾胃立论，专事升阳者，以其所值为寒湿也。丹溪以知、柏治肾，专事补阴者，以其所值又为火燥也。明乎此，而知古圣昔贤著书立说都是补偏救敝之人。仲景为医中之圣，师表万世，黄芩、白虎即守真所本也；建中、理中即东垣所本也；炙甘草汤、黄连阿胶汤即丹溪所本也。补泻温凉，各随其运。设以守真而遇湿寒决不偏于寒凉，东垣而遇风燥决不偏于温补，丹溪而遇寒湿决不偏于清滋。乃读其书不论其世，因而不知其人。辄谓如某者偏于凉，如某者偏于温。孰能知法固非偏，而不善用其法者之自涉于偏哉。此无他，皆坐不讲司天故也。

下　篇

《内经》有曰：必先岁气，毋伐天和。此但就逐年之岁气言之，而六十年之岁气亦不可不讲也。审矣！余既明前人治法各从岁气，更以古今治痘家按时索之，有[②]益觉其显然者。儿病自钱仲阳减金匮八味丸之桂、附，而其于小儿之痘

①国朝：清朝，作者所处的朝代。

②有：通“又”。

亦用清法，则以其与守真同为六十五甲子燥火用事时也。陈文中十一味木香散、十二味异功散，专主温补，则以其与东垣同为六十六甲子寒湿用事时也。至丹溪以解毒和中立法，复舍陈取钱，则以其时又为六十八甲子火燥用事，同于守真而异于东垣也。迨前明汪机作《痘证理辨》，自序：于嘉靖九年庚寅，以是年痘灾盛行，其治皆主于凉。是为宏治十七年第七十一甲子燥火运中有宜然者。洎乎嘉靖末年，下逮隆万[①]，苦寒之弊，层见迭出，故万密斋、聂久吾辈首重保元，莫不以温补为事。而崇正[②]甲戌，费建中《救偏琐言》出，专主寒凉，下夺其书，中记一茸、附治验，似乎不类。而考其时尚为庚申年，万历庚申正是七十二甲子，张介宾著书时。若天启以后，所值七十三甲子，运转风火。七十四甲子，接连火燥。此二运风与燥异，而其为火则同。故费书犹盛行于康雍之间。而乾隆九年，既交七十五甲子，湿寒之运则相沿成习者又相反矣。时毗陵庄在田著"遂生编"以治痘，"福幼编"以治痉，切戒寒凉，全活无算。然揆诸嘉道间，则又有不然者。以嘉庆九年第七十六甲子，又值火风用事，故醒未子于嘉庆癸酉重刻在田书已云：时师之失，固在寒凉；庄公之得，固在温补。然苟有偏执则亦不能无弊，岂不因庄所值为湿寒，而醒未子所值为火风，度必已有投此而不验者，故为是言。而特不能识寒湿、湿寒治法不可施诸风燥二火之运耳？若余既值同治三年七十七甲子燥火之运，每于痘主清热解毒，痉主泻火坠痰，而遇虚寒之体、败坏之证，则步趋庄法亦足以应无穷之变。盖病者而果属虚寒，病甚而已极败坏，凡在四损之列者，本不得常法是拘。即使温热之末传，或亦须辛热之反佐。而况地形之南北有高下，人身之禀赋有强弱，且于抱恙之新久尤有分别，凡所以随机而应变者，本非一言可竟，而治病之法不出《内经》，《内经》之治不外六气，自"天元正纪"以下七篇，百病之治皆在其间。岂可因其所论皆运气，而忘其为治法所从出哉。

大司天三元甲子考

明薛方山先生作《甲子会纪》，第一甲子起黄帝八年，至嘉靖四十三年为第七十二甲子。国朝陈榕门先生作《甲子纪元》因之。余推贞下起元之本，准以厥、少、太、少、阳、太之六气，凡前贤治病用药咸相符合。爰为考，而次之如下：

黄帝八年起第一甲子下元

厥阴风木少阳相火

黄帝六十八年第二甲子上元

少阴君火阳明燥金

少昊十八年第三甲子中元

①隆万：明朝隆庆、万历年间。

②崇正：诸本皆作"崇正"。疑为"崇祯"之误。

太阴湿土太阳寒水
少昊七十八年第四甲子下元
少阳相火厥阴风木
颛顼五十四年第五甲子上元
阳明燥金少阴君火
帝喾二十九年第六甲子中元
太阳寒水太阴湿土
帝尧二十一载第七甲子下元
厥阴风木少阳相火
帝尧八十一载第八甲子上元
少阴君火阳明燥金
帝舜三十九载第九甲子中元
太阴湿土太阳寒水
夏仲康三岁第十甲子下元
少阳相火厥阴风木
帝相六十岁十一甲子上元
阳明燥金少阴君火
帝槐四岁十二甲子中元
太阳寒水太阴湿土
帝不降四岁十三甲子下元
厥阴风木少阳相火
帝扃五岁十四甲子上元
少阴君火阳明燥金
帝孔甲二十三岁十五甲子中元
太阴湿土太阳寒水
帝癸二十二岁十六甲子下元
少阳相火厥阴风木
商太甲十七祀十七甲子上元
阳明燥金少阴君火
太庚十五祀十八甲子中元
太阳寒水太阴湿土
太戊二十一祀十九甲子下元
厥阴风木少阳相火
仲丁六祀二十甲子上元
少阴君火阳明燥金
祖辛十祀二十一甲子中元
太阴湿土太阳寒水
祖丁二十九祀二十二甲子下元

少阳相火厥阴风木

盘庚二十五祀二十三甲子上元

阳明燥金少阴君火

武丁八祀二十四甲子中元

太阳寒水太阴湿土

祖甲二祀二十五甲子下元

厥阴风木少阳相火

武乙二祀二十六甲子上元

少阴君火阳明燥金

受辛十八祀二十七甲子中元

太阴湿土太阳寒水

周康王二年二十八甲子下元

少阳相火厥阴风木

昭王三十六年二十九甲子上元

阳明燥金少阴君火

穆王四十五年三十甲子中元

太阳寒水太阴湿土

孝王十三年三十一甲子下元

厥阴风木少阳相火

共和五年三十二甲子上元

少阴君火阳明燥金

幽王五年三十三甲子中元

太阴湿土太阳寒水

桓王三年三十四甲子下元

少阳相火厥阴风木

惠王二十年三十五甲子上元

阳明燥金少阴君火

定王十年三十六甲子中元

太阳寒水太阴湿土

景王八年三十七甲子下元

厥阴风木少阳相火

敬王四十三年三十八甲子上元

少阴君火阳明燥金

威烈王九年三十九甲子中元

太阴湿土太阳寒水

显王十二年四十甲子下元

少阳相火厥阴风木

赧王十八年四十一甲子上元

阳明燥金少阴君火
秦始皇十年四十二甲子中元
太阳寒水太阴湿土
汉文帝三年四十三甲子下元
厥阴风木少阳相火
武帝元狩六年四十四甲子上元
少阴君火阳明燥金
宣帝五凤元年四十五甲子中元
太阴湿土太阳寒水
平帝元始四年四十六甲子下元
少阳相火厥阴风木
明帝永平七年四十七甲子上元
阳明燥金少阴君火
安帝延光三年四十八甲子中元
太阳寒水太阴湿土
灵帝中平元年四十九甲子下元
厥阴风木少阳相火
蜀汉后帝延熙七年五十甲子上元
少阴君火阳明燥金
晋惠帝永兴元年五十一甲子中元
太阴湿土太阳寒水
哀帝兴宁二年五十二甲子下元
少阳相火厥阴风木
宋文帝元嘉元年五十三甲子上元
阳明燥金少阴君火
齐武帝永明二年五十四甲子中元
太阳寒水太阴湿土
梁武帝大同十年五十五甲子下元
厥阴风木少阳相火
隋文帝仁寿四年五十六甲子上元
少阴君火阳明燥金
唐高宗麟德元年五十七甲子中元
太阴湿土太阳寒水
元宗开元十二年五十八甲子下元
少阳相火厥阴风木
德宗兴元元年五十九甲子上元
阳明燥金少阴君火
武宗会昌四年六十甲子中元

太阳寒水太阴湿土

昭宗天佑元年六十一甲子下元

厥阴风木少阳相火

宋太祖乾德二年六十二甲子上元

少阴君火阳明燥金

仁宗天圣二年六十三甲子中元

太阴湿土太阳寒水

神宗元丰七年六十四甲子下元

少阳相火厥阴风木

高宗绍兴十四年六十五甲子上元

阳明燥金少阴君火

宁宗嘉泰四年六十六甲子中元

太阳寒水太阴湿土

理宗景定五年六十七甲子下元

厥阴风木少阳相火

元泰定帝泰定元年六十八甲子上元

少阴君火阳明燥金

明太祖洪武十七年六十九甲子中元

太阴湿土太阳寒水

英宗正统九年七十甲子下元

少阳相火厥阴风木

孝宗宏治十七年七十一甲子上元

阳明燥金少阴君火

世宗嘉靖四十三年七十二甲子中元

太阳寒水太阴湿土

熹宗天启四年七十三甲子下元

厥阴风木少阳相火

至我国朝

圣祖仁皇帝康熙二十三年七十四甲子上元

少阴君火阳明燥金

高宗纯皇帝乾隆九年七十五甲子中元

太阴湿土太阳寒水

仁宗睿皇帝嘉庆九年七十六甲子下元

少阳相火厥阴风木

穆宗毅皇帝同治三年七十七甲子上元

阳明燥金少阴君火

今上皇帝光绪万万年

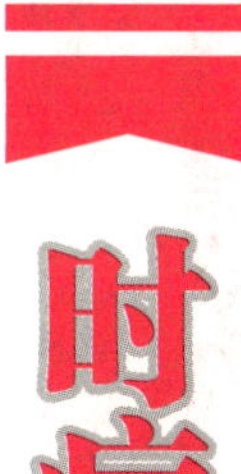

时病论

清 雷丰 撰

中医五运六气全书

目录

CONTENTS

整理说明

《时病论》取意于“时医必识时令，因时令而治时病，治时病而用时方，且防其何时而变，决其何时而解，随时斟酌”。其最重要的贡献就是建立了实用的季节性疾病全新辨治体系。

本次整理出版，是在何永校注的《时病论》的基础上进行的。同时，参考了其他版本，并根据《中医五运六气全书》统一体例作相应调整、选择、校勘、注释。

卷　一

冬伤于寒，春必病温大意

经谓：冬伤于寒，春必病温。是训人有伏气之为病也。夫冬伤于寒，甚者即病，则为伤寒，微者不即病。其气伏藏于肌肤，或伏藏于少阴，至春阳气开泄，忽因外邪乘之，触动伏气乃发。又不因外邪而触发者，偶亦有之。其藏肌肤者，都是冬令劳苦动作汗出之人；其藏少阴者，都是冬不藏精肾脏内亏之辈。此即古人所谓最虚之处，便是容邪之处。何刘松峰、陈平伯诸公，皆谓并无伏气，悖经之罪，其可逭乎！据丰论春时之伏气有五：曰春温也，风温也，温病也，温毒也，晚发也。盖春温者，由于冬受微寒，至春感寒而触发。风温者，亦由冬受微寒，至春感风而触发。温病者，亦由冬受微寒，寒酿为热，至来春阳气弛张之候，不因风寒触动，伏气自内而发。温毒者，由于冬受乖戾之气，至春夏之交，更感温热，伏毒自内而发。晚发者，又由冬受微寒，当时未发，发于清明之后，较诸温病晚发一节也。此五者，皆由冬伤于寒，伏而不发，发于来春而成诸温病者，当辨别而分治之。

程曦曰：推松峰与平伯，皆谓并无伏气，有由来也，一执《云笈七签》冬伤于汗之句，一执钱氏冬伤寒水之脏之文。殊不知两家只顾一面文章，全罔顾春伤、夏伤、秋伤之训，作何等解。思二先生天资高迈，亦受其蒙，不正其讹，反助其说，毋怪后之医者，统称暴感，恣用发散，羌、防、麻、桂，逼汗劫津，误人性命，固所不免，此不得不归咎于作俑之人也。

春温

考诸大家论春温者，惟嘉言与远公，精且密矣。嘉言以冬伤于寒、春必病温为一例，冬不藏精、春必病温又为一例，既伤于寒、且不藏精、至春同时并发，又为一例。举此三例，以论温病，而详其治。远公所论都是春月伤风之见证，分出三阳若何证治，三阴若何证治。观二家之论，可谓明如指掌。然宗嘉言不合远公，宗远公不合嘉言，反使后人无从执法。其实嘉言之论，遵经训分为三例，意在伏气；远公之论，皆系伤风见证，意在新感。总之春温之病，因于冬受微寒，伏于肌肤而不即发；或因冬不藏精，伏于少阴而不即发，皆待来春加感外寒，触动伏气乃发焉。即经所谓冬伤于寒，春必病温；冬不藏精，春必病温是也。

其初起之证，头身皆痛，寒热无汗，咳嗽口渴，舌苔浮白，脉息举之有余，

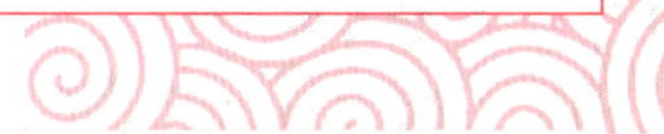

或弦或紧，寻之或滑或数，此宜辛温解表法为先；倘或舌苔化燥，或黄或焦，是温热已抵于胃，即用凉解里热法；如舌绛齿燥，谵语神昏，是温热深踞阳明营分，即宜清热解毒法，以保其津液也；如有手足瘛疭，脉来弦数，是为热极生风，即宜却热息风法；如或昏愦不知人，不语如尸厥，此邪窜入心包，即宜祛热宣窍法。春温变幻，不一而足，务在临机应变可也。

风温

风温之病，发于当春厥阴风木行令之时，少阴君火初交之际。陈平伯谓：春月冬季居多，春月风邪用事，冬初气暖多风，风温之病，多见于此。其实大为不然。不知冬月有热渴咳嗽等证，便是冬温，岂可以风温名之！即按六气而论，冬令如有风温．亦在大寒一节。冬初二字，大为不妥。推风温为病之原，与春温仿佛，亦由冬令受寒，当时未发。肾虚之体，其气伏藏于少阴；劳苦之人，伏藏于肌腠。必待来春感受乎风，触动伏气而发也。

其证头痛恶风，身热自汗，咳嗽口渴，舌苔微白，脉浮而数者，当用辛凉解表法。倘或舌绛苔黄，神昏谵语，以及手足瘛疭等证之变，皆可仿春温变证之法治之。

或问曰：因寒触动伏气为春温，初起恶寒无汗；因风触动为风温，初起恶风有汗。二病自是两途，岂可仿前治法？答曰：新感之邪虽殊，伏藏之气则一。是故种种变证，可同一治。必须辨其孰为劳苦之辈，孰为冬不藏精之人，最为切要。试观病势由渐而加，其因于劳苦者可知；一病津液即伤，变证迭出，其因于冬不藏精者又可知。凡有一切温热，总宜刻刻顾其津液，在阴虚者，更兼滋补为要耳。

又问：风温之病，何不遵仲景之训为圭臬？今观是论，并未有脉阴阳俱浮、自汗出、身重多眠睡、鼻息必鼾、语言难出等证，岂非悖仲景之言以为医乎？曰：此仲景论风温误治之变证也，非常证也。曰：常证何？曰：太阳病发热而渴，不恶寒者为温病，此常证也。

又问：平伯论风温一十二条，总称暴感时气，肺胃为病。鞠通杂于诸温条中，分治三焦。试问以平伯为然，抑亦以鞠通为然？曰：总宜遵《内经》冬伤于寒，春必病温之论，庶乎宜古宜今。见肺胃之证，即为肺胃之病；见三焦之证，即为三焦之病。弗宜印定可也。

又问：春温、风温，皆有伏气为病。今时医每逢春令见有寒热咳嗽，并无口渴之证，便言风温，可乎？曰：可。盖春令之风，从东方而来，乃解冻之温风也，谓风温者，未尝不可耳。其初起治法，仍不出辛凉解表之范围也。

温病

尝谓介宾之书，谓温病即伤寒，治分六要五忌；又可之书，谓温病即瘟疫，治法又分九传。殊不知伤寒乃感冬时之寒邪，瘟疫乃感天地之厉气，较之伏气温病，大相径庭，岂可同日而语哉。推温病之原，究因冬受寒气，伏而不发，久化为热，必待来年春分之后，天令温暖，阳气弛张，伏气自内而动，一达于外，表里皆热也。

其证口渴引饮，不恶寒而恶热，脉形愈按愈盛者是也。此不比春温外有寒邪，风温外有风邪，初起之时，可以辛温辛凉。是病表无寒风，所以忌乎辛散，若误散之，则变证蜂起矣。如初起无汗者，只宜清凉透邪法；有汗者，清热保津法。如脉象洪大而数，壮热谵妄，此热在三焦也，宜以清凉荡热法；倘脉沉实，而有口渴谵语，舌苔干燥，此热在胃腑也，宜用润下救津法。凡温病切忌辛温发汗，汗之则狂言脉躁，不可治也。然大热无汗则死；得汗后而反热，脉躁盛者亦死；又有大热，脉反细小，手足逆冷者亦死；或见痉搐昏乱，脉来促结沉代者皆死。医者不可不知。

刘松峰曰：《云笈七签》中，引作冬伤于汗甚妙。盖言冬时过暖，以致汗出，则来年必病温，余屡验之良然。冬日严寒，来春并无温病，以其应寒而寒，得时令之正故耳。且人伤于寒，岂可稽留在身，俟逾年而后发耶？

丰按：冬伤于汗。汗字欠妥，松峰反赞其妙。既谓冬伤于汗，试问春夏秋三时所伤为何物耶？又谓冬时过暖，来年病温，此说是有伏气；又谓人伤于寒，岂可稽留，此说又无伏气。片幅之中如此矛盾，诚为智者一失耳。

温毒

温毒者。由于冬令过暖，人感乖戾之气。至春夏之交，更感温热，伏毒自内而出，表里皆热。又有风温、温病、冬温，误用辛温之剂，以火济火，亦能成是病也。

其脉浮沉俱盛，其证心烦热渴，咳嗽喉痛，舌绛苔黄，宜用清热解毒法，加甘草、桔梗治之。然有因温毒而发斑、发疹、发颐、喉肿等证，不可不知。盖温热之毒，抵于阳明，发于肌肉而成斑。其色红为胃热者轻也，紫为热甚者重也，黑为热极者危也，鲜红为邪透者吉也。当其欲发未发之际，宜用清凉透斑法治之；如斑发出，神气昏蒙，加犀角、元参治之。《心法》云：疹发营分，营主血，故色红。《棒喝》云：邪郁不解，热入血络而成疹。疹亦红轻、紫重、黑危也。虽然邪郁未解，热在营分，但其温毒已发皮毛，与斑在肌肉为大异。盖肺主皮毛，胃主肌肉，所以古人谓斑属足阳明胃病，疹属手太阴肺病，疆界攸分，不容混论。鞠通混而未别，虚谷已驳其非，洵无谬也。

当其欲发未发之时，速用辛凉解表法，加细生地、绿豆衣治之，甚者加青黛、连翘治之。又有温热之毒，协少阳相火上攻，耳下硬肿而痛。此为发颐之病，颐虽属于阳明，然耳前耳后，皆少阳经脉所过之地，速当消散，缓则成脓为害，宜内服清热解毒法，去洋参、麦冬，加马勃、青黛、荷叶治之。连面皆肿，加白芷、漏芦；肿硬不消，加山甲、皂刺。外用水仙花根，剥去赤皮与根须，入臼捣烂，敷于肿处，干则易之，俟肤生黍米黄疮为度。

又有温热之毒，发越于上，盘结于喉，而成肿痹。《内经》云：一阴一阳结，谓之喉痹。一阴者，手少阴君火也；一阳者，手少阳相火也。二经之脉，并络于喉，今温毒聚于此间，则君相之火并起。盖火动则生痰，痰壅则肿，肿甚则痹，痹甚则不通而死矣。急用玉钥匙以开其喉，继以清热解毒法，去洋参、麦冬，加僵蚕、桔梗、牛蒡、射干治之。温毒之病，变证极多，至于斑、疹、颐、喉，时恒所有，故解表而出之。

晚发

晚发者，亦由冬令受寒，当时未发，发于来年清明之后，夏至以前，较之温病晚发一节，故名晚发病也。其证头痛发热，或恶风恶寒，或有汗、无汗，或烦躁，或口渴，脉来洪数者是也。亦当先辨其因寒、因风而触发者，始可定辛温、辛凉之法治之。但其曩受之伏寒，必较温热之伏气稍轻，峻剂不宜孟浪。如无风寒所触者，仍归温病论治。此宜清凉透邪法，加蝉衣、栀、壳治之。如有变证，可仿诸温门中及热病之法治之。但是病与秋时之晚发，相去云泥。彼则夏令之伏暑而发于秋，此则冬时之伏气而发于春，慎勿以晚发同名，而误同一治耳。

或问曰：细考风温、春温，发于大寒至惊蛰；温病、温毒，发于春分至立夏，界限虽分，然与《内经》先夏至日为病温，不相符节。何独晚发一病，发于清明之后，夏至以前，偏与《内经》拍合何也？答曰：大寒至惊蛰，乃厥阴风木司权，风邪触之发为风温；初春尚有余寒，寒邪触之发为春温；春分至立夏，少阴君火司令，阳气正升之时，伏气自内而出，发为温病、温毒；晚发仍是温病，不过较诸温晚发一节也。

以上五证，总在乎夏至之先，诚与《内经》先夏至日为病温，皆不枘凿矣。

拟用诸法

辛温解表法

治春温初起，风寒寒疫，及阴暑秋凉等证。

防风一钱五分　桔梗一钱五分　杏仁一钱五分，去皮尖，研　广陈皮一钱　淡豆豉三钱

加葱白五寸煎。

是法也，以防风、桔梗，祛其在表之寒邪；杏子、陈皮，开其上中之气分；淡豉、葱白，即葱豉汤，乃《肘后》之良方，用代黄麻，通治寒伤于表。表邪得解，即有伏气，亦冀其随解耳。

凉解里热法

治温热内炽，外无风寒，及暑温冬温之证。

鲜芦根五钱　大豆卷三钱　天花粉二钱　生石膏四钱　生甘草六分

新汲水煎服。

温热之邪，初入于胃者，宜此法也。盖胃为阳土，得凉则安。故以芦根为

君，其味甘，其性凉，其中空，不但能去胃中之热，抑且能透肌表之邪，诚凉而不滞之妙品，大胜寻常寒药。佐豆卷之甘平，花粉之甘凉，并能清胃除热。更佐石膏，凉而不苦；甘草泻而能和，景岳名为玉泉饮，以其治阳明胃热有功。凡寒凉之药，每多败胃，惟此法则不然。

清热解毒法

治温毒深入阳明，劫伤津液，舌绛齿燥。

西洋参三钱　大麦冬三钱，去心　细生地三钱　元参一钱五分　金银花二钱　连翘二钱，去心

加绿豆三钱，煎服。

此法治温热成毒，毒即火邪也。温热既化为火，火未有不伤津液者，故用银、翘、绿豆，以清其火而解其毒；洋参、麦冬，以保其津；元参、细地，以保其液也。

却热息风法

治温热不解，劫液动风，手足瘈疭。

大麦冬五钱，去心　细生地四钱　甘菊花一钱　羚羊角二钱　钩藤钩五钱

先将羚羊角煎一炷香，再入诸药煎。

凡温热之病，动肝风者，惟此法最宜。首用麦冬、细地，清其热以滋津液；菊花、羚角，定其风而宁抽搐；佐钩藤者，取其舒筋之用也。

祛热宣窍法

治温热、湿温、冬温之邪，窜入心包，神昏谵语，或不语，舌苔焦黑，或笑或痉。

连翘三钱，去心　犀角一钱　川贝母三钱，去心　鲜石菖蒲一钱

加牛黄至宝丹一颗，去蜡壳化冲。

是法治邪入心包之证也。连翘苦寒，苦入心，寒胜热，故泻心经之火邪。经曰：火淫于内，治以咸寒，故兼犀角咸寒之品，亦能泻心经之火邪。凡邪入心包者，非特一火，且有痰随火升，蒙其清窍，故用贝母清心化痰，菖蒲入心开窍；更用牛黄至宝之大力，以期救急扶危于俄顷耳。

辛凉解表法

治风温初起，风热新感，冬温袭肺咳嗽。

薄荷一钱五分　蝉蜕一钱，去足翅　前胡一钱五分　淡豆豉四钱　瓜蒌壳二钱　牛蒡子一钱五分

煎服。如有口渴，再加花粉。

此法取乎辛凉，以治风温初起，无论有无伏气，皆可先施。用薄荷、蝉蜕，轻透其表；前胡、淡豉，宣解其风；叶香岩云：温邪上受，首先犯肺。故佐蒌

壳、牛蒡开其肺气，气分舒畅，则新邪伏气，均透达矣。

清凉透邪法

治温病无汗，温疟渴饮，冬温之邪内陷。

鲜芦根五钱　石膏六钱，煨　连翘三钱，去心　竹叶一钱五分　淡豆豉三钱　绿豆衣三钱

水煎服。

此治温病无汗之主方，其伏气虽不因风寒所触而发，然亦有有汗、无汗之分。无汗者宜透邪，有汗者宜保津，一定之理也。凡清凉之剂，凉而不透者居多，惟此法清凉且透。芦根中空透药也，石膏气轻透药也，连翘之性升浮，竹叶生于枝上，淡豆豉之宣解，绿豆衣之轻清，皆透热也。伏邪得透，汗出微微，温热自然达解耳。

清热保津法

治温热有汗，风热化火，热病伤津，温疟舌苔变黑。

连翘三钱，去心　天花粉二钱　鲜石斛三钱　鲜生地四钱　麦冬四钱，去心　参叶八分

水煎服。

此治温热有汗之主方。汗多者，因于里热熏蒸，恐其伤津损液，故用连翘、花粉，清其上中之热；鲜斛、鲜地，保其中下之阴；麦冬退热除烦；参叶生津降火。

清凉荡热法

治三焦温热，脉洪大而数，热渴谵妄。

连翘四钱，去心　西洋参二钱　石膏五钱，煨　生甘草八分　知母二钱，盐水炒　细生地五钱

加粳米一撮，煎服。

是法也，以仲圣白虎汤为主，治其三焦之温热也。连翘、洋参，清上焦之热以保津；膏、甘、粳米，清中焦之热以养胃；知母、细地，泻下焦之热以养阴。

润下救津法

治热在胃腑，脉沉实有力，壮热口渴，舌苔黄燥。

熟大黄四钱　元明粉二钱　粉甘草八分　元参三钱　麦冬四钱，去心　细生地五钱

流水煎服。

阳明实热之证，当用大小承气，急下以存津液，但受温热之病，弱体居多，虽有是证，不能遽用是药，故以仲圣调胃承气为稳，且芒硝改为元明粉，取其性稍缓耳，合用鞠通增液汤方，更在存阴养液之意。

清凉透斑法

治阳明温毒发斑。

石膏五钱，煨用　生甘草五分　银花三钱　连翘三钱，去心　鲜芦根四钱　豆卷三钱，井水发

加新荷钱一枚，煎服。如无，用干荷叶三钱亦可。

凡温热发斑者，治宜清胃解毒为主。膏、甘治之以清胃，银、翘治之以解毒，更以芦根、豆卷透发阳明之热。荷钱者即初发之小荷叶也，亦取其轻升透发之意。热势一透，则斑自得化矣。

备用成方

葳蕤汤

治风温初起，六脉浮盛，表实壮热，汗少者，先以此方发表。

葳蕤　白薇　羌活　葛根　麻黄　川芎　木香　杏仁　石膏　甘草

共十味，水煎，日三服。

丰按：风温之病，因风触发，发热有汗，不可汗之。今谓汗少者，风必兼寒可知，故兼用羌、葛、麻黄，倘汗多者，不宜浪用。如春温之病，因寒触发，热重无汗，体素盛者，此方权可用之，弱者尚嫌太猛耳。

银翘散

治风温、温病、冬温等证。

金银花　连翘　苦桔梗　薄荷　荆芥穗　淡豆豉　牛蒡子　竹叶　生甘草

鲜芦根汤煎服。

小定风珠方

治温病厥且呃，脉细而劲者。

生龟板　真阿胶　淡菜　鸡子黄

加童便一杯冲服。

大定风珠方

治温热烁阴，或误表妄攻，神倦瘈疭，脉气虚弱，舌绛苔少，时时欲脱者。

大生地　生白芍　真阿胶　麦冬　生龟板　生鳖甲　生牡蛎　鸡子黄　火麻仁　五味子　炙甘草

水煎服。

丰按：以上三方，皆鞠通先生所制。银翘散，方极轻灵，风温、冬温初起者，用之每多应手。至于大、小定风珠，似乎腻滞，非脉证审确，不可轻用。

消毒犀角饮

治风热之毒，喉肿而疼，发斑发疹。

防风　荆芥　牛蒡子　甘草　犀角

水煎服。如热盛，加连翘、薄荷、黄芩、黄连。

连翘败毒散

治时毒发颐。

连翘　天花粉　牛蒡子　柴胡　荆芥　防风　升麻　桔梗　羌活　独活　红花　苏木　川芎　归尾　粉甘草

水煎服。如两颐连面皆肿，加白芷、漏芦；坚肿不消，加皂刺、穿山甲；大便燥结，加酒炒大黄。

犀角地黄汤

治胃火热盛，阳毒发斑，吐血衄血。

大生地　生白芍　牡丹皮　犀角

水煎服。热甚如狂者，再加黄芩。

三黄石膏汤

治伤寒温毒，表里俱盛，或已经汗下，或过经不解，三焦大热，六脉洪盛，及阳毒发斑。

黄连　黄芩　黄柏　石膏　栀子　麻黄　淡豆豉

加姜、枣、细茶入煎，热服。

凉膈散

治温热时行，表里实热，及心火亢盛，目赤便闭，胃热发斑。

连翘　栀子　黄芩　薄荷　大黄　芒硝　甘草

加竹叶，煎服。一方加白蜜一匙。

丰按：以上五方，皆治时风温热之毒，而成发斑、发疹、发颐、喉肿等证，在体实者，皆可施之，虚者俱宜酌用。

九味羌活汤

治感冒四时不正之气，伤寒伤风，温病热病。

羌活　防风　细辛　苍术　川芎　白芷　黄芩　生地　甘草

加生姜、葱白煎。

丰按：张元素制是方者，必欲人增减用之。如伤寒伤风初起者，黄芩、生地断断难施。温病热病初发者，羌、细、苍、防，又难辄用。可见医方不能胶守，此所谓能使人规矩，不能使人巧也。

临证治案

春温过汗变症

城东章某，得春温时病。前医不识，遂谓伤寒，辄用荆、防、羌、独等药，一剂得汗，身热退清，次剂罔灵，复热如火，大渴饮冷，其势如狂。更医治之，谓为火证，竟以三黄解毒为君，不但热势不平，更变神昏瘛疭。急来商治于丰，诊其脉，弦滑有力，视其舌，黄燥无津。丰曰：此春温病也。初起本宜发汗，解其在表之寒，所以热从汗解。惜乎继服原方，过汗遂化为燥。又加苦寒遏其邪热，以致诸变丛生。当从邪入心包、肝风内动治之。急以祛热宣窍法，加羚羊、钩藤。服一剂，瘛疭稍定，神识亦清，惟津液未回，唇舌尚燥，守旧法，除去至宝、菖蒲，加入沙参、鲜地，连尝三剂，诸恙咸安。

春温甫解几乎误补

三湘刘某之子，忽患春温，热渴不解，计有二十朝来，始延丰诊。脉象洪大鼓指，舌苔灰燥而干，即以凉解里热法治之。次日黎明，复来邀诊，诣其处，见几上先有药方二纸，一补正回阳，一保元敛汗。刘曰：昨宵变证，故延二医酌治，未识哪方中肯？即请示之。丰曰：先诊其脉再议。刘某伴至寝所，见病者覆被而卧，神气尚清，汗出淋漓，身凉如水，六脉安静，呼吸调匀。丰曰：公弗惧，非脱汗也，乃解汗也。曰：何以知之？曰：脉静身凉，故知之也。倘今见汗防脱，投以温补，必阻其既解之邪，变证再加，遂难治矣。乔梓乃信丰言，遂请疏方。思邪方解之秋，最难用药，补散温凉，概不可施，姑以蒌皮畅其气分，俾其余邪达表；豆衣以皮行皮，使其尽透肌肤；盖汗为心之液，过多必损乎心，再以柏子、茯神养其心也；加沙参以保其津，细地以滋其液，米仁、甘草，调养中州；更以浮小麦养心敛汗。连服二剂，肢体回温，汗亦收住。调治半月，起居如昔矣。

或问曰：先生尝谓凡学时病，必先读仲景之书。曾见《伤寒论》中，漏汗不止，而用附子。今见大汗身凉，而用沙参、细地，能不令人骇然？请详其理。答曰：用附子者，其原必寒，其阳必虚。今用沙、地者，其原乃温，其阴乃伤。一寒一温，当明辨之。又问：春温之病，因寒触动，岂无寒乎？曰：子何迂也！须知温在内，寒在外。今大汗淋漓，即有在外之寒，亦当透解，故不用附子以固其阳，而截其既解温邪之路，用沙、地以滋津液，而保其既伤肺肾之阴。若执固阳之法，必使既散之邪复聚，子知是理乎？

风温入肺胃，误作阴虚腻补增剧

云岫孙某，平素清癯，吸烟弱质，患咳嗽热渴，计半月矣。前医皆以为阴虚肺损，所服之药，非地、味、阿胶，即沙参、款、麦，愈治愈剧，始来求治于丰。按其脉，搏大有力，重取滑数，舌绛苔黄，热渴咳嗽。此明是风温之邪，盘踞肺胃。前方尽是滋腻，益使气机闭塞，致邪不能达解，当畅其肺，清其胃，用辛凉解表法，加芦根、花粉治之。服二剂，胸次略宽，咳亦畅快，气分似获稍开。复诊其脉稍缓，但沉分依然，舌苔化燥而灰，身热如火，口渴不寐，此温邪之势未衰，津液被其所劫也。姑守旧法，减去薄荷，加入石膏、知母。服至第三剂，则肌肤微微汗润，体热退清，舌上津回，脉转缓怠。继以调补，日渐而安。

风温误补致死

里人范某。患风温时病，药石杂投，久延未愈。请丰诊视，视其形容憔悴，舌苔尖白根黄，脉来左弱右强，发热缠绵不已，咳嗽勤甚，痰中偶有鲜红。此乃赋禀素亏，风温时气未罄，久化为火，刑金劫络，理当先治其标，缓治其本。遂以银翘散，去荆芥、桔、豉，加川贝、兜、蝉。此虽治标，实不碍本，倘见血治血，难免不入虚途。病者信补不服，复请原医，仍用滋阴凉血补肺之方，另服人参、燕窝。不知温邪得补，益不能解，日累日深，竟成不起。呜呼！医不明标本缓急，误人性命，固所不免矣。

风温夹湿

南乡梅某，望七之年，素来康健，微热咳嗽，患有数朝。时逢农事方兴，犹是勤耕绿野，加冒春雨，则发热忽炽，咳嗽频频，口渴不甚引饮，身痛便泻。有谓春温时感，有言漏底伤寒，所进之方，佥未应手。延丰诊治，按其脉，濡数之形，舌苔黄而且腻，前恙未除，尤加胸闷溺赤。此系风温夹湿之证，上宜清畅其肺，中宜温化其脾，以辛凉解表法，去蒌壳，加葛根、苍术、神曲、陈皮治之。服二剂，身痛已除，便泻亦止。惟发热咳嗽，口渴喜凉，似乎客湿已解，温热未清，当步原章，除去苍术、神曲，加入绍贝、蒌根、芦根、甘草。迭进三剂，则咳嗽渐疏，身热退净。复诊数次，诸恙若失矣。

胃虚温病

海昌张某，于暮春之初，突然壮热而渴，曾延医治，胥未中机。邀丰诊之，脉驶而躁，舌黑而焦，述服柴葛解肌及银翘散，毫无应验。推其脉证，温病显然，刻今热势炎炎，津液被劫，神识模糊，似有逆传之局，急用石膏、知母，以祛其热；麦冬、鲜斛，以保其津；连翘、竹叶，以清其心；甘草、粳米，以调其中。服之虽有微汗，然其体热未衰，神识略清，舌苔稍润，无如又加呃逆，脉转来盛去衰，斯温邪未清，胃气又虚竭矣。照前方增入东洋参、刀豆壳，服下似不龃龉，遍体微微有汗，热势渐轻，呃逆亦疏，脉形稍缓。继以原法，服一煎诸恙遂退。后用金匮麦门冬汤为主，调理匝月而安。

胃实温病

山阴沈某，发热经旬，口渴喜冷，脉来洪大之象，舌苔黄燥而焦。丰曰：此温病也。由伏气自内而出，宜用清凉透邪法，去淡豉、竹叶、绿豆衣，加杏仁、蒌壳、花粉、甘草治之。服一剂，未中肯綮，更加谵语神昏，脉转实大有力。此温邪炽盛，胃有燥屎昭然，改用润下救津法，加杏霜、枳壳治之。午前服下，至薄暮腹内微疼，先得矢气数下，交子夜始得更衣，有坚燥黑屎十数枚，继下溏粪，色如败酱，臭不可近。少顷遂熟寐矣，鼾声如昔，肤热渐平，至次日辰时方醒，醒来腹内觉饥，啜薄粥一碗。复脉转为小软，舌苔已化，津液亦生。丰曰：病全愈矣，当进清养胃阴之药。服数剂，精神日复耳。

程曦曰：斯二症皆是温病，见证似乎相仿，一得人参之力，一得承气之勋，可见学医宜参脉证。一加呃逆，脉转洪形，便知其为胃气之虚；一加谵语，脉转实大，便知其为胃气之实。论其常证，相去不远，见其变证，虚实攸分。临证之秋，苟不审其孰虚孰实，焉能迎刃而解耶！

有孕发斑

建德孙某之妻，怀胎五月，忽发温毒之病。延丰诊之，已发斑矣。前医有用辛温发散，有用补养安胎，不知温毒得辛温愈炽，得补养弥盛，是以毒势益张，壅滞肌肉而发为斑。其色紫者，胃热盛也，脉数身热，苔黄而焦，此宜解毒清斑，不宜专用安补。遂以石膏、芦根，透阳明之热；黄芩、鲜地，清受灼之胎；佐连翘、甘草以解毒，荷叶以升提。服一帖，身热稍清，斑色退淡，惟脉象依然数至，舌苔未见津回，仍守旧章，重入麦冬，少增参叶。继服二帖，诸恙尽退。后用清补之法，母子俱安。

温毒发疹

古越胡某之郎，年方舞象①，忽患热渴咳闭，已半月矣。前医罔效，病势日加沉重。遣人延丰诊治，诣其寓所，先看服过三方，皆是沙参、麦冬、桑皮、地骨，清金止咳等药。审其得病之时，始则发热咳嗽，今更加之胸闭矣。诊其脉，两寸俱盛，此明系温热之毒，盘踞于上，初失宣气透邪之法，顿使心火内炽，肺金受刑。盖肺主皮毛，恐温毒外聚肤腠而发为疹，遂令解衣阅之，果见淡红隐隐。乘此将发未透之际，恰好轻清透剂以治之，宜以辛凉解表法，去蒌壳，加荷叶、绿豆衣、西河柳叶。服下遂鲜红起粒，再服渐淡渐疏，而热亦减，咳亦平。继以清肃肺金之方，未及一旬，遂全瘥耳。

喉痹急证

城东陈某之室，偶沾温毒而成喉痹。来邀诊治，见其颈肿牙闭，不能纳食，惟汤水略为可咽，脉象浮中不著，沉分极数。丰曰：此温毒之证，过服寒凉，则温毒被压，益不能化，索前方一阅果然，据愚意理当先用温宣，解其寒凉药气，俟牙松肿减，而后以凉剂收功。满座皆曰：然。遂以谷精、紫菀开其喉痹；薄

①舞象：指男子15岁以上，原为古武舞名。《礼记·内则》："成童，舞象，学射御。"

荷、荆芥宣散风邪；橘红快膈化痰；甘草泻火解毒；桔梗载诸药之性在上，仍能开畅咽喉；细辛治喉痹有功，且足少阴本药，以少阴之脉，循喉咙也。速令煎尝，另用玉钥匙，即马牙硝钱半，蓬砂五分，僵蚕三分，大坭冰片一分，擂细吹喉，令涎多出。自日晡进药，至二更时候，牙关略展，忽作咳嗽连声。次日复邀诊视，告以病情。丰曰：有生机也。脉形稍起，苔色纯黄，此温毒透达之象。改以元参、细地、绍贝、牛蒡、参叶、射干、大洞果，金果榄等药。迭进三剂，颈肿尽消，咽喉畅利，咳嗽亦渐愈矣。

或问曰：观先生数案，皆用法而不用汤。尝见古人治斑疹颐喉，皆不出吴氏举斑汤、钱氏升葛汤、活人玄参升麻汤、东垣普济消毒饮等方，方内皆用升麻。窃思斑疹赖其透发，颐喉借其升提，今先生舍而不用者，是何意也？答曰：吴淮阴云：升腾飞越太过之病，不当再用升提，说者谓其引经，亦愚甚矣。诚哉非谬也！丰深有味乎斯言。即遇当升透之病，莫如荷叶、桔梗为稳。升麻升散力速，他病为宜，于斑疹颐喉，究难用耳。

伏气晚发

若耶赵某，颇知医理，偶觉头痛发热，时或恶风。自以为感冒风邪，用辛温散剂，热势增重。来迓于丰，脉象洪滑而数，舌根苔黄，时欲烦躁，口不甚渴。丰曰：此晚发证也。不当辛散，宜乎清解之方。病者莞然而笑，即谓：晚发在乎秋令，春时有此病乎？见其几上有医书数种，内有叶香岩《医效秘传》，随手翻出使阅，阅之而增愧色，遂请赐方，以辛凉解表法，加芦根、豆卷治之。连服三煎，一如雪污拔刺，诸恙咸瘳。

卷　二

春伤于风大意

《内经》云：春伤于风。谓当春厥阴行令，风木司权之候，伤乎风也。夫风邪之为病，有轻重之分焉，轻则曰冒，重则曰伤，又重则曰中。如寒热有汗，是风伤卫分，名曰伤风病也；鼻塞咳嗽，是风冒于表，名曰冒风病也；突然昏倒，不省人事，是风中于里，名曰中风病也，当分轻重浅深而治之。且风为六气之领袖，能统诸气，如当春尚有余寒，则风中遂夹寒气，有感之者是为风寒；其或天气暴热，则风中遂夹热气，有感之者是为风热；其或春雨连绵，地中潮湿上泛，则风中遂夹湿气，有感之者是为风湿；倘春应温而反寒，非其时而有其气，有患寒热如伤寒者，是为寒疫。此七者皆春令所伤之新邪，感之即病，与不即病之伏气，相去天渊，当细辨之。

伤风

伤风之病，即仲景书中风伤卫之证也，诸家已详，可毋细论耳。然其初起之大概，亦当述之。夫风邪初客于卫，头痛发热，汗出恶风，脉象浮缓者，此宜解肌散表法治之。经曰：伤于风者，头先受之，故有头痛之证；风并于卫，营弱卫强，故有发热汗出之证；汗出则腠疏，故有恶风之证；脉浮主表，缓主风，故用解肌散表之法，以祛卫外之风。倘脉浮紧发热汗不出者，不可与也，当须识此，勿令误也。若误用之，必生他变，然则当按仲景法治之。世俗每见鼻塞咳嗽，遂谓伤风，而不知其为冒风也。冒风之病，详在下编。

冒风

冒风者，风邪冒于皮毛，而未传经入里也。汪讱庵曰：轻为冒，重为伤，又重则为中。可见冒风之病，较伤风为轻浅耳。近世每以冒风之病，指为伤风，不知伤风之病，即仲景书中风伤卫之证也。今谓冒风，乃因风邪复冒皮毛，皮毛为肺之合，故见恶风、微热、鼻塞、声重、头痛、咳嗽，脉来濡滑而不浮缓，此皆春时冒风之证据，与风伤卫之有别也，宜乎微辛轻解法治之。倘或口渴喜饮，是有伏气内潜，如脉数有汗为风温，脉紧无汗为春温，务宜区别而治，庶几无误。

或问曰：曾见灵胎书中有头痛、发热、咳嗽、涕出，俗语所谓伤风，非仲圣《伤寒论》中之伤风也。今先生竟以风伤卫分为伤风，与灵胎相悖，究竟谁是谁非？曰：灵胎所论之伤风，即是书之冒风；是书之伤风，即仲圣书中风伤卫分之伤风。据理而论，当遵圣训为是，俗语为非。曰：观先生所论之冒风，较伤风为轻。灵胎所论之伤风，为至难治之疾，一轻一重，何其相反？曰：丰谓风邪初冒皮毛，其证轻而且浅，不难数服而瘥，故曰轻也；彼谓邪由皮毛而入于肺，经年累月，病机日深，变成痨怯，故曰至难治之疾也。一论初起，一论病成，何相反之有。

中风

中风之病，如矢石之中人，骤然而至也。古人谓类中为多，真中极少，是书专为六气而设，故论真中为亟耳。观夫卒中之病，在春中风为多，在夏中暑为多，在秋中湿为多，在冬中寒为多，是以中风之病，详于春令。盖风之中于人也，忽然昏倒，不省人事，或㖞斜舌强，痰响喉间等证。当其昏倒之时，急以通关散取嚏，有则可治，无则多死；口噤者，用开关散擦牙软之；痰涎壅盛，用诸吐法涌之；此乃急则治标之法。再考诸贤论治，惟《金匮》分为四中，最为确当，堪为后学准绳。一曰中经，一曰中络，一曰中腑，一曰中脏。如左右不遂，筋骨不用，邪在经也，当用顺气搜风法治之；口眼㖞斜，肌肤不仁，邪在络也，当用活血祛风法治之；昏不识人，便溺阻隔，邪在腑也，当用宣窍导痰法，益以百顺丸治之；神昏不语，唇缓涎流，邪在脏也，亦宜此法，佐以牛黄清心丸治之。如口开则心绝，目合则肝绝，手撒则脾绝，鼾睡则肺绝，遗溺则肾绝；又有摇头上窜，汗出如油，脉大无伦，或小如纤，皆不可治。

或问：古人治中风，每有中腑、中脏、中血脉之分，中腑以小续命汤，中脏以三化汤，中血脉以大秦艽汤。今既曰遵《金匮》之四中，然与原文不符合者何？曰：此遵《金鉴》订正之文，谅无有误耳。曰：论中又谓真中极少，类中为多，究竟真类，何以别耶？曰：忽然昏倒，真类皆有之证，然类中者，但无口眼㖞斜，不仁不用等证也。曰：真类既分，不知类中有几？曰：类中之病有八也：一因气虚之体，烦劳过度，清气不升，忽然昏冒为虚中也，治宜补气；一因气实之人，暴怒气逆，忽然昏倒为气中也，治宜顺气；一因七情过极，五志之火内发，卒然昏倒无知为火中也，治宜凉膈；一因过饱感受风寒，或因恼怒气郁食阻，忽然昏厥为食中也，治宜宣消；一因登冢入庙，冷屋栖迟，邪气相侵，卒然妄语，头面青黑，昏不知人为恶中也，治宜辟邪；所有暑中论在卷四，湿中论在卷六，寒中论在卷八。此八者，皆称为类中也。

程曦曰：是书以《金匮》之四中为准绳，而不以《内经》偏枯、风痱、风懿、风痹四者为纲领何？思之良久，恍然有会。盖偏枯者，半身不遂也；风痱者，四肢不举也；风懿者，卒然不语也；风痹者，遍身疼痛也。窃谓偏枯、风痱、风懿，皆属中风，而风痹一病，断断不能混入，恐后学人，以痹为中，所以宗后圣而未宗先圣，职是故耳。

江诚曰：诸书以半身不遂，分出左瘫、右痪，不用、不仁。盖谓瘫者坦也，筋脉弛纵，坦然不收；痪者涣也，气血涣散，筋骨不用。又谓右为不用，左为不仁，其实瘫与不仁，即论中之邪中乎络也；痪与不用，即论中之邪中乎经也。今以此四中括之，真所谓要言不烦矣。

风寒

经云：风为百病之长也，以其能统诸气耳。夫春令之风，多兼温气；夏令之风，多兼暑气；秋令之风，多兼湿气；冬令之风，多兼寒气。今风寒之病，不论于冬，而论于春令者，盖以风为重也，如冬令之风寒，以寒为重可知。若此别之，在春令辛温不宜过剂，在冬令辛热亦可施之，所以前人用药宜分四时，洵非谬也。是论风寒者，缘于初春尚有余寒，所至之风，风中夹寒，人感之者，即寒热头痛，汗出不多，或咳嗽，或体痠，脉来浮大，或兼弦紧是也，宜以辛温解表法治之。然此病较当春之寒疫稍轻，较冬令之伤寒则更轻矣，治之得法，不难一二剂而瘳，但当审其兼证为要，如兼痰者，益以苓、夏，兼食者，加入神、楂，随证减增，庶几有效。

风热

春应温而过热，是为非时之气。所感之风，风中必夹热气，故名风热病耳。此不但与风温为两途，抑且与热病为各异。盖风温、热病，皆伏气也；风热之邪，是新感也。其初起寒微热甚，头痛而昏，或汗多，或咳嗽，或目赤，或涕黄，舌起黄苔，脉来浮数是也，当用辛凉解表法为先；倘恶寒头痛得瘥，转为口渴喜饮，苔色黄焦，此风热之邪，已化为火，宜改清热保津法治之；倘或舌燥昏狂，或发斑发疹，当仿热病门中之法治之。

或问曰：尝见昔贤所谓春应温而反寒，是为非时之气；今先生谓春应温而过热，亦为非时之气。昔今之论，何其相反？请详悉之。答曰：昔贤之论，固非有谬；丰之鄙论，亦有所本。今谓春应温而过热，即《金匮》所谓至而太过，《礼记》所谓春行夏令也。昔贤谓春应温而反寒，即《金匮》所谓至而不去，《礼记》所谓春行秋令也。

风湿

风湿之病，其证头痛、发热，微汗、恶风，骨节烦疼，体重微肿，小便欠利，脉来浮缓是也。罗谦甫云：春夏之交，人病如伤寒，为风湿证也，宜用五苓散，自愈。由是观之，风湿之邪，多伤于太阳者，不待言矣！宜用两解太阳法疏其膀胱之经，复利其膀胱之腑也。如风胜者，多用羌、防；湿胜者，多加苓、泽；阴虚之体，脉中兼数，宜加黄柏、车前；阳虚之体，脉内兼迟，宜入载天、附片。医者总宜分其风胜湿胜，辨其阴虚阳虚，庶无贻误。喻嘉言曰：风湿之中人也，风则上先受之，湿则下先受之，俱从太阳膀胱而入。风伤其卫，湿留关节，风邪从阳而亲上，湿邪从阴而亲下，风邪无形而居外，湿邪有形而居内，上下内外之间，邪相搏击，故显汗出、恶风、短气、发热、头痛、骨节烦疼、身重微肿等证，此固宜从汗解。第汗法与常法不同，贵徐不贵骤，骤则风去湿存，徐则风湿俱去也。

丰按：论风湿，惟嘉言先生为白眉，明出上下表里，可谓批却导窍矣，更妙论汗之法，贵徐不贵骤，此五字诚为治风湿之金针，学人不可以其近而忽之也。

寒疫

叔和《序例》曰：从春分以后，至秋分节前，天气暴寒者，皆为时行寒疫也。考之《金鉴》，又谓：春应温而反寒，名曰寒疫。据此而论，春有是病，而夏秋无是病也。其实夏令之寒，是为阴暑之病；秋月之寒，是为秋凉燥气，此分明夏秋不病寒疫，当宗《金鉴》之训，寒疫在乎春令也。盖疫者役也，若役使然，大概众人之病相似者，皆可以疫名之。此又与瘟疫之疫，相悬霄壤，须知瘟疫乃天地之厉气，寒疫乃反常之变气也。其初起头痛、身疼，寒热无汗，或作呕逆，人迎之脉浮紧者，宜用辛温解表法治之。观此见证，与冬令伤寒初客太阳无异。因在春令，所以不名伤寒，又因众人之病相同，所以名为寒疫。然其治法，又与伤寒相去不远矣。如有变证，可仿伤寒法治之。

或问曰：先生谓夏令之寒，是为阴暑之病，倘未交小暑、大暑之令，而受立夏、小满、芒种、夏至之寒，可以名寒疫否？答曰：可也。昔贤谓夏应热而反凉，是为非时之气，若果见证与寒疫相合，不妨用寒疫之方，此所谓超乎规矩之外，仍不离乎规矩之中也。

拟用诸法

解肌散表法

治风邪伤卫，头痛畏风，发热有汗等证。

嫩桂枝　白芍药　粉甘草　生姜　大枣

水煎服。

此仲景之桂枝汤，治风伤卫之证也。舒驰远曰：桂枝走太阳之表，专驱卫分之风；白芍和阴护营，甘草调中解热，姜辛能散，枣甘能和，又以行脾之津液，而调和营卫者也。

微辛轻解法

治冒风之证，头微痛，鼻塞，咳嗽。

紫苏梗一钱五分　薄荷梗一钱　牛蒡子一钱五分　苦桔梗一钱五分　瓜蒌壳二钱　广橘红一钱，去白

水煎服。

凡新感之风邪，惟冒为轻，只可以微辛轻剂治之。夫风冒于皮毛，皮毛为肺之合，故用紫苏、薄荷以宣其肺，皆用梗而不用叶，取其微辛力薄也。盖风为阳邪，极易化火，辛温之药，不宜过用，所以佐牛蒡之辛凉，桔梗之辛平，

以解太阴之表，及蒌壳之轻松，橘红之轻透，以畅肺经之气，气分一舒，则冒自解矣。

顺气搜风法

治风邪中经，左右不遂，筋骨不用。

台乌药一钱　陈橘皮一钱五分　天麻一钱　紫苏一钱五分　甘菊花一钱　参条二钱　炙甘草五分　宣木瓜一钱

加桑枝三钱为引，水煎服。

此师古人顺风匀气散之法，以治风邪中经之病也。香岩曰：经属气。所以进乌药、陈皮以顺其气，天麻、苏、菊以搜其风。经曰：邪之所凑、其气必虚。故佐参、草辅其正气；更佐木瓜利其筋骨，桑枝遂其左右之用也。

活血祛风法

治风邪中络，口眼㖞斜，肌肤不仁。

全当归三钱，酒炒　川芎一钱五分　白芍一钱，酒炒　秦艽一钱五分　冬桑叶三钱　鸡血藤胶一钱

加橘络二钱，煎服。

此治风邪中络之法也。香岩云：络属血。故用鸡血藤、川芎以活其血，即古人所谓治风须养血，血行风自灭也。经曰：营虚则不仁。故用当归、白芍补益营血，而治不仁也。秦艽为风药中之润品，散药中之补品，且能活血荣筋；桑叶乃箕星[①]之精，箕好风，风气通于肝，最能滋血去风，斯二者，诚为风中于络之要剂。更佐橘络以达其络，络舒血活，则风邪自解，而㖞斜自愈矣。

宣窍导痰法

治风邪中脏、中腑，及痉发昏倒等证。

远志一钱，去心　石菖蒲五分　天竺黄二钱　杏仁三钱，去皮尖，研　瓜蒌实三钱，研　僵蚕三钱，炒　皂角炭五分

水煎，温服。

风邪中于脏腑者，宜施此法。其中乎经，可以顺气搜风；其中乎络，可以活血祛风。今中脏腑，无风药可以施之，可见中脏之神昏不语，唇缓涎流，中腑之昏不识人，便溺阻隔等证，确宜宣窍导痰。方中天竺、远、菖，宣其窍而解其语；杏仁、蒌实，导其痰且润其肠；僵蚕化中风之痰，皂角通上下之窍，此一法而两用也。尤恐其力之不及，中腑更佐以百顺，中脏更佐以牛黄，按法用之，庶无差忒。

①箕星：二十八宿中东方七宿之末宿，古人以此星宿为风神。又《典术》："桑，箕星之精。"

辛温解表法见卷一。

辛凉解表法见卷一。

清热保津法见卷一。

两解太阳法

治风湿之证，头痛身重，骨节烦疼，小便欠利。

桂枝一钱五分　羌活一钱五分　防风一钱五分　茯苓三钱　泽泻一钱五分　生米仁四钱　苦桔梗一钱五分

流水煎服。

斯法也，乃两解太阳风湿之邪。风邪无形而居外，所以用桂枝、羌、防，解其太阳之表，俾风从汗而出；湿邪有形而居内，所以用苓、泽、米仁，渗其膀胱之里，俾湿从溺而出；更以桔梗通天气于地道，能宣上复能下行，可使风湿之邪，分表里而解也。嘉言虽谓风湿之病，固宜从汗而解，然风胜于湿者，则湿可随风去。倘湿胜于风者，则宜此法治之。

备用成方

海藏神术散

治外感风寒，发热无汗。

苍术　防风　甘草

加生姜、葱白，煎服。

香苏饮

治四时感冒风寒，头痛发热，或兼内伤，胸闷咳逆。

香附　紫苏　陈皮　甘草

加姜、葱煎。伤食加砂、曲，咳嗽加桑、杏，有痰加苓、夏，头痛加芎、芷，有汗加桂枝，无汗加麻黄。

参苏饮

治外感内伤，发热咳嗽，伤风泄泻等证。

人参　紫苏　茯苓　陈皮　半夏　甘草　枳壳　桔梗　前胡　干葛　木香

加姜、枣煎。外感多者，去枣加葱白；肺中有火，去人参，加杏仁、桑皮。

金沸草汤

治肺经伤风，头目昏痛，咳嗽多痰。

金沸草即旋覆花，用绢包煎　制半夏　茯苓　前胡　荆芥　细辛　甘草

加姜、枣煎。如胸闷加枳壳、桔梗，有热加柴胡、黄芩，头痛加川芎。

桂枝汤

治风伤卫，阳浮而阴弱，发热头痛，自汗恶风，鼻鸣干呕等证。

药味见解肌散表法。

丰按：神术散，香苏散，皆治风寒之轻证也，重则不可恃耳。参苏饮，乃治气虚之外感，稍壮者减参可也。金沸草汤，治肺经之伤风；桂枝汤，治卫分之伤风。此皆疏散之方，施治有别，弗宜混用。

通关散

治中风不省人事。

南星　皂角　细辛　薄荷　生半夏

共为细末。吹入鼻中，有嚏可治，无嚏难治。

开关散

治中风口噤。

乌梅肉　上冰片　生南星

为末，擦牙，其噤可开。

此二方乃救暴中之急，预当备之。

小续命汤

治中风不省人事，半身不遂，口眼㖞斜，语言蹇涩，及刚柔二痉。

防风　桂枝　麻黄　杏仁　川芎　白芍　人参　甘草　黄芩　防己　附子

加姜、枣，煎服。

三化汤

治中风邪气作实，二便不通。

羌活　大黄　厚朴　枳实

水煎，温服。

大秦艽汤

治中风手足不能运调，舌强不能言语，风邪散见，不拘一经者。

秦艽　石膏　当归　白芍　川芎　生地　熟地　白术　茯苓　甘草　黄芩　防风　羌活　独活　白芷　细辛

水煎，温服。

乌药顺气散

治中风遍身顽麻，骨节疼痛，步履艰难，语言蹇涩，口眼㖞斜，喉中气急

有痰。

乌药　橘红　麻黄　川芎　白芷　僵蚕　枳壳　桔梗　姜炭　炙草

加姜、葱煎。

顺风匀气散

治中风半身不遂，口眼㖞斜。

乌药　沉香　青皮　木瓜　白芷　天麻　苏叶　人参　白术　甘草

加生姜，煎服。

牵正散

治中风口眼㖞斜，无他证者。

白附子　僵蚕　全蝎

等分为末，每服二钱，酒调下。

丰按：以上诸方，皆治真中之病。若东垣所谓烦劳过度，清气不升而中者；丹溪所谓湿热生痰，痰气上冒而中者；河间所谓七情过极，五志之火内发而中者。此皆为类中之病，慎毋误投。

黄芪五物汤

治风痱身无痛，半身不遂，手足无力，不能动履者。久久服之，自见其功。

炙黄芪　炒白芍　嫩桂枝

加姜、枣，煎服。

防风黄芪汤

治中风不能言，脉迟而弱者。

防风　黄芪

水煎，温服。

丰按：此二方，皆用黄芪，是治气虚之体，患中风之病也，非肾虚不涵肝木，木动生风，而发眩仆之虚风可比，务宜分别而治，庶不龃龉。

防风通圣散

治一切风寒暑湿，饥饱劳役，内外诸邪所伤，及丹、斑、瘾疹等证。

防风　荆芥　麻黄　桔梗　连翘　栀炭　黄芩　薄荷　大黄　芒硝　石膏滑石　白术　甘草　当归　白芍　川芎

加生姜、葱白煎。

丰按：此方是河间所制，主治甚多，不能尽述，其药味表里气血皆备，医者不能拘守成方，务宜临时权变。本方除大黄、芒硝名双解散。汪讱庵曰：麻、防、荆、薄、川芎以解表，芩、栀、膏、滑、连翘以解里，复有归、芍以和血，甘、桔、白术以调气，故曰双解。

柴葛解肌汤

治太阳、阳明、少阳合病，头目眼眶痛，鼻干不得眠，寒热无汗，脉象微洪，或兼弦。

柴胡　葛根　羌活　白芷　黄芩　赤芍　桔梗　甘草　石膏

加姜、枣，煎服。

《金鉴》云：此方陶华所制，以代葛根汤。凡四时太阳阳明少阳合病之轻证，均宜此汤加减治之，如无太阳证者，减羌活；无少阳证者，减柴胡；下利减石膏，以避里虚；呕逆加半夏，以降里逆。

苏羌饮

治寒疫有效，并治伤风伤寒，可代麻、桂、十神之用。

紫苏　羌活　防风　陈皮　淡豉　生姜　葱白

丰按：是方乃刘松峰所制，治寒疫之功颇捷，倘丰之辛温解表法，未获效者，可继此方，堪为接应之兵也，慎毋忽诸。

临证治案

冒风轻证不慎口食转重

城西孙某，感冒风邪，丰用微辛轻解法加杏仁、象贝治之。服二剂，复来赶请，谓方药无灵，病忽益剧，息贲胸闭，鼻衄如泉。即往诊之，寸脉皆大，沉按滑数而来。丰曰：此风痰壅闭于肺，化火劫络之证也。方中并无补剂，何得加闭？又无热药，何得动衄？询其曰昨所食之物，乃火酒下鸡，夫鸡乃关风之物，酒为助火之物，宜乎增剧，无怪方药。遂用金沸草汤去细辛、荆芥，加葶苈、杏仁降肺气以开其闭，黄芩、栀炭清血热而止其衄，连服三煎，即中病机。若以楂肉、鸡金消其积，葛花枳椇解其酲，便是刻舟求剑矣。

风邪中络

城西马某之母，望八高年，素常轻健，霎时暴厥，口眼㖞斜，左部偏枯，形神若塑，切其脉端直而长，左三部皆兼涩象。丰曰：此血气本衰，风邪乘虚中络，当遵古人治风须治血，血行风自灭之法。于是遂以活血祛风法，加首乌、阿胶、天麻、红枣治之，连服旬余，稍为中窾。复诊脉象，不甚弦而小涩，左肢略见活动，口眼如常，神气亦清爽矣。惟连宵少寐，睡觉满口焦干，据病势已衰大半，但肝血肾液与心神，皆已累亏，姑守旧方，除去秦艽、桑叶、白芍、天麻，加入枸杞、苁蓉、地黄、龙眼，又服十数剂，精神日复，起居若旧矣。

中风急证

南乡余某，年将耳顺，形素丰肥，晨起忽然昏倒，人事无知，口眼㖞斜，牙关紧闭，两手之脉皆浮滑，此为真中风也，诚恐痰随风涌耳。令购苏合香丸，未至痰声遂起，急以开关散先擦其龈，随化苏合香丸，频频灌下，少焉，痰如鼎沸，隔垣可闻，举家惊惶，索方求救，又令以鹅翎向喉内蘸痰，痰忽涌出，约有盈碗，人事略清，似有软倦欲寐之状。屏去房内诸人，待其宁静而睡，鼻有微鼾，肤有微汗，稍有痰声。顷间又一医至，遂谓鼾声为肺绝，汗出为欲脱，不可救也，即拂衣而去。丰思其体颇实，正未大虚；汗出微微，谅不至脱；痰既涌出，谅不至闭；询其向睡，亦有鼾声，姑以宣窍导痰法加东参、姜汁治之，从容灌下。直至二更时分，忽闻太息一声，呼之遂醒，与饮米汤，牙关似觉稍松，诘其所苦，又有垂头欲睡之态，即令弗扰，听其自然，依旧鼾声而寐，汗出周身，至次日黎明甫醒，皮肤汗减，痰声亦平，口眼亦稍端正。复诊其脉，滑而不浮，似乎风从微汗而去，痰尚留滞于络也。继用茯神、柏子养心收汗，橘络、半夏舒络消痰，加穞豆、桑叶以搜余风，远志、菖蒲以宣清窍，更佐参、甘辅正，苏合开痰，本末兼医，庶几妥当，合家深信，一日连尝二剂，至第五朝诸恙皆减，饮食日渐进矣。

中风脱证

城中郑某，年届古稀，倏然昏仆，左肢不遂，肌肤不仁，无力而瘫，舌强言蹇。郡中医士，或专用补益，或专以疏风，或开窍消痰，或标本兼理，咸未中病。迨邀丰诊，脉小如纤，汗下如雨，喘急遗溺，神识昏蒙。丰曰：脱证见矣，不可挽也。乃郎再四求治，念其孝心纯笃，勉存一法，用高丽人参五钱，附片三钱，姜汁一匙，令浓煎频频服之。又迎他医，亦系参附为君，延至三天，果归大暮。

真中死证

北野贺某之妻，陡然昏倒，口目歪斜，神识朦胧，左肢不遂，牙关紧闭，脉大无伦，但其鼾声似睡，分明肺绝之征。谓其婿曰：死证已彰，不可救也。复延他医诊治，终不能起。

程曦曰：观前之郑案，至于汗多喘急，遗溺神昏，脉小如纤，知为脱证；此案神昏牙闭，鼻息如鼾，脉大无伦，知为绝证。脱绝之证已显，死期可必矣。思吾师课徒之心甚苦，书中轻案、重案以及死案，一概详之，未始非临证之一助也。

风湿两感

海昌濮某之媳，孤帏有数载矣，性情多郁，郁则气滞，偶沾风湿，遂不易解。始则寒热体疼，继则遍身浮肿，述服数方，佥未中肯。丰知其体素亏，剥削之方，似难浪进，姑以两解太阳法去米仁、泽泻二味，白茯用皮，再加陈皮、厚朴、香附、郁金治之。服二剂稍有汗出，寒热已无，浮肿略消，下体仍甚。思前贤有上肿治风，下肿治湿之说，姑照旧法除去羌活，更佐车、椒、巴戟，连尝五剂，始获稍宽，后用调中化湿之方，医治旬余，得全瘥矣。

风湿误为风温

须江毛某，贩柴来城，忽然患病，曾延医治乏效，来迓于丰。见其所服之方，皆作风温论治，诊其脉，弦而缓。考其证，寒热身疼，舌苔虽黄，黄而滋腻，口虽作燥，不甚引饮。丰曰：此属风湿时邪，实非风温伏气，就目前厥阴主气而论，风温之病似矣，不审今春淫雨缠绵，地中之湿上泛，随时令之风而袭人，遂成诸证。况无咳嗽口渴，又无滑数之脉，显然非风温也，宜从风湿立法。以平胃、神术、葱豉三方合为一剂，连进数服而安。

产后寒疫

豫章邱某之室，分娩三朝，忽患时行寒疫。曾经医治，有守产后成方用生化者，有遵丹溪之法用补虚者，佥未中的，而热势益张。邀丰诊之，脉似切绳转索，舌苔满白，壮热汗无。丰曰：此寒疫也，虽在产后，亦当辛散为治。拟用辛温解表法去桔梗，加芎、芷、干姜、黑荆、穞豆，嘱服二剂，则热遂从汗解，复用养营涤污之法，日渐而瘳。

时行寒疫

城中王某之女刚针黹时，偶觉头痛畏寒，身热无汗。延医调治，混称时证，遂用柴葛解肌，未效又更医治，妄谓春温伏气，用萎蕤汤又未中病。始来商治于丰，按其脉，人迎紧盛，舌白而浮，口不干渴。丰曰：春应温而反寒，寒气犯之，是为时行寒疫。前二方，未臻效者，实有碍乎膏、芩，幸同羌、葛用之，尚无大害。据愚意法当专用辛温，弗入苦寒自效。即以松峰苏羌饮加神曲、豆卷治之，令其轻煎温服，谨避风寒，覆被安眠，待其汗解。服一煎，果有汗出，热势遂衰，继服一煎，诸恙尽却矣。

卷　三

春伤于风，夏生飧泄大意

经谓：春伤于风者，乃即病之新感也，即二卷中伤风冒风之证。今谓春伤于风，夏生飧泄者，此不即病之伏气也。盖风木之气，内通乎肝，肝木乘脾，脾气下陷，日久而成泄泻。经又云：邪气留连，乃为洞泄。此亦言伏气为病。可见飧泄、洞泄，皆由伏气使然。然有寒泻、火泻、暑泻、湿泻、痰泻、食泻，虽不因乎伏气，又不得不并详之。盖飧泄则完谷不化；洞泄则直倾于下；寒泻则脉迟溺白，腹中绵痛；火泻则脉数溺赤，痛一阵，泻一阵；又有烦渴面垢，为暑泻；胸痞不渴，为湿泻；或时泻，或时不泻为痰泻；嗳气作酸，泻下腐臭为食泻。泄泻之病，尽于斯矣。《灵枢》又云：春伤于风，夏生后泄肠澼。肠澼者，古之痢名也。痢有风、寒、热、湿、噤口、水谷、休息、五色之分，均宜辨治。风痢者，似肠风下血而有痛坠；寒痢者，下稀水而清腥，腹中痛甚；热痢者，如鱼脑而稠黏，窘迫而痛；湿痢者，色如豆汁，胸闷腹疼；又有下痢不食，或呕不能食，名噤口痢；糟粕脓血杂下者，名水谷痢；时发时止者，名休息痢；五色脓血相混而下，名五色痢。痢证多端，治宜分别。复揣夏生后泄肠澼之训，是独指风痢而言，其余之痢，在夏为少，在秋为多，而吾医者，又弗可胶于句下耳。

飧泄

推飧泄致病之因，乃风邪也，木胜也，寒气也，脾虚也，伏气也。《内经》云：春伤于风，夏生飧泄。又云：久风为飧泄。据此而论，因风邪致病，又云：厥阴之胜，肠鸣飧泄。又云：岁木太过，民病飧泄。据此而论，因木胜致病。又云：胃中寒则腹胀，肠中寒则飧泄。据此而论，因寒气致病。又云：脾病者，虚则腹满，肠鸣飧泄食不化。据此而论，因脾虚致病。又云：虚邪之中人也，留而不去，传舍于肠胃，多寒则肠鸣飧泄食不化，多热则溏出糜。据此而论，因伏气致病。总而言之，良由春伤于风，风气通于肝，肝木之邪，不能条达，郁伏于脾土之中，中土虚寒，则风木更胜，而脾土更不主升，反下陷而为泄也。故经又谓：清气在下，则生飧泄。所以当春升发之令而不得发，交夏而成斯证矣。其脉两关不调，或弦而缓，肠鸣腹痛，完谷不消，宜以培中泻木法治之；如尺脉沉迟，按之无力，乃属下焦虚寒，寒则不能消谷而成是病，宜以补火生土法治之；

倘脉细小而迟，手足寒者，不易治也，勉以暖培卑监[1]法治之；倘日久谷道不合，或肛门下脱，乃元气下陷也，急以补中收脱法治之；飧泄之病，属虚者多，属实者少，如执治泻不利小便之偏，必致不起，悲夫！

或问曰：诸贤论飧泄，皆谓湿兼风也，又谓湿多成五泻，又谓治湿不利小便，非其治也。今先生论中一无湿字，反谓偏利小便，必致不起，能不违悖古人乎？答曰：是病专论春伤于风之伏气，所以论风而未及湿，如有湿邪相混，即有湿之见证，辨之明确，始可佐之通利。盖飧泄下利清谷，乃属脾土虚寒，不能运化而下陷，倘执通利趋下之方，岂非落井而又下石哉！通篇皆本《内经》，何违悖之有？又问曰：先生谓飧泄乃属脾土虚寒，所以下利清谷，殊未见《医统》又云：胃火，由火性急速，传化失常，为邪热不杀谷也。《指掌》亦谓，完谷不化，以火治之。由是观之，又与先生之论，不相符节，究竟以前人为火乎？抑亦以先生为寒乎？答曰：丰按《内经》而推，飧泄属虚者固矣；《医统》、《指掌》皆谓为火者，其实即诸泻中之火泻也。须知寒与火，极易明辨，如脉数苔黄，小溲热赤，即是属火之泻，否则便是虚寒。问者首肯而退。

洞泄

经云：春伤于风，夏生飧泄，邪气留连，乃为洞泄。盖因风木之邪，留连既久，木气克土，则仓廪不藏而为洞泄。可见是病，亦由伏气所致也。李士材曰：洞泄一名濡泄，濡泄因于湿胜。此病非但因伏气内留，中气失治，亦有湿气相兼致病也。考其脉象，软缓乏力，或关脉兼弦，身重神疲，肢体懈怠，下利清谷，小便短赤是也。宜乎培中泻木法加苍术、泽泻治之。经曰：肾脉小甚为洞泄。盖肾为胃关，因肾虚失闭藏之职，伏邪乘虚而深陷也，宜乎补火生土法加煨葛、荷叶治之。总之脾虚以补中为先，肾虚以固下为亟，风胜佐之疏透，湿胜佐之渗利，临证之顷，神而明之，则旋踵之祸，庶几免焉。

程曦曰：观飧泄、洞泄之论，总不离乎木气克土，故治洞泄，皆仿飧泄之法，然其中之虚实，当细别之。盖飧泄因脾虚为多，所以完谷不化；洞泄因湿胜为多，所以体重溺红。属脾虚者，不宜偏利；属湿胜者，不宜偏补。斯二者，皆当审其虚实而分治之。

寒泻

寒泻者，因寒而致泻也，不比飧泄、洞泄，皆属春伤于风之伏气。伏气之泻，前二篇已详晰矣，所有寒、火、暑、湿、痰、食等泻，虽不因乎伏气，然又不可不详。盖寒泻致病之原，良由感受乎寒，寒气内袭于脾，脾胃受寒则阳虚，虚则不司运用，清阳之气，不主上升，反下陷而为便泻。故所下澄沏清冷，俨如鸭粪，腹中绵痛，小便清白，脉来缓怠近迟，此宜暖培卑监法去西潞、益智，加木香、楂炭治之。书又云：寒泻即鹜泻，以其泻出如鸭鹜之粪也。又谓：鸭溏

[1] 卑监：运气学说中土运不及的别称。《素问·五常政大论》：“其不及奈何？……土曰卑监。”

者，湿兼寒也。若有湿证所著，宜佐化湿之药，随其证而加减可也。

火泻

火泻，即热泻也。经云：暴注下迫，皆属于热。暴注者，卒暴注泻也；下迫者，后重里急也。其证泻出如射，粪出谷道，犹如汤热，肛门焦痛难禁，腹内鸣响而痛，痛一阵，泻一阵，泻复涩滞也，非食泻泻后觉宽之可比。脉必数至，舌必苔黄，溺必赤涩，口必作渴，此皆火泻之证也。张介宾曰：热胜则泻，而小水不利者，以火乘阴分，水道闭塞而然，宜用通利州都法去苍术，加芩、连治之。大概暴注新病者可利，实热闭涩者可利，形气强壮者可利，小腹胀满者可利。今泄泻属火而不寒，属实而不虚，故可用通利之法。如久病阴亏者，气虚属寒者，皆不可利，医者不可以不知也。

暑泻

长夏暑湿之令，有人患泄泻者，每多暑泻也。夫暑热之气，不离乎湿，盖因天之暑热下逼，地之湿热上腾，人在气交之中，其气即从口鼻而入，直扰中州，脾胃失消运之权，清浊不分，上升精华之气，反下降而为便泻矣。考暑泻之证，泻出稠黏，小便热赤，脉来濡数，其或沉滑，面垢有汗，口渴喜凉，通体之热，热似火炎，宜以清凉涤暑法，用却燔蒸，譬如商飚飒然倏动，则炎熇自荡无余矣。如夹湿者，口不甚渴，当佐木通、泽泻。如湿盛于暑者，宜仿湿泻之法可也。

湿泻

《内经》云：湿胜则濡泄。《难经》曰：湿多成五泄。可见泄泻之病，属湿为多。湿侵于脾，脾失健运，不能渗化，致阑门不克泌清别浊，水谷并入大肠而成泄泻矣。湿泻之为病，脉象缓涩而来，泻水而不腹痛，胸前痞闷，口不作渴，小便黄赤，亦或有腹中微痛，大便稀溏之证。考治湿泻之法，惟念莪先生可宗，乃曰渗利使湿从小便而去，如农人治涝，导其下流，虽处卑监，不忧巨浸。经曰：治泻不利小便，非其治也。若此论之，必当渗利膀胱，宜用通利州都法，则泻自得止矣。

或问曰：观先生是论，既引《内经》之濡泄，复引《难经》之五泄，何书中不列濡泄之门，又不发五泄之论，如斯简括，讵无挂漏乎？答曰：濡泄即洞泄，洞泄之病，已论于前。五泄即胃、脾、大肠、小肠、大瘕也。考《五十七难》中，胃泄、脾泄，即今之食泻也，大肠泄、小肠泄、大瘕泄，即今之痢疾也。食泻、痢疾，皆详于后，可弗置论耳。

痰泻

痰泻者，因痰而致泻也。昔贤云：脾为生痰之源，肺为贮痰之器。夫痰乃湿气而生，湿由脾弱而起。盖脾为太阴湿土，得温则健，一被寒湿所侵，遂困顿矣，脾既困顿，焉能掌运用之权衡，则水谷之精微，悉变为痰。痰气上袭于肺，肺与大肠相为表里，其大肠固者，肺经自病，而为痰嗽；其不固者，则肺病移于大肠，而成痰泻矣。其脉弦滑之象，胸腹迷闷，头晕恶心，神色不瘁，或时泻，或时不泻是也。宜以化痰顺气法治之，俾其气顺痰消，痰消则泻自止矣。

食泻附：饮泻

食泻者，即胃泻也。缘于脾为湿困，不能健运，阳明胃腑，失其消化，是以食积太仓，遂成便泻。其脉气口紧盛，或右关沉滑，其证咽酸嗳臭，胸脘痞闷，恶闻食气，腹痛甚而不泻，得泻则腹痛遂松，当用楂曲平胃法治之。又有渴能饮水，水下复泻，泻而大渴，名为溢饮滑泻，即《金鉴》中之饮泻，良由水渍于胃而然，宜用增损胃苓法去厚朴、苍术，加白术、甘草治之。近来之医，饮、食混称者多，岂可不为分别哉！

或问：先生之书，专为六气而设，今痰泻、食泻，不关六气，亦杂论其中，究系何意？答曰：痰从湿生，湿非六气之一乎？食泻即胃泻，胃泻居五泄之一，越人谓湿多成五泄，食泻岂无湿乎？前论飧泄、洞泄，皆因伏气致病，其寒泻因寒，火泻因火，暑泻因暑，湿泻因湿，然痰泻、食泻，虽因痰食，亦难免乎无湿，而飧、洞、寒、火、暑、湿等泻，偶亦有痰食相兼，兼证如文字之搭题，弗宜顾此失彼，医者不可不明。

风痢

《针经》云：春伤于风，夏生后泄肠澼。注家谓春令伤乎风邪，风木内干，损其胃气，则上升清阳之气，反内陷而为飧泄，久则传太阴而为肠澼，此分明因风而致，故谓之风痢也。夫风痢之证，先作泄而后作痢，脉象每见沉小而弦，腹微痛而有后重，似肠风而下清血，此由春令之伏气，至夏而发，是属木胜，土亏之候。如体素寒者，宜用培中泻木法加木香、苍术治之；体素热者，宜本法去吴萸、炮姜，加芩、连、煨葛治之；如胸闷溺赤者，必夹湿也，宜佐赤苓、泽泻治之；吞酸嗳腐者，必夹食也，宜佐山楂、厚朴治之。

或问曰：古云：先泻后痢，为脾传肾。今风痢亦先泻后痢，究竟系脾传肾否？曰：否也。昔贤谓先泻后痢，为土克水之证。此言先泻后痢者，由风木克胃，胃传脾之证，自是两途，当辨治之。又问曰：尝见痢疾发于秋令者多，夏令者少。今言至夏而发，得无谬乎？曰：诸痢多发于秋令，或发于夏秋之交，惟风痢独发于夏，盖由春时之伏气，从内而发。经曰：春伤于风，夏生后泄肠澼，此之谓也。

寒痢

前言风痢，是论春时伏气，至夏而发，其余之痢则不然。今先以寒痢论之，其病虽发于夏秋之交，其实受寒较受暑为多。景岳云：炎热者，天之常令，当热不热，必反为灾。因热贪凉，人之常事，过食生冷，所以致痢。每见人之慎疾者，虽经盛暑，不犯寒凉，终无泻痢之患。可见寒痢之证，实因炎热贪凉，过食生今，冷则凝滞，中州之阳，不能运化，清气不升，脾气下陷，以致腹痛后重。痢下白色，稀而清腥，脉迟苔白者，当去其寒，兼扶脾土，则痢自止，宜用暖培卑监法佐以楂炭、木香治之。然而寒痢亦有赤色者，不可不别，总之以脉迟苔白为据。倘脉数苔黄者便为热痢，温热之品，又不可施。医者总当以脉舌分其寒热，慎弗忽诸。

王海藏曰：寒毒内伤，复用寒凉，非其治也。况血为寒所凝，浸入大肠间而便下，得温乃行，所以用热药，其血自止。经曰：治病必求其本。此之谓也。胃既得温，其血不凝而自行，各守其乡矣。

程曦曰：尝见今之治痢，不分属热属寒，开口便言湿热，动手便用寒凉，盖因未究脉象，未审舌苔之故耳。凡辨病之寒热虚实，表里阴阳，皆当于脉舌中细细求之，庶几无误。

热痢附：暑痢

热痢者，起于夏秋之交，热郁湿蒸，人感其气，内干脾胃，脾不健运，胃不消导，热挟湿食，酝酿中州，而成滞下矣。盖热痢之为病，脉滑数而有力，里急后重，烦渴引饮，喜冷畏热，小便热赤，痢下赤色，或如鱼脑，稠黏而秽者是也。治宜清痢荡积法，益以楂肉、槟榔治之。如体弱者，以生军改为制军最妥。时贤谓热痢即暑痢也，丰细考之则非。《准绳》云：暑气成痢者，其人自汗发热，面垢呕逆，渴欲引饮，腹内攻痛，小便不通，痢血频迸者是也。拟以清凉涤暑法去青蒿、瓜翠，加黄连、荷叶治之，临证之间，亦当辨治。

湿痢

刘河间论痢，总不外乎湿热。孔以立非之，乃谓六淫之邪，俱可兼伤，不独在乎湿热也。然古有湿痢之名，决不可废。窃谓河间专言湿热，似乎太偏；以立为不然，似乎太过。据丰论湿痢，有寒热之分焉。盖夫寒湿之为痢也，腹绵痛而后坠，胸痞闷而不渴，不思谷食，小便清白，或微黄，痢下色白，或如豆汁，脉缓近迟之象，宜用温化湿邪法加木香治之。热湿之为痢也，里急后重，忽思饮，饮亦不多，忽思食，食亦乏味，小便热涩，痢下赤色，或淡红焦黄，脉来濡数之形，当用通利州都法去苍术，加木香、黄连治之。又有阴虚患痢，里急欲便，坐久而仍不得便者，谓之虚坐努责，不可偏言乎湿，而投渗利，利之益伤其阴，如当归、白芍、生地、丹皮、阿胶、泽泻及石莲等品，随证加减可也。

程曦曰：以立论痢，谓六淫之邪，俱可兼伤，由是观之，岂非一岁俱有痢疾耶？须知风痢虽伤于风，但发于夏。寒痢因热贪凉而受寒，亦发于夏，非冬令之寒而致痢也。热痢发于相火之令，湿痢发于湿土之令。其实痢疾虽有风、寒、热、湿之殊，然总发于夏秋之令，而春冬罕见是病，以立谓六淫俱伤，岂不贸贸哉！

噤口痢

噤口者，下痢不食，或呕不能食也。痢而能食，知胃未病，今不食者，缘于脾家湿热，壅塞胃口而然；又有误服利药，犯其胃气者；止涩太早，留邪于中者；脾胃虚寒，湿邪干犯者；气机闭塞，热邪阻隔者；秽积在下，恶气熏蒸者；肝木所胜，乘其脾胃者；又有宿食不消者，水饮停蓄者，皆能使人噤口也。拟用调中开噤法，随证加减，缓缓服之，冀其有效。然噤口之因，非审其脉不能明晰，如右部浮濡沉细，或缓怠无力，胃虚也；洪大急滑，火热也；浑浑浮大或浮弦，浊气上壅也；沉而滑，或右涩滞，宿食停积也；迟细者，胃寒也；弦急者，木胜也。细别其脉而治之，更为确当。倘或绝不思食，下痢无度，不可治也，惟有独参汤合陈廪米浓煎频服，幸冀万一耳。

孔以立曰：予尝治噤口痢，以藕汁煮熟稍和砂糖频服，兼进多年陈米稀糜，调其胃气必效，即石莲子之意也。古治噤口痢多有用黄连者，苦而且降，不能升提，非胃虚所宜。大抵初痢噤口，为热瘀在胃口，故宜苦燥。若久痢口噤不食，此胃气告匮，非比初痢噤口，尚有浊气可破，积滞可驱，惟大剂参术，佐以茯苓、甘草、藿香、木香、煨葛之属，大补胃气，兼行津液乃可耳。但得胃气一复，饮食稍进，便宜独参汤，略加陈皮，或制香附，缓缓调补，兼行气滞，方为合剂。如茯苓之淡渗，木香之耗气，干葛之行津，皆当屏除也。

江诚曰：斯论超出乎众，谓初痢之噤口，宜以苦燥；久则胃虚，必以大剂参术为君，苦燥之黄连，又在禁用，此洵为治噤口不易之良法也。

水谷痢

水谷痢者，糟粕脓血杂下，腹中微痛，登圊频频，饮食少餐，四肢困倦，脉来细缓无力，或关部兼弦。此因脾胃虚寒，虚则不能健运，寒则不能消化也，当用暖培卑监法治之。亦有因风木克土，土虚不运者，宜本法内加白芍、防风；有因劳役过度，脾阳困顿者，加黄芪、荷叶；有因下焦无火，不能熟腐者，加故纸、吴茱萸；有因痢后中虚，饮食停积者，加陈皮、楂肉。然痢疾总不离乎脾胃为病，或木胜，或火衰，当按法加减治之，自然应手耳。

休息痢

下痢屡发屡止，久而不愈，面色痿黄，脉形濡滑者，为休息痢也。多因止涩太早，积热未尽，或不能节饮食，戒嗜好，所以时作时止也。亦有过服寒凉而致者，肝脾内伤而致者，元气下陷而致者，肾虚不固而致者，皆当审其因而分治之。拟用调中畅气法，俾其气机得畅，则积热自清，中州得调，则脾胃自复。倘或腹中隐痛，宜加吴萸、姜炭，以化中焦之寒；赤痢缠绵，当佐秦皮、白芍，以清肝脾之血；肛门重坠，更加升麻、桔梗，以升下陷之元；虚滑不禁，再入骨脂、龙骨，以固下焦之脱。凡一切之药，不应手者，当细辨其脉象，若脉沉实，虽日远仍当攻下，切宜辨确，勿可误也。

五色痢

《金鉴》云：五色痢者，五色脓血相杂而下也，若有脏腑尸臭之气则凶。因于用止涩太早，或因滞热下之未尽，蕴于肠胃，伤脏气也。用一切补养之药不应，则可知初病非涩之太早，即下之未尽也。诊其脉若有力，虽日久仍当攻也。

《医通》曰：患五色痢者，良由脏腑之气化并伤，是以五色兼见。然古人皆言肾病，以肾藏精之室，所居之位，最下最深，深者既病，其浅而上者，安有不病之理，精室既伤，安能任蛰藏之令乎？仲景以五液注下，脐筑痛，命将难全也。夫以精室受伤，五液不守之患，须知益火消阴，实脾隄水，兼分理其气，使失于气化之积，随之而下，未失气化之精，统之而安，诚不出乎此法。

丰按：二论诚痢门之要旨。前言止涩太早，滞热未尽；后言脏腑之气化并伤，归于肾病。合而论之，斯疾有虚有实，分别治之，庶乎稳妥。如初起者为实，日久者为虚，里急后重者为实，频频虚坐者为虚，脉实有力者为实，脉虚无力者为虚。虚则宜补，以补火生土法治之；实则宜泻，以清痢荡积法治之。

拟用诸法

培中泻木法

治伏气飧泄、洞泄及风痢。

白术二钱，土炒　白芍一钱，土炒　陈广皮一钱　软防风一钱　白茯苓三钱　粉甘草五分　炮姜炭八分　吴萸八分，泡

加新荷叶一钱，煎服。

术、芍、陈、防四味，即刘草窗先生治痛泻之要方，用之为君，以其泻木而益土也。佐苓、甘培中有力，姜炭暖土多功，更佐吴萸疏其木而止其痛，荷叶升其清而助其脾。

补火生土法

治飧泄、洞泄，命门无火，久泻虚痢。

淡附片八分　肉桂六分，细锉分冲　菟丝子一钱　破故纸一钱　吴茱萸八分，泡　益智仁一钱　苏芡实二钱

加莲子肉十粒入煎。

下焦无火，不能熏蒸腐化，致泻完谷，故以桂、附辛甘大热，补命门之火以生脾土；菟丝、故纸，温补其下；吴萸、益智，暖其下复暖其中；中下得其温暖，则火土自得相生，而完谷自能消化；更佐芡实、莲子，补其脾且固其肾；盖火土生，脾肾固，而飧泄、洞泄无不向愈矣。

暖培卑监法

治脾土虚寒泄泻，及冷痢、水谷痢。

西潞党三钱，米炒　白茯苓三钱　于潜术二钱，土炒　粉甘草五分，水炙　炮姜炭八分　茅苍术六分，土炒　益智仁一钱　葛根五分，煨

加粳米一撮，煎服。

经云：土不及曰卑监。法中以四君合理中，暖培其脾土也。脾喜燥，故佐以苍术，喜温佐以益智，喜升佐以葛根，喜甘佐以粳米。

补中收脱法

治泄痢不已，气虚下陷，谷道不合，肛门下脱。

东洋参三钱　黄芪二钱，米炒　于潜术一钱，土炒　粉甘草五分，炙　罂粟壳一钱，炙　白芍药一钱，土炒　诃黎勒一钱五分

加石榴皮一钱，同煎。

此治泻痢日久，气虚脱肛之法也。以参、芪、术、草之甘温，补中州以提其陷；罂、芍、诃黎之酸涩，止泻痢且敛其肛；用榴皮为引者，亦取其酸以收脱，涩以住痢也。

通利州都法

治火泻、湿泻，湿热痢疾。

白茯苓三钱　泽泻一钱五分　苍术八分，土炒　车前子二钱　通草一钱　滑石三钱，飞　苦桔梗一钱

河水煎服。

斯仿舒驰远先生加减五苓之意。州都者，膀胱之官名也。首用茯苓甘淡平和，而通州都为君；泽泻咸寒下达，而走膀胱为臣；佐苍术之苦温，以化其湿；车前、通、滑之甘淡，以渗其湿；使桔梗之开提，能通天气于地道也。

清凉涤暑法

治暑温暑热，暑泻秋暑。

滑石三钱，水飞　生甘草八分　青蒿一钱五分　白扁豆一钱　连翘三钱，去心　白茯苓三钱　通草一钱

加西瓜翠衣一片入煎。

滑石、甘草，即河间之天水散，以涤其暑热也。恐其力之不及，故加蒿、扁、瓜衣以清暑；又恐其干犯乎心，更佐连翘以清心。夫小暑之节，在乎相火之后，大暑之令，在乎湿土之先，故先贤所谓暑不离湿也，兼用通、苓，意在渗湿耳。

化痰顺气法

治痰气闭塞，痰疟、痰泻。

白茯苓四钱　制半夏二钱　陈皮一钱五分　粉甘草八分　广木香五分，煨　厚朴一钱，姜制

加生姜三片，水煎服。

法中苓、夏、陈、甘，即局方二陈汤化痰之妥方也。加木香、厚朴，以行其气，气得流行，则顺而不滞，故古人谓化痰须顺气，气行痰自消，且木香、厚朴，均能治泻，以此法治其痰泻，不亦宜乎！

楂曲平胃法

治因食作泻，兼治食疟。

楂肉三钱，炒　神曲三钱，炒　苍术一钱，土炒　厚朴一钱，姜制　陈广皮一钱　甘草八分

工膍胵二枚为引。

法内苍、陈、朴、草，系局方之平胃散，为消导之要剂。佐山楂健脾磨积，神曲消食住泻，膍胵乃鸡之脾也，不但能消水谷，而且能治泻痢。食泻投之，必然中鹄。

增损胃苓法见卷四。

清痢荡积法

治热痢夹食，脉滑数，烦渴溺赤。

广木香六分，煨　黄连六分，吴萸炒　生军三钱，酒浸　枳壳一钱五分，麸炒　黄芩一钱，酒炒　白芍一钱五分，酒炒　粉甘草五分　葛根五分，煨

加鲜荷叶三钱，煎服。

此法首用香、连治痢为主，加军、枳以荡其积，芩、芍以清其血，甘草解毒，荷、葛升提，施于实热之痢，每多奏效耳。

温化湿邪法

治寒湿酿痢，胸痞溺白。

藿香一钱五分　蔻壳一钱二分　神曲三钱，炒　厚朴一钱，姜制　陈皮一钱五分　苍术八分，土炒

加生姜三片为引。

凡湿在表宜宣散，在里宜渗利，今在气分，宜温药以化之。藿香、蔻壳，宣上下之邪滞；神曲、厚朴，化脾胃之积湿；陈皮理其气分，苍术化其湿邪，更佐生姜温暖其中，中焦通畅无滞，滞下愈矣。

调中开噤法

治下痢不食，或呕不能食，即噤口痢证。

西潞党三钱，米炒　黄连五分，姜汁炒　制半夏一钱五分　广藿香一钱　石莲肉三钱

加陈廪米一撮，煎服。

痢成噤口，脾胃俱惫矣。故用潞党补其中州，黄连清其余痢，半夏和中止呕，藿香醒胃苏脾，石莲肉开其噤，陈廪米养其胃，倘绝不欲食者，除去黄连可也。

调中畅气法

治中虚气滞，休息痢疾，并治脾亏泄泻。

潞党参三钱，米炒　于术二钱，土炒　黄芪二钱，酒炒　炙甘草四分　陈广皮一钱　腹皮一钱五分，酒洗　广木香三分，煨

加鲜荷叶三钱为引。

参、芪、术、草，调补中州；陈、腹、木香，宣畅气分；加荷叶助脾胃而升阳也。

备用成方

草窗痛泻方

治腹痛便泻不止。

白术　白芍　陈皮　防风

水煎服。久泻加升麻。

胃苓汤

一名对金饮子。治中暑伤湿，腹痛泄泻。

猪苓　茯苓　白术　泽泻　肉桂　厚朴　苍术　陈皮　甘草

水煎服。如夹食者可加楂肉。

四神丸

治脾肾两虚久泻。

肉果霜　破故纸　五味子　吴萸

用生姜煮枣，取枣肉捣丸。

胃关煎

治脾肾虚寒作泻，甚至久泻，腹痛不止，冷痢等证。

大熟地　怀山药　淡干姜　吴萸　白扁豆　白术　炙甘草

水煎，食远服。

丰按：草窗痛泻方，主治木乘土位之泻；胃苓汤，主治湿气侵脾之泻；四神丸，胃关煎，主治脾肾虚寒之泻。如两关不调者，或弦有力者，是为土被木乘之象；濡缓而怠者，是为脾受湿侵之象；细小无力者，或两尺沉迟者，是为脾肾虚寒之象，总须辨脉审证而分治之。

姜茶饮

治寒热疟及赤白痢。

生姜　细茶叶

每味约三钱，浓煎服之。

丰按：此方乃东坡居士所制，虽平淡无奇，然用意颇妙。生姜味辛而温，能解表也；茶叶甘苦微寒，能清里也。二味合用，喜无寒热之偏，功在和解，故能治疟耳。谚云：无痰不作疟，无食不成痢。考姜、茶之功，并能消痰消食，所以治疟犹兼治痢也。

香连丸

治下痢赤白，脓血相杂，里急后重。

木香　黄连

醋糊丸，米饮下。

芍药汤

治下痢脓血稠黏，腹痛后重。

芍药　归尾　黄芩　黄连　木香　槟榔　大黄　甘草　肉桂

水煎服。如痢不减，大黄可以加重。

丰按：此二方，可治初起之痢，而无外感最宜。若有寒热外感之见证者，便推人参败毒散为第一，历尝试之，屡治屡验，嘉言先生取名逆流挽舟之法，洵不谬也。

苍术地榆汤

治脾经受湿，痢疾下血。

苍术泔浸，炒　地榆炒黑

照常煎服。

人参樗皮散

治脏毒挟热下血，久痢脓血不止。

人参　樗根白皮东引者，去粗皮，醋炙。等分为末，米饮或酒调下。

丰按：地榆、樗皮，皆涩剂也，观其主治之证，并无里急后重之字样，其治久痢久虚者可知。但有一、二实证所彰，涩药便难孟浪。思古人立法，至精至妥，奈今人不察，随手用之，未有不杀人者也。

补中益气汤

治烦劳内伤，阳虚自汗，气虚不能摄血，久痢久疟。

人参　黄芪　白术　炙草　归身　陈皮　柴胡　升麻

加姜、枣，煎服。

真人养脏汤

治泻痢日久，虚寒脱肛。

人参　白术　当归　白芍　罂粟壳蜜炙　诃子面裹，煨　肉豆蔻面裹，煨　木香炙　甘草　肉桂

煎服。脏寒甚加附子，一方无当归。

肉苁蓉汤

治噤口痢，日久不愈，下焦累虚。

肉苁蓉泡淡　附子　人参　姜炭　当归　白芍　肉桂汤浸，炒

水煎，缓缓服，胃稍开再服。

丰按：此三方，惟东垣补中益气独超，每遇脾气虚陷而作痢者，用之屡效。谦甫真人养脏，治气血两伤之久痢。鞠通肉苁蓉汤，治肝肾两虚之久痢，用之偶亦并效。但余气未清，正气未虚，皆不宜轻试。

临证治案

飧泄误为食泻

城南程某，平素略知医理，于立夏后一日，腹痛而泻，完谷不化。自疑曰：昨因饼所伤，又执治泻利小便之说，辄用五苓加消食之品，未效。来邀丰诊，诊得两关，一强一弱，气口之脉不紧。乃曰：非伤食也，是飧泄也，此因伏气致病，即《内经》所谓春伤于风，夏生飧泄之候。消食利湿，益使中虚，理当扶土泻木。即用理中汤加黄芩、白芍、煨葛、防风，连服三煎遂愈。

飧泄之病热补得瘳

羊城雷某，患泻无度，肌肉忽脱，脉象两关并弦。丰曰：未泻之先，腹必鸣痛，痛必便泻，泻必完谷。曰：然也。不知病在何经？曰：此肝风传脾，脾受其制，不能变化，《内经》名为飧泄，后贤称为胃风。见丰论证确切，即请撰方，乃用刘草窗痛泻要方，加吴萸、益智、煨葛、木香、荷叶为引。服一剂，未臻大效，再加参、芪、姜、附，方服一剂，遂得小效，继服忽全瘥矣。

洞泄之痾虚实兼治得效

若耶倪某，患泻不瘳，来延丰治。阅前方，乃批：暴注下迫，皆属于热，用芩、连、芦、葛等药，未获中机。脉之，神门小弱，余皆弦缓，舌色少荣，苔白而薄，直倾无度，腹痛溺黄。就二便而论，似属火泻；就脉舌而论，大为不然。思《内经》谓肾脉小甚为洞泄，明是先天素弱，伏气深陷之征；余部弦缓，腹痛频频，木乘土位之候；溺黄者，夹湿也。此证虚中兼实，当补先后二天，兼以平

肝渗湿。病者素谙医理，闻言叹服。遂用于术、党参、菟丝、故纸、防风、白芍、泽泻、云苓、煨葛、木香，荷叶为引，一日一剂，连服五朝，痛泻并愈。

便泻刚逢经转

云岫叶某之女，于长夏之令，忽发热便泻。前医用五苓散，略见中机，月事行来，加之归、芍，讵知其泻复甚，益加腹痛难禁，脉象右胜于左。此暑湿之邪，在乎气分，气机闭塞，不但邪不透化，抑且经被其阻。即以温化湿邪法加木香、香附、苏梗、延胡，连进三煎，经行泻止，身热亦退矣。

程曦曰：湿在气分，本当畅气以透湿，经事当期，最宜顺气以行经，理气之方，一举两得矣。

伤食作泻

槜李张某，年逾五旬，素来痰体，一日赴宴而归，腹痛而泻。邀丰诊之，右关独见弦紧，嗳气频作。乃曰：此属槃饦①之邪，团结于中，脾气当升不升而泻作，胃气宜降失降而嗳频，当遵薛立斋治刘进士，用六君加木香之法，更佐山楂、枳椇子。服二剂，腹痛已止，但泻未住。复诊，更加苍术、厚朴，再服二剂，方得全瘥。

小产之后偶沾风痢

豫章邓某之室，小产后计有一旬，偶沾风痢之疾。前医未曾细辨，以腹痛为瘀滞，以赤痢为肠红，乃用生化汤，加槐米、地榆、艾叶、黄芩等药，服下未效。来迎丰诊，脉之，两关俱弦，诘之，胎未堕之先，先有便泻，泻愈便血，腹内时疼，肛门作坠。丰曰：此风痢也，良由伏气而发。亦用生化汤除去桃仁，加芥炭、防风、木香、焦芍，败酱草为引，服二帖赤痢已瘳，依然转泻。思以立有云：痢是闭塞之象，泻是疏通之象。今痢转为泄泻，是闭塞转为疏通，系愈机也。照旧方除去防风、败酱，益以大腹、陈皮，继服二帖，诸恙屏去矣。

风痢病一误再误

城东孔某之子，放学归来，腹中作痛，下利清血，其父母疑为伤损，遂服草药，应效全无，始迎丰诊。脉象缓怠而小，右关独见弦强。丰曰：非伤损也，是属春伤于风，夏生肠澼之候也。肠澼虽古痢之名，然与秋痢治法有别，痢门成方，弗宜胶守。即用培中泻木法去炮姜，加黄连治之，服下未有进退。更医调治，便云血痢，所用皆是止涩之药，血虽减少，而腹痛尤增，甚则四肢厥冷。仍来商治于丰，诊其脉，往来迟滞，右关依旧弦强，此中土虚寒，被木所凌之象，总宜温补其脾，清平其肝，用暖培卑监法加黄连、川楝，服之腹痛顿止，手足渐温，惟下红未愈。照前法除去炮姜、益智、楝，加芥炭、木香、枯芩、艾叶，令

①槃饦（xīn tuō，新托）：槃同馨，香气。饦指面饼。此指宿食停滞。

尝五剂，喜中病机，复用补中益气，方获全安。

赤痢亦有属寒，温补得愈

古黔黄某之母，望六之年，忽患痢疾，曾延医治未应，始来邀丰。阅前医之方，系洁古芍药汤加减。询其痢状，腹痛即坠，坠则欲便，下痢皆赤。按其脉，右部缓怠而迟，左部细小而涩，舌无荣，苔白薄。丰曰：此脾土虚寒，寒湿窃据，阴络之血，得寒而凝，凝则气机不行，清气不升而陷，所以有腹痛后坠赤痢等证。即进补中益气加炮姜、附片，令服二帖，遂中病矣。后用皆参、芪、术、附为君，约半月而愈。

程曦曰：此案用姜、附、参、芪，以收全效，益信王海藏谓血为寒气所凝，用热药其血自止之训。今之医者，一见赤痢，非投凉血之方，即需清湿之药，尝见轻浅之病，误治转重者，众矣。

疟痢两作

云岫钱某，忽因冒雨，当夜遂发寒热，头身并疼。吾衢土俗，怕有龌龊所染，即以揪刮当先，第三朝始延医治。医见寒热交作，遂以小柴胡汤加消食之品，不但未效，更增面浮痛痢，合家惊骇，来迓丰医。脉形浮缓兼弦，舌苔白泽，此风湿由表入里，疟痢两兼之候也。当用嘉言先生逆流挽舟之法，加木香、荷叶治之。服二剂，寒热顿除，痛痢并减矣。

痢下纯血死证

城中郑某，赴杭乡试，未入闱时，忽患痢疾，即归桑梓。遂延医疗，未获应手，始来商治于丰。脉之两尺俱虚，余皆濡数，形体尪羸，舌光如镜，眠食俱废，痢下纯血，泄出不禁。丰曰：此阴分被湿所伤，斯时利湿，益伤其阴，补阴恐碍乎湿。正踌躇间，其父出前医之方，阅之，乃补中兼涩。思其吃大瘾之烟，贪非分之色，其真阴未始不耗损者，前医补涩并用，似不冰炭。丰亦从本调治，勉以干地、阿胶，养其真阴；丹皮、白芍，清其血分；禹粮、赤石，止痢固脱；银花、甘草，养血解毒；生苡、茯苓，扶其脾而渗其湿；东参、荷叶，挽其正而升其清。方已写竣，谓其父曰：书谓下纯血者死，速当早访高明。后延他医治之，未及一旬而殁。

实热痢疾止涩太早，用下得瘥

安徽苏某之侄，由远方来，途中感受暑热，即病烦热口渴，渴欲引饮。医谓阳暑，用白虎汤为君，服之热退，腹内转疼。更医治之，遂驳用凉之谬，谓凉则凝滞，将来必变为痢也。用平胃散加姜、附、吴萸，腹痛未除，果变为痢。其叔深信如神，复邀诊视，讵知乃医固执不化，询得病者不思谷食，遂称为噤口痢也。守原方益以石莲、诃子，服后痢虽减少，然腹痛益剧，叫号不已，一家惊惶无策，着人来迓于丰。其叔令阅前方，并述病状，按其脉，数大而强，舌苔黄燥，腹痛拒按，口渴喜凉。丰曰：令侄气血方刚之体，患此暑热夹食之疴，而成燥实之候，非攻下猛剂，不能望瘳。用生军、枳实、花粉、元明、黄连、荷叶，请服一煎。当夜遂下赤白夹杂，稠黏而臭，又得硬屎数枚，腹痛方定，神气疲倦，就枕即熟寐矣。次日用调中和剂，服十余帖而安。

高年噤口痢疾

城北李某，望八高年，素来矍铄，秋间忽患痢疾，即延医疗，药石无功。邀丰诊之，脉形小缓而怠，痢下赤白，呕逆频来，日内全不思食。丰曰：此脾胃虚弱，不能化湿消导，壅滞胃口，而成噤口痢也。即用六君佐以楂肉、藿香、石莲、仓米，黄土浆煎。服一剂呕逆已宁，仍不思食，登圊无度，痢不甚多，脉象相符，较昨乏力，明是脾气虚陷之象，倘见病治病，罔顾其本，虚脱必难保也。改用补中益气去当归、柴胡，加煨葛、石莲、谷芽、仓米，令服一帖，中机再服。幸喜病药相投，觉思饮食，但发浮肿，举家惊惶，来邀复诊。脉转迟细而涩，舌淡苔白。丰曰：斯是脾虚发肿，非五皮淡渗等药所可用也，宜以附子理中汤加酒炒黄芪、生米仁二味。迭进五剂，浮肿渐消，痢疾亦减，仍率旧章，略为增损，调治匝月而愈。

痢久脾肾两虚

城东郑某之母，患痢两月来，大势已衰，但频频虚坐，有时糟粕脓血相杂而下。合郡诸医，延之殆尽，仍邀丰诊。脉小而涩，两尺模糊。丰曰：凡治病有先后缓急，初起之时，邪势方盛，故用宣散消导之方，今牵延六十余朝，而脾肾并累亏损者，理当进暖补二天之法，弗谓丰前后之方，相去霄壤。乃用四君、四神加银花炭、炒陈米治之。服三剂，痢已减矣，惟两足加之浮肿，此必因湿从下注，再循旧法，加生薏苡、巴戟天，连尝五剂，逐渐而痊。

休息痢误认肠风

豫章罗某，痢后下红，淹绵数月。比余诊之，脉来弦小而涩，肛门虚坠，神倦懒餐，此余湿未罄，肝脾内伤，而成休息痢也。前医不辨，乃作肠风治之，投以槐角、地榆，焉望入彀。丰以银花、白芍育血养肝；潞党、黄芪补脾益气，薏苡渗其余湿，秦皮清其余痢，谷芽苏胃，荷叶升清。连进四五煎，赤痢渐少矣。后循旧法出入，约十余剂而瘳。

或问曰：曾见《准绳》论肠风，腹中有痛，所下清血纯血，与是痢相似，最易鱼目混珠，不识何以别之？答曰：极易别也，休息痢，因痢而起也；肠风病，因外风内客，随感随见也。

阴虚之体患五色痢

鄂渚余某之甥，患痢两月余矣，憔悴不堪，夜不成寐，渴饮不食，脉数苔无，取观所下之痢，五色杂见。丰曰：此五色痢也，乃凶症耳。余某颇谙医药，即告之曰：甥体素系阴亏，今痢久缠，真阴益加虚损，先生谓五色痢，究系温热未尽耶？抑亦真阴有损耶？丰曰：石顽有云：痢下五色，脓血稠黏，滑泄无度，多属阴虚。今此证分明久痢伤肾，下焦不摄，即先哲所谓阴虚痢是也。斯时即有湿证所彰，亦不能投之渗利。当用银花、生地、白芍、黄芩，四者均炒为炭，阿胶炒珠，山药炒黄，与陈皮、石莲，合为一剂，连尝三四服，遂中肯矣。登圊略减数遭，惟口渴寐少，脉转小数，欠力欠神，此气血津液，皆亏损也。照前方除去枯芩，加入东参、炙草、夜交藤，服数剂更为合拍。后用六味合四君为主，调治月余，始得痊可。

或问曰：先生谓五色痢，即阴虚痢也。尝见古书之中，不惟有阴虚痢之名，且有虚滑、食积、气滞、瘀血、蛲虫、虫疰等痢之名，今概而不论，毋乃太简乎？答曰：实虑其繁，故就其简，今既问及，姑略言之：盖虚滑痢，虚而滑脱，法当补涩。食积痢，因食所积，法当消导。气滞痢，因气所滞，法当调气。瘀血痢，因血所瘀，法当行血。蛲虫痢，因胃弱肠虚，细虫从谷道而出，法当杀虫。虫疰痢，因服金石汤丸，逼损真阴，痢下黑色，形如猪肝，为难治也。以上等病，聊述其概。其实风、寒、热、湿、噤口、水谷、休息、五色等痢为多，学人得能细玩，余痢无难治耳。又问曰：秋痢之证，致死者多，何谓无难？答曰：不犯死证者生也，犯者死也。曰：死证何？曰：下纯血者，如尘腐色者，如屋漏水者，厥逆冷汗者，呃逆不止者，身热不除者，噤口不食，药不能开者，骤然能食为除中者，皆死证也。又有如赤豆汁者，唇若涂朱者，大孔如竹筒注者，皆不可治也。又有如鱼脑者，如猪肝色者，身热脉大者，皆半生半死也。用药得法，间有生者，不可弃而不治也。

卷　四

夏伤于暑大意

夏伤于暑者，谓季夏小暑、大暑之令，伤于暑也。其时天暑地热，人在其中，感之皆称暑病。夫暑邪袭人，有伤暑、冒暑、中暑之分，且有暑风、暑温、暑咳、暑瘵之异。伤暑者，静而得之为伤阴暑，动而得之为伤阳暑。冒暑者，较伤暑为轻，不过邪冒肌表而已。中暑者，即中暍也，忽然卒倒，如中风状。暑风者，须臾昏倒，手足遂抽。暑温者，较阳暑略为轻可。暑咳者，暑热袭肺而咳逆。暑瘵者，暑热劫络而吐血。又有霍乱之证，因暑气夹风、寒、湿、食扰乱于中。痧气之证，因南方体弱，偶犯沙秽之气。秽浊之证，因暑气夹秽而袭人，即俗称为龌龊也。此皆季夏由暑气所伤之证也。更有春末夏初之疰夏、孟夏之热病，仲夏之霉湿，亦当论治。盖疰夏者，因时令之火为病。热病者，因冬时之伏气为病。霉湿者，入霉之后，梅雨淫淋，感其雨湿之气为病。斯三者，附论于兹，则夏令之病，皆全备矣。

伤暑

长夏伤暑，有阴阳之别焉。夫阴暑之为病，因于天气炎蒸，纳凉于深堂大厦，大扇风车得之者，是静而得之之阴证也。其脉浮弦有力，或浮紧，头痛恶寒，身形拘急，肢节疼痛而心烦，肌肤大热而无汗。此为阴寒所逼，使周身阳气不得伸越，宜用辛温解表法减去防风，益以香薷、藿香治之。呕逆加茯苓、半夏，便泻加厚朴、木香。又有阳暑之病，缘于行旅长途，务农田野，烈日下逼得之者，是动而得之之阳证也。其脉浮洪有力，或洪数，面垢喘咳，壮热心烦，口渴欲饮，蒸蒸自汗。此为炎热所蒸，使周身中外皆热，宜以清凉涤暑法去扁豆、通草，加石膏、洋参治之。呕逆加竹茹、黄连，便泻加葛根、荷叶。更宜审其体实、体虚而药之，自无不当耳。

张介宾曰：阴暑证，或在于表，或在于里，惟富贵安逸之人多有之，总由恣情任性，不慎风寒所致也。阳暑证，惟辛苦劳役之人多有之，由乎触冒暑热，有势所不容已也。然暑热逼人者，畏而可避，可避则犯之者少；阴寒袭人者，快而莫知，莫知则犯之者多。故凡有病暑者，阳暑多不见，而阴暑居其八、九。今之人治暑者，但见发热头痛等证，则必曰此中暑也，而所用无非寒凉，其不达也亦甚矣。

江诚曰：介宾先生谓阴暑多于阳暑，最为确切。今人治暑不别阴阳，一见发烧，遂投凉药，若此贸贸，则害人匪浅矣。

冒暑

冒暑者，偶然感冒暑邪，较伤暑之证稍为轻浅耳。夫暑热之邪，初冒于肌表者，即有头晕、寒热、汗出、咳嗽等证，宜以清凉涤暑法加杏仁、蒌壳治之。其证虽较伤暑为轻，然失治入里，此又不可以不知也。如入于肉分者，则周身烦躁，头胀体烧，或身如针刺，或有赤肿等证，宜以祛暑解毒法治之。如入于肠胃者，则有腹痛水泻，小便短赤，口渴欲饮，呕逆等证，宜以增损胃苓法佐黄连治之。然冒暑之证，虽谓为轻，亦必须防微杜渐耳。

中暑即中暍附：暑厥

洁古曰：静而得之为中暑。东垣曰：避暑乘凉得之者，名曰中暑。其实二说皆是阴暑之证，而无中字情形，似不可以中暑名之。考中暑即系中暍，中暍之证，可以不必另分。盖中暑忽然而发，而矢石之中人也，不似伤暑初则寒热无汗，或壮热蒸汗之可比。是病忽然闷倒，昏不知人，躯热汗微，气喘不语，牙关微紧，亦或口开，状若中风，但无口眼㖞斜之别，其脉洪濡，或滑而数。缘其人不辞劳苦，赤日中行，酷暑之气，鼓动其痰，痰阻心包所致，宜清暑开痰法治之。如果手足厥冷，名曰暑厥，宜苏合香丸化开灌之，或以来复丹研末，白汤灌之，或以蒜水灌之，或剥蒜肉入鼻中，皆取其通窍也。俟其人事稍苏，继进却暑调元法为治。

暑风

暑风之病，良由暑热极盛，金被火刑，木无所畏，则风从内而生。此与外感风邪之治法，相悬霄壤，若误汗之，变证百出矣。夫木既化乎风，而脾土未尝不受其所制者，是以卒然昏倒，四肢搐搦，内扰神舍，志识不清，脉多弦劲或洪大，或滑数。总当去时令之火，火去则金自清，而木自平。兼开郁闷之痰，痰开则神自安，而气自宁也。拟用清离定巽法佐以郁金、川贝治之。倘有角弓反张，牙关紧闭者，宜加犀角、羚羊；痰塞喉间有声者，宜加胆星、天竺；服药之后，依然昏愦者，宜加远志、菖蒲。然而证候至此，亦难治矣。

暑温

考暑温之证，较阳暑略为轻可。吴淮阴曰：温者热之渐，热乃温之极也。其名暑温，比暑热为轻者，不待言矣。在医者务宜留心慎药，弗使温盛成热耳。夫暑温之初病也，右脉胜于左部，或洪或数，舌苔微白，或黄而润，身热有汗，或口渴，或咳嗽。此邪在上焦气分，当用清凉涤暑法加杏仁、蒌壳治之。倘汗少而有微寒，或有头痛者，宜透肌肤之冒，于本法内去扁豆、瓜翠，加藿香、香薷治之。如口不渴者，乃兼湿也，加米仁、半夏治之。如舌苔黄燥，渴欲喜饮，宜清胃家之热，用凉解里热法治之。如舌苔光绛，伤于阴也，宜用清热保津法加西洋参、北沙参、元参治之。总当细究其因，或夹冒，或夹湿，或胃热，或阴伤，按证而分治之，未有不向愈者。

暑咳

暑咳之为病，独在暑月也。良由暑热下逼，先伤乎上，夫五脏之位，惟肺最高，为诸脏之华盖。暑热袭之，肺经先病者，固无论矣。且暑中有火，肺体属金，火未有不克金者也。其脉濡滑而数，两寸有力而强，咳逆乏痰，即有亦少，或身热口渴，或胸闷胁痛，此皆暑热入肺之脉证也，宜用清宣金脏法加滑石、甘草治之。如痰多者，不因暑而因湿，不名咳而名嗽，不在肺而在脾，不用清而用温。果因痰而致嗽者，宜用加味二陈法治之。倘不细辨，以暑为湿，误用温药，扰动其络，络中血沸，而成吐血之疴，然则宜用却暑调元法去东参、半夏，加杏仁、花粉、旱莲、生地治之。大概总宜清暑保金，庶不至蔓延虚损耳。

暑瘵

暑瘵者，骤然吐血衄血，头目不清，烦热口渴，咳嗽气喘，脉象浮取则洪，中取则空，沉取复有。此因盛夏之月，相火用事，火烁肺金，复燃阳络，络血上溢所致。昧者以为痨瘵，殊不知火载血上，非真阴亏损而为虚痨者比也。当清暑热以保肺，清络热以止血。如初起体实者，宜以清宣金脏法加枯芩、黑栀治之。体弱者，宜以却暑调元法去石膏、半夏、粳米，加鲜地、鲜斛、鲜藕节治之。如未止，再加丹皮、旱莲草可也。虽非痨瘵之病，但失血后有潮热咳嗽之证，小数之脉，其阴分不亏亦亏，又当以甘咸养阴法治之，倘蹉跎失治，伤及真阴，遂难疗矣。

霍乱

霍乱之证，在夏秋为多，得之于风、寒、暑、热，饮食生冷之邪，杂糅交病于中，正不能堪，一任邪之挥霍扰乱，故令三焦混淆，清浊相干，乱于肠胃也。其证呕吐泻利，腹中大痛，脉多微涩，或沉而伏，或大而虚。其风甚者，则头痛寒热。寒甚者，则转筋厥冷。暑甚者，则大渴引饮。邪在上焦则吐多，下焦则泻多，中焦则吐泻俱甚。总宜治乱保安法加减主之，风甚加苏叶、橘红，寒甚加草蔻、木瓜，暑甚加芦根、竹茹，吐多加黄连、干姜，泻多加葛根、荷叶。倘吐泻不已，损伤中焦之气，以致阴阳间隔，手足厥冷，脉微欲绝，不多饮水者，无分风、寒、暑、热，急以挽正回阳法救之。若欲吐不吐，欲泻不泻，名曰干霍乱也，又名绞肠痧也。急用古方炒盐调童便，服之探吐则愈。若舌卷筋缩，卵阴入腹为难治。大率霍乱之脉，洪大而滑者生，微涩渐迟者死。

痧气

南方之人，体气不实，偶触粪土沙秽之气，即腹痛闷乱，名之曰痧，即沙字之讹也。盖痧在皮肤气分者，宜刮之；在肌肉血分者，宜刺之。此轻而浅者言也。若深重者胀塞肠胃，壅阻经络，直犯乎心，斯须莫救，刮刺无功，非药剂不能救也。须知痧无定脉，凡脉与证不应者，即为痧脉也。其见证不可不分：如风痧者，头疼自汗，腹痛肢麻。暑痧者，头晕汗多，吐泻腹痛。阴痧者，腹痛肢冷，即凉痧也。阳痧者，腹痛肢暖，即热痧也。又有肤隐红点，一如瘖疹，此痧在肌表，为红痧也。满身胀痛，且有黑斑，此痧毒在乎脏腑，为乌痧也。欲吐不吐，欲泻不泻，心腹大痛，为绞肠痧也。痧之为病，不尽六气所触，或因饥饱劳役，或因秽浊所犯，皆可成痧，总宜芳香化浊法治之。法内有半夏、藿香，慎勿信俗医为痧病中之禁药也。风痧加荆芥、防风；暑痧加滑石、木瓜；阴痧加豆蔻、砂仁；阳痧加连翘、栀子；红痧加牛蒡、薄荷；乌痧加槟榔、枳壳；闷痧加细辛、桔梗；绞肠痧加檀香、乌药。倘其势急不及进汤药者，先以痧疫回春丹治之。

秽浊

秽浊者，即俗称为龌龊也。是证多发于夏秋之间，良由天暑下逼，地湿上腾，暑湿交蒸，更兼秽浊之气，交混于内，人受之，由口鼻而入，直犯膜原。初起头痛而胀，胸脘痞闷，肤热有汗。频欲恶心，右脉滞钝者是也。然有暑湿之分，不可以不察也。如偏于暑者，舌苔黄色，口渴心烦，为暑秽也。偏于湿者，苔白而腻，口不作渴，为湿秽也。均宜芳香化浊法治之，暑秽加滑石、甘草，湿秽加神曲、茅、苍。吾衢见秽浊之证，便禁药饵，惟以揪刮当先。殊不知禁滋腻呆滞之药，如地、归、沙参等味是也，芳香气分之品又何害乎？倘执禁药之说，每见其轻证转重，重证转危，误人性命，不可胜数，悲哉悲哉！

疰夏

疰夏者，每逢春夏之交，日长暴暖，忽然眩晕、头疼、身倦、脚软，体热食少，频欲呵欠，心烦自汗是也。盖缘三月属辰土，四月属巳火，五月属午火，火土交旺之候，金水未有不衰。夫金衰不能制木，木动则生内风，故有眩晕头疼。金为土之子，子虚则盗母气，脾神困顿，故有身倦足软，体热食少。又水衰者，不能上济乎心，故有频欲呵欠，心烦自汗等证。此皆时令之火为患，非春夏温热之为病也。蔓延失治，必成痨怯之根。宜以金水相生法治之。如眩晕甚者，加菊花、桑叶；头痛甚者，加佩兰、荷钱；疲倦身热，加潞党、川斛；心烦多汗，加浮麦、莲子。加减得法，奏效更捷耳。

热病

《金鉴》云：经曰：冬伤于寒，春必病温，至夏为热病。热病者，乃冬伤正令之微寒，未即病也。倪氏谓：交立夏以来，久伏之气，随时令之热而触发，故初病即发热汗出，口渴心烦，不恶寒而反恶热，脉来洪大之象，是为热病也。《医通》曰：邪非外来，故但热而不恶寒，热自内发，故口燥渴而多引饮，其邪既郁为热，不得复言为寒。合而观之，热病因伏气者了然，然较晚发更发于晚，比诸温更伏于深。初起之时，宜用清凉透邪法。热势不衰，继用清凉荡热法。倘有恶寒相兼，脉象举取浮紧，是有夏时暴寒所加，寒在外而热在里，先用辛温解表法，以透其外，外邪得透，再用清凉之剂，以荡其里热也。设无浮紧之脉，又无恶寒之证，误用辛温之方，耗伤津液者，宜用清热保津法加西洋参、石膏治之。倘或兼之恶风，微微汗出，脉象举取浮缓。此表有风邪所加，风在外而热在里，当用辛凉解表法，先解其外也。至于舌苔化燥，谵语昏狂，急用清凉荡热法加紫雪丹治之。发斑者，加黄连、栀子；发疹者，加荷叶、牛蒡。须知热病最易伤阴，当刻刻保阴为要，辛温劫液之剂，勿浪用也。

霉湿

霉湿之为病，在乎五月也。芒种之后，逢丙入霉，霉与梅通，其时梅熟黄落，乍雨乍晴，天之日下逼，地之湿上蒸，万物感其气则霉，人感其气则病。以其气从口鼻而入，即犯上中二焦，以致胸痞腹闷，身热有汗，时欲恶心，右脉极钝之象，舌苔白滑。以上皆霉湿之浊气，壅遏上中气分之证，非香燥之剂，不能破也。拟以芳香化浊法，俾其气机开畅，则上中之邪，不散而自解也。倘或连朝风雨，人冒之者，即患身痛腰疼，恶寒发热，此邪由太阳之表，而入于少阴之里，即《内经》所谓雨气通于肾也，宜乎表里两解，拟以二活同祛法。倘兼腹痛泄泻，再加煨葛、木香治之。

或问曰：湿土之令，始于大暑，终于白露。今论霉湿在乎芒种之后，夏至节中，斯时相火司令，不论火而论湿，得非矛盾乎？答曰：湿土之令，在于夏末秋前，盖按《内经》六气之主政也。然而土寄于四季之末，四时皆有湿病，总当因时制宜，不必拘于常例。即如春日阳和，夏日炎热，秋日燥烈，冬日温暖，何湿之有？惟其春雨潇潇，夏雨淋淋，秋雨霏霏，冬雨纷纷，人感之者，皆为湿病。今专论霉湿在乎五月，以其乍雨乍晴，湿中有热，热中有湿，与诸湿之病颇异，故列霉湿为一门。

拟用诸法

辛温解表法见卷一。

清凉涤暑法见卷三。

祛暑解毒法

治暑毒烦热赤肿，身如针刺。

茯苓三钱　制半夏一钱五分　滑石三钱，水飞　粉甘草五分　参叶六分　黄连八分　银花三钱　连翘三钱，去心加绿豆衣三钱，煎服。

凡暑热成毒者，此法最宜。芩、夏偕甘，即海藏消暑方也。滑石偕甘，即河间清暑方也。更佐参叶以却暑，黄连以清心，银翘、绿豆以解毒也。

增损胃苓法

治暑湿内袭，腹痛水泻，小便热赤。

苍术一钱，米泔炒　厚朴一钱，姜汁炒　广陈皮一钱五分　猪苓一钱五分　白茯苓三钱　泽泻一钱五分　滑石三钱，水飞　藿香一钱五分

水煎，温服。

苍朴、陈皮以化湿，即平胃散损甘草也。二苓、泽泻以利湿，即五苓散损桂、术也。增滑石清暑渗湿，增藿香止泻和中。凡因暑湿而致泻者，是法最为拍合耳。

清暑开痰法

治中暑神昏不语，身热汗微，气喘等证。

黄连一钱二分　香薷一钱　扁豆衣三钱　厚朴一钱，姜汁炒　杏仁二钱，去皮尖研　陈皮一钱五分　制夏一钱五分　益元散三钱，入煎

加荷叶梗七寸为引。汗多除去香薷。

连、薷、扁、朴，清热祛暑；杏仁、陈、夏，顺气开痰；益元散，清暑宁心；荷叶梗，透邪宣窍。

却暑调元法

治暑热盛极，元气受伤。

石膏四钱，煨　滑石三钱，飞　白茯苓三钱　制半夏一钱　东洋人参二钱，或用西洋人参　麦门冬二钱，去心　粉甘草六分

加粳米一撮为引。

石膏、滑石，却暑泻火为君；茯苓、半夏，消暑调中为臣；暑热刑金，故以人参、麦冬保肺为佐，暑热伤气，故以甘草、粳米调元为使。

清离定巽法

治昏倒抽搐，热极生风之证。

连翘三钱，去心　竹叶一钱五分　细生地四钱　元参三钱　甘菊花一钱　冬桑叶三钱　钩藤钩四钱　宣木瓜一钱

井华水煎服。

此法治热极生风之证，故用连翘、竹叶，以清其热；热甚必伤阴，故用细地、元参，以保其阴；菊花、桑叶，平其木而定肝风；钩藤、木瓜，舒其筋而宁抽搐。大易以离为火，以巽为风，今曰清离定巽，即清火定风之谓也。

凉解里热法见卷一。

清热保津法见卷一。

清宣金脏法

治热烁肺金，咳逆胸闷，身体发热。

牛蒡子一钱五分　川贝母二钱，去心　马兜铃一钱　杏仁二钱，去皮尖，研　陈瓜蒌壳三钱　桔梗一钱五分　冬桑叶三钱

加枇杷叶三钱，去毛，蜜炙，为引。

夏日炎暑，火旺克金，宜乎清热宣气，保其金脏。法中蒡、贝、兜铃，清其肺热；杏、蒌、桔梗，宣其肺气。夫人身之气，肝从左升，肺从右降，今肺被暑热所烁，而无降气之能，反上逆而为咳矣。故佐桑叶以平其肝，弗令左升太过；杷叶以降其肺，俾其右降自然。升降如常，则咳逆自安谧矣。

加味二陈法见卷七。

甘咸养阴法

治热伤血络，损及阴分，潮热咳嗽。

大干地四钱　龟板三钱，炙　阿胶二钱，另炖冲　旱莲草三钱　女贞子二钱　牡丹皮一钱五分

加淡菜三钱，井水煎服。

法中干地甘寒，龟板咸寒，皆养阴之要药。阿胶甘平，淡菜咸温，并治血之佳珍。旱莲甘寒，汁黑属肾，女贞甘凉，隆冬不凋，佥能补益肾阴。佐以丹皮之苦，清血中之伏火，火得平静，则潮热咳血均愈矣。

治乱保安法

治夏秋之间，霍乱吐泻，腹中绞痛。

广藿香一钱五分　台乌药一钱　广木香五分　制半夏一钱　白茯苓三钱　茅苍术八分，米泔浸炒　阳春砂仁八分，研冲

加伏龙肝三钱，水煎服。

邪扰中州，挥霍扰乱，宜此法也。首用藿香、乌、木，行气分以治其乱。夏、苓、苍术，祛暑湿以保其中。更佐砂仁和其脾，伏龙安其胃，此犹兵法剿抚兼施之意也。

挽正回阳法

治中寒腹痛，吐泻肢冷，或昏不知人，脉微欲绝。

东洋参三钱，米炒　白茯苓三钱　于潜术一钱，土炒　粉甘草五分，炙　安桂八分，细锉分冲　淡附片八分　炮姜炭六分　吴茱萸八分，泡淡

头服略煎，次服浓煎。

是法即陶节庵回阳救急汤，除陈、夏、五味也。盖以参、苓、术、草挽其正，炮姜、桂、附回其阳，更佐吴茱萸，破中下之阴寒，阴寒一破，有若拨开云雾，而见天与日也。

芳香化浊法

治五月霉湿，并治秽浊之气。

藿香叶一钱　佩兰叶一钱　陈广皮一钱五分　制半夏一钱五分　大腹皮一钱，酒洗　厚朴八分，姜汁炒

加鲜荷叶三钱为引。

此法因秽浊霉湿而立也。君藿、兰之芳香，以化其浊；臣陈、夏之温燥，以化其湿；佐腹皮宽其胸腹，厚朴畅其脾胃，上中气机，一得宽畅，则湿浊不克凝留；使荷叶之升清，清升则浊自降。

金水相生法

治疰夏眩晕神倦，呵欠烦汗，及久咳肺肾并亏。

东洋参三钱　麦冬三钱，去心　五味子三分　知母一钱五分　元参一钱五分　炙甘草五分

水煎，温服。

法内人参补肺，麦冬清肺，五味敛肺，此千金生脉饮也。主治热伤元气，气短倦怠，口渴汗多等证。今以此方治疰夏，真为合拍。加色白之知母，以清其肺，复清其肾；色黑之元参，以滋其肾，兼滋其肺；更以甘草协和诸药，俾金能生水，水能润金之妙耳。

二活同祛法

治表里受湿，寒热身疼，腰痛等证。

羌活一钱五分　防风一钱五分　独活一钱五分　细辛五分　茅苍术一钱五分　甘草五分

加生姜三片，煎服。

两感表里之湿证，此法堪施。其中羌活、防风，散太阳之表湿；独活、细辛，搜少阴之里湿；苍术燥湿气，生姜消水气；盖恐诸药辛温苦燥，故佐甘草以缓之。

备用成方

藿香正气散

治外感风寒，内伤饮食，及伤冷、伤湿，疟疾、中暑，霍乱、吐泻，凡感岚瘴不正之气，并宜增减用之。

藿香　紫苏　白芷　桔梗　大腹皮　厚朴　陈皮　半夏曲　白术　茯苓　甘草

加姜、枣，煎服。

六和汤

治夏月饮食不调，内伤生冷，外伤暑气，寒热交作，霍乱吐泻，及伏暑烦闷等证。

藿香　砂仁　杏仁　厚朴　扁豆　木瓜　人参　白术　茯苓　半夏　甘草

加姜、枣，煎服。

缩脾饮

清暑气，除烦渴，止吐泻霍乱，及暑月酒食所伤。

扁豆　葛根　乌梅　草果　砂仁　粉甘草

丰按：正气散之白术，六和汤之人参，缩脾饮之乌梅，凡病初起者，如参、术之滞，乌梅之收，不克遽用，务宜临证时增减可也。

香薷饮

治感冒暑气，皮肤蒸热，头痛肢倦，或烦渴，或吐泻。

香薷　制厚朴　扁豆

本方加黄连名四味香薷饮，治同。

新加香薷饮

治暑温汗不出者。

香薷　厚朴　鲜扁豆花　银花　连翘

水煎，稍凉服。

丰按：香薷辛温香散，宜于阴暑而不宜于阳暑也。盖阴暑无汗，用香薷以发之；阳暑多汗，用之能无害乎？李时珍曰：香薷乃夏月解表之药，犹冬月之用麻黄。由是论之，其发表之功可见矣。今人不别阴阳，一概用之则误甚。

桂苓甘露饮

治中暑受湿，引饮过多，头痛烦渴，湿热便秘。

石膏　寒水石　滑石　甘草　白术　茯苓　猪苓　泽泻　肉桂

丰按：河间制是方，以膏、寒、滑、草清其暑热，佐以五苓利其湿热。如舌苔白者，或黄泽者，皆可用之；稍干燥者，是暑热将化为火，肉桂又当禁用。

竹叶石膏汤

治伤暑发渴，脉虚。

竹叶　石膏　人参　甘草　麦冬　制夏

加粳米、生姜，水煎，温服。

人参白虎汤

治太阳中暍，身热汗出，恶寒足冷，脉微口渴。

人参　石膏　知母　甘草

加粳米为引。先煮石膏数十沸，再投药米，米熟汤成，温服。

丰按：斯二方，皆长沙所作，人皆知长沙之书，专治伤寒，谁知其亦治暑乎！故丰尝谓欲治六气之时邪，总当先读伤寒书而后可。

六一散

治伤寒中暑，表里俱热，烦热口渴，小便不通，泻痢暑疟，霍乱吐泻。

滑石六两，水飞　甘草一两

为末，灯心汤调下。

此方是河间所作也，一名天水散。少加辰砂以清心，名益元散；少加薄荷以清肺，名鸡苏散；少加青黛以清肝，名碧玉散。治同。

三石汤

治暑温蔓延三焦，舌滑微黄，邪在气分者。

生石膏　寒水石　飞滑石　通草　杏仁　竹茹　银花　金汁

水煎，温服。

清营汤

治暑温逼近心包，舌赤烦渴，不寐谵语。舌苔白滑，不可与也。

元参　丹参　生地　麦冬　黄连　竹叶　连翘　银花　犀角

水煎，温服。

丰按：鞠通先生云：温者热之渐，热者温之极也，暑温较暑热为轻者，不述可知。此二方乃大寒之剂，治暑温似乎过峻，试问治暑热之病，将何寒药所用耶？窃谓治暑热，二方最可，治暑温，不若丰之清凉涤暑法为稳。

来复丹

治上盛下虚，里寒外热，及伏暑泄泻，中暍冒暑。

玄精石　硝石　硫黄　五灵脂　青皮　陈皮

米饮糊丸如梧桐子大，每服三十丸，开水送下。

丰按：此丹可备中暑之急。

介宾玉女煎

治水亏火盛，六脉浮洪滑大，烦热干渴，失血等证。

生石膏　知母　麦冬　熟地　牛膝

水煎服。如火盛极者，加栀子、地骨皮之属。

丰按：此方，以生地易熟地最妥。

生脉散

治热伤元气，气短倦怠，口渴多汗，肺虚而咳。

人参　麦冬　五味子

水煎服。

清暑益气汤

治长夏湿热炎蒸，四肢困倦，精神减少，胸满气促，身热心烦，口渴恶食，自汗身重，肢体疼痛，小便赤涩，大便溏黄，而脉虚者。

人参　黄芪　白术　炙草　麦冬　五味子　苍术　神曲　青皮　陈皮　黄柏　泽泻　升麻　葛根　当归

加姜、枣，煎服。

丰按：千金生脉散，治热伤元气，热中无湿，所以用麦冬以清热，人参以补气，五味以敛气，无湿之证，故用甘凉滋脏无害也。东垣清暑益气汤，治暑伤元气，暑中有湿，所以用柏、苍、陈、泽等药于益气之中，有湿之证，故佐苦燥通利无害也。古人用药，少而不漏，多而不乱，学人当细玩之。

浆水散

治中暑泄泻，多汗脉弱。

炮姜　附子　炙甘草　肉桂　高良姜　醋炒半夏

浆水煎，去滓冷服。

《医通》曰：浆水者，乃秫米和曲酿成，如醋而淡。《集解》曰：泄利浆水，澄澈清冷。观此二说，全不相合，丰每用是方，以土浆煎药，无不取效，似不必辨其孰是。考土浆之功能，主治泻痢，入此方中，最合拍耳。

冷香饮子

治中暑，内夹生冷冻饮料食，腹痛泻痢。

附子　草果　橘红　炙草

加生姜，水煎，冷服。

大顺散

治冒暑伏热，引饮过多，脾胃受湿，霍乱吐泻。

干姜　肉桂　杏仁　甘草

共为末，每服二钱，沸汤调服。

丰按：浆水散，冷香饮子，皆治中暑之泄泻，而用姜、附之热剂，其实治暑月之阴寒，非治阳暑之证，可想而知矣。大顺散，亦然也。所以治暑宜分阴阳，弗执暑为阳邪之说耳。

痧疫回春丹

治一切痧疫神效。

苍术二两　雄黄七钱，飞净　沉香六钱　丁香一两　木香一两　郁金一两　蟾酥四钱　麝香一钱

共研细末，水泛为丸，加飞净朱砂为衣，每服五厘，开水吞服，亦可研末吹鼻。

丰按：此丹治痧极妥，无论风、暑、阴、阳、红、乌、闷、绞等痧，皆可治之。倘能辨者，于药引中变动可也。

行军散

治霍乱痧疫，去一切秽恶。

西牛黄一钱　当门子一钱　雄黄八钱，飞净　火硝三分　蓬砂一钱　梅冰一钱　飞金二十页　真珠一钱

八味各研极细，再合擂匀，每二、三分冷开水下。

绛雪

一名红灵丹。治霍乱吐泻，痧胀时疫等证。

朱砂一两　雄黄六钱，飞　飞金五十页　礞石四钱，煅　牙硝一两　蓬砂六钱　当门子三钱　梅片三钱

共研极细末，每一分开水送下。

丰按：此二方，皆可援一时之急，凡有求名远处者，觅利他方者，皆可预藏于箧，以备自用，或可济人。

紫雪

治内外烦热，一切火证。

寒水石　石膏　滑石　磁石　硝石　朴硝　辰砂　沉香　木香　丁香　麝香　升麻　元参　羚羊角　犀角　甘草　黄金

合成退火气，冷开水调服每一、二钱。

丰按：是方药力峻猛，体非强壮，证非实火，不宜浪用。尝见今之医者，一遇神昏谵语，不分虚实，遂谓邪入心包，随手用之，毫无忌惮。倘郑声喃喃，由心神不足而致者，一妄用之，祸必旋踵。临证之际，当分虚实而施，庶无差误。

黄龙汤

治失下循衣撮空，体虚热盛，不下必死。

大黄　厚朴　枳实　芒硝　熟地黄　当归　人参

照常煎服。

丰按：此方治热病已成可下之证。医者因其体虚，当下失下，而成撮空理

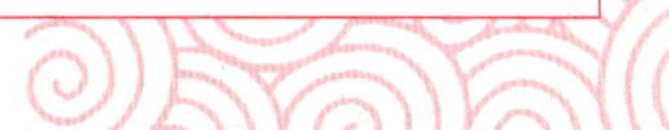

线，循衣摸床等证，所以用攻补兼施之方，荡其邪而不伤正，补其正而不碍邪，诚稳妥之良方，今医畏用何哉？

临证治案

阴暑误用阳暑之药

古黔吴某，晚餐之后，贪凉而睡，醒来头痛畏寒，壮热无汗，气口脉紧，舌苔边白中黄。丰曰：此阴暑兼食之证也。即以藿香正气散去白术，加香薷治之，服一煎未有进退。又更一医，遂驳阴暑之谬，暑本属阳，何谓为阴？见病患身热如火，遂用白虎汤加芦根、连翘等药。初服一帖，似得小效，继服一帖，即谵语神昏，频欲作呕，舌苔灰黑。医谓邪入心包，照前方再加犀角、黄连、紫雪等品，服下全无应验，仍求丰诊。其脉右胜于左，形力并强，此邪尚在气分，犹未逆传心包，视其舌苔，灰黑而厚，依然身热昏谵呕逆等证。窃思其邪必被寒凉之药所阻，非温宣透法，不克望其转机。当用杏仁、薤白、豆卷、藿香、神曲、蔻仁、香薷、橘壳，加益元散合为一剂。服头煎热势益剧，次煎通身有汗，则壮热渐退尽矣。来邀复诊，神未清明，谵语仍有，舌苔未退，更觉焦干，右脉仍强，愈按愈实。丰曰：汗出热退，理当脉静津回，神气清爽，今不然者，定有燥结留于肠胃。思表邪退尽，攻下无妨，用黄龙汤以芒硝改元明粉，以人参换西洋参，服下半日许，遂得更衣，诸恙忽退，继用苏土养阴之法，日渐全可。

或问曰：彼医证虽误治，谓暑本属阳，何谓为阴？亦似近理，其说当有所本也。答曰：然也，即《条辨》有云：暑字从日，日岂阴物乎？暑中有火，火岂阴邪乎？殊不知前贤取阴暑二字之义。阴，阴寒也；暑，暑月也。暑月伤于阴寒，故名阴暑。曰：何不以伤寒名之？曰：寒乃冬令之气，在暑月不能直指为寒，盖恐后学不明时令，先贤之用心，亦良苦矣。

骤然中暑

盛夏时，丰赴西乡疗病，路过石梁村口，见一人奄然昏倒于道旁，遂停舆出诊。脉之两手洪大，其为暑热所中者昭然。即以通关散吹鼻，似欲喷嚏而不得，令舆夫揪之，又令入村采蒜取汁，频频灌之，连得喷嚏，少焉乃苏。求赐一方，遂用六和汤去参、术、厚朴，加滑石、通草，嘱服三帖。数日后，登门泥首而去。

暑风急证

城西陈某，年近五旬，倏然昏倒，人事无知，手足抽掣。一医作中暑论治，虽不中亦不远矣。一医辄称中风，反驳前医有误，敢以小续命汤试之，更加搐搦，身热大汗，迓丰商治。诊其脉，洪大而数，牙关紧闭，舌不能出，但见唇焦齿燥。丰曰：此暑风证也。称中风之医，亦在座中，遂曰：子不观《指南医案》，常有暑风，何得有搐搦之证？曰：香岩之案，谓暑风系暑月所感之风，非热极生风之内风也。丰今所谓乃暑热内燃，金被火烁，木无所制，致发内风之证也。理当清其暑热，兼平风木。遂用清离定巽法加石膏、甘草，橘络、扁豆花治之。彼医似为不然，病家咸信于丰，即使人拣来煎服，幸喜法中病机，抽搐稍定，神识亦省，继服二帖，得全愈矣。

江诚曰：今之医者，每见夏月有头痛发热，而无昏倒肢抽，皆批为暑风之证，大概亦得香岩之皮毛，而未得其骨髓，此耳听之学，非神听之学可知。

暑温过服大寒致变

西乡吴某，偶患暑温，半月余矣。前医认证无差，惜乎过用寒剂，非但邪不能透，而反深陷于里，竟致身热如火，四末如冰。复邀其诊，乃云热厥，仍照旧方，添入膏、知、犀角等药，服之益剧，始来求治于丰。诊其左右之脉，举按不应指，沉取则滑数。丰曰：邪已深陷于里也。其兄曰：此何证也？曰：暑温证也。曰：前医亦云是证，治之无效何？曰：暑温减暑热一等，盖暑温之势缓，缠绵而愈迟；暑热之势暴，凉之而愈速。前医小题大作，不用清透之方，恣用大寒之药，致气机得寒益闭，暑温之邪，陷而不透，非其认证不明，实系寒凉过度。刻下厥冷过乎肘膝，舌苔灰黑而腻，倘或痰声一起，即有仓扁之巧，亦莫如何！明知证属暑温，不宜热药，今被寒凉所压，寒气在外在上，而暑气在里在下，暂当以热药破其寒凉，非治病也，乃治药也。得能手足转温，仍当清凉养阴以收功。遂用大顺散加附子、老蔻。服一帖，手足渐转为温，继服之，舌苔乃化为燥，通身大热，此寒气化也，暑气出也，当变其法。乃用清凉透邪法去淡豉，加细地、麦冬、蝉衣、荷叶，一日连服二剂，周身得汗，而热始退尽矣。后拟之法，皆养肺胃之阴，调治匝月而愈。

程曦曰：学医知常为易，知变为难。病有千变，而药亦有千变。即如是证，过服寒凉，热证未去，而寒证又生，此病一变也。暂用温热之剂，先破寒凉之气，此药一变也。服之肢体回温，舌苔乃燥，此病又一变也。即舍热药，转用凉剂收功，此药又一变也。不知通变之医，反谓朝秦暮楚，侥幸图功耳。

暑热劫络致成暑瘵

长洲叶某，忽然血涌盈升，身热口渴，速来求治于丰。抵其寓，见几上有参汤一盏，病者即询可服否？丰曰：姑诊其脉，辨其虚实可知。按之洪大而来，舌苔黄而欠润，此暑热内劫阳络之候，即经谓阳络伤，血从上溢是也，当从暑瘵治之，速清暑热以养其阴，参汤勿可服也。遂用玉女煎以生地易熟地，再加滑石、蒌根、杏仁、桑叶，两日连尝四剂，咳血并止，身热亦退矣。

阴寒霍乱热补而瘳

施秉罗某之父，大耋高年，素来矍铄。忽于孟秋之初，霍乱吐泻，肢痛肢凉。差人来请丰诊，其脉迟细，神识模糊。曰：此中阴寒之证也。急以挽正回阳法治之，至日晡腹痛益甚，汗出淋漓，逆冷益深，倏然昏倒，大众惊慌，复来邀诊。诊得六脉全无，不语如尸，呼吸微绝。思丹溪有云：仓卒中寒，病发而暴，难分经络，温补自解。忽记其家有真参宝藏，速取一钱，合野山高丽参五钱，淡附片四钱，浓煎渗下，次煎继之，约一时许，忽长叹一声，渐有呼吸。五更时分，身体稍温。次日清晨，又邀复诊，按其脉象，沉细如丝，舌淡无荣，苔白而润，四肢转暖，人事亦清，吐泻腹痛佥减。今当温补脾阳，兼养心营，仍用二参、附片，加入姜炭、芪、甘、归、神、柏、枣，服下又中病机，一候遂全瘥矣。

阴虚疰夏

江苏张某，于麦秋患头晕目眩，食减神疲，偶患头痛。一医作水不涵木治之，虽未中机，尚称平稳。一医作风湿侵脾治之，服之神气更疲。邀丰诊之，脉濡且弱，毫无外感之形，见其呵欠频频，似属亏象。丰曰：此阴虚之体，过于烦劳，劳伤神气所致，所以前医滋补无妨，后医宣散有损。张曰：头痛非外感乎？曰：非也。外感头痛，痛而不止；今痛而晕，时作时止，是属内伤。曰：何证也？曰：疰夏也。当用金水相生法去玄参、知母，加冬桑叶、绿豆衣、省头草治之，服至第三剂，诸疴皆屏矣。

热病化燥伤津

芹岭王某，来郡应试，忽沾热病。其师知医，以为风食，而用羌、防、楂、曲等药，则热渴更甚，谵语发狂。邀丰医治，脉形洪数有力，舌苔黑燥而厚，此属热邪化燥，津液被劫，非咸苦下法，不能攻其热而保其阴，倘畏而不用，则津液告匮为难治。即以润下救津法加紫雪五分，随即拣来煎服。服后约半日许，遂欲更衣，乃得燥屎数团，狂势似缓。继进次煎，又得燥屎无数，神气觉疲。令房中寂静，待其安睡，计五、六时始醒，醒来神识已清，身凉微汗，舌黑而润，六脉不躁。丰曰：邪已解也。用西洋参、麦冬、生地、玉竹、麻仁、蒌壳、米仁、炙草等药，令服三剂而安。

霉湿时病

东乡刘某，来舍就医，面目浮肿，肌肤隐黄，胸痞脘闷，时欲寒热，舌苔黄腻，脉来濡缓而滞。丰曰：此感时令之湿热也，必因连日务农，值此入霉之候，乍雨乍晴之天，湿热之邪，固所不免。病者曰然。丰用芳香化浊法，加白芷、茵陈、黄芩、神曲治之，服五帖，遂向愈矣。

卷　五

夏伤于暑，秋必痎疟大意

经云：夏伤于暑，秋必痎疟。谓夏令伤于暑邪，甚者即患暑病；微者则舍于营，复感秋气凉风，与卫并居，则暑与风凉合邪，遂成痎疟矣。景岳云：痎者皆也，总疟之称也；疟者虐也，凌虐之义也。疟之为病，非止一端，当分晰而治之。考古有暑疟、风疟、寒疟、湿疟、温疟、瘴疟、瘅疟、牝疟、痰疟、食疟、疫疟、鬼疟、虚疟、劳疟、疟母、三日疟之名，临证之时，不可不辨治也。暑疟者，恶寒壮热，烦渴引饮也。风疟者，寒少热多，头疼自汗也。寒疟者，寒长热短，头疼无汗也。湿疟者，寒重热轻，一身尽痛也。温疟则先热后寒，因于冬令伏气。瘴疟则发时昏闷，因感山岚瘴气。瘅疟则独热无寒。牝疟则寒多热少。又有头痛而眩，疟发昏迷为痰疟。寒热交并，噫气恶食为食疟。沿门合境，证皆相似为疫疟。寒热日作，多生恐怖为鬼疟。元气本虚，感邪患疟为虚疟。疟疾患久，遇劳即发为劳疟。经年不愈，结成痞块，藏于胁腹为疟母。正气本虚，邪客于腑，间两日而作者为三日疟。更有似疟非疟之伏暑，亦因伏天受暑而发于秋，最难速愈。倘秋时炎蒸于夏，而内并无伏气，其见证与阳暑相似者，名曰秋暑。此二证皆在乎秋，今附论于斯，盖恐误为疟治耳。

暑疟

暑疟者多因长夏纳凉，感受阴暑，暑汗不出，则邪遂伏于内，直待秋来，加冒凉气而发。先贤云：暑气内伏者，阴气也；秋凉外束者，阴邪也；新邪与卫气并居，则内合伏暑，故阴阳相搏而疟作矣。其证恶寒壮热，口渴引饮，脉来弦象，或洪或软，或着衣则烦，去衣则凛，肌肤无汗，必待汗出淋漓而热始退。治宜清营捍疟法治之。如渴甚者，麦冬、花粉佐之。凡疟连日而发者则病浅，间日而发者则病深，间二日而发者则愈深矣。渐早为轻，因正气胜而外出；渐晚为重，因邪气胜而内入。初起多实，宜以祛邪为先；患久多虚，宜以养正为主。医者须分浅深轻重虚实新久而治之，则庶几投剂有效耳。

张景岳曰：伤暑为疟，何谓阴邪？盖阳暑伤气，其证多汗，感而即发，邪不能留。其留藏不去者，惟阴暑耳，以其无汗也。故凡患疟者，必因于盛暑之时，贪凉取快，不避风寒，或浴以凉水，或澡于河流，或过食生冷。壮者邪不能居，未必致病；怯者蓄于营卫，则所不免。但外感于寒者多为疟，内伤于寒者多为痢，使能慎此二者，则疟痢何由来也。

风疟

经云：夏暑汗不出者，秋成风疟。《金鉴》谓：风疟：先伤于寒，后伤于风。据此二说而论，是证之因，亦由长夏先受阴暑，至秋感风而发也。然而有暑无风惟病暑，有风无暑惟病风，必风暑合邪，始成疟病。此虽与暑疟得病之因无异，发病之时亦同，但其见证，自有攸分，不可以不辨也。盖风疟之为病，寒少热多，不似暑疟恶寒壮热，或着衣则烦，去衣则凛。风疟则头疼自汗出，不似暑疟肌肤无汗，必待汗出淋漓而热始退。风疟之脉，弦而兼浮，不似暑疟，脉象纯弦，或洪或软，若此分别，投剂自合拍耳。初宜辛散太阳法去羌活，加秦艽治之。必俟寒热厘清，始可进和解之法。总当细审其因，可散则散，可和则和，可补则补，可截则截，全在临时活法耳。

江诚曰：细观暑疟、风疟，皆由长夏感受阴暑，并发于秋，但暑疟因秋凉所触，风疟因秋风所触，以此别之，毫厘无谬。

寒疟

寒疟者，缘于先受阴寒，或沐浴之水寒，寒气伏于肌腠之中，复因外感邪风触之而发。正合经云：寒者阴气也，风者阳气也，先伤于寒，而后伤于风，故先寒而后热也。盖寒疟之脉证，弦紧有力，寒长热短，连日而发，或间日而发，发时头痛微汗，或无汗干热。此当遵古训体若燔炭、汗出而散之旨，拟用辛散太阳法治之。如寒热按时而至，方可继进和解，今人不别何经，动手概用小柴胡汤，则误甚矣。

湿疟

湿疟之证，因于久受阴湿，湿气伏于太阴，偶有所触而发。发则恶寒而不甚热，脉象缓钝而不弦，一身尽痛而有汗，手足沉重，呕逆胀满者是也。俗谓脾寒，大概指是证耳。此宜宣透膜原法，使其邪化疟除，但辛燥之剂，于阴亏热体者，须酌用之。阳虚寒体者，更可加老蔻、干姜。所有断截之法，不宜早用，用之非变膨鼓，即成疟母之疴。疟证殊多，总宜分别而治。

江诚曰：寒疟因寒水伏于肌腠，湿疟因湿气伏于太阴，斯二疟夏秋皆有，非比暑疟、风疟，受于夏天，发于秋令也。

温疟

经谓：温疟由冬令感受风寒，伏藏于骨髓之中，至春不发，交夏阳气大泄，腠理不致，或有所用力，伏邪与汗并出，此邪藏于肾，自内而达于外。如是者，阴虚而阳盛，阳盛则热矣。衰则其气复入，入则阳虚，阳虚生外寒矣。又谓：先伤于风，后伤于寒，故先热而后寒也，亦以时作，名曰温疟。温疟之证，先热后寒，其脉阳浮阴弱，或汗多，或汗少，口渴喜凉，宜清凉透邪法治之。如汗多者去淡豉，加麦冬、花粉。如舌苔化为焦黑者，宜清热保津法治之。嘉言云：治温疟，当知壮水以救其阴，恐十数发而阴精尽，尽则真火自焚，顷之死矣。此与香岩论温病，当刻刻护阴之说，不相悖也。凡有变证，仿春温、风温、温病、温毒门中之法可也。

或问：温疟得之于冬，发之于夏，何不列于温病之门，或附于热病之后，今列如斯，其意何也？答曰：就温字而言，当列于彼，就疟字而论，当附于此，欲使学人，知诸疟有先热后寒，有先寒后热，有寒多热少，有寒少热多，有独热不寒之各异也。又问：《金匮》论温疟，谓身无寒但热，今先生论中谓先热后寒，得毋有违仲景乎？曰：先热后寒者，遵《内经》之训也。《金匮》谓无寒但热，定系传写之讹。殊不知但热无寒，乃瘅疟也，不可不为分辨。

瘴疟

瘴疟之证，岭南地方为多也。乃因天气炎热，山气湿蒸，多有岚瘴之毒，人感之者，实时昏闷，一身沉重，或寒甚热微，或寒微热甚，亦有迭日间日而作者，亦有狂言妄语者，亦有口喑不言者。揆其诸证，初起之时，邪必郁于气分，甚则血瘀于心，涎聚于脾。先宜宣窍导痰法，探吐其痰，然后辨其轻重表里为要。其轻者在表，宜用芳香化浊法加草果、槟榔；其重者在里，宜用和解兼攻法为治。

瘅疟

帝曰：瘅疟何如？岐伯曰：瘅疟者，肺素有热，气盛于身，厥逆上冲，中气实而不外泄，因有所用力，腠理开，风寒舍于皮肤之内，分肉之间而发。发则阳气盛，阳气盛而不衰则病矣。其气不及于阴，故但热而不寒，气内藏于心，而外舍于分肉之间，令人消烁肌肉，故命曰瘅疟。帝曰：善。

《金匮》云：师曰：阴气孤绝，阳气独发，则热而少气烦冤，手足热而欲呕，名曰瘅疟。若但热不寒者，邪气内藏于心，外舍分肉之间，令人消烁肌肉。

丰按：《素问》谓肺素有热；又谓气内藏于心。《金匮》亦谓邪气内藏于心而未及肺。合而论之，似异而实同也。盖肺心皆居膈上，主乎阳位，阳气盛，故但热而不恶寒。石顽注《金匮》云：少气烦冤者，肺主气，肺受火邪也。手足热者，阳主四肢，阳盛则四肢热也。欲呕者，火邪上冲，胃气逆也。内藏于心者，阳盛则邪气内藏，而外舍分肉之间也。消烁肌肉者，火盛则肌肉烁也。治瘅疟惟宜白虎，盖白虎专于退热，其分肉四肢，内属于胃，非切于所舍者乎？又泻肺火，非救其烦冤者乎？据此而观，不但病在肺心，亦且兼之胃病。嘉言意用甘寒，亦属非谬，真所谓智谋之士，所见略同。窃思阳气盛则阴益伤，拟用甘寒生津法，庶几针芥。

牝疟

《金匮》云：疟多寒者，名曰牝疟。赵以德不辨鱼鲁，注为邪在心而为牡。

喻嘉言亦为邪伏于心，心为牡脏，即以寒多热少之疟，名为牡疟。二公皆以牝疟为牡，又皆谓邪藏于心。石顽已正其非，堪为来学之圭臬也。乃曰：若系邪气内藏于心，则但热而不寒，是为瘅疟。此则邪气伏藏于肾，故多寒而少热，则为牝疟。以邪气伏结，则阳气不行于外，故作外寒。患斯证者，真阳素虚之体为多，缘当盛夏之时，乘凉饮冷，感受阴寒，或受阴湿，其阳不能制阴邪之胜。故疟发时，寒盛热微，惨戚振栗，病以时作，其脉必沉而迟，面色必淡而白。宜以宣阳透伏法治之，因寒者姜、附为君，因湿者苍、果为主，日久不愈，温补之法为宜。

痰疟

痰疟者，因夏月多食瓜果油腻，郁结成痰；或素系痰体，其痰据于太阴脾脏，伏而不发，一旦外感凉风，痰随风起，变为疟病矣。初发之时，头痛而眩，痰气呕逆，寒热交作，脉来弦滑之象。古谚云：无痰不作疟，岂不然乎？宜以化痰顺气法，加草果、藿香治之。如昏迷卒倒者，宜以宣窍导痰法，加厚朴、草果、苏合香丸治之。肥盛之人，痰药更宜多用。

食疟

食疟者，即胃疟也。因于饮食失节，饥饱不常，谷气乖乱，营卫失和，一有不谨，则外邪冒之，遂成疟疾矣。其证寒已复热，热已复寒，寒热交并，噫气恶食，食则吐逆，胸满腹胀，脉滑有力，或气口紧盛者，宜以楂曲平胃法，加藿香、草果治之。如脉迟滞，必兼寒也，可加干姜、白蔻。如脉缓钝者，必兼湿也，可加半夏、茯苓。食疟之证，兼寒兼湿为多，法当分治。

或问曰：介宾之书，谓疟疾之作，无非外邪为之本，岂果因食因痰有能成疟者耶？据此而论，痰食是为兼证，今先生专列痰疟、食疟之门何也？丰曰：素来痰体，加感凉风而致疟者，以痰为本，故曰痰疟。饮食停积，加受外邪而致疟者，以食为本，故曰食疟。如前所论暑、风、寒、湿、温、瘴、瘅、牝等疟，倘有头眩呕逆脉滑者，是痰为兼证也；噫气恶食脉紧者，是食为兼证也，遂不能以痰疟、食疟名之。本证兼证，讵可以不辨哉！

疫疟

疫疟之为病，因天时寒热不正，邪气乘虚而袭膜原，欲出表而不能透达，欲陷里而未得空隙，故作寒热往来，或一日二、三次，或一次而无定期也。寒轻热重，口渴有汗，右脉多胜于左，是为疫疟也。盖疫者役也，若役使然，大概沿门合境，长幼之疟相似者，皆可以疫名之。竟不必拘于一定之见证，当随时令而治，此司天运气之所宜考也，拟以宣透膜原法为主。

鬼疟

鬼疟者，因卒感尸疰客忤，寒热日作，恶梦多端，时生恐怖，言动异常，脉来乍大乍小者是。俗云夜发为鬼疟者非。独有通一子谓无鬼疟，不啻阮瞻一流人也。丰历见之，患是证者，都系体弱属阴之人，而强壮属阳之体，无一患者。古云：壮士不病疟，殆指鬼疟而言。拟用驱邪辟祟法治之。如未效者，咒法亦可用之。

程曦曰：疟不离科少阳，诚哉是言。盖少阳者胆也，胆壮自然无鬼，惟怯者则有之。试看胆壮之人，心无忌惮，所以避之可脱。胆怯之辈，每多疑心，心寒则胆益怯。怯则鬼魅愈侵，所以纠缠不已，即避之亦不能脱体也。

虚疟

元气本虚，感邪患疟，名虚疟也。其证寒热交作，自汗倦卧，饮食并减，四肢乏力，脉象举按俱弦，寻之则弱，宜以补气升阳法治之。又有久患疟疾，脾胃累虚，亦名虚疟也。盖胃虚则恶寒，脾虚则发热，寒则洒洒，热则烘烘，脉象浮之则濡，按之则弱，此宜营卫双调法，则疟疾不截而自罢矣。倘有肢凉便泻者，均加附子、干姜。或吐涎不食者，并加砂仁、半夏。治虚疟之法，尽于斯矣。

劳疟

劳疟者，因疟疾日久延为痨也。或因久病劳损，气血两虚而病疟也。或因劳役过度，营卫空虚而患疟也。脉象或软或弱，或小滑，或细数，发热恶寒，寒中有热，热中有寒，或发于昼，或发于夜，每遇小劳即发。气虚者多汗，饮食少进。血虚者，午后发热，至晚微汗乃解。此似疟非疟也，若误为疟治，而投剥削之剂，未有不成瘵疾者也。拟用营卫双调法，气虚者倍加参、芪，血虚者倍加归、芍。倘寒热厘清，按时而至，脉兼弦象，显出少阳兼证，始可佐柴胡、青蒿，否则不可耳。

疟母

凡疟经年不愈者，谓之老疟。或食积，或痰涎，或瘀血，皆能结成痞块，藏于腹胁，作胀而痛，令人多汗，谓之疟母。亦有因调治失宜，营卫俱虚，或截疟太早，邪伏肝经胁下，而成痞块者。丰历见之，其痞居左胁者为多。盖左胁属肝，当补虚之中，兼以疏肝为治。宜用调中畅气法去术、甘、荷，加青皮、鳖甲、牡蛎、半夏治之。如形气未衰，块痛甚者，蓬、棱、肉桂，并可加入。倘偏用攻破剥削，以治其块，而罔顾其正者，延为中满，遂不可医，可不谨欤！

三日疟

三日疟，又名三阴疟，间两日而发者是也。丹溪曰：发于子午卯酉日者为少阴疟，寅申巳亥日者为厥阴疟，辰戌丑未日者为太阴疟。其说似乎近理，然介宾、路玉皆驳为非，悉以轩岐之训为准则也。经曰：时有间二日，或至数日而发者，邪气与卫气客于六腑，而有时相失，不能相得，故休数日乃作也。李念莪释云：客，犹言会也。邪在六腑，则气远会稀，故间二日，或休数日也。由是观之，丹溪之言，不足为训。盖间二日而作者，以邪气深客于腑，是与卫气相失而然，宜以双甲搜邪法治之。如阴虚之体，益以首乌、当归；阳虚之体，益以鹿霜、潞党。至间数日而作者，其邪愈深，不待言矣。凡邪深陷者，必因正气空虚，当用补气升阳法，助其既虚之正，提其已陷之邪，使正气复旺，邪气自出，则疟不驱自遁矣。

或问：先生论疟，既及三阴，而不及三阳者何也？答曰：丹溪分别三阴，前贤已驳之矣。今既问及三阳，不得不略言之。大概疟在太阳则寒重，法当汗之。在阳明则热重，法当清之。在少阳则寒热往来，法当和之。又问：诸疟悉详，何独遗胎疟一证？究竟何如？曰：胎疟今之俗名也。有谓襁褓小儿患疟为胎疟，有谓从未患疟为胎疟，又以母年之多寡，与疟期相应，此未尽然。总之，无论其襁褓壮年，而未曾患疟者，悉称为胎疟也。仍当分暑、风、寒、湿等疟而治。历尝见之，较诸疟逾格缠绵，最难速愈，必俟其势衰微，方可断截耳。

伏暑

伏天所受之暑者，其邪盛，患于当时；其邪微，发于秋后，时贤谓秋时晚发，即伏暑之病也。是时凉风飒飒，侵袭肌肤，新邪欲入，伏气欲出，以致寒热如疟，或微寒，或微热，不能如疟厘清。其脉必滞，其舌必腻，脘痞气塞，渴闷烦冤，每至午后则甚，入暮更剧，热至天明得汗，则诸恙稍缓。日日如是，必要二、三候外，方得全解。倘调理非法，不治者甚多。不比风寒之邪，一汗而解，温热之气，投凉则安。拟用清宣温化法，使其气分开，则新邪先解，而伏气亦随解也。然是证变易为多，其初起如疟，先服清宣温化法。倘畏寒已解，独发热淹绵，可加芦、竹、连翘，本法内之半夏、陈皮，乃可删去，恐其温燥之品，伤津液也。其舌苔本腻，倘渐黄、渐燥、渐黑、渐焦，是伏暑之热，已伤其阴，于本法内可加洋参、麦冬、元参、细地治之。倘神识昏蒙者，是邪逼近心包，益元散，紫雪丹，量其证之轻重而用。倘壮热舌焦，神昏谵语，脉实不虚，是邪热归并阳明，宜用润下救津法治之。如年壮体强，以生军易熟军，更为有力。种种变证，务在临证之时，细审病之新久，体之虚实，按法用之，庶无差忒耳。

或问曰：曾见禹载书中论伏暑，谓三伏之时，以书晒曝烈日之中，随即收藏于笥，火气未散，冬时启笥，触之遂病。今是论中全未言及，得毋遗漏乎？答曰：子诚刻舟求剑也，此不过偶一有之之证。若此论之，则伏暑之证，专病晒书之家，而无书晒者则不病；专病在冬，而三秋则不病。可发一笑。

秋暑附：秋凉

七月大火西流，暑气渐减，而凉气渐生，其时炎熇尚存，一如盛夏，亦有较盛夏更热之年，人感其热而病者，为秋暑，即世俗所称秋老虎是也。斯时湿土主气，犹是暑湿交蒸，但见壮热烦渴，蒸蒸自汗，脉象洪濡或数，是秋暑之证。其治法与阳暑相同，亦宜清凉涤暑法。倘交秋令以来，凉气袭人，人感其气，即患头痛恶寒，发热无汗，脉象浮弦或紧，是秋凉之证。其治法与阴暑无异，亦宜辛温解表法。若交秋分之后，燥金主气，遇有秋凉之见证者，是为燥之胜气，宜用苦温平燥法。遇有秋暑之见证者，是为燥之复气，宜用甘寒生津法。每见近时之医，不究六气者多，一交秋令，便云秋燥。不知初秋烦热，是为秋暑；又不知斯时湿土主令，指暑指湿，而为燥气，不甚谬哉！

拟用诸法

清营捍疟法

治暑疟恶寒壮热，口渴引饮。

连翘一钱五分，去心　竹叶一钱五分　扁豆衣二钱　青蒿一钱五分　木贼草一钱　黄芩一钱，酒炒　青皮一钱五分

加西瓜翠衣一片为引。

此治暑疟之法也。夫暑气内舍于营，故君以翘、竹清心，却其上焦之热。臣以扁衣解暑，青蒿祛疟。佐以木贼发汗于外，黄芩清热于内。古云疟不离乎少阳，故使以青皮引诸药达少阳之经，瓜翠引伏暑透肌肤之表。

辛散太阳法

治风疟寒少热多，头痛自汗，兼治伤寒伤湿。

嫩桂枝一钱　羌活一钱五分　防风一钱五分　甘草五分　前胡一钱五分　淡豆豉三钱

加生姜二片，红枣三枚，煎服。

凡外邪袭人，必先伤于太阳之表。疟虽因于伏暑，又必因外感秋风而触发也。盖风疟有风在表，故宜辛散之方。其中桂、羌、防、草，即成方桂枝羌活汤，本治风疟之剂也。内加前胡散太阳，复泄厥阴。淡豉解肌表，且祛疟疾。更加攘外之姜，安内之枣，表里俱安，何疟之有哉！

宣透膜原法

治湿疟寒甚热微，身痛有汗，肢重脘懑。

厚朴一钱，姜制　槟榔一钱五分　草果仁八分，煨　黄芩一钱，酒炒　粉甘草五分　藿香叶一钱　半夏一钱五分，姜制

加生姜三片为引。

此师又可达原饮之法也。方中去知母之苦寒及白芍之酸敛，仍用朴、槟、草果，达其膜原，祛其盘踞之邪，黄芩清燥热之余，甘草为和中之用，拟加藿、夏畅气调脾，生姜破阴化湿，湿秽乘入膜原而作疟者，此法必奏效耳。

清凉透邪法见卷一。

清热保津法见卷一。

宣窍导痰法见卷二。

芳香化浊法见卷四。

和解兼攻法

治寒热疟疾，兼之里积。

柴胡一钱五分　黄芩一钱，酒炒　半夏一钱五分，姜制　甘草六分　元明粉二钱　熟军二钱　枳壳一钱五分

流水煎服。

柴、芩、夏、草以和解，元明、军、枳以攻里，此仿长沙大柴胡之法也。

甘寒生津法

治瘅疟独热无寒，手足热而欲呕。

大生地五钱　大麦冬三钱，去心　连翘三钱，去心　竹叶一钱五分　北沙参三钱　石膏四钱，煨

加蔗浆、梨汁每一盏冲服。

《金匮》瘅疟条下，但云：以饮食消息止之。嘉言主以甘寒生津可愈。丰立是法，即遵斯训也。首用生地、麦冬，甘寒滋腻以生津液。此证不离心肺胃三经，故以翘、竹清心，沙参清肺，膏、蔗清胃，梨汁生津。

宣阳透伏法

治牝疟寒甚热微，或独寒无热。

淡干姜一钱　淡附片一钱　厚朴一钱，姜制　苍术一钱，土炒　草果仁一钱，煨　蜀漆一钱五分

加白豆蔻三颗，去壳细研分冲。

干姜宣其阳气，附子制其阴胜，厚朴开其滞气，苍术化其阴湿，草果治独胜之寒，蜀漆逐盘结之疟，佐以豆蔻，不惟透伏有功，抑且散寒化湿，施于牝疟，岂不宜乎！

化痰顺气法见卷三。

楂曲平胃法见卷三。

驱邪辟祟法

治鬼疟寒热日作，多生恐怖，脉来乍大乍小。

龙骨三钱，煅　茯苓三钱，雄黄染黄　茅苍术一钱，土炒　广木香五分　柏子仁三钱，正粒　石菖蒲五分

加桃叶七片为引。

龙骨，阳物也，可以镇惊，可以祛祟，用之以治鬼疟最宜。茯苓宁心，以雄黄染之，能祛鬼魅。苍术、木香皆能杀一切之鬼也。柏子辟邪，菖蒲宣窍，桃叶发汗，开其鬼门，俾潜匿之邪，尽从八万四千毛窍而出也。

补气升阳法

治气虚患疟，寒热汗多，倦怠食减。

西潞参三钱，米炒　上黄芪二钱，蜜炙　于潜术二钱，米炒　粉甘草五分，炙　广陈皮一钱五分　当归身二钱，酒炒　绿升麻五分　柴胡梢五分

加生姜二片、红枣三枚为引。

此东垣补中益气汤也。首用参、芪、术、草以补其气，陈皮以行其气，弗使补而呆滞，俾其补而灵动也。当归以活其血，血气流行，则邪不能容矣。升、柴提其疟邪，姜、枣和其营卫。此方治虚疟，最为确当。

营卫双调法

治洒寒烘热，脉濡且弱，虚疟、劳疟并宜。

嫩桂枝一钱　黄芪皮二钱，蜜炙　当归身一钱五分，土炒　白芍一钱，土炒　西潞参三钱　甘草五分，炙

加生姜二片，红枣三个，煎服。

古人云：胃者卫之源，脾者营之本，今脾胃累虚而作寒热者，宜以营卫双调。故用桂、芪护卫，归、芍养营，参、草补益胃脾，姜、枣调和营卫，此从源本立方，勿见寒热，便投和解。

调中畅气法见卷三。

双甲搜邪法

治三日疟，久缠不愈。

穿山甲一钱，醋炙　鳖甲一钱五分，炙　木贼草一钱，去节　嫩桂枝一钱　制首乌三钱　鹿角霜二钱　东洋人参二钱　当归身二钱，土炒

头服轻煎，次服浓煎。

疟邪深窜而成三疟者，须此法也。穿山甲善窜之物，主搜深踞之疟。鳖甲蠕动之物，最搜阴络之邪。木贼中空而轻，桂枝气薄而升，合而用之，不惟能发其深入于阴分之邪，而且能还于阳分之表。以何首乌养其阴也，鹿霜助其阳也，人参益其气也，当归补其血也，阴阳气血并复，则疟邪自无容身之地矣。

清宣温化法

治秋时晚发之伏暑，并治湿温初起。

连翘三钱，去心　杏仁二钱，去皮尖，研　瓜蒌壳三钱　陈皮一钱五分　茯

苓三钱　制半夏一钱　甘草五分　佩兰叶一钱

加荷叶二钱为引。

连翘寒而不滞，取其清宣；杏仁温而不燥，取其温化；蒌壳宣气于上，陈皮化气于中，上中气分，得其宣化，则新凉伏气，皆不能留；茯苓、夏、草，消伏暑于内；佩兰、荷叶，解新邪于外也。

润下救津法见卷一。

辛温解表法见卷一。

清凉涤暑法见卷三。

苦温平燥法见卷六。

备用成方

小柴胡汤

治伤寒少阳证，往来寒热，口苦耳聋，胁痛脉弦，疟发寒热，及妇人伤寒热入血室等证。

柴胡　半夏　黄芩　人参　甘草

加姜、枣，煎服。

丰按：此方专治寒热往来，邪在少阳之疟也。倘恶寒甚者，兼太阳也，宜加羌活。发热甚者，兼阳明也，宜加葛根。

景岳木贼煎

凡疟疾形实气强，多湿多痰者，宜此截之大效。

木贼草　小青皮　制厚朴　制半夏　槟榔　苍术

水煎露一宿，于未发之先二时温服。能饮者，酒煎最妙。

丰按：此方用木贼，取其入肝经气分，盖肝与胆相表里，故可通治疟疾，喜其轻能升散，空能发汗，即太阳之余邪未尽者，亦可用之，较柴胡更为稳耳。

严氏清脾饮

治疟疾热多寒少，口苦嗌干，小便赤涩，脉来弦数。

青皮　厚朴　柴胡　黄芩　制半夏　草果仁　茯苓　白术　甘草

加姜煎。一方加槟榔。疟不止加酒炒常山、乌梅。

丰按：是方，即小柴胡汤加减，减人参之补、大枣之滞，以解少阳往来寒热之邪。其方不名清胆，而名清脾者何也？盖因近世称疟为脾寒，其脾受寒而作疟者，亦属不少，故加厚朴温其脾胃，苓、术辅其中州，更加草果、青皮，祛其疟邪，而脾自得清肃，故曰清脾。其存小柴胡法者，良由疟不离乎少阳之意耳。

麻杏甘石汤

治温疟，先热后寒。

麻黄　杏仁　甘草　石膏

水煎服。

丰按：《集解》谓此方，以治温疟。不知温疟系冬令伏邪，发于夏令，阳气大泄之时，麻黄辛散，岂可用乎？如体实壮热无汗而喘者，只宜暂用，否则不可轻试，慎之慎之！

柴平汤

治湿疟，身重身痛。

柴胡　制夏　黄芩　人参　厚朴　苍术　陈皮　甘草

加姜、枣，煎服。

藿香平胃散

治胃寒腹痛呕吐，及瘴疫湿疟。

藿香　制夏　苍术　厚朴　陈皮　甘草

加姜、枣，煎服。

太无神术散

治感山岚瘴气，憎寒壮热，一身尽痛，头面肿大，瘴疟时毒。

藿香　石菖蒲　苍术　厚朴　陈皮　甘草

水煎，温服。

丰按：以上之方，治湿疟、瘴疟之证，极为平妥。但柴平汤之人参，必体弱气虚者，乃可用之，倘不细审而概施之，恐补其气而阻其邪，病必增剧。

人参败毒散

治伤寒头痛，憎寒壮热，及时气疫疠，岚瘴鬼疟，腮肿毒痢，诸疮斑疹。

人参　茯苓　枳壳　桔梗　羌活　独活　前胡　柴胡　川芎　薄荷　甘草

加生姜三片，煎服。

丰按：此方非但主治伤寒疫疠鬼疟等证，而嘉言每以治痢，亦屡奏功。丰遇疟痢两兼之证，用之更有神效，诚良方也。

截疟七宝散

治实疟久发不已，鬼疟、食疟皆治之。

常山酒炒　草果煨　青皮　陈皮　槟榔　厚朴姜制　甘草

等分。用酒水各一杯煎好，以纱盖之，露一宿，于当发之早，面东温服。

局方常山饮

疟久不止者，用此截之。

常山酒炒，二钱　草果煨，二钱　槟榔一钱　乌梅二个　知母一钱　贝母去心，一钱

加生姜三片，枣一枚，半酒半水煎。露一宿，日未出时，面东空心温服。

子和常山散

治痰疟神效。

常山一两　甘草二两五钱

上为细末。水煎，空心服之，取吐。

丰按：常山之功，在乎祛痰截疟，其性猛烈，体稍虚者，不可遽用。

鳖甲饮

治疟久不愈，腹中结块，名曰疟母。

白术　黄芪　川芎　白芍　槟榔　草果　厚朴　陈皮　鳖甲　甘草

等分。姜三片，枣一枚，乌梅少许，煎。

四兽饮

治疟病胃虚，中挟痰食。

人参　茯苓　白术　炙草　陈皮　制夏　草果　乌梅

加姜、枣，煎服。

丰按：前方用术、乌梅，此用参、术、乌梅，皆是补中兼收，非体虚久疟，切弗轻试。

追疟饮

截疟甚佳。凡血气未衰，屡散之后，而疟有不止者，用此截之，已经屡验。

何首乌　当归　青皮　陈皮　柴胡　半夏　甘草

井水河水合煎。

何人饮

截疟如神。凡气血俱虚，久疟不止可服。

何首乌　人参　当归　陈皮　煨生姜

水煎八分，于发前二、三时温服之。

休疟饮

此止疟最妙之剂。若汗散既多，元气不复，或以衰老，或以弱质，而疟有不

能止者，俱宜用此。此化暴善后之第一方也。

人参　白术　何首乌　当归　炙甘草

煎七分，食远服。

丰按：以上三方，皆景岳治疟之剂。揆其用意，在乎少阳。观其治实疟者，每以木贼；治虚疟者，不离首乌、当归。盖木贼疏肝透邪，归、乌滋肝养血，肝与胆相为表里，其意在少阳者，可想而知矣。

临证治案

虚寒之体忽患暑疟

建陵靳某之外家，于仲秋忽患暑疟，连日一作，寒洒热蒸，汗出如雨，口渴欲饮，脉来弦滑，舌苔微黄，此暑疟也。靳问曰：因何致病？丰曰：良由暑月贪凉，过食生冷，其当时为患者，是为阴暑；伏匿日久，至今而发者，即《内经》所谓夏伤于暑，秋为痎疟是也。即用清营捍卫法，服下益热，急邀复诊。脉之转为弦迟，询之口反不渴。丰曰：此疟邪外达之征，请勿虑耳。观其形体肥白，知其本质虚寒，改用温补为主，以理中汤加豆蔻、制夏、蜀漆、柴胡，姜枣为引，以河井水合煎，连尝三剂，疟邪遂遁矣。

暑疟热盛逼血上吐

城南叶某之子，偶染疟疾，邀丰诊之。脉象迢迢有力，寒热间日而来，口渴喜凉，热退多汗，此为暑疟。遂用清营捍卫法去木贼，加藿香、草果、柴胡、甘草治之。服下疟势仍来，尤吐鲜红数口。复按其脉，转为弦大而数，必因暑热内炎，逼伤血络所致。思古圣有治病必求其本之训，此证暑热是本，吐血是标，可不必见病治病也。即用清凉涤暑法去扁豆，加黄芩、知母治之。连进两帖，疟发渐早，热势渐轻，不知不觉而解，血恙亦未复萌。

截疟太早变成肿胀

西乡郑某，偶患疟疾，热重寒微，口渴便泻。先用符禁未效，又服断截之药，疟与泻并止矣。数日后腹中忽胀，小便短少，来舍就诊，两手脉钝，沉取尚强。此乃暑疟夹湿之证，其邪本欲向表分里而出，误用截法，阻其邪路，暑欲达表而不能，湿欲下行而不得，交阻于中，气机不行而成肿胀，法当治标为先。即以木瓜、蒿、藿以解其暑，苓、苍、通草以行其湿，又以青皮、厚朴、杏粒、槟榔，行其气而宽其膨。服下稍为中病，每得一矢气，腹内略松。更加菔子以破其气，鸡金以消其水，服之矢气更多，溺亦通快，其腹逐渐消去。后用调脾化气，得全安耳。

江诚曰：观以上三案，虽暑疟之轻证，但其夹证各有不同，设不细辨而妄治之，则轻证转重，重证转危耳。如靳案本体虚寒，得温补而愈。叶案暑热劫络，得清剂而安。郑案夹湿变胀，得破削而宽。可见医法有一定之理，无一定之方，倘胶于某证某药，则钝根莫化矣。

风疟时邪乘入血室

城南龚某之女，先微寒而后发热，口渴有汗，连日三发，脉弦而数，舌苔黄腻，此因夏伤于暑，加感秋风，名风疟也。遂用辛散太阳法去羌活，加秦艽、藿梗治之。服二帖，疟势未衰，渐发渐晏，且夜来频欲谵语。复诊其脉，与昨仿佛，但左部之形力，颇胜于右。思仲景有云：昼则明了，夜则谵语，是为热入血室。今脉左胜，疑其血室受邪，即询经转未曾。其母曰：昨来甚寡，以后未行。此显然邪入血室之证也。姑守前方去防风、淡豉，加当归、赤芍、川芎、柴胡，服之经水复来，点滴而少，谵语亦减，惟疟疾仍然。再复其脉，左部转柔，余皆弦滑，已中病薮，可服原方。幸得疟势日衰一日，改用宣透膜原法加柴胡、红枣治之，迭进三煎，疟邪遂解。

程曦曰：时证易治，兼证难疗。若此案不细询其经事，则医家病家，两相误也。倘见谵语之证，而为邪入心包，或为胃家实热，清之攻之，变证必加。苟不熟仲景之书，而今日之证，必成坏病矣。吾师尝谓不通仲景之书，不足以言医也。信夫！

寒疟之证温补治验

城东潘某，体素丰满，大便常溏，中土本属虚寒，固无论矣，忽于孟秋寒热交作，肌肤汗少。即延医诊，遂作阴暑论治，辄投四味香薷饮加寒凉之剂，未获奏效，即来商治于丰。诊其脉弦而兼紧，舌苔白薄，寒先热后，隔日而来，此寒疟也。良由体质本寒，加感秋凉致病，若果阴暑之证，在长夏而不在秋，况阴暑之寒热，从未见隔日而发，当用附子理中汤加柴胡、草果、藿香、陈皮治之。服二剂，周身微汗，寒热略清。继服二帖，疟邪遂未发矣。

湿疟之证辛散获效

新定王某之室，浣衣度活，平日难免无湿所受，患疟半月以来，前医之法无效，恳丰治之。切脉缓大有力，遍身浮肿而疼，寒热汗无，连日一发，此明是湿邪为疟也。思先哲有风能胜湿之论，宜以辛温散邪，遂以羌活渗湿汤加草果、厚朴为治，先服二剂小效，继服二剂全瘥。

温疟误为暑热

豫章张某，于仲夏中旬，发热连日，口渴喜饮，医者皆作暑热论治，所用不离藿、薷、滑、扁等药，未臻效验。转商丰治，诊之脉濡且弱，舌苔微燥而黄，合其见证参之，似属暑热。但其未审既热之后，每有洒淅恶寒之证，此即《内经》所谓先热后寒，病以时作，名曰温疟是也。温疟之证，最易伤阴，切忌温散，治宜清凉透邪法。服之热势已挫，口渴依然，仍守原方，益以麦冬、鲜地，连服三剂，始得全愈。

产后瘅疟热补至变

四明沈某之室，诞后匝月以来，忽然壮热汗多，口渴欲饮。有谓产后阴虚，阳无所附；有谓气血大虚，虚热熏蒸，皆用温补之方，严禁寒凉之药。见病者忽尔尫羸，日晡发热，益信其为蓐痨，愈增热补，更加唇焦齿燥，舌绛无津。复请前二医合议，议用导龙入海，引火归源之法，不但诸证未减，尤加气急神昏，始来商之于丰。丰即往诊，两手之脉，皆大无伦，推其致病之因，阅其所服之药，实因误补益剧，非病至于此险也。沈曰：此何证也？丰曰：乃瘅疟也。此即古人所谓阴气先伤，阳气独发，不寒瘅热，令人消烁肌肉，当用甘凉之剂治之。曰：产后用凉，可无害乎？曰：有病则病当之，若再踌躇，阴液立涸，必不可救矣。即用甘寒生津法，加西洋参、紫雪丹治之。头煎服下，未见进退，次煎似有欲寐之形，大众见之，无不疑昏愦之变。复来请诊，脉象稍平，唇舌略润，诸恙如旧，但增手战循衣。丰曰：此阴阳似有相济之意，无何肝风又动之虞。仍守原章，佐以阿胶、龟板，及鸡子黄，令其浓煎温服。是夜安神熟寐，热势大衰。次早诊之，诸逆证皆已屏去，继以清滋补养，调理两月方瘳。

阴邪入肾发为牝疟

江南陶某之室，寡居五载，腰如两截，带下淋漓，时值中秋，炎蒸如夏，或当风而纳凉，或因渴而饮冷，其阴邪乘虚而陷少阴，发为牝疟。脉来沉小之象，畏寒而不甚热，肌肤浮肿，面色痿黄，饮食减少而乏味，小水淡黄而欠舒，此阴虚邪陷之证，显而易见。丰用金匮肾气去萸肉、丹皮，加干姜、苍术，连服十余剂，诸恙全安。

寒湿入脾证成牝疟

金陵张某，作客来衢，形素丰肥，向有卢同之癖，其体属寒湿者，先露一斑。忽患间日恶寒，按时而至，胸前痞闷，口不作干，脉缓近迟，苔腻而白，此牝疟也。古人虽有邪气伏藏于心、于肾之论，但今之见证，皆属乎脾，宜用平胃合二陈，加干姜、草果、白蔻、砂仁治之。令尝五剂，三日服尽，诸证咸瘥。

程曦曰：凡学医者，必须天机活泼，毫无胶固之人而后可。如赵、喻注《金匮》，皆言邪舍于心，石顽正其失，专言邪藏乎肾。吾师前以石顽之训为准绳，今观是案，又谓在脾，其实非矛盾也，良由见证而断也。总因间日恶寒，按时而至，称为牝疟。可见医者，审证为第一耳。

疟发昏迷治痰得效

南乡鄷某之母，年逾六旬，偶沾疟疾，淹缠数月，药石无功，乘舆来舍就诊。诊其脉，两手皆弦，其疟连日而发，每于薄暮时，先微寒而后微热，神识渐渐昏闷，约一时许始苏，日日如是。阅前医之方，皆不出小柴胡汤、清脾饮等法，思其发时昏闷，定属痰迷。即以二陈汤加老蔻、藿香、杏仁、草果、潞参、姜汁治之。连进三剂，神识遂清。继服二剂，寒热亦却。

时行疫疟

己卯夏五，患寒热者甚众，医者皆以为疟。所用咸是小柴胡汤、清脾饮，及何人饮、休疟饮等方，未有一方奏效。殊不思经谓：夏伤于暑，秋必痎疟，疟每发于秋令，今于芒种夏至而发者何也？考岁气阳明加于少阳，天政布凉，民病寒热，斯时病疟者，尽是时行疫疟也。有建德钱某来舍就医，曰：患疟久矣，请先生截之。丰曰：此乃时行疫疟。遂用宣透膜原法加豆卷、干姜治之，其效捷于影响。后来求治者，皆与钱病无异，悉以此法治之，莫不中窾。可见疫疟之病，不必拘疟门一定之方，又不必拘一定之证，更又不必拘一定之时，但其见证相同，而用药亦相同者，断断然矣。

鬼疟属阴，得众人阳气而解

东乡叶某，自初秋患疟，至孟冬未愈，每每发于午后，寒不甚寒，热不甚热，言语错乱，如见鬼神。至后半夜，神识遂清，倦怠而寐，日日如是，曾延医治，尽属罔灵。请丰诊之，两手之脉，不调之至。曰：此鬼疟也。即用驱邪辟祟法去龙骨，加草果、常山。服之神气稍清，疟仍未解。时值邻村会戏，热闹异常，病者往观，在众人堆内，拥挤不出，得周身大汗，越过疟期，寒热遂未发作。此分明鬼疟无疑。盖热闹场中，众人堆内，阳气旺极，其阴邪不能胜阳，故疟鬼不得缠身而遁。

久疟阴虚及阳

鉴湖黄某之内，患疟三年，尪羸之至，无医不迓，靡药不尝。邀丰治之，脉象纤微无力，洒寒烘热，每发于申酉之时，舌淡无荣，眠食俱废，大便溏薄，月水不行。丰曰：此虚疟也。出方阅之，计有数百余纸，聊审近日之方，非参、芪、术、草，即地、芍、归、胶，未尝有一剂桴鼓。细思是证，乃疟邪深踞于阴，阴虚及阳之候。即用制首乌五钱，补其阴也；淡附片三钱，补其阳也；鳖甲二钱，青蒿五分，搜其阴分久踞之邪；鹿霜三钱，羌活五分，随即领邪而还于表；东洋参三钱，炙甘草八分，补其正而御其邪；生姜二片，红枣五枚，安其内而攘其外。诸药虽经服过，然制方实属不同。古云用药如用兵，孰为主将，孰为先锋，指挥得法，自可望其破垒耳。黄某深信，即使人拣来煎服，二剂寒热觉轻；又二剂，精神稍振；再又二剂，诸疴尽却。调补三月，月信始行，起居犹昔矣。

体虚劳疟

安徽汪某，体本虚怯，饮食并减，神气极疲，精遗于梦，汗漏于寐，闲居静养，诸恙如无，偶有烦劳，遂作寒热等证。延丰诊之，脉来小涩，此属劳疟之证，分明若绘矣。拟用何人散加鳖甲、牡蛎、茯神、龙骨，令服十余剂，调养数月而康。

疟母破剂无效，温补咸软得安

南乡傅某，自同治纪元，患疟之后，左胁下结成一块，即疟母也，迄今十五载矣，身体安然，不知不觉，每一违和，渐次居中。初服常山饮子，后用鳖甲煎丸，皆无效验，因停药勿治。迩苦眩晕遗精，耳鸣盗汗，曾用六黄兼六味，服之虽妥，但其痞块渐大渐中，将有变蛊之势。脉形缓滞，两尺皆弱，先天亏损，断断无疑，消破之剂，决难浪施。余用桂附八味加龙骨、牡蛎、龟板、鳖甲，蜜丸。服一料诸恙少减，二料得全瘥矣。

疟母攻破致死

歙北一医，在吾衢名冠一时。时有里人范某，久患疟母，寝食若旧，动作如常，闻此医欲归梓里，恐郡内诸医，不能杜其病根，即商其治。所用硝、黄、枳、朴、巴豆、蓬、棱，一派攻伐之剂，未数日腹如复釜，神气顿疲，饮食减少，病势日加一日，至于危急，始来商治于丰。诊其脉沉小而涩，此因攻破太猛，正气受伤之候，证弗易治，嘱商名手。其兄再四哀求，不得已，勉以香砂六君损益，服之未效，复请固辞，再商他医，终不能起。

程曦曰：古人谓不服药为中医，诚哉是言！历见因病致死者少，因药致死者多，若此病是药速其亡也。不思李念莪云：养正则邪自除，譬如满座皆君子，一、二小人，自无容身之地。曦之鄙见，当补正为君，稍兼攻积，庶乎稳妥，偏于攻破，非法也。

三疟扰伤气血补益得效

南乡李某，患三日疟，缠绵两三载，方药靡效。近用多是甜茶，服之呕吐，吐伤胃气，谷食减少，神气愈疲，而疟疾仍来，来舍求治于丰。诊其脉缓涩沉弦，形色清癯之至，此气血阴阳受亏之象也，非补益不能望痊。即用制首乌五钱，潞党四钱，鳖甲、鹿霜各二钱，干姜、附片各八分，嘱服十剂，临发之日勿服，至第八剂，寒热遂未发矣。复来就诊曰：先生之方效于拔刺，然诸药前医亦曾用，而未验者何也？丰曰：一则药味杂乱，二则服法未精，不知间二日之疟，其邪深，其正虚，所以用补法于未发之先，助其气血阴阳，则邪不能胜正而自止矣。今脉转为缓小，沉分亦然，疟邪果远遁也，当守旧法，加之熟地、归身，姜、枣为引，连服十剂而安。

产后三疟久缠

北乡杜某之内，自诞后气血未复，偶沾三疟，纠缠半载未瘳。发时背如负重，腰如两截，寒洒洒欲覆被，热烘烘欲思饮。诊其脉，举之若浮绵，按之不满部，面色白而无荣，舌色淡而无苔，此属奇经本虚，疟邪窜入于阴，阴虚及阳之证。斯宜未发之日，大补奇脉阴阳，俾正气复充，邪气自却。倘以常山、草果专治其疟，便是舍本求末矣。丰用东参、熟地、鹿霜、狗脊、龟板、牡蛎、炙芪、桂枝，姜、枣为引，约服二十余剂，疟始脱体。

或问曰：曾见景岳治疟，每迎其锐而击之，最捷最效。今先生治疟，用药于未发之先。究遵景岳耶？抑遵先生耶？答曰：治初患之疟，邪气方盛，正气未虚，可以迎其锐而击之。久患之疟，邪气深陷，正气已虚，则不可耳。故于未发用补，补其正气，正气旺，则邪自衰，不用击而疟自罢矣。

伏暑过服辛温改用清凉而愈

武林陈某，素信于丰，一日忽作寒热，来邀诊治，因被雨阻未往。伊有同事知医，遂用辛散风寒之药，得大汗而热退尽。讵知次日午刻，热势仍燃，汗多口渴，痰喘宿恙又萌，脉象举取滑而有力，沉取数甚，舌苔黄黑无津。丰曰：此伏暑病也。理当先用微辛，以透其表，荆、防、羌、芷，过于辛温，宜乎劫津夺液矣。今之见证，伏邪已化为火，金脏被其所刑。当用清凉涤暑法去扁豆、通草，加细地、洋参。服二剂，舌苔转润，渴饮亦减，惟午后尚有微烧，姑照旧方，更佐蝉衣、荷叶。又服二剂，热从汗解，但痰喘依然，夜卧不能安枕，改用二陈加苏、葶、旋、杏，服之又中病机。后议补养常方，緉载归里矣。

产后伏暑

城东孔某之室，素来多病，其体本孱，分娩三朝，忽然头痛难忍，寒热无汗，大渴引饮，脉来浮大之象，此肌表重感秋凉，而曩伏之暑热，触动而继起矣。询知恶露匀行，腹无胀痛，生化成方，可勿用耳。即以白芷、青蒿、秦艽、荆芥、当归、川芎，加败酱草合为一剂。盖白芷为产后疏风妙药，青蒿乃产后却热最宜，秦艽、荆芥活血散风，当归、川芎生新去瘀，本草谓败酱草味苦而平，主治产后诸病。此方最稳，请服二煎，其热从汗而退。次日邀诊，脉象顿平，询之口亦不渴，惟觉神倦少眠。此伏暑已随秋凉而解，心脾被邪扰攘而亏，当守原方去白芷之香燥、荆芥之辛散，加茯神、柏子以安神，神安自熟寐矣；又加西潞、炙草以扶元，元复自强健矣。后用八珍损益，未及半月而康。

卷　六

秋伤于湿大意

土寄于四季之末，四时皆有湿气，何独经谓秋伤于湿乎？盖一岁之六气者，风、君、相、湿、燥、寒也。推四之气，大暑至白雾，正值湿土司权，是故谓之秋伤于湿。鞠通先生列湿温于夏末秋初，诚有高见。丰谓因湿为病者有六：一曰伤湿，一曰中湿。一曰冒湿，一曰湿热，一曰寒湿，一曰湿温。盖伤湿者，有表里之分焉：在表由于居湿涉水，雨露沾衣，从外而受者也。在里由于喜饮茶酒，多食瓜果，从内而生者也。中湿者，卒然昏倒，颇与中风相似。冒湿者，因冒早晨雾露，或冒云瘴山岚。湿热者，夏末秋初感受为多，他时为少。寒湿者，先伤于湿，后伤生冷。湿温者，湿酿成温，温未化热，最难速愈，非寒湿之证，辛散可化，湿热之证，清利可平之比也。此六者，皆湿邪之为病耳。喻嘉言先生又谓秋伤于燥，发出秋燥之论。其说未尝有谬。据按六气而论，其实湿气在于秋分之前，燥气在于秋分之后，理固然矣。姑附秋燥一条，以备参考。

伤湿

伤湿之病，原有表里之因。盖伤乎表者，因于居湿涉水，雨露沾衣，其湿从外而受，束于躯壳，证见头胀而痛，胸前作闷，舌苔白滑，口不作渴，身重而痛，发热体疲，小便清长，脉浮而缓，或濡而小者，此言湿邪伤于表也。又有伤于里者，因于喜饮茶酒，多食瓜果，其湿从内而生，踞于脾脏，证见肌肉隐黄，脘中不畅，舌苔黄腻，口渴不欲饮水，身体倦怠，微热汗少，小便短赤，脉沉而缓者，此言湿气伤于里也。李时珍曰：凡风药可以胜湿，利小便可以引湿，为治表里湿邪之则也。丰师其法，治表湿宜辛散太阳法减去桂、豉，加之苍、朴，俾其在表之湿，从微汗而解也。治里湿宜通利州都法，俾其在里之湿，从小便而去也。伤湿之证，务宜分表里而治之，斯为确当。

倪松亭云：治湿之道非一，当细察而药之。如湿气在于皮肤者，宜用麻、桂、二术之属，以表其汗，譬如阴晦非雨不晴也。亦有用羌、防、白芷之风药以胜湿者，譬如清风荐爽，湿气自消也。水湿积于肠胃，肚腹肿胀者，宜用遂、戟、芫、牵之属以攻其下，譬如水满沟渠，非导之不去也。寒湿在于肌肉筋骨之间，拘挛作痛，或麻痹不仁者，宜用姜、附、丁、桂之属以温其经，譬如太阳中天，则湿自干也。湿气在于脏腑之内，肌肤之外，微而不甚者，宜用术、苍、朴、夏之属之健脾燥湿，譬如些微之湿，以灰土糁之，则湿自燥也。湿气在于小肠膀胱，或肿或渴，或小水不通，宜用二苓、车、泻之属以渗利之，譬如水溢沟浍，非疏通其窦不达也。学人能于斯理玩熟，则治湿之法，必中鹄矣。

丰按：此论可为治湿之提纲，医者勿忽！

中湿

中湿者，即类中门中之湿中也。盖湿为阴邪，病发徐而不骤。今忽中者，必因脾胃素亏之体，宿有痰饮内留，偶被湿气所侵，与痰相搏而上冲，令人涎潮壅塞，忽然昏倒，神识昏迷。与中风之证，亦颇相似，但其脉沉缓、沉细、沉涩之不同，且无口眼㖞斜，不仁不用之各异，此即丹溪所谓湿热生痰，昏冒之证也。宜以增损胃苓法去猪苓、泽泻、滑石，加苏子、制夏、远志、菖蒲治之。倘有痰筑喉间，声如鼎沸，诚有须臾变证之虞，可加苏合香丸，分为两次冲服。倘得痰平人省，始有转机，否则不可救也。

冒湿

冒湿之病，得之于早晨雾露，云瘴山岚，或天阴淫雨，晴后湿蒸。初受其气者，似乎有物蒙之，以致首如裹，遍体不舒，四肢懈怠，脉来濡缓之象。宜用宣疏表湿法取其微汗，仿嘉言贵徐不贵骤之意，俾其湿邪还表而解，毋使其由表而入于里。倘或脘中痞闷，微热汗少，小便短赤，是湿邪已入于里也。宣疏之剂，又不相宜，宜改通利之方，自然中的。伤湿条内，须参阅之。

湿热

贾氏曰：夏热则万物湿润，秋凉则万物干燥。若此论之，湿热之证，在长夏而不在秋，岂非与《内经》之秋伤于湿不合耶？细思之，斯二句书，不重夏秋二字，当重在热凉二字也。盖热蒸则湿，凉胜则燥，理固然矣。即如立秋处暑之令，炎蒸如夏，患者非秋湿，即秋暑。其实秋令之湿热，亦必夹之秋暑也。考湿热之见证，身热有汗，苔黄而泽，烦渴溺赤，脉来洪数是也，当用通利州都法治之。如大便秘结，加瓜蒌、薤白，开其上以润其下。如大便未下，脉形实大有力者，是湿热夹有积滞也，宜本法内加元明粉、制大黄治之。

或问曰：先贤尝谓暑必夹湿，今先生谓湿热夹暑，有是说乎？答曰：小暑之节，在于相火之后，大暑之气，在于湿土之先，故先贤有暑必夹湿之训也。丰谓湿热夹暑，专在大暑至白露而言。盖斯时湿土主气，暑气渐退，湿令方来，而湿甚于暑者，故谓之湿热夹暑也。又问曰：章虚谷录薛生白湿温之条，加之注解，统以湿温为湿热。今先生分门而论者何也？曰：湿体本寒，寒湿可以温散；酝酿成热，热湿可以清通。惟湿温不热不寒，最为难治，断不可混湿温为湿热，理当分列湿热、湿温为二门。又问曰：湿热致病者多，何略而弗详乎？曰：因湿致病者，固属不少，如肿满、黄疸、淋浊等证，诸先贤皆早详于杂证之书，是编专论时病，毋庸迭赘可耳。

寒湿

伤湿又兼寒，名曰寒湿。盖因先伤于湿，又伤生冷也。夫寒湿之证，头有汗而身无汗，遍身拘急而痛，不能转侧，近之则痛剧，脉缓近迟，小便清白，宜以辛热燥湿法治之。毋使其酝酿成温，而成湿温之病，温甚成热，而成湿热之病；又毋使其变为痰饮，伏而不发，交冬发为咳嗽之病。由是观之，可不速罄其湿乎！须知寒湿之病，患于阳虚寒体者为多，辛热燥湿之法，未尝不为吻合。湿热之证，患于阴虚火体者为多，此法又宜酌用耳。贸贸者，不别病之寒湿热湿，体之阴虚阳虚，一遇湿病，概投通利之方，若此鲁莽，未有不误人者也。

湿温

湿温之病，议论纷纷，后学几无成法可遵。有言温病复感乎湿，名曰湿温，据此而论，是病乃在乎春。有言素伤于湿，因而中暑，暑湿相搏，名曰湿温，据此而论，是病又在乎夏。有言长夏初秋，湿中生热，即暑病之偏于湿者，名曰湿温，据此而论，是病又在乎夏末秋初。细揆三论，论湿温在夏末秋初者，与《内经》秋伤于湿之训，颇不龃龉；又与四之气大暑至白露，湿土主气，亦属符节；当宗夏末秋初为界限也。所有前言温病复感于湿，盖温病在春，当云温病夹湿；言素伤于湿，因而中暑，暑病在夏，当云中暑夹湿；皆不可以湿温名之。考其致病之因，良由湿邪踞于气分，酝酿成温，尚未化热，不比寒湿之病，辛散可瘳，湿热之病，清利乃解耳。是病之脉，脉无定体，或洪或缓，或伏或细，故难以一定之脉，印定眼目也。其证始恶寒，后但热不寒，汗出胸痞，舌苔白，或黄，口渴不引饮。宜用清宣温化法去连翘，加厚朴、豆卷治之。倘头痛无汗，恶寒身重，有邪在表，宜用宣疏表湿法，加葛、羌、神曲治之。倘口渴自利，是湿流下焦，宜本法内去半夏，加生米仁、泽泻治之。倘有胫冷腹满，是湿邪抑遏阳气，宜用宣阳透伏法去草果、蜀漆，加陈皮、腹皮治之。如果寒热似疟，舌苔白滑，是为邪遏膜原，宜用宣透膜原法治之。如或失治，变为神昏谵语，或笑或痉，是为邪逼心包，营分被扰，宜用祛热宣窍法，加羚羊、钩藤、元参、生地治之。如撮空理线，苔黄起刺，或转黑色，大便不通，此湿热化燥，闭结胃腑，宜用润下救津法，以生军易熟军，更加枳壳，庶几攻下有力耳。倘苔不起刺，不焦黄，此法不可乱投。湿温之病，变证最多，殊难罄述，宜临证时活法可也。

秋燥

推六气之中，燥金主气，自秋分而至立冬。喻嘉言以燥令行于秋分之后，所以谓秋不遽燥，确与气运相合也。沈目南云：《性理大全》谓燥属次寒，奈后贤悉谓属热，大相径庭。如盛夏暑热炎蒸，汗出濈濈，肌肉潮润而不燥也。深秋燥令气行，人体肺金应之，肌肤干槁而燥，乃火令无权，故燥属凉，谓属热者非矣。丰细玩之，诚非谬也。凡治初患之燥气，当宗属凉拟法。夫秋燥之气，始客于表，头微痛，畏寒咳嗽，无汗鼻塞，舌苔白薄者，宜用苦温平燥法治之。若热渴有汗，咽喉作痛，是燥之凉气，已化为火，宜本法内除去苏、荆、桂、芍，加元参、麦冬、牛蒡、象贝治之。如咳嗽胸疼，痰中兼血，是肺络被燥火所劫，宜用金水相生法去东参、五味，加西洋参、旱莲草治之。如诸证一无，惟腹作胀，大便不行，此燥结盘踞于里，宜用松柏通幽法治之。总而言之，燥气侵表，病在乎肺，入里病在肠胃，其余肝燥肾燥，血枯虚燥，皆属内伤之病，兹不立论。

或问曰：先生遵喻氏《秋燥论》中秋不遽燥，燥气行于秋分以后之说，殊未见《医醇賸义》中，论之最详，又明出喻氏之谬。既谓燥气行于秋分以后，而秋分以前四十五日，全不关于秋燥矣，故云初秋尚热，则燥而热，深秋既凉，则燥而凉，此诚是振聋发聩之语，先生曷不遵之为龟鉴耶？答曰：子不知六气循环，亦疑喻氏之谬，不察大寒至惊蛰，主气风木；春分至立夏，主气君火；小满至小暑，主气相火；大暑至白露，主气湿土；秋分至立冬，主气燥金；小雪至小寒，主气寒水。此年年之主气，千古不易。由是而推，则燥金之令，确在乎秋分而至立冬，而秋分以前之白露、处暑、立秋四十五日，犹是湿土主气，岂可误为燥气乎？子以为然否？或唯唯而退。

程曦曰：论燥气者，首推嘉言，其次目南与鞠通也。嘉言论燥，引大易水流湿，火就燥，各从其类，乃论燥之复气也。目南所论燥病属凉，谓之次寒，乃论燥之胜气也。至鞠通论燥，有胜气复气，与正化对化，从本从标之说，可为定论。乃曰：如仲景用麻、桂、姜、附，治寒之胜气也，治寒之正化也，治寒之本病也。白虎、承气，治寒之复气也，治寒之对化也，治塞之标病也。能于此理悟通，则燥气之胜复正对本标，亦皆了然于胸中矣。

江诚曰：人皆知温为热，而不知燥为凉。以燥为热者，盖因燥字从火之弊耳。试问既以燥为热，曷不以温字从水而为寒乎？不知四时之令，由春温而后夏热，由秋凉而后冬寒，目南先生引《性理大全》之说，谓燥属凉，真所谓千载迷津，一朝点破耳。

拟用诸法

辛散太阳法见卷五。

通利州都法见卷三。

增损胃苓法见卷三。

宣疏表湿法

治冒湿证，首如裹，遍体不舒，四肢懈怠。

苍术一钱，土炒　防风一钱五分　秦艽一钱五分　藿香一钱　陈皮一钱五分　砂壳八分　生甘草五分加生姜三片，煎服。

此治冒湿之法也。君以苍术、防、秦，宣疏肌表之湿。被湿所冒，则气机遂滞，故臣以藿、陈、砂壳，通畅不舒之气。湿药颇燥，佐以甘草润之。湿体本寒，使以生姜温之。

辛热燥湿法

治寒湿之病，头有汗而身无汗，遍身拘急而痛。

苍术一钱二分，土炒　防风一钱五分　甘草八分　羌活一钱五分　独活一钱五分　白芷一钱二分　草豆蔻七分　干姜六分

水煎服。

法中苍、防、甘草，即海藏神术散也，用于外感寒湿之证，最为中的。更加二活、白芷，透湿于表；草蔻、干姜，燥湿于里。诸药皆温热辛散，倘阴虚火旺之体，勿可浪投。

清宣温化法见卷五。

宣透膜原法见卷五。

宣阳透伏法见卷五。

祛热宣窍法见卷一。

润下救津法见卷一。

苦温平燥法

治燥气侵表，头微痛，畏寒无汗，鼻塞咳嗽。

杏仁三钱，去皮尖，研　陈橘皮一钱五分　紫苏叶一钱　荆芥穗一钱五分　桂枝一钱，蜜水炒　白芍一钱，酒炒微焦　前胡一钱五分　桔梗一钱五分

水煎，温服。

凡感燥之胜气者，宜苦温为主。故以橘、杏、苏、荆以解之，加白芍之酸，桂枝之辛，是遵圣训燥淫所胜，平以苦温，佐以酸辛是也。秋燥之证，每多咳嗽，故佐前、桔以宜其肺，肺得宣畅，则燥气自然解耳。

金水相生法见卷四。

松柏通幽法

治燥结盘踞于里，腹胀便闭。

松子仁四钱　柏子仁三钱　冬葵子三钱　火麻仁三钱　苦桔梗一钱　瓜蒌壳

三钱　薤白头八分　大腹皮一钱，酒洗

加白蜂蜜一调羹冲服。

此仿古人五仁丸之法也。松、柏、葵、麻，皆滑利之品，润肠之功非小，较硝、黄之推荡尤稳耳。丹溪治肠痹，每每开提上窍，或以桔梗、蒌、薤开其上复润其下。更加大腹宽其肠，白蜜润其燥，幽门得宽得润，何虑其不通哉。

备用成方

羌活胜湿汤

治湿气在表，头痛头重，或腰脊重痛，或一身尽痛，微热昏倦。

羌活　独活　川芎　藁本　蔓荆子　防风　甘草

水煎服。

平胃散

治湿淫于内，脾胃不能克制者。

苍术　陈皮　厚朴　甘草

为末，姜汤下。

除湿汤

治伤湿腹痛，身重足软，大便溏泻。

苍术　陈皮　茯苓　制夏　藿香　厚朴　甘草

水煎服。

丰按：羌活胜湿汤，是治表湿。平胃散，除湿汤，是治里湿。伤湿之证，总当分表里而治之。

金匮肾着汤

治伤湿身重，腹痛腰冷。

干姜　茯苓　白术　甘草

水煎服。

丰按：《经心录》加肉桂、牛膝、杜仲、泽泻，更为切当。讱庵虽谓属外感之湿，非肾虚也，窃谓受邪之处，无有不虚，标本兼治，未尝不妥。

松峰达原饮

又可达原饮有知母、黄芩，无黄柏、栀子、茯苓，治湿热盘踞膜原。

槟榔　草果　厚朴　白芍　甘草　黄柏　栀子　茯苓

水煎服。

刘松峰曰：温而兼湿，故去知母，而换黄柏以燥湿，且救水而利膀胱；去黄芩换栀子，泻三焦之火，而下行利水；加茯苓利小便而益脾胃。三者备，而湿热除矣。

三仁汤

治湿温胸闷不饥，舌白不渴，午后身热，状若阴虚。

杏仁　蔻仁　生米仁　滑石　通草　竹叶　厚朴　制夏

水煎，日三服。

苍苓白虎汤

治湿温身重，胸满头痛，妄言多汗，两胫逆冷。

苍术　茯苓　石膏　知母　生甘草

加粳米，煎服。

丰按：三仁汤，治湿温之轻者。苍苓白虎汤，治湿温之重者。当别见证而分治之。

桂苓甘露饮

统治湿温、湿热。

茯苓　猪苓　白术　泽泻　肉桂　滑石　石膏　寒水石

水煎，温服。

丰按：此方即五苓散加三石。盖五苓利湿，三石清热，治湿温最合，倘治湿热，当去肉桂可也。

杏苏散

治燥伤本脏，头微痛恶寒，咳嗽稀痰，鼻塞嗌塞，脉弦无汗。

杏仁　苏梗　茯苓　制夏　陈皮　甘草　枳壳　桔梗　前胡

加姜、枣，煎服。

清燥救肺汤

治诸气郁，诸痿喘呕之因于燥者。

麦冬　阿胶　杏仁　麻仁　桑叶　枇杷叶　人参　甘草　石膏

水煎，温服。

滋燥养营汤

治火烁肺金，血虚外燥，皮肤皱揭，筋急爪枯，或大便秘结。

当归　黄芩　生地　熟地　白芍　甘草　秦艽　防风

水煎，温服。

蜜煎导法

治阳明证，自汗，小便利，大便秘者。

蜂蜜

用铜器微火熬，频扰勿令焦，候凝如饴，捻作挺子，头锐如指，糁皂角末少许，乘热纳谷道中，用手抱住，欲大便时去之加盐少许亦可，盐能润燥软坚。

丰按：六气之中，惟燥气难明。今人治燥，动手非沙参、玉竹，即生地、二冬，不知燥有胜气复气、在表在里之分。如杏苏散，是治燥之胜气；清燥救肺汤，是治燥之复气，滋燥养营汤，血虚外燥者宜之；蜜煎导法，液亏里燥者宜之。一偏滋补清凉，非法也。

临证治案

里湿酿热将成疸证

徽商张某，神气疲倦，胸次不舒，饮食减少，作事不耐烦劳。前医谓脾亏，用六君子汤为主，未效。又疑阴虚，改用六味汤为主，服下更不相宜。来舍就诊，脉息沉小缓涩，舌苔微白，面目隐黄。丰曰：此属里湿之证，误用滋补，使气机闭塞，则湿酿热，热蒸为黄，黄疸将成之候。倘不敢用标药，蔓延日久，必难图也。即用增损胃苓法去猪苓，加秦艽、茵陈、楂肉、鸡金治之。服五剂胸脘得畅，黄色更明，惟小便不得通利，仍照原方去秦艽，加木通、桔梗。又服五剂之后，黄色渐退，小水亦长，改用调中补土之方，乃得全愈。

里湿误补成臌，得破则愈

西乡郑某，水湿内侵于脾，神疲肢软，自疑为体亏而饵大枣，则腹皮日胀，纳食尤剧，来求丰诊。两手之脉，沉缓而钝，以手按其腹，紧胀如鼓，此属气阻湿留，将成臌胀之候。乘此体质尚实，正气未衰，当用消破之剂，以治其标。即以蓬术、槟榔、青皮、菔子、干姜、官桂、厚朴、苍术，鸡金为引，连服七剂而宽。

中湿误作虚风

城东叶某，因公劳役，由远方归，觉眩晕神疲，自以为亏，先服东参、龙眼。即延医治，乃作水不涵木，木动生风论治，服药后忽倒，神识模糊，急求治于丰，诊得脉象沉小而滑。思脉沉肢冷为中气，今肢不冷者非；忽倒神昏似中风，然无口眼㖞斜者又非。推其起病之初，有眩晕神疲等证。其神疲者必因湿困于脾也；眩晕者，无痰不作也。此宿伏之痰，与新侵之湿，相搏上冲所致，斯为中湿证也。即用宣窍导痰法加竹沥、姜汁治之，三剂而神醒矣。后用六君为主。以收全效。

秋湿时令忽患暴中

丁丑孟秋，炎蒸如夏，乍雨如霉，患急病者甚众。有城北王某，刈稻归来，正欲晚餐，倏然昏倒，不知人事，痰响喉间。吾衢土俗，以为龌龊，即请人揪刮，神识略见清明。邀丰诊之，脉来沉细，舌苔白滑。丰曰：此中湿也。旁有一医曰：沉细之脉，白滑之苔，当是中寒，分明四逆、大顺之证。丰曰：欲用桂、附，则予谢不敏矣。彼医不言而退。其妻泣涕求治。丰闻呼吸之声，将有痰起，风云之变，恐在顷刻。即用藿香、神曲、川朴、杏仁、制夏、陈皮、菖蒲、远志、竹沥、姜汁，合为一剂，服之未有进退；令加苏合香丸，痰响渐平，人事稍醒。守旧略为增损，连尝数剂而瘥。

江诚曰：舌苔白滑，寒象也。沉细之脉，少阴中寒也。考今岁又系太阳在泉，寒淫于内，彼医谓中寒，欲用四逆、大顺，似乎相象。不知中寒、中湿，大有攸分。以脉舌而论，似属中寒；以时令而论，实为中湿。虽脉沉细，舌苔白滑，但无吐泻、腹痛、肢冷等证，岂可遽认为寒；四逆、大顺，岂可随手而用！况在孟秋，正值湿土主气，相火客气，又非寒水加临之候，故是证直断为湿，而用宣窍导痰之药，以收效耳。

湿温误作伏暑

钱江陆某，偶患湿温时气，延医调治，从伏暑立方，未效来迓于丰。推其起病根由，确系湿温之病，前用一派凉剂，焉望中窾。殊不知湿为阴邪，因气机闭阻，湿邪渐化为温，而未酿热，所以凉药无功，即热剂亦无效验，非比寒湿辛散可解，热湿清利可瘥。今诊脉形，右部胜左，舌苔黄泽，胸闷汗多，发热缠绵靡已。此邪尚在气分，犹望其宣透而解，当用清宣温化法加厚朴治之。服二剂胸次稍宽，汗亦减少，惟躯热尚未退尽，继以旧法除去半夏，再加通草、蝉衣，连服三煎遂愈。

高年湿温伤气

徽歙程某，年届赐鸠①，忽患湿温之证，曾延医治，一称伏暑，一称湿温，一称虚损，清利与补，皆未中鹄，始来商治于丰。诊其脉，虚数少神，心烦口渴，微热有汗，神气极疲，此皆湿温伤气之证也。治宜益气祛邪，即以东参、麦、味、甘草、陈皮、生苡、苓、泻治之。令服数帖，热渴并减。但精神尚倦，饮食少餐，姑率旧章，佐以神、苓、夏、曲，又服数帖，日复一日矣。

湿温化燥攻下得愈

须江周某之郎，由湿温误治，变为唇焦齿燥，舌苔干黑，身热不眠，张目妄言，脉实有力。此分明湿温化热，热化燥，燥结阳明，非攻下不能愈也。即用润下救津法，服之未效，屡欲更衣而不得，后以熟军改为生军，更加杏霜、枳壳，始得大解，色如败酱，臭不可近。是夜得安寐，谵妄全无，次日舌苔亦转润矣。继以清养肺胃，调理二旬而安。

---

①赐鸠：指七十岁，西汉曾规定七十岁以上老人由皇帝赐鸠杖，以示尊敬。

妊娠燥气为病

三湘喻某之内，孕经七月，忽受燥气，咳嗽音嘶。前医贸贸，不询月数，方内遂批为子喑，竟忘却《内经》有妇人重身，九月而喑一段。医者如此，未免为识者所讥，观其方案，庞杂之至，所以罔效。丰诊其脉，弦滑而来，斯时肺经司胎，咳逆音哑，显系肺金被燥气所侵之证。宜辛凉解表法去蝉衣、淡豉，加桑叶、菊花，橄榄为引。连尝三服，音扬咳止矣。

感受秋凉燥气

城西戴某之女，赋禀素亏，忽患微寒微热，乏痰而咳。前医用芪皮、桂、芍，和其营卫；百合、款冬，润其干咳；西党、归身，补其气血。方药似不杂乱，但服下胸膈更闭，咳逆益勤，寒热依然不减。丰诊其脉，浮弦沉弱，舌苔白薄，此感秋凉之燥气也。即用苏梗、橘红、蝉衣、淡豉、蒌皮、叭哒、象贝、前胡。服二剂，寒热遂减，咳逆犹存，病家畏散，不敢再服，复来邀诊。丰曰：邪不去则肺不清；肺不清则咳不止，倘惧散而喜补，补住其邪，则虚损必不可免。仍令原方服二剂，其咳日渐减矣。后用轻灵之药而愈。可见有是病当用是药，知其亏而不补者，盖邪未尽故也。

血亏液燥加感燥气

云岫钱某之妹，素来清瘦，营血本亏，大解每每维艰，津液亦亏固已。迩来畏寒作咳，胸次不舒，脉象左部小涩，而右部弦劲，此属阳明本燥，加感燥之胜气，肺经受病，气机不宣，则大便益不通耳。遂用苏梗、杏仁、陈皮、桔梗、蒌皮、薤白、淡豉、葱叶治之。服二剂，畏寒已屏，咳逆亦疏，惟大解五日未行。思丹溪治肠痹之证，每每开提肺气，使上焦舒畅，则下窍自通泰矣。今照旧章加之兜铃、紫菀、柏子、麻仁，除去苏、陈、葱、豉。令服四煎，得燥屎数枚，肛门痛裂，又加麦冬、归、地、生黑芝麻，服下始获痊愈。

程曦曰：鞠通论燥气，有胜复之分。今观书中之论治，更有表里之别焉。如秋分至立冬之候，有头痛恶寒作咳者，是燥气在表之证也，法当宣散其肺。有大便秘结而艰难者，是燥气在里之证也，法当滋润肠胃，其能识胜复，别表里者，则治燥之法，无余蕴矣。

卷　七

秋伤于湿，冬生咳嗽大意

考六气之中，湿气在乎秋令。故经谓：秋伤于湿。湿土之气，内应乎脾，脾土受湿，不司运化，内湿酿成痰饮，上袭于肺，遂为咳嗽病矣。夫六气之邪，皆能令人咳嗽，又不独乎湿也。斯言湿者，是为伏气咳嗽，有西昌喻嘉言先生疑湿字之讹，改作秋伤于燥，发明秋燥之论，虽有悖经之罪，然亦因乎六气起见也。盖《内经》论湿，殆在乎立秋、处暑、白露湿土主气之时；喻氏论燥，殆在乎秋分、寒露、霜降燥金主气之候。据愚意更有界限分焉：窃谓秋初伤湿不即发者，湿气内酿成痰，痰袭于肺而作嗽，名曰痰嗽，治宜理脾为主，渗湿为佐。如秋末伤燥，不即发者，燥气内侵乎肺，肺失清降而作咳，名曰干咳，治宜理肺为主，润燥为佐。总之不越两太阴之治也。斯言伤湿伤燥而咳嗽者，皆由秋令之伏气而发于冬。其即发者，仍归伤湿秋燥门中治之。

痰嗽

痰嗽者，因痰而致嗽也。夫作嗽之病，风、寒、暑、热，皆能致之。古人议论纷纭，惟李云间、张若耶二先生，皆括为内伤、外感。观其立论，卓荦不群，然与《内经》秋伤于湿之嗽无预。丰不揣鄙陋而特补之。斯病也，良由立秋以后，秋分以前，先伤于湿，湿气内踞于脾，酿久成痰，痰袭于肺，气分壅塞，治节无权，直待冬来，稍感寒气，初客皮毛，渐入于肺，肺气上逆，则潜伏之湿痰，随气而逆，遂成痰嗽之病矣。其脉必见弦滑，或见微紧，右寸关必较余部不调，舌苔白润，胸次不舒，痰白而稀，口不作渴，此皆秋湿伏气之见证也。理当治脾为主，渗湿化痰为佐，宜以加味二陈法治之。如有恶寒发热者，再加苏梗、前胡；气喘者，加之旋覆、苏子，当随其证而损益之。

或问：作嗽之病，四时皆有。今观是篇，独发于冬，他时之嗽，因何勿论耶？答曰，子不观本论中，原有风、寒、暑、热皆能致之之说，四时都有咳嗽之病也。曰：何不分而论之。曰：前之风温、风热、风寒、冒风、暑咳、秋燥，以及后之冬温条中，皆有咳嗽之证。若重复而论之，能不令人心厌乎？是论专言伏气酿痰致嗽，而风、寒、暑、热致嗽者，可毋重赘耳。

干咳

干咳者，乏痰而咳逆也。此因秋分之后，先伤乎燥，燥气内侵乎肺，当时未发，交闭藏之令乃发，斯为金寒水冷之咳也。前论秋燥条中，是为燥之新邪；此论干咳，是为燥之伏气。其证咳逆乏痰，即有痰亦清稀而少，喉间干痒，咳甚则胸胁引疼，脉沉而劲，舌苔白薄而少津，当用温润辛金法治之。如胸胁痛者，可加旋复、橘络；咳逆艰难者，再加松子、款冬。咳剧震动血络，喉痛吐红，脉转沉滑，或沉数，此燥气已化为火也，当用清金宁络法治之。如咳逆气短，甚则有汗，咽喉干燥者，当用金水相生法治之。蹉跎失治，最易延为痨损，可不谨欤！

或问曰：曾见《内经》有五脏六腑，皆令人咳之训。今先生只列痰嗽、干咳为二门，不及脏腑等咳，毋乃遗漏乎？曰：是书专论四时之咳，如春令风温之咳，夏令暑热之咳，秋令秋燥之咳，冬令冬温之咳。其实五脏六腑之咳，不过就其见证而分。如胸疼喉痛为心咳，两胁下痛为肝咳，右胠痛引肩背为脾咳，喘急咳血为肺咳，腰背相引而痛为肾咳。又有小肠咳者，咳而失气也；胆咳者，咳呕苦水也；胃咳者，咳而欲呕也；大肠咳者，咳而遗屎也；膀胱咳者，咳而遗溺也；三焦咳者，腹满而不食也；此皆《内经》分脏腑之咳也。念莪先生已分条治之，兹不复赘。

拟用诸法

加味二陈法

治痰多作嗽，口不作渴。

白茯苓三钱　陈广皮一钱　制半夏二钱　生甘草五分　生米仁三钱　杏仁三钱，去皮尖研

加生姜二片、饴糖一匙为引。

苓、陈、夏、草，即二陈汤也。汪讱庵曰：半夏辛温，体滑性燥，行水利痰为君。痰因气滞，气顺则痰降，故以陈皮利气。痰由湿生，湿去则痰消，故以茯苓渗湿为臣。中不和，则痰涎聚，又以甘草和中补土为佐也。拟加米仁助茯苓以去湿，杏仁助陈皮以利气，生姜助半夏以消痰，饴糖助甘草以和中，凡有因痰致嗽者，宜施此法。

温润辛金法

治无痰干咳，喉痒胁疼。

紫菀一钱，蜜水炒　百部一钱，蒸　松子仁三钱　款冬花一钱五分　叭达杏仁二钱，去皮尖用　陈广皮一钱，蜜水炒

加冰糖五钱为引。

肺属辛金，金性刚燥，所以恶寒冷而喜温润也。紫菀温而且润，能畅上焦之肺。百部亦温润之性，暴咳久咳咸宜。更加松子润肺燥，杏仁利肺气。款冬与冰糖，本治干咳之单方。陈皮用蜜制，去其燥性以理肺。肺得温润，则咳逆自然渐止。

清金宁络法

治燥气化火，喉痛咳红。

麦冬三钱，去心　肥玉竹二钱　北沙参三钱　元参一钱五分　细生地三钱　旱莲草三钱　冬桑叶三钱

加枇杷叶三钱，去毛，蜜炙，为引。

此治燥气化火刑金劫络之法。麦冬、玉竹，清其燥火。沙参、元参，润其肺金。细地、旱莲，宁其血络。盖血藏肝脏，故加冬桑叶以平其肝。肺气上逆，故加枇杷叶以降其肺。使肺气得降，肝血得藏，则咳逆吐红，均可定矣。

金水相生法见卷四。

备用成方

泻白散

治肺经有火，皮肤蒸热，洒淅寒热，日晡尤甚，喘嗽气急等证。

桑白皮　地骨皮　粉甘草　粳米

水煎，温服。

清肺饮

治痰气上逆，而作咳嗽。

杏仁　贝母　茯苓　橘红　桔梗　甘草　五味子

加姜煎，食远服。

琼玉膏

治干咳嗽。

地黄四斤　茯苓十二两　人参六两　白蜜二斤

先将地黄熬汁去渣，入蜜炼稠，再将参、苓为末和入，瓷罐封，水煮半日。白汤化服。

丹溪咳血方

治咳嗽痰血。

青黛水飞　瓜蒌去油　海石　栀子　诃肉

等分为末，蜜丸。噙化。嗽甚加杏仁。

千金久嗽方

治长久咳嗽神效。

白蜜一斤　生姜二斤，取汁

先秤铜铫知斤两讫，纳蜜、姜汁，微火熬令姜汁尽。惟有蜜斤两在则止。每含如枣大一丸，日三服。

二陈汤

治一切痰饮为病，咳嗽胀满，呕吐恶心，头眩惊悸。

茯苓　制半夏　陈皮　甘草

加生姜，煎服。

景岳六安煎

治风寒咳嗽，痰滞气逆等证。

陈皮　半夏　茯苓　甘草　杏仁　白芥子

加生姜三片，煎七分，食远服。

丰按：以上诸方，通治咳嗽。然而咳属肺，嗽属脾，前于痰嗽干咳门中，已详辨矣。须知前五方多润肺之品以治咳，后二方多理脾之品以治嗽，若此分疗，治无不中。

临证治案

伏湿作嗽认为冬温

鉴湖沈某，孟冬之初，忽患痰嗽，前医作冬温治之，约二十余天，未能奏效。延丰诊治，右部之脉极滞，舌苔白滑，痰多而嗽，胸闭不渴。丰曰：此即《内经》秋伤于湿，冬生咳嗽之病，非冬温之可比也。冬温之病，必脉数口渴，今不数不渴者非。冬温治在乎肺，此则治在乎脾，张冠李戴，所以乏效。遂用加味二陈法去米仁一味，加苏子、芥子治之。三剂而胸开，五剂而痰嗽减，后用六君子汤增损，获全愈矣。

伏湿致嗽

南乡张某，左脉如平，右关缓滞，独寸口沉而且滑，痰嗽缠绵日久，外无寒热，内无口渴。前医用散不效，改补亦不见功。不知此证乃系伏湿酿痰，痰气窜肺而致嗽，即经所云秋伤于湿，冬生咳嗽也。当理脾为主，利肺为佐，即以制夏、化红、茯苓、煨姜、杏仁、绍贝、苏子、甘草治之。约服三、四剂，痰嗽遂减矣。后循旧法出入，调治旬日而安。

痰嗽补脾取效

城南程某，患嗽月余，交冬未愈，始延丰诊。诊得脉形沉弱而滑，舌体无荣，苔根白腻，神气疲倦，饮食并废。丰曰：此赋禀素弱，湿袭于脾，脾不运化，酿痰入肺所致。以脾湿为病本，肺痰为病标，即先哲云：脾为生痰之源，肺为贮痰之器。治当补脾为主。程曰：风痰在肺，补之恐增其闭。即出曾服十余方，皆是荆、防、枳、桔、杏、贝、苏、前等品。丰曰：此新感作嗽之药，与之伏气，理当枘凿。即用六君加玉苏子、生米仁治之，服五剂神气稍振，痰嗽渐疏，继进十余剂，方得全愈。

江诚曰：痰嗽之证，须知有新感，有伏气。新感之脉必多浮，伏气之脉必多沉。新感之嗽，必兼鼻塞声重，头痛发热；伏气之嗽而无诸证也。凡伏气之证，法当宣气透邪。前医以荆、防、枳、桔反未臻效，而吾师用六君补气，苏子降气，米仁渗湿，而反效者何也？盖由风、寒、暑、湿潜伏者，固宜透发，惟此则不然。当知湿气未成痰之先，可以透发，既成痰之后，焉能向外而解耶？因痰之源在脾，故用六君子扶脾以去其湿，而化其痰：苏子降气，毋使其痰上袭于肺；米仁渗湿，毋使其湿再酿成痰。倘用宣提之方，则痰益袭于肺，而嗽更无愈期矣。

燥气伏邪作咳

括苍冯某，阴虚弱质，向吃洋烟，患干咳者，约半月矣。曾经服药未验，十月既望，来舍就医。两寸之脉极数，余部皆平。丰曰：据此脉形，当有咳嗽。冯曰：然。曾服散药未效何？丰曰：散药宜乎无效，是证乃燥气伏邪之咳，非新感风寒之咳，理当清润肺金，庶望入彀。遂用清宣金脏法去兜铃、杷叶，加甘菊、梨皮。服一剂，减一日，连服五剂，咳逆遂屏。后归桑梓，拟进长服补丸。

燥气刑金，致使咳红

鄂渚阮某之外家，干咳喉痛，缠绵匝月，始延丰治。未诊即出前方阅之，初用辛散之方，后用滋补之药，不但罔效，尤增咳血频频。细诊其脉，左部缓小，右部搏指，舌尖绛色而根凝黄。此属燥之伏气，化火刑金，虽干咳吐红，真阴未损。前以辛散治之固谬，以滋补治之亦非，斯宜清畅其肺，以理其燥，肺得清肃，则咳自平，而血不止自止。即用桑叶、杏仁、兜铃、浙贝、栀皮、杷叶、蒌壳、梨皮，再加橄榄为引。请服三煎，忌食煎炒之物，服下稍知中窾，继进三剂，遂获全可。

阴虚之体，伏燥化火刑金

古黔刘某妇，素吸洋烟，清癯弱体，自孟冬偶沾咳逆，一月有余，未效。来商丰诊。阅前所用之药，颇为合理，以桑、菊、蒌、蒡、杏、苏、桔、贝等药，透其燥气之邪。但服下其咳益增，其体更怠，昼轻夜剧，痰内夹杂红丝，脉形沉数而来，舌绛无苔而燥。丰曰：此属真阴虚损，伏燥化火刑金之候也。思金为水之母，水为金之子，金既被刑，则水愈亏，而火愈炽。制火者，莫如水也，今水既亏，不能为母复仇。必须大补肾水，以平其火，而保其金。金得清，则水有源，水有源，则金可保，金水相生，自乏燎原之患。倘或见咳治咳，见血治血，即是舍本求末也。丰用知柏八味除去山萸，加入阿胶、天、麦，连进五剂，一如久旱逢霖，而诸疴尽屏却矣。

卷　八

冬伤于寒大意

经曰：冬伤于寒。谓交立冬之后，寒气伤人。其能固密者，何伤之有？一有不谨，则寒遂伤于寒水之经，即病寒热无汗，脉来浮紧，名曰伤寒是也。一交春令，便不可以伤寒名之。然冬令受寒，有浅深之别焉，深者为中，浅者为冒。盖中寒者，寒邪直中于三阴之里，故有吐泻腹痛，急宜热剂祛寒。冒寒者，寒邪冒于躯壳之外，则有寒热身疼，不难一汗而愈。伤寒、中寒、冒寒，略述其概。犹有冬温之证，不可不详。冬温者，冬应寒而反温，非其时而有其气，人感之而即病者是也。宜用辛凉之法，慎勿误用麻、桂、青龙，若误用之，必变证百出矣。此四者，乃冬时即病之新感也，倘受微寒微温之气，当时未发，必待来春而发者，便是伏气之病，须别诸温而治之。

或问曰：曾见东垣之书，已有冬伤于寒，春必病温等论。先生拾前人之唾余，竟以为独开生面之创，欺人乎？抑亦自欺之甚也？答曰：子言过矣！丰亦见《此事难知》之内，有论四篇，所云都是五行生克有余不足，所胜所不胜之理，其义难明，诚难知之书也。丰今分论八篇，以为时证提纲，其理透彻，阅者易知，明出冬伤于寒之新感，所见何证；冬伤于寒，春必病温之伏气，所见何证；一一详明，了如指掌。与东垣之论，意思悬殊，何尝拾其唾余，以为己出耶！此犹应试，共一题目，而文本实不雷同，奚敢欺人复自欺耳！然乎否乎？

伤寒

伤寒者，由冬令之寒邪，伤于寒水之经也。考诸贤之书，皆谓霜降之后，春分以前，有感触者，是为伤寒。据六气而推之，似乎不然。盖霜降之后，犹是燥金主气，有感之者，是凉气也。如或天气大寒，即《金匮》所谓未至而至也，春分以前，正是风木司权，有感之者，是风邪也，如或天气大寒，即《金匮》所谓至而不去也，若此则界限分矣。其实伤寒之病，确在乎立冬之后，寒水主政之时，一交春令，风木主政，便不可以伤寒名之。即有寒热为病，与伤寒相似者，便是先贤所谓春应温而反寒，寒疫之病也。夫伤寒之为病，头疼身痛，寒热无汗，脉来浮紧者，宜用辛散太阳法去前胡、红枣，加紫苏、葱白治之，如体实邪盛者，仲圣麻黄汤亦可用之。若果有汗，脉浮而缓，便是伤风之病，倘误用之，变证蜂起矣。此略述寒邪初伤太阳寒水之经之证也。其传经、两感，合病、并病，及误治、变证、坏证，仲景书中细详，可毋重赘。丰尝谓凡学时病者，必须参读仲景《伤寒论》，庶可融会贯通，否则不可以言医也。

中寒

中寒者，交一阳之后，时令过于严寒，突受寒淫杀厉之气，卒然腹痛，面青吐泻，四肢逆冷，手足挛蜷，或昏闭身凉，或微热不渴等证。丹溪曰：仓卒中寒，病发而暴，难分经络，温补自解，斯说似乎灭裂，其实有三阴之别焉。盖太阴中寒，则脘中作痛，少阴则脐腹作痛，厥阴则少腹作痛。见证既分，更当审其脉象，如沉缓中太阴，沉细中少阴，沉迟中厥阴，若此别之，庶几导。如果脉微欲绝，昏不知人，问之不能答，似此难分经络，始可遵丹溪用温补之剂，急拟挽正回阳法治之。三阴中寒，皆以甘热祛寒法治之。若寒中太阴，以干姜为君，少阴以附子为君，厥阴以吴萸为君。吐甚加藿香、豆蔻，泻甚加苍术、木香，筋挛者佐以木瓜、橘络，呃逆者佐以柿蒂、丁香。临证之间，切宜细辨而治，庶无贻误。

冒寒

冒寒之病，偶因外冒寒邪，较伤寒则轻，比中寒甚缓。盖伤寒伤乎六经，中寒直中乎里，惟冒寒之病，乃寒气罩冒于躯壳之外，而未传经入里也。是以遍体疫疼，头亦微痛，畏寒发热而乏汗，脉象举之而有余，宜辛温解表法治之。服药之后，务宜谨避风寒，覆被而卧，俾其微微汗出而解，否则传经入里，当审何经而分治之。倘或伏而不发，来年必发为春温、风温等病，不可以不知也。

冬温

昔贤谓冬应寒而反温，非其时而有其气，人感之而即病者，名曰冬温是也。其劳力辛苦之人，动作汗出，温气乘袭，多在于表；其冬不藏精之人，肾经不足，温气乘袭，多在于里。冬温虽发于冬时，然用药之法，与伤寒迥别。盖温则气泄，寒则气敛，二气本属相反，误用辛温，变证迭出矣。其证头痛有汗，咳嗽口渴，不恶寒而恶热，或面浮，或咽痛，或胸疼，阳脉浮滑有力者，乃温邪窜入肺经也，宜用辛凉解表法加连翘、象贝治之，口渴甚者，温邪入胃腑也，再加芦根、花粉治之。如或下利，阴脉不浮而滑，温邪已陷于里也，宜以清凉透邪法加葛根、黄芩治之。倘热势转剧，神气昏愦，语错乱，舌苔转黑者，不易治也，勉以祛热宣窍法治之，紫雪丹亦可用之。种种变证，不能尽述，须仿诸温门中之法可也。

或问：冬温发热而不恶寒，倘恶寒者，为何病也？答曰：冬温恶寒，偶亦有之，良由先感温气，即被严寒所侵，寒在外而温在里，宜用辛温解表法先去寒邪，继用凉解里热法而清温气。又问曰：伤寒冒寒皆恶寒，何以别之？曰：伤寒冒寒初起无口渴，以此别之？曰：温邪当发为冬温，倘其微者，伏而不发，为何病也？曰：伏而不发，来春必变为温毒也。凡治时病者，新邪伏气，切要分明，庶不至千里毫厘之失。

又问：先生之书，专为六气而设，风、寒、暑、湿、燥，皆已详明，何独火证不详？恐为不全之书，而火证可补述否？答曰：子不知君火秉权之候，有温病、温毒也；相火主政之时，有热病、暑病也。君相司令而病者，非火证而何？何不全之有哉！况火为阳邪，其证最著，如脉数有力，舌苔黄燥，或目赤，或口渴，或喉痛，或溺红，皆火证也，法当清凉治之。其余五志之火，龙雷之火，悉属内伤，兹不论之。

拟用诸法

辛散太阳法见卷五。

挽正回阳法见卷四。

甘热祛寒法

治寒邪直中三阴之证。

甘草二钱，炙　淡干姜一钱　淡附片一钱　淡吴萸一钱

用开水略煎，冷服。

此即仲景四逆汤也。拟加吴萸之大热，祛厥阴之寒邪，以之治寒中三阴，最为中的。讱庵原解曰：寒淫于内，治以甘热，故以姜、附大热之剂，伸发阳气，表散寒邪；甘草亦散寒补中之品，又以缓姜、附之上僭也。必冷服者，寒盛于中，热饮则格拒不纳，经所谓热因寒用，又曰治寒以热，凉而行之是也。

辛凉解表法见卷一。

清凉透邪法见卷一。

祛热宣窍法见卷一。

辛温解表法见卷一。

凉解里热法见卷一。

备用成方

麻黄汤

治伤寒太阳病，恶寒发热，头痛项强，无汗而喘，脉浮而紧者。

麻黄　桂枝　杏仁　甘草

水煎，温服，覆取微汗。

葛根汤

治伤寒太阳未罢，又传阳明，脉浮长，缘缘面赤，头痛连额，发热恶寒而无汗，目痛鼻干不得眠等证。

葛根　麻黄　桂枝　白芍　甘草　生姜　大枣

水煎，温服，取微似汗。

小柴胡汤

治伤寒少阳病，往来寒热，口苦耳聋，胁满脉弦，目眩，不欲食，心烦喜呕，及妇人伤寒，热入血室等证。

柴胡　人参　制夏　黄芩　甘草　生姜　大枣

水煎，温服。

理中汤

治伤寒太阴病，自利不渴，寒多而呕，腹痛便溏，脉沉无力，或厥冷拘急，或结胸吐蛔，及感寒霍乱。

人参　白术　炮姜　炙草

本方加附子名附子理中汤。

真武汤

治少阴伤寒腹痛，小便不利，四肢沉重疼痛，自下利者，此为有水气，或咳或呕，或小便利，及太阳病发汗，汗出不解，仍发热，心悸头眩，筋惕肉瞤，振振欲擗地，气虚恶寒。

附子　白芍　白术　茯苓

加生姜，煎服。

四逆汤

治三阴伤寒，身痛腹痛，下痢清谷，恶寒不渴，四肢厥冷，或反不恶寒，面赤烦躁，里寒外热，或干呕，或咽痛，脉沉微细欲绝。

附子　干姜　炙甘草

水煎，冷服。

丰按：伤寒之方，计有一百一十三道，长沙书中，已全备矣。凡学医者，必须熟玩。今录此六方，不过明六经伤寒之用，其寒邪化热，及传变诸方，不能尽录，当阅伤寒之书，自明著矣。

千金阳旦汤

治冬温脉浮发热，项强头痛。

桂枝　白芍　黄芩　甘草

加姜、枣，煎服。

千金阴旦汤

治冬温内寒外热，肢节疼痛，中挟寒食。

即阳旦汤加干姜。

丰按：阳旦汤，主治先感冬温，又被风寒所遏之病。阴旦汤主治体质本寒，忽受冬温之病。如咳嗽口渴甚者，姜、桂究难浪用。凡一切温热之病，最忌辛温之药，偶或用之，非本质属寒，即外加寒气，倘拘于阳旦阴旦，为冬温一定之方，不亦惑乎！

临证治案

伤寒调治失法变证

须江毛某，患伤寒之病，壮热不退。计半月来，前医当汗不汗，当下不下，调治失法，变为神昏谵语，循衣摸床；舌苔黄燥，脉来沉实，此伤寒误治之变证也。速宜攻下之剂，荡热保津，倘以硝、黄为砒鸩者，则不可救。即以大承气汤加生地、石膏，煎一大剂，午后服头煎，未见动静，薄暮服次煎，至四更时分，得硬屎数十枚，谵语渐少，手足渐定，肌肤微汗，身热退清，神识亦稍省矣。次日复邀丰诊，脉形仍实不柔，舌苔尚少津液，此余热未净也，当守原方，再服一帖。其兄恐药力太过。丰曰：必要脉象转柔，舌苔转润，里热始尽，否则余邪复聚，遂难治矣。复将原方煎服，服下又得硬屎数枚。其兄急来问曰：次煎可服否？丰曰：往诊再议。幸得脉转平缓，舌苔亦见有津，改用仲景炙甘草汤除去桂枝、姜、枣，加入柏子、茯神，连服数煎，得全瘥耳。

程曦曰：凡治病必以脉舌为主。若遇神昏谵语，循衣摸床之证，倘其脉见软弱者，舌淡苔微者，皆不可攻也。必须脉来沉实，或大有力，舌苔黄燥，或起芒刺，方可攻之。以上见证，有虚有实，或补或攻，当细别之，又不可执于承气一法也。

伤寒吐蛔

新定章某，患伤寒六、七日来，身热如焚。前医初用辛散，继用苦寒，热仍不退，更加呕逆吐蛔，四末微冷，急来求治于丰。诊其脉，细小而沉，舌苔白薄。丰曰：此阴阳错乱之证，将成蛔厥之征。思先哲云：杂病吐蛔责于热，伤寒吐蛔责于寒。即用椒、姜以温其中，桂枝以透其表，参、附以扶其正，连、梅以安其蛔，更佐豆蔻和中止呕也。令服一剂，呕逆已定，四末转温，惟躯热未清。姑守旧方，除去姜、附，加入芩、柴，一服中机，后议数方并效，调理半月得安。

阳体中寒，仍用热剂而愈

濲水姜某，禀体属阳，生平畏尝热药，一日腹中作痛。迨丰诊之，两手之脉皆沉迟，舌根苔白。丰曰：此寒气中于太阴，理当热药祛寒。曰：素不受热药奈何？曰：既不任受，姑以温中化气为先，中机最妙，否则再商。即以豆蔻、砂仁、吴萸、乌药、木香、厚朴、苏梗、煨姜，服之未验。复诊其脉，益见沉迟，四肢逆冷更甚。丰曰：寒邪深入，诚恐痛厥，非姜、附不能效也。虽然阳脏，亦当先理其标。即用甘热祛寒法加肉桂、白芍治之，遂中病机，腹痛顿减，脉形渐起，手足回温，改用调中，始得安适。可见有病有药，毋拘禀体阴阳，但阳体中寒，辛热不宜过剂；阴质患热，寒凉不可过投；遵《内经》衰其大半而止最妥。

冬温肺胃合病

城北方某，木火体质，偶患冬温，约有半月矣，治疗乏效，转请丰医。按之脉形洪数，两寸极大，苔黄舌绛，口渴喜凉，喘咳频频，甚则欲呕，痰内时有鲜红。思《内经》有肺咳之状，咳甚唾血，胃咳之状，咳甚欲呕之文。此显系肺胃受邪，明若观火矣。见前方都是滋阴滋血之剂，宜乎冰炭耳。丰用清宣金脏法去桔梗，加花粉、鲜斛治之，迭进五剂，诸证渐平，调治旬余遂愈。

冬温新感适值经行

徽歙鲍某之女，闺中待字，经水素不调匀，一月两期，难免血海无热。一日忽患冬温，发热咳嗽，胸闭喉疼，天癸又至。斯时用芩、连、栀子，以却其温，实有碍乎经事。倘用归、芎、艾叶，以调其经，实有碍乎温气。细推其证，口不作渴，其邪在肺而不在胃，腹不作痛，其经因热而不因寒。古人虽谓室女莫重于调经，然今温邪告急，不得不先治标。其实清肺之方，治上而不妨下。遂用牛蒡、象贝、桔梗、射干、桑叶、薄荷、蒌皮、叭杏，青果为引。连服三剂，躯热退清，咳嗽亦衰大半，但腹内转疼，天癸滴沥靡尽。仍照原方，益以香附、泽兰，又服数煎，诸恙平复矣。

冬温伤阴将欲成损

丰于冬至赴龙扫墓，经过安仁街，适有杨某患冬温未愈，有相识者，谓丰知医，杨即恳诊。查其所服之方，非辛温散邪，即苦寒降火，皆未得法。其脉细小滑数，咳嗽痰红，发热颧赤，此温热伤阴之证也。当用甘凉养阴，辛凉透热，虚象已著，急急提防，若再蔓延，必不可挽。即用清金宁络法去枇杷叶、麦冬，细地改为大地，再加丹皮、地骨、川贝、蝉衣治之，服至五帖，热退红止矣。丰返，复过其处，见病者面有喜色，谓先生真神医也，病势减半，惟剩咳嗽数声，日晡颧赤而已。诊之脉亦稍和，此欲愈之象也。姑照原方去旱莲、蝉蜕，加龟板、鳖甲，令其多服，可以免虚。岁暮以茶食来谢，始知其恙全可。

附　论

治时病常变须会通论

拙著已告竣矣！首先论证，其次立法，其次成方，又其次治案，医者能于此熟玩，自然融会贯通。弗执定某证之常，必施某法，某证之变，必施某法，临证时随机活法可也。姑先论其常而通其用，如初起因于风者，宜以解肌散表法；因于寒者，宜以辛温解表法；因于暑者，宜以清凉涤暑法；因于湿者，宜以增损胃苓法；因于燥者，宜以苦温平燥法；因于火者，宜以清凉透邪法。此皆言初患六气之常证，通用之定法也。至于反常之变证，不定之活法，则又不可不知。如春温条中，有舌绛齿燥，谵语神昏，手足瘈疭，昏愦不语之变；湿温条中，有或笑或痉，撮空理线，舌苔黄刺，或转焦黑之变。然而亦非一定之变也，须知春温亦有湿温之变证，湿温亦有春温之变证，论中不能印定，须活法而通治之。此又不特春温、湿温可以会通，而暑温、冬温，以及诸病，皆有等证之变，悉可以通治之。又如诸病，见有舌绛齿燥，热伤于阴者，清热保津法可通用之。谵语神昏，热乱神明者，祛热宣窍法可通用之。手足瘈疭，热极生风者，清离定巽法可通用之。昏愦不语，痰袭心包者，宣窍导痰法可通用之。及至发笑之证，皆由邪袭于心；发痉之证，皆系风乘虚入；或至撮空理线，循衣摸床等证，皆当审其虚实，通其活法，则不但治时病可以融会，即治杂病亦有贯通之妙耳。

五运六气论

治时令之病，宜乎先究运气。经曰：不知年之所加，气之盛衰，不可以为工也。戴人云：不读五运六气，检遍方书何济。由是观之，治时病者，可不知运气乎！近世之医，皆谓五运六气，与岁多有不应，置之弗习，是未达夫天地之常变也。常者如君相司令则当热，寒水主政则当寒，变者当热反寒，当寒反热之类是也。试以其常而言之，五运者，木、火、土、金、水也，一运主七十二日有奇。六气者，风、君、相、湿、燥、寒也，一气司六十日有奇。故五运六气合行，而终一岁。盖主运主气，岁岁皆然；客运客气，年年更换。每年从大寒日，初交木运，二为火运，三为土运，四为金运，终为水运，此主运也。经曰：甲己之岁，土运统之；乙庚之岁，金运统之；丙辛之岁，水运统之；丁壬之岁，木运统之；戊癸之岁，火运统之。如甲己之年，甲己化土，土为初运，金为二运，水为三运，木为四运，火为五运，此客运也。主气亦从大寒日交，厥阴风木为初气，少阴君火为二气，少阳相火为三气，太阴湿土为四气，阳明燥金为五气，太阳寒水为终气，此主气也。客气每岁循环，依年推算，如子午之年，初为寒水，二为风木，三为君火，四为湿土，五为相火，终为燥金。又如丑未，初为风木；寅申，初为君火；卯酉，初为湿土；辰戌，初为相火；巳亥，初为燥金，此客气也。每年三气为司天，终气为在泉。如子午之年，三气是君火，乃君火司天，主热淫所胜。终气是燥金，乃燥金在泉，主燥淫于内。其余可类推矣。倘遇壬、戊、甲、庚、丙之年，皆曰太过，木曰发生，火曰赫曦，土曰敦阜，金曰坚成，水曰流衍。丁、癸、己、乙、辛之年，皆曰不及，木曰委和，火曰伏明，土曰卑监，金曰从革，水曰涸流。若太过被克，不及得助，皆曰平运，木曰敷和，火曰升明，土曰备化，金曰审平，水曰静顺。此述五运六气之主客，司天在泉，太过不及之大概。在学人，先宜熟此有定之常，然后审其无定之变可也。倘欲深求底蕴，再考《内经》，慎毋惑于飞畴运气不足凭之说耳。

温瘟不同论

温者，温热也；瘟者，瘟疫也；其音同而其病实属不同。又可《瘟疫论》中，谓后人省氵加疒为瘟，瘟即温也。鞠通《温病条辨》，统风温、温热、温疫、温毒、冬温为一例。两家皆以温瘟为一病。殊不知温热本四时之常气，瘟疫乃天地之厉气，岂可同年而语哉！夫四时有温热，非瘟疫之可比。如春令之春温、风温，夏令之温病、热病，长夏之暑温，夏末秋初之湿温，冬令之冬温，以上诸温，是书皆已备述，可弗重赘。而鞠通先生之书，其实为治诸温病而设也。至于瘟疫之病，自唐宋以来，皆未详细辨论。迨至明末年间，正值凶荒交迫，处处瘟疫，惨不堪言，吴又可先生所以著《瘟疫论》一书。所谓邪从口鼻而入，则其所客，内不在脏腑，外不在经络，舍于伏脊之内，去表不远，附近于胃，乃表里之分界，是为半表半里，即《针经》所谓横连膜原是也。其初起先憎寒而后发热，日后但热而无憎寒。初得之二、三日，其脉不浮不沉而数，头痛身疼，昼夜发热，日晡益甚者，宜达原饮治之。咸丰八载，至同治纪元，吾衢大兵之后，继以凶年，沿门合境，尽患瘟疫。其时丰父子诊治用方，皆宗又可之法也，更有头面颈项，颊腮并肿者，为大头瘟。发块如瘤，遍身流走者，为疙瘩瘟。胸高胁起，呕汁如血者，为瓜瓤瘟。喉痛颈大，寒热便秘者，为虾蟆瘟，一名捻颈瘟。两腮肿胀，憎寒恶热者，为鸬鹚瘟。遍身紫块，发出霉疮者，为杨梅瘟。小儿邪郁皮肤，结成大小青紫斑点者，为葡萄瘟，此皆瘟疫之证，与温病因时之证之药，相去径庭，决不能温、瘟混同而论也。因忆又可著书，正崇祯离乱之凶年；鞠通立论，际乾嘉升平之盛世；一为瘟疫，一为温热，时不同而病亦异。由是观之，温病之书，不能治瘟疫；瘟疫之书，不能治温病。故凡春温、风温、温病、暑温、湿温、冬温，字必从氵。瘟疫、大头、疙瘩、瓜瓤、虾蟆、鸬鹚、杨梅、葡萄等瘟，字又从疒。温、瘟两字，判然不同，而况病乎！知我者，幸弗以丰言为河汉也。

伤寒书统治六气论

汉长沙著《伤寒论》，以治风、寒、暑、湿、燥、火六气之邪，非仅为寒邪而设。然则其书名伤寒何也？盖缘十二经脉，惟足太阳在表，为寒水之经，凡六淫之邪为病者，皆必先伤于寒水之经，故曰伤寒。今人都以寒水之寒字，误为寒热之寒，若此则伤寒之书，专治寒邪，而风、暑、燥、湿、火，了不干涉矣。殊不思长沙首列桂枝汤以治风，明明指人统治六气，而非仅治一寒邪之意，于此已露一斑。若果专治寒邪，理当列麻黄汤、附子汤、四逆、理中等汤为先，而不列桂枝汤为首也。况又有白虎汤以治暑，五苓散以治湿，炙甘草汤以治燥，大小承气以治火，此显明六气统治之书，而今以为专治寒邪，则误甚矣。时贤又谓伤寒论六经，温热论三焦，此两句书，更为印定眼目。不知邪气袭人，皆由表而入于里，惟温疫之气，秽浊之气，乃论三焦可也。以其气从口鼻而入，先扰于上，次传中下，除此而外，则风、寒、暑、湿、燥、火，无不尽从表入。况李彣谓：太阳行身之表，外邪皆得伤之。其伤寒之书，能统治六气者，可无疑矣。凡学治时病者，必须读仲景《伤寒论》，参读时贤之书，考古酌今，则胸中自有风、寒、暑、湿、燥、火之界限。若不读仲景之本，而专读时贤之书，真所谓舍本求末矣。

辟俗医混称伤寒论

人被寒所伤者，谓之伤寒，夫寒居六气之一，岂可混称乎？尝考寒水之令，在乎小雪、大雪、冬至、小寒之节，共主六十日有奇。盖小雪居于十月，乃六阴尽出之际，而寒气方盛之时；大雪、冬至居十一月，小寒居十二月，正成发栗烈之候。斯时之气，人感触者，尽属伤寒之病。勿可以大寒至惊蛰之风木，春分至立夏之君火，小满至小暑之相火，大暑至白露之湿土，秋分至立冬之燥金等等之时所患者，混同一称伤寒。然而亦有可称者，不可不知。丰于前论中，有谓伤寒之寒字，为寒水之经之寒，非寒热之寒也。凡风、寒、暑、湿、燥、火，无不由表而入，皆必先伤于寒水之经，六气之邪，佥可称为伤寒。但有不可称者，又不得不力辨其非。尝闻专治伤寒家，有温病伤寒，热病伤寒，痧证伤寒，疮疡伤寒等名。不知温病、热病，皆属伏气，痧因沙秽，疮因湿热，岂可混称为伤寒乎？尤有夹痰伤寒、夹食伤寒、夹气伤寒、夹血伤寒等名，揆厥由来，痰、食、气、血，是为伤寒之兼证，又岂可混称为伤寒乎？仲景原文，从未见有此证，窃疑其为杜撰也。后见吴中戈存橘先生《伤寒补天石》中，果有以上诸证之名，始知其有自也。虽然戈氏之书，医者不必宗之，其所当宗者，如无已之《明理》、嘉言之《尚论》、韵伯之《来苏》、路玉之《大成》，诚为医家不可少之书，后学所宜奉为圭臬也。至时俗混称伤寒之证，更为不通，见初起呕吐者，谓为龌龊伤寒；泄泻者，为漏底伤寒；胁痛者，为刺胁伤寒；寒不甚寒，热不甚热，绵绵难愈者，为瘪疲伤寒，即徽俗谓之混沌伤寒，名目极多，难以枚举。总之，小雪至小寒而重感者，为真伤寒。风、暑、燥、湿、火，先伤寒水之经者，亦可称为伤寒。至温病、热病、痧症、疮疡，决不能混入伤寒。兼痰、食、气、血者，是为伤寒之兼证。其余种种不通之名，皆不足论。医者须按四时之六气，而分其孰为风、暑，孰为燥、湿，究不可笼统混为伤寒病也。

辟时俗龌龊斑证论

吾衢土俗，凡患四时之感冒，见有发热呕吐等证，开口便云龌龊，动手便是刮揪。揪之刮之，未尝不善，但其邪在肌肉者顷刻而松，在经络者，非药不愈。最可恶者，先服矾汤一碗，以为治龌龊之需。殊不知龌龊，即方书所谓秽浊，宜用芳香宣解之方，反服酸寒收涩之药，益使秽浊之邪，胶固气分，而无解病之期。更有一种俗医，以指节括病患之身，见有一条扛起者，妄言为斑。不知人感秽浊时邪，气机阻滞，血脉不通，用指节括之，或粗或细，必有一条见出，岂可伪称斑证。更为之取出蛇斑、蚤斑等等之名。其谓为蛇斑者，必令人服蜈蚣数条，取蛇畏蜈蚣之义，而庸夫俗子听之益信。不知蜈蚣之性，辛温有毒，直入厥阴，初患时邪之证，服之极易化火，更引最浅之邪，而入于深。曷不观方书所云：大如锦纹者为斑，其色红紫而成片，或至黑色而病危，是为胃热之候，古人所以用举斑汤、化斑汤之类以治之。或见病患身发红点，遂称为蚤斑，而乱投草药，及至危险，便说斑老难医。推其身见红点，即方书所谓小如蚊咬者为疹，是为肺热之候，古人所以用升葛汤、银翘散之类以治之。俗医以伪混真，岂不可叹！既以初起之时邪，为龌龊斑证，更禁病患勿服汤药，每见轻病转重，重病转危，此皆吾衢土俗之贻害匪浅也。要之揪刮无妨，所患者，惟矾汤、蜈蚣、草药、禁药之弊，奉劝病家，不可过信俗医而自误，则幸甚矣！

夹证兼证论

人皆谓夹证与兼证难治，丰独曰无难也。曷为夹证？譬如受风便是伤风，宜桂枝汤之属；受寒便是伤寒，宜麻黄汤之属；倘风寒两伤者，即为夹证也。盖风宜散，寒宜温，温散之方，宜桂麻各半汤之属。倘或暑邪夹湿，湿宜利，暑宜清，清利之方，宜天水散之属。倘或燥气夹火，火宜凉，燥宜润，凉润之方，宜清燥救肺汤之属。其余风暑、风湿、风燥、风火，皆系夹证，其治法皆可仿此。至于兼证奈何？假如少壮遗精，当分梦之有无，有者宜坎离既济汤之类，无者金锁固精丸之类，此定法也。或被湿热所触者，便为兼证，利湿必伤其阴，补阴必滞其湿，思利湿而不伤阴者，如猪苓汤、六味丸之类；若湿邪甚者，又当先治其湿，湿邪一化，再涩其精可也。又如老年虚损，当分证之浅深，浅者宜六君、四物之类，深者宜固本、大造之类，此定法也。倘被风邪所客者，便为兼证，散风益虚其正，补正必关其邪，思散邪而不损正者，如参苏饮、补中益气之类。若风邪甚者，又当先散其风，风邪一解，再补其损可也。又如女子经事当行，必审其或先或后。先则为血热，宜丹栀四物之流；后则为血寒，宜香砂四物之流，此为定法。或被寒邪所触者，即兼证也，考诸方能散寒且能调经，如香苏饮之流。若过盛者，必须先散其寒，再调其经则可矣。又如妇人产后发热，必辨其属虚属实。虚则宜补益，如加味四物之流；实则宜破瘀，如生化、失笑之流，此为定法。设被暑邪所感者，即兼证也，考诸方能清暑且治产后，如竹皮大丸之流。若过盛者，必须先清其暑，再治产后则可矣。医者能于如此圆变，则治夹证兼证，何难之有！

成方须损益论

自南阳制方而始，厥后唐、宋、元、明，及国朝以来，成方不可胜纪，焉能熟悉于胸。尝见有读《千金方》者，有读《医方考》者，有读景岳《新方》者，有读讱庵《集解》者，往往宗此而不知彼，宗彼而不知此者，不待言矣。窃谓古人成方，犹刻文也，临证犹临场也，即有如题之刻文，慎无直抄，必须师其大意，移步换形，庶几中式。而临证即有对病之成方，亦当谅体之虚实，病之新久而损益之。思成方不在多而在损益。譬如二陈汤，即夏、苓、陈、草也，治一切痰饮之病，除去陈皮，乃海藏消暑丸，伏暑烦渴用之，此一减而主治之法，相去径庭矣。平胃散，即陈、苍、朴、草也，治一切湿气之病，加入芒硝，乃女科之下胎方，死胎不下用之，此一加而主治之法，相悬霄壤矣。此损益之法也，医者知是理乎？又如气虚用四君，血虚用四物，倘气血两虚之候者，二方合用名八珍汤，此深一层之病，而加深一层之方也。利湿用五苓，清热用三石，倘湿热并盛之候者，二方合用名甘露饮，此亦深一层之病，而加深一层之方也。又如固本丸，治虚劳损证，减去麦冬、生地，名曰三才，以治三焦亏证，此轻一等之病，而减为佐之药也。香苏饮，治四时感冒，减去香附、紫苏，名曰二贤，以治膈中痰饮，此亦轻一等之病，而减为君之药也。诸如此类，不可枚举，在医者，必须临证权衡，当损则损，当益则益，不可拘于某病用某方，某方治某病，得能随机应变，则沉疴未有不起也。

胎前产后慎药论

胎前之病，如恶阻、胞阻、胎漏、堕胎等证是也，产后之病，如血块、血晕等证是也，妇科书中已详，可毋备述。而其最要述者，惟胎前产后用药宜慎。凡治胎前之病，必须保护其胎，古人虽有有故无殒，亦无殒也，大积大聚，其可犯也，衰其大半而止之训，奈今人胶执有故无殒之句，一遇里积之证，恣意用攻，往往非伤其子，即伤其母，盖缘忽略衰其大半之文耳。窃揣胎在腹中，一旦被邪盘踞，攻其邪则胎必损，安其胎必碍乎邪，静而筹之，莫若攻下方中，兼以护胎为妥，此非违悖《内经》，实今人之气体，不及古人万一也。且不但重病宜慎其药，即寻常小恙，亦要留心。如化痰之半夏，消食之神曲，宽胀之厚朴，清肠之槐花，凉血之丹皮、茅根，去寒之干姜、桂、附，利湿之米仁、通、滑，截疟之草果、常山，皆为犯胎之品，最易误投，医者可不儆惧乎！至于产后之病，尝见医家不分虚实，必用生化成方，感时邪者，重投古拜，体实者未尝不可，虚者攻之而里益虚，散之而表益虚，虚虚之祸，即旋踵矣！又有一等病患信虚，医人信补，不分虚实，开口便说丹溪治产后之法，每每大补气血，体虚者未尝不可，倘外有时邪者，得补益剧，内有恶露者，得补弥留，双证迭加，不自知其用补之咎耳。要之胎前必须步步护胎，产后当分虚实而治，毫厘差谬，性命攸关。惟望同志者，凡遇胎前产后之疴，用药勿宜孟浪，慎之慎之！

治轻证宜细心，重病宜大胆论

胆欲大而心欲小，此孙真人祝医最确之语也。窃谓治初起之轻证，必须细心，当辨其孰为风而用疏，孰为寒而用温，孰为暑而用清，孰为湿而用利，孰为燥而用润，孰为火而用泻。尤当审其体之虚实，病之新久，在女子兼询经期，妇人兼详胎产，如是者，则用药庶无差忒矣。倘粗心而不细者，大意茫茫，不分六气所感何气，动手便用荆、防，病家告之有痰，遂投陈、夏，有食遂用神、楂，问其何病，指鹿为马，问其轻重，总说无妨，往往使轻浅之病，日渐延深，是谁之过欤？圣人云：不忽于细，必谨于微。其可略乎！至若垂危之重证，必须大胆，见心包邪窜者，当宣则宣；肝风内动者，当平则平；脾虚气陷者，当培则培；肺气欲绝者，当补则补；肾液欲涸者，当滋则滋。更有危险之虚证，速宜用参、耆之属，实证用硝、黄之属，寒证用姜、桂之属，热证用犀、羚之属，勿宜迟缓，亟亟煎尝，如是者，则沉疴庶有挽救矣。倘胆小而不大者，当用而不敢用，或用而不敢重，重用恐其增变，变证恐其归怨，往往姑息养奸，坐观其败，是谁之过欤？古人云不入虎穴，焉得虎子。其可惧乎！若果轻浅之证，过于胆大立方，不啻小题大做；沉重之证，过于小心慎药，无异杯水车薪。其实胆大而不细心，所谓暴虎冯河者，误事也；细心而不大胆，所谓狐疑鼠首者，亦误事也。诚哉孙氏之言，足为千古之医训矣！

医家嫉妒害人

尝观世之同行，每多嫉妒，行行犹可，惟医道中最为甚焉。夫医以苏人之困，拯人之危，性命为重，功利为轻，而可稍存嫉妒哉！奈何今之医者，气量狭窄，道不求精，见有一神其技者则妒之。妒心一起，害不胜言，或谣言百出，或背地破道，或前用凉药，不分寒热而改热，前用热药，不别寒热而改凉，罔顾他人之性命，惟逞自己之私心，总欲使有道者道晦，道行者不行，以遂其嫉妒之意。每见病家，患温热之病，医者投以辛凉、甘凉，本不龃龉，但服一、二剂，未获深中，病者见热渴不已，心中疑惧，又换一医，且明告曾延医治，而所换之医，遂不察其病因，见前有寒凉之药，便咎前医用寒凉之害，不辨证之寒热，脉之迟数，舌苔黄白，小水清浊，竟乱投温热之方，不知温热之病，得温热之药，无异火上添油，立刻津干液涸，而变生俄顷。倘前用热药，以治其寒，亦咎其用热药之害，总不辨其为寒为热，乱用寒凉之方，不知寒证服寒凉，犹如雪上加霜，立使阳亡气脱，而变在须臾，直至垂危，尚怨前医之误，可胜悼哉！然亦有明驳前医，暗师前法，而获效者，竟尔居功，索人酬谢。若此重财轻命，只恐天理难容，奉劝医者，毋怀妒忌，大发婆心，则幸甚矣！

医毋自欺论

医者依也，人之所倚赖也。医毋自欺，斯病家有倚赖焉！夫医之为道，先详四诊，论治当精，望色聆音，辨其脏腑之病，审证切脉，别其虚实而医，若此可谓毋欺也。至临证之时，细分部候，知其何为浮主表病，沉主里病，迟主寒病，数主热病。何为人迎脉大之外感，气口脉大之内伤，更须望其青、赤、黄、白、黑五色之所彰，闻其角、徵、宫、商、羽五音之所发，问其臊、焦、香、腥、腐五气之所喜，以明其肝、心、脾、肺、肾五脏之病因，而用其酸、苦、甘、辛、咸五味之药饵，能如是者，何欺之有？惟其一种庸流，欺人妄诞，见病患有寒热者，一疑其为外感，欺病家不知诊法也，不别其脉之虚实，而浪投发散之剂。又见病患有咳嗽者，一疑其为虚损，欺病家不谙医理也，不辨其体之强弱，而恣用补益之方。至于五色五音五气，一概不知审察，焉能明其五脏之病，而用其五味之药乎？如是者，不独欺人，实为自欺。彼愚夫愚妇，受其欺者，本无足怪。至文人秀士，亦受其欺，殊为可笑。见人喜补者，遂谓虚衰；喜散者，遂云外感；畏热药者，便用寒凉；畏凉药者，便投温热，顺病患之情意，乱用医方，意不读《灵》、《素》以下诸书，全用欺人之法。噫！医之为道，死生攸系，一有欺心，即药饵妄投，存亡莫卜，奈何济人之方，竟视作欺人之术也，吾愿医者，必须志在轩岐，心存仲景，究四诊而治病，毫不自欺，方不愧为医者也。

古今医书宜参考论

昔贤云：观今宜鉴古，无古不成今。今古医学，均宜参考焉。考今古医书，不能尽述，姑略提其要者言之，如《神农本草》，轩辕《灵》、《素》，越人《难经》，长沙《玉函》，以及刘、李、张、朱四大名家之书，皆可备读也。盖读《本草》者，可知其性有寒、热、温、凉、平之不同，其味有酸、苦、甘、辛、咸之各异，何为补正，何为祛邪。读《灵》、《素》者，可以上明天文，下达地理，兼知人身脏腑经络受病之因。读《难经》者，可补《内经》脉象病因及奇经八脉之未逮。读《玉函》者，可识伤寒杂病之源头。此皆古圣之医书，必须玩索。至于四大家者，即河间刘守真，法多苦寒，温病、热病者，须参考之。东垣李明之，法多升补，内伤脾胃者，须参考之。大积大聚者，须参戴人张子和攻下之法。阴虚内损者，须考丹溪朱彦修清补之法。不特此四家以补先圣之未备，可参可考，而后贤所发之论，偶亦有超出于四大家者。如云间李念莪，西昌喻嘉言，延陵吴又可，金坛王宇泰，会稽张介宾，长洲张路玉，吴郡薛立斋，慈溪柯韵伯，槜李沈目南，钱江张隐庵是也。以上诸公，各有著作，皆当采取，亦可以备参阅。考近时之医书，亦不能尽述，如阅古吴叶香岩之《临证指南》，可知临时之圆变，用药之灵机。阅若耶章虚谷之《医门棒喝》，可知名家之疵谬，醒医家之聋聩。阅淮阴吴鞠通之《温病条辨》，可知寒伤于足经，温伤于手经。阅吴门周禹载之《温热暑疫全书》，可知温热暑疫受病之源各别。此皆时贤之书，亦宜备考。至于长乐陈修园，新安程观泉，盐官王孟英，武进费伯雄，皆有著述所传，偶或有导窾之处，亦宜参阅。窃思书有古今，而人亦有古今，古人气体俱厚，今人气体渐薄，若执古方以治今人之病，不亦重乎？故医家不可执古书而不读今书，亦不可执今书而不读古书，参考古今，则医理自得中和之道矣。

中医五运六气全书

时疫温病气运征验论

清　李兆贞　撰

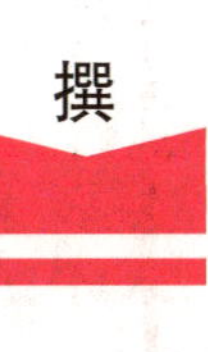

目录

CONTENTS

整理说明

《时疫温病气运征验论》从临床实践的角度验证了五运六气与时疫温病的关系，并提出了一些关于运气与时疫的理论，颇有参考价值。

本次整理出版，是在王致谱主编的《温病大成（第一部）·时疫温病气运征验论》的基础上进行的。同时，参考了其他版本，并根据《中医五运六气全书》统一体例作相应调整、选择、校勘、注释。

序

壬子之岁，余所著《傩疫活命灵书》疗疫一法，昭示来兹，亦既详且尽矣，惟《内经》岐伯所论五运六气、发病之源，未能详说其精微，不无遗憾。凡人感风、寒、暑、湿、燥、火之生病，本于岁运、偏胜、变化所致。守身不慎，感之者则百病丛生。按时疫与伤寒、温病，本不同源，认症治法，尤当分别。然疫乃毒疠之气，能速人于死期；盖风寒、温病乃四之时常病也，略可缓治。每见时疫盛行之际，有感风寒之病求医者，医认症不确，将四时常病混归疫治。在病者无知，惟医所定。医之轻视及而不察，实难免其咎。不知伤寒初感三日之内，以发汗为先；而时疫温病又忌疏散，斯时介于两可之间。若罔知病情，用药失当，最易牵入危机。或症急药缓，得稳当之名，有耽搁之误。昧经权之妙者，无格致之明。观于去年戊午夏秋之交，淫雨缠绵，西流盛涨，夏行冬令，所感风寒者甚众。然误作疫治而殒命者，亦不鲜。危急之际奚堪庸妄之误投，疑似之秋，岂可纷纭之错乱。一着之谬，此生付之矣。余深悯之，兹录《内经》岐伯所论气运之征验，因名其篇曰《气运征验论》，将余鄙见所及，次第条陈，以供诸大雅，并用浅言俗语解释注叙。俾常人未谙医学者，皆晓然未病以前，节饮食、慎起居，知所趋避；既病以后，当知风、寒、暑、湿、燥、火与时疫，不容混治，用药尤当判别。病是药非，性命攸关，子之所慎：斋、战、疾，凡吾侪同有性命之虑者，其无忽于是焉。善卫生者，略察之。是为序。

岁在轩辕黄帝纪元四千六百一十八年仲春

时民国八年己未岁阳历三月

古稀老人李兆贞天池氏序于仙城欢愈堂精神阁

《内经》解义

《内经》即《灵枢》、《素问》之总名。素者，本也；问者，黄帝问岐伯也。问其天时、地利、人事、民生疾苦、脉理、用药、治病，陈其性情之源、五行之本，故曰《素问》为医学之祖也。

在昔黄帝生而神灵，弱而能言，幼而徇齐，长而敦敏，道成而登天。注：黄帝，有熊国君之子，姓公孙徇疾也，都轩辕之丘，故号之曰轩辕黄帝，在位一百载。

岐伯，黄帝之师也，与黄帝所论司天、在泉、五运、六气、生病之因、用药治病之法，实为医道中万世之圣敎也。

发明六十年花甲五运生病之原

盖天干五行化五运者，甲己化土运，乙庚化金运，丁壬化木运，丙辛化水运，戊癸化火运。此天干所化五行，即五运也。天干：甲、乙、丙、丁、戊、己、庚、辛、壬、癸，十年轮回一次。地支：子、丑、寅、卯、辰、巳、午、未、申、酉、戌、亥，十二年轮回一次。于是将天干加于地支之上，成六十年一花甲。由甲子、乙丑，数至癸亥止，于是六十年无一年相同其年号者。六十年之中，一岁之内，分为五运、六气、内淫淫者，过也，乱也。又，浸淫而生病。大地之气，不无偏胜偏者，不正也；胜者，太过也。六淫者，风、寒、暑、湿、燥、火也。又曰，阴、阳、风、雨、晦、明，亦谓之六淫。其名则殊，其理一也。按：《左传》，昭公元年，医和曰：天有六气，以生人百病。曰：阴、阳、风、雨、晦、明也。注：阴淫生寒疾，阳淫生热疾，风淫生末疾（末言手足，四肢病）也，雨淫生腹疾（天雨多，则成注泄、肚痛疴也），晦淫生惑疾（晦，夜也。宴寝过节，其心惑乱），明淫生心疾（明，昼也。思虑烦多，心劳生疾）。

发明司天在泉解义

按：司天、在泉，即天地分上、下，各半年用事也。司天者，即天司其政也；在泉者，即地行其令也。司天由先年大寒起，上半年归司天，行其五运、六气之政令。至本年夏至后、立秋前，司天交代在泉行政，下半年归地用事，即在泉也。

五脏六腑详说

心、肝、肾、肺、脾谓之五脏。肝，人称曰肝豕，名猪润。脾，人称曰脾豕，名横利。

六腑名目

三焦、胆、膀胱、小肠、大肠、胃，此名六腑。三焦，即右肾，又名相火。膀胱，人称曰膀胱豕，名小肚。胃，人称曰胃豕，名猪肚。

五脏六腑总名

心，名手少阴。肾，名足少阴。心包，名手厥阴。肝，名足厥阴。肺，名手太阴。脾，名足太阴。五脏为阴。

三焦，名手少阳。胆，名足少阳。小肠，名手太阳。膀胱，名足太阳。大肠，名手阳明。胃，名足阳明。六腑为阳。

何以谓之手三阳、足三阳、手三阴、足三阴？盖手三阳，其脉循手指上臂，直行至头顶，极而下行至足趾也；足三阴，由足趾起脉，上行至头顶，极而下行，循臂至手指端止。其阴阳气血来往日夜周流不息。

阅者能明司天、在泉之解义，能记五脏、六腑之名目，则下文所述岐伯论司天、在泉、生病之源，自能洞悉其精微。

论五运六气瘟疫温病之起止

按：一年之内，春、夏、秋、冬谓之四季，辰、戌、丑、未谓之四土，每季必兼一土。惟六月未月之未土属长夏，脾土用事，此六月作一季论。故有五季之称，即五运也。又分为六气：由先年大寒起，至惊蛰，为初气；春分至立夏为二气；小满至小暑为三气；夏至至立秋前为气交；由此交下半年在泉用事也；大暑至白露为四气；秋分至立冬为五气；小雪至小寒为终，六气止。随录《内经》十二年内，六气生瘟疫、温病时候之起止。子午之岁，五之气民病温。丑未之岁，二之气瘟疠大行，远近咸若。（瘟疠即瘟疫也，远近皆有出现。）寅申之岁，初之气温病乃起。卯酉之岁，二之气疠大至，民善暴死。又卯酉之岁，终之气其病温。辰戌之岁，人病疠温。巳亥之岁，终之气其温病疠。此十二年内，岁运之生温疠也。盖疫疠之来，在乎世道之兴衰，盖时和岁稔，天气以和，民气以宁，虽当盛之岁亦微。至于凶荒兵火之后，虽应微之岁亦盛，此气运自然之道也。

兹录《内经》

黄帝与岐伯所论气运、司天、在泉，内淫生病之因，将十二年内，选出戊午、己未、庚申三年，内淫病情详叙于后。

戊午岁少阴心火司天民生疾病谱

黄帝问岐伯曰：天地之气，内淫而病何如？岐伯对曰：少阴司天，热淫淫者，过也，乱也。又，浸淫而生病所胜，佛音弗，仿佛也热至，火行其政心火行政也，大雨且至本年雨多且大，民病胸中烦热，嗌音益，软喉也干咽喉干也，右胠音拘，腋之下，胁之上满满者，胁骨膨胀而痛，皮肤骨痛，寒热喘咳、唾血气喘咳且吐血、血泄疴血也、鼽音求，鼻内肉肿痛也、衄音忸，流鼻血也、嚏音涕，打咳呵也、呕。溺色变尿变黄赤色也，甚则疮疡音羊，生疮也，胕音付，背脊骨肿痛也肿，肩背臂臑音如，膊之下，胁之上及缺盆中痛喉核左右谓之缺盆，心痛肺䐜音田，咳至肺叶肿胀也，腹大满膨，膨而喘咳。病本于肺火盛伤金，故病本于肺。

下半年阳明燥金在泉

帝曰：在泉之变何如？岐伯曰：岁阳明在泉，燥淫所胜谓燥气太过也，则霿音梦，晦也雾落雾多清瞑音茗，暗也。清者，天时薄寒也，民病喜呕，呕有苦呕苦水也，善太息呻大气叹息也，心胁痛，不能反侧心胸痛至不能转使，嗌干，面尘面上如有触冒尘土之色，身无膏泽皮肤燥也，足外反热因燥火克肾水，足外反热。

按：戊午岁，天干戊癸化火，阳火也；地支午火，阴火也。上半年阴阳雨火合明，下半年燥金在泉。燥亦火之类也，一年之内，三火同炎。是故岐伯所论本年民病，俱皆热症。况复本年，五之气民病温，是以有疫症出现之惨也。

己未岁太阴脾土司天

岐伯曰：太阴司天，湿淫所胜，则沉阴且布本年天阴居多，雨变枯槁是年土太过则克水，雨反枯槁而少，民病胕肿，骨痛阴痹阴痹，小便痹痛也。阴痹者，按之不得言其痛甚也，腰脊、头项痛肾与膀胱病也，时眩音元，眼花、眩运也，大便难土盛克水，不能润下，阴气不用肾经受病，阳事不举，饥不欲食，咳唾则有血因咳见血，心如悬病饥悬者，挂也，见饭不思食，其心周日挂住肚饿，病本于肾肾被土克而病。

按：上半年湿淫所胜，本患湿者多，又伤于湿者，下先受之，其病亦归于肾。是以岐伯所论胕肿、骨痛、阴痹、腰脊头项痛、大便难、阴气不用、心悬如病饥，此皆肾病也。盖本年己未岁，甲己化土，地支未亦土，两重土克制肾水，肾之水源既竭，不能制火，故有咳血之病生焉。然上半年，用药治病，必先救肾之真阴，泻脾土之强盛，其次治湿，诚不异之法也。

己未下半年太阳寒水在泉

岐伯曰：岁太阳在泉，寒淫所胜，则凝肃惨慄，民病少腹少腹，小肚也控睾睾，音亦，肾子也，引腰脊上冲心痛即肾气冲心也，血见吐血也，嗌痛喉痛也，颔肿口之下曰颔，腮颊肿痛也。

按：太阳即膀胱也，凝肃谓天时寒气凝而不散，惨慄寒甚也。控，牵引也，谓小肚牵连肾子，引腰脊上冲心而痛。此膀胱与肾之病也。血见或口鼻见血，下颔肿也。

兹录己未岁，一年之内，分别六气，轮值内淫生病变幻之异，绘图详释于后，俾阅者了然于心目也。

上属天干为客每气轮值　　下属地支为主实居本位年年如是不用轮值

初气

厥阴　　厥阴　　始大寒巳初初刻接任行政
天干　行政　地支　用事
肝风　　肝风　　终惊蛰卯初四刻交代二气

初气，客主皆风。本年湿土司天，风湿相混。风伤肝，湿困脾。

民病血溢，筋络拘挛，关节不利，身重筋痿。痿者，手足无力。

二气

上客　　下主

少阴　　少阴　　始春分卯正初刻接任行政
天干　行政　地支　用事
心火　　心火　　终立夏丑正初刻交代三气

二气，客主皆君火主政。本年湿土司天，湿火相蒸，火盛气热。

民病瘟疠大行，远近咸若。

三气

太阴　　少阳　　始小满寅初初刻接任行政
天干　行政　地支　用事
湿土　　相火　　终小暑子初四刻交代在泉

三气，客太阴湿土行政，主少阳相火用事。又太阳寒水在泉，渐起行政，地之寒气上腾，天雨时降，雨后寒随之而起也。

民病寒凝湿滞，身重胕肿，胸腹膨满。

气交

夏至后　太阴湿土司天交代

立秋前　太阳寒水在泉行政

民病寒湿，腹满气逆，寒厥拘急。气，气逆，喘也。拘急，抽筋也。

四气

上客　　下主

少阳　　太阴　　始大暑子正初刻接任行政
天干　行政　地支　用事
相火　　湿土　　终白露戌正四刻交代五气

四气，客相火，主湿土，火土合气，溽蒸上腾，天气为之否隔。然太阳在泉，寒风随发于朝暮，湿热相集，风火相搏。

民病腠理郁热，湿热并行，血热暴溢热逼吐血，疟发冷也，心腹满热，甚则腹胀胕肿。

五气

阳明　　阳明　　始秋分寅初初刻接任行政
天干　行政　地支　用事
燥金　　燥金　　终立冬酉初四刻交代六气

五气，客主皆阳明燥金。燥令火行，寒露下，霜乃早降，草木黄落，寒气及体。

民病在于皮肤腠理多感风寒之病。

六气

天干太阳寒水行政　地支太阳寒水用事　始小雪酉正初刻接任行政
终小寒未正四刻交代大寒

六气，客主皆寒水。寒大举，湿大化，阳光不振。

民病感寒，关节禁固，筋骨不舒，腰腹痛。

此己未岁之六气也。凡人五脏六腑，必跟岁运之偏胜、变化以生病，是故黄帝曰：夫百病之生也，皆生于风、寒、暑、湿、燥、火，以之化之变也。

按：风、寒、暑、湿、燥、火，天之六气也，静而顺者为化，动而变者为变。何以谓之化？如春暖、夏热、秋凉、冬寒，四季之内，应热则热，应寒则寒，依其时而至，谓之化。化者，化生万物也，不但人无染病，即六畜田禾树木鱼虫皆沾其生化之福。倘不依其时之次序，谓之动而生变。而去年戊午，天干戊癸化火，地支午火，一交四、五两月，又属巳午之火月，三火会合，本应行暑令时，热极为是。去岁不然，大雨多至，西流泛滥，夏暑反若冬寒，人患伤寒湿热，骨痛居多。迨交八月，寒气离位，炎火秋燥，复行其政，则寒暑针升至八十余度，此之谓动变也。在人则染时疫，即禽畜多受其殃。吴又可先生谓非其时而有其气者此也。

庚申岁三焦少阳相火司天病情谱

岐伯曰：少阳司天，火淫所胜则温气流行温热之气流行也，金气不平肺属金，肺金受火克，故金气不平也。民病发热，恶寒而疟疟即发冷也；热上皮肤痛肺主皮肤，肺受火伤故皮肤痛，色变黄赤因相火上炎面变黄赤色；传而为水肾属水，因相火太盛，传至肾水亦病，身面胕肿身面背脊皆肿，仰息呻大气叹声也，泄注赤白肚泻且疴红白痢；疮疡音羊，亦疮也，咳唾血咳血，吐血，腹满满，膨胀也，烦心心烦躁也，胸中热甚则鼽衄鼻肿流血也。病本于肺火炎伤金，病本于肺。

按：人有两肾，左肾属水，右肾属相火，肾水与相火相隔不远。本年相火行政，盛火流行，当必由近及远，近则先伤肾水，远则上烁肺金。岐伯所谓：金气不平者是也。又曰：传而为水，盖言肾水亦被火逼而受伤。肺金既被焚其身，不能生养肾水，肾水已绝生化之源，母子同病，已成火炎水竭、阳光上泛之象。是故《经》曰：寅申之岁，初之气温病乃起者，言其热来之速也。

下半年厥阴风木在泉病情

岐伯曰：岁厥阴在泉，风淫所胜则地气不明，平野昧天气阴昧不明者多，草乃早秀，民病洒洒振寒如冷水浇背振寒一般，善伸善伸者好伸舒其筋骨也，数欠欠者，俗语所谓打喊路也，心痛支满，两胁里急心痛且两胁膨胀里急也，食饮不下饮食不能落胃，膈咽不通中膈与咽喉不通也，食则呕，腹胀善噫音衣，善呻大气。又噫，嘻恨声也，得后与气则快然如衰，身体皆重。

按：得后者，谓本年所发之症后至十二月，交大寒节，其岁气之病则快然如衰。衰者，去也，其病则快然而去。盖以上三年，火土行政，是以岐伯谆谆告戒，谓病本于肺与肾。然肺金受火之燥烁，肾水受相火之煎熬，复被土克，其伤也甚矣。以此三年而论，若不滋养肺金之津液，不救肾水之真阴，不泻相火之强盛，不审岁气以用药，其不死者几稀矣。

黄帝问岐伯曰：治司天在泉之变，百病之生奈何？岐伯对曰：高者抑之抑者，遏其火之炎上也，下者举之举者，升散其火之伏下也；有余折之折者，剉折泻其锐气之有余也，不足补之五脏六腑有不足者，扶其元气调其精神；佐以所利，和以所宜利于补则补之，利于滋者养之，使各得其所宜；必分其主客身中平日有病谓之主病，由外新感而得者谓之客病也，适其寒温应清、应补，各适其宜；同者逆之，异者从之五脏六腑有同病者逆之。逆者，用药而攻也。有不同病者从之。从者，顺也，顺其性而补之。

论瘟疫

《内经》一书，医学之权舆也，轩辕黄帝与岐伯所论民生疾苦、切脉用药、岁气内淫、生病之故，莫不穷究其本源，发挥其义理，以为后日治病之标准。其恫瘝在抱，遗爱万世，足见圣教之深切也。惟瘟疫一症，为害最烈，故言之特详。然时疫流行何代没有，远者姑勿具论，就其耳目所及者，溯自甲午以来，或每年一见，或间岁一闻。有染是症者，存亡之机在于顷刻，偶或不慎，身命随之，非细故也。论其治法，有急、中、缓三者之别。然急者无如触疠气、地毒之惨酷，病起仓猝，暴薨路毙，朝发夕死，语言错乱，神魂失守，药石无灵，此非人事所能挽救者，此急症也。其次中症，一起即发热，绝无寒冻之现象，身如火燎，日夜频烧。病者必见心痛，胸满气喘，食不落膈，停滞胸中，即食即呕，甚则呕至苦水，舌苔黄黑，大小便闭结，或疴溏粪，其色黑臭，口干舌燥，大渴茶水，其脉与症一日数变，此症之中者。至于缓症，初起时觉有微寒，或三两字钟久不等，及后寒气一散，身体发热不退，或日轻夜重，午后潮热，或有汗或无汗，变幻不同。病者多见心翳，或疴呕咽喉红肿，或因咳见血，腮颊浮肿，名曰大头瘟，眼见眩运，头项强，四肢骨痛，人神困倦，此症之缓者。亦有初似缓，渐而重者。起时舌苔白如积粉，继则病深，渐变黄黑色。由此转症，不可不知也。倘疫疠盛行之际，以上之症有三五样相同者，幸无忽略，缓症似可缓治，急症急攻，半日之疏虞，因轻致重，性命不保。刻即泻其疫火，一日之内，多则服药三剂，少则两剂，必审其症之缓急，观病者资质之强弱，用药之轻重，庶几无误。治疫经验方附录于后。

论温病

按：温病与瘟疫两者比较，盖温病多而瘟疫少也。按《内经》所论，瘟疫出于有时，人所共见，过时则无。温病乃个人之疾，所感者，风、寒、暑、湿、燥、火，乃天地六淫之常气。按：温者火病也，仍有外感、内因之别。从外而感者，如伤风寒，未经服药疏解，复误食酸敛、腻滞，困邪入里而成潮热咳嗽，内伤吐血之温病者。有伤寒传里，大热不退以致谵言乱语，发癍之温者；有伤暑伏热，大汗淋漓，热甚口渴而成温者；有伤湿久注中、下焦，脾肾受病，湿久成热；中焦则病四肢，痿而无力；下焦则核症发现。此由外邪不解而热结于中，而成温也。有因饮食不节，五味所淫，平时酷嗜煎炒、甘脆、肥腴之物，纵酒不节而火伏于胃，积久成热，以致霍乱吐泻、抽筋之温者。岐伯谓饮食太甚，筋脉横解，肠澼为痔，肠澼痾痢也，为痔大便成痔瘘也，即饮食中发生之温病矣。岐伯又云：冬不藏精，春必病温。然则亦有因房劳伤肾，阴亏火燥而成春季之温病矣。此皆内外温症之所由生也。

集古人论由外感风寒传入阳明胃经化温病之原

魏荔彤曰：太阳伤风，以汗出恶寒为正病；太阳伤寒，以无汗恶寒为正病；若传入阳明胃经，以汗出恶热为正病。

张令韶谓：燥气为阳明本气，燥气盛于上则胃气实于中，故阳明燥气之为病，为胃家实热。

陈修园谓：表邪以解，故不恶寒；里邪以甚，故反恶热。

柯韵伯云：太阳以皮毛为表，阳明以肌肉为表。而阳明之表有二，有外邪传里之表，有内里达外之表，两者皆称温病。

吴人驹谓：身里①汗自出，不恶寒反恶里②，则病已离太阳经而入阳明胃经矣。

张介宾云：太阳经为三阳之表，阳明经为三阳之里。

陈修园又云：胃土为万物所归，凡表热里热之邪，无所不传胃，无所不化火，即与阳明胃经燥气混为一家，而成温病。

王安道谓：凡称阳明温病者，皆身热汗出，不恶寒而反恶热。

刘守真曰：呕者，火气炎上之象也，故胃热甚则呕。

成无已谓：盗汗，睡中出汗也。阳明病，表热则出自汗，里热则出盗汗。

以上诸公所论，多由外感风寒之邪，传入阳明胃经化而成温病者。凡人最易生温病，莫如三阳。足太阳膀胱、手阳明大肠、足阳明胃，此三者名曰三阳。岐

①②里：此两处疑为“热”之误。

伯谓：三阳为器。器者，能容物之器皿也。太阳膀胱，装溺之器；手阳明大肠，装大便糟粕之器；足阳明胃贮谷食之器。三阳闭结不通，大小便不行，则五脏六腑之温病从此发生。是故岐伯曰：阳蓄积病死，而阳气当隔。隔者当写（音泻），不亟正治，粗乃败之。

按：阳蓄积病死，言三阳蓄热太甚则大小便闭结日深，以致阳气当隔。隔者，隔绝阳气，不能上下流行周身则死矣。不亟正治，亟，急也，不急从大便解决，泻其温毒之火。粗乃败之，粗者，粗工也。“粗工”二字，指庸拙之医士，谓之粗工，被拙医轻侮病者之症，用缓药霸迟，耽搁失治；或妄投温补，温病用温燥之药，刚与刚为，以致阳气破散，阴乃败亡也。

盖人平日自内生之温病，因循不自知觉，由浅至深，变症百出，或误药而殒命，有不可胜言者。观于汪讱庵先生所言，凡人有由五脏六腑自生温病者，如忿怒生肝火，劳倦生脾火。有五行相克而生温病，如心火太盛，必克肺金；肝火太甚，必克脾土。有脏腑相移者，如肝移热于胆，则口苦；心移热于小肠，则便赤淋闷。此他经相移之温病也。有数经合而成温病者，相火起于肝肾，虚火由于劳损，实火生乎亢害，燥火本乎血虚，湿久而成温热。人火由于遏抑。何以谓之人火？凡事为人所制肘，肝气不舒，心郁成热，以致内伤吐血，此症妇人尤多。又有无名之火，无经络可寻，无脉证可辨，故有暴病、暴死者。前辈谓诸病之中，温病最多，不可不加察也。

按：医之一道，为人命所悬，凡业斯道者，无论病之深浅，症之奇难，自当细心研究，方不愧仁者之术。余业医五世，且历经数十载，将管见所及，举其疫与温病，分两大纲目言之，以觉后世之患疫者。然疫疠与温病，症本同源，均属邪火也，然发病之因则各异。盖瘟疫天火也，由天之五运六气而生，谓之标病，出现有时，过期若失，由外而至，又谓之客病也。观于历年疫发之盛衰，气运之征验，必出自天干甲、丙、戊、庚、壬阳年居多。如戊癸化火之岁，巳午火令之年，其余观于一岁之内六气属火者，如本年己未之岁，二之气天干地支皆少阴火令，故有温疠大行，远近咸若之言。夫温病者，人火也，由人之五脏、六腑而生，为本病。积于平日，由内而生，即主病也。盖人之温病，有由七情喜、怒、忧、思、悲、恐、惊而生；有外邪传里化火而成；有饮食不节而蓄热于肠胃；有热入血室，烁尽精血之真阴，以成空火之温病者。岐伯所谓病温虚甚者死，盖言其无水以济火也。倘一遇岁气天火流行，此时外则疫焰熏蒸，内则温病乘机泄发，同气相投，内外之火会合，难逃疫疠之殃。倘脏腑平和，虽外有疫焰之威，如乡无内匪，焉惹外盗之侵。若五内有蕴热在先，偶值岁气融和，外无助火之薪，有何妨害。惹疫导火之线，在乎人积温病之深浅，避温病之伏热，当于未病之前，节饮食之辛温，慎风寒之传里，即偶沾疫疠，可无性命之忧。守身在我，何患于六气耶。人定胜天，不亦然乎！

以后所列各方，观人之强弱，按症之轻重，初起时，或日服一剂，至三剂止。疫乃烈焰之邪火，救之稍迟，肠胃为之糜烂，如屋宇之被焚，必以水救，疫火必以药治。幸无轻视，以致自蹈危机也。

治疫经验各方

五花雠疫饮

凌霄花二钱　川朴花一钱　土银花四钱　黄槐花二钱　野菊花三钱，后下　生栀子①三钱，打　人中黄三钱　牛蒡子②三钱　条黄芩三钱　牡丹皮三钱，盐水煮

净水煎服。

如有兼症加入后列各药同煎。

大渴茶水，加此二味：生芦笋一两，生竹苾六钱。

四肢骨痛，加此三味：老桑枝五钱，先煎，宽筋藤五钱，生柳枝五钱。

眼花眩运，加此三味：川天麻三钱，双勾藤三钱，蔓荆子③三钱，打。

霍乱呕吐，加此四味：藿香叶钱半，鲜竹茹五钱，生姜一钱，大枣二枚。

瘟疫身热有汗，定必兼暑风，加此二味：香薷钱半，生莲叶五钱。

疫之邪火，有内外分传，有从三阳传入，有由内传出三阳，一经三阳定有头痛。分其头痛部位，加入后之引药。

太阳之脉主脑，头顶颈项痛，加此二味：藁本④钱半，羌活钱半。

阳明之脉主额，额与眉心痛，加此二味：升麻五分，白芷一钱。

少阳之脉主侧，两边额角痛，加此二味：川芎五分，柴胡二钱。

倘无头痛，疫非由三阳而入，无庸用此三阳引经药，嫌其燥散。一有头痛，非此不能解决，在乎用时细详。

备录瘟疫应泻各症

大热不退，日夜频烧，谵言乱语，咽干口苦，气喷如火，胃逆呕吐，舌苔黄黑，大便闭结，小便刺痛，下痢胶毒，大渴茶水，午后潮热，必胸膨胀，脉沉而数，脉洪而实。

以上应泻各症，稍有二三相同，即用后列之洗肠涤胃五根饮。早泻行其疫毒，可获再生之庆；若执迷不悟，俟各症出齐而后泻，不免有顾此失彼之忧也。

洗肠涤胃五根饮

生芦根一两　生茅根一两　干葛根三钱　大蓟根二钱半　茜根片二钱半　人

①生栀子：原文为“生枝子”，现统一改作通用名“生栀子”。
②牛蒡子：原文为“牛旁子”，现统一改作通用名“牛蒡子”。
③蔓荆子：原文为“蔓京子”，现统一改作通用名“蔓荆子”。
④藁本：原文为“槁本”，现统一改作通用名“藁本”。

中黄三钱　川独活二钱　川枳实二钱　玄明粉钱半，冲服　生锦军四钱，后下

净水煎服。

治疫紧要在分已入胃、未入胃，此即性命之机关也。未入胃其舌苔必白，润而不渴；已入胃必发热，大渴茶水，舌苔必黄，此疫邪入胃之证也。然疫疠初起有缓急，无论起自午前、午后，或先、晚，或前两三日不等。有前列应泻各症发现，当即泻行大便，以引导疫毒从下而解，当必易愈。如服药有两三点钟之久，尚未见泻，仍可照方再服，务求泻出为度，令疫邪得路而出，庶无困毒之虞。其次用尖尾芋擦匀周身、手弯、脚弯，此亦分热出外之一法也。

按：服洗肠涤胃五根饮，或日服一二剂，或两三剂不等，经以泻出，审其症之轻重。如症重者，泻出大便臭而瘀黑。此外则染疫，内则借平日所积温病之胶毒而发也。观于《瘟疫论》，吴又可谓：治同里周因之者，患疫月余，计服大黄二十两，始得病退身安。据谓有是症则投是药，医家见理不透，经历未到，往往中道生疑，耽搁失治。但其中有一连泻两三日者，有间日而泻者，其中宽缓之施，有间用犀角地黄汤者，有补泻兼施者。按：此论诚治疫之经历语也。

盖泻过之后，身热有汗，尚见烦躁，口渴，鼻干，唇红，睡卧不安，此胃经疫火未清也。宜服加减竹叶石膏汤，或间服加减之犀角地黄汤。倘转午后潮热，日轻夜重，自泻过之后，五六日不大便，宜服加减之清骨散。此数方乃清热养阴之法也。

竹叶石膏汤

生石膏五钱　干地黄三钱　紫草茸五分　开麦冬三钱　厚白芍三钱　人中黄三钱　生竹苾一两

用二过米水煎服。

此方如人虚弱，加花旗参二钱；有痰加制半夏二钱，无痰免用。

犀角地黄汤

摩犀尖二钱，另煎作茶　生地黄三钱　盐丹皮三钱　厚白芍二钱　红条紫草打，三钱　生甘草二钱

将犀角渣同药煎服。

按：服过此两方，转午后潮热，或五六日不大便，宜服清骨散以主之。

加减清骨散

银胡二钱　青蒿钱半　知母三钱　甘草二钱　紫草茸五分　川地骨一两　鳖甲六钱，打，先煎　洋泻叶三钱，后下　玄明粉一钱，冲服　川枳实钱半

净水煎服。

按：服过此方，大便通行，潮热以退则已。然大便虽有，其热尚未退清，此真阴亏损，胃经有郁火未散，宜服仲景升麻鳖甲汤。

升麻鳖甲汤

白油归三钱　川升麻三钱　鳖甲一两，打，先煎　甘草三钱

净水煎服。

盖感疫以后，间有呕吐不止，此疫邪入胃。胃家津液枯涸，空火上炎，水粥入口即吐，百药不效，宜服五汁饮以止之。冻饮更妙，无须助暖。

鲜藕汁二两　雪梨汁二两　林蹄汁①二两　老羌汁②一酒杯　旧金汁二两

以上五汁饮，有用生地二两切薄片，另用生藕汁四两，浸透生地，擂烂榨汁，和前五汁循循饮之。此亦养阴退热、生津止呕之一法也。如呕止，去姜汁勿用。

按：己未岁，太阴湿土司天，岐伯所谓湿淫所胜。且二之气，心火当令，本年湿火相集，多因积湿而成温病，或水肿，或发黄，皆由湿热熏蒸而化出各症。宜当分两治法：一从小便引导，用驱湿三阳散；次从大便解决，用愈湿启泰汤以主之。

驱湿三阳散

生栀子三钱　车前子三钱　地肤子三钱　草梢三钱　萹蓄③二钱　川萆薢四钱　地龙干三钱　川滑石三钱　石韦三钱　茵陈三钱

净水煎服。

此方治湿热下注，咽干口渴，少腹膨满，小便不通，或淋浊尿血，或因热以成水肿等症。

愈湿启泰汤

大腹皮④三钱　川加皮三钱　桑白皮四钱　地骨皮五钱　嫩青皮钱半　土茵陈四钱　生栀子三钱，打　川枳实二钱　洋泻叶四钱，后下　玄明粉二钱，冲服

净水煎服。

此方治疫邪已退胃经仍有蓄热，渴饮水浆，心胸烦满，喘急气涌。此聚湿在里，急服此方，迟则势必发黄，以致眼白、皮肤皆转黄色也。如患寒湿者，宜服仲景五苓散以主之。

五苓散方

天生术三钱　云茯苓五钱　猪苓三钱　泽泻⑤三钱　边桂心三分，另焗冲服

净水煎服。

---

①林蹄汁：此处疑为“林檎汁”之误，即苹果汁。

②老羌汁：此处疑为“老姜汁”之误。下同。

③萹蓄：原文为“扁蓄”，现统一改作通用名“萹蓄”。

④大腹皮：原文为“大福皮”，现统一改作通用名“大腹皮”。

⑤泽泻：原文为“泽泄”，现统一改作通用名“泽泻”。

时疫温病止渴代茶方

雪梨干五钱，拣好　紫草茸五分　生竹苾五钱　灯心花三扎

净水煎作茶。

又方：

生茅根一两，生芦笋一两，煎浓水焗龙井茶二钱。

以上止渴两方，煎好后随时分饮量与。

又方：

大麦芽五钱，布渣叶三钱，旧陈皮一钱，七夕仙禾三钱，旧渣炭钱半，旧建曲钱半，煎好焗旧普洱茶钱半。

是方无论伤寒、伤暑、时疫及病前、病后，如有误食腻滞、米气太早，宜服此方以解之。

病初起宜食杂粮

煲老冬瓜加旧陈皮，兼暑加生莲叶　旧参薯　白皮、心　番薯要出过水　生鸭肾煲把齿萝卜　火腿生鸭利翼煎汤泡固城面　腊鸭肾煲通米粉　火腿煲桂花粉　生鸭肾煲河口粉丝

病愈调痊补益各方

傩疫奏凯汤

正花旗参二钱　荠苨三钱　泽兰三钱　白芍三钱　鲜鳖甲四钱，打，先煎　白薇三钱　淮山三钱　桑白三钱　鲜龟板五钱，打，先煎　甘草二钱　元参三钱　丹皮三钱

净水煎服。

还我精神欢愈饮

石柱参三钱　白油归三钱　蒸枣仁二钱半　炙甘草二钱　大熟地四钱　淡茯苓三钱　天生术二钱半　制首乌四钱　厚白芍二钱　旧陈皮一钱　川狗脊三钱　冬虫草三钱

净水煎服。

五子养亲汤

菟丝子①二钱　桑椹子三钱　女贞子三钱　冬葵子三钱　枸杞子②二钱　胡桃肉三钱　晒圆肉二钱　蕤仁肉三钱　北沙参三钱　黑玄参三钱　苦参二钱　炙甘草二钱

---

①菟丝子：原文为“兔丝子”，现统一改作通用名“菟丝子”。

②枸杞子：原文为“枣杞子”。

净水煎服。

按：人之患时疫瘟病，倘病势已痊，自当审其人之强弱。如气血充足，染疫虽重，元神未坏，既愈以后，饮食日进，精神日旺，何须仗药力以调补。如体质素弱之人，患病日深，体魄既伤，若非培养得宜，难图复其精神。每见人弱病深者，虽则病势全消，失于调补之方，后则以成痼疾者不少。是以时疫有难治之症者三：一，六脉阴阳俱洪，次第浮沉不分。此因火焰水竭，阳光上泛，油尽灯烘之象。二，六脉皆沉细无力。此先天胎元薄弱，补之则疫火愈甚，攻之则几微之气不胜其攻。攻不可，补不可，立于两危之道。三，左肾、右肾两尺脉浮洪，其余心、肝、肺、脾四脉不现，此阴盛阳绝之候也。盖左肾属坎卦，为龙火，右肾三焦属震卦，为雷火，此龙雷两火宜静不宜动。凡人肾水先亏，内则蓄成温病，龙雷两火，隐伏待时而发。惹疫之难救者，在此三也。岐伯所谓病温虚甚者死，此其证也。然疫毒之伤人，先伤气与津液，其次伤精血，其次伤五脏六腑。一旦扫除疫疠之日，喜获再生之庆，为气乃无形之物，病退易于复原。然精与血属有形之质，在于培养及时，如三冬旱草，得雨即荣。补之轻重智者当知。尚须节饮食、慎风寒以自卫。以上所订三方，先养肺金之元气，暨滋肾水之真阴，宁心神以生血，助脾胃以进饮食。按症用药，自当临时斟酌，以收圆满之效果，是诚善其后，以奏肤功也。

后　记

无论您有意还是无意间翻开这本书，都请抓住与五运六气的机缘。我相信，那是祖先在冥冥之中的指引，将您领到一扇穿越历史、感受生命规律的门前。然而，能真正走进五运六气预测理论乃是一种上苍的恩赐，只有那些诚心要做一代明医的人才会勇敢地跨过“第一道门坎”，步上那条由中华民族数千年的聪明智慧铺成的道路，那就是《黄帝内经》说的“上工治未病”之路。书中收录或尚未收录的历代运气著家，包括《黄帝内经》的作者们，都曾蒙受祖先智慧的恩泽，循着这条路登上巨人的肩膀，开启悟性，生出慧眼，获得了“背负青天往下看”的视野和胸怀，具备了先知先觉的本领，成为执一定之法以应无穷之疾的大德明医。他们也是在这条路上被锤炼成铁骨铮铮的中华脊梁，胸怀着父母般的仁慈之心，肩负起了为往圣继绝学、为万世开太平的中华医学伟业。

吴白总编邀请我为《中医五运六气全书》作后记，是希望以一位西医在海外自学成中医人的经历向读者证明，尽管五运六气理论深奥难学，只要用心去感悟、勇于实践，普通人也能学会并且在当代应用它。面对这部延续着伏羲、神农、黄帝传承下来的中华智慧，汇集着历代中医运气大师们呕心沥血的巨著，我更深知此任之厚重与己历之薄轻。唯有一颗赤子之心和流淌在血脉中的中华情，甘为荣耀祖先而接受这一使命，谨把我和丈夫在美国学习、应用五运六气的点滴实感回馈祖国，与世界热爱中华医学的读者分享见证。

1999 年初，我带着爸爸送的嫁妆——那本自他 1934 年考入北京国医学院时就带在身边的线装《黄帝内经》来到美国，与白贵敦医师结成夫妻，在纽约开起了我们的针灸诊所“白羽医馆”。遵父命“学中医必先读《黄帝内经》”，我硬着头皮啃起来，可心中焦急，觉得生存的技能与经典距离实在遥远。那年夏季美东干旱，草枯叶焦，深秋时节草木却返青，年底“流水不冰”。我正巧读到“素问・六元正纪大论”中关于“己卯”的论述，眼前的情况与此暖冬特征非常吻合。我一下子开窍了，原来不知所云的原文竟变得真实易懂了。为了查阅方便，我把60年的运气排成表格，并按照患者出生年的五运配上五种颜色的病历夹，天天记录天气，观察动植物的表现，留意发病率的变化。遇到人和事就上书中去查看，越看巧合越多，看多了便相信这是规律。当60个年号的运气推算烂熟于心，我便发现五运六气的影响随处可见。原来，我们就生活在五运六气的大环境中啊！2000年我开始使用经络仪，竟然从天书一样的患者经络测量值中发现了人体12条正经里流动着与五运六气镜像一般的变化。真奇妙啊，经络名称竟是天之运气与人之脏腑之间的感应架构，这就是活生生的天人合一！

2003年4月，中国爆发SARS最严重之时，我根据纽约人群的经络紊乱无序又自动平衡的起伏变化，在报上预测“SARS疫情将于5月22日前后迅速趋缓，七至八月停止流行”。果真，小汤山医院于5月22日收治了最后一批入院患者，7月6日世界卫生组织宣布SARS在全世界停止流行。百年来中医用运气理论预测重大传染病这还是头一次，加上中医在SARS抢救中创造的零感染、零死亡、零后遗症的奇迹，让整个世界对中医刮目相看，神秘的中医“五运六气”进入越来越多人的视线。2008年我引进了热断层扫描仪，隔着皮肉看见气血寒热的人形在屏幕上动，它与经络测量相得益彰。在积累了五运10年和六气12年周期的数据之后，我们对天人合一的认识从感性的、个案的，提升到了周期性的、可重复的、理性的高度，一套象数合参的运气思维模式被慢慢建立起来：假定出生在相同运气时段的人群具有共性的体质特征和发病概率（数），佐证当下运气影响的客观影像和四诊信息（象），得出天人合一的整体信息。用这套运气思维贯穿病因分析、主客观诊断、针药食居调理的始终，就像当年X光开启形态学诊断的时代一样，五运六气配上计算机科技，将开启一个视觉经络气血、五脏功能、天人合参“诊治未病”的时代，我称为“视觉中医”的时代。

近年来我收到不少初学者关于五运六气学说的提问，在此想就有关读书与应用的话题，谈一点自己的想法，仅供参考。

一、学习五运六气该看哪些书？

2004 此问是我遇到最多的问题。除《黄帝内经》和《伤寒论》必读之外，我还会列出一大串书单，其中有些书多年没有再版过，我也在苦苦寻觅。如今我会负责任地推荐本书，是因为本书汇集了从《黄帝内经》至清末的两千五百多年间中医临床家们实践五运六气的心得与感悟，读者可以从源头梳理出一条五运六气理论到临床的历史脉络。在今天繁花似锦的诸多运气新书中，这是一本比较完整、实用的书。《中医五运六气全书》的出版顺应了全球回归绿色生态时代思潮，满足了广大中外读者学习五运六气的需求，也是我期盼已久的案头必备之书。它不仅具有运气历史研究的价值，更为推动中医基础理论教育，寻找真正天人合一的中医本源，普及人与自然和谐的方法论知识，重拾民族自信，做了一件功德之事。

二、什么是学习五运六气的“第一道门坎”？

“第一道门坎”就是现行公历与农历年号的换算。中国自辛亥革命的第二年（1912年）开始使用国际通用的公元历，此前的古籍都是使用农历纪年的。农历由60个干支年号组成，殊不知这60个年号是中华民族最高智慧宝库的密码锁，地球万物随时空变化的规律全部涵盖其中。读者若是轻易滑过《黄帝内经》原文中的年号，其后的内容就无法弄懂了。凡是不能快速说出任何一个年号是何公历年的人，他一辈子也走不进《黄帝内经》的门。为什么呢？

据说“夏历”已经是阴阳合历。《周礼·医师》中已有五运六气最早的文献记载：“察天之五运，并时六气。”《黄帝内经》中更加具体地描述了每个年号里发生的事情，如“上应××星，气候、物候、动植物旺衰的种类、灾害方位、五行生克与出偏的强弱、邪伤×脏、应×经、民病×症、食药性味”等等。由此我猜想，农历六十甲子周期与五运六气历应该是“同胞姐妹”，为同一群祖先所创造。以伏羲为代表，他们曾经是部落里最聪明的首领和知识分子，身兼数职：观星望月，祭神降魔，驱邪除疫，发布农时政令，记录史实，同时又是救死扶伤的医生。只有长期在这样的工作环境中亲力亲为，才能记录下上述那一系列贯通详实的信息，形成中医“天人合一”的整体观思维。古人经过祖祖辈辈数千年这样的工作，总结出了日月五星的公共会合周期是60年，创建了六十干支农业历法，指导着泱泱农业大国的农牧渔业生产，规范着人们的生活节奏。那些伴随“七曜周旋”而发生的气候与灾病信息，也被一一归类，统计在60年的时空框架中，形成五运六气历法。由于在推算五运六气时年号的干支被赋予了天道的五行属性，更加丰富了干支所携带的信息，提升了对未来气象灾害、疾病流行和应对方法的预测职能，也远比农历的气象与农时规律更加宽广。只有少数首领掌握着天道干支的“密码”，可谓大医治国。

三、临床上怎样应用五运六气？

“素问·天元纪大论”强调“推天道以明人事”，天道（或天气）都指五运六气，它是日月五星的视运动对地球万物的气化作用。相对于天气而言的是地气，指东温、南热、西燥、北凉、中湿的五方地理之气。因此，我说五运六气可以应用于北半球。古人推测运气的最终目的，是为了减灾避病、保障人类更好地生存和繁衍，属于人事。人事的奥秘在天道中，所以说“不知年之所加，气之盛衰，虚实之所起，不可以为工矣”。

从追踪多年观测到的人群经络数据中，我发现了在人体左侧井穴上总有一个最高或最低的值，它所在的经络五行刚好与该人出生那年五运的五行属性相同，称之为“运气胎记”。比如生于年尾数为3的人，是火运不及之年，“运气胎记”在心经左井。当遇到年尾数为3或6（水运太过）的周期，心经左井会变成2倍以上低于右侧。这说明运气的影响有两个以上的层次：一是“运气胎记”，代表出生时天地合气激活经络的波动信息，暂用“体质”代称；二是流年中运气的扶抑作用，强遇强，弱遇弱，都会加剧体质的五行出偏，导致五脏功能失衡而发病。因此，在临床上应用五运六气时，生年干支中藏着此人的体质密码，终生不变。初诊（或发病）时的流年干支，是运气致病因素的密码。用这两个密码去解释四诊得到的症状，才是天人合一的象数信息。

四、如何看待历代医家观点之异同？

刘昭民先生在《中国历史上气候之变迁》中画出了两千多年来的气候曲线图，上面标注着中国历史上的王朝，明眼人一定能够发现，气候的冷、暖、燥、湿直接影响着国运的兴亡分合。大凡国泰民安的盛世多在温暖期，如秦汉、唐宋、明清；而战乱纷争、瘟疫流行的年代都在低温期，如魏晋、南宋至元初、清末至民国。我再把历代医家放在曲线中的相应气候段，一个“盛世修典兴学、乱世临床家辈出”的中医历史发展轨迹，亦清晰可见。

各家的医案经方无不来自当时当地的病人所发之症，各家经验之言无不源于相应疗效带来的认识。因此，有什么样的运气影响，就制造什么样的病人，也就产生疗效的方药。我读书时首先把作者放在他们所在的年代中去看当时的气候大背景。比如张仲景所生活的年代约在公元 150 年至公元 215 年，正是东汉末年至魏晋南北朝的一段。而中国从公元前 30 年至公元 600 年进入第二个小冰河时期，长达六百多年。据三国到晋朝的文献记载，为旱灾、霜害连连，战乱不断的时期。由此看出张仲景用《伤寒论》命名方书，是要突出“寒伤阳”的时代主题，所以首方桂枝汤被用在六经各病篇。从 1977 年至 2002 年，中国进入了一小段温暖期，也正是“文革”结束中医恢复高等教育的时期。此期麻黄汤证较少，所以温病学派的临床病例较多，总结有效的治疗经验也多。自 2002 年下半年以后，我从经络里看到人体少阳经逐年走衰，至 2005 年、2006 年达到谷底，临床上因寒凝而引发的痛症、心血管病、癌症逐年攀升。于是从 2007 年以来火神派、扶阳派、灸疗、火疗大行其道，感冒方中辛凉药少用了，辛温药多了，这就是运气大论中反复强调“用热远热，用凉远凉，用温远温，用寒远寒”的道理。持门派之见墨守成规的人只能做庸医，害己、害病人也害学生。

2006 亲爱的读者，中医是从远古时期一直鲜活到今天的中华文明，为什么数千年来长生不老，没有被当代高科技的西医所取代？是因为古代科技所掌握的日月五星运动规律没变，人体的结构没变，天、地、人在阴阳五行定位定性的感应关系就不会变。纵然山河变貌，朝代更替，汉字简化，科技翻新，而中国农历六十周期干支年号三千多年来周流不改，五运六气规律在今天仍然预测准确，所以当您手捧本书，若能与古先哲们的心产生共鸣，中医的智慧与灵魂就会传承到您的心中了。

毛小妹
2013 年 5 月于纽约